TRAITÉ

DE

GYNÉCOLOGIE

CLINIQUE ET OPÉRATOIRE

TRAITÉ

DE

GYNÉCOLOGIE

CLINIQUE ET OPÉRATOIRE

PAR

S. POZZI

Professeur de Gynécologie à la Faculté de médecine de Paris
Chirurgien de l'hôpital Broca
Membre de l'Académie de Médecine

QUATRIÈME ÉDITION

REVUE ET AUGMENTÉE AVEC LA COLLABORATION DE

F. JAYLE

TOME I

PAGE 1 A 766 — FIGURE 1 A 526

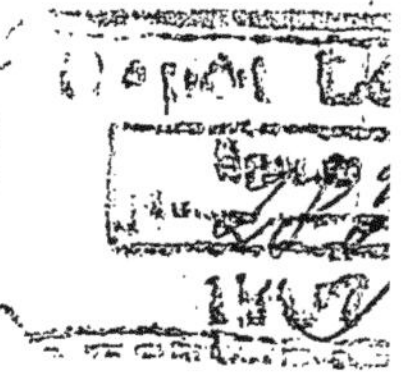

PARIS

MASSON ET Cie, ÉDITEURS

LIBRAIRES DE L'ACADÉMIE DE MÉDECINE

120, BOULEVARD SAINT-GERMAIN

1905

AVANT-PROPOS DE LA QUATRIÈME ÉDITION

Ce Traité de gynécologie parut en 1890. Depuis lors, deux éditions nouvelles ont été successivement publiées. Aucune d'elles n'avait apporté de modifications profondes dans l'œuvre primitive. Il n'en est pas de même de celle-ci.

Les derniers progrès de la technique chirurgicale ont été tels qu'il a paru nécessaire de refondre presque entièrement les chapitres relatifs au traitement. Je me suis aussi attaché à formuler plus nettement les indications opératoires et à conseiller le choix de tel ou tel procédé dont l'expérience m'a démontré la supériorité. On peut donc dire que ce livre a, dans sa nouvelle forme, un caractère plus personnel et plus original que par le passé.

L'anatomie pathologique a également dû être complètement remaniée et mise à la hauteur de nos connaissances actuelles.

Par contre, je n'ai pas sensiblement accru la part donnée aux indications bibliographiques et à l'érudition en général. Il m'a paru qu'aujourd'hui il était impossible de tout exposer, et qu'il fallait franchement prendre le parti de faire un choix dans l'immense quantité de matériaux qui s'accumulent sans cesse dans les divers pays. C'est pour cela qu'un certain nombre de travaux plus ou moins importants ont été passés sous silence, afin de ne pas encombrer le texte et fatiguer le lecteur. J'ai pourtant fait tous mes efforts pour ne rien négliger de ce qui, dans les publications nouvelles, avait une valeur réelle.

Le texte a été sensiblement augmenté; le nombre des figures a été accru dans de très grandes proportions et la plupart de ces additions sont inédites.

Afin d'accomplir ma tâche, j'ai eu recours à la collaboration active de mon excellent disciple et ami le Dr F. Jayle, qui depuis douze ans n'a pas cessé de faire partie de mon service à l'hôpital Broca, en qualité d'interne, de chef de clinique, ou d'assistant de consultation. Imbu de mes idées et de ma pratique, ayant lui-même publié des travaux personnels très remarqués, il était mieux que personne capable de s'associer au travail de revision et de perfectionnement de cet ouvrage. En inscrivant son nom au-dessous du mien en tête de cette édition nouvelle, j'ai tenu à marquer haute-

ment la reconnaissance que je lui dois pour son aide intelligente et dévouée.

Mon excellent élève, chef-adjoint de mon laboratoire, le Dr Bender, dont la compétence en histologie et en bactériologie est reconnue, a revisé tout ce qui est relatif à l'anatomie pathologique ; je lui suis redevable en ces matières de précieux renseignements.

Le Dr Zimmern, qui dirige le service d'électrothérapie de mon hôpital, m'a prêté le secours de ses connaissances spéciales.

Le Dr Retterer, professeur agrégé, a bien voulu revoir le chapitre qui concerne le développement des organes génitaux, et je lui dois de nombreuses additions et des figures originales.

Le Dr Couvelaire, ancien chef de clinique d'accouchements, a complété d'après ses recherches personnelles l'anatomie pathologique de la grossesse extra-utérine.

Mon collègue et ami le professeur Testut (de Lyon) n'a pas reculé devant le labeur ingrat qu'exigeait la confection des tables, et, grâce à son dévouement, cette partie du Traité de gynécologie a acquis une importance qui sera appréciée des travailleurs.

Je remercie vivement tous ces collaborateurs.

J'adresse aussi de sincères remerciements à mon cher éditeur M. Pierre Masson, qui continue si dignement les traditions de haute intelligence et de parfaite urbanité qu'il a reçues en héritage de son regretté père Georges Masson, mon premier éditeur.

Je suis loin de me dissimuler les lacunes et les défauts de ce livre. Tel qu'il est, j'espère qu'il ne paraîtra pas au public médical indigne des éditions qui l'ont précédé. Traduit en plusieurs langues, il n'a peut-être pas été sans influence sur l'éducation des jeunes générations médicales en France et à l'étranger ; peut-être aussi son succès incontestable a-t-il contribué à la création de la chaire où j'ai eu l'honneur d'inaugurer, le 31 mai 1901, l'enseignement de la Clinique gynécologique à la Faculté de Médecine de Paris.

Paris, le 1er mai 1905.

AVANT-PROPOS DE LA PREMIÈRE ÉDITION

Le livre que je publie est le résultat de plusieurs années de pratique comme chef d'un service spécialement affecté aux maladies des femmes, à Lourcine. C'est dans ce même hôpital que furent recueillis les matériaux des livres de Huguier, de Bernutz et Goupil, d'Alphonse Guérin, de Martineau, et des travaux de leurs élèves. Grâce au développement qu'a pris le service de gynécologie chirurgicale depuis l'adjonction de l'annexe Pascal, j'ai pu, depuis déjà six ans, y faire un enseignement régulier. D'autre part, la bienveillance de M. le doyen Brouardel m'a permis de professer un cours complémentaire libre à la Faculté de médecine. Les leçons que j'y ai faites ont servi de canevas à la rédaction de ce livre. En outre, dans plusieurs voyages à l'étranger, j'ai pu étudier de près la pratique des principaux gynécologistes de l'Angleterre, de l'Allemagne et de l'Autriche, et rapprocher leurs enseignements de ceux des maîtres de la Faculté de Paris qui ont été plus particulièrement les miens.

L'importance extraordinaire qu'a prise partout la gynécologie, dans ces dernières années, est un fait qu'on ne saurait méconnaître.

L'origine de ces rapides progrès est facile à découvrir. L'antisepsie a ouvert une ère nouvelle dont la gynécologie a largement bénéficié. L'intervention active est devenue presque sans danger dans nombre de maladies jusque-là plus ou moins abandonnées à des palliatifs ou à une expectation déguisée. Grâce à l'antisepsie, on a inventé des opérations nouvelles. Grâce à elle, aussi, on a repris des opérations anciennes. Celles-ci avaient été hardiment conçues et brillamment exécutées par nos devanciers; mais l'effrayante mortalité due aux *pansements sales* avait bien vite dû les faire abandonner. Qu'il me suffise de citer comme exemples l'ovariotomie, le curettage, l'hystérectomie vaginale, et même le raccourcissement des ligaments ronds, qui datent d'une époque relativement reculée; leur vogue actuelle n'est qu'une renaissance.

Avant l'admirable découverte de Pasteur, fécondée par Lister et ses disciples, l'audace, en médecine opératoire, était de la témérité. Si, de temps en temps, un succès venait faire naître quelque espoir, une série de revers le détruisait aussitôt. Sauter (de Constance) réussit, en 1822, la première hystérectomie vaginale pour cancer. Après cette guérison unique, onze morts consécutives suivirent les onze premières opérations pratiquées à son exemple, et la liste complète des victimes n'a, sans doute, pas été publiée!

Il y a vingt ans à peine, la chirurgie contemporaine s'était découragée et avait renoncé à l'action, dans une très large étendue du domaine gynécologique. Elle laissait aux accoucheurs le soin de tous les accidents en rapport avec les couches ou les *suites de couches*, et aux médecins l'immense champ des métrites, presque tous les déplacements, les troubles nerveux réflexes, les inflammations périmétriques, etc. Ainsi morcelée et démembrée entre chirurgiens, médecins et accoucheurs, la gynécologie était bien loin de constituer une branche définie et distincte de l'art de guérir, comme elle tend à le devenir aujourd'hui.

Depuis l'impulsion donnée par l'antisepsie, une sorte de mouvement de concentration s'est opéré, surtout à l'étranger; ce mouvement a groupé et réuni dans les mêmes mains le traitement de toutes les maladies des femmes, devenues, pour la plupart, justiciables d'une intervention chirurgicale. Nous assistons, par suite, à une évolution qui, au delà de nos frontières, amène déjà la gynécologie tout entière dans le domaine de la chirurgie, et engage certains chirurgiens à s'occuper exclusivement de cette branche de la science ainsi étendue. Il semble, d'après divers indices, que nous soyons destinés à voir bientôt chez nous se dessiner une évolution analogue. N'avons-nous pas vu, du reste, il y a quelques années, la Faculté de médecine de Paris, si hostile au morcellement de la science, prendre elle-même l'initiative de la création d'une chaire d'ophtalmologie, quand elle a paru répondre à un réel besoin?

La part de l'étranger dans les derniers progrès de notre science est considérable; il serait puéril de le nier et de ne pas en profiter.

Les causes de ces progrès méritent tout d'abord d'être recherchées.

En premier lieu, peut-être, il faut indiquer l'absence de cette défiance excessive qui s'est toujours attachée plus ou moins, chez nous, dans les sphères élevées de l'enseignement, à l'idée de *spécialisation*, par suite du trop légitime discrédit où la crédulité du public a fait tomber le nom de *spécialiste*. Rien de pareil au delà de nos frontières, et cela depuis longtemps. Il en est résulté que des hommes d'un grand mérite n'ont pas hésité à se consacrer tout entiers à l'étude d'une partie restreinte de l'art, comme les maladies des femmes.

Une seconde cause des progrès de la gynécologie à l'étranger réside, à n'en pas douter, dans l'adoption plus rapide de l'antisepsie et dans sa pratique plus générale : une certaine avance a pu ainsi être prise, il faut le reconnaître, surtout par nos voisins qui depuis bien plus longtemps que nous usent, et parfois peut-être abusent, de l'immunité antiseptique.

Il n'y a pas fort longtemps encore, il suffisait d'être un bon opérateur pour être un bon chirurgien, et ces deux termes se confondaient presque. Il n'en est plus de même aujourd'hui. Éviter l'infection de la plaie est devenu plus utile encore qu'opérer avec élégance.

Maintenant l'antisepsie a triomphé de toutes les résistances; tous nos maîtres l'enseignent et la jeune génération la pratique avec la ferveur que savent inspirer les religions nouvelles. Nous sommes armés pour la lutte aussi bien que nos rivaux. Profitons de leur expérience et gardons-nous de tomber dans les excès opératoires dont, trop souvent, ils n'ont pas su se préserver.

En face de ces tendances qui font trop sacrifier, peut-être, l'étude clinique du malade, l'établissement patient du diagnostic et du pronostic à l'éclat de succès immédiats, il me semble qu'un rôle tout naturel est dévolu à la gynécologie française. Qu'elle accepte de plus en plus et sans arrière-pensée les audacieuses et utiles innovations d'origine étrangère, mais qu'elle s'attache avec un soin plus jaloux à ce qui est, en somme, le dernier terme de notre art : la détermination exacte des indications. La chaîne de ses véritables traditions sera ainsi renouée et l'avenir sera pour elle digne de son glorieux passé.

Ce passé, on l'oublie trop. Nous ne sommes pas nous-mêmes assez fiers de cette longue lignée scientifique qui a fait de nous les instituteurs des autres nations, en gynécologie comme dans toutes les autres branches de l'art de guérir. Le moment est particulièrement opportun pour le rappeler à ceux qui affectent de négliger nos travaux et qui ont vite proclamé notre déchéance, dès que notre activité a paru subir un ralentissement momentané. Procédés modernes d'exploration, opérations à l'ordre du jour, conquêtes nouvelles de la nosologie gynécologique, tout cela n'est-il pas, en très grande majorité, d'origine française? L'exploration bimanuelle, dont on a pu dire qu'elle était un moyen d'investigation plus précieux encore que le spéculum, est inaugurée en France, dès 1755, par Puzos, et pratiquée par Levret et Baudelocque bien longtemps avant que Kiwisch, Veit et Schultze l'eussent réinventée. Le spéculum, oublié depuis les chirurgiens de l'antiquité, depuis Soranus et Paul d'Egine, est figuré d'abord dans les œuvres d'Ambroise Paré, l'illustre père de la chirurgie française, et enfin acquiert toute son importance entre les mains de Récamier, médecin de l'Hôtel-Dieu, qui en vulgarise définitivement l'emploi. Ce n'est ni Lair, ni Simpson, ni Kiwisch qui ont trouvé le parti que peut tirer le diagnostic de la mensuration de l'utérus à l'aide d'une sonde; c'est le grand accoucheur français Levret, en 1771, et c'est l'éminent chirur-

gien de Lourcine, Huguier, qui, après avoir relevé l'hystéro-
métrie du discrédit où elle était tombée, en a précisé les indications.

Parlerai-je maintenant des opérations? Le curettage est inventé
par un Français, Récamier; l'opération de la fistule vésico-vaginale est d'abord scientifiquement réglée et réussie, dans des
proportions inouïes jusque-là, par un Français, Jobert de Lamballe. Français, les chirurgiens qui s'attaquent les premiers aux
polypes, soit avec la ligature (Levret), soit audacieusement avec
l'instrument tranchant (Dupuytren). Français, celui qui ose le
premier aller énucléer les fibromes au milieu du tissu utérin
(Amussat). C'est en France qu'est pratiquée par Récamier, sinon
la première hystérectomie vaginale pour cancer, du moins la
seconde qui ait été suivie de succès. C'est en France, à Strasbourg, que notre éminent compatriote Kœberlé fait, l'un des
premiers, de propos délibéré (et non par erreur comme la plupart de ses devanciers), l'ouverture de l'abdomen pour enlever
un corps fibreux interstitiel de l'utérus. C'est à Paris que Péan
fixe, pour l'opération de l'hystérectomie abdominale, une technique restée classique durant de longues années.

Passerons-nous à la nosologie, à l'étude anatomo-pathologique
et clinique des maladies? Là encore les noms des Français initiateurs se pressent en foule et nous n'avons que l'embarras du
choix : Huguier, pour les maladies des organes génitaux externes
et pour l'allongement hypertrophique sus-vaginal du col; Nélaton, pour l'hématocèle rétro-utérine; Valleix, Aran, Bernutz et
Goupil, Gallard, Alphonse Guérin, pour les inflammations péri
et paramétritiques; Malassez et de Sinéty, Cornil, pour l'anatomie
pathologique des kystes de l'ovaire, des métrites, etc., etc.

Je m'arrête, car cette revendication légitime ne doit pas
prendre les proportions d'un panégyrique. J'ai voulu seulement
montrer que notre patriotisme est à l'aise dans les questions de
bibliographie, et que, lorsque nous citons un auteur étranger,
nous ne faisons souvent que reprendre notre bien, avec les inté-
rêts accumulés.

J'ai mis largement à profit les publications étrangères, et l'on trouvera aussi souvent cités que les noms français les noms anglais, américains et allemands. Peut-être m'en fera-t-on un reproche. Il est commode de rétrécir son horizon scientifique : pour quelques-uns le chauvinisme est une des formes de l'ignorance.

Mais nombre d'esprits généreux, je le sais, révoltés de l'arrogance de certains procédés, regarderaient presque comme de légitimes représailles l'oubli systématique de quelques travaux. Les critiques qui me viendront de ce côté me toucheront sensiblement, sans m'ébranler : l'injustice des autres n'excuserait point la nôtre.

« Il n'y a pour quiconque pense ni Français ni Anglais, disait Voltaire : celui qui nous instruit est notre compatriote. »

Je me suis efforcé de présenter, autant que possible, un exposé de l'état actuel de la science dans tous les pays. J'ai été, pour cette raison, très sobre de renseignements historiques d'une provenance antérieure à la période antiseptique. Cependant je n'ai jamais négligé l'occasion de revendiquer les droits de priorité de chacun, sans acception de nationalité.

Relativement à la bibliographie, j'ai cru devoir m'abstenir de l'accumulation énorme de documents qu'il m'eût été facile de puiser dans les tables de recueils spéciaux : *Revue des Sciences médicales, Index Catalogue, Index medicus, Centralblatt*, etc. Cette érudition à bon marché m'a paru faite pour l'ostentation plus que pour l'utilité du lecteur. Il fut un temps (et il n'est pas éloigné) où la bibliographie complète était nécessaire dans chaque ouvrage. Cette période est définitivement passée. Aujourd'hui, avec le nombre immense de matériaux qui s'amoncellent sans cesse dans la littérature médicale de tous les pays, on est toujours forcé d'être incomplet. Mieux vaut donc, peut-être, se résigner franchement à cette inéluctable nécessité et faire un choix dans les citations. Je me suis borné, pour ma part, à renvoyer, à propos de chaque sujet, aux travaux les plus récents et les meilleurs dont j'avais pu moi-même prendre connaissance. J'ai mul-

tiplié surtout les renseignements à propos des questions les plus
à l'ordre du jour ou les plus litigieuses (opération de Battey,
hystéropexie, etc.). Je n'ai fait que très peu de citations de
seconde main, et j'ai apporté un grand soin à en vérifier l'exactitude.

Dans un livre destiné à l'enseignement, l'auteur se trouve toujours placé entre deux écueils. Ou bien, il sacrifie tout à la
clarté, appuyant sur les grandes lignes, laissant dans l'ombre
les particularités qui pourraient nuire à la netteté schématique
de ses croquis : il risque alors d'être incomplet et quelquefois
artificiel. Ou bien, il s'efforce de ne rien omettre dans son
tableau, dût-il enlever pour cela au dessin principal quelque
chose de son relief par l'addition des détails et des plans secondaires : il s'expose à être trouvé lourd et diffus.

J'ai constamment eu la préoccupation d'éviter ce double
danger, et quoique je ne puisse me flatter d'y avoir réussi, du
moins y ai-je fait tous mes efforts. Afin de marquer d'une
manière ostensible et frappante les points principaux de l'exposition, je les ai distingués par des différences typographiques
qu'on trouvera peut-être excessives, mais qui me paraissent
propres à faciliter les recherches.

Les opérations récemment entrées dans la pratique gynécologique étant incomplètement décrites dans les traités de mes
devanciers français, et l'étant parfois avec quelque obscurité
dans les traductions des livres étrangers qui se sont multipliées
récemment, j'ai cru devoir m'y appesantir. Par contre, je n'ai
pas trouvé nécessaire de refaire la description anatomique des
organes génitaux de la femme; je m'en suis tenu à quelques
indications sommaires indispensables et suffisantes dans un
livre de pathologie. Je ne suis entré dans quelques détails anatomiques qu'à propos des organes génitaux externes, où j'avais à
exposer des vues particulières relatives à leur développement et
à leur homologie qui jettent un certain jour sur l'origine d'intéressantes malformations.

Un grand nombre de mes figures sont personnelles; elles ont

été dessinées, sous ma direction, par M. Nicolet, dont je me plais à reconnaître l'habileté et l'intelligence. J'ai fait aussi d'assez larges emprunts aux divers traités et monographies. Toutes les fois que ces figures ont présenté une valeur originale, j'en ai indiqué la provenance, et je n'ai cru pouvoir m'en dispenser que pour celles qui appartiennent à des traités classiques, placés entre toutes les mains, et qui, très souvent reproduites, sont, pour ainsi dire, tombées dans le domaine public.

Le professeur Cornil a bien voulu me permettre de reproduire les remarquables figures histologiques de ses leçons sur la métrite, le cancer, la salpingite et la tuberculose génitale. Le professeur Wyder a eu la bonté de m'autoriser à réduire les planches si démonstratives de son bel atlas. M. Toupet a fait pour moi plusieurs examens anatomiques, relatifs à la salpingite, aux kystes folliculaires de l'ovaire, avec sa compétence et son obligeance bien connues. Quelques figures m'ont été obligeamment prêtées par MM. L. Le Fort, Tarnier, Péan, Doléris, Dumoret, Marcel Baudouin, Poirier, Laroyenne, Collin, Mathieu, Aubry, Rainal, Dupont. Mon excellent ami, le professeur Testut, pour la confection des tables, mon cher frère le Dr Adrien Pozzi (de Reims), pour la part qu'il a prise à la revision des épreuves, ont droit à ma vive gratitude. Enfin, je tiens à remercier mon éditeur et ami, M. G. Masson. Son concours dévoué a singulièrement facilité l'exécution de ma laborieuse entreprise.

Paris, le 22 juillet 1890.

TABLE DES MATIÈRES

Symptômes. Signes rationnels. Signes physiques. — Diagnostic. Diagnostic dés corps fibreux du type métritique. Diagnostic des corps fibreux à évolution vaginale : A) du museau de tanche, B) corps fibreux (du corps) sous-muqueux, C) corps fibreux pédiculés ou polypes du corps. Diagnostic des corps fibreux à évolution abdominale : A) Corps fibreux sous-péritonéaux pédiculés, B) corps fibreux sous-péritonéaux sessiles (non inclus dans le ligament large), C) corps fibreux inclus dans le ligament large ou intra-ligamentaires. Variété abdominale. A') Variété pelvienne. — Marche et pronostic.

Ergot de seigle. Cannabis indica. Antipyrine. Extrait fluide d'hydrastis canadensis. Médication thyroïdienne. Bromure de potassium. Arsenic. Phosphore. Eaux minérales chlorurées sodiques. Irrigations vaginales chaudes. Électrisation. Atmocausis. Gélatine. Électricité.

Réduction de la tumeur enclavée. — Dilatation hémostatique du col. — Curettage et injections intra-utérines. — Ligatures atrophiantes. — Castration ovarienne. — Technique opératoire.

Polypectomie. — Myomectomie vaginale (Énucléation simple ou avec morcellement). Myomectomie par énucléation simple. Myomectomie par énucléation et morcellement combinés. — Pronostic. Indications de la myomectomie vaginale. — Myomectomie transvaginale. Myomectomie par la voie périnéale ou périnéotomie transversale. — Hystérectomie vaginale. Technique. Soins consécutifs. Techniques diverses. Accidents opératoires. Résultats opératoires.

Myomectomie abdominale. Technique. Résultats et pronostic. — *Hystérectomie abdominale.* Manuel opératoire. A. Technique de l'hystérectomie abdominale subtotale. Procédé d'hystérectomie subtotale par section continue (Howard A. Kelly). Procédé d'hystérectomie subtotale par hémisection sagittale (J.-L. Faure et H. A. Kelly). Procédé d'hystérectomie subtotale par section coronale et initiale ou par décollation (H. A. Kelly et J.-L. Faure). — B. Technique de l'hystérectomie abdominale totale. — Accidents et complications de l'hystérectomie abdominale. — Résultats opératoires.

Influence de la grossesse sur les fibromes. Influence des corps fibreux sur la grossesse. Influence des corps fibreux sur la présentation et sur le travail. Influence des corps fibreux sur les suites de couches. — Diagnostic. — Traitement : I. Traitement pendant la grossesse. II. Traitement à terme ou pendant le travail. III. Traitement pendant les suites de couches. Tableaux des opérations pratiquées pour les fibromes compliqués de grossesse : 1. Opérations conservatrices pratiquées pendant la grossesse. — II. Hystérectomies subtotales pratiquées pendant la grossesse (fœtus non viable). — III. Hystérectomies abdominales totales pratiquées pendant la grossesse. Fœtus non viable. — IV. Grossesse à terme. Opérations césariennes conservatrices. — V. Grossesse à terme. Opérations césariennes suivies d'hystérectomie abdominale subtotale. — VI. Grossesse à terme. Opérations césariennes suivies d'hystérectomie abdominale totale.

1° Adénomes. — 2° Adéno-myomes.

Anatomie pathologique. Formes anatomiques : 1° Forme papillaire. 2° Forme nodulaire. 3° Forme cavitaire. 4° Forme liminaire ou vaginale. Variétés histologiques. Épithélioma pavimenteux. Épithélioma cylindrique. Voies d'extension. — Symptômes. — Diagnostic. — Pronostic. — Étiologie.

A. *Traitement palliatif* : 1° Cancer limité au col avec certitude ou soupçon de propagation profonde. 2° Cancer du col ayant envahi le vagin primitivement ou consécutivement. 3° Cancer du col propagé non seulement au vagin, mais encore à la vessie ou au rectum. — B. *Traitement*

TRAITÉ

DE

GYNÉCOLOGIE

CHAPITRE I

DE L'ASEPSIE ET DE L'ANTISEPSIE
EN GYNÉCOLOGIE

Toutes les règles de l'asepsie et de l'antisepsie, établies pour la chirurgie générale, sont applicables à la gynécologie. Il existe, en outre, quelques détails particuliers de technique gynécologique sur lesquels il est utile d'insister.

La réalisation de l'asepsie et de l'antisepsie dépend : 1° d'une bonne installation opératoire; 2° de l'état d'asepsie de l'opérateur et des aides; 3° de la préparation de la malade.

INSTALLATION OPÉRATOIRE

L'installation opératoire comprend : 1° les salles d'opérations; 2° les annexes des salles d'opérations; 3° les appareils de stérilisation; 4° les instruments, les objets de pansements, les matériaux de ligature et de suture.

Salles d'opérations. — Toutes les opérations doivent être pratiquées dans des locaux spécialement aménagés à cet effet. En ville, dans les appartements, on ne dispose jamais d'un outillage parfait et on n'est autorisé à intervenir que lorsqu'il y a urgence absolue ou que, pour une petite intervention, la malade refuse absolument de se déplacer. Hormis ces cas, toute opération doit être exécutée dans une maison de chirurgie ou à l'hôpital.

Tout service hospitalier gynécologique doit être muni d'un pavillon

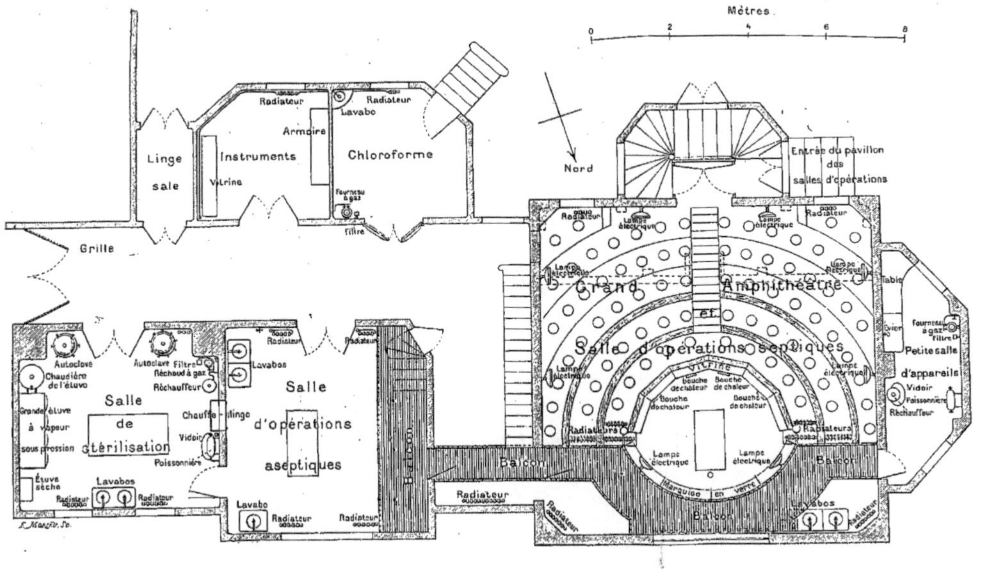

Fig. 1. — Plan du pavillon opératoire de la Clinique gynécologique de la Faculté à l'Hôpital Broca.

opératoire disposé suivant les règles générales appliquées à l'édification de la Clinique gynécologique de l'hôpital Broca [1].

Le pavillon opératoire (fig. 1) doit comprendre :

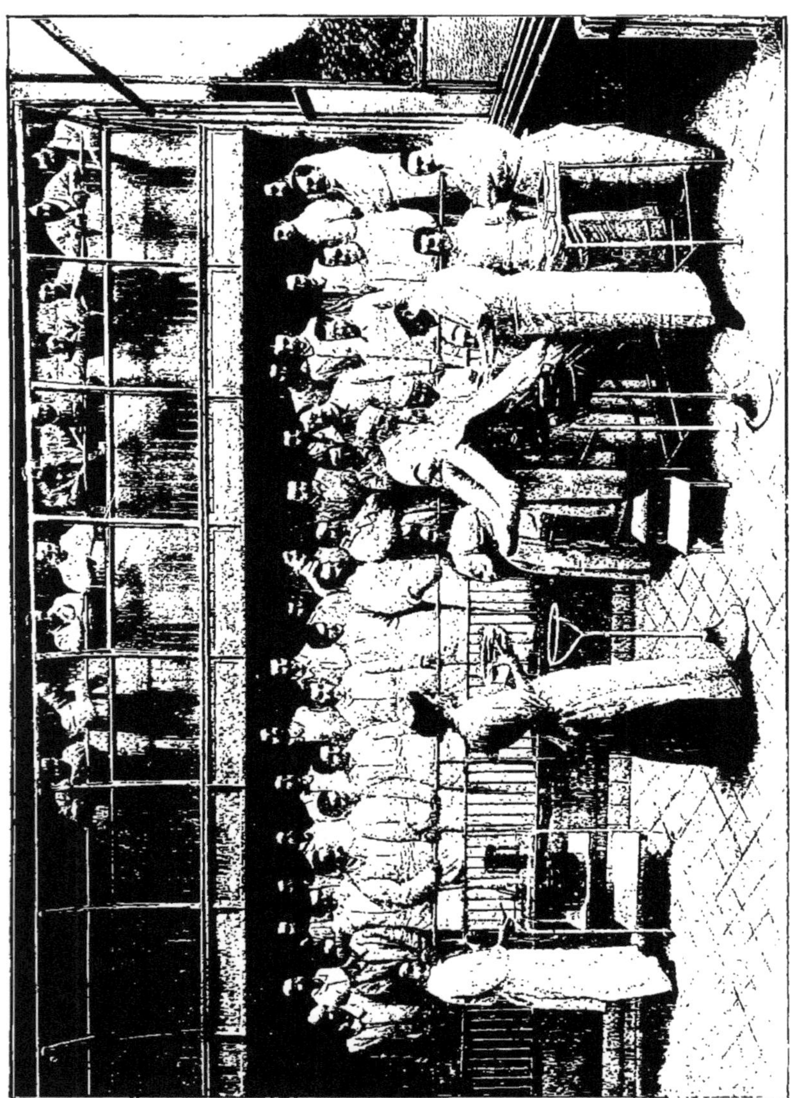

Fig. 2. — Une laparotomie à l'hôpital Broca (juin 1901).

1° Une salle d'opérations aseptiques :
2° Une salle d'opérations septiques ;

[1] S. Pozzi et F. Jayle. Le nouveau service de gynécologie de l'hôpital Broca *Rev. de Gyn. et de Chir. abd.* 1899. p. 5).

3° Une salle de stérilisation ;
4° Une salle d'anesthésie ;
5° Une salle d'instruments et objets de pansements.

Un point capital est que dans les salles d'opérations le chirurgien et

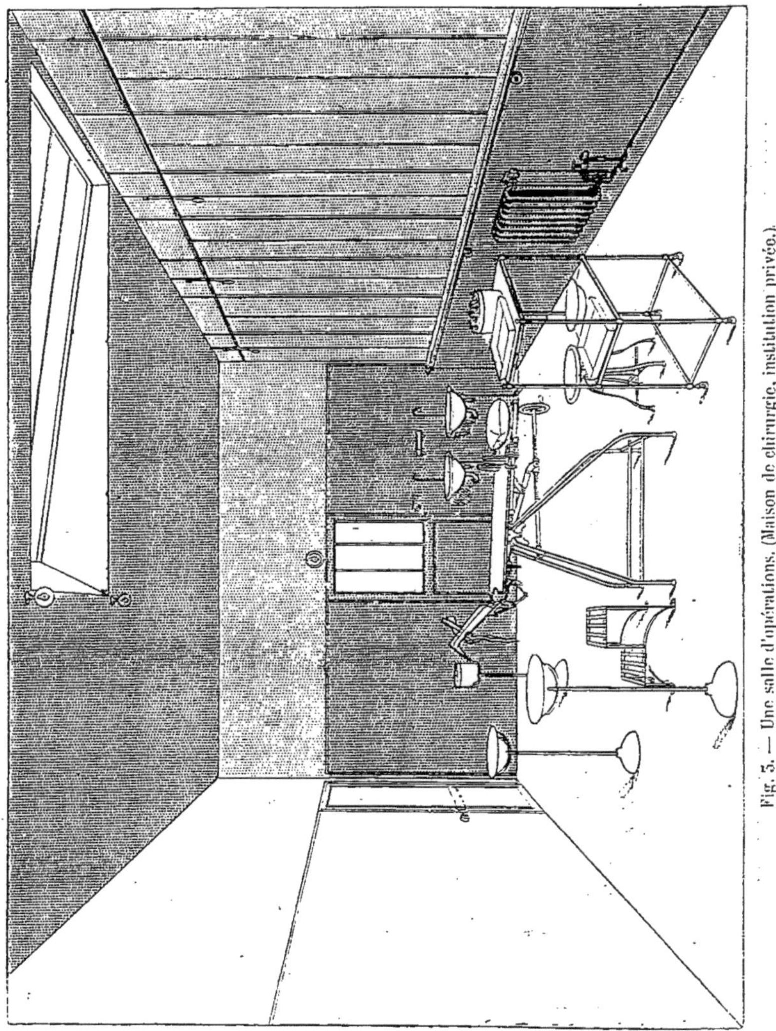

Fig. 3. — Une salle d'opérations. (Maison de chirurgie, institution privée.)

ses aides ne soient jamais gênés par les élèves : de là, pour permettre l'instruction de ces derniers, la nécessité de prévoir des tribunes munies de glaces d'où les étudiants puissent suivre aisément les divers temps d'une opération sans jamais en compromettre le succès par leur présence autour de l'opérateur (fig. 2).

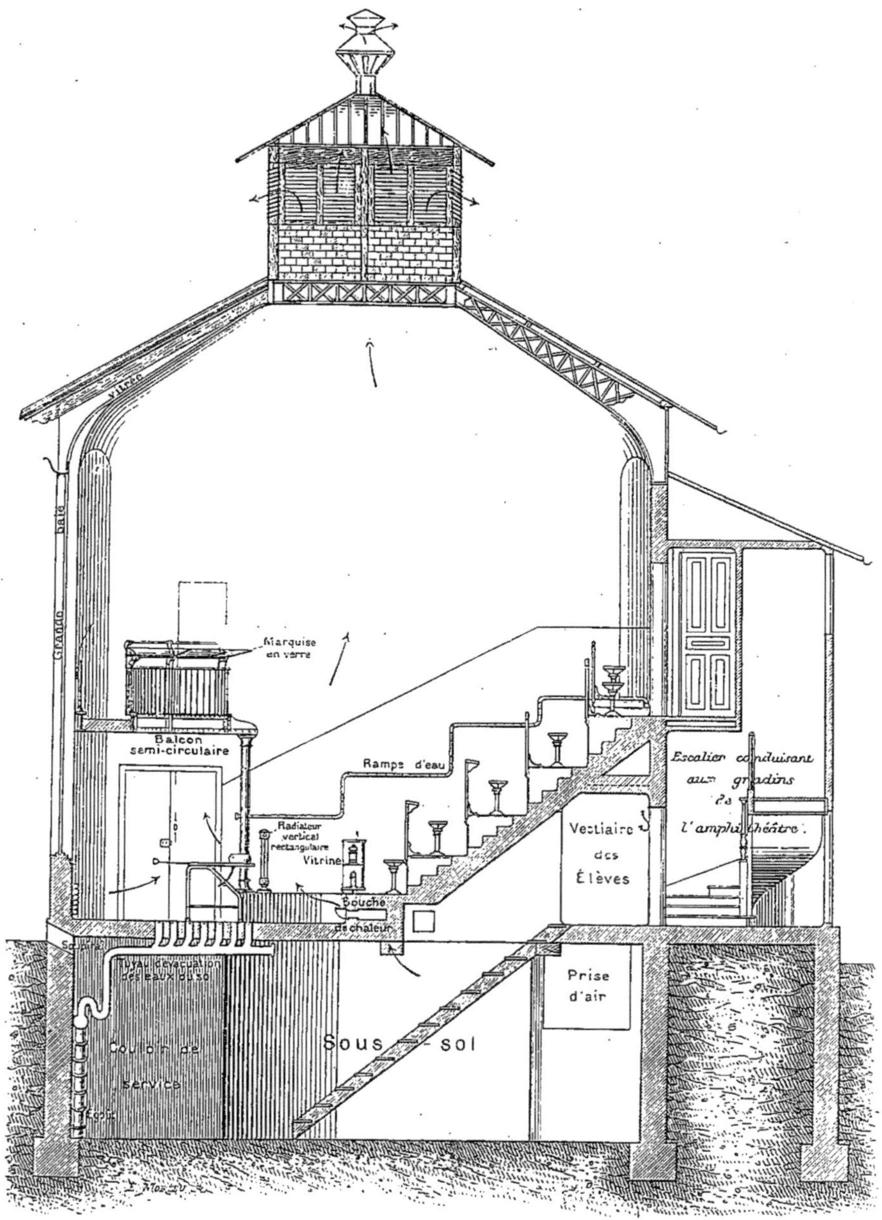

Fig. 4. — Coupe du grand amphithéâtre de la Clinique gynécologique de la Faculté à l'hôpital Broca, montrant en particulier le système d'aération et de ventilation.

Un second point d'importance encore très grande est que la salle d'opérations ne serve ni à la préparation des opérateurs ni au nettoyage de la malade. C'est dans la salle de stérilisation que sont installés les lavabos de nettoyage pour le chirurgien et ses aides et c'est dans la salle d'anesthésie que la malade est endormie et entièrement préparée. *La salle d'opérations ne doit servir que pour l'acte opératoire seul.*

Édification. — Les règles qui président à l'établissement des salles opératoires sont les suivantes :

1° *Dimensions* vastes : il faut conseiller, pour une salle à un lit d'opération, 30 mètres carrés de surface sur 5 mètres de haut.

2° *Orientation* telle qu'elle puisse recevoir la lumière du nord.

3° *Éclairage de jour* par une seule et large baie vitrée, au nord, comprenant toute la hauteur de la paroi, à partir d'un mètre environ du sol, et toute ou presque toute sa largeur; cette baie donne un éclairage latéral insuffisant, à moins que la salle n'ait une hauteur de 7 ou 8 mètres; règle générale, elle doit être complétée par une baie au plafond, la continuant *directement* jusqu'au zénith (fig. 3).

4° *Éclairage de nuit* : *a*) par des lampes électriques puissantes placées au plafond ou situées dans l'épaisseur des murs; les lampes du plafond n'ont besoin d'aucun réflecteur si elles sont apposées au plafond même et c'est ce dernier qui sert de réflecteur; elles peuvent, comme celles des murs, être situées dans son épaisseur et sont alors munies de réflecteurs; l'enchâssement des lampes dans les murs est la meilleure disposition, puisqu'il évite toute saillie dans la salle opératoire ; *b*) par des lampes mobiles à pied et à main permettant l'éclairage du champ opératoire même.

5° *Sol* lavable, en pente vers une bouche de vidange munie d'un siphon et d'un couvercle, confectionné soit en grès cérame, soit en mosaïque, soit en larges carreaux de ciment reliés entre eux par du ciment tels que ceux posés récemment à la Clinique gynécologique et obstétricale de Florence ou au Grand Hôpital de Rome.

6° *Murs* lavables, en opaline, en ciment, en verre, en revêtement métallique émaillé, en peinture vernissée, à angles arrondis.

7° *Chauffage* à la vapeur d'eau à basse ou haute pression ou à eau chaude, soit par des tubes, soit par des radiateurs à lames écartées de 4 à 5 centimètres; le point capital consiste à parer à la grande surface de refroidissement de la baie vitrée en plaçant la majeure partie des appareils le long du soubassement qui la supporte.

8° *Aération* par des carreaux ouvrant en bas et en haut de la baie vitrée et par des prises d'air situées en arrière des radiateurs; ces prises d'air doivent être ouvertes ou fermées à volonté par un méca-

nisme très simple ; elles doivent être faciles à nettoyer et, pour ce faire,
doivent se trouver derrière des radiateurs *mobiles*. Dans de grandes

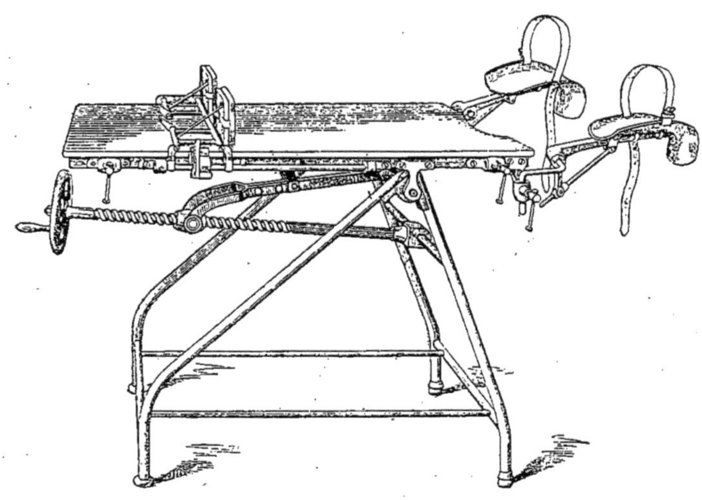

Fig. 5. — Table d'opérations de Jayle (1898).

installations, des dispositifs spéciaux sont établis sur ces données (fig. 4).

9° *Évacuation de l'air vicié* par des carreaux ouvrant en haut de la
baie vitrée ; on peut aussi
installer au plafond des
orifices d'appel, mais à
condition qu'ils soient
disposés de manière que
leur oblitération puisse
être réglée et que tout
renvoi de l'air extérieur
soit impossible.

Aménagement. —
L'aménagement sera très
simple : tables et acces-
soires doivent être mo-
biles, légers, de couleur
claire, d'entretien facile.
La salle d'opération, sep-

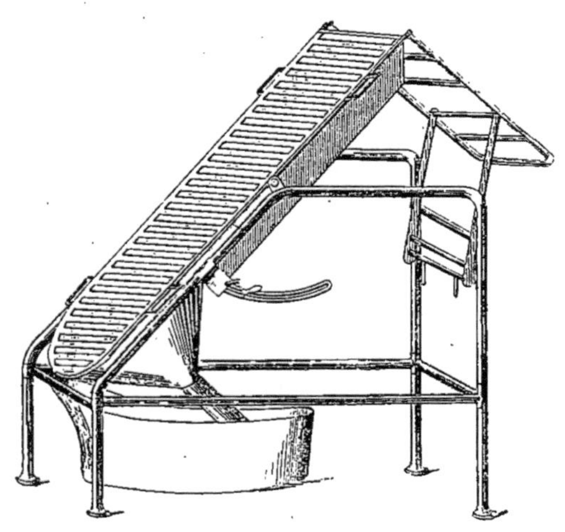

Fig. 6. — Table de Delagénière (1892).

tique ou aseptique, doit comprendre : *a*) une table d'opération ; *b*) des
tables pour recevoir les plateaux d'instruments et des boîtes d'objets
de pansements ; *c*) des accessoires divers ; *d*) un ou deux lavabos.

a) *Table d'opération*. — Toute table d'opération gynécologique doit permettre la position déclive et la position proclive. Elle doit être de construction simple, de manœuvre aisée ne nécessitant d'autre concours que celui du chloroformisateur, de matière non altérable par les antiseptiques, de nettoyage facile. La tôle émaillée, la lave et le zinc sont les meilleurs matériaux à employer pour la construction des plateaux; le métal nickelé, le verre, les tôles peintes et laquées au four,

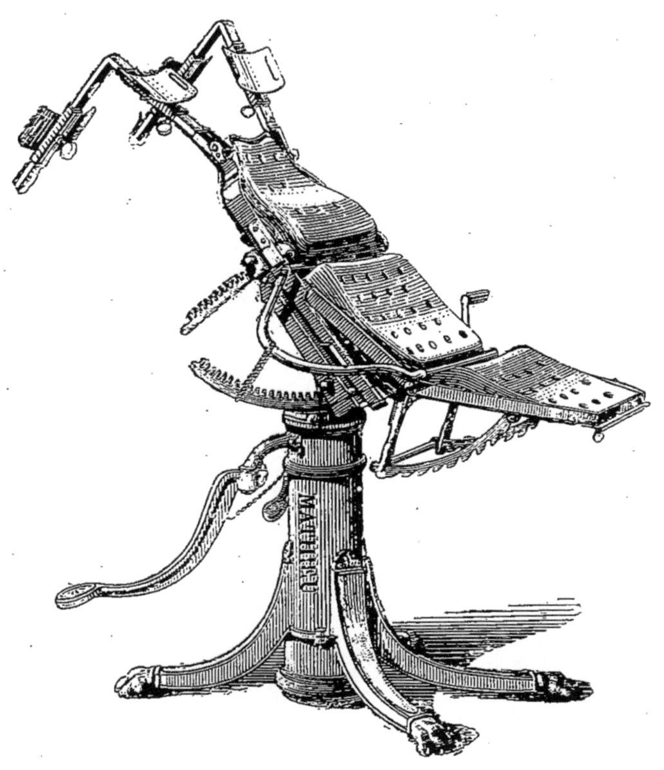

Fig. 7. — Table de Mathieu (1894).

le bois sont d'un usage défectueux. L'adaptation du pied des fauteuils des dentistes à une table opératoire donne le petit avantage de permettre de modifier la hauteur mais a l'inconvénient de coûter cher et d'être embarrassant. Plus importantes sont les épaulières dont doit être pourvue toute bonne table gynécologique.

La table de Jayle (fig. 5) cherche à réaliser tous les desiderata énoncés, sauf l'élévation en hauteur. La table de Delagenière (fig. 6), la table de Mathieu (fig. 7), la table de Doyen (fig. 8) sont des modèles appréciés.

b) *Tables à instruments*. — Les tables à instruments et objets de pansements seront à plateaux de lave ou de verre; elles seront avec avantage à deux étagères.

c) *Accessoires*. — Tous les accessoires, porte-cuvettes, chaises, escabeaux, etc., seront en fer et tôle peinte.

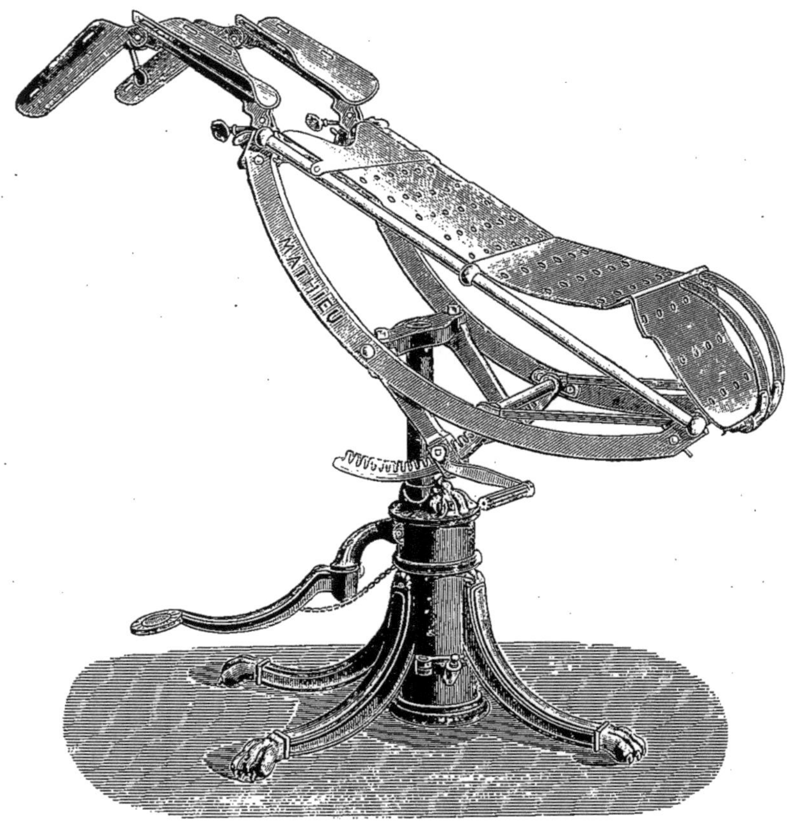

Fig. 8. — Table de Doyen (1896).

d) *Lavabos*. — Les lavabos, destinés à un lavage réitéré au cours d'une opération, seront à eau courante; une pédale actionne le robinet d'arrivée d'eau; autant que possible, la cuvette et la naissance du tuyau d'écoulement seront seuls dans la salle d'opération.

Annexes des salles d'opérations. — *Édification et aménagement.* — Les règles générales posées pour l'édification et l'aménagement des salles d'opérations s'appliquent aux annexes. Les dimensions en seront donc aussi vastes que possible, l'éclairage de jour et de nuit parfaitement assuré, le nettoyage facile, le chauffage établi à la vapeur d'eau ou à l'eau chaude, l'aération prévue avec soin. Pour chacune d'elles, des dispositifs spéciaux sont à réaliser :

1° *Salle d'anesthésie et de préparation de la malade.* — La salle d'anesthésie et de préparation de la malade sera plus particulièrement aérée. Elle ne doit renfermer aucun appareil à gaz. De l'eau stérilisée tiède doit y être amenée.

Elle contient un lit sur lequel la malade peut être nettoyée facilement, en position étendue et en position du spéculum (fig. 9).

Quelques tables à dessus en lave en complètent l'aménagement.

Avec avantage cette salle peut être pourvue : 1° d'une boîte à trachéotomie; 2° d'un appareil à courants faradiques; 5° de ballons d'oxygène.

2° *Salle de stérilisation.* — La salle de stérilisation doit être grande et mesurer, pour une installation hospitalière, de 25 à 50 mètres carrés. Elle sert à la stérilisation des instruments et des objets de pansements obtenue par des appareils spéciaux et à la désinfection des opérateurs (fig. 15). Elle renferme une série de lavabos dont il existe de nombreux modèles.

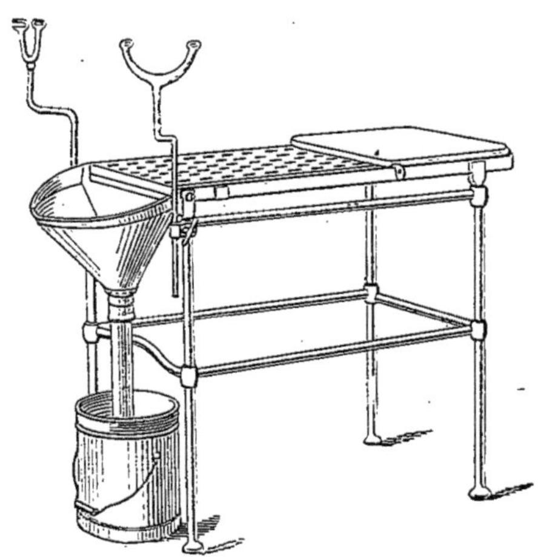

Fig. 9. — Lit d'anesthésie et de préparation.

Dans un des plus récents, la cuvette est démontable, stérilisable, et permet l'immersion de tout l'avant-bras; l'arrivée de l'eau est commandée par une pédale, le renversement de la cuvette est obtenu par une seconde pédale.

Les lavabos seront placés au droit d'une fenêtre, à distance du mur; leur éclairage le soir sera parfaitement assuré. Ils seront munis avec avantage d'une gouttière mobile pouvant recevoir de l'eau stérilisée courante et d'un sablier.

Les chirurgiens sont partagés sur le lavage à eau courante et sur le lavage dans la cuvette. Mieux vaut pouvoir réaliser les deux, ce que l'on obtient avec un robinet en pomme d'arrosoir et une grande cuvette à renversement.

L'eau doit avoir une température uniforme de 38° à 40°. Il est inutile de compliquer l'installation par une double arrivée d'eau chaude et d'eau froide.

Les pédales sont de deux modèles : les unes, à bouton, sont encastrées dans le sol ; les autres, à palette, sont sur le sol ; ces dernières sont d'un meilleur fonctionnement.

3° *Salle d'instruments et d'objets de pansements*. — Cette salle contient des vitrines pour les instruments et les objets de pansements ; ces vitrines seront, autant que possible, en métal et auront un fond formé par une glace étamée.

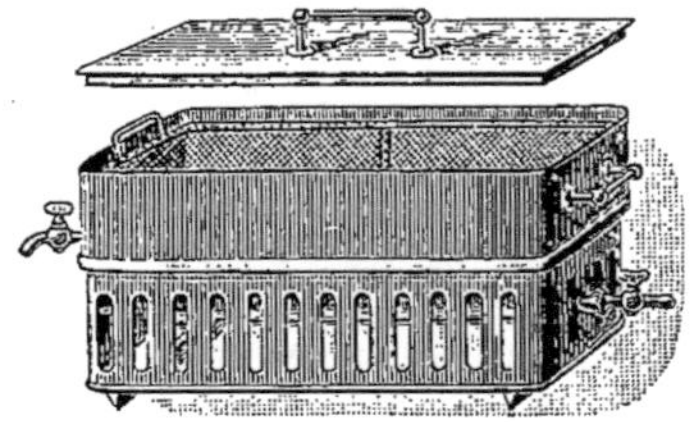

Fig. 10. — Bouilloire pour instruments.

Appareils de stérilisation. — La stérilisation parfaite, c'est-à-dire la destruction de tous les microbes et de leurs spores, est obtenue à la température humide de 120°, après trente minutes. Mais il est juste d'ajouter que l'ébullition un peu prolongée est, en pratique, suffisante pour obtenir la destruction des microbes pathogènes qui peuvent se trouver dans l'eau, sur les instruments, dans les objets de pansements. Il résulte de cette double donnée que la stérilisation humide à 120° est

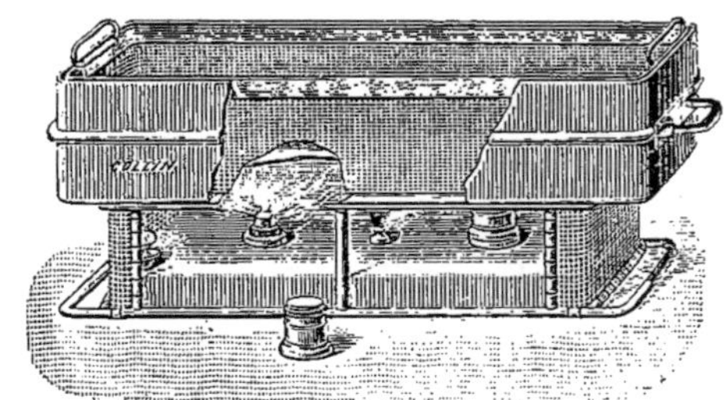

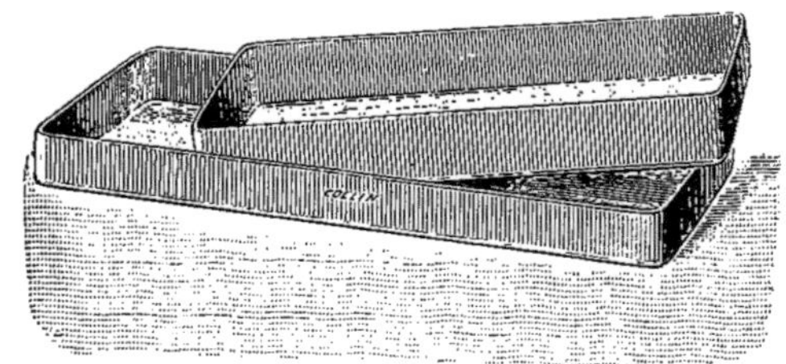

Fig. 11. — Bouilloire portative chauffée par une lampe à alcool à deux flammes. L'appareil contient un panier pour les instruments et un plateau ; le couvercle de l'appareil sert de deuxième plateau.

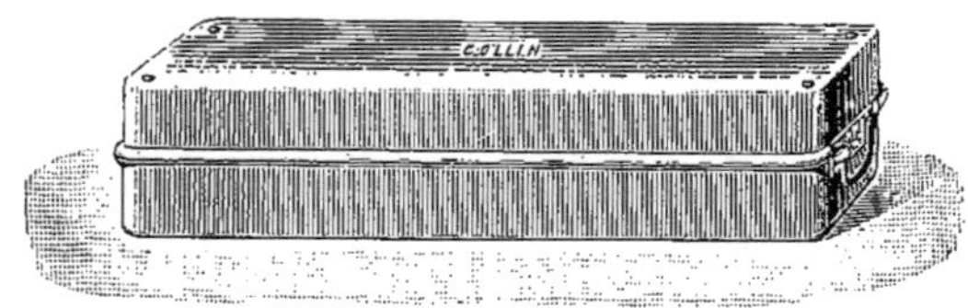

Fig. 12. — La même bouilloire, fermée.

préférable parce qu'elle assure la destruction de spores résistant à l'ébullition, mais que l'ébullition simple est aussi un très bon procédé, suffisant en pratique ordinaire, recommandable pour sa simplicité.

Stérilisation par ébullition. — La stérilisation par ébullition s'obtient tout simplement en portant à l'ébullition l'eau contenue dans un récipient quelconque. Sont justiciables de cette stérilisation les instruments, les compresses, certains fils à ligatures, les drains.

Pour les instruments, il est bon d'additionner l'eau de 1 à 2 pour

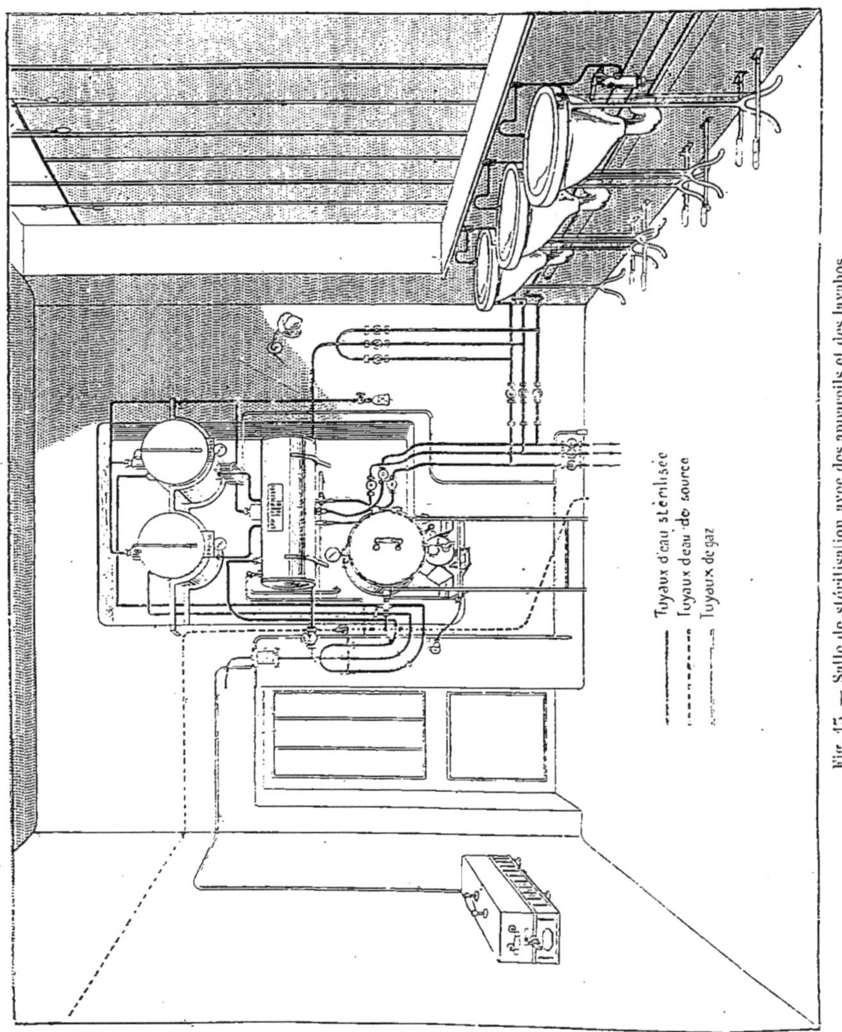

Fig. 15. — Salle de stérilisation avec des appareils et des lavabos.

100 de carbonate ou de borate ou de benzoate de soude; ces sels ont l'avantage d'augmenter l'action désinfectante de l'eau en ébullition (Schimmelbusch), de décaper le métal, de s'opposer à l'oxydation des instruments et partant de permettre de les conserver dans la solution.

Les constructeurs se sont ingéniés à construire de nombreux modèles de récipients fixes ou portatifs; les premiers sont généralement en forme de poissonnière et chauffés au gaz (fig. 10), les autres sont plutôt de forme rectangulaire (fig. 11 et 12).

Stérilisation à 120° et au-dessus. — La stérilisation à 120° et au-dessus est obtenue en portant à la température cherchée l'objet à stériliser soit directement, soit médiatement.

Flambage. — La stérilisation directe est réalisée par le flambage ou par l'apposition de l'objet sur une surface chauffante. Cette stérilisation n'est applicable qu'aux instruments.

Elle est réalisée en pratique par le maintien un peu prolongé d'un instrument dans la flamme à alcool ou par le « flambage à l'alcool ». Pour flamber des instruments, on les met dans un plateau ou dans une cuvette, on les arrose légèrement d'alcool et on enflamme ce dernier; en deux ou trois minutes, les instruments sont portés à une très haute température et on peut s'en rendre compte, le flambage terminé, en versant sur eux de l'eau stérilisée : il se produit un bruit crépitant caractéristique. Ce procédé est très bon, mais il use rapidement les instruments.

Stérilisation à 120° dans l'eau ou dans l'air chargé de vapeur d'eau. — Autoclaves. — La stérilisation médiate consiste à porter le milieu dans lequel sont les objets à stériliser à une température égale ou supérieure à 120°. Le milieu dans lequel sont placés les objets est l'eau ou l'air, ce dernier à l'état sec ou chargé de vapeur d'eau ou d'alcool.

Suivant le milieu employé, l'appareil utilisé est différent.

La stérilisation dans l'eau ou dans l'air chargé de vapeur d'eau est la plus recommandable ; elle ne peut être obtenue que par des appareils à pression, dits *autoclaves*. Les autoclaves sont généralement construits pour supporter une pression intérieure de 2 atmosphères (2 kilogrammes) correspondant à une température de 134°.

Dans l'autoclave les objets peuvent être placés dans l'eau, additionnée ou non de carbonate ou de benzoate de soude, ou simplement exposés à la vapeur d'eau surchauffée.

Sont justiciables de la stérilisation à l'autoclave dans l'eau : les compresses, les instruments, les fils métalliques, les soies. Relèvent de la stérilisation à l'autoclave dans la vapeur d'eau, outre les objets déjà nommés, le coton, l'ouate, les vêtements des opérateurs. Il s'ensuit que la vapeur d'eau convient à un plus grand nombre d'objets que l'eau seule et, en pratique, doit lui être préférée.

Les modèles d'autoclave sont nombreux. Les premiers en date et les plus simples sont verticaux : tel l'autoclave classique de Chamberland (fig. 14 et 15). Les objets à stériliser sont placés dans des boîtes ou dans des paniers.

L'autoclave de Chamberland [1] est constitué par une marmite cylindrique en cuivre rouge brasé, et entourée d'une enveloppe de tôle. L'ouverture supérieure est fermée par un couvercle de bronze qui est fixé à sa partie périphérique par de fortes vis de pression et des boulons. Ce couvercle présente trois petits appareils : une soupape de sûreté, un robinet, un tube manométrique. La soupape est destinée à prévenir l'éclatement de l'autoclave au cas où la pression intérieure deviendrait trop forte ; elle doit être toujours en parfait état. Le robinet sert à l'échappement de la vapeur au cours et à la fin de la mise en marche. Le manomètre sert à mesurer la tension de la vapeur ; il est gradué de 0 à 3 ou 4 atmosphères et il donne en même temps, d'une façon approximative, la tension et la température de la vapeur renfermée dans l'appareil.

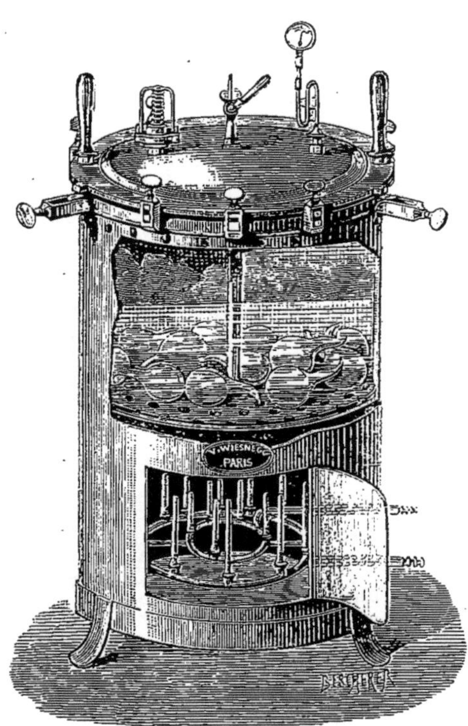

Fig. 14. — Autoclave primitif de Chamberland.

Au-dessous de la chaudière, supportée par un fourneau à enveloppe de tôle, se trouve le brûleur à gaz ayant deux couronnes concentriques qui sont indépendantes l'une de l'autre et peuvent être allumées [isolément ou ensemble. Enfin, dans l'intérieur de la chaudière est un panier en toile métallique ordinaire de cuivre ou de laiton, séparé de la partie inférieure de ladite chaudière par un espace vide dans lequel est l'eau. A ce panier on peut substituer des boîtes métalliques nickelées ou en nickel pur.

Pour se servir de l'autoclave, on verse dans la marmite une couche d'eau d'environ 3 centimètres d'épaisseur ; puis on dispose sur un trépied soit le panier en fil métallique, soit les boîtes métalliques ; enfin on place le couvercle de l'autoclave, on relève les boulons et on les fixe à l'aide

[1] F. TERRIER, Rev. de Chir., 1894, p. 1038.

de vis à pression. Le robinet du couvercle doit être ouvert pour laisser
passer l'air contenu dans l'appareil et auquel doit se substituer la vapeur
d'eau. On allume alors la rampe de gaz.

Dès que l'eau entre en ébullition, le jet de vapeur se fait par le robinet
ouvert et la température est aux environs
de 100 degrés. Veut-on obtenir une température plus élevée, on ferme le robinet alors
qu'il donne un jet de vapeur; et l'on serre
bien les vis des boulons du couvercle. La
pression monte, ainsi que l'indique le manomètre, et peut s'élever à 4 atmosphères, soit
144 degrés centigrades.

Il est bon de régler le gaz et de faire jouer
la soupape de sûreté pour obtenir et maintenir la tension et la température cherchée
pendant quelque temps. En outre, au début
de la stérilisation, il est fort utile de faire
une ou deux détentes de vapeur : ces détentes
chassent les dernières parties de l'air que
peut renfermer l'appareil et activent la stérilisation. Quand la température et la tension
recherchées ont été maintenues pendant le
temps voulu, on éteint le gaz, on attend que
l'aiguille du manomètre soit revenue à zéro,
puis on ouvre le robinet et l'air rentre en sif-
flant dans l'appareil. On enlève alors le couvercle et les objets stérilisés ou les boîtes
qui les contiennent. Il faut éviter d'attendre
le refroidissement absolu de l'autoclave, parce

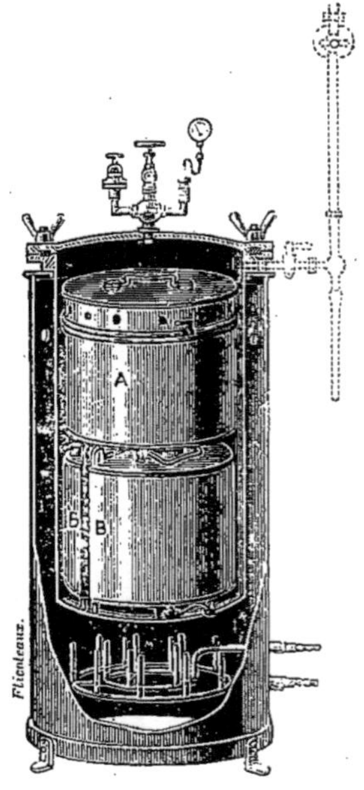

Fig. 15. — Coupe de l'autoclave
de Chamberland, montrant la
double couronne de gaz, l'enveloppe externe, la marmite, la
couche d'eau, les boîtes à stériliser.

que la rondelle de caoutchouc, interposée entre la marmite et le couvercle, deviendrait adhérente et se déchirerait très facilement; il est
même bon, pour éviter l'adhérence, de l'enduire d'une petite couche de
blanc d'Espagne avant d'ajuster le couvercle.

Plus récents et plus commodes sont les autoclaves cylindriques horizontaux ou les autoclaves rectangulaires à étagères ; les autoclaves rectangulaires ont l'inconvénient d'être d'un prix de revient très élevé.
Dans les services hospitaliers, il est utile de disposer d'une véritable
batterie d'autoclaves analogues au polyautoclave de Broca (fig. 16 et
17). Pour une petite installation privée, un seul autoclave peut suffire
(fig. 18).

Le polyautoclave installé à la clinique de Broca comprend un coffre
en fer monté sur trois pieds en fer et adossé au mur. Ce coffre contient,
en deux rangées superposées, huit récipients en tôle d'acier placés

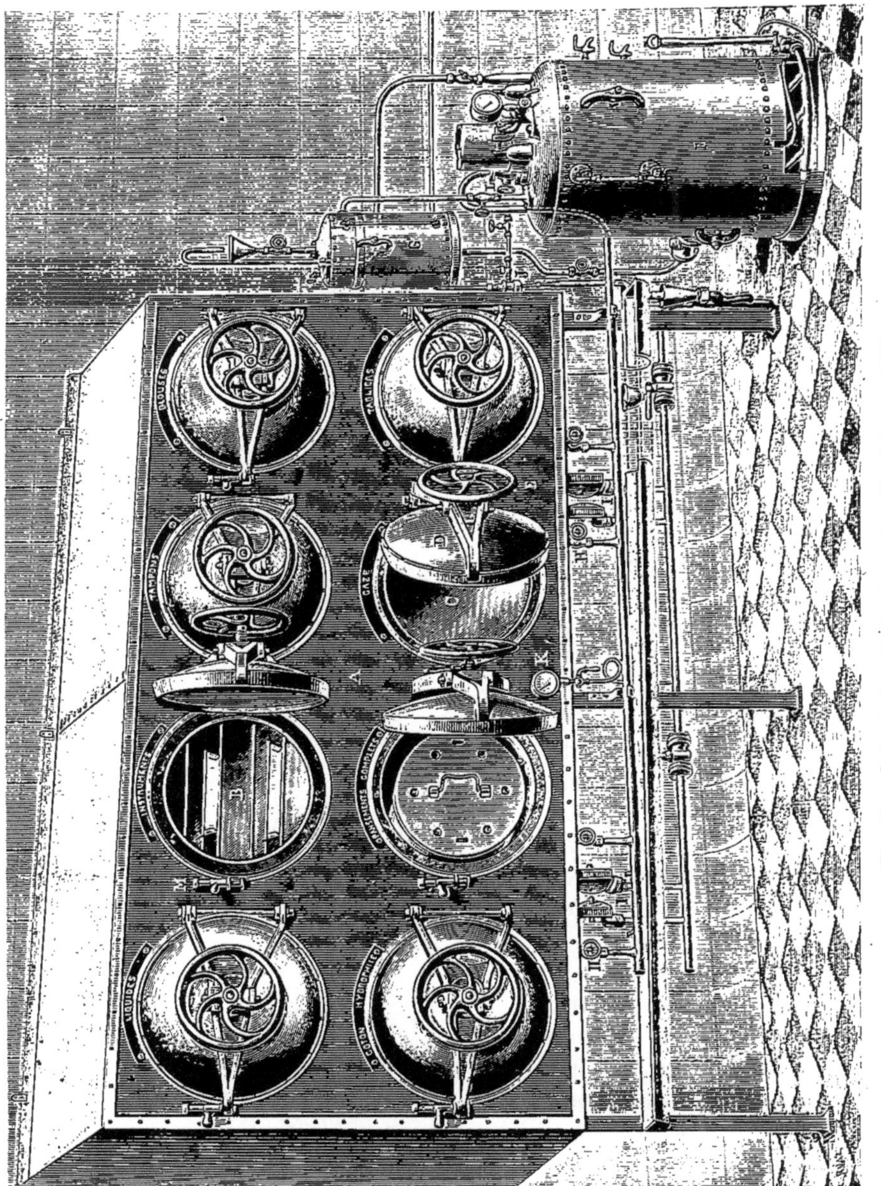

Fig. 16. — Polyautoclave de Pozzi et Jayle à l'hôpital Broca (1898).

horizontalement et s'ouvrant sur la grande face verticale. Ces récipients sont destinés à contenir les instruments, les compresses, le coton, les pansements, les blouses et les tabliers, etc., qui doivent être stérilisés (fig. 16).

Chacun de ces récipients est fermé par une porte à charnières s'ouvrant et se refermant facilement ; une vis à volant placée au milieu
de la porte permet d'as-
surer l'étanchéité du joint.

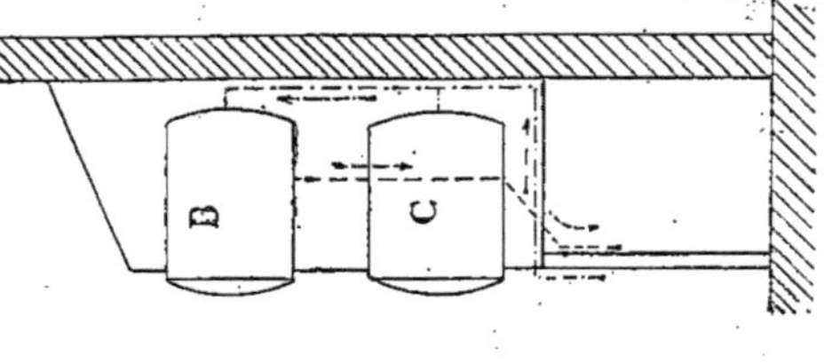

Une petite chaudière à
vapeur en tôle d'acier, gar-
nie des appareils de sûreté
réglementaires et chauffée
par le gaz, produit la vapeur nécessaire aux opé-
rations de stérilisation.
Cette chaudière est tim-
brée à 2 atmosphères, ce
qui correspond à 134°, température nécessaire pour
avoir une complète stéri-
lisation.

Une canalisation en cui-
vre conduit la vapeur
produite aux branchements
garnis de valve en bronze *a*
pour la répartir aux récipients deux par deux. Cette
vapeur pénètre d'abord
dans le récipient supérieur,
passe ensuite dans l'inférieur, et l'eau condensée
fait retour à la chaudière
par une seconde canalisa-
tion en cuivre. On com-
mence la stérilisation des
cylindres progressivement,
de deux en deux ; quand
la température a atteint
dans chacun d'eux 134°, on
maintient ce degré pen-
dant trois quarts d'heure
dans tout l'ensemble du
polyautoclave.

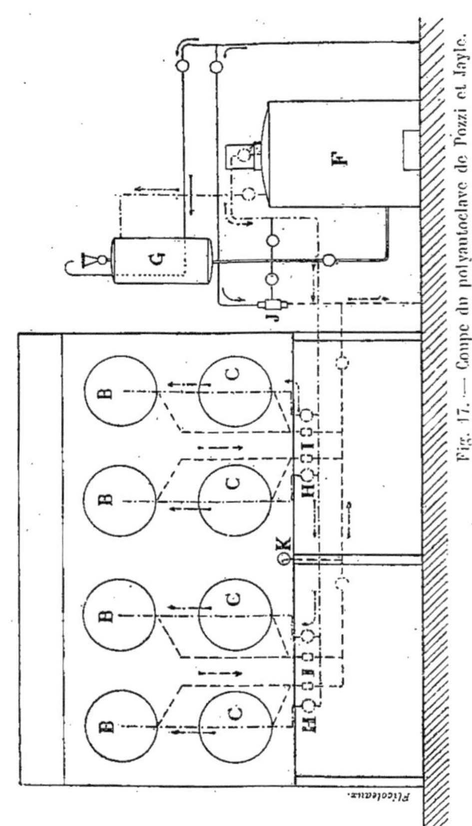

Fig. 17. — Coupe du polyautoclave de Pozzi et Jayle.

Le fonctionnement de cette étuve a lieu de la façon suivante :

La chaudière étant remplie d'eau au niveau normal, on allume le
brûleur. Quand la pression atteint deux atmosphères, on ouvre le robinet de prise de vapeur A sur la chaudière et le robinet principal B de

retour d'eau, puis on ouvre successivement, de deux en deux cylindres, les petits robinets *a* d'introduction de vapeur dans les récipients qui contiennent les objets à stériliser.

On ouvre en même temps les robinets *b* correspondants qui commandent les tuyaux de retour d'eau de condensation des récipients mis en fonction, et l'opération commence.

Quand l'opération est terminée, on ouvre les récipients. Pour cela, il faut desserrer la vis, qui fait pression sur la porte et, cette vis étant desserrée, on retire une clavette qui maintient le bras gauche du chevalet de fermeture dont le bras droit forme charnière, puis on tire à soi par le volant de la vis, et la porte s'ouvre.

Pour refermer cette porte, il suffit de faire les mouvements inverses.

Quand le bras gauche du chevalet est fixé par la clavette, il forme avec le bras droit un chevalet, articulé à la pièce qui porte la vis et son

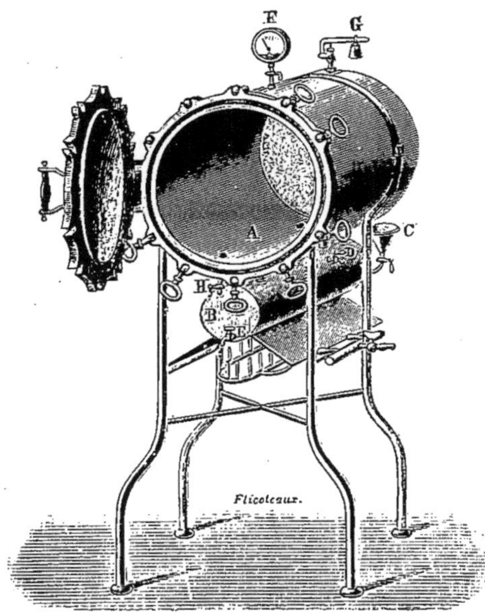

Fig. 18. — Autoclave horizontal de Jayle et Desfosses.

volant; le chevalet prend ainsi ses deux points d'appui sur la façade de l'étuve. En tournant le volant pour fermer, l'extrémité de la vis appuie sur la porte et vient serrer le joint; plus on serre la vis, plus la pression de la porte contre le récipient est grande : la fermeture devient ainsi tout à fait hermétique.

Ce polyautoclave permet de stériliser, dans des compartiments séparés et indiqués, tout ce qui peut être nécessaire au cours d'une opération.

Quel que soit le modèle adopté, tout autoclave doit être solidement construit et, en France, timbré par l'État. Son étanchéité sera absolue. Il doit tolérer régulièrement une pression de deux atmosphères (2 kilogrammes) correspondant à une température de 134°.

La vapeur d'eau sera fournie soit par la canalisation générale, s'il existe un appareil générateur de vapeur à haute pression, soit par une chaudière indépendante, soit par le chauffage direct d'une couche d'eau baignant le fond de l'autoclave. La chaleur nécessaire sera obtenue par le charbon, ou par le gaz, ou par l'électricité, ou par le pétrole, l'alcool, etc. Pour les grands services à fonctionnement régulier, une chaudière alimentée au charbon est d'un prix d'entretien moins coûteux. Pour les petites installations, le chauffage au gaz est préférable. L'électricité n'est pas d'un emploi encore pratique. Le pétrole, l'alcool, peuvent être utilisés à la campagne.

L'adaptation d'une *trompe à vide* est utile dans tous les autoclaves. Le but de la trompe est de faire le vide afin d'obtenir le desséchement des objets de pansements introduits dans l'autoclave. Tous les linges mis ou non dans des boîtes perforées sont en effet humectés après la stérilisation. Le jeu de la trompe, au bout de 20 à 30 minutes, a pour effet de les assécher parfaitement. La trompe à vide communément employée est la *trompe à eau*. Mais la trompe à eau n'est pas toujours possible puisqu'elle dépend de l'existence d'une canalisation d'eau à pression. Elle pourra être remplacée par une *trompe à vapeur*, s'il existe un générateur de vapeur suffisant.

Il est un autre moyen, très simple, de parer en grande partie, en dehors de l'emploi de toute trompe, au mouillage des objets de pansement. L'observation montre que c'est principalement l'eau de condensation qui, collectée au plafond de l'autoclave, imbibe les objets de pansement en retombant. En coiffant les boîtes ou les paniers d'un couvercle débordant, on préserve les objets du contact de l'eau de condensation. En outre, il faut avoir soin, dès que la stérilisation est terminée, d'ouvrir complètement le robinet d'échappement de la vapeur d'eau pour éviter la condensation due au refroidissement progressif de l'appareil, et, par suite, le mouillage des objets de pansement.

En utilisant des chaudières de grande capacité donnant de la vapeur à 5 atmosphères, en employant un autoclave spécial, Robert et Leseurre obtiennent des produits parfaitement secs, sans l'usage de trompe, uniquement par la forte détente de vapeur qu'ils peuvent déterminer à la fin de l'opération (chute brusque de 5 à 1 atmosphère), et par le soin qu'ils prennent de chauffer préalablement les boîtes de pansements, d'introduire dans l'autoclave de la vapeur d'emblée à haute pression et de se servir de grandes chaudières pour de petits autoclaves.

La *durée de la stérilisation* à 134° doit être de trois quarts d'heure. En réalité, ce degré de T° et ce temps ne seraient pas nécessaires si les objets étaient faciles à atteindre. Mais, comme il faut que la vapeur pénètre au centre des boîtes de coton ou de compresses, il devient nécessaire d'augmenter en pratique le degré de T° et la durée du temps que commande la théorie pure. En fait, pour être assuré d'avoir atteint 120° pendant 30 minutes au centre d'une boîte, il faut disposer de

134° à la périphérie de la boîte, pendant environ trois quarts d'heure.

Dans l'autoclave peuvent être stérilisés :

1° Les *instruments*: pour les empêcher de rouiller, il faut et il suffit qu'ils baignent dans une solution de benzoate ou de borate de soude à 1 ou 2 pour 100. Si l'on dispose d'un autoclave horizontal, on place les instruments sur les plateaux qui doivent les contenir et on les recouvre d'une compresse imbibée de la solution sus-indiquée. Lors de l'opération, on retire les plateaux de l'autoclave et on les porte sur la table qui leur est destinée. L'opérateur enlève la compresse de recouvrement, en commençant l'opération.

2° Les *objets de pansement*: les boîtes qui les contiennent doivent être peu profondes et ajourées pour que la vapeur y pénètre facilement: de simples paniers en treillis de zinc galvanisé, garnis à leur intérieur d'une housse, peuvent être employés pour les salles d'opérations; si les objets doivent être conservés, ils seront mis dans des boîtes de petite capacité et pouvant, par un dispositif spécial, être hermétiquement closes après leur stérilisation. En principe, dans les services de chirurgie, on ne doit employer au cours des opérations que des objets de pansement sortant de l'autoclave.

Il est indispensable de ne pas tasser dans les boîtes les objets de pansement, sinon la vapeur d'eau n'y circule pas. Des autoclaves et des boîtes ont été spécialement construits pour forcer la vapeur à traverser les boîtes : tel l'autoclave

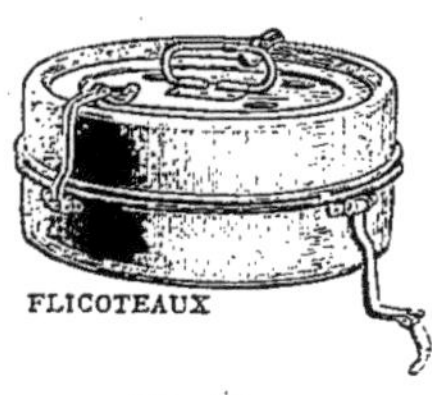

Fig. 19.

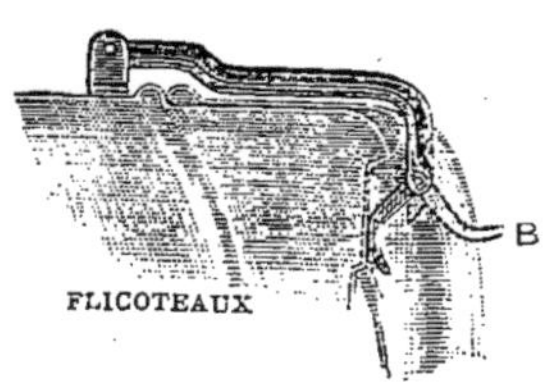

Fig. 20.

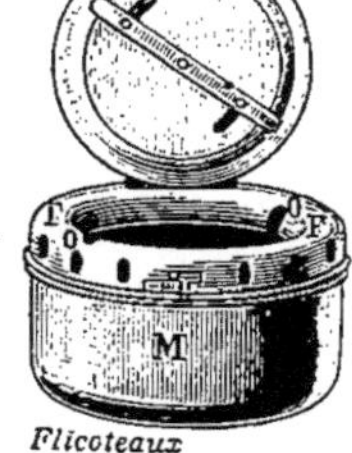

Fig. 21.

Fig. 19. Boîte pour stérilisation des compresses, de 10 centimètres de profondeur sur 30 centimètres de diamètre, de fermeture et d'ouverture facile grâce à un système d'agrafes A.

Fig. 20. — Détail de l'agrafe A. L'agrafe est ramenée sur la boîte et le levier B assure la fermeture.

Fig. 21. — Boîte à pansements avec couvercle à charnière.

Vaillard. Si l'on emploie des paniers ou des boîtes peu profondes (fig. 19, 20 et 21) et si l'on n'y tasse pas les compresses, toute disposition spéciale, et par suite compliquée, est inutile.

En outre, des *tubes-témoins* doivent être placés dans chaque boîte au centre des objets à stériliser pour bien se rendre compte que la température cherchée a été atteinte. Les tubes-témoins ou tubes-contrôles sont de petits tubes de verre scellés à la lampe, contenant un produit chimique. Les produits chimiques employés sont : la résorcine qui fond à 112°, l'anhydride succinique qui fond à 119°, l'acide benzoïque qui fond à 121°, l'acide phtalique anhydre qui fond à 129°, l'urée qui fond à 132°; ces différents produits sont renfermés à l'état pulvérulent dans le tube-contrôle; ils se liquéfient à leur point de fusion. Les tubes à acide benzoïque sont nécessaires et suffisants.

3° Les *vêtements des opérateurs*, susceptibles des mêmes remarques que les objets de pansement;

4° Les *fils métalliques* et les *crins de Florence*;

5° Les *drains* et les *sondes* en caoutchouc.

Stérilisation à 120° dans l'air chargé de vapeurs d'alcool. — La stérilisation par l'alcool a d'abord été recherchée par l'ébullition de l'alcool sous pression à 100° (G. R. Fowler)[1]. Pour réaliser cette ébullition, on mettait les objets à stériliser soit dans des tubes de verre trempé, soit dans des caisses autoclaves, ces appareils étant presque remplis avec de l'alcool à 95° ou 97°, puis mis au bain-marie.

Répin[2] a démontré que « le chauffage à 100°, même prolongé pendant une heure, est toujours insuffisant pour produire la stérilisation. Mais, si l'on élève à la fois la température et la pression, les résultats changent aussitôt et la stérilisation est obtenue plus ou moins rapidement, suivant la nature de la matière mise en expérience. A 120°, si le chauffage ne dure que 30 minutes, 30 pour 100 des tubes donnent encore des cultures, très retardées, il est vrai, de *bacillus subtilis*, dont les spores sont, comme on sait, les plus résistantes de toutes; s'il est prolongé pendant 45 minutes, la stérilisation est toujours complète : 45 minutes à 120°, telle est donc la limite qu'il est nécessaire et suffisant d'atteindre pour obtenir la destruction des germes les plus résistants, dans les conditions ordinaires avec la vapeur d'alcool. »

Il résulte de cette donnée expérimentale que la stérilisation à l'alcool ne peut se faire que sous pression et à 120°. Il faut donc que les récipients constituent de petits autoclaves *résistants* et de *fermeture parfaite*.

La *résistance* doit être calculée de manière différente, suivant que le récipient doit être porté à 120° dans une étuve à air chaud ou dans un autoclave. A 120°, la pression effective de l'alcool est de 3 kil. 347 au centimètre carré (Robert et Leseurre)[3]; pour mesurer la pression que supporte un flacon à l'air chaud et libre, il suffit de multiplier ce chiffre par le nombre de centimètres carrés de surface que

[1] Fowler (G. Ryerson). *Transact of the americ. surg. Assoc. Philadelphie*, 1891, t. IX, p. 491.
[2] P. Répin. Un procédé sûr de la stérilisation du catgut (*Ann. de l'Inst. Pasteur*, 1894, mars, n° 3, p. 170).
[3] Robert et Leseurre. *De l'asepsie dans la pratique chirurgicale* Paris, 1903.

présente le flacon; pour mesurer la pression que supporte le même flacon à l'autoclave, il faut déduire la pression exercée extérieurement par la vapeur d'eau saturée à 120°, soit 1 kilogramme par centimètre carré: le chiffre de 3 kil. 547 est dès lors réduit à 2 kil. 547. La conclusion pratique est qu'il faut choisir pour cette stérilisation à l'alcool des récipients spéciaux.

La *fermeture parfaite* est obtenue par l'emploi de tubes de verre trempé et scellé à la lampe ou par de véritables petits autoclaves. La préparation du catgut à l'alcool est ainsi réalisée.

Mais, pour la stérilisation à l'alcool des objets de pansement, telle qu'elle a été proposée par Bardy et Martin[1], et pour celle des instruments réalisée par Desfosses[2], il fallait créer d'autres récipients plus simples et partant moins coûteux, en même temps que plus commodes. Le point important, quand on utilise un récipient non absolument hermétique, est d'empêcher l'entrée de la vapeur d'eau dans l'autoclave lorsque la vapeur d'alcool s'est en partie échappée : la vapeur peut en effet altérer les objets à stériliser. Une disposition simple permet de réaliser ce désidératum.

Supposons un tube au fond duquel sont versées quelques gouttes d'alcool anhydre; le tube est coiffé d'une rondelle de caoutchouc maintenue sur tout son pourtour, excepté en un point; il est placé à l'autoclave. L'alcool dégage une vapeur de force d'expansion supérieure à celle de la vapeur d'eau : il s'ensuit que cette vapeur soulève la rondelle de caoutchouc au point libre et s'échappe; mais, dès qu'elle s'est totalement ou presque totalement échappée, la pression intérieure du tube devient égale ou inférieure à celle de la vapeur d'eau ambiante : le clapet de caoutchouc se colle sur l'orifice du tube et dès lors toute entrée de la vapeur d'eau devient impossible. Par conséquent le contenu du récipient ne sera pas altéré par la vapeur d'eau et aura été imprégné des vapeurs d'alcool à 120°.

Pour leurs pansements, Bardy et Martin utilisent des bocaux de verre dont le fond bombé au centre présente à la périphérie une rigole circulaire; on verse un peu d'alcool dans cette rigole, on met les compresses, on ferme complètement le couvercle, qui est métallique, à pas de vis et muni intérieurement d'une capsule ou d'une rondelle de caoutchouc destinée à assurer l'étanchéité du flacon, et l'on porte à 120° pour s'y tenir pendant deux heures. Sur le modèle de ces flacons de verre, Picqué a fait construire, par Flicoteaux, des boîtes métalliques à fermeture hermétique. Ces boîtes constituent de véritables petits autoclaves analogues à la caisse-autoclave d'Hertoghe d'Anvers :

---

[1] Bardy et Martin. Stérilisation des objets de pansements (*Gaz. des Hôpit.*, 1898, p. 1287).
[2] Desfosses. Stérilisation des instruments par la vapeur d'alcool sous pression (*La Presse Méd.* 1901, n° 9, p. 51).

elles sont d'un prix dispendieux, mais peuvent avoir quelques indications spéciales.

Pour les instruments, une disposition plus simple est suffisante : dans une boîte pouvant être très exactement fermée par un couvercle, on place les instruments à stériliser ; on les arrose d'alcool à 90° comme pour un bon flambage et on les recouvre d'une compresse assez épaisse : la boîte est ficelée solidement avec une bande de toile par exemple et mise à l'autoclave. Au bout d'une demi-heure à 120° ou 150°, la stérilisation est arrêtée : on ouvre la boîte ou on l'emporte en ville : les instruments sont secs et non altérés, la vapeur d'eau n'ayant pas pénétré, si le couvercle de la boîte ferme bien exactement.

La stérilisation à la vapeur d'alcool est naturellement plus chère que la stérilisation à la vapeur d'eau, mais elle a pour avantage : 1° de permettre la stérilisation du catgut ; 2° d'obtenir à l'autoclave et à sec la stérilisation des instruments, point important si l'on opère à distance et si l'on ne possède pas de stérilisateur à air sec ; 3° de mieux assurer peut-être la conservation prolongée des objets de pansement.

En pratique, la stérilisation à la vapeur d'eau reste de beaucoup la principale ; la stérilisation à la vapeur d'alcool n'est qu'adjuvante.

Stérilisation par l'air sec à 180° et au-dessus. — L'air sec surchauffé amène la stérilisation des objets soumis à son action, mais la température doit alors atteindre 180°, si l'on veut être assuré de la destruction de toutes les spores ; Schimmelbusch[1], après Koch et Wolffhügel, a, depuis longtemps, démontré en particulier que les spores charbonneuses ne sont détruites qu'après avoir été exposées pendant deux heures à une température de 150° à 180°, ou pendant trois heures à 140°.

Le premier appareil construit pour obtenir la stérilisation par l'air sec est le **four Pasteur** ; c'est un simple cylindre à double paroi, à retour de flamme, avec cheminée latérale ; l'orifice inférieur est fermé par une plaque de tôle au-dessous de laquelle est un brûleur à gaz, l'orifice supérieur est obturé par un couvercle au centre duquel est ménagé un trou pour l'introduction d'un thermomètre encastré dans un bouchon. Les objets à désinfecter sont disposés dans un panier métallique que l'on introduit dans l'appareil. La stérilisation est obtenue au bout d'une heure et demie à deux heures de température à 180°. S'il y a des objets en verre dans le four, il ne faut ouvrir qu'après refroidissement, l'arrivée de l'air froid pouvant les faire casser.

Le stérilisateur à air sec le plus répandu en France actuellement est

---

[1] Schimmelbusch. *L'asepsie en chirurgie*, traduction Debersaques, Paris, 1895, p. 59 et 64. — Duclaux. *Traité de microbiologie*. Paris, 1898, t. I, p. 264.

l'étuve **Poupinel**[1] (fig. 22). Cette étuve est essentiellement formée par une caisse en cuivre rouge, à double paroi, au-dessous de laquelle est une rampe à gaz; le dessus de la caisse présente en un point un orifice pour l'introduction d'un thermomètre et en son centre une série de

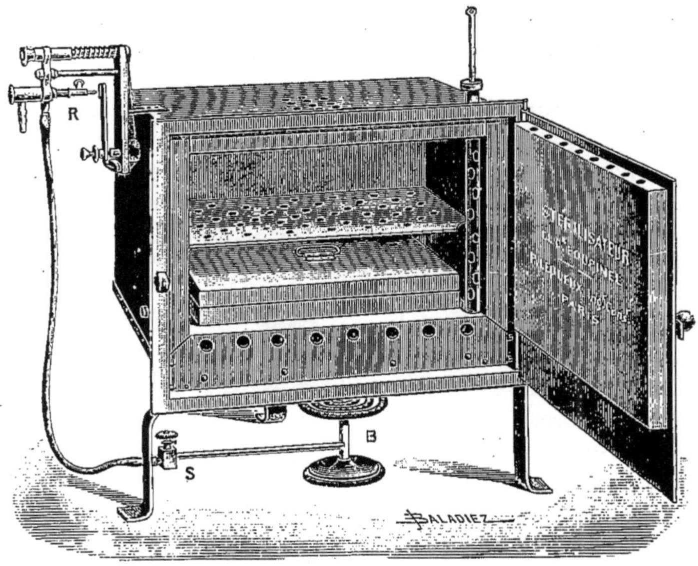

Fig. 22. — Étuve Poupinel.

4 ou 6 trous obturables à volonté; ces trous communiquent avec l'espace libre résultant de la double paroi et dans lequel se trouve l'air surchauffé; on comprend que l'ouverture ou la fermeture de ces trous pourra modifier la température de l'air contenu dans l'espace libre.

La paroi antérieure de la caisse est constituée par une porte mobile sur charnières. Dans la caisse sont disposées des étagères en nombre variable sur lesquelles on dispose les objets à stériliser.

Il est important de remarquer que la température obtenue dans l'étuve n'est pas égale partout. La partie inférieure, proche de la rampe de gaz, peut atteindre 200° quand la température de la partie supérieure n'est qu'à 160°. En outre, il faut que les objets soient directement exposés à l'air surchauffé, par conséquent qu'ils ne soient pas enfermés dans des boîtes où ils seraient soumis à une température inférieure à celle de la caisse.

---

[1] C'est en 1887 que Poupinel a eu l'idée d'appliquer méthodiquement la chaleur sèche à la stérilisation des instruments, et, pour construire la première étuve, il s'est adressé à Wiesnegg qui avait établi pour Chantemesse et Widal un modèle de stérilisateur à l'air sec qui servit de type. Poupinel n'a cessé depuis cette époque de perfectionner avec Wiesnegg, puis avec Lequeux, son stérilisateur à air sec.

Les objets en verre peuvent être stérilisés, sans aucun inconvénient, à l'air sec surchauffé. Les instruments sont également justiciables de cette stérilisation pourvu qu'on les porte à 180° et qu'on ne les soumette pas à une température atteignant 200° qui pourrait amener la détrempe des bistouris et des ciseaux.

Les objets de pansement, et le coton en particulier, sont difficiles à stériliser par l'air sec surchauffé; si les paquets sont tant soit peu volumineux, le centre en est difficilement accessible à la chaleur. En outre, les hautes températures altèrent la plupart d'entre eux et en diminuent la consistance au point d'en déterminer l'effritement. Cependant, en procédant avec soin, en ne dépassant pas 120°, et, en recommençant deux ou trois fois l'opération, on arrive à la stérilisation par l'air sec des objets de pansement ordinaires. Ce procédé de la *stérilisation répétée* dans l'air sec modérément surchauffé est même le meilleur pour les gazes chargées de substances antiseptiques (iodoforme, salol) qui sont altérées à l'autoclave ou à l'air sec au-dessus de 100°.

Dans ces dernières années, on a tenté d'utiliser, comme source de chaleur, l'électricité à la place du gaz. Ainsi ont été construits des stérilisateurs, dits **stérilisateurs électriques**, dont Wiart[1] a fait tout récemment construire un ingénieux modèle (fig. 23) ; il se compose d'une simple boîte en nickel, munie d'un double fond dans lequel est logé un système électrique chauffant. La boîte est supportée par un pied qui laisse libre toute la surface. Le système électrique chauffant

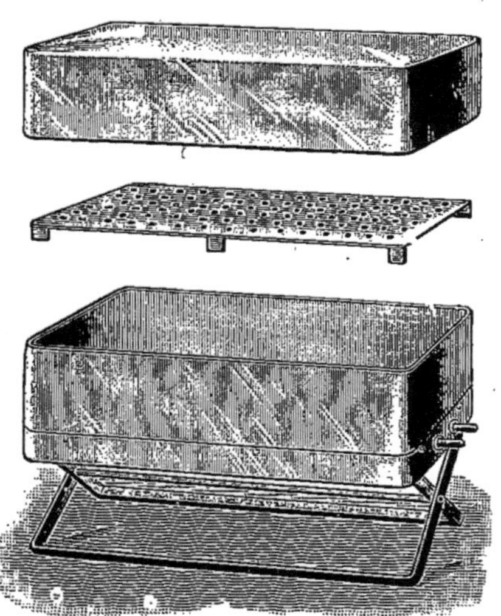

Fig. 23. — Stérilisateur électrique de Wiart.

est établi de telle façon qu'à partir de 180°, pour une température ambiante de 15° environ, la perte de rayonnement et de conductibilité avec le milieu ambiant est égale à la quantité de chaleur apportée par ce système électrique. Il en résulte que, même si la surveillance n'est pas parfaite, les instruments ne seront pas altérés par une température dépassant 180°.

Stérilisation de l'eau. — L'eau en petite quantité peut être faci-

---

[1] P. WIART. Un nouveau stérilisateur électrique pour instruments de chirurgie (*La Presse médicale*, 1904, n° 50, 22 juin, p. 596).

lement et commodément stérilisée dans des flacons de verre ou dans
des boîtes métalliques (fig. 24) que l'on place dans un
autoclave. Mais pour avoir de grandes quantités d'eau
stérilisée il est nécessaire d'avoir recours à des dispositifs spéciaux. Le principe est le suivant : stériliser
l'eau sous pression dans un autoclave, l'envoyer par
une conduite stérilisée dans un réservoir stérilisé,
l'amener du réservoir par une conduite stérilisée à un
robinet stérilisé. La stérilisation dans l'autoclave est
facile; mais il reste difficile d'avoir des conduites, des
réservoirs stérilisés et un robinet stérilisé. Pour par-
venir à la stérilisation des conduites, il faut les établir *courtes* et *en*

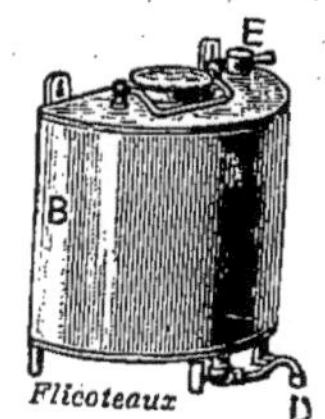

Fig. 24.
Boîte à stérilisation
d'eau.

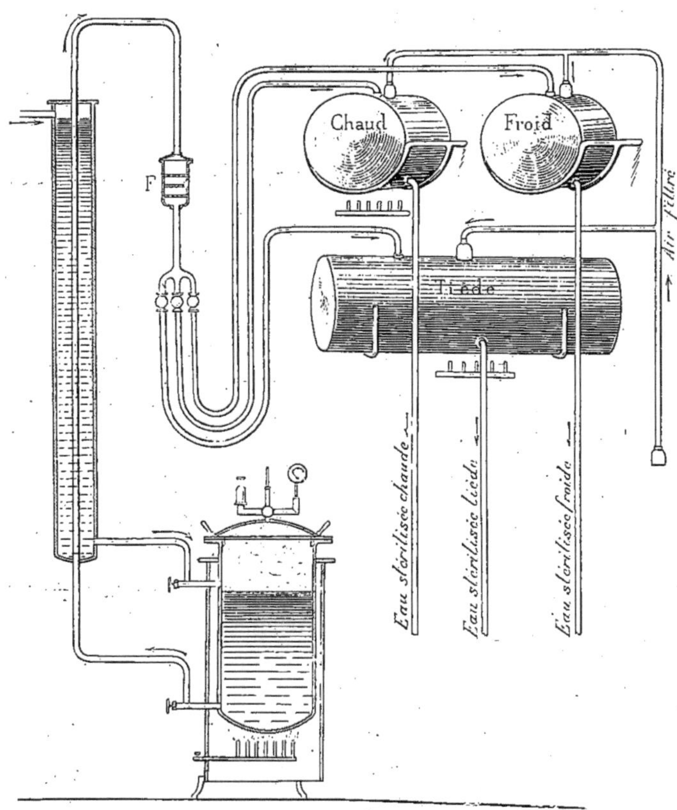

Fig. 25. — Installation d'eau stérilisée froide, chaude et tiède.

cuivre et il faut ensuite les faire parcourir fréquemment par la vapeur
à 154°. Il en est de même des réservoirs. Le robinet idéal est encore
à trouver; en coiffant l'extrémité d'un robinet ordinaire d'une capsule

en métal ou en caoutchouc, on pare à son infection ascendante par les poussières de l'air.

Voici, à titre d'exemple, un type d'installation d'eau stérilisée froide, chaude et tiède, facile à réaliser (fig. 25). On établit trois réservoirs en cuivre rouge que l'on relie d'une part à un autoclave et d'autre part à des robinets. Entre l'autoclave et les réservoirs on installe un filtre d'amiante, F, pour éviter l'encrassement des réservoirs. Tout d'abord on fabrique dans l'autoclave de la vapeur d'eau à 134° et on l'envoie dans les canalisations et les réservoirs; on peut obtenir une température extérieure des conduites égale à 112° environ. Le passage de la vapeur à 134° dans les conduites et les réservoirs jusqu'à la sortie du robinet pendant 5 minutes les stérilise et les décrasse. Les conduites et les réservoirs étant stérilisés, on remplit d'eau l'autoclave, et on la porte à 134° pendant 30 minutes. Il suffit alors d'ouvrir le robinet de communication de l'autoclave avec un des réservoirs pour que l'eau soit par pression chassée dans ce dernier. On remplit ainsi les trois réservoirs et on laisse refroidir : chaque réservoir est ainsi rempli d'eau froide. Pour avoir de l'eau chaude et de l'eau tiède, il suffit de réchauffer par des rampes de gaz l'eau de deux des réservoirs, le dernier fournissant naturellement de l'eau froide. On sait aussi que par un dispositif spécial on peut obtenir automatiquement et par une rampe de gaz l'échauffement de l'eau d'un réservoir à un degré donné: il sera donc facile d'avoir de l'eau tiède. L'écoulement de l'eau des réservoirs au robinet est commandé par l'ouverture de ce dernier.

Si l'on dispose d'une canalisation de vapeur à haute pression, on comprend qu'on pourra stériliser directement l'eau dans les réservoirs, à condition de faire établir un serpentin de vapeur dans ces réservoirs et de leur donner une résistance suffisante pour supporter une pression de deux atmosphères.

Instruments. — Objets de pansement. — Matériaux de ligature et de suture. — A. *Instruments*. — On doit employer, le plus possible, des instruments d'une construction très simple, facilement démontables s'ils sont composés de plusieurs pièces, dépourvus de cavités, de rainures et de sertissures d'où les impuretés seraient difficilement chassées. En principe, on doit éviter, pour cette raison, les coulants des hystéromètres, les aiguilles tubulées pour sutures, les pinces porte-aiguilles à ressort, etc. Les instruments d'une seule pièce sont les meilleurs.

Les instruments, qui auront été immergés, immédiatement après chaque opération, durant cinq minutes dans l'eau bouillante, additionnée de 10 grammes de carbonate de soude par litre (Bergmann), puis essuyés soigneusement, seront stérilisés à l'étuve sèche ou à l'autoclave;

pour les mettre à l'autoclave sans en amener l'altération, il est nécessaire de les recouvrir d'une compresse trempée dans une solution de benzoate de soude à 2 pour 100 ou de les plonger dans cette solution. A la rigueur, on peut se contenter de l'ébullition dans cette solution pendant 20 à 30 minutes.

B. ***Objets de pansement.*** — Au cours des opérations, on se sert uniquement de matériaux stérilisés dans l'autoclave à 134° pendant au moins 40 minutes.

Pour recouvrir les alentours de la région opératoire, on peut employer des linges de toile de dimensions variables ; ainsi, pour une laparotomie, il est commode d'utiliser une sorte de longue serviette qui recouvre tout le malade et présente au niveau de l'abdomen un orifice elliptique d'environ 25 centimètres de long sur 15 de large (fig. 26). Ces linges de toile, auxquels on donne communément en France le nom de « champ opératoire », ont l'avantage d'être parfaitement appropriés à leur but et de resservir un assez grand nombre de fois.

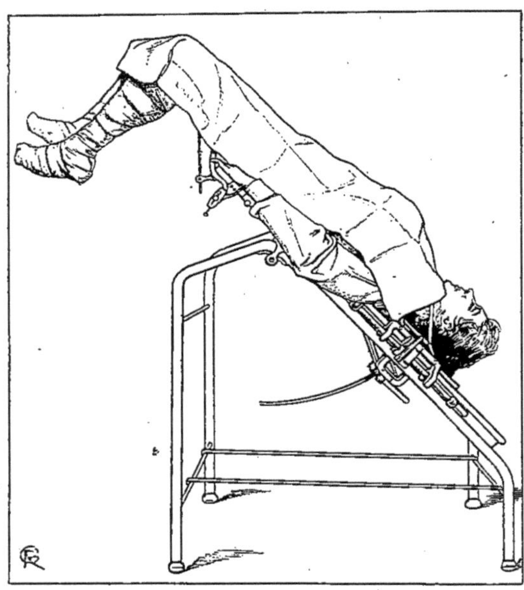

Fig. 26. — Malade prête à être laparotomisée et recouverte d'un « champ opératoire ».

Pour éponger les plaies, on se sert uniquement de **compresses-éponges aseptiques** dont j'ai adopté l'usage exclusif après avoir été témoin, à Vienne, dans le service de Billroth, des avantages qu'elles offrent dans les laparotomies [1].

[1] J'ai depuis longtemps complètement renoncé aux éponges. Si, pour des raisons spéciales, on était amené à s'en servir, on pourrait se reporter aux indications suivantes :

F. TERRIER. Préparation des éponges pour les opérations intéressant l'abdomen (*Bull. et Mém. de la Soc. de chir. de Paris*, 1886, p. 92). — MARCEL BAUDOUIN. L'asepsie et l'antisepsie à l'hôpital Bichat (*Progrès méd.*, 1890, n°s 5, 7, 9, 35 et 37). — F. TERRIER. De l'asepsie en Chirurgie (*Rev. de Chir.*, 1894, pp. 829 et 1037 ; et, 1895, p. 45).

SCHIMMELBUSCH (*Loc. cit.*) indique le moyen suivant comme offrant une garantie suffisante au point de vue de la stérilisation des éponges. Celles-ci sont d'abord lavées à fond à l'eau froide, puis à l'eau chaude. On les exprime ensuite avec grand soin, soit dans un linge, soit mieux encore dans un sachet. Entre temps, on a préparé et fait bouillir une

Voici comment je les fais préparer :

On plie un morceau de gaze[1] de manière à former des carrés de 20 ou 30 centimètres de côté et composés de trois ou quatre épaisseurs de gaze. On ourle exactement, à grands points, ces compresses sur tous leurs bords et on les plie en quatre. On peut aussi ne pas les ourler, à condition de les plier de manière que l'effilochage des bords soit impossible. Puis les compresses sont stérilisées à l'autoclave. Si l'on n'a pas cet appareil à sa disposition, on-les fait cuire, pendant deux heures au moins, dans la solution de carbonate de soude à 10 pour 1000.

Ces compresses-éponges[2] constituent un agent absorbant très puissant et très commode, auquel on peut rapidement donner toutes les formes et toutes les dimensions, dont on peut coiffer le doigt pour pénétrer dans les cavités et les interstices, qu'on étale sur les intestins; elles offrent, en un mot, des avantages bien supérieurs à ceux des éponges.

Pour le pansement proprement dit, on se sert : 1° de compresses aseptiques ; 2° de bandes de gaze dites « mèches » et qui sont formées soit de gaze aseptique, soit de gaze chargée d'un antiseptique ; 3° de coton hydrophile stérilisé à l'autoclave ; 4° de ouate ordinaire qui de préférence sera également stérilisée à l'autoclave. Pour les laparotomies, il est bon d'avoir tout prêt, dans des boîtes stérilisées, tout ce qui est nécessaire pour le pansement, y compris le bandage de flanelle et les sous-cuisses.

Des diverses gazes antiseptiques, la plus communément employée est la gaze iodoformée.

La **gaze iodoformée** ordinairement utilisée est fournie et fabriquée par l'industrie. Elle est censée contenir 20 ou 30 pour 100 d'iodoforme. Il serait préférable, dans un grand service d'hôpital, de-la faire préparer par une personne de confiance. C'est à la fois plus économique et plus sûr. On l'obtient en imprégnant une pièce de 10 mètres de gaze hydrophile ou sans apprêt (préalablement stérilisée), découpée en morceaux de 1 mètre, avec la solution suivante :

Iodoforme.	50 grammes
Glycérine	100 —
Éther.	700 —

solution de carbonate de soude à 1 pour 100; on y plonge les éponges incluses dans leur sachet. Mais, comme les éponges ne supportent pas l'ébullition, on a soin de retirer du feu la solution de carbonate de soude au moment où on les y plonge. Elles y séjournent pendant une demi-heure; puis on les exprime, on les lave à l'eau bouillie pour les débarrasser du carbonate de soude, et on les conserve dans une solution de sublimé à 1 pour 2000.

[1] Cette gaze est une mousseline fine, sans apprêt, connue dans le commerce sous le nom de tarlatane à beurre, de mousseline à pansement, de singalette.

[2] C'est en 1886 que, dans mon service hospitalier, je me suis, le premier à Paris,

On passe cette gaze au laminoir pour l'exprimer, puis on la suspend en l'air dans une pièce isolée, obscure et chauffée à 30°, pour la sécher. Elle est ensuite conservée dans des boîtes de fer-blanc bien fermées.

Dans des cas exceptionnels, j'ai employé parfois, comme premier pansement, de la *gaze iodoformée forte* que je fais préparer très simplement, de la façon suivante : on prend de la gaze stérilisée ou de la gaze iodoformée à 30 pour 100 et on la roule dans de la poudre d'iodoforme. On secoue légèrement et l'on découpe en petits carrés.

Des expériences curieuses de v. Eiselsberg[1], faites à la clinique de Billroth avec la gaze ainsi préparée avec le plus grand soin, lui ont toutefois montré qu'elle contenait très souvent (11 fois sur 30) des germes qu'il était facile de mettre en évidence par la culture. A-t-on, pendant une demi-heure, avant l'addition de l'iodoforme, soumis la gaze à une température de 100° (ce qui est facile en la faisant bouillir ou mieux en la stérilisant à l'autoclave), les cultures, dans la proportion de 18 sur 20, restent stériles. Cette précaution préalable ne devra donc jamais être négligée.

Il est encore préférable d'essayer de stériliser cette gaze iodoformée en la portant plusieurs fois à 100 degrés, dans l'étuve sèche. Il faut avoir bien soin de ne pas dépasser cette température, au delà de laquelle la gaze est altérée.

On pourrait s'étonner que la présence de l'iodoforme ne suffise pas à neutraliser les germes. Pour cela, il faut se reporter aux recherches de Heyn et Rosving[2]. Ils ont mis en évidence ce fait que l'iodoforme *in vitro* n'est pas un germicide, n'est pas même un obstacle au développement des germes. De Ruyter (à Berlin) et Lübbert[3] sont arrivés aux mêmes conclusions, qu'ont encore confirmées les expériences de Tilanus[4]. Est-ce à dire que l'iodoforme *in vivo* ne soit pas un antiseptique, en présence des ferments pathogènes? Nullement. Les recherches de Behring (de Bonn)[5] donneraient la solution de cette apparente antinomie. Selon cet auteur, l'iodoforme détruit les toxines, à mesure qu'elles se forment[6].

Si, par suite de symptômes d'absorption, on devait remplacer la gaze iodoformée par un autre topique, on emploierait la **gaze stérilisée et**

exclusivement servi, pour les laparotomies, de ces *compresses-éponges*, dont j'ai spécifié les avantages dans une communication faite à la Société de chirurgie, le 19 octobre 1887.

[1] A. von Eiselsberg. Ueber den Keimgehalt von Seifen und Verbandmaterial (*Wiener Med. Woch.*, 1887, n°° 19, 20 et 21, p. 603, etc.).

[2] Heyn et Rosving (de Copenhague), *Fortschritte der Medicin*, 1887, n° 2, p. 33.

[3] Lübbert. *Biologische Spaltpilzuntersuchungen*, 1886.

[4] C. B. Tilanus. *Münch. med. Woch.*, 1887, n° 17, p. 309.

[5] Behring (*Deutsche med. Woch.*, 1887, n° 20, p. 422). Voir aussi sur ce sujet Bramann. Ueber Wundbehandlung mit Iodoformtamponade (*Arch. f. klin Chir.*, 1888, Bd. XXXVI, p. 77).

[6] F. Terrier. De l'iodoforme (*La Presse médicale*, 1893 et 1894, p. 41).

sublimée à 1 poug 1000. On l'obtient facilement en faisant bouillir la gaze ordinaire d'abord dans une solution de carbonate de soude à 20 pour 1000 pour la débarrasser de tout apprêt (pendant une heure), puis pendant une heure dans la solution de sublimé au 1000e. On sèche à l'étuve et l'on conserve dans des boîtes ou des bocaux stérilisés et bien fermés.

J'ai employé le **salol** et l'**iodol**; je les ai trouvés très inférieurs à l'iodoforme et au sublimé. Quant à la **gaze phéniquée**, elle perd si rapidement son principe antiseptique que son efficacité est des plus infidèles; elle est en outre un peu irritante[1].

[1] *Antiseptiques nouveaux.* Un certain nombre de substances antiseptiques ont été encore préconisées en gynécologie; nous nous contenterons de les signaler succinctement sans préjuger de leur valeur.

L'*ichthyol*, introduit en gynécologie par H. W. Fueuxn, Ueber die Anvendung des Ichthyols bei Frauenkrankheiten (*Berl. Klin. Wochenschr.*, 1890, nos 11 et 45), a fait l'objet de nombreuses publications parmi lesquelles nous citerons : R. Polacco. L'ittiolo in gynecologia (*Ann. di Ostel. e Gin.*, mars 1890); R. Bloch. Mittheilungen über die Ichthyolbehandlung bei Frauenkrankheiten (*Wien. med. Woch.*, 1890, p. 2150 et 2197) : Koetschau. Kurzer Beitrag zur Ichthyoltherapie bei Frauenkrankheiten (*Münch. med. Woch.*, 1891, p. 9); Albertoletti. L'ittiolo nelle terapia dei morbi utero-ovarici (*Giorn. dir. Accad. di med. di Torino*, 1891, p. 569); Oberth. Beobachtungen uber die Wirkungen des Ichtyols bei Frauenkrankheiten (*Wien. Klin. Wochenschr.*, 1891, p. 299); J. Eschex. Iktyolets Anvendelse i Gynækologien (*Gynækolog. og obstetriciske meddelelser*, t. VIII, p. 281); Pée. Ueber die Verwendung des Ichthyol und Lysol in der Gynäkologie. (*Zeitschr. f. Geb. u. Gyn.*, t. XXII, p. 468, et *Deutsche med. Woch.*, 1891, p. 1219). — De l'ensemble de ces travaux, il résulte que l'ichthyol, employé avec succès, en pansements locaux, pour les ulcérations du col et le prurit génital, agirait plutôt comme antiphlogistique et analgésique local que comme antiseptique. Il a été donné aussi à l'intérieur, dans les maladies des organes génitaux sous la dépendance de la diathèse arthritique (métrite chronique, ovarites). On lui a enfin attribué également une action résolutive sur les exsudats; mais cette dernière propriété lui a été contestée. — Eschex (*loc. cit.*) a signalé trois observations d'érythème généralisé survenu après l'emploi de l'ichthyol.

Les *couleurs d'aniline* ont été recommandées comme antiseptique puissant par J. Stilling, Anilin-Farbstoffe als Antiseptica und ihre Anwendung in der Praxis (*Centr. f. Gyn.*, 1890, n° 47, p. 855). Il emploie une solution de 1 à 5 pour 1000. — Warmann (*Gaz. lekarska*, 1890, p. 1058) a employé avec grand succès une solution à 1 pour 1000 de pyoctanine ou violet de méthyle dans les cas d'endométrite et de vaginite et pour les opérations gynécologiques. Il vante son action antiphlogistique, analgésique et antiseptique.

Le *lysol*, introduit dans la pratique chirurgicale et gynécologique par Cramer et Wehmer, (*Berl. Klin. Woch.*, 1890, n° 52), aurait un pouvoir bactéricide au moins égal à celui de l'acide phénique en solution de 1 à 2 pour 100 (Vulpius, *Beiträge zur Klin. Chir. von Bruns*, t. VIII, fasc. 1er, p. 212). Il serait beaucoup moins toxique, et son prix est très modique. On lui reproche de lubrifier les mains du chirurgien et les instruments, ce qui peut être en effet un grave inconvénient pendant les opérations, surtout pour l'hémostase. Mais pour les examens gynécologiques ce serait plutôt un avantage. Michelsen (*Centr. f. Gyn.*, 1891, p. 1) et Pée (*loc. cit.*) en conseillent vivement l'emploi.

Le *dermatol* a été tout d'abord présenté comme un succédané de l'iodoforme. R. Heinz et D. Liebrecht. Dermatol, Ersatz für Iodoform (*Berl. klin. Woch.*, 1891, n° 24, p. 584). Or les observations de Sackur (*Berl. Klin. Wochenschr.*, 1891, n° 52, p. 1991) et de Weissmuller (*Berl. Klin. Woch.*, 1891, n° 51, p. 1201) démontrent que si le dermatol est un excellent antiseptique, doué d'une action siccative considérable, il ne saurait suppléer l'iodoforme. D'après Glæser (*Centr. f. Gyn.*, 1801, n° 25, p. 514) et Ascu (*Centr. f. Gyn.*, 1892, n° 1, p. 6), il rendrait de grands services en gynécologie dans les cas où l'on veut prévenir une sécrétion abondante d'une plaie, ou encore quand on recherche une réunion par première intention en un endroit où un pansement occlusif est difficile à appliquer : tels sont les fistules vésico-vaginales, les opérations sur le col, les périnéorrhaphies, etc.

Drains. — Les drains sont assez fréquemment utilisés dans les opérations gynécologiques. On peut employer des tubes en verre, mais je recommande plus volontiers l'usage des tubes en caoutchouc de calibre variable, perforés ou non latéralement, suivant les indications, de préférence rigides. Les drains peuvent être stérilisés soit par l'ébullition, soit à l'autoclave de préférence. Autant que possible, chaque drain sera stérilisé séparément dans un tube.

Les drains peuvent être stérilisés et conservés à sec dans des tubes parfaitement clos; ils peuvent aussi être plongés dans de l'eau stérilisée. Si l'on veut les garder dans une solution de sublimé, précaution recommandable pour une conservation de longue durée, il est bon de faire subir aux drains de caoutchouc une préparation spéciale avant de les passer à l'autoclave. En effet, si l'on ne prend aucune précaution préalable, le caoutchouc se noircit parce que le sublimé se combine avec le soufre que contient toujours le caoutchouc pour former du sulfure de mercure. Il faut donc enlever ce soufre. Pour ce faire, on traitera les drains à chaud par une solution de permanganate de potasse concentrée qui oxydera la majeure partie de l'excès de soufre; on décolore par le bisulfite de soude, puis on brosse et l'on fait bouillir.

Sondes. — Les sondes dont on se sert en gynécologie sont en verre ou en caoutchouc rouge. On leur fait subir une préparation identique à celle des drains[1].

Laminaires. — La préparation des laminaires est difficile. Il faut qu'elles soient stérilisées et en même temps très souples; certains fabri-

---

Parmi les autres antiseptiques, nous citerons encore : l'*aristol*, dont les bons effets contre l'endométrite, les érosions du col, la périmétrite et l'eczéma vulvaire ont été appréciés par von Swiecicki, Das Aristol in der Gynækologie (*Oest. ung. Centr. f. die med. Wissensch.*, 1890, n° 252); — le *thiol*, dont les indications et les propriétés antiseptiques sont en tout semblables à celles de l'ichthyol dont il n'a pas la mauvaise odeur (S. Gottschalk, *Das Thiol bei Frauenkrankheiten*, — *Centr. f. Gyn.*, 1891, n° 12, p. 250); l'excessive cherté de ce nouvel antiseptique, cependant, en a empêché la vulgarisation jusqu'à présent; — le *thiophène*, employé à l'état de biiodure, soit en poudre, soit sous forme de gaze imprégnée d'une émulsion à 10 pour 100, et qui remplacerait avantageusement l'iodoforme dans un grand nombre d'opérations gynécologiques (voir Hock, *Therapeutische Monatshefte*, 1892, fasc. 2, p. 68); — l'*alumnol* qui, d'après Heintz et Liebrecht (*Berl. Klin. Woch.*, 1892, n° 46, p. 1158), serait appelé à rendre de grands services en gynécologie, soit comme antiseptique pour le lavage des plaies anfractueuses, soit comme caustique léger sous forme de crayons à 2 à 5 pour 100 dans les cas d'endométrite; Chotzen (*Berl. Klin. Woch.*, 1892, n° 48, p. 1218) l'a employé avec succès en lavages utérins; — la *diaphthérine ou oxydinaseptol*, corps découvert tout récemment par Emmerich (*Münch. med. Wochenschr.*, 1892, n° 19, p. 525) et qui, d'après Koxrad (*Münch. med. Woch.*, 1892, n° 19, p. 528), mériterait de figurer parmi les meilleurs antiseptiques connus; — le *diiodoforme*, dont la richesse en iode est à peu près égale à celle de l'iodoforme et dont les propriétés thérapeutiques seraient analogues (*La Presse médicale*, 1884, p. 60); — le *chirol*, introduit par Kossman (*Centr. f. Chir.*, 1900, n° 23, p. 585 et 945); — le *lysoforme*, recommandé par Strassman (*Zeitschr. f. Geb. u. Gyn.*, Bd. XLIII, p. 409); — l'*asterol* à 2 pour 100, préconisé par Manasse (*Therap. Monatschef.*, 1901, Juli), combinaison mercurielle, qui aurait l'avantage d'être inodore et de ne pas attaquer les instruments.

[1] Les sondes en gomme ne sont guère utilisées en gynécologie; on les stérilise de préférence à la vapeur de formol.

cants sont parvenus à stériliser les laminaires par la chaleur à l'aide
de la vapeur d'alcool sous pression tout en leur conservant une très
grande souplesse.

On peut stériliser soi-même les laminaires en les conservant pendant
15 jours au moins dans l'éther iodoformé à saturation auquel il est bon
d'ajouter un dixième d'alcool. Les laminaires conservées dans une solution de sublimé sont à rejeter à cause des accidents d'intoxication
qu'elles peuvent provoquer[1].

Matériaux de ligature et de suture. — Les matériaux de suture
et de ligature couramment employés sont les suivants : le catgut, la
soie, le fil d'argent, le crin de Florence.

1. **Catgut.** — On trouve, chez les fabricants, des fils de catgut de
grosseurs différentes, chacune d'elles étant numérotée : le catgut le plus
gros porte les numéros 6 et 5 qui sont rarement employés; puis viennent les numéros 4 et 3 et ensuite les numéros 2 et 1 qui sont de l'usage
courant, notamment pour les ligatures; pour les sutures fines de simple
affrontement, on emploie le catgut n° 0, n° 00 et même n° 000.

Le catgut, qui est fabriqué avec de fines lanières d'intestin de mouton,
présente, de par sa constitution, le grand avantage de se résorber;
cette propriété de résorption qui, pour le catgut n° 1, par exemple,
est d'environ huit jours, lui vaut d'être considéré comme le meilleur fil à ligature et nombreux sont les chirurgiens qui, aujourd'hui,
l'emploient exclusivement pour toutes les sutures perdues. Mais, étant
de matière animale, il a une tendance toute naturelle à se désagréger,
à s'infecter et, d'autre part, il ne peut être exposé au contact de l'eau et
de la vapeur d'eau sans subir des altérations profondes allant jusqu'à
sa destruction. Il résulte de ces données : 1° que la stérilisation du
catgut, matière animale, doit être encore mieux assurée, si possible,
que la stérilisation du fil d'argent par exemple : le catgut doit être stérilisé, en effet, dans toute son épaisseur, tandis que la stérilisation du
fil d'argent ne porte que sur sa surface; 2° que les procédés ordinaires de stérilisation des objets de pansement à l'autoclave ne lui sont
pas applicables puisque la vapeur d'eau a pour premier effet de désagréger le catgut; 3° que la conservation du catgut est difficile, d'une
part, parce qu'il ne doit pas être maintenu dans des milieux aqueux,
où il se gonfle, ni dans des milieux anhydres, où il perdrait l'eau qu'il

---

[1] Konrad, Sublimat mergézès laminariaval eszkosolt tagitas után. (*Orvosi Hetilaps*, 1890,
n° 26), a vu, 5 heures après l'introduction d'une laminaire qui avait séjourné dans une solution de sublimé à 1 pour 1000, survenir des accidents d'intoxication par le sublimé
(ténesme, douleurs violentes, selles sanguinolentes, goût métallique, etc.), accidents qui
disparurent rapidement après un traitement approprié. Sur les parois vaginales antérieure et postérieure on trouvait de petites ulcérations produites par la cautérisation.
Konrad pense que des cristaux de sublimé s'étaient déposés sur la laminaire et avaient
déterminé à la fois la cautérisation et l'intoxication.

contient à l'état naturel et deviendrait ainsi trop sec et, partant, moins maniable et plus cassant.

Les divers procédés de stérilisation, recommandés jusqu'à ce jour, peuvent se ranger en trois groupes. Le premier groupe comprend tous les procédés dans lesquels la stérilisation est obtenue à froid par des substances chimiques; le second, tous les procédés de stérilisation à chaud, d'ailleurs presque toujours avec des substances chimiques; le troisième, les procédés de stérilisation par la vapeur d'alcool anhydre.

Pour la conservation du catgut, une fois stérilisé, on s'accorde à employer des liquides qui soient à la fois antifermentescibles et non altérants pour le catgut même.

Stérilisation du catgut à froid (agents chimiques). — Bergmann[1] a recommandé le procédé suivant au sublimé[2] :

On plonge le catgut durant 10 à 14 jours dans la solution suivante :

Sublimé	4 grammes.
Esprit-de-vin	800 —
Eau distillée	200 —

Cette solution est de temps en temps renouvelée; puis, pour être conservé, le catgut est placé dans la suivante :

Sublimé	1 gramme.
Esprit-de-vin	800 grammes.
Eau distillée	200 —

J.-L. Championnière, à l'instar de Lister, fait préparer le catgut à l'acide phénique d'après la formule suivante :

Acide phénique cristallisé	20 grammes.
Eau	2 —
Huile d'olives	100 —

On fait fondre dans l'eau l'acide phénique, puis on émulsionne l'huile, en agitant vigoureusement. Il faut cinq ou six mois de macération pour arriver à obtenir un bon catgut; mais, comme il est toujours huileux et d'un maniement désagréable, au sortir de l'huile phéniquée, le catgut est plongé dans un bain d'essence de térébenthine; la térébenthine assure l'asepsie du fil et enlève l'huile qui le graisse[3].

Bloch[4] prépare le catgut à la teinture d'iode. Le catgut, enroulé

---

[1] Voir F. Bergmann. *Arch. f. klin. Chir.*, 1887, Bd. XXXVI, p. 75.

[2] A la clinique de Bull, à New-York, j'ai vu employer le procédé suivant : le catgut est immergé pendant 4 heures dans de l'éther, puis plongé dans une solution aqueuse de sublimé à 5/0000 jusqu'à ce qu'il blanchisse (ce qui demande plusieurs heures et plus ou moins longtemps selon le calibre du fil). Ensuite on le conserve dans l'alcool pur.

[3] Lucas Championnière. XVe Congrès français de chirurgie, Paris, octobre 1902. — *La Presse méd.*, 1902, p. 1028.

[4] Bloch. in Claudius. *Deut. Zeit. f. Ch.* Bd LXIV, p. 489. Au Congrès de chirurgie polonais tenu à Cracovie en 1903, Bossowski, Weiir, Kozlowski, Khonski, Kader en ont fait l'éloge (*Przegl. Lek*, Cracovie 1905, p. 640.

sur des bobines, est plongé pendant huit jours dans la solution suivante : on fait dissoudre 10 grammes d'iode dans une solution d'iodure de potassium à 10 pour 100 et, après la dissolution, on ajoute 1000 grammes d'eau distillée. Le catgut est conservé dans la solution. Au moment de s'en servir, on le passe dans l'eau stérilisée ou une solution phéniquée à 5 pour 100 pour le débarrasser de son excès d'iode.

Grunfeld[1], s'inspirant de la méthode de Credé emploie l'actol (lactate d'argent) et l'itrol (citrate d'argent). Le catgut dégraissé est mis dans un bocal contenant de l'alcool saponifié ; on rejette ensuite le liquide et on enlève l'excès de savon à l'aide d'alcool à 90 degrés. On verse sur le catgut une solution aqueuse d'actol à 1 pour 100 ou une suspension d'itrol à 1 pour 100 et on conserve le bocal à l'abri de la lumière pendant 7-8 jours. On rejette alors le liquide et on expose le catgut à l'action des rayons solaires jusqu'à ce qu'il prenne une coloration noire brunâtre. On le conserve dans l'alcool avec 10 pour 100 de glycérine.

Thomalla[2] fait tremper un certain temps le catgut dans la **formaline-gélatine liquide**, puis il le sèche à l'étuve et l'enroule. Ce catgut serait excellent.

Stérilisation du catgut à chaud. — On a cherché à stériliser le catgut par l'ébullition ou en le portant à une température dépassant 100°, soit à l'étuve sèche, soit en le plongeant dans des liquides qui atteignent à l'air libre un degré élevé de chaleur (140° à 160°).

Elsberg[3] partant de ce fait que l'albumine n'est pas dissoute par le sulfate d'ammoniaque a eu l'idée d'employer une solution saturée aqueuse de **sulfate d'ammoniaque** pour le faire **bouillir**. Les expériences bactériologiques lui ont démontré qu'après cinq minutes d'ébullition le catgut est stérile. En outre, dans ces conditions, le catgut ne perd aucune de ses propriétés physiques. En faisant donc bouillir le catgut dans la solution ammoniacale de 10 à 30 minutes, on obtient un catgut parfaitement stérile. Immédiatement après, le catgut est trempé pendant une minute environ dans l'eau stérilisée froide ou chaude. Il peut être employé de suite ou conservé dans l'alcool.

Renner[4] emploie avec succès le procédé suivant : le catgut tendu sur un cadre métallique est plongé 24 heures dans une solution aqueuse de **formaline** à 5 pour 100 ; il est ensuite **bouilli** dans l'eau ordinaire pendant dix minutes, puis séché pendant une heure simplement dans le récipient où il a bouilli et dont on a décanté l'eau. On le conserve dans une solution alcoolique de sublimé à 1 pour 100.

[1] Grunfeld. *Centralbl. f. die gesam. Therap.*, 1902, n° 10.
[2] Thomalla. *Berlin Klin. Wochens.*, 1898, n° 15, p. 134.
[3] Elsberg. *Centralbl. f. Chir.*, 1900, p. 537.
[4] Renner. *Gekochtes Catgut, Prag. Med. Wochens*, 1901, p. 55. *Centr. f. Chir.*, 1901, n° 55.

Saul[1], dans un appareil spécial, fait **bouillir** le catgut, pendant 15 minutes, dans la solution suivante : alcool absolu, 850 grammes; acide phénique, 50 grammes; eau distillée, 100 grammes. Le catgut est conservé dans l'alcool.

Schäffer[2] propose l'ébullition pendant 20 à 25 minutes dans l'une des deux solutions suivantes : 1° alcool absolu, 80 grammes; eau distillée, 20 grammes; acétate de potasse, 100 grammes; 2° alcool absolu, 85 grammes; eau distillée, 15 grammes; sublimé, 0 gr. 50 à 1 gramme.

Larochette[3] stérilise, dans un bocal, pendant deux heures, le catgut à 140° en utilisant, comme surface de chauffe, un bain d'huile d'olive. Dans un bocal de grande capacité à large ouverture, fermé par un bouchon de liège, on place, dans le fond, un peu de coton et par-dessus le catgut à stériliser. Trois ouvertures sont pratiquées dans le bouchon permettant l'introduction dans le bocal-étuve : 1° d'un thermomètre; 2° d'un tube recourbé pour permettre l'évaporation de l'eau contenue dans le catgut; 3° d'un régulateur, système Roux, pour régler la température. Le bocal-étuve est placé dans un bain d'huile. On chauffe modérément et très lentement. Conservation dans l'huile d'olive stérilisée, contenant 10 pour 100 de son poids d'acide phénique cristallisé.

Krönig[4] emploie le **cumol**, dont le point d'ébullition est entre 168 et 170 degrés. De nombreux essais ont montré qu'après chauffage à 160 degrés pendant une heure le catgut était parfaitement stérile. Le catgut supporte dans le cumol la chaleur de 160-170 degrés sans la moindre altération de sa solidité.

Des fils de catgut séparés sont enroulés en anneaux de 4 travers de doigt de diamètre et maintenus par quelques fils de lin.

Les anneaux de catgut sont chauffés lentement dans l'étuve sèche à 70 degrés et maintenus pendant deux heures dans cette température. (Un chauffage à 100 degrés est nuisible à la qualité du catgut). Les anneaux sont ensuite plongés dans le cumol et sont, avec ce liquide, chauffés dans un bain de sable à 150-165 degrés pendant une heure en ayant recours au dispositif suivant :

Du sable est mis dans un simple pot en émail de 17 centimètres de diamètre et de 14 centimètres de hauteur; dans ce pot on place le bocal qui contient le cumol et le catgut et on l'entoure de sable à 2/3 de sa hauteur, afin d'obtenir un chauffage régulier du cumol. L'air dans le bocal se laisse facilement régler à 70-100 degrés. Le bocal est recouvert

[1] Saul. Thèse, *Berlin*, 1894; *Berlin. Klin. Woch.*, 1896, n° 2; *Arch. f. Kl. Ch.* Bd LII Heft (cité par Fedoroff).

[2] Schäffer. *Berlin. Kl. Woch.*, 1896, n°s 30, 31, 33 et 34 (cité par Fedoroff).

[3] Larochette. *Soc. des sciences méd. de Lyon*, 7 mai 1890. *Lyon médic.*, 1890, p. 150, et *Province médicale*, 1890, p. 226.

[4] Krönig. *Centralbl. f. Gyn.*, 1894, n° 27.

d'un treillage en fil de fer pour éviter l'inflammation du cumol lorsque, par mégarde, on approche une flamme.

Le chauffage du bain de sable se fait sur un brûleur circulaire ou bien à l'aide de deux becs de Bunsen. Lorsque le cumol est chauffé à 155 degrés, on retire le brûleur et le liquide garde alors habituellement pendant une heure la température de 155-160 degrés sans autre régularisation, de sorte qu'on peut se passer de thermomètre.

Le catgut doit ensuite être débarrassé du cumol qu'il contient en excès. Pour ce faire, on transporte les anneaux de catgut, que l'on saisit avec des pinces flambées, dans le pétrole de benzine (Petroleumbenzine). Ce liquide, n'étant nullement caustique, peut servir pour la conservation du catgut. On peut également transporter le catgut, après trois heures de trempage dans la benzine de pétrole, dans une boîte de Pétri stérilisée.

Ainsi préparé, le catgut peut se conserver longtemps. La résorption se fait, suivant l'épaisseur du fil, du 7e au 15e jour.

Howard A. Kelly[1], pour la préparation du catgut au cumol, utilise le procédé suivant : 1° le catgut est porté progressivement et *très lentement* à 80 degrés à l'étuve sèche et y reste quatre heures ; 2° il est ensuite bouilli une heure dans le cumol à 165 degrés ; 3° puis il est séché lentement à l'étuve à 100 degrés ; 4° enfin, il est conservé par petites fractions dans des tubes préalablement stérilisés.

Dans les procédés qui nous restent à étudier, le catgut est porté à l'étuve soit à sec, soit dans des tubes scellés renfermant de l'alcool à une température dépassant 140 degrés.

Reverdin[2] stérilise le catgut ainsi : le catgut, dégraissé par l'éther et séché, est enroulé sur des bobines de verre que l'on renferme dans des tubes bouchés avec de l'ouate. On le soumet alors, pendant trois ou quatre heures, à l'étuve sèche à 140 degrés (Pour le catgut fin et moyen qui serait cassant après un séjour aussi long, on peut se contenter de deux ou trois heures suivant la grosseur, Vanverts). Il faut aussi élever doucement la température de l'étuve sèche pour que la déshydratation soit complète et pour que le thermomètre ne monte en une heure qu'à 100 degrés et mette ensuite une demi-heure pour atteindre 150 degrés. Le catgut est ainsi passé deux fois à l'étuve dans l'espace de quinze jours ; on le fait alors séjourner vingt-quatre heures dans l'essence de bois de genévrier (*oleum ligni juniperi*) et on le conserve dans l'alcool absolu.

J'ai longtemps utilisé dans mon service un procédé de stérilisation

---

[1] Howard A. Kelly. *Operative Gynecology.* New-York, 1898, t. I, p. 14.
[2] Reverdin. Recherches sur la stérilisation du catgut. *Rev. méd. de la Suisse romande,* 1888, p. 348.

du catgut qui consistait dans la préparation à l'essence de bois de genévrier (*oleum ligni juniperi*), qu'il ne faut pas confondre avec l'huile de baies de genévrier[1].

Le catgut est d'abord dégraissé soigneusement à l'éther, puis stérilisé dans l'étuve sèche à 110 degrés durant une heure[2]. Il est ensuite trempé dans une solution de sublimé à 1/1 000, puis maintenu dans l'essence *oleum juniperi* durant plusieurs semaines; il en est ensuite retiré et il est conservé dans l'alcool rectifié, additionné d'un dixième d'essence de genévrier[3].

Les avantages du **catgut au genièvre** sont marqués. Sa ténacité et sa flexibilité sont remarquables.

Murphy recommande le procédé suivant, que j'ai vu tout récemment encore à Mercy's Hospital de Chicago. Le catgut est plongé dans l'éther pendant quarante-huit heures, puis il est **stérilisé** à la température de 115 degrés à l'étuve sèche une première fois, puis une seconde fois le lendemain, en ayant soin de chauffer *très lentement*. On prélève un fragment, pour en faire l'analyse bactériologique, et, si la culture est stérile, on conserve le catgut dans la solution suivante :

Alcool . . . .   40 grammes.
Éther   4   —
Iodoforme . . . .   1 gramme.

Stérilisation du catgut par la vapeur d'alcool anhydre. — Ce procédé est dû à Répin[4] qui préconise la technique suivante :

1° Dégraisser le catgut par l'éther ou le sulfure de carbone, de préférence à chaud, dans un appareil à épuisement, ou, à défaut, par un séjour prolongé dans des flacons dont on renouvellera le liquide à plu-

---

[1] Elle a été d'abord préconisée par Thiersch et adoptée ensuite par Küstner, Schröder, Martin, Hofmeier, etc. Kocher s'est assuré expérimentalement que cette huile stérilise la corde à violon en vingt-quatre heures (Troisfontaines, *Manuel d'antisepsie chirurg.*, p. 100). Ce même chirurgien attaque le catgut, qu'il a rendu responsable d'accidents septiques survenus dans son service, ce qui l'a conduit à en proscrire l'emploi. Il paraît probable que Kocher a eu le malheur de se servir de mauvais catgut (Kocher, *Correspond. f. Schweiz. Aerzte*, 1888, n° 1, p. 5). Son opinion a été vivement combattue par Zweifel, *Die Stielbehandlung*, etc., p. 51, et J.-L. Championnière, *Bull. et Mém. de la Soc. de Chir. de Paris*, 1888, p. 51.

[2] Aug. Reverdin. Recherches sur la stérilisation du catgut. (*Revue méd. de la Suisse romande*, 1888, n°ˢ 6, 7 et 9, p. 348, etc.) — Benckiser. Ueber steril. Katgut. (*Centr. f. Gyn.*, 1889, n° 51, p. 541.) Benckiser, qui a adopté le procédé de désinfection par la chaleur, enferme ses rouleaux de catgut dans des enveloppes, par petites quantités, avant de les placer dans l'étuve, et ne déchire ensuite l'enveloppe qu'au moment de s'en servir.

[3] Martin employait un procédé un peu différent : enroulement du catgut sur des plaques de verre, immersion dans une solution de sublimé au millième durant six heures; le catgut est ensuite retiré, pressé dans une serviette, séché et placé dans un mélange de deux parties d'alcool et d'une partie d'*oleum juniperi*. On peut l'utiliser après un délai de six jours.

[4] Répin. Un procédé de stérilisation du catgut. *Annales de l'Institut Pasteur*, 1894, mars, n° 5, p. 170.

sieurs reprises. Rouler le catgut en rond, de manière à éviter les angles vifs, avant de le soumettre aux manipulations suivantes.

2° Le dessécher à fond par un chauffage à l'étuve sèche, qui devra être conduit lentement et porté jusqu'à 110 degrés environ.

3° Procéder aussitôt après à la stérilisation, afin que le catgut n'ait pas le temps d'absorber de l'eau à nouveau. Le placer avec une petite quantité d'alcool anhydre dans un récipient hermétiquement clos et suffisamment résistant, qui peut être un simple tube de verre fermé à la lampe, ou un cylindre métallique, muni d'un couvercle à vis de pression et à garniture de caoutchouc. Mettre ce récipient dans un autoclave que l'on portera à 120 degrés pendant une heure, afin de dépasser largement la limite requise.

Ce catgut est conservé dans des tubes fermés à lampe contenant quelques centimètres cubes de bouillon stérilisé. Ce procédé de conservation sert de contrôle et de garantie; si, en effet, la stérilisation du catgut n'a pas été complète, le bouillon ne tarde pas à devenir trouble.

Le procédé de Répin a donné naissance à plusieurs autres. C'est ainsi que Bardy stérilise son catgut dans des tubes scellés contenant de l'alcool. Un trait de lime facilite l'ouverture du tube. Robert et Leseurre ont également eu recours au procédé par l'alcool et ils ont inventé un tube de verre très facile à ouvrir (fig. 27).

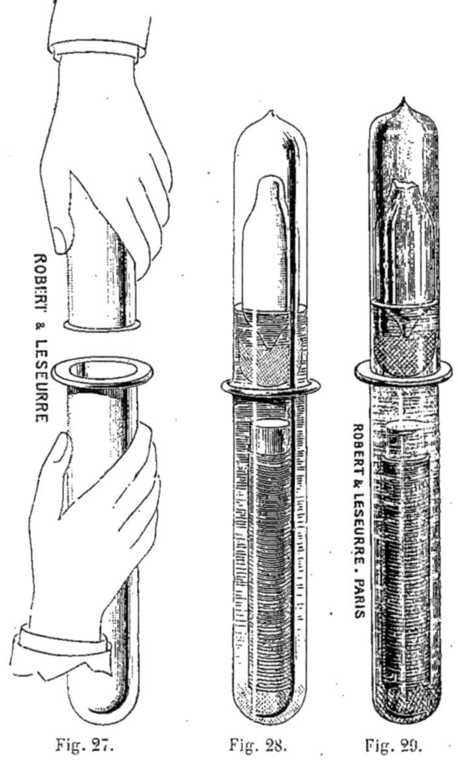

Fig. 27.   Fig. 28.   Fig. 29.

Fig. 27. — Tube de catgut stérilisé à l'alcool absolu et conservé dans l'alcool dilué (Robert et Leseurre). Manière d'ouvrir le tube.

Fig. 28. — Tube qui avant et pendant la stérilisation contient le catgut baignant dans l'alcool absolu et une ampoule en verre très mince renfermant de l'eau.

Fig. 29. — Le tube a été stérilisé; puis on a cassé, par un mouvement brusque, la petite ampoule : l'eau s'est mélangée à l'alcool et, de ce fait, le catgut est assoupli.

Le catgut à l'alcool a le gros défaut d'être sec, rigide, un peu cassant. En le passant rapidement dans l'eau au moment de s'en servir, on pare en partie à ses inconvénients, mais c'est une manipulation de plus. Afin d'avoir un **catgut assoupli**, Robert et Leseurre ont eu l'idée d'introduire dans la partie supérieure du tube de verre une petite ampoule scellée (fig. 28), dont l'extrémité est en verre très mince et pourra se briser facilement, à un moment donné, par un choc : cette ampoule contient la quantité d'eau nécessaire pour transformer l'alcool absolu en alcool à 90 degrés. Après la stérilisation à 120 degrés pendant une heure à l'autoclave et après refroidissement du tube, on brise la petite ampoule intérieure et l'eau qu'elle contient se répand dans le tube et vient diluer l'alcool absolu (fig. 29). Ainsi est obtenu un catgut plus souple. M. Triollet[1] a recours à un autre dispositif. On enroule le catgut autour d'un petit flacon-bobine fermé d'un bout seulement et pouvant contenir la quantité d'eau exactement utile pour la grosseur du catgut à assouplir (fig. 30). On emplit le flacon-bobine de la quantité d'eau nécessaire et on le place ainsi préparé dans un flacon renfermant 10 centimètres cubes d'acétone, prenant soin que les deux liquides ne se mélangent pas. On bouche ce dernier flacon au moyen d'une bague métallique, sertie à la presse, qui assure une herméticité absolue et on le porte à l'autoclave, où il est soumis à une température de 120 degrés pendant 40 minutes. L'expérience apprend que, dans ces conditions de temps et de chaleur, l'acétone passe franchement dans l'eau du flacon-bobine; mais la réciproque, c'est-à-dire le passage de l'eau dans l'acétone du grand flacon, n'est vraie que pour une quantité insignifiante (0 gr. 10 pour les 10 centimètres cubes d'acétone). Tout semble se passer comme si, dans ce dispositif porté à 120 degrés, la supériorité de la tension des vapeurs émises par l'acétone (4 atmosph. 1/2)

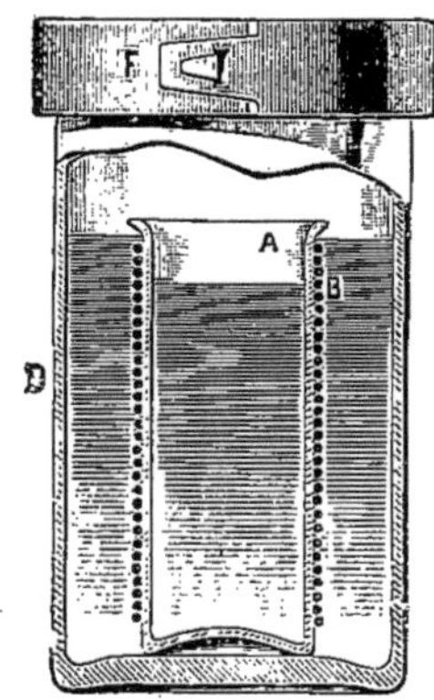

Fig. 30. — Dispositif de Triollet pour l'assouplissement du catgut.

sur celle formée par l'eau (2 atmosphères) permettait bien le passage de l'acétone dans l'eau, mais s'opposait, par contre, au transport inverse de l'eau dans l'acétone. En sorte que la stérilisation s'effectue comme si l'eau n'existait pas dans le flacon. Le catgut conserve donc toute sa solidité. Mais il est rigide; pour l'assouplir, il suffit de renverser le flacon après refroidissement. Les liquides se mélangent et le travail d'assouplissement commence. Il dure de quelques heures à quelques jours, suivant la grosseur du fil.

Catgut à durée de résorption prolongée. — L'avantage que présente le catgut d'être d'une résorption rapide au sein des tissus peut, dans

---

[1] TRIOLLET. *Gaz. des hôp.*, 29 mars 1904. *Annales de l'Inst. Pasteur*, 1904, p. 170.

certains cas, devenir un inconvénient. On a donc cherché et on est parvenu à obtenir un catgut plus difficilement résorbable, en le faisant passer dans l'acide chromique qui est lui-même un antiseptique.

Mikulicz a indiqué le mode de préparation suivant : le catgut est d'abord plongé durant quarante-huit heures dans la glycérine phéniquée à 10 pour 100, puis pendant cinq heures dans la solution d'acide chromique à 1/2 pour 100, et enfin conservé dans l'alcool absolu[1]. De cette façon on transforme le catgut en un agent de suture remarquablement résistant et tenace.

Döderlein[2] recommande un mode de préparation un peu différent. Il plonge le catgut pendant 10 minutes dans une solution d'acide chromique à 1/1 000, le fait sécher, et le stérilise pendant deux heures dans une étuve à 150 degrés[3].

En Amérique, on emploie couramment un catgut à l'acide chromique que j'ai vu notamment utiliser à l'hôpital du Mont-Sinaï, à New-York. Le catgut est plongé pendant quarante-huit heures dans la macération suivante :

Eau.	1 litre.
Acide phénique.	50 grammes.
— chromique	5 —

puis on le conserve dans l'alcool à 90 degrés.

Du choix du catgut. — La première condition du catgut est d'être stérile, mais il faut également qu'il soit souple et résistant. La réunion de ces trois qualités : stérilité, souplesse et résistance sont difficiles à obtenir; s'il existe tant de procédés de préparation, c'est justement parce qu'aucun d'eux n'est idéal et ne permet d'obtenir cette triple qualité qui le ferait incontinent accepter de tous. Ce qui paraît le mieux établi, c'est que le catgut fin est préférable au catgut gros, sans doute parce qu'il est plus facile à stériliser et aussi parce que les nœuds que l'on fait avec le catgut fin sont plus solides, de moindre volume, partant plus rapidement résorbés qu'avec le catgut gros. Le catgut 0 est suffisant pour les sutures de simple affrontement. Pour les ligatures d'artères, pour les sutures de muscles, le numéro 1 est suffisant[4]. Ce n'est que dans des conditions particulières que l'on emploiera le numéro 2 et le numéro 3.

---

[1] H. Thomson (de Dorpat). Experimentelle Untersuchungen über die gebraüchlischsten Nahtmaterialien bei intraperitonealen Operationen. (*Centr. f. Gyn.*, 1889, n° 24, p. 409.)

[2] Döderlein. Resorbirbares Chromsäurekatgut (*Centr. f. Gyn.*, 1890, n° 50, p. 534).

[3] Voir aussi E. Kammeyer. *Ueber Sterilisation von Katgut nebst Beiträge zu deren Geschichte*. Dissert. inaug., Berlin, 1890.

[4] Il faut encore remarquer que le calibrage du catgut est variable et que, par conséquent, on trouvera parfois du catgut 1 de grosseur sensiblement semblable à celle d'un catgut 2, pour peu qu'il s'agisse d'un numéro 1 fort et d'un numéro 2 faible. Il en résulte que ces indications de numérotage sont sujettes à quelques variations comme le catgut lui-même.

Il faut enfin remarquer que, en principe, le catgut, une fois stérilisé, ne doit pas subir de nouvelles manipulations: au cours desquelles il peut être à nouveau infecté.

Enfin, il est évident que, si le catgut doit être conservé *très long-temps*, transporté à distance, on doit encore avoir recours à des dispositifs spéciaux, et, naturellement, un peu plus compliqués que s'il s'agit d'utiliser le catgut au lieu même où il a été préparé.

Fedorow[1] a entrepris des expériences de laboratoire pour rechercher quel était le meilleur catgut. Ces recherches ont porté sur les différentes espèces de catgut suivantes :

1° Catgut au sublimé;
2°   —   au genièvre;
3°   —   à l'huile de térébenthine;
4°   —   au cumol (méthode de Krönig):
5°   —   à la vapeur d'alcool (méthode de Répin);
6°   —   à la chaleur sèche (méthode de Reverdin);
7°   —   d'après la méthode de Saul et celle de Schäffer.

Il est arrivé aux conclusions suivantes :

La stérilisation par les moyens physiques est supérieure à la stérilisation chimique, elle est plus parfaite et demande moins de temps.

Parmi les méthodes physiques qui donnent le catgut parfaitement stérile, la stérilisation au cumol est la meilleure.

La térébenthine est le meilleur de tous les moyens chimiques. Dans certains cas, la méthode de Saul ou de Schäffer sera appliquée avec avantage.

Pour conserver longtemps le catgut, Fedorow arrive à conclure que la solution de sublimé dans l'alcool absolu (1:1000), à laquelle on peut ajouter au besoin 10-20 pour 100 de glycérine, est le meilleur moyen.

Tendons de renne, tendons de kangouroo. — Au lieu et place de catgut, on a utilisé le tendon de renne ou fil des Ostiaks (particulièrement en Russie)[2] et le tendon de kanguroo[3] (en Amérique). Ces fils à ligature se préparent comme le catgut et sont peu employés en France.

Soie, fil de lin, fil de chanvre. — La soie la plus tenace sous un petit volume est la soie tressée plate (soie de Czerny). On en fait neuf numéros différents variant de 000 à 6. On la stérilisera à l'autoclave, à 120 degrés, en l'enroulant par petites quantités sur des bobines de verre. M. Terrier[4] place la soie sur de petits cadres de métal ou de verre

[1] Fedorow. *Russk. Vratch,.* 1902, n° 28-31.
[2] Putiboff. *Russ. Med.,* 1884, n° 5. Analysé in *Cent. f. Chir..* 1884, n° 12, p. 187. — Snéguireff. *Rev. de chir.,* 1899, p. 257.
[3] H.-O. Marcy. *Journ. of the Amer. med. Assoc.,* 21 juillet 1888, t. XI, p. 75.
[4] Terrier et Péraire. *Manuel de petite chirurgie,* 1901, p. 156.

qu'il introduit ensuite dans une petite boîte métallique que l'on met à l'autoclave à 120 degrés pendant une demi-heure.

Si on n'a pas d'outillage suffisant, on la dispose en écheveaux très lâches (précaution capitale pour une désinfection égale et parfaite), puis on la cuit pendant une heure dans une solution phéniquée à 50/1000.

On peut aussi la préparer et la conserver sèche dans des tubes de verre stérilisés.

Enfin, la soie peut être stérilisée à l'alcool, à l'acétone, etc.

On a essayé de substituer à la soie le **fil de lin**, stérilisé d'ailleurs comme la soie. A diamètre égal, il est, d'après Quénu[1], qui surtout l'a préconisé en France, plus solide que la soie, et il a l'avantage de ne pas être, comme les brindilles de la soie, recouvert d'un vernis protecteur qui gêne la stérilisation.

Sticher[2] recommande le **chanvre** qu'il stérilise, suivant exactement le procédé de Krönig pour le catgut au cumol.

Crins de Florence, crins de cheval, fils d'argent, fils d'aluminium bronzé. — La stérilisation de ces fils est des plus faciles à obtenir, soit par ébullition, soit par le passage à l'étuve sèche ou à l'autoclave. On peut les stériliser sur des plateaux ou dans des tubes scellés ou non à la lampe.

Dans le commerce, on les présente toujours dans des tubes scellés.

Mikulicz a préconisé l'emploi du **fil d'aluminium bronzé** à la place des fils d'argent.

Le **crin de cheval** est préféré par certains chirurgiens pour les sutures de la peau, à cause de son plus faible calibre et de sa plus grande élasticité qui l'empêche de couper les tissus.

ASEPSIE DE L'OPÉRATEUR ET DES AIDES

Par les divers moyens que nous venons d'étudier, on peut obtenir aisément la stérilisation absolue des instruments, des fils à ligature et des objets de pansement. Il est plus difficile, il est même impossible, en l'état actuel de la chirurgie, de réaliser aussi complètement la stérilisation des mains, mais on peut approcher suffisamment de la stérilité absolue pour qu'en pratique on puisse opérer et obtenir de bons résultats, à condition de suivre rigoureusement les règles imposées par l'expérimentation et la clinique. L'introduction récente, dans la pratique chirurgicale, des gants stérilisés permet d'arriver encore plus complètement à un état d'asepsie des mains à peu près parfait.

---

[1] QUÉNU. *Bull. Soc. de Chir.*, Paris, 1900.
[2] STICHER. *Centralbl. f. Gyn.*, 1900, n° 1, p. 1.

D'abord les mains doivent toujours être d'une propreté *apparente* méticuleuse. Toute plaie infectée à leur surface, tout foyer de suppuration à leur niveau, si faible soit-il, doit être regardé comme une contre-indication *absolue* à la pratique de la chirurgie. L'opérateur ni ses aides ne doivent, depuis quarante-huit heures au moins, être entrés dans une salle de dissection ou de nécropsie, ni avoir touché des pièces anatomiques fraiches, ni avoir pansé de plaie septique. Si, en cas d'urgence extrême, ils sont obligés d'opérer, après avoir enfreint ces règles, ils devront redoubler de soin dans la désinfection de leurs mains en

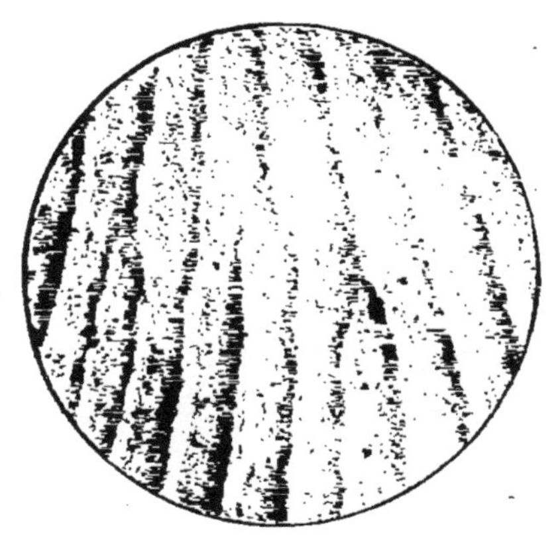

Fig. 51. — Aspect de la peau du dos de la main, à un agrandissement de 12 diamètres (Fargas).

les lavant plus longtemps, en les plongeant dans des antiseptiques assez concentrés, en usant de gants stérilisés.

Le lavage des mains doit être pour l'opérateur un acte aussi impor-

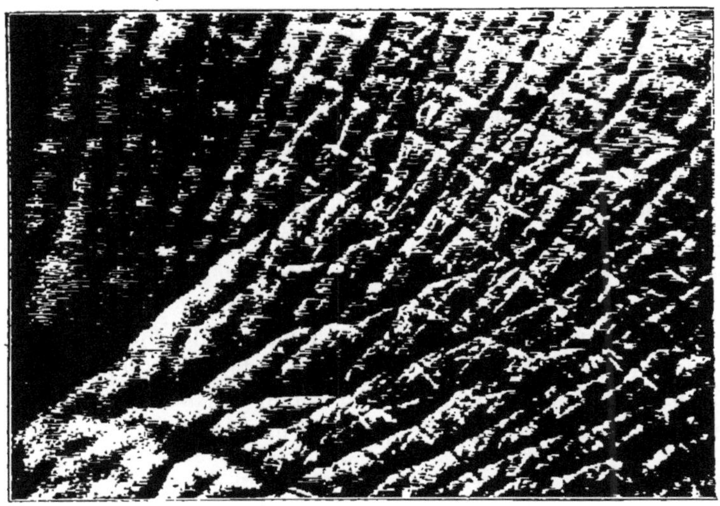

Fig. 52. — Aspect de la peau de la paume de la main, au même agrandissement (Bumm).

tant que l'exécution du plan opératoire décidé. De ce lavage dépend, en grande partie, le succès de l'opération au point de vue aseptique.

Il a été en effet démontré par de multiples expériences que des mains, en apparence très propres, sont riches en micro-organismes de toute espèce. Les nombreux plis et rides qu'elles présentent (fig. 51 et 52) expliquent aisément comment elles peuvent être le réceptacle de microbes divers qui peuvent, en outre, pénétrer même dans l'orifice des glandes et s'y développer (fig. 53). (Bumm [1], Fargas [2].)

État microbien des mains. — La flore microbienne de la main est en rapport avec les manipulations auxquelles on a pu se livrer [3]. Ainsi Fürbringer, après avoir incidemment examiné des urines, retrouvait sur ses mains des micrococques appartenant à l'espèce qui provoque, d'habitude, la fermentation alcaline du liquide urinaire. Kelly [4] a démontré, de son côté, que le staphylococcus pyogenes albus et parfois l'aureus existe constamment sur les mains et autour des ongles de personnes adonnées à la profession médicale.

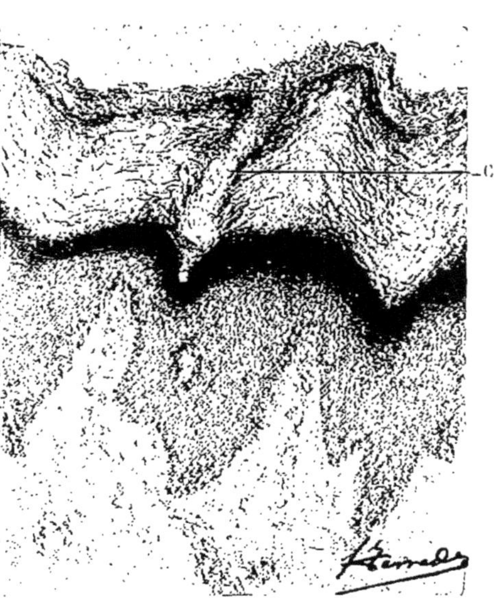

Fig. 53. Coupe de la peau du dos de la main, montrant la couche cornée infiltrée de microbes (demi-schématique). C, conduit excréteur d'une glande sudoripare, également infiltrée de microbes). (A. Fargas).

La flore microbienne du revêtement cutané du corps en général a fait l'objet de nombreuses recherches. Eberth [5], en 1875, décrivait des bactéries dans la sueur. Bizzorero décrit deux sortes de saccharomyces cutanés et un micrococque se présentant sous forme de diplocoque. Bordoni-Uffreduzi [6] trouve six espèces microbiennes différentes. Maggiora [7] décrit jusqu'à vingt-neuf variétés de microbes dans les détritus sous-unguéaux, Damman [8], outre plusieurs espèces habitant des régions diverses du corps, signale un microbe qu'il appelle le bacillus fluorescens epider-

[1] E. Bumm. *Grundriss zum Studium der Geburtshülfe*. 1905, p. 257, fig. 201.

[2] M.-A. Fargas. *Tratado de Ginecologia*. Barcelona, 1904, p. 220, fig. 115 et 115.

[3] Cf. Remlinger. Les microbes de la peau humaine (*Méd. moderne*. 1896, avril. n° 55 et suiv.).

[4] Kelly. Hand desinfection (*American journal of obstetrics*. 1891. p. 1414.) Voir aussi : Welch. Conditions underlying the affections of wounds (*The american journal of medical sciences*. November 1891. t. II. p. 455).

[5] Eberth. *Virchow's Archiv*. t. LXII.

[6] Bordoni-Uffreduzi. *Fortschritte der Medicin*. 1885, n° 5. p. 151.

[7] Maggiora. *Giornale della Società d'Igiene*. 1889, fasc. 5.

[8] Damman. Note on some microorganism of normal skin. *Brit. m. Journ.* 1892. 16 juillet.

mitis et qui habiterait l'extrémité des doigts. Remlinger (*loc. cit.*) a étudié les microbes qui existent à la surface et ceux qui existent dans les couches profondes de la peau. Ses recherches ont porté sur 50 militaires convalescents de maladies autres que des affections cutanées. A la surface de la peau, il a rencontré de nombreuses bactéries aérobies et anaérobies qui lui ont paru appartenir à des espèces banales, et, en outre, il a trouvé, chez les 50 hommes examinés, 23 fois le staphylococcus albus, 11 fois le staphylococcus aureus, 14 fois le staphylococcus citreus, 8 fois le streptococcus pyogenes et 5 fois le coli-bacille. Les microbes des couches profondes de la peau lui ont paru moins nombreux et d'espèces moins variées; ses recherches sur les mêmes 50 hommes ne lui ont donné que 38 fois des résultats positifs : dans 15 cas, il a rencontré des staphylocoques blancs, dorés ou citrins, dans 10 cas un bacille long liquéfiant la gélatine, dans 36 cas un petit micrococoque dont il donne la description et qu'il regarde comme nullement pathogène.

De ce rapide exposé on peut conclure avec Schimmelbusch[1] que les bactéries pullulent à la surface de notre corps. Mais ces espèces paraissent en général peu pathogènes. Les mains normales sont peu septiques.

Au contraire, quand les mains ont été en contact avec des matières putrides ou virulentes, leur septicité doit être considérée comme extrême, et cet état est une contre-indication absolue à une opération, car une désinfection extemporanée doit être considérée comme impossible.

Peut-on par une désinfection appropriée détruire la septicité des mains? Quels sont les meilleurs désinfectants? Quelle est la manière de s'en servir?

Les recherches bactériologiques ont essayé de répondre à ces questions[2].

Forster[3], après un lavage au savon et à la brosse dans l'eau chaude, plonge les mains dans une solution antiseptique, et après avoir essuyé les doigts avec du linge stérilisé à 140, en enfonce les extrémités dans du bouillon ou des plaques de gélatine. Il obtient des cultures dans tous les cas, sauf quand la solution antiseptique était du sublimé à 1 pour 1000.

Kümmel[4] fit des expériences analogues, mais il établit un parallèle entre les mains non infectées et les mains infectées par un contact impur (matières cadavériques, pus de phlegmon). Les mains non infectées sont lavées, savonnées, brossées pendant trois minutes dans de

---

[1] SCHIMMELBUSCH. *Manuel d'asepsie*, Trad. franç. Paris 1893.

[2] JAYLE et DESFOSSES. Sur la désinfection des mains (*La Presse médicale*, 1897, 25 août, p. 114.)

[3] FORSTER. Wie soll der Arzt seine Hände reinigen? (*Centralb. für klinische Medicin*, 1885, p. 297.)

[4] KÜMMEL. Wie soll der Arzt seine Hände desinficiren? (*Centralbl. für chir.*, 1886, p. 289).

l'eau ordinaire très chaude. Si à ce moment on plonge les extrémités des doigts dans des plaques de gélatine de Koch, il se développe toujours des colonies microbiennes. Au contraire, les milieux de culture restent stériles si le lavage est suivi de l'immersion des mains dans une solution antiseptique : acide phénique à 3 ou 5 pour 100, sublimé à 1 pour 100, thymol à 6 pour 100. Les mains infectées ne sont rendues stériles que si le savonnage a duré cinq minutes et que l'immersion des mains dans les solutions antiseptiques a duré deux minutes. Encore l'immersion dans le sublimé à 1 pour 1000 a-t-elle été insuffisante dans quelques cas. L'immersion dans l'eau de chlore dédoublée ou dans l'acide phénique à 5 pour 100 lui a donné une stérilisation parfaite.

Ces expériences furent reprises par Fürbringer[1] qui serra de plus près la question. Il constata, en effet, que si l'on se contente de plonger simplement les doigts dans la gélatine, il peut ne pas se développer de colonies microbiennes, mais que, si on enlève par le raclage tout ce qui se trouve dans l'espace sous-unguéal et qu'on soumette ce produit à la culture, on voit se développer des colonies alors que l'immersion seule des doigts n'avait donné aucune culture. L'asepsie de l'espace sous-unguéal est un critérium de l'asepsie des doigts. Fürbringer fit des expériences indistinctement sur des mains non infectées et sur des mains souillées de pus et de matières cadavériques. Il expérimenta successivement le savonnage, l'immersion dans les solutions antiseptiques et enfin l'influence de l'alcool. Dans une première série d'expériences, il se servit de la méthode suivante : le brossage et le savonnage des mains dans l'eau chaude étaient suivis de lavage dans l'alcool pendant une minute, puis de l'immersion d'une minute de durée dans la solution antiseptique, acide phénique 5 pour 100, sublimé à 1 pour 1000. Sur 16 expériences, le raclage de l'espace sous-unguéal, soumis à la culture, a donné une fois 5 colonies, une fois 6 colonies, 14 fois aucune culture. Dans 4 expériences, il se contenta du lavage au savon seul; dans les 4 cas, il obtint des colonies microbiennes nombreuses (1er cas, 62 colonies; 2e cas, 700 colonies; 3e cas, 250 colonies; 4e cas, 55 colonies). Le lavage au savon et à l'alcool lui donna des résultats un peu meilleurs. (Sur 4 cas, il obtint une fois 5 colonies, une 2e fois, 268 colonies, une 3e fois, 9 colonies, une 4e fois, aucune colonie.) Le lavage au savon et au sublimé seuls lui donna des colonies au nombre de 5, 9, 143, suivant les différents cas étudiés par l'auteur. De même le lavage à l'alcool et au sublimé sans savonnage préalable ne donna qu'une seule fois la stérilisation parfaite; les autres fois il se développa 51, 42 et 202 colonies.

Ces expériences démontrent que, pour obtenir la désinfection des

---

[1] Fürbringer. *Untersuchungen und Vorschriften über die Desinfection der Hände des Arztes*, in-8°, Wiesbaden, 1888.

mains, il faut employer successivement le savon, l'alcool, le sublimé ; que ces trois étapes de la désinfection sont suffisantes, mais qu'elles sont nécessaires.

Ces résultats expérimentaux sont corroborés par la pratique de la grande majorité des chirurgiens modernes qui emploient cette méthode et la trouvent suffisante pour qu'on puisse avec elle aborder sans crainte les opérations les plus délicates.

Quel est le rôle de l'alcool? Fürbringer admet que l'alcool, en débarrassant les mains des substances grasses, rend plus facile et plus efficace l'action ultérieure des antiseptiques. Reinicke pense qu'en dissolvant les graisses il emporte mécaniquement les bactéries. Pour Krönig, la stérilisation des mains par l'alcool n'est qu'apparente : l'alcool durcit simplement l'épiderme qui emprisonne ainsi les bactéries. F. Ahlfeld et F. Vahle[1], d'expériences multiples, concluent que l'alcool a une action bactéricide propre, due aux affinités de ce liquide pour l'eau; mais il faut que les objets à désinfecter ne soient pas desséchés, sinon les couches superficielles, dès qu'elles sont en contact avec l'alcool, se raccornissent et forment une enveloppe protectrice qui met les bactéries profondes à l'abri de l'action de l'alcool; il faut donc que l'épiderme soit ramolli et imbibé d'eau, pour que le lavage des mains soit bien fait.

Cette désinfection basée sur l'emploi du sublimé parut cependant à Howard A. Kelly[2] inférieure à celle que donne le permanganate de potasse. Koch, Geppert[3] ont démontré combien il était important, dans l'étude des moyens de désinfection, de tenir compte du transfert, dans les milieux de culture, de l'antiseptique dont on étudie la valeur. Geppert est arrivé à conclure que les traces les plus minimes d'un antiseptique reportées sur le milieu de culture avec l'objet dont on étudie l'état d'asepticité peuvent vicier les résultats des recherches, qu'il faut par conséquent avoir recours à une neutralisation chimique préalable[4].

Howard A. Kelly a vu que, si on traite par le sulfhydrate d'ammoniaque les mains désinfectées au sublimé, on constate qu'après

---

[1] F. AHLFELD et F. VAHLE. *Deut. med. Wochenschr.* 1896, 6 Fév. n° 6, p. 81.

[2] HOWARD A. KELLY, *loc. cit.*

[3] GEPPERT. *Berl. Klin. Woch.*, 1889, n° 36, et 1890, n° 1.

[4] Chavigny, dans un travail paru dans les *Annales de l'Institut Pasteur* (P. CHAVIGNY. Sur la valeur des pulvérisations de sublimé. *Annales de l'Institut Pasteur*, 1896, 25 juin), soutient également que les expériences sur la valeur antiseptique du sublimé sont viciées par une cause d'erreur. Il a expérimenté sur des poussières prises dans une salle d'hôpital et sur des cultures pures de staphylocoque jaune, de bacille de la pomme de terre, de bacille du charbon, en les soumettant comparativement aux effets de la pulvérisation et du bain dans la solution de sublimé à 1 pour 1000 pendant un espace de temps variant entre une demi-minute et dix minutes.
Il a vu que les germes qui, transportés dans un bouillon après qu'ils ont subi l'action de l'antiseptique, ne s'y multiplient pas, s'y multiplient au contraire très bien quand on les a débarrassés, au moyen du sulfhydrate d'ammoniaque, du bichlorure de mercure qu'ils apportaient avec eux dans le liquide nutritif.

l'action de cet agent réducteur l'épiderme fournit des cultures très riches en colonies microbiennes, tandis que les cultures faites auparavant étaient stériles. L'emploi du permanganate a donné au contraire à Kelly de meilleurs résultats. Après avoir savonné et brossé ses mains pendant dix minutes dans de l'eau chaude, il les plonge dans le permanganate de potasse en solution concentrée jusqu'à ce que l'épiderme ait pris une coloration brun acajou. Il les décolore ensuite avec une solution saturée d'acide oxalique et finalement les débarrasse de cet excès d'acide par un dernier lavage à l'eau stérilisée chaude. Dans 50 expériences où Kelly a cultivé le produit du raclage de l'espace sous-unguéal de mains ainsi lavées, 44 fois la gélatine resta stérile; 6 fois seulement se développèrent de 6 à 20 colonies microbiennes.

Kelly conclut que la meilleure méthode de désinfection consiste dans la technique suivante : les mains et les ongles tenus courts seront brossés et frottés pendant dix minutes dans de l'eau chaude à 40 degrés, puis elles seront plongées dans une solution de permanganate de potasse jusqu'à ce qu'elles aient pris une teinte brune ou noirâtre, elles seront ensuite décolorées par l'immersion dans une solution saturée d'acide oxalique. Un dernier lavage dans l'eau chaude stérilisée débarrassera les mains de l'acide oxalique.

La conclusion pratique qu'il faut dégager de cet ensemble d'études bactériologiques peut se résumer ainsi :

1° La désinfection absolue des mains ne peut être constamment réalisée;

2° Elle sera obtenue dans l'immense majorité des cas, si le chirurgien y procède avec méthode, avec soin, en prenant le temps nécessaire.

3° Elle est particulièrement difficile lorsque l'opérateur a, dans les deux ou trois jours précédents, été en contact avec des germes très virulents[1].

Objets et liquides nécessaires à la désinfection des mains. — *Eau.* — L'eau dans laquelle on se lavera les mains doit être chaude, l'eau froide lave mal. Autant que possible l'eau aura été préalable-

---

[1] Les petites épidémies de service sont une preuve évidente de l'impossibilité de se stériliser toujours les mains quand ces mains ont été infectées. En voici deux exemples : un opérateur, dont les mains sont restées septiques malgré un lavage soigné, pratique une hystérectomie abdomidale : la malade meurt en 56 heures de streptococcie; le surlendemain, le même chirurgien fait une splénectomie qui se termine par la mort par infection trois jours après; le même jour, il incise une hanche qui suppure, avec fièvre intense; quatre jours plus tard, il tente une cure d'éventration et l'opérée succombe le cinquième jour; d'autres cas d'infections à streptocoques et un érysipèle existaient dans le service. Un autre chirurgien, dans des conditions analogues, pratique une hystérectomie vaginale avec colpopérinéorraphie : la plaie est infectée; deux jours plus tard, il fait une hystérectomie vaginale et la malade meurt en 72 heures; le lendemain, il fait une nouvelle hystérectomie qui est encore suivie d'une issue fatale par infection subaiguë en 8 jours. (F. JAYLE. *La septicémie péritonéale post-opératoire*, Thèse Paris, 1895, p. 60.)

ment stérilisée à 120°, sous pression. Il faut savoir que l'eau filtrée[1] ou l'eau simplement bouillie une fois n'est pas une eau absolument stérile. A la rigueur, on peut se contenter d'une eau filtrée et portée à plusieurs ébullitions successives.

Il existe de nombreux modèles de lavabos permettant le lavage soit à l'eau courante, soit à l'eau préalablement recueillie dans une cuvette (fig. 34).

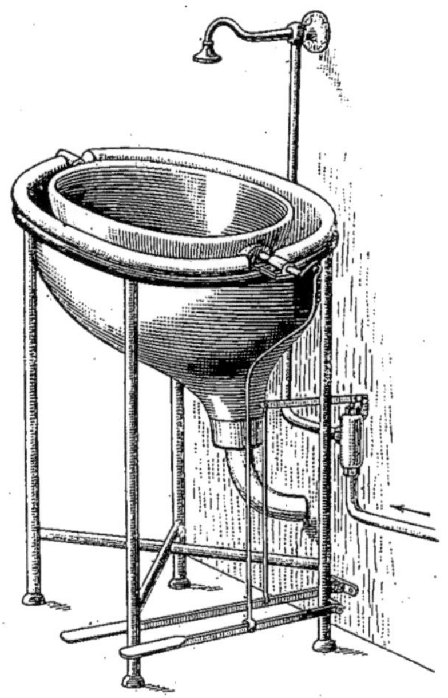

Fig. 34. — Lavabo avec arrivée de l'eau commandée par une pédale et renversement de la cuvette assuré par une seconde pédale.

Solutions antiseptiques. — Les antiseptiques employés en solution pour le lavage des mains sont très nombreux. Dans la pratique courante, on se sert, pour la désinfection des mains, de sublimé à 1 pour 1000. Les solutions de sublimé préparées avec de l'eau ordinaire sont défectueuses, car les sels calcaires de l'eau forment avec le bichlorure un précipité d'oxyde mercurique. Pour faciliter la dissolution du sublimé et empêcher la formation de ce précipité, il faut ajouter de l'alcool, du chlorure de sodium ou de l'acide tartrique.

Le sublimé a l'inconvénient d'altérer les métaux et de former avec le sang une substance colorante, difficile à enlever, surtout au pourtour des ongles[2].

L'acide phénique altère peu les métaux, on l'emploie à la dose de 5 pour 100 (solution forte) ou de 2 pour 100 (solution faible). Son pouvoir microbicide paraît inférieur à celui du sublimé et il a une odeur désagréable. Peu de personnes supportent bien le contact de l'acide phénique, qui même parfois détermine des sensations d'engourdissement, de fourmillement, de cuisson. Chez quelques sujets, il provoque des éruptions diverses et même de véritables poussées d'eczéma.

On a préconisé le biiodure de mercure, à la dose de 1 pour 2000,

<hr>

[1] Trimen. De la stérilisation de l'eau destinée au pansement des plaies. (*Progrès médical,* 14 juillet 1888, t. VIII, p. 18).

[2] Pour faire disparaître les taches brunes que laissent sur l'épiderme le sublimé et le sang, il suffit, avant de se savonner les mains, de les laver dans une cuvette remplie d'eau tiède, tenant en dissolution une cuillerée à café d'acide tartrique, puis de les passer dans l'eau pure. Ce moyen, indiqué par A. Benckiser, de Carlsruhe, peut servir également à nettoyer les instruments ensanglantés. L'acide tartrique dissout facilement les pigments sanguins (cité par Jayle et Desfosses, *loc. cit.*).

l'oxycyanure de mercure (Monod). Leur emploi, pour le lavage des mains, ne paraît pas préférable à celui du sublimé.

Le permanganate de potasse compte de nombreux partisans; on l'emploie à la dose de 1 ou 2 pour 1000. Il donne aux mains une coloration brunâtre qui disparaît rapidement dès qu'on les plonge dans une solution saturée de bisulfite de soude.

Tous ces antiseptiques[1] ont l'inconvénient d'altérer à des degrés divers l'épiderme des mains et des avant-bras. On devra donc, après les opérations, se laver très complètement les mains à l'eau simple, et les essuyer après les avoir légèrement enduites de glycérine. Ces soins de la main sont surtout importants en hiver, car, en cette saison, l'épiderme se crevasse facilement.

Alcool. — Pour le lavage des mains, on se sert le plus souvent d'alcool ordinaire à 90 degrés. L'alcool dénaturé, dont le prix est bien moindre, a l'inconvénient de posséder une odeur désagréable et tenace.

Savons. — On distingue trois principales sortes de savons[2] : les savons mous, les savons durs et le savon liquide. Les savons mous sont à base de potasse et portent communément le nom de savons noirs, savons verts; ils ont l'inconvénient de manquer de consistance. Les savons durs sont à base de soude; le plus répandu est le savon de Marseille, qui est neutre et doux à la peau.

On a préconisé un grand nombre de savons antiseptiques : savon à l'acide borique, au goudron, au bichlorure de mercure[3], etc.

On a également recommandé les savons auxquels on incorpore de la poudre de pierre ponce[4]. Ces savons ne paraissent pas présenter de sérieux avantages; ils sont peu employés en France.

Le savon liquide (savon dissous dans l'eau et la glycérine) a le très grand avantage de pouvoir être bouilli ou même stérilisé à l'autoclave.

Dans le but d'antiseptiser les mains, on a recommandé, particulièrement en Allemagne, la technique suivante très employée aussi en Amérique : on prend successivement de la poudre de carbonate de soude et de la poudre d'hypochlorite de soude; on les mélange dans les mains sous un faible jet d'eau : il se produit un dégagement de chlore. En même temps on se lave au savon glycériné.

---

[1] Nombre d'autres antiseptiques ont été recommandés : le *lysoforme* par STRASSMAN (*Zeit. f. Geb. u. Gyn.*, Bd. XLIII, p. 409), l'*astérol* à 2 pour 100 par MANASSE (*Therap. Monat.*, 1901, Juli); le *lysol* à 1, 2 ou 5 pour 100 par STICHER (*Monat. f. Geb. u. Gyn.*, 1902, Bd. XLV, p. 511), etc., etc. V. note, p. 31.

[2] BROCQ. *Traité des maladies de la peau.* Paris, 1892, p. 734.

[3] MIKULICZ (*Deut. med. Wochensch.*, 1899, n° 24), préconise l'emploi de la teinture de savon; AHLFELD (*Centralbl. f. Gyn.*, 1901, n° 46, p. 1272) recommande le savon au crésol (*Liquor cresoli saponatus*) à 5 pour 100.

[4] WITKOWSKI (*Therap. Monatsh.*, p. 543, juill. 1894) préconise, comme excellent désinfectant, un savon mélangé de poussière de marbre.

Des cure-ongles. — On se sert généralement de cure-ongles métalliques stérilisés. On peut aussi se servir de cure-ongles en os ou en ivoire stérilisés.

Des brosses. — Toutes les brosses dites à ongles sont bonnes pourvu qu'elles soient stérilisées. On emploie très souvent la brosse commune, en chiendent, de forme rectangulaire qui est mieux en main qu'une brosse munie d'un manche.

Cuvettes. — Les différents antiseptiques nécessaires : eau chaude, alcool, sublimé, devront être versés dans des

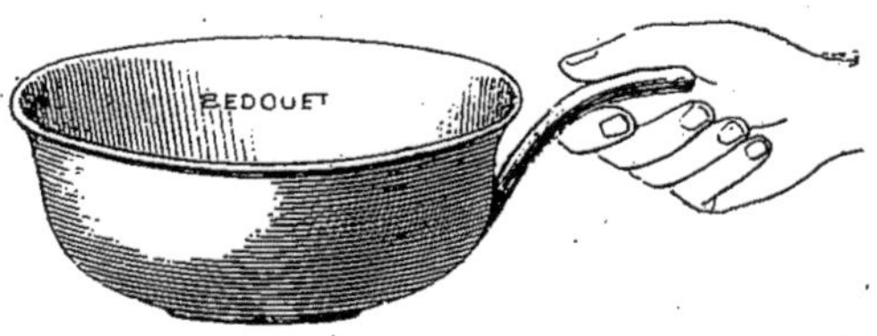

Fig. 55. — Cuvette à manche.

cuvettes stérilisées par le passage à l'étuve, l'ébullition, ou par le flambage d'un peu d'alcool dans la cuvette[1]. Jayle a préconisé l'emploi des cuvettes à manche, plus faciles à manier (fig. 55).

Technique du lavage des mains. — Pour être à même de se laver les mains convenablement, le chirurgien doit mettre ses avant-bras à nu, relever les manches de sa chemise jusqu'au-dessus du coude et les maintenir à cette hauteur en en fixant les plis avec une épingle de nourrice. Il mettra un tablier pour se préserver de l'éclaboussement de l'eau pendant le lavage.

La désinfection proprement dite des avant-bras doit comprendre plusieurs temps.

1° *Nettoyage des ongles.* — Avec la pointe du cure-ongles, on enlève les débris épidermiques et les poussières accumulées sous l'extrémité unguéale. On peut, pour faciliter l'ablation de ces poussières, enfoncer l'extrémité des doigts dans du savon mou; un peu de savon pénètre sous l'extrémité de l'ongle, et quand on l'enlève avec la pointe du cure-ongle, il entraîne avec lui les derniers débris épidermiques. Les sillons périunguéaux seront nettoyés avec soin en y passant une compresse humide.

2° *Savonnage et brossage des mains.* — C'est un des actes les plus essentiels de la désinfection des mains. On prend la brosse d'une main et on frotte énergiquement l'autre main en tous ses points : face palmaire, face dorsale, espaces interdigitaux, bout des doigts. Le brossage et le savonnage doivent remonter jusqu'au niveau du coude. On change alternativement la brosse de main. On insiste surtout sur les extrémités des doigts et la région unguéale, c'est la partie la plus difficile à désinfecter et c'est celle dont le contact avec la plaie est le plus intime.

---

[1] Certains chirurgiens disposent, à côté des lavabos, des sabliers qui indiquent le temps que l'on doit mettre à chacune des phases de la désinfection des mains.

Ce savonnage doit être fait dans une cuvette, en renouvelant l'eau deux ou trois fois, ou à l'eau courante.

3° *Lavage à l'alcool.* — Les mains débarrassées du savon par un dernier rinçage sont plongées dans l'alcool; on les frotte l'une contre l'autre, on les brosse sur leurs différentes faces, surtout au niveau de leurs extrémités[1].

4° *Lavage au sublimé.* — Il n'y a plus alors qu'à les plonger, sans les essuyer, dans une solution de sublimé à 1 pour 1000 pendant deux à trois minutes, en les frottant ainsi que les avant-bras, de manière à mettre toutes leurs surfaces en contact avec l'antiseptique[2].

Ces différents temps de la désinfection dureront un nombre de minutes suffisant et seront faits avec soin. Les mains une fois lavées ne seront pas essuyées et ne devront plus être en contact qu'avec des objets stérilisés ou avec la région opératoire lavée.

On devra se surveiller avec soin, ne pas toucher une portion des téguments du malade qui ne serait pas aseptisée, ne pas porter la main à son visage, etc.

Un certain nombre de chirurgiens, entre le 3° et le 4° temps de la désinfection des mains, intercalent un nouveau lavage au permanganate de potasse. Ils trempent les mains au sortir de l'alcool dans la solution de permanganate de potasse, jusqu'à ce qu'elles aient pris une coloration brune; ils les décolorent ensuite par l'immersion dans une solution saturée de bisulfite de soude; ils les passent enfin au sublimé, comme précédemment. Ce procédé est surtout à recommander quand les mains ont été en contact avec des matières septiques et odorantes. Il a, en outre, l'avantage de montrer si le dégraissage des mains à l'alcool a été bien fait : le permanganate ne prend pas sur les mains restées grasses.

Ce qu'il faut surtout retenir, c'est que, dans la désinfection des mains, l'important n'est pas la nature de l'antiseptique, le temps plus ou moins long que l'on met au lavage, ce qui est capital, c'est le soin que l'on y met. Il vaut mieux inspecter dans les moindres détails les parties de la main qu'on nettoie, voir si aucun point n'échappe à l'action du savon et de la brosse, veiller à ne pas mettre ses mains lavées en contact avec des objets souillés, que de consulter sa montre

---

[1] MENGE (*Monats. f. Geburtsh. u. Gyn.*, 1903, Bd. XVII, Hf. 6) préconise l'emploi de l'alcool *après* le lavage au sublimé ; il imprègne ensuite les mains d'une solution de paraffine-xylol stérilisée. — STICHER (*Monats f. Geburtsh. u. Gyn.*, 1902, Bd. XLV, p. 511) recommande, *après* le savonnage des mains dans l'eau chaude et le nettoyage des ongles, le lavage à l'alcool, puis le brossage des mains pendant une minute et demie dans une solution de lysol à 1 pour 100 ; finalement, les bouts des doigts sont trempés dans une solution iodée (pratique recommandée par Mikulicz in *Arch. f. klin. Chir.*, Bd. LVII, Hf. 2) dont l'excès est enlevé par le lysol.

[2] MIKULICZ recommande de s'imprégner le bout des doigts d'une solution iodée (*Arch. f. klin. Chir.*, Bd. LVII. Hf. 2).

ou son sablier, pour voir si le temps prescrit pour le lavage des mains est écoulé ou de discuter sur la valeur de tel ou tel antiseptique.

Comme le dit A. Reverdin[1]. « Les grands principes une fois connus et admis, on saura se laver ou on ne le saura pas. L'individualité de chacun entre donc en jeu, et les résultats seuls absolvent ou condamnent. »

Le lavage des mains terminé au bout de dix minutes en moyenne, le chirurgien revêt une blouse ou un tablier stérilisé à l'autoclave; par surcroît de précautions, il repasse les mains à l'eau stérilisée deux ou trois minutes, puis à l'alcool et au sublimé.

Avec avantage il complétera son costume opératoire par une calotte stérilisée. Le « **bandeau de bouche** » préconisé par Mikulicz et d'autres chirurgiens à sa suite peut être des plus utiles. Pour ma part, je l'utilise systématiquement. On peut le combiner à la calotte, et alors on a un ensemble représenté par la figure 56, et dans lequel le nez est dégagé, ce qui rend la respiration facile; la calotte est en toile, le bandeau de bouche en toile ou même en mousseline fine. A son défaut, on évitera l'infection de la plaie par la projection de particules salivaires, en s'abstenant de parler[2].

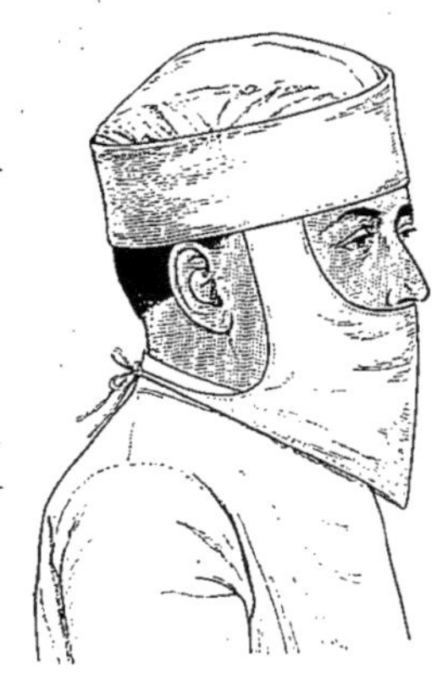

Fig. 56. — Calotte avec bandeau de bouche.

De l'emploi des gants. — Les expériences bactériologiques (v. p. 45), ont démontré que l'asepsie parfaite, absolue, des mains est impossible à réaliser d'une manière constante. De là est née l'idée d'utiliser des gants stérilisés.

Robb[3], en 1894, avait déjà recommandé l'usage des gants, mais il faut bien reconnaître que c'est Mikulicz qui les a fait adopter. Désespérant d'arriver à une stérilisation régulière de ses mains, Mikulicz[4] eut recours, en 1896, à l'emploi des gants stérilisés pour les opérations septiques; il fut si satisfait des résultats obtenus qu'il en systématisa l'usage dans son service dès le 1er mars 1897, publia un important article sur ce sujet en juin 1897, et porta la question devant le vingt-deuxième Congrès de la Société allemande de chirurgie en 1898.

De nouvelles études sur la stérilisation des mains furent reprises à

[1] A. Reverdin, Antisepsie et asepsie chirurgicales, 1894. Paris.
[2] Hübener (*Zeit. f. Hyg u. Inf.*, 1898, Bd. XXVII, n° 5, p. 543) a contaminé des bouillons de culture devant lesquels il parlait à 50 centimètres de distance pendant 10 minutes, soit à voix basse, soit à haute voix, après s'être rincé la bouche avec une culture de *prodigiosus*.
[3] Robb. *Centr. f. Chir.*, 1895, p. 741.
[4] Mikulicz. *Deutsch. med. Woch.*, 1897, 24 juin. *Centr. f. Chir.*, 1898, 2 juillet.

ce propos en Allemagne. En 1900, la Société de chirurgie de Paris consacrait à son tour de nombreuses discussions à l'usage des gants en chirurgie[1].

Actuellement, l'emploi des gants tend, de plus en plus, à se généraliser. J'en recommande l'*emploi systématique* dans tous les cas, sauf dans les opérations nécessitant une très grande dextérité manuelle, telles que les résections de l'ovaire, les interventions portant sur la vessie, l'estomac, les intestins, le foie. Pour ces dernières interventions, où la sensibilité tactile est appelée à jouer un grand rôle, la majorité des opérateurs préfèrent encore s'en tenir à une asepsie rendue aussi parfaite que possible de leurs mains. Mais il est probable que l'extension progressive de l'usage des gants et le perfectionnement continu de leur fabrication permettront, dans un espace de temps rapproché, de pratiquer toutes les opérations avec des gants stérilisés[2].

Murphy a eu l'idée de substituer aux gants un vernis qui jouerait le même rôle protecteur. Il recommande le mélange suivant :

Gutta-percha . . . . 4 grammes.
Benzine. 100   —

Pour enlever l'enduit, il suffit de passer les mains à la benzine.

PRÉPARATION DE LA MALADE

La préparation d'une malade en vue d'une opération comporte des *soins communs*, toujours applicables quelle que soit l'intervention, et des *soins particuliers*, qui dépendent de la voie utilisée, voie vaginale ou voie abdominale.

Soins communs. — La veille de l'opération pour la laparotomie, l'avant-veille de l'opération pour une intervention vaginale, la malade aura été purgée ; s'il y a lieu, un ou plusieurs lavements compléteront l'effet de la purge. Pour toute opération vaginale, l'intestin sera mis au

---

[1] V. pour la bibliographie : Longuet. De l'asepsie des mains en chirurgie (*La Presse médicale*, 1901, n⁰ˢ 54, 64 et 66).

[2] Mikulicz se servait des gants de fil, qui ont l'inconvénient de n'être pas imperméables. On doit donner la préférence aux gants de caoutchouc qui seront minces, faits sur mesure, bien adaptés à la main et aux doigts. — Quénu (*Bull. et Mém. Soc. de Chir.*, 1899, t. XXV, p. 510 et 1901, n⁰ 7, p. 186) a recommandé des gants de jersey caoutchouté, dont il a encore modifié et perfectionné le modèle récemment. — Döderlein (*Centralbl. f. Gyn.*, 1898, n⁰ 26, p. 681) recommande l'emploi des gants en caoutchouc très mince et sans coutures présentés par Friedrich au Congrès allemand de chirurgie de 1898. — Pour la stérilisation des gants de caoutchouc, Sticher (*Monats. f. Geburtsh. u. Gyn.*, 1902, Bd. XLV, p. 511), préconise l'ébullition pendant dix minutes et la conservation dans une solution de lysol à 1 pour 100 ou de sublimé à 1 pour 1000. Döderlein (*Centralb. f. Gyn.*, 1898, n⁰ 26, p. 681) recommande l'ébullition pendant une demi-heure ; puis la conservation dans une solution de lysol à 1 pour 100. Chaque fois que l'on met ces gants, on les remplit d'une solution de lysol, afin que la main y glisse facilement.

repos pendant les vingt-quatre heures qui précéderont l'opération ; il est même bon, douze heures avant l'opération, de donner à la malade une pilule de 0,05 à 0,05 centigrammes d'extrait thébaïque : il est, en effet, de première importance qu'il n'y ait pas d'évacuation alvine immédiatement avant ou pendant l'opération, ainsi qu'il arrive souvent lorsqu'on purge ou lavemente les malades dans les vingt-quatre heures qui précèdent l'intervention.

Toute malade devant être opérée aura également pris un grand bain savonneux la veille ou même, s'il y a lieu, un bain de sublimé (10 à 15 grammes par bain, dissous dans l'alcool).

La toilette des organes génitaux sera spécialement faite. Autant que possible, on rasera, la veille de l'opération, les organes génitaux et le pubis. Pour les petites interventions vaginales on peut épargner le pubis et, réciproquement, pour une laparotomie qu'on prévoit simple et facile, on peut respecter les organes génitaux. Un bon lavage savonneux terminera cette petite opération.

Du moment où elle est purgée la malade sera soumise à la diète et au repos au lit ; elle ne prendra que du bouillon ou du lait en quantité très modérée. A partir de douze heures avant l'opération, il ne lui sera permis qu'un peu d'eau, et, depuis six heures avant, elle s'abstiendra même de tout liquide.

Soins particuliers. — Les soins particuliers varient suivant que l'opération est pratiquée sur les organes génitaux externes et par le vagin ou qu'elle a lieu par l'abdomen.

Dans l'un et l'autre cas il s'agit, d'ailleurs, de désinfecter au mieux la région opératoire par tout l'ensemble des moyens dont nous disposons.

Antisepsie des organes génitaux externes. — La désinfection du canal vaginal doit être entreprise plusieurs jours à l'avance ; elle est essentiellement obtenue par l'emploi des injections vaginales, dans certains cas par la désinfection du col et du corps (injections intra-utérines).

Injections vaginales. — Les injections vaginales peuvent être pratiquées deux, trois fois par jour, soit avec de l'eau bouillie simple, soit avec de l'eau chargée d'un antiseptique. La solution la plus communément employée est la solution de sublimé ou de permanganate de potasse.

Je considère la **solution de sublimé** à 1/2000, en injection vaginale, comme ne pouvant pas offrir d'inconvénients, quand on fait celle-ci dans les conditions et suivant les préceptes qui seront indiqués plus loin. On a beaucoup incriminé le sublimé, en gynécologie et surtout en obstétrique. Il est certain qu'on en a usé tout d'abord avec trop peu de ménagements et à trop fortes doses. Mais on a peut-être été trop loin ensuite dans la réaction. Les auteurs qui ont publié des travaux sur ce point n'ont pas toujours assez tenu compte de la différence capitale qui existe entre les injections faites peu après l'accouchement et celles qui sont pratiquées dans d'autres conditions. Chez la femme récemment accouchée, les cavités vaginale et utérine communiquent largement par l'intermédiaire d'un col plus ou moins béant et ramolli. Une injection faite dans le vagin, surtout si l'on n'a pas soin de maintenir alors ses parois écartées avec les doigts, passe très aisément, coule pour ainsi dire dans l'utérus, s'y amasse, y séjourne, et peut être absorbée par sa muqueuse molle ou sa surface desquamée. De là les accidents signalés à la suite de simples injections vaginales [1]. Ces accidents n'ont pas été, du reste, observés seulement avec les injections au sublimé, mais encore avec les injections phéniquées. Je noterai à ce sujet le danger qu'il y a à employer des solutions aqueuses préparées instantanément, en diluant des solutions alcooliques d'acide phénique très concentrées. Il peut arriver, surtout si le produit est impur, qu'il se forme des gouttelettes huileuses dont la dissolution se fasse mal, et qu'on injecte alors, au lieu d'une solution, un mélange réellement toxique. Ainsi s'expliquent les accidents graves (cyanose, symptômes de mort imminente, guérison avec faiblesse du bras droit) observés par Briggs[2] chez une accouchée, consécutifs à une injection vaginale d'un demi-litre d'eau contenant une cuillerée à thé de solution alcoolique d'acide phénique. Il est certain aussi que les injections intra-utérines avec des solutions de sublimé trop fortes (1/1000) peuvent devenir nuisibles même en dehors de l'état puerpéral ; tel ce fait de Mijnlieff où une injection de cette sorte, continuée durant vingt-six jours pour une simple métrite, provoqua de la néphrite hydrargyrique avec hématurie. Je ne parle pas à dessein des expériences faites sur le vagin des lapines et des femelles de cochon d'Inde, les résultats obtenus sur ce point spécial ne me paraissent pas concluants.

Il faut bien se rappeler, du reste, que les solutions de sublimé ordinairement employées, dès qu'elles se trouvent en présence d'une sécrétion un peu abondante, leucorrhée, ichor cancéreux, etc., sont très rapidement neutralisées et perdent à la fois de leur pouvoir toxique et désinfectant. Ernest Laplace[3] a démontré l'infidélité relative de cet anti-

---

[1] Voir sur les injections de sublimé : MIJNLIEFF, mémoire hollandais, anal. in *Centr. f. Gyn.*, 1887, n° 30, p. 561. — SCHRADER (*Berichte und Arbeiten aus der geburtshülfgynäkologischen Klinik zu Marburg, von* AHLFELD, Bd. II, p. 189). — HOFFMANN. Die Verwendung des Sublimats als Desinficiens in der Geburtshülfe ; Marburg, 1886. — KELLER. Zur Sublimatfrage (*Arch. f. Gyn.*, Bd. XXVI, p. 107). — DOLÉRIS et BUTTE. Recherches expérimentales sur l'intoxication par le sublimé (*Nouv. Arch. d'obst et de gynéc.*, 1886, n° 12). — Otto von HERFF. Revue critique (*Centr. für Gynäk.*, 1887, n°s 56 et 57, p. 559 et 585).

[2] W. A. BRIGGS. *Sacramento med. Times*, 1887, n° 2, p. 43.

[3] E. LAPLACE. Saure Sublimat-Losung als desinficirendes Mittel und ihre Verwendung in Verbandstoffen (*Deutsche med. Woch.*, 1887, n° 40, p. 866).

septique, en a recherché les causes et les moyens d'y remédier. Le sel mercuriel est précipité par les matières albuminoïdes sous la forme d'albuminates, d'où la perte rapide du pouvoir antiseptique [1]. Laplace a trouvé également qu'il suffisait, pour empêcher la formation de ces albuminates de mercure, de rendre acide la solution en y ajoutant 5/1000 d'acide tartrique, et il put répéter alors ses expériences sans qu'il se développât le moindre germe. Cette découverte, très importante pour la chirurgie générale, doit être utilisée en gynécologie.

Le permanganate de potasse est utilisé à la dose 0 gr. 50 à 1 gramme pour 1000 [2].

Les injections vaginales, pour être exactement détersives, seront faites suivant certaines règles. L'irrigateur à ressort est un mauvais

[1] Voici quelques-unes de ses expériences : Un tube ouvert contenant 25 cent. cubes de sérum naturel reçoit 5 cent. cubes d'une solution de sublimé à 1 pour 1000 ; ils n'empêchent pas le développement des germes : avec 1/2 cent. cube de sérum, on a même des bactéries. Dans un tube contenant 5 cent. cubes de solution de sublimé à 1 pour 1000 avec 1/8 de cent. cube de sang humain putréfié contenant des bactéries, les microbes pullulent ; quelques gouttes de ce mélange, cultivées sur la gélatine par la méthode d'Esmarch, donnent naissance, au bout de cinq jours, à de riches colonies de *staphylococcus aureus.*

[2] On a préconisé pour les injections de nombreuses substances dont quelques-unes ont déjà été indiquées p. 51. En voici quelques autres : La *créoline* (BAUMM. Das Creolin in der Geburtshülfe. *Centr. f. Gynäk.*, 1888, n° 20, p. 521 ; — BORN. Erfahrungen uber das Creolin. *Ibid.*, p. 524. — Voir aussi sur la créoline les travaux suivants : A. WEBER. *Bull. méd.*, 1888. n° 11, p. 1181 ; — A. HEYDENREICH. *Semaine méd.*, 7 nov. 1888, p. 425 ; — ROUX. *Revue méd. de la Suisse romande*, 1889, n° 6, p. 561 ; — H. Q. GARRIGUES. *The Amer. journal of med. Sciences*, août 1889, t. 98, p. 109) a été expérimentée, en gynécologie et en obstétrique, à la Maternité et à la Clinique obstétricale de Breslau par Baumm et par Born. Il semble résulter de ces études que la créoline présente certains avantages spéciaux, mais aussi certains inconvénients qui en rendront l'usage très restreint. Il est fort difficile d'obtenir un produit constant, sa composition chimique n'étant pas encore définitivement fixée. On l'emploie en solution de 1/2 pour 100 dans le traitement des ruptures du périnée, des crevasses du sein, etc. Plus concentrée, elle peut donner lieu à de l'érythème ou à des eschares. Elle paraît alors inférieure comme antiseptique à la solution de sublimé à 1 pour 8000 (Baum). Pour les injections intra-utérines, Born a employé la solution à 1 pour 1000 ; pour les irrigations vaginales, à 2 pour 100 ; il n'y a pas eu d'accident d'absorption, et le pouvoir antiseptique a paru réel. La créoline possède le grand avantage de laisser au vagin toute sa souplesse, d'en rendre même la surface onctueuse, ce qui est éminemment favorable aux opérations obstétricales et à certaines opérations gynécologiques, lorsqu'on doit introduire plusieurs doigts dans le vagin ou en extraire une tumeur volumineuse (énucléation d'un corps fibreux, hystérectomie vaginale). On sait que les solutions de sublimé et même d'acide phénique donnent, au contraire, aux parois vaginales une raideur et une rudesse parfois incommodes. C'est, je crois, la seule indication utile de ce nouvel antiseptique. Le défaut de transparence de la solution de créoline la rend impropre à l'immersion des instruments.

BERLIOZ (de Grenoble) a proposé un nouvel antiseptique à base de naphtol, la *microcidine*, dont les solutions à 5 pour 1000 et surtout à 5 pour 1000 auraient un pouvoir antiseptique très grand ; leur toxicité étant très faible, elles ne sont nullement caustiques, mais elles ont l'inconvénient de s'altérer assez rapidement ; les instruments ne se détériorent pas à leur contact. Ce produit serait particulièrement commode et recommandable dans la pratique civile. Voir POLAILLON (*Un nouvel antiseptique : la microcidine. Semaine médicale*, avril 1891, p. 178. Rapport lu à l'Académie de médecine).

Le *naphtol* β, employé par Bouchard pour l'antisepsie intestinale, a été préconisé pour les pansements, en solution dans l'eau ou incorporé à la gaze (J.-L. REVERDIN. *Revue méd. de la Suisse romande*, nov. 1888, p. 656.) Il a l'avantage d'être peu toxique. La solution aqueuse saturée ne contient que 20 centigrammes pour 1000.

instrument et doit être abandonné. Un récipient en tôle émaillée (fig. 37) ou en verre (fig. 38), muni inférieurement d'un tube armé d'une canule en verre, qu'il est facile de désinfecter, sera fixé à une faible hauteur ou soulevé par la main d'un aide. La personne qui donne l'injection place d'une main la canule dans le vagin et introduit à côté le médius et l'index de l'autre main, qu'elle pousse douce-

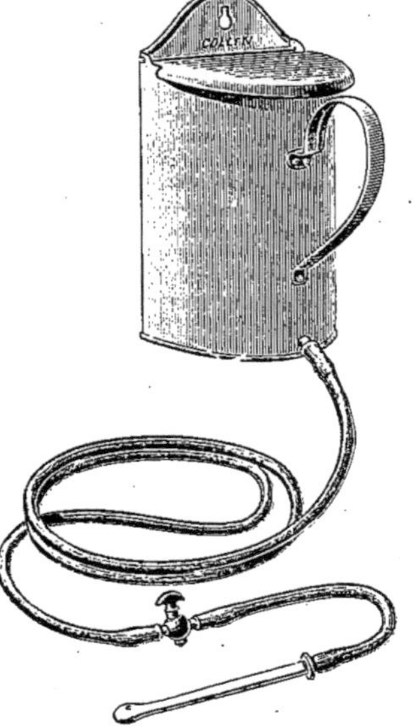

Fig. 37. — Injecteur en tôle émaillé avec couvercle.

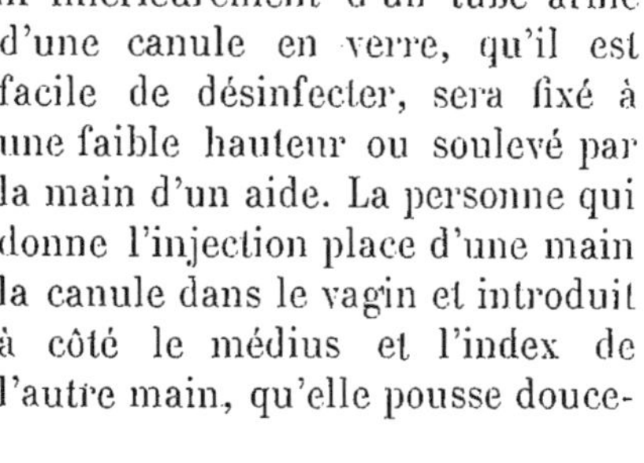

Fig. 38. — Injecteur en verre.

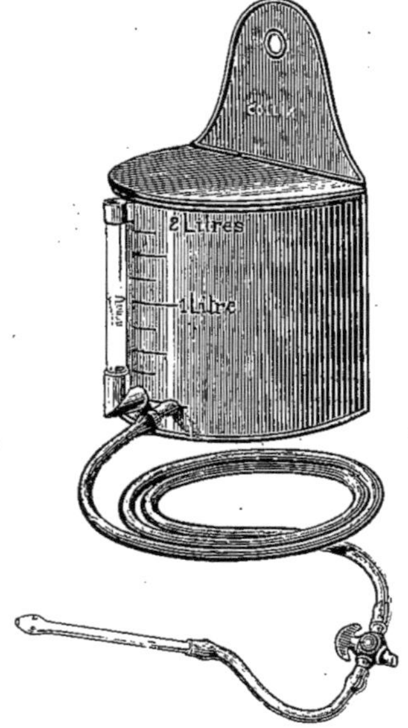

Fig. 39. — Injecteur avec niveau d'eau.

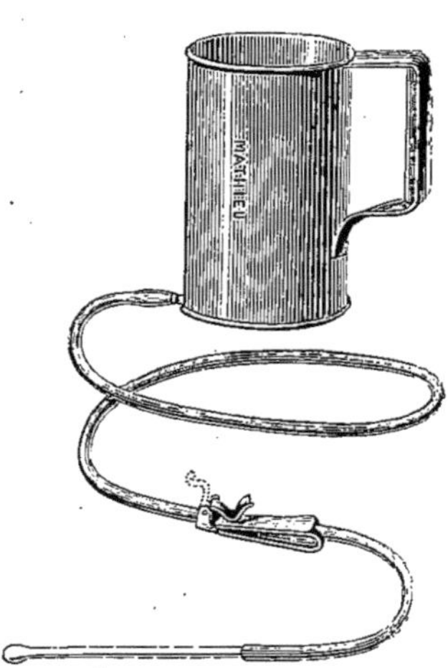

Fig. 40. — Injecteur en tôle émaillée, ouvert.

ment jusqu'aux culs-de-sac, et qu'elle promène ensuite en divers sens, avec une certaine force, sur toute la périphérie du vagin, de manière à le déplisser et à le laver minutieusement. Sans cette manière de procéder, il reste toujours des impuretés et des causes d'infection.

Sur le trajet du tube de caoutchouc est placé soit un robinet (fig. 59), soit une pince à ressort (fig. 40).

Toutes les canules destinées à être maniées par le chirurgien seront de préférence en verre fort, à un seul orifice terminal, car c'est vers les culs-de-sac vaginaux et le col que doit être projeté d'abord le liquide dont le reflux seul nettoie le vagin. Pour les injections que les malades doivent se donner elles-mêmes, il est préférable d'avoir des canules percées de plusieurs trous au niveau d'un renflement terminal, pour éviter l'éventualité possible de l'introduction de la canule dans le museau de tanche. Il est, aussi, commode d'employer alors un spéculum grillagé et adapté autour de

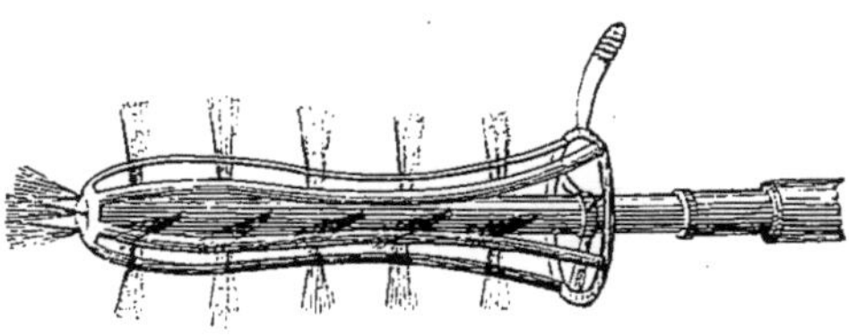

Fig. 41. — Canule associée à un spéculum grillagé pour injections (Dumez).

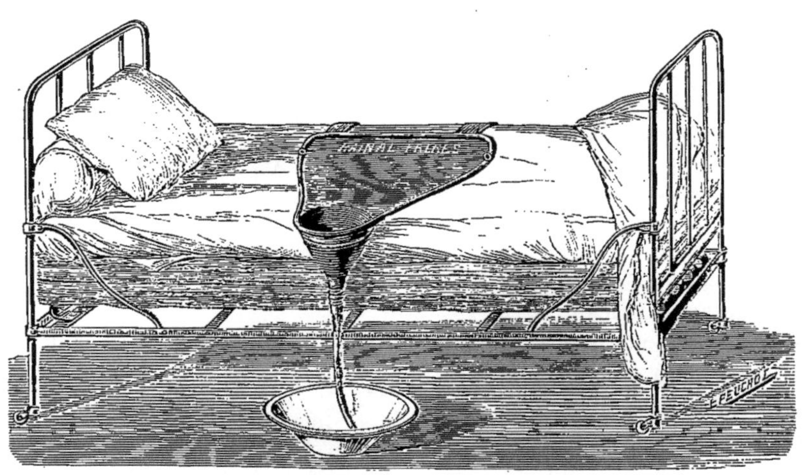

Fig. 42. — Alèze de Smester (en caoutchouc) pour injections vaginales.

la canule, lequel déplisse le vagin et permet un nettoyage plus exact (fig. 41). Toute injection vaginale doit être administrée, la femme étant couchée sur un bassin ou une alèze imperméable et munie d'un tube qui conduit le liquide dans un seau (fig. 42, 43, 44 et 45).

On a beaucoup exagéré les accidents que peuvent produire les injections vaginales et le risque de blesser le col ou d'y faire pénétrer du liquide. Quelques médecins ont même été jusqu'à proscrire l'emploi de toute canule. Je crois que c'est une grave erreur. On doit seulement recommander aux malades de ne pas enfoncer l'instrument de plus de 6 à 8 centimètres, environ la longueur du doigt.

Les canules en gomme, qu'on ne peut exactement nettoyer et con-

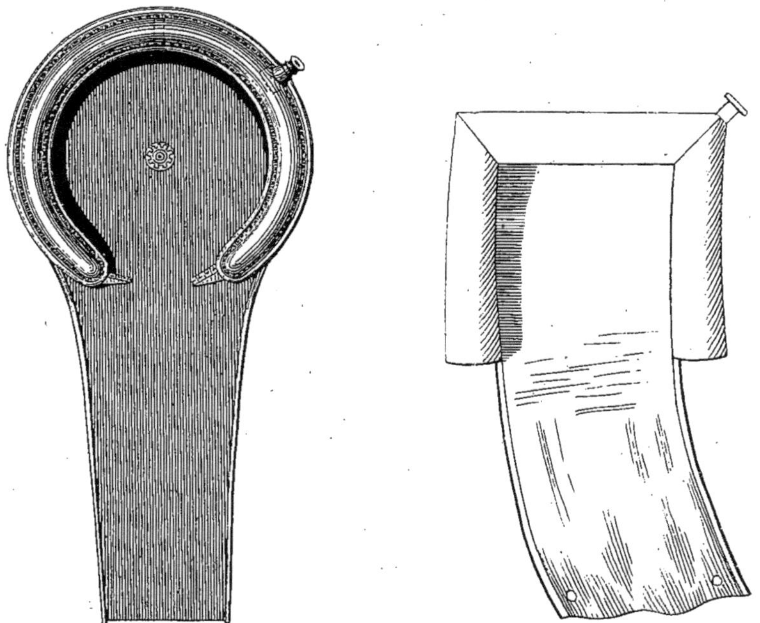

Fig. 43 et 44. — Alèze de Kelly (en caoutchouc) pour injections et opérations vaginales.

server antiseptiques, doivent être rejetées. Les canules courbes n'offrent aucun avantage sur les droites.

On ne doit pas négliger, après toute injection antiseptique, spécialement après celle au sublimé, d'appuyer, en terminant, sur la fourchette de façon à assurer l'écoulement complet du liquide. Certaines femmes, en effet, présentent une tonicité telle de la partie terminale du vagin et de la vulve, qu'une notable quantité de liquide peut demeurer emmagasinée dans la portion supérieure de

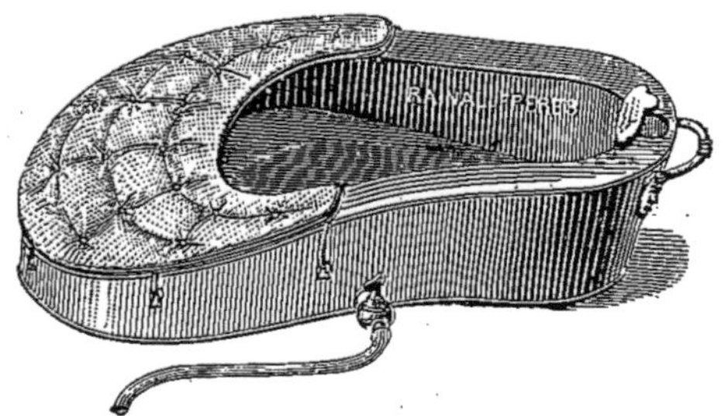

Fig. 45. — Bassin à tube d'écoulement pour les injections vaginales.

ce canal et donner lieu à des accidents d'absorption. J'ai été témoin une fois d'accidents très légers du reste, qui ne reconnaissaient pas d'autre cause.

Une opinion longtemps répandue a été que l'injection antiseptique devait suivre, et non précéder, les manœuvres de petite gynécologie, toucher, cathétérisme, dilatation, etc. Il y a là une erreur des plus graves. C'est surtout *avant* que l'antisepsie est nécessaire. Les observations de Kaltenbach[1] sur l'auto-infection des femmes en couches avaient pu déjà faire soupçonner l'existence d'une infection, pour ainsi dire latente, des organes génitaux de la femme, surtout dans l'état puerpéral. Les recherches directes de Winter[2] ont mis ce fait capital hors de doute. Le vagin de la femme saine contient des germes pathogènes : le *staphylococcus pyogenes aureus, citreus, albus*, et des *streptococci* de diverses variétés parfaitement reconnaissables à leurs caractères morphologiques propres, et susceptibles de culture. Mais, circonstance importante, leur virulence paraît comme atténuée et latente, puisque les inoculations de ces germes ou de leurs cultures sont restées sans effet sur les animaux. Toutefois ils constituent une menace perpétuelle, car cette semence inerte peut, à la moindre impulsion septique venue du dehors, germer et fructifier avec les plus terribles conséquences. En outre, rien ne prouve que ces microbes, atténués tant qu'ils restent confinés dans leur habitat ordinaire, au-dessous de l'orifice interne du col utérin, ne prennent pas de nouveau des qualités virulentes, s'ils se trouvent transportés, par une manœuvre intempestive, au delà de cette frontière naturelle. La réalité du transport des germes dans l'utérus par le cathétérisme et le toucher a été mise hors de doute par les observations précises de Winter sur des pièces enlevées par l'hystérectomie, peu de temps après ces manœuvres.

Les conséquences de ces études remarquables sont considérables, et j'y reviendrai plus longuement à propos de la pathogénie des MÉTRITES. Pour ce qui concerne la désinfection pré-opératoire du vagin et du col, elles rendent évidente leur absolue nécessité. Mais est-il possible, même par une injection soignée, d'enlever la totalité des micro-organismes cantonnés dans le col? Steffeck[3] a fait à ce sujet des recherches précises, dont voici le résumé instructif :

1° Après l'injection vaginale simple d'un litre de solution de sublimé à 1/300, on trouve autant de germes dans le col qu'auparavant ; le vagin seul est nettoyé.

2° Après la même injection aidée du lavage vaginal avec *un* doigt, en ensemençant de l'agar-agar avec du mucus vaginal, l'on voit se

---

[1] R. KALTENBACH. Zur Antisepsis in der Geburtshülfe (Volkmann's *Samml. klin. Vorträge*, 1887, n° 295).

[2] G. WINTER. Die Mikroorganismen im Genitalcanal der gesunden Frau (*Zeitsch. f. Geburtsh. und Gynäk.*, 1888, Bd. XIV, Heft 2, p. 443).

[3] STEFFECK. Ueber Desinfection des weiblichen Genitalkanals (*Centr. f. Gyn.*, 1888, n° 28, p. 448).

développer des colonies, moins nombreuses il est vrai, mais encore
assez abondantes.

3° Après la même manœuvre avec les *deux* doigts, deux cultures sur
trois demeurent stériles.

4° Dans une dernière expérience, l'injection du vagin et le lavage du
col sont faits de la façon suivante : un doigt est poussé dans le col aussi
profondément que possible ; un autre doigt est promené dans le cul-de-
sac antérieur et le nettoie ; puis on change les deux doigts de place, de
manière à nettoyer le cul-de-sac postérieur ; le jet de l'injection est
ensuite dirigé exactement sur l'orifice du col. A la suite d'un nettoyage
ainsi effectué, toutes les tentatives de culture sont demeurées sans
résultat, tandis qu'avant cette désinfection les tubes donnaient jusqu'à
50 ou 100 colonies. Mêmes bons résultats avec la solution phéniquée à
5 pour 100. Mais, comme on pouvait le prévoir, cette désinfection n'est
que momentanée ; des germes descendent de la partie sus-vaginale du
col dans le museau de tanche. En effet, au bout d'une heure on peut
trouver de nouveau des germes dans la portion inférieure du col. Il est
toutefois un moyen de les détruire pour longtemps, c'est de faire une
seconde injection, avec les mêmes précautions, une heure après la première, puis une troisième, une heure après la seconde. Le mucus qui
coule ensuite ne contient plus de germes, Steffeck a pu s'en assurer, au
bout de cinq jours, chez une accouchée[1].

Ce procédé de stérilisation successive est un peu long, mais il réduit
au moins à leur minimum les chances d'auto-infection. Telle est la
raison pour laquelle je recommande, dans certains cas, d'administrer
trois injections consécutives à une heure d'intervalle, avant l'opération.

S'il s'agit d'une affection répandant une mauvaise odeur, végétations
cancéreuses, corps fibreux sphacélé, etc., on fera précéder l'injection
antiseptique d'une **injection désodorante** (qui est en même temps antiseptique, mais à un moindre degré) avec un litre d'eau bouillie additionnée d'une quantité variable de *liqueur de Labarraque* ou de vinaigre
de Pennès (deux à trois cuillerées par litre). L'*eau oxygénée* est, à titre
antiseptique, particulièrement recommandée dans ces cas ; en général
elle est étendue d'eau à 1/2, à 1/3, à 1/4. De même le *bleu de méthylène*
à 2 pour 100 est assez préconisé en ces circonstances.

Antisepsie du col et de la cavité utérine. — Dans certaines circonstances on peut être amené à pratiquer l'antisepsie du col et même
de la cavité utérine.

Pour la surface externe du col et même la cavité du col on peut utiliser des badigeonnages à la teinture d'iode, au permanganate de

[1] MENGE (Ueber ein bacterienfeindliches Verhalten der Scheidensecrete Nichtschwangerer.
Deutsche med. Wochenschr., 1894, p. 867) a étudié les conditions de résistance du vagin
à la culture des germes et en a tiré des conclusions intéressantes. V. MÉTRITES.

potasse à 1/10, au chlorure de zinc à 1/10, 1/4, 1/2. Pour la cavité du col et à fortiori pour celle du corps, il peut être bon d'utiliser des crayons antiseptiques. On s'est longtemps servi en gynécologie de petits crayons composés selon cette formule, donnée par von Hacker[1] :

Iodoforme pulv. . . . . 20 gr.
Gomme arabique . . . .)
Glycérine . . . . } ãã 2 gr.
Amidon . . . .)

(*F. s. a.* des bâtonnets de même calibre que les crayons ordinaire de nitrate d'argent).

Ces crayons ont l'avantage d'être très maniables et de pouvoir facilement être poussés très avant dans l'utérus; mais parfois (vu sans doute un défaut dans leur préparation) ils se dissolvent incomplètement et provoquent des coliques par leur séjour. J'ai donc pris le parti d'y renoncer et de saupoudrer simplement le col d'iodoforme ou d'en insuffler dans sa cavité, puis de laisser à son contact un tampon de gaze iodoformée.

Injections intra-utérines. — On peut aussi avoir recours aux injections intra-utérines que l'on emploie d'ailleurs presque exclusivement après une opération. Ces injections, en gynécologie, sont loin d'avoir les mêmes dangers qu'en obstétrique; il faut pourtant excepter les cas où la cavité utérine est très dilatée et présente, après une opération, une large surface cruentée (énucléation de fibromes, curage d'un cancer du corps, etc.). Dans ces cas-là, en effet, on se trouve dans ces conditions qui rappellent un peu celles de l'utérus après l'accouchement, au point de vue des facilités d'absorption.

Bien qu'on puisse employer sans grand inconvénient en général des solutions très faibles de sublimé, à 1/4000 par exemple, mieux vaut avoir recours à des substances non toxiques : c'est ainsi que l'on emploie couramment le permanganate de potasse à 1/2000, la solution iodo-iodurée faible, etc. La solution devra être tiède, et on pourra en faire passer un demi-litre et même plus, jusqu'à ce que le nettoyage intra-utérin soit reconnu complet, d'après l'aspect du liquide qui sort.

Le nombre des sondes à injections intra-utérines s'est beaucoup multiplié récemment. Je me borne à mentionner, sans les décrire, celles de Pajot, Budin, Pinard, Militano, Doléris, Segond, Mathieu, Reverdin, Auvard, Ollivier, Cordes, Saint-Martin, Weber, etc. Quand la cavité utérine n'est pas augmentée, je me sers du modèle de Bozeman-Fritsch (fig. 46), après dilatation extemporanée du col, s'il est nécessaire; à

---

[1] R. v. HACKER. Notice sur les procédés antiseptiques, etc., trad. par J. REDARD. *Rev. de chirurgie*, 1885, p. 43.

défaut de la sonde de Bozeman-Fritsch on peut employer des modèles analogues (fig. 47 et 48). Si l'utérus est largement dilaté, l'injection avec une sonde ou canule ordinaire n'expose à aucun danger tant que

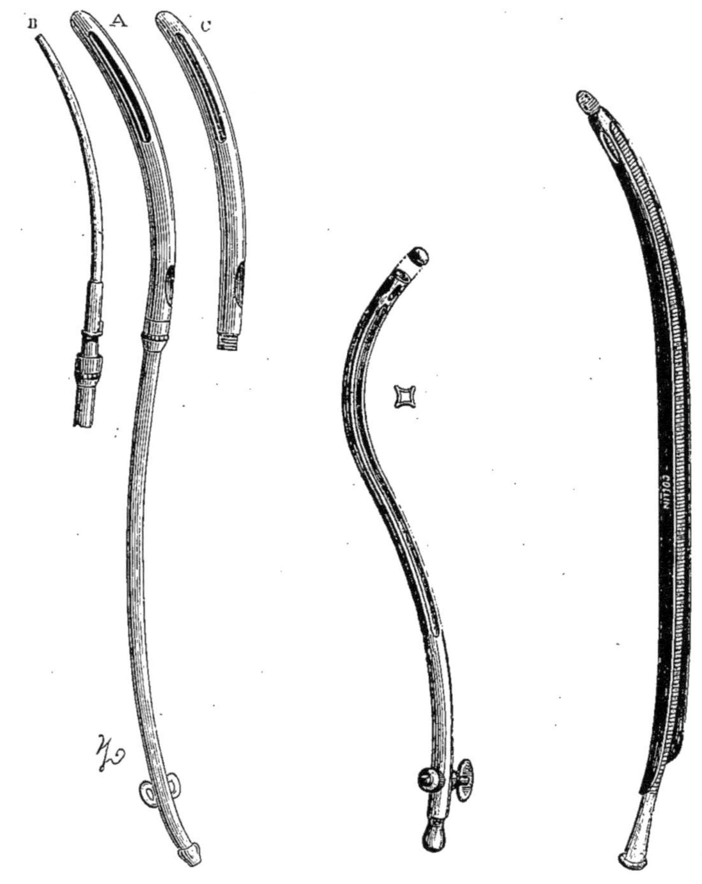

Fig. 46.   Fig. 47.   Fig. 48.

Fig. 46. — Sonde intra-utérine de Bozeman-Fritsch. — A. Sonde montée. — B. C. Les deux parties de la sonde démontées.

Fig. 47. — Sonde intra-utérine d'Ollivier. — Fig. 48. — Sonde intra-utérine de Colin.

la pression n'est pas trop forte, le reflux du liquide se faisant facilement *autour* de la sonde.

Quand l'intérieur de l'utérus a besoin d'être énergiquement désinfecté (comme dans certains cas de fibromes gangrenés, de cancers intra-utérins avec fongosités putrides, etc.), les injections de permanganate de potasse à 1/1000, de solution iodo-iodurée forte, d'eau oxygénée, etc., sont à recommander; après les avoir largement pratiquées, il est bon de les faire suivre d'une autre irrigation (intra-uté-

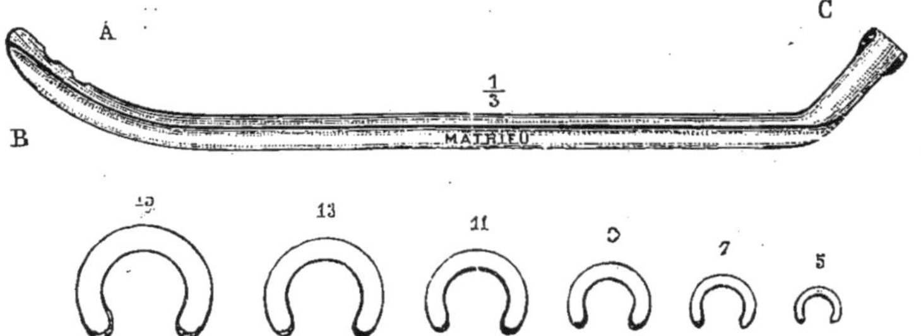

Fig. 49. — Sonde en fer à cheval de Budin pour injections intra-utérines. — Coupe des divers calibres de la sonde en fer à cheval.

rine) indifférente, capable d'assurer l'évacuation de l'excès de l'antiseptique. Je recommande pour cela l'eau stérilisée additionnée de 6/1000 de sel marin, addition qui modifie heureusement son pouvoir endosmotique et irritant, en rapprochant sa composition de celle du sérum sanguin. Je fais un grand usage de ce liquide pour les lavages simplement *aseptiques*, toutes les fois que, pour une raison ou pour une autre, l'action des antiseptiques me paraît offrir des inconvénients.

Je ne veux pas quitter ce sujet de l'antisepsie des organes génitaux externes du vagin et du col utérin, sans dire un mot d'un procédé qui est à la fois un adjuvant opératoire et un moyen de désinfection, je veux parler de l'**irrigation continue opératoire**. On peut la pratiquer soit au moyen d'un spéculum spécial (fig. 50), soit simple-

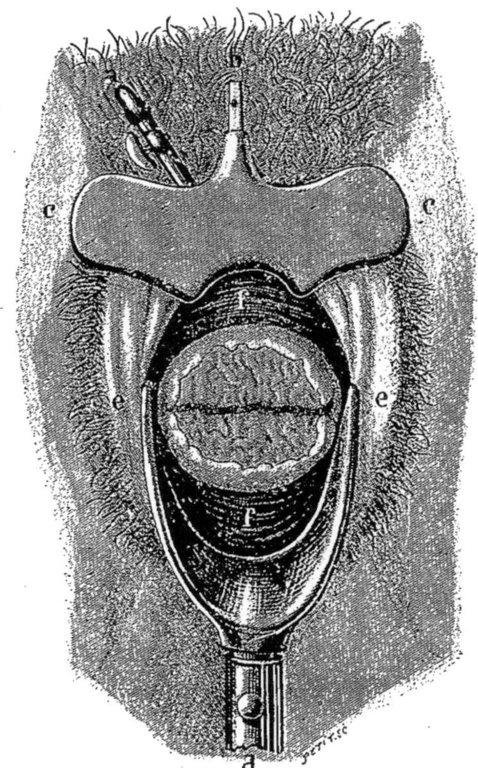

Fig. 50. — Irrigation continue opératoire avec le spéculum de Fritsch.

Le col ulcéré est rendu accessible par l'application d'une valve concave de Simon en bas et d'une valve plate à irrigation continue de Fritsch en haut. — *a*. Ajutage où s'adapte le tube servant à l'irrigation. — *b*. Pièce où s'articule le manche mobile de la valve supérieure. — *cc*. Partie évasée de la valve supérieure. — *d*. Valve de Simon fixée à son manche. — *ee*. Grandes lèvres. — *ff*. Culs-de-sac vaginaux.

ment, à l'aide d'une longue canule que l'un des aides tient à pleine main, en prenant un point d'appui sur le pubis, en même temps qu'il tient dans la même main un autre instrument, valve ou pince fixatrice (fig. 51). Le liquide que j'emploie pour l'irrigation est l'eau stérilisée d'une température de 35 à 40 degrés. Le mince filet d'eau qui coule

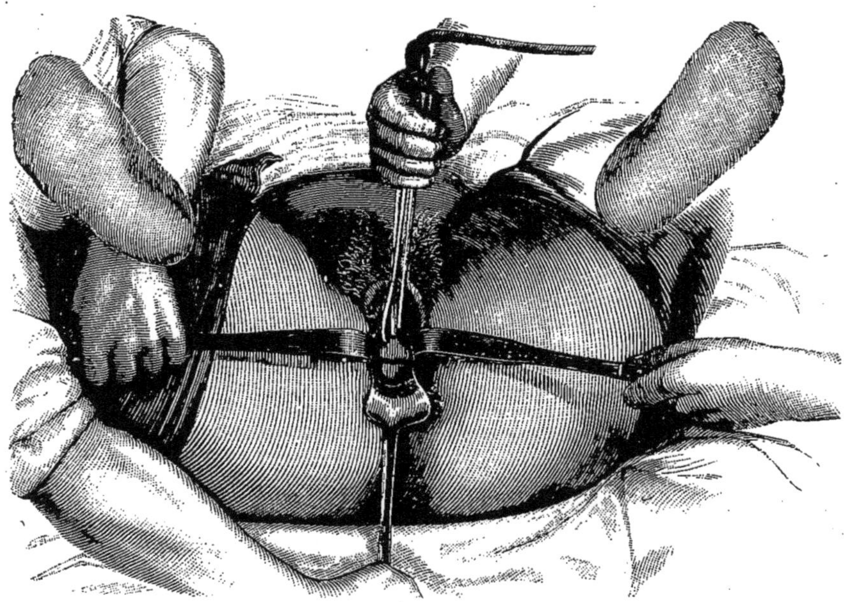

Fig. 51. — Irrigation continue opératoire à l'aide d'une longue canule (position des aides).

constamment sur le champ opératoire et dont on active ou dont on modère le débit, a pour avantage de chasser incessamment le sang des surfaces cruentées et, par suite, de permettre de mieux voir.

Laparotomie. — J'arrive aux précautions antiseptiques spéciales que comporte la **laparotomie**.

Une grave question se pose tout d'abord : Comment se fait-il que des opérateurs de haute valeur, Lawson-Tait et Bantock, par exemple, aient repoussé l'antisepsie comme inutile et même dangereuse, et qu'ils aient obtenu, malgré ce dédain, de magnifiques résultats[1]? Cela n'in-

---

[1] LAWSON-TAIT. *Brit. med. Journ.*, 15 avril 1882, p. 543 et 28 oct. 1882, p. 850; *The patho-logy and treatment of diseases of the ovaries*, 4ᵉ édit., Birmingham, 1883, p. 268 et suiv. — G. BANTOCK. *Brit. med. Journ.*, 8 janv. 1882. — REIN (Aseptik oder Antiseptik bei Laparo-tomien? (*Wien. med. Presse*, 1891, n° 8) a établi une comparaison entre les méthodes d'asep-sie pure et d'antisepsie. Sur 28 cas, il a eu recours 13 fois à l'asepsie pure, et 15 fois à l'antisepsie au moyen d'une solution phéniquée à 2 pour 100. Dans la première série 40 pour 100 des cas ont présenté une température au-dessus de 38 degrés ; dans la seconde 15 pour 100 seulement. Il a constaté également que la mortalité était plus considérable

firme-t-il pas péremptoirement l'utilité des précautions minutieuses que nous allons recommander?

La contradiction est moindre en réalité qu'en apparence, et pour s'en convaincre, il suffisait de suivre dans tous ses détails la pratique des opérateurs que je viens de citer. On voyait que s'ils n'étaient pas *anti-septiques*, ils étaient, le plus possible et à un très haut degré, *asepti-ques*[1], c'est-à-dire qu'ils remplaçaient l'antisepsie *chimique* par l'antisepsie *physique* (usage de la chaleur) et par de très grands soins de propreté. Or, pour les temps principaux de la laparotomie (pour tou-tes les manœuvres intra-péritonéales), l'asepsie est non pas seulement égale, mais même supérieure à l'antisepsie. En effet, vu la grande déli-catesse de l'épithélium des séreuses, l'emploi d'une solution antiseptique, assez forte pour être active, l'altère profondément, et peut avoir des suites graves pour l'opération. On doit donc être rigoureusement asep-tique, dans le ventre, et réserver l'antisepsie pour l'extérieur[2]. Si l'on remarque, en outre, qu'après la laparotomie la suture exacte des parois de l'abdomen ne laisse, pour ainsi dire, plus subsister de plaie, on comprendra comment, pour le pansement, l'omission des antiseptiques peut ne pas avoir une grande importance.

La *veille de l'opération*, la malade prend un grand bain et le soir, après avoir complètement rasé les poils, on lui applique un enveloppe-ment humide et antiseptique du ventre. Pour ce faire, on trempe quelques larges compresses de mousseline dans une solution tiède de sublimé faible, on les exprime et on en recouvre le ventre de la malade; par-dessus on applique un large morceau de taffetas gommé, puis une large couche de ouate ordinaire et on maintient le tout par un bandage de flanelle assez fortement serré et retenu par des sous-cuisses.

Si, au cours de l'opération, on croit devoir intéresser le vagin, on pratiquera l'antisepsie de la vulve et du vagin, ainsi qu'il a été dit plus haut : rasage et nettoyage de la vulve au savon, injection et nettoyage du vagin en s'aidant du doigt coiffé ou non d'une compresse de mousse-line pour mieux en déterger les parois, badigeonnage du col avec un antiseptique, s'il y a lieu, et placement d'une mèche de gaze iodo-formée.

Immédiatement avant l'opération et sous chloroforme, on aura recours à un nouveau nettoyage de la paroi. Un aide, dont les mains ont été préalablement désinfectées, va être chargé des soins de la désinfection du champ opératoire. Avec une brosse douce stérilisée, ou avec une com-

---

dans la première que dans la seconde. — Aujourd'hui tout le monde est d'accord sur la supériorité de l'asepsie sur l'antisepsie.

[1] H. Varnier. *Ann. de gynéc.*, 1887, t. XXVII, p. 274.

[2] Sänger. Société obst. et gyn. de Leipzig, [21 janv. 1889 (*Centr. f. Gyn.*, 1889, n° 25, p. 441). — J. Veit. Société obst. et gyn. de Berlin, 26 avril 1889 (*Centr. f. Gyn.*, 1889, n° 21, p. 571).

presse stérilisée, préalablement trempée dans de l'eau savonneuse stérilisée ou directement chargée de savon, on nettoie largement l'abdomen
y compris les plis inguinaux et cruraux. Ce savonnage, tout en étant
énergique, ne doit pas aller jusqu'à l'excoriation de l'épiderme qu'il
faut soigneusement respecter. Avec le plus grand soin on nettoiera
l'ombilic en ayant soin de faire saillir le fond que l'on saisit avec une
petite pince de Kocher stérilisée de manière à l'éverser. La région ainsi
bien nettoyée sera débarrassée de son excès de savon par une irrigation
à l'eau stérilisée, puis on la passera à l'éther, au sublimé à 1 pour 1000
et à l'alcool. En versant ces derniers antiseptiques sur la région il faut,
au moyen d'une compresse bien appliquée au niveau du pubis, *préserver la vulve* qui serait irritée et enflammée parfois vivement par le
contact de ces liquides.

Certains opérateurs par crainte d'une infection de la plaie par la peau
de la malade, plus [particulièrement dans les régions pileuses, appliquent une couche de teinture d'iode, soit la veille, soit immédiatement
avant l'opération, sur la région opératoire proprement dite.

Murphy enduit la peau d'une sorte de vernis qu'il compose de la
manière suivante :

Acétone.	100 grammes.
Gutta-percha.	4 —

S'il y a lieu, on complétera la toilette de la paroi abdominale par
la toilette vulvo-vaginale qu'on pratiquera de la manière suivante :
nettoyage de la vulve, du périnée et de la face interne des cuisses au
savon ; nettoyage du vagin et en particulier des culs-de-sac vaginaux au
savon, soit avec une brosse très douce, soit, et mieux, avec le doigt
coiffé d'une compresse stérilisée ; injection vaginale à l'eau stérilisée ou
avec une solution de sublimé faible à 1 pour 2000 ou avec une solution de permanganate de potasse à 1 pour 1000.

Toute la région opératoire ayant été ainsi nettoyée, on recouvre l'abdomen et, s'il y a lieu, la région vulvaire, avec une très large compresse stérilisée à laquelle on a donné le nom de « champ opératoire ».

Il est préférable de faire cette toilette préopératoire dans la salle
d'anesthésie et on utilisera avec avantage un lit construit de telle sorte
que les liquides, versés sur l'abdomen, passent à travers un plan grillagé dans une grande cuvette de manière à ne pas mouiller le dos de la
malade et provoquer ainsi un refroidissement qui peut être la cause de
complications post-opératoires (fig. 9).

La malade ainsi préparée est portée de là salle d'anesthésie dans la
salle d'opération.

CHAPITRE II

L'ANESTHÉSIE EN GYNÉCOLOGIE

Les opérations gynécologiques se pratiquent à peu près toujours sous l'anesthésie générale. Cependant, quelques-unes d'entre elles peuvent être exécutées sous l'anesthésie locale. Certains chirurgiens ont fait sous l'anesthésie locale des opérations très importantes telles que des laparotomies[1].

On a même été plus loin encore : Largeau[2] (de Niort) a pratiqué trois ovariotomies et une hystérectomie abdominale sans anesthésie d'aucune sorte. Chez les femmes hystériques ou bien nerveuses il est possible, en effet, d'obtenir parfois une anesthésie suffisante par la **suggestion hypnotique**. Geyl[3] (de Dordrecht) a pu, dans ces conditions, exciser le rectum procident et amputer un col de l'utérus; l'anesthésie, sous l'influence hypnotique, avait duré deux heures, dans le premier cas, et plus d'une heure dans le second. Mesnet[4] a communiqué à l'Académie de médecine l'observation d'une cystocèle vaginale, opérée sans douleur dans les mêmes circonstances.

Anesthésie locale. — L'anesthésie locale peut être souvent utilisée, avec des procédés divers, suivant qu'on opère sur la peau ou sur la muqueuse.

Pour une incision ou une dissection rapide, on peut employer la **réfrigération**, avec un mélange de glace pilée et de sel marin additionné ou non de sel ammoniac. Il faut se hâter de saisir le moment où la peau blanchit et ne pas prolonger l'action du froid, si l'on ne veut pas s'exposer à des phlyctènes ou même à des escarres. Un moyen commode est la pulvérisation d'éther avec l'appareil de Richardson : il est trop connu pour que j'y insiste. Il a l'inconvénient d'être lent et de proscrire l'emploi du thermocautère : aussi divers auteurs à l'étranger, et, en France, Terrillon[5], avaient-ils proposé de le remplacer par des pulvéri-

---

[1] Guinon. Raclage de l'utérus dans le sommeil hypnotique (*Gaz. méd. de Paris.* 16 avril 1887, p. 181).

[2] Largeau. *Congrès français de chirurgie.* 1895, p. 816.

[3] Geyl. Ueber scheinbare Wirkung des Cocaïn (*Arch. f. Gyn.*, 1887. Bd. XXXI, H. 3, p. 380).

[4] Mesnet. *Bull. de l'Acad. de Méd.*, juillet 1889, t. XXII, p. 92.

[5] O. Terrillon. *Bull. et Mém. de la Soc. de Chir.*, 1880, p. 198, 213, 221, 261.

sations de bromure d'éthyle non inflammable ; celui-ci offre d'autres inconvénients qui ont empêché son emploi de se généraliser.

Le chlorure de méthyle dit chlorméthyle a été employé, comme anesthésique local, en 1884, par Lallier, puis par Debove qui a fait construire un appareil spécial qui rend très commode son emploi.

Galippe[1] compose un mélange de chlorure de méthyle et d'éther et, à l'aide d'un tampon d'ouate ou d'un pinceau, il en touche les parties à anesthésier.

Redard[2] a vanté les bons effets du chlorure d'éthyle (ou kélène), également employé en pulvérisation. Ce liquide, dont le point de vaporisation est à + 10° centigrades, est d'un emploi commode dans la pratique. On le conserve dans de petites ampoules, terminées par un bec effilé et renfermant 10 grammes de chlorure d'éthyle. Pour s'en servir, on brise le bec de l'ampoule, et il suffit de la chaleur de la main pour amener la vaporisation du chlorure d'éthyle qui s'échappe en mince jet. Dans le but de rendre l'anesthésie locale plus complète, Bardet[3] a fait ajouter au kélène de la cocaïne, de l'eucaïne en solution de 2 à 4 pour 100. D'après les expériences de Bolognesi et de Touchard[3], cette combinaison s'est montrée très avantageuse.

Il faut toujours quelques minutes pour obtenir une anesthésie suffisante au moyen du kélène. On a donc cherché à renforcer et en même temps à accélérer son action en lui adjoignant le chlorure de méthyle, qui a simplement pour effet de faire baisser le point d'ébullition du kélène. C'est ainsi que Joubert préconise le coryl[4] (mélange à parties égales de chlorure d'éthyle et de chlorure de méthyle), et Bengué[5] vante l'anesthyle (5 parties de chlorure d'éthyle et 1 de chlorure de méthyle).

Le météthyle[6] de Henning est composé de chlorure d'éthyle, de chlorure de méthyle et de chloroforme.

Nous ne mentionnerons que pour mémoire l'emploi de l'acide carbonique à l'état solide ou liquide (Wiesendenberg[7], Kummel) ; la combinaison de l'acide carbonique solide avec l'éther (Sapelier) ; l'emploi de l'acide phénique à 85 pour 100 (Squibb, Bell, Andrew), celui du rhigolène (Richardson).

---

[1] Galippe. *Soc. de biol. de Paris*, séance du 4 février 1888 et *Bull. de l'Ac. de méd.*, Paris, séance du 7 février 1888, t. XIX, p. 175.

[2] Redard. Nouvelle méthode d'anesthésie locale par le chlorure d'éthyle. (*C. R. du Congrès franç. de Chir.*, Paris, 1890, p. 431.)

[3] Bardet, Bolognesi, Touchard, *Soc. de thérap.*, 13 janv. 1899.

[4] Voir Sauvez, Thèse de Paris, 1893.

[5] Bengué in Terrier et Péraire, *Petite Chirurgie*. Paris, 1901, p. 868.

[6] Ostoja Linski. Ueber die neuen Anästhesierungsmethoden, Posen, 1900.

[7] Robert Wiesendenberg. Die Verwendung der flussigen Kohlensäure zur Erzeugung localer Anästhesie (*Journ. f. Zahnheilk.*, n° 21, 1891) et *Wien. med. Presse*, 14 juin 1891, n° 24, p. 960.

Anesthésie par la cocaïne. — L'anesthésie locale est le plus communément obtenue par l'emploi de la cocaïne. Les propriétés anesthésiantes de la cocaïne furent en quelque sorte révélées en 1884, au congrès de Heidelberg, par Karl Keller[1] qui démontra que les instillations de cocaïne sur la muqueuse oculaire insensibilisent la cornée et la conjonctive permettant ainsi de faire des opérations sans douleur. En France, F. Terrier[2] répéta un des premiers ces expériences et en fit part à la Société de chirurgie. L'analgésie des muqueuses par les solutions de cocaïne entra rapidement dans la pratique et, pour ce qui est de la gynécologie, le **badigeonnage** avec la solution au dixième fut rapidement préconisé. On obtient ainsi une anesthésie qu'on peut facilement prolonger, par des badigeonnages répétés durant le temps nécessaire à une opération d'Emmet, une amputation du col, ainsi que j'ai pu m'en assurer par mon expérience personnelle. La surface muqueuse, ainsi anesthésiée, paraît au malade s'être changée « en bois », selon leur expression.

L'anesthésie locale par la cocaïne est encore mieux obtenue par l'injection hypodermique. Wölfler[3] a montré qu'une injection hypodermique d'une demi-seringue de Pravaz, contenant une solution à 5 pour 100, suffit pour obtenir, au bout de cinq minutes, une anesthésie qui dure vingt à vingt-cinq minutes. La zone anesthésique s'étend sur une surface de 2 à 3 centimètres, et il existe une seconde zone de demi-anesthésie, tout autour sur une même étendue, ce qui porte à 4 ou 6 centimètres carrés la surface où l'on peut opérer sans douleur, et cela pendant quinze à vingt minutes. C'est plus qu'il n'en faut pour ouvrir un abcès ou extirper une petite tumeur[4].

Je suis assuré que si l'on pouvait vaincre la pusillanimité des sujets dont l'anesthésie générale désarme beaucoup plus facilement les appréhensions, le champ de l'anesthésie locale en gynécologie serait considérablement étendu[5]. Daniel Lewis (de New-York)[6] a pu amputer sans dou-

---

[1] KARL KELLER. Ueber die Verwendung des Cocaïn zur Anästesierung am Auge. (*Wien. med. Woch.*, 25 octobre 1884, n° 43, p. 1276.)

[2] TERRIER. Note sur l'emploi du chlorhydrate de cocaïne dans les opérations qui se pratiquent sur le globe oculaire. (*Bull. de la Soc. de chirurgie*, Paris 1884, t. X, p. 825.)
Voir aussi : BOUCHET, *Thèse de Paris*, 1889; AUBER, *Thèse de Paris*, 1892.

[3] WÖLFLER. Ueber die anästhesierende Wirkung der subcutanen Cocaïn-Injektionen. (*Wien. med. Woch.*, 1885, n° 50, p. 1551.)

[4] SCHLEICH (Die kombinirte Æther-Kokaïn Anæsthesie, *Deustche med. Zeit.*, 1891, n° 44) a associé les pulvérisations d'éther à la cocaïne en solution à 1 pour 100.

[5] FRÄNKEL. Ueber Cocaïn als Mittel zur Anästhesierung der Genital-Schleimhaut. (*Centr. f. Gyn.*, 1884, p. 777.) — Ueber Localanästh, bei der Perineoplastik durch subcutan-Cocaïn-Injektionen (*Centr. f. Gyn.*, 1886, n° 25, p. 592). — HUMISTON. The uses of cocaïne in gynæcological surgery. (*The Times and Registrar*, 1891, p. 409.) — ROSSIER. Ueber Kokainanwendung bei Mastitis-Operationen und bei Dammplastik. (*Corr. Blatt. für Schweiz. Ærzte*, 1891.)

[6] DANIEL LEWIS. *Med. Record*, 4 juin 1887, t. XXXI, p. 634.

leur, après injection de cocaïne, le sein d'une femme de soixante-dix-huit ans, chez laquelle l'existence d'un souffle cardiaque avait fait redouter l'anesthésie générale. J'ai amputé de la même façon un doigt à une jeune femme qui refusait absolument de se laisser endormir. Quelques chirurgiens, tels que Schleich[1], Roux (de Lausanne)[2] et Reclus[3] ont pu pratiquer des laparotomies sans avoir recours à l'anesthésie générale ; ils ont, disent-ils, obtenu une insensibilité suffisante par la simple injection de cocaïne[4] dans le derme et le tissu cellulaire sous-cutané. Je ne crois pas qu'on doive imiter ces exemples.

Il faut user avec précaution des injections de cocaïne et se souvenir que des accidents, et même la mort, sont survenus à la suite de leur emploi. Dudley[5] a rapporté à la Société obstétricale de New-York trois cas où l'injection hypodermique de cocaïne a été suivie de symptômes alarmants. Dans deux cas il avait injecté une solution dans le col, avant le curettage de l'utérus, et dans le troisième à la marge de l'anus, avant l'ablation d'une végétation syphilitique : il s'était servi d'une solution au dixième et en avait injecté environ 15 *minimes*, c'est-à-dire 1 gramme. L'une des malades s'évanouit ; toutes furent très déprimées. Emmet a vu les mêmes accidents. On a observé la perte de connaissance, après injection hypodermique de six gouttes de chlorhydrate de cocaïne à 20 pour 100, équivalant à 6 centigrammes de principe actif[6]. Des accidents très graves, vomissements, adynamie, ralentissement de la respiration, énorme accélération du pouls, sont survenus après une injection semblable de 1 grain anglais (65 milligrammes) faite sur lui-même par le docteur B.-J. Howel[7], dans un but d'expérimentation physiologique. Lorenz[8] a observé des accidents avec des doses encore moins considérables ; il a suffi de 2, 1, et même 3/4 de centigramme de cocaïne injectés dans le col de l'utérus pour amener des symptômes qui, s'ils n'avaient rien d'alarmant, indiquaient néanmoins une intoxication manifeste. Reclus[9], qui utilisait autrefois la solution à 5 pour 100, est progressivement descendu à 4, 3, 2, 1 pour 100 et aujourd'hui recommande de se servir uniquement

[1] Schleich. Drei Laparotomien ohne Chloroformnarkose unter Anwendung der lokal combinirten Æther-Kokaïnanästhesie. (*Berl. Klin. Wochenschr.*, 1891, n° 35.)

[2] Roux. *Rev. med. de la Suisse romande*, 1889, n° 6.

[3] Reclus. *Bulletin médic.*, 5 mars 1893.

[4] Largeau. *Congrès français de chirurgie*, 1893, p. 816.

[5] Dudley. Soc. obst. de New-York. (*Amer. Journ. of Obst.*, 1888, t. XXI, p. 515.)

[6] Schilling. *Gaz. méd. de Paris*, 24 avril 1886, p. 198.

[7] B.-J. Howell. *Med. News*, 1882, p. 487.

[8] Lorenz. Drei Fälle von Cocainintoxication. (*Centr. f. Gyn.*, 1891, n° 51, p. 1035.)

[9] Reclus et Isch-Wall. La cocaïne en chirurgie courante. (*Rev. de Chir.*, fév. 1889, p. 149.)— Delbosc. *De la cocaïne*. Thèse de Paris, 1889. — Roux (*Revue méd. de la Suisse romande*, 1889, p. 55) s'élève, à juste titre, contre cette exagération. Il insiste sur la sensibilité spéciale de certains sujets ; il a vu des accidents tétaniformes survenir à la suite d'une injection de 5 1/2 centigrammes.

d'une solution à 1/2 pour 100, et de ne jamais dépasser la dose totale de 20 centigrammes[1].

Il est bien difficile de ne pas considérer comme des exceptions, résultant soit d'une erreur de dosage, soit d'une idiosyncrasie, les accidents imputés à des injections excessivement faibles. Ainsi, Hallopeau a publié un cas de cocaïnisme aigu à forme prolongée, consécutif à l'injection intra-gingivale d'environ 8 milligrammes de cocaïne. Aux accidents aigus ont succédé des troubles fonctionnels qui ont atteint leur maximum d'intensité un mois après l'injection et n'ont disparu qu'au bout de deux mois et demi. Hallopeau a recueilli deux autres cas analogues[2].

De pareils faits ne devraient pas suffire à faire rejeter ou redouter un excellent moyen d'anesthésie locale : ils invitent seulement à le manier avec prudence.

Différentes méthodes permettent de réaliser les injections de cocaïne. La solution employée généralement est une solution de chlorhydrate de cocaïne à 1 ou 1/2 pour 100. Pour obtenir une solution antiseptique on peut remplacer l'eau par une solution de sublimé à 1 pour 1000. On peut enfin obtenir de la cocaïne stérilisée. Un point important est que la solution soit parfaitement pure et fraîche.

Les seringues employées seront de construction simple et d'un maniement aisé durant l'injection. Reclus recommande des seringues munies d'oreillettes qui permettent de prendre un point d'appui facile (fig. 52).

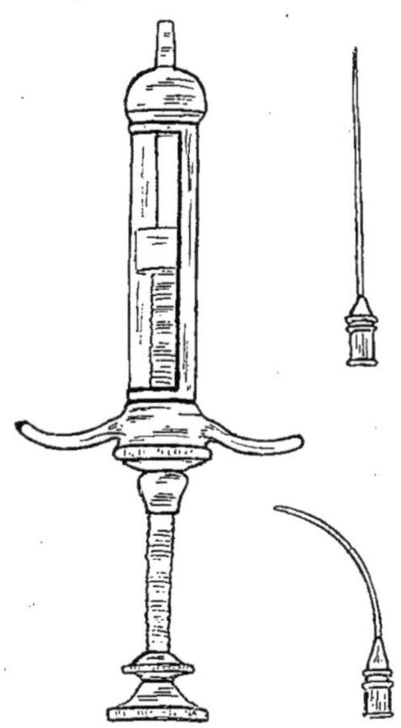

Fig. 52. — Seringue de Reclus, de deux centimètres cubes, contenant par conséquent un centigramme de cocaïne (solution à 1/2 pour 100).

Si l'on a recours à l'injection hypodermique, on fait un pli à la peau, on introduit l'aiguille et, en poussant sur le piston de la seringue, on dépose la cocaïne à l'endroit voulu. Reclus fait remarquer que pour obtenir une bonne anesthésie, il faut pratiquer une injection intra-dermi-

---

[1] P. RECLUS. L'anesthésie par la cocaïne. (*Gaz. des Hôp.*, 5 fév. 1891, n° 15, p. 133.) — *La cocaïne en chirurgie*, Paris, 1895. *L'anesthésie localisée par la cocaïne*, Paris, 1904). — Dans un bon travail sur la cocaïne et ses dangers, P. MANNHEIM (Ueber das Cocaïn und seine Gefahren, *Zeitschr. f. klin. Med.*, Bd. XVIII, Hft. 3-4) a réuni 200 observations d'accidents provoqués par la cocaïne. La dose maxima qui ait pu être supportée est de 1 gr. 25 ; la dose minima qui ait provoqué la mort est de 0 gr. 25. Aussi l'auteur conseille-t-il d'employer comme dose moyenne 2 centigrammes.

[2] H. HALLOPEAU. Sur une forme prolongée de cocaïnisme aigu. (*Bull. gén. de thérapeut.*, 15 juin 1891, p. 481.)

que. Il recommande la technique opératoire qu'il a précisée de la manière suivante :

La malade doit être mise en position horizontale pour toute opération. Il n'est pas nécessaire qu'elle soit à jeun. On ne lui permettra pas de se lever dès l'intervention finie, car elle pourrait être prise, quelques quarts d'heure plus tard, de vertiges, d'éblouissements, de sueurs profuses, de syncope même.

Après la désinfection de la région opératoire, on fixe de l'œil la future ligne d'incision, on saisit entre le pouce et l'index de la main gauche un pli de la peau, à l'extrémité droite de la future incision. Sur le sommet du pli on plante la pointe de l'aiguille et l'on presse en même temps le piston (fig. 53).

On fait alors cheminer lentement l'aiguille dans la trame du derme et son passage se trahit par une boursouflure allongée, une sorte de traînée livide due au liquide qui infiltre le feutrage dermique. On ne s'arrête que lorsque la seringue est vide et que l'ai-

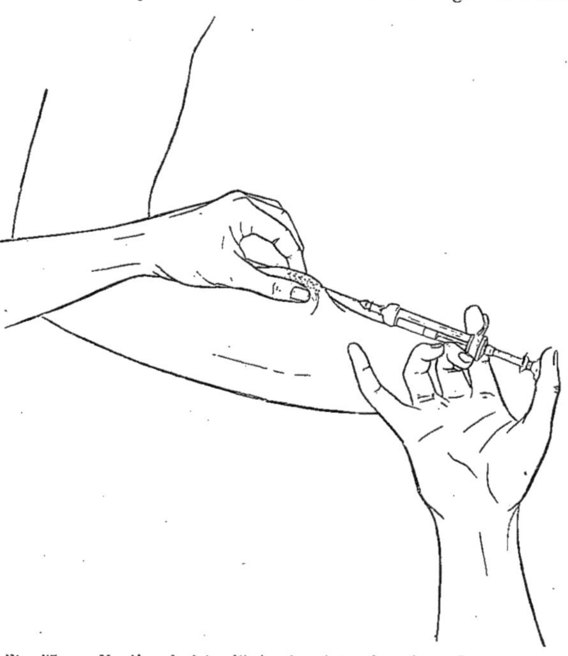

Fig. 53. — Manière de faire l'injection intra-dermique (P. Reclus).

guille, toujours intradermique, est arrivée au bout de sa course. On la retire et on pique un nouveau pli qui continue le premier sur la ligne de la future incision, mais on a soin d'en enfoncer la pointe un peu en amont de l'endroit où finit la traînée analgésique, de façon que la pénétration soit absolument indolore. On continue la même manœuvre jusqu'à ce que l'on ait atteint l'extrémité gauche de la future incision cutanée. Avec cette injection « traçante et continue » l'analgésie de la peau est absolue. Si l'incision doit atteindre d'autres tissus, des couches plus profondes, une nouvelle anesthésie doit l'y précéder, et, couche par couche, tous les plans anatomiques que doit traverser le bistouri doivent être anesthésiés successivement.

Schleich a ajouté à la cocaïne du chlorure de sodium, de la mor-

phine et de l'acide phénique[1]; il avait, en effet, remarqué que l'adjonction de ces substances à la cocaïne rend la solution ainsi composée au
moins deux fois plus anesthésiante que la solution de cocaïne seule. Il
recommande trois solutions de cocaïne à concentration variable suivant la sensibilité des tissus à inciser. Voici ces trois formules :

	Sol. forte.	Sol. moyenne.	Sol. faible.
	gr.	gr.	gr.
Chlorhydrate de cocaïne	0,20	0,10	0,010
Chlorure de sodium	0,20	0,20	0,200
Chlorhydrate de morphine.	0,025	0,025	0,005
Eau distillée stérilisée	100	100	100
Eau phéniquée à 5 pour 100. . . .	2 gouttes	2 gouttes	2 gouttes

Schleich pratique l'injection intradermique.

Succédanés de la cocaïne. — L'emploi de la cocaïne, malgré l'ardeur
de ses adeptes, ne s'est pas encore généralisé, à cause des accidents
auxquels elle a donné naissance entre les mains de certains opérateurs.
Aussi a-t-on songé à utiliser d'autres substances, et, en particulier, on
a recours à la *tropacocaïne*[2], au *pental*[3], à l'*eucaïne*[4], à l'*anesthésine*[5],
à la *subcutine*[6], etc.

Tout récemment, vient d'être introduite dans la thérapeutique, la
stovaïne[7] (chlorhydrate d'amyléine α β). Son grand avantage est d'être
beaucoup moins toxique que les solutions de cocaïne au même titre. En
badigeonnages, la stovaïne paraît inférieure à la cocaïne. En injections

---

[1] SCHLEICH. *La Presse méd.*, 29 décembre 1897, p. 399. — DUMONT. *Traité de l'anesthésie
générale et locale*. Traduction française par Cathelin, Paris, 1904. — DUMONT. *Ueber den
gegenwartigen Stand der cocaïnanalgesie*, Wiesbaden, 1890.

[2] La *tropacocaïne* (SCHWEIGGER SILEX. *Therap. Mcnats.* 1892 et CUSTER. *Cocaïn und
Infiltrationsanasthesie*, Bâle, 1898) est employée sous forme de chlorhydrate de tropacocaïne.

[3] Le *pental* ou triméthyléthylène, dont les propriétés anesthésiques ont été découvertes
par Snowen, 1852, a été expérimenté par plusieurs chirurgiens. Son action serait extrêmement rapide ; il aurait rendu de grands services dans les opérations de courte durée et
dans des cas où le chloroforme avait été mal supporté. Cependant Brener et Philip l'ont
employé avec succès dans des opérations qui ont dépassé une demi-heure. Les nausées et
les vomissements post-anesthésiques firent complètement défaut. Les accidents seraient
extrêmemént rares ; ils ont été observés néanmoins. — HOLLÄNDER. Das pental als Anästhe-
ticum (*Therap. Monatsh.*, octobre 1891). — VON ROGNER. Das Pental -in der chirurgischen
Praxis (*Wien. med. Presse*, 1891, n° 51). — HÄGLER. Ueber Pental (*Correspondenz-Blatt für
Schweiz. Aerzte*, 1892, n° 6). — BRENER. Ueber Pentalnarkose (*Wien. klin. Wochenschr.*,
1892, n° 2). — PAUL-PHILIP. Ueber Pentalnarcose in der Chirurgie (*Arch. für Klin. Chir.*,
t. XLV, fasc. Ier). — GURLT. Zur Narkotisirungs-Statistik (*Arch. für Klin. Chir.*, t. XLV, fasc. 1).
— SICK. *Deut. med. Woch.*, n° 20, p. 486.

[4] L'*eucaïne* comprend deux variétés : l'eucaïne α et l'eucaïne β ; c'est cette dernière qui a
été surtout employée (DUMONT, *Traité de l'anesthésie*, Paris, 1904, p. 235).

[5] L'*anesthésine* a été employée par DUNDAR (*Excerpta medica*, XI° année). RAMSTEDT (*Zeit.
f. Chir.*, 1902, p. 999), DUMONT, *loc. cit.*).

[6] La *subcutine* a fait l'objet de la *thèse* de FONTAN (Lyon, janvier 1904).

[7] La *stovaïne* a été étudiée particulièrement par F. DE LAPERSONNE (*La Presse médicale*,
13 avril 1904), — par P. RECLUS (*La Presse médicale*, 9 juillet 1904 et *Bull. de l'Ac. de méd.*,
séance du 5 juillet, — et par CHAPUT (*Bull. Soc. Biol.*, séance du 7 mai 1904) qui l'a utilisée
en injections sous-arachnoïdiennes.

sous-cutanées, elle paraît égale. Reclus pense que, désormais, elle se substituera, de plus en plus, à la cocaïne, comme anesthésique local. Son mode d'emploi est le même que celui de la cocaïne; mais on peut administrer cet anesthésique à des doses plus élevées : couramment, Reclus a employé 14, 16, 18 et même 20 centigrammes de stovaïne.

Anesthésie régionale. — Feinberg[1], Mayo-Robson[2], Corning[3] établirent que l'injection d'une solution de cocaïne, faite dans le voisinage d'un tronc nerveux sensible, déterminait une sensibilité complète dans tout le territoire de ce nerf si l'on empêchait en même temps l'arrivée du sang dans cette même région à l'aide d'une ligature. Kummer[4] confirma ces données. C'est principalement à Oberst[5] et à Pernice[6], son élève, que l'on doit l'étude de cette méthode. Ce procédé, qui s'applique particulièrement à l'anesthésie des doigts, n'a guère d'application en gynécologie.

Anesthésie médullaire. — **Rachicocaïnisation.** — Sous le nom d'anesthésie ou d'analgésie médullaire, d'anesthésie rachidienne, on désigne une méthode d'analgésie localisée, généralement limitée à la région sous-ombilicale du corps, obtenue par l'injection intra-rachidienne (sous-arachnoïdienne) d'une substance analgésique. C'est la cocaïne qui a été la première employée et qui l'est encore presque exclusivement. Cependant, on a tenté de lui substituer ses divers succédanés, et, dans ces derniers temps, plus particulièrement, la *stovaïne*.

La rachicocaïnisation est l'anesthésie médullaire obtenue par l'injection d'une solution de cocaïne dans l'espace sous-arachnoïdien. Elle doit son existence et son extension aux travaux de Bier en Allemagne et à ceux de Tuffier en France. Mais il faut reconnaître qu'en 1885, Leonard Corning, de New-York, proposa et pratiqua sur des chiens et des malades des injections de cocaïne dans le canal rachidien, afin d'obtenir l'anesthésie du segment inférieur du corps. Plus tard, en 1891, en démontrant l'innocuité de la ponction lombaire, Quincke prépara la voie à cette nouvelle méthode d'anesthésie. D'autre part, en 1892, Mossot et François Franck démontrèrent que l'application de cocaïne à la surface des nerfs ne leur fait courir aucune modification anatomique. Enfin, en 1898, Sicard utilisa la voie sous-arachnoïdienne au point de vue thérapeutique.

---

[1] FEINBERG. *Berl. Klin. Wochens.*, 1886, t. XXIII, p. 52 ; 1887, t. XXIV, p. 166.

[2] MAYO-ROBSON. *Brit. med Journ.*, 1886, n° 1349.

[3] CORNING. *New-York med. Month*, 1886-1887, t. I, p. 101 et *Med. Rec.*, 1887, p. 319 ; *Local anesthesia, etc. New-York*, 1886 ; et J.-L. CORNING, *New-York med. Journ.*, 1885, t. XIII, p. 483.

[4] KUMMER. *Revue médicale de la Suisse romande*, mai 1890, t. X, p. 554.

[5] OBERST (de Halle). *Deut. med. Wochenschr.*, 1890, n° 14.

[6] PERNICE. *Deut. med. Wochenschr.*, 1890, p. 287.

Tuffier[1] recommande de pratiquer la ponction avec une aiguille en platine longue de 8 centimètres, adaptée à une seringue de 10 centi-

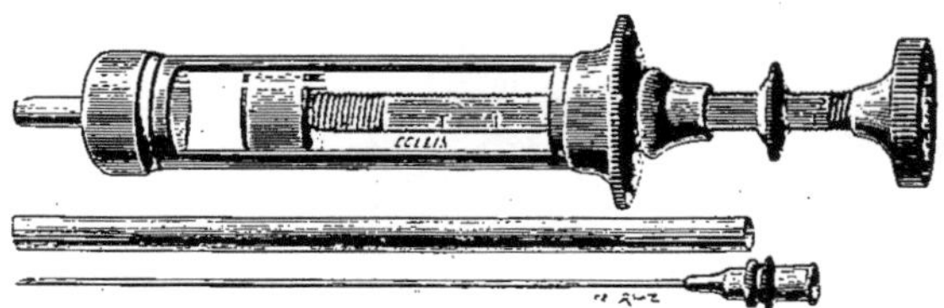

mètres, le tout facilement stérilisable (fig. 34). La solution de cocaïne employée est au titre de 2 pour 100, soigneusement stérilisée soit par le chauffage au bain-marie, répété plu-

Fig. 34.— Seringue avec l'aiguille de Tuffier pour la rachi-cocaïnisation; entre les deux, l'étui protecteur de l'aiguille.

sieurs fois, à 80 degrés, soit par le chauffage à 120 degrés, à l'auto-clave, dans des tubes scellés[2]. Cette température ne doit pas être dépassée sous peine d'altérer la cocaïne et de voir échouer la méthode.

La région lombaire est aseptisée tout comme s'il s'agissait d'une opé-

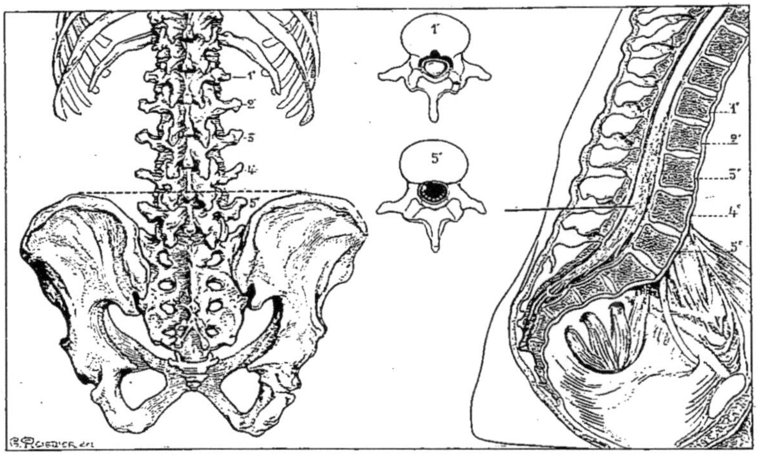

Fig. 55. —Schémas de la région lombaire (d'après Tuffier et Desfosses).

Sur le schéma de gauche, on voit les repères osseux : une ligne horizontale, passant par les crêtes iliaques, coupe la colonne vertébrale au niveau de l'apophyse épineuse de la quatrième vertèbre lombaire. — Le schéma de droite montre que le cône médullaire terminal s'arrête au niveau de la deuxième vertèbre lombaire, et que le cul-de-sac arachnoïdien descend jusqu'à la deuxième vertèbre sacrée ; c'est entre ces points que doit se faire la ponction ; le trait noir indique son lieu d'élection. — Entre ces deux schémas on voit la première vertèbre lombaire et la cinquième lombaire : au niveau de la première lombaire le canal rachidien contient la moelle ; au niveau de la cinquième lombaire il ne contient que les nerfs de la queue de cheval.

ration. Les bras portés en avant, le tronc dans la rectitude, un aide repère du doigt la crête iliaque ; le chirurgien marque de l'index l'apo-

[1] TUFFIER. *La Presse médicale*, 15 nov. 1899, p. 294; *Rev. de Gyn. et de Chir. Abd.*, 1900. p. 685 et *La !Presse médicale*, 7 nov. 1900. p. 325; avril 1901, p. 189 et juin, p. 265; décembre 1902, p. 1159. — KENDIRDJY, *Thèse de Paris*, 1902.
[2] TUFFIER. *La Presse médicale*, 1901, p. 81.

physe épineuse qui correspond à une ligne horizontale menée par les deux crêtes iliaques. L'injection se pratiquant le plus souvent entre la quatrième et cinquième vertèbres (fig. 55 et 66), l'index cherche l'apophyse de la quatrième. A ce moment, on commande à la malade de se courber en avant et de faire « gros dos » (fig. 57), manœuvre qui a pour but de faire bâiller d'un centimètre et demi environ l'espace interlamellaire. Le chirurgien pique alors directement d'arrière en avant tout contre le

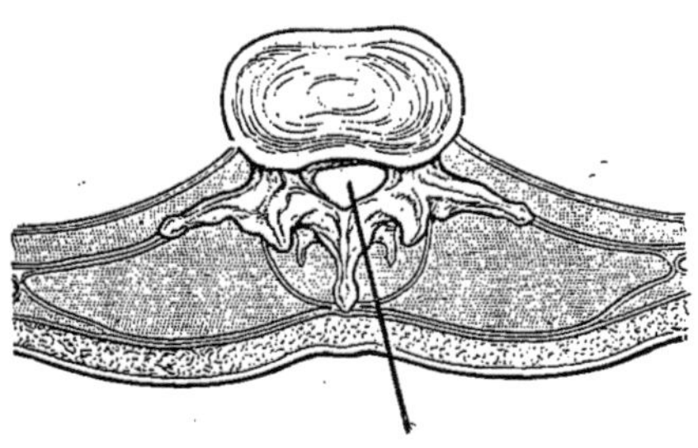

Fig. 56. — Coupe de la région lombaire passant par le quatrième espace inter-vertébral. Le trait noir α indique la direction que doit suivre l'aiguille.

bord de son index à un demi-centimètre de la ligne épineuse. Il traverse le muscle et sent brusquement le tissu manquer sous l'aiguille. Si l'aiguille a bien pénétré dans la cavité sous-arachnoïdienne, on voit sourdre quelques gouttes de liquide céphalo-rachidien pur. Alors seulement la seringue est adaptée à l'aiguille et l'injection est poussée très lentement. La quantité de solution à injecter est à peu près d'un centimètre cube et demi, ce qui correspond à environ 0 gr. 015 à 0 gr. 020 de cocaïne. Cette dose est toujours suffisante, quelle que soit la longueur de l'intervention,

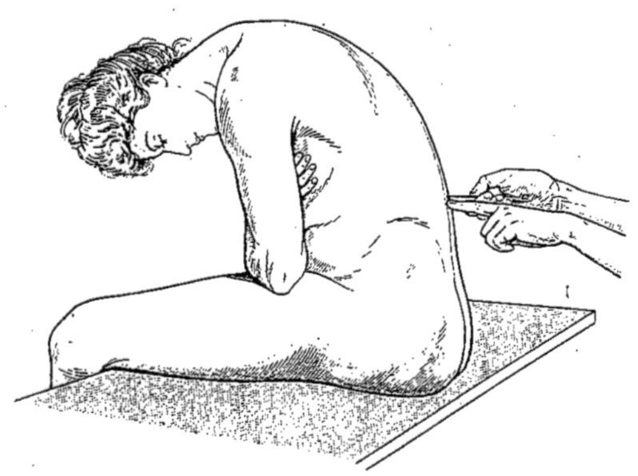

Fig. 57. — Position de la malade pour l'injection sous-arachnoïdienne.

puisque la durée de l'anesthésie est en moyenne d'une heure et demie.

L'analgésie commence par les extrémités pour remonter progressivement vers le tronc et on comprend qu'il faut attendre plus de temps pour pratiquer une incision de la paroi abdominale (10 à 15 minutes), que pour opérer sur le pied (5 à 10 minutes).

Les accidents les plus fréquents consécutifs à cette méthode sont : la céphalalgie et les vomissements pendant et après l'anesthésie ; exceptionnellement, on a noté dans les 24 heures une ascension thermique. Enfin on a cité quelques rares cas de mort.

Pensant que les accidents pouvaient être dus à l'introduction dans l'espace sous-arachnoïdien d'un liquide qui n'était pas isotonique au liquide céphalo-rachidien, Guinard[1], Ravaut[2] et Aubourg[3] ont proposé de faire une solution de cocaïne isotonique au liquide céphalorachidien et ils ont utilisé la formule suivante :

Chlorhydrate de cocaïne. . . . .   2 grammes.
Chlorure de sodium.   0,15
Eau distillée. . . . .   50 grammes.

Ces auteurs recommandent, en outre, avant de pousser l'injection, de laisser écouler une dizaine de gouttes du liquide céphalo-rachidien, ce qui équivaut à peu près au volume du liquide à injecter. Enfin, la seringue étant ajustée à l'aiguille, ils aspirent une petite quantité du liquide céphalo-rachidien qui vient se mélanger à la solution titrée, puis ils injectent le tout dans la cavité sous-arachnoïdienne.

Quelle que soit l'ingéniosité de la méthode de l'anesthésie médullaire et malgré les succès très réels qu'elle a pu donner, je ne crois pas qu'elle soit appelée à entrer définitivement dans la pratique. En effet, les accidents divers qu'elle peut occasionner ne sont pas négligeables ; en outre, l'inconscience de la malade, que procure l'anesthésie générale, me paraît plutôt un avantage qu'un inconvénient.

Anesthésie générale. — L'anesthésie générale est communément employée pour toutes les interventions gynécologiques.

Dans certains cas difficiles, on peut employer l'anesthésie générale pour faire un diagnostic. L'**exploration** est considérablement facilitée par suite de la flaccidité des parois abdominales et de l'absence d'actions réflexes, sous l'influence de la douleur. Cette anesthésie exploratrice est utile avant un grand nombre d'interventions ; il est souvent impossible, sans elle, d'obtenir des notions précises sur l'état des annexes de l'utérus dans les cas d'inflammation de ces organes. On la pratiquera de préférence, immédiatement avant l'intervention.

Éthérisation. — L'éther[4], préconisé à l'étranger par nombre de

---

[1] Guinard. *Congrès français de Chirurgie*, 1901 et *Bull. Soc. Chir.*, 1901, p. 541, 611. 823, 777 et 791.

[2] Ravaut et Aubourg. *Soc. de Biologie*, 1901, 15 juin.

[3] Guinard, Ravaut et Aubourg. *La Presse méd.*, 1902, n° 89, p. 1062.

[4] La découverte de la méthode d'anesthésie par l'éther date de 1846. Elle a été faite en Amérique et s'est très rapidement généralisée en Europe, ainsi qu'il résulte des dates suivantes : 1846, 30 septembre, Morton (de Boston) pratique, de propos délibéré, la première opération avec l'éther : l'idée de l'insensibilisation lui avait été inspirée par son ami Horace Wells (dentiste de Hartfort), qui en 1844, après avoir respiré le protoxyde d'azote s'était fait extraire une dent sans douleur et avait, dès lors, fait tous ses efforts pour propager la méthode d'anesthésie ; quant au moyen d'exécution de l'emploi de l'éther c'est le chimiste Jackson qui le fournit à Morton. —1846, octobre. John Warren met le procédé à l'usage à l'hôpital général de Massachusetts. — 1846, 19 décembre. Liston pratiqua avec succès à Londres, à l'hôpital d'University College, une amputation de jambe. — 1846, 25 décembre. Jobert de Lamballe fait à Paris la première anesthésie sous la direction d'un jeune médecin américain. — 1847, 12 janvier. Malgaigne fait la première communication à l'Académie de médecine à ce sujet. — 1847, 1er février. Velpeau porte la question à l'Académie des sciences

chirurgiens américains, anglais, allemands, etc., en France, par l'École de Lyon, a été l'objet de nouvelles études à Paris en ces dernières années[1]. On a accusé cet agent d'avoir une action destructive sur l'épithélium rénal, ce qui en rendrait l'emploi dangereux, toutes les fois que les reins peuvent être plus ou moins atteints, comme cela a lieu si fréquemment dans les tumeurs abdominales. Lee, Dudley, Freeman, Talbot, etc., ont cité des cas de ce genre[2]. Pour ma part, je n'abandonne pas le chloroforme, qui me semble le meilleur des anesthésiques, pourvu qu'il soit bien administré. Les deux principaux reproches que je ferai à l'éther sont, d'une part, d'irriter les bronches, et, d'autre part, de ne pouvoir être manié en présence d'un foyer incandescent; en outre, il faut toujours en donner d'assez grandes quantités, ce qui en rend l'approvisionnement un peu plus compliqué.

L'administration de l'éther est simple : on prend un masque à éther, dont il existe plusieurs modèles et dont le plus connu est le masque de Julliard (fig. 58). Ce masque est formé par une monture en fil de fer; il a 15 centimètres de long, 12 centimètres de large, 15 centimètres de haut et présente une surface de vaporisation de 750 centimètres carrés; extérieurement, il est recouvert d'une toile imperméable; intérieurement, il est tapissé d'une gaze hydrophile qui, au sommet de la voûte du masque,

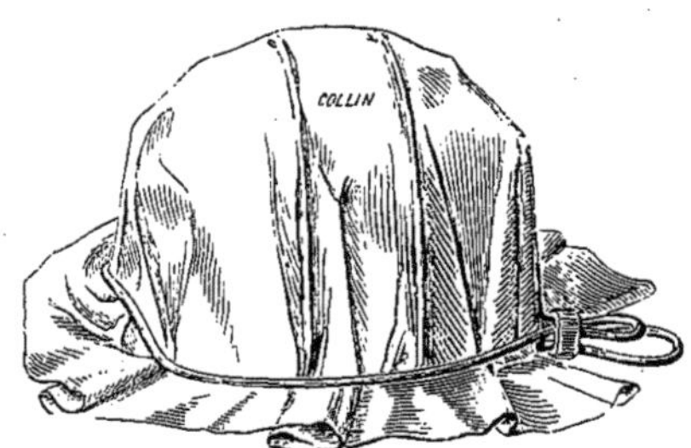

Fig. 58. — Masque de Julliard.

porte une large rosette de flanelle. C'est sur cette rosette que l'on verse 20 centimètres cubes d'éther environ. On approche alors le masque lentement et progressivement du visage, et, dès que la malade est habituée à l'odeur, on applique directement le masque sur la face. Au bout d'une à deux minutes, on verse dans le masque une nouvelle dose d'éther et, s'aidant alors d'une compresse, dont on entoure le masque, on cherche à faire respirer de l'éther uniquement à la malade. On veillera, avec le plus grand soin, à la respiration, et on soulèvera le masque si elle devient irrégulière. Un certain nombre de chirurgiens

où il signale le fait de l'insensibilisation comme étant de nature à impressionner profondément non seulement la chirurgie, mais encore la physiologie, voire même la psychologie. (Historique d'après Dastre. *Les anesthésiques*, Paris, 1890).

[1] Le Dentu. *Bull et Mém. de la Soc. de Chir.*, 1894, p. 422. — Voir aussi la discussion in *Bull. Soc. Chir.*, mai et juin 1895 et in *Bull. Académie de médecine*, mai et juin 1902. Consulter encore, F.-L. Dumont. *Traité de l'anesthésie générale et locale.* Édition française, par F. Cathelin, Paris, 1904.

[2] Lee, etc. Soc. obstét. de New-York, 21 fév. 1888 (*Amer. Journ. of Obst.* 1888, t. XXI, p. 410).

font précéder l'administration de l'éther d'une injection de morphine ou de la solution de Dastre, qui comprend un mélange de morphine (0,01 centigramme) et d'atropine (0,001 milligramme).

Chloroformisation. — En France, le chloroforme[1] reste l'anesthésique de choix. On doit toujours en vérifier la pureté, surtout quand l'anesthésie doit être de longue durée[2].

Le chloroforme doit être récemment rectifié et conservé à l'abri de la lumière; on en mettra, à chaque opération, la quantité nécessaire dans un petit flacon muni, soit d'un double tube, soit d'un bouchon où l'on pratiquera, séance tenante, une gouttière latérale qui permette de n'en verser qu'en petites quantités.

Quand l'opération doit avoir quelque durée, et pour les sujets particulièrement nerveux et excitables, j'ai pendant longtemps, avant de commencer l'administration du chloroforme, fait une injection hypodermique de 1 centimètre cube (soit 25 ou 30 gouttes) de la solution suivante :

Eau distillée	10 grammes.
Chlorhydrate de morphine	10 centigrammes.
Sulfate d'atropine	5 milligrammes.

Après un accident grave, j'ai renoncé à cette méthode[3].

---

[1] Le chloroforme a été découvert en 1831 par SOUBEIRAN ; ses propriétés anesthésiques ont été révélées par FLOURENS le 8 mars 1847 et ont reçu leur première application sur FUR-SELL, étudiant en médecine. SIMPSON d'Edimbourg en a étudié méthodiquement le mode d'administration dans une communication faite à la Société médico-chirurgicale d'Edimbourg, le 10 novembre 1847.

[2] R. DUBOIS-REYMOND. Ist unreines Chloroform schädlich? (*Berl. Klin. Wochenschr.*, 1891, n° 53), a fait des expériences sur les animaux et arrive à cette conclusion que l'impureté du chloroforme joue certainement un rôle dans la production des accidents causés par cet anesthésique.

[3] Ce procédé d'anesthésie mixte (procédé de DASTRE ET MORAT) est destiné à éviter les seuls *accidents* véritables de la chloroformisation, la syncope laryngo-réflexe et surtout la *syncope secondaire*, contre laquelle le chirurgien est désarmé. Il évite en même temps l'agitation du début, diminue les nausées, ménage considérablement la consommation du chloroforme et, par conséquent, les dangers d'intoxication anesthésique ultime, dans les opérations de longue durée. Les diverses questions théoriques et pratiques qu'a soulevées son emploi sont discutées dans les deux communications suivantes : Sur un procédé d'anesthésie (*C. R. de la Soc. de Biologie*, 7e série, 7 avril 1883, t. V, p. 242) ; — Sur le procédé de MM. DASTRE et MORAT ; anesthésie mixte par la morphine, l'atropine et le chloroforme (*C. R. Soc. Biol.*, 14 avril 1883, t. V, p. 259). — Voir aussi les discussions dont elles ont été l'objet de la part de FRANÇOIS-FRANCK, PONCET, BROWN-SÉQUARD, PAUL BERT, AUBERT.

Voir aussi : REEVE. Advantages of mixed narcosis in gynecological surgery (*Amer. Journ. of Obst.*, t. XXIV, 1891, p. 1210).

Mon savant ami le professeur DASTRE m'a déclaré que dans ses expériences de laboratoire, avant l'emploi de ce procédé, il perdait un animal (chien) sur quatre, soumis à l'anesthésie. Depuis dix années (1879-1889) qu'il l'a appliqué à des centaines d'animaux, il n'en a pas perdu un seul, et cet avantage se joint à la commodité et l'innocuité.

Ce procédé est passé dans la pratique chirurgicale. AUBERT, chirurgien en chef de l'Antiquaille à Lyon, l'a recommandé formellement. Il a rendu compte de ses avantages (*C. R. Soc. Biol.*, 21 avril 1883, p. 282) en ces termes : « Je ne connais actuellement rien de préférable ni de plus pratique. Les avantages de ce mode sont les suivants : 1° la sécurité;

Les règles de l'emploi du chloroforme sont suffisamment bien connues pour que je n'aie pas besoin d'insister.

Je rappellerai cependant qu'il existe deux grandes méthodes d'administration du chloroforme : 1° la chloroformisation par gouttes; 2° la chloroformisation à l'aide d'appareils de dosage.

Quelle que soit la méthode employée, une précaution préliminaire importante est de s'assurer que la malade n'a ni *râtelier*, ni pièce dentaire mobile, ou de les lui faire enlever avec soin. On ne doit jamais oublier de recouvrir d'un *corps gras* les saillies du visage, de crainte de brûlures, par suite du contact du chloroforme, durant les anesthésies prolongées que nécessitent beaucoup d'opérations gynécologiques.

1° Méthode de chloroformisation par gouttes. — Proposée pour la première fois par Léon Labbé[1], en 1882, elle est actuellement employée par la majorité des médecins.

Cette méthode, fort simple, consiste à donner le chloroforme en petite quantité, sans intermittence; on verse goutte à goutte le chloroforme sur un mouchoir ou sur une *compresse* en toile, pliée de façon que ses dimensions soient suffi-

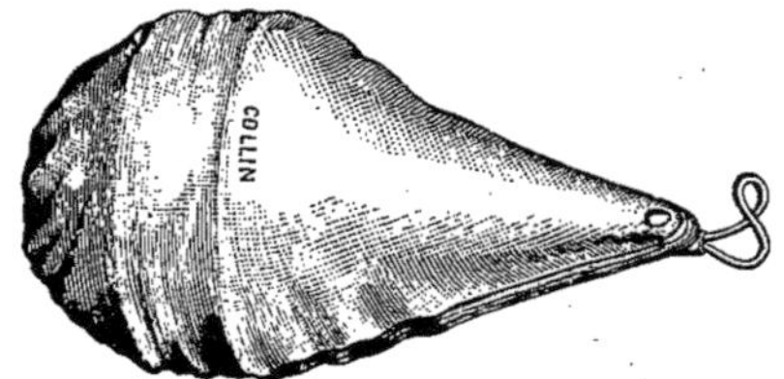

Fig. 59. — Masque à chloroforme.

santes pour couvrir à la fois le nez et la bouche de la malade. On peut également employer des *masques*, dont il existe un grand nombre de modèles (fig. 59, 60 et 61).

2° la rapidité plus grande avec laquelle on obtient le sommeil ; 3° le calme absolu du malade ; 4° la facilité du réveil : 5° la simplicité des suites, au point de vue des malaises et des vomissements ultérieurs. Quelques-uns de mes collègues de Lyon, et particulièrement les professeurs GAYET et LÉON TRIPIER, ont, à mon instigation, employé le même mode d'anesthésie. Le nombre des cas s'élève aujourd'hui (1887) à plusieurs milliers sans aucun accident. » Ce procédé dérive de l'emploi combiné de la morphine et du chloroforme, fait expérimentalement établi pour la première fois par CL. BERNARD, en 1864, et en chirurgie (1873) par NUSSBAUM (de Munich). Ces recherches furent poursuivies, en France, par GUILBERT, de Saint-Brieuc (1870), LABBÉ et GOUJON (1872). L'emploi combiné du chloral et du chloroforme avait été tenté, chez les alcooliques, par le Dr FORNÉ (1874) et le Dr DUBOIS. Le professeur TRÉLAT a aussi associé le chloral à la morphine dans un but anesthésique, pour les opérations qui n'exigeaient que l'engourdissement (4 grammes d'hydrate de chloral et 40 grammes de sirop de morphine du Codex dans 120 grammes d'eau, à prendre en deux fois, 3/4 d'heure avant l'opération, à un quart d'heure d'intervalle). Enfin, on a associé l'alcool au chloroforme et à l'éther (DUBOIS, 1876), surtout dans les cas d'alcoolisme. Consulter DASTRE, Étude critique des travaux récents sur les anesthésiques (*Revue des sciences méd.*, 1881, t. XVII, p. 383; — *Les anesthésiques*, Paris, 1890).— E. BIDOT. Des procédés mixtes en anesthésie, etc. *Thèse de Paris*, 1887. — F.-L. DUMONT. *Traité de l'anesthésie.* *Trad. franç.* par CATHELIN, Paris, 1904.

Voir encore sur la technique de l'anesthésie : J.-V. LABORDE. Les accidents de la chloroformisation, etc. (*Bull. de l'Acad. de méd.*, 2 juin 1891) et Discussion (*Ibid.*, 9 juin 1891).— M. BAUDOUIN. Un nouveau mode d'anesthésie : de la chloroformisation à doses faibles et continues. (*Gaz des Hôp.*, 1890, n°s 63 et 68.)

[1] LÉON LABBÉ. *Bull. de l'Acad. de méd.*, 2e série, t. X, p. 185, séance du 28 février

En France, on se sert beaucoup du *procédé de la compresse*, que l'on désigne souvent en Angleterre sous le nom de *procédé écossais*: il permet une exacte surveillance de la figure de l'opérée. On doit main-

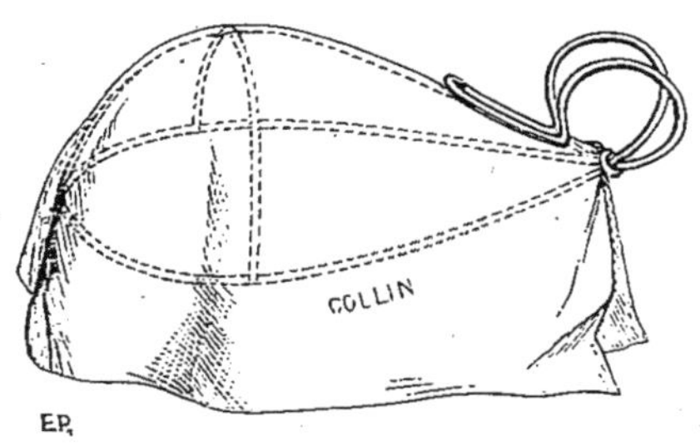

Fig. 60. — Masque de Guyon.

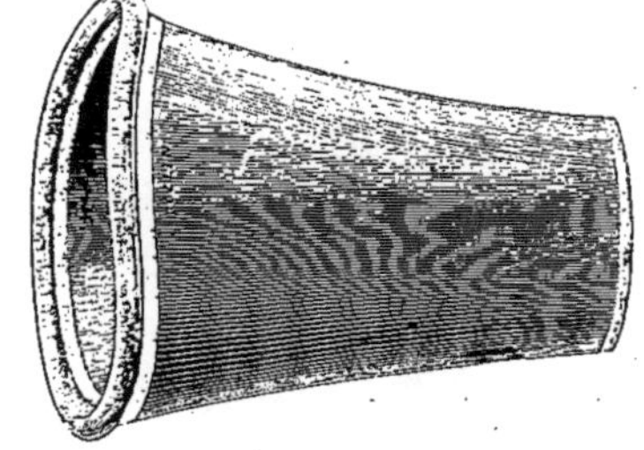
Fig. 61. — Cornet de Raynaud.

tenir la compresse, soigneusement soulevée avec les doigts, un peu au-dessus de la bouche et du nez.

On peut y fixer, avec des épingles, un revêtement imperméable (taffetas gommé); on évite ainsi la déperdition du chloroforme et l'aide en est moins incommodé.

2° Méthode de chloroformisation à l'aide d'appareils. — Par l'emploi d'appareils et pour répondre aux données physiologiques établies par Paul Bert, on cherche à administrer aux malades un mélange titré de chloroforme et d'air. On peut assurément régler ainsi le dosage du chloroforme d'une manière plus mathématique qu'avec le procédé de chloroformisation par gouttes. Mais, en revanche, le fait de manier un appareil et le défaut de fonctionnement possible de cet appareil ont fait qu'en France cette méthode ne s'est pas généralisée.

Parmi les appareils employés à l'étranger, nous citerons celui de Junker, celui de Krohne et Sesemann, l'appareil de Kappeler[1], etc.

Emploi du chloroforme associé à l'oxygène. — L'association de l'oxygène au chloroforme, proposée déjà depuis longtemps, pratiquée par quelques chirurgiens[2], a été récemment plus particulièrement étudiée par Roth qui a fait construire à cet effet un appareil spécial, très ingénieux, dont le fonctionnement est aisé et régulier, mais qui,

1882. — PEYRAUD (de Libourne), *Journ. de méd. de Bordeaux*, 13 mai, 20 mai, 1er juillet 1883 et 13 avril 1884. — BONCOUR, *France médic.*, 5, 6 et 8 décembre 1888.
[1] MARCEL BAUDOUIN, *Gaz. des hôpitaux*, 1890, 7 juin, n° 65, p. 593 et 14 juin n° 68, p. 622.
[2] L'idée de parer aux dangers du chloroforme n'est pas nouvelle. DUCROY en parlait déjà en 1850 dans une note à l'Académie des sciences. NEUDÖRFFER, à Vienne, KREUTZMANN à San Francisco, notèrent, il y a une vingtaine d'années, les bons résultats obtenus par l'emploi du chloroforme et de l'oxygène. Parmi les chirurgiens modernes, LUCAS-CHAMPIONNIÈRE, PRO-CHOWNICK, NORTHROP, SCHALL, HART, BAUDOUIN, etc., l'ont préconisé (JAYLE, *La Presse médic.*, 1902, 20 décembre, p. 1218). D'après KIRMISSON qui avait appliqué avec succès ce procédé dans 218 cas, cette méthode semble constituer un progrès réel de la chloroformisation (KIRMISSON, Académie de médecine, mars 1904).

comme tous les appareils, a l'inconvénient de compliquer la technique (fig. 62 et 63).

Anesthésie mixte. — L'anesthésie mixte consiste à donner successivement deux ou plusieurs anesthésiques. Ainsi Claude Bernard a pré-

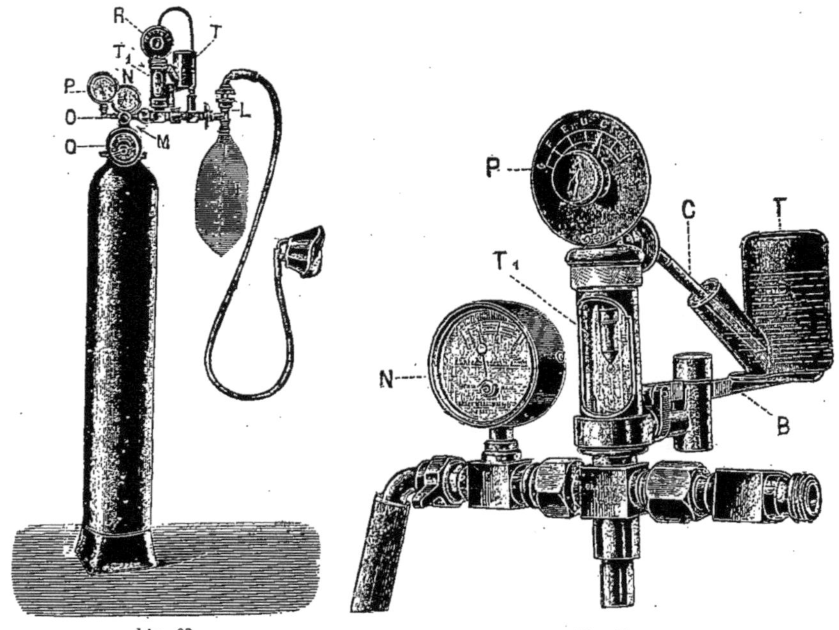

Fig. 62.   Fig. 63.

Fig. 62. — Appareil de Roth. — Cet appareil comprend un tube métallique renfermant de l'oxygène sous pression de 120 kilogrammes, un système de manomètre et de robinetterie, un sac de baudruche et un masque. — Q, détenteur; O, petit robinet permettant d'ouvrir et de fermer le courant d'oxygène; M, robinet de fermeture du tube d'oxygène; N, manomètre indiquant la quantité d'oxygène contenu dans le tube; P, manomètre permettant de lire la quantité de litres d'oxygène passant par minute; R, robinet permettant de doser le chloroforme suivant une échelle de 15 à 200 gouttes par minute; T, flacon de chloroforme.

Fig. 63. — Détails de l'appareil : N, manomètre permettant de connaître la quantité d'oxygène qui passe par minute; T, flacon contenant le chloroforme, aspiré en C par le courant d'oxygène qui passe dans le tube transversal, le chloroforme monte en C, tombe en T, visible à l'œil, et peut être dosé par le robinet P; B, support du flacon de chloroforme.

conisé une injection de morphine de 0,15 à 0,20 gr., 15 minutes avant l'opération, afin d'éviter la syncope initiale et de diminuer la quantité de chloroforme à administrer. De même Dastre contre la syncope initiale a préconisé l'emploi de l'atropine et de la morphine.

Kocher[1], Poitou-Duplessis[2], Terrier[3] et Segond[4] préconisent un autre procédé d'anesthésie mixte qui offrirait de grands avantages. Il consiste

[1] KOCHER, Correspondenz-Blatt f. schweiz. Aerzt, 1890.
[2] POITOU-DUPLESSIS. Soc. Obstét. et gynécol. de Paris (séance du 14 avril 1892).
[3] TERRIER. Bull. et Mém. de la Soc. de Chir., 19 octob   1892.
[4] P. SEGOND. Ibid., 1894, p. 391.

à administrer d'abord du bromure d'éthyle; puis, dès que l'insensibilité est obtenue, on l'entretient avec le chloroforme (Poitou-Duplessis, Terrier, Segond). L'insensibilité complète est ainsi rapidement obtenue, ce qui épargne au chirurgien une perte de temps parfois considérable et on évite au malade les dangers de la période d'agitation, au début de l'anesthésie par le chloroforme; enfin ce mode d'anesthésie permettrait de n'employer que de très petites quantités de chloroforme, même pour les opérations les plus longues.

Le chlorure d'éthyle a été employé également au début de la chloroformisation pour faciliter cette dernière.

On a également préconisé la morphine (Julliard), le bromure d'éthyle [1] (Kocher), le chlorure d'éthyle [2], le protoxyde d'azote [5] avant l'éthérisation.

Anesthésie par mélanges.—A l'étranger on emploie assez fréquemment des mélanges de chloroforme et d'autres substances narcotiques. Les plus connus sont : le mélange de Vienne (chloroforme 1 partie, éther 3 parties); le mélange de Billroth (chloroforme 3 parties, éther 1 partie, alcool 1 partie); le mélange A.C.E. des Anglais (alcool 1 partie, chloroforme 2 parties, éther 3 parties).

Anesthésiques divers. — En Angleterre et en Amérique on utilise encore le *protoxyde d'azote* seul ou associé à d'autres anesthésiques, en particulier à l'éther; seul il n'est applicable que pour les opérations dont la durée n'excède pas une minute.

Le *chlorure d'éthyle* ou *kelène* a été, ces dernières années, employé comme anesthésique général. Il a pour grand avantage d'être suivi d'un réveil rapide et d'amener très rapidement l'anesthésie.

Pour les opérations de courte durée, on a recommandé le *bromure d'éthyle* [5]. Les chirurgiens qui y ont eu recours s'en déclarent satisfaits. L'anesthésie est très rapide; la période d'excitation n'existe pas; enfin tous les phénomènes, qui rendent la période post-anesthésique si pénible pour la malade après l'emploi du chloroforme, font complètement défaut. Malheureusement l'anesthésie obtenue par cet agent est de forte courte durée; celle-ci ne dépasse pas cinq minutes, ce qui restreint beaucoup son emploi en gynécologie. La technique est fort simple. On verse d'emblée sur le masque ou sur une compresse toute la quantité d'anesthésique à employer (10 à 15 grammes pour un adulte) et on applique le masque ou la compresse sur la face du malade de façon à empêcher tout accès de l'air.

[1] Eschricht. Die Bromäthylnarcose (*Deutsche med. Wochenschr,* 1889, n° 31). — Von Ziewracki. Bromäthyl in der Chirurgie (*Arch. für klin. Chir.,* t. XLII, fasc. 4). — Gilles. Ueber Bromäthylnarcosen (*Berl. klin. Wochenschr.,* 1892, n°ˢ 8 et 9). — Gleich. Bromäthylnarcosen (*Wien. Clin. Wochensch.,* 1891, n° 58).

[2] F.-L. Dumont (*Loc. cit.*).

[5] Schmidt, *Zeit. f. Biol.,* 1899, et F.-L. Dumont. *Loc. cit.,* p. 251.

Accidents de l'anesthésie générale et en particulier de la chloroformisation. — Il est bon d'éviter d'abord aux malades toutes les causes d'émotion et en particulier la vue de la salle d'opération.

Les malades seront donc transportées à la salle d'anesthésie sur un chariot (fig. 64) et même, dans certains cas particuliers, seront endormies dans leur lit.

En principe, on restreindra, autant que possible, la durée de la chloro-

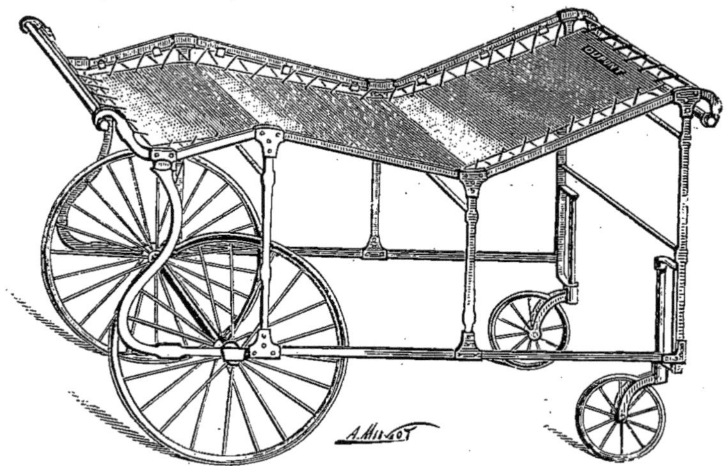

Fig. 64. — Lit roulant (modèle de l'hôpital Broca-Pascal), pour transporter les malades de leur lit à la salle d'anesthésie.

formisation. Il faut, en effet, toujours se souvenir que la **prolongation de l'anesthésie** est chose grave [1]. Elle est grave pour le système nerveux, elle l'est par son action sur les reins. Beaucoup de cas publiés sous la rubrique de **shock** reconnaissent sûrement, comme une des causes importantes de la terminaison fatale, l'influence dépressive sur les centres nerveux d'une anesthésie ayant dépassé deux et même trois heures.

Il en est peut-être de même d'un certain nombre d'accidents soi-disant réflexes, observés après les opérations utéro-ovariennes, et, en particulier, de ce qu'on a appelé le **réflexe guttural** [2], caractérisé par un crachotement pénible et incessant. J'ai eu l'occasion d'observer ce symptôme après de longues opérations pratiquées ailleurs que sur l'abdomen, et je crois qu'il est dû à une véritable intoxication par le chloroforme.

---

[1] Quand on est obligé de prolonger l'anesthésie par le chloroforme, on arrive rapidement à la dose toxique et dangereuse ; avec l'éther cette dose est atteinte beaucoup moins vite. C'est pourquoi Kocher (*loc. cit.*), qui administre le chloroforme à ses malades, remplace le chloroforme par l'éther, dès que l'anesthésie se prolonge.

[2] J.L.-Championnière. Des réflexes observés après les opérations utéro-ovariennes (*Ann· de Gyn.*, mai 1888, t. XXIX, p. 592).

D'autre part, l'absorption d'une grande quantité de chloroforme ou d'éther et son élimination consécutive par les reins peuvent déterminer une **congestion rénale** intense avec ou sans albuminurie[1]. Celle-ci entre, sans doute, pour une large part dans les accidents dyspnéiques qu'on a signalés à la suite des laparotomies. C'est surtout après les hystérectomies abdominales pour fibromes que ces troubles de l'appareil cardio-pulmonaire ont été observés : or nous verrons que les reins sont alors particulièrement vulnérables, car si toutes les tumeurs abdominales prédisposent à la néphrite chronique, on ne l'observe jamais aussi souvent que chez les malades atteintes de corps fibreux. Le filtre rénal est donc très défectueux chez ces opérées, il est impuissant à débarrasser le torrent circulatoire de l'agent toxique introduit par une longue absorption pulmonaire. En outre, le cœur est souvent altéré, comme les reins, chez les malades qui présentent depuis longtemps une tumeur abdominale[2]. Il sera donc facile de comprendre la genèse des accidents qui succèdent, chez elles, à une longue anesthésie et dont on n'a peut-être pas toujours bien analysé la pathogénie.

Je viens de parler des **maladies du cœur**, fréquentes en chirurgie abdominale. Si elles doivent rendre particulièrement attentifs pour la prolongation de l'anesthésie, sont-elles une indication formelle contre l'emploi du chloroforme ? Dans notre pays, on penche généralement vers cette opinion. Il faudrait, au contraire, d'après les grands ovariotomistes anglais, résoudre la question d'une manière inverse. Ils font observer que les accidents le plus à redouter, quand on endort une malade, proviennent de l'inhibition réflexe du cœur ou des centres respiratoires et vaso-moteurs. Or, c'est surtout dans les cas d'altérations organiques du cœur qu'il faut craindre cette inhibition réflexe. De là

---

[1] J'ai pour la première fois insisté sur ce fait, dans un travail publié dans les *Ann. de Gyn.*, juillet 1884, t. XXII, p. 1 (*De la valeur des altérations du rein, consécutives aux corps fibreux de l'utérus pour les indications et le pronostic de l'hystérectomie*). Voici ce que j'écrivis à cette époque : « Enfin une cause qui entre sûrement pour une bonne part dans l'apparition ou l'exagération des troubles rénaux chez les opérées, c'est la longue durée de l'anesthésie opératoire, fait si ordinaire dans l'hystérectomie. Le chloroforme absorbé en grande quantité ne peut manquer d'agir sur l'épithélium rénal et d'ajouter ainsi une gêne nouvelle à l'élimination des matériaux de l'urine, gêne immédiatement dangereuse, lorsque cette élimination est déjà rendue précaire par une lésion de l'organe. »
Quelques mois plus tard, TERRIER, dans la séance du 17 décembre 1884 de la Société de Chir. (*Bull. et Mém.*, p. 929), présenta une note sur la présence de l'albumine dans les urines, après l'administration du chloroforme, d'après les analyses faites par son interne en pharmacie G. PATEIN ; il la compléta par une seconde le 1er avril 1885 (*Bull. et Mém.*, p. 221). TERRIER et PATEIN constatèrent par des analyses exactes sur une série de malades soumises à l'ovariotomie : 1° qu'après l'anesthésie seule, la proportion des cas dans lesquels on constate l'albumine tend à doubler, et la quantité même de cette substance augmente notablement ; 2° qu'après l'anesthésie et l'opération, l'albuminurie est presque la règle. Ils attribuent avec le professeur Bouchard cette albuminurie : a) à l'action du chloroforme ; b) à celle de l'opération, qui excite les nerfs sensitifs. Cette albuminurie post-opératoire pourrait, du reste, être passagère, et parfois fatale. (Voir la thèse de PATEIN : *De l'albuminurie consécutive aux inhalations chloroformiques*. Paris, 1888.)

[2] Voir, pour plus de développement sur ce point, le chapitre relatif aux FIBROMES.

cette conclusion, en apparence paradoxale, et qui est peut-être légitime, que le chloroforme s'impose surtout pour toute opération importante chez les cardiaques (lésions d'orifices), et doit alors être résolument donné, jusqu'à l'abolition complète des mouvements réflexes [1].

Comme conditions particulièrement désavantageuses, je citerai la dégénérescence graisseuse du cœur, une maladie des reins avancée, l'athérome artériel généralisé, enfin la faiblesse extrême.

Pour éviter les **accidents**, il faut surveiller surtout la *respiration* et la *pupille* plus encore que le *pouls* ; empêcher le refoulement en arrière de la langue et l'attirer *modérément* hors de la bouche, en accrochant avec les doigts l'angle maxillaire ou en saisissant la langue avec une pince.

On doit se garder d'employer des *pinces à forcipressure*, qui produisent des escarres. Je me sers d'un modèle que j'ai fait construire il y a plus de dix ans, et, qui a, depuis lors, été imité. Une branche aplatie

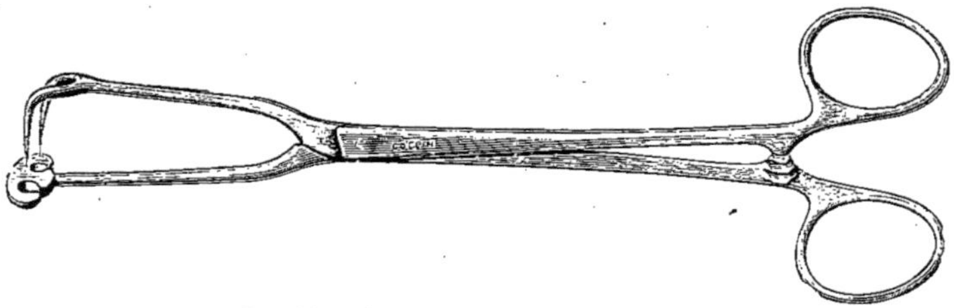

Fig. 65. — Pince à langue pour l'anesthésie.

en forme de spatule est glissée sous la langue : deux griffes aiguës viennent s'y ajouter et ne produisent que deux piqûres insignifiantes (fig. 65).

Il est, dans les opérations gynécologiques, certaines circonstances où il faut redoubler d'attention. Lorsque la femme est couchée sur le côté ou maintenue dans la position génu-pectorale, la respiration se fait mal et la conduite de la chloroformisation est plus difficile. Certains temps dans les laparotomies sont dangereux au point de vue de l'anesthésie : les grandes évacuations de liquide, les ablations de grosses tumeurs, le tiraillement sur un pédicule utérin ou sur les ligaments larges, peuvent agir par voie réflexe sur la circulation et la respiration. La simple gêne de la respiration due à une cause mécanique, comme l'accumulation de mucosités dans l'arrière-gorge, est un incident et non

---

[1] F. HART et B. BARBOUR. *Manuel de Gynécologie*, trad. franç., Paris, 1886, p. 168. — QUÉNU et TERRIER se sont prononcés dans le même sens, à la Société de chirurgie. — A. GUÉRIN (De l'action du chloroforme sur le cœur, *Huitième Congrès français de Chirurgie.* Lyon, 1894, in *Sem. méd.*, 1894, p. 445) a émis l'opinion que dans l'administration du chloroforme la mort par arrêt du cœur peut être prévenue, si l'agent anesthésique est respiré seulement par la bouche. Pour ce chirurgien, l'inhibition du cœur aurait pour point de départ l'excitation des nerfs nasaux par le chloroforme. — Cf. *Bull. Acad. de méd.*, mai et juin 1902.

un accident ; on se bornera à les enlever avec une petite éponge montée, introduite hardiment et profondément.

Dans la position déclive, atteignant ou dépassant 45 degrés, la chloroformisation doit être particulièrement attentive chez les cardiaques, les obèses, les athéromateux. Sous l'influence de la déclivité en effet, le sang afflue vers la partie supérieure du corps et demande du même coup un surcroît d'activité cardiaque. Par conséquent, toutes les fois que le cœur est atteint soit de lésion valvulaire, soit de lésion parenchymateuse, il est à craindre que le muscle cardiaque ne souffre du surcroît d'effort qui lui est demandé. Dans cette position, c'est surtout le cœur droit qui est surmené ; par suite d'afflux du sang veineux, il peut en résulter un trouble grave immédiat dans la circulation pulmonaire : la face devient violette, noire, il y a asphyxie. Après la chloroformisation, des congestions pulmonaires aiguës et graves peuvent alors survenir. Aussi ne saurait-on recommander trop de précautions pour des chloroformisations faites dans ces conditions particulières[1].

Parmi les *accidents consécutifs* à l'anesthésie, il faut relever *l'état de shock* qui survient à la suite des interventions très longues, chez des malades très affaiblies, — les congestions pulmonaires qui paraissent de préférence chez les cardiaques, les obèses, les athéromateux ; — les paralysies anesthésiques qui sont dues à la compression, sur la table d'opération, des membres, des épaules, et que l'on peut éviter par une surveillance attentive des malades durant tout le temps de la chloroformisation.

Si la respiration s'embarrasse ou se suspend, on pourra d'abord essayer les tractions rythmées de la langue (Laborde[2]), et pour peu qu'on n'obtienne pas un résultat immédiat, on devra *pratiquer sans retard et avec persistance, la respiration artificielle, sans trop de hâte, avec régularité.* S'il y a arrêt brusque du pouls et syncope, il faudra maintenir la tête déclive, flageller la face, projeter de l'eau froide sur le visage et la nuque, électriser les nerfs phréniques et pneumogastriques, et *faire la respiration artificielle.* J'ai vu revenir une malade au bout de vingt minutes seulement de cette manœuvre, pour laquelle on doit se relayer à tour de rôle. Si la pièce est très chauffée, pleine de vapeurs, on ne négligera pas de donner de l'air.

---

[1] F. JAYLE. *La Presse méd..* 7 septembre 1905, p. 658.

[2] LABORDE. *Bull. de l'Acad. de méd.*, 5 juill. 1892, 1893 et 1894, *passim.* — Le même physiologiste (*Bull. de l'Acad. de méd.*, 9 juin 1891) a préconisé l'emploi d'un appareil destiné à pratiquer la respiration artificielle, en cas d'accident par le chloroforme. Il se compose d'un *soufflet* ordinaire et d'un *masque* facial : l'air envoyé par le soufflet arrive dans le masque et de là dans les voies aériennes.

Je crois qu'on peut s'en tenir aux moyens précédemment indiqués ; le bé élice de la *trachéotomie* me paraît, aussi, très douteux.

CHAPITRE III

MOYENS DE RÉUNION ET D'HÉMOSTASE

Sutures. — La réunion par première intention, qui, sauf exceptions spéciales, est devenue la règle dans la chirurgie moderne, ne

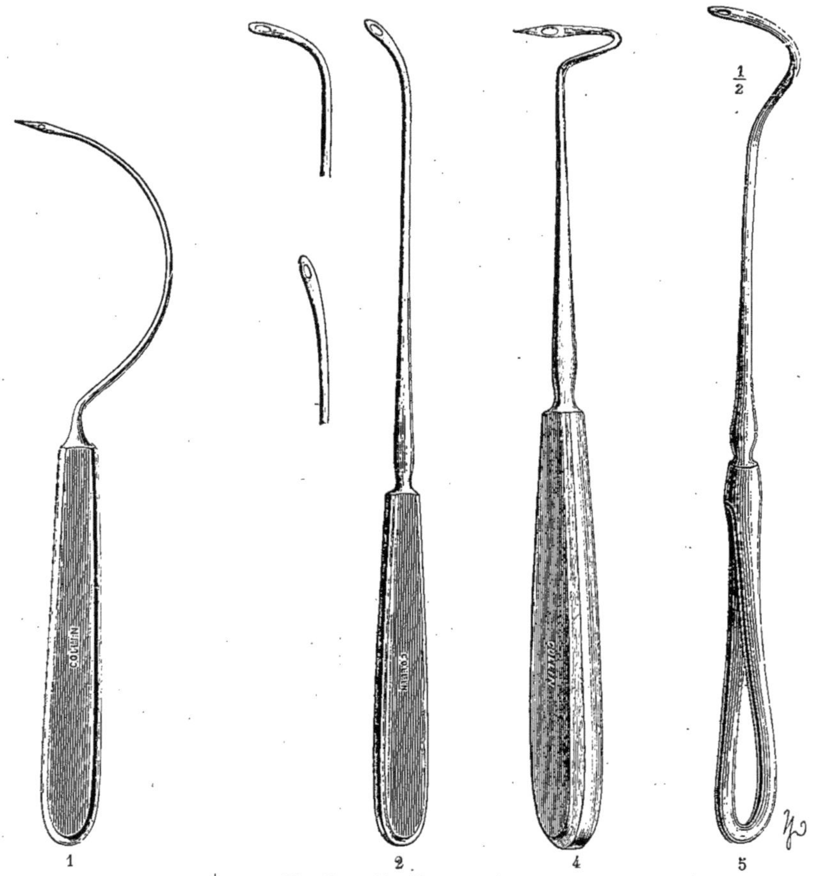

Fig. 66. — Aiguilles montées.

1. Grande aiguille courbe montée (dite de Croft, d'Emmet et de Péan). — 2. Aiguille montée mousse.
— 3. Aiguille de Deschamps pointue. — 4. Aiguille de Deschamps mousse.

doit jamais être recherchée avec plus de soin qu'en gynécologie : elle
est la condition essentielle de la parfaite réussite des opérations plas-

tiques et de l'innocuité des autres opérations. Je ne m'étendrai pas sur
les conditions locales indispensables pour qu'une plaie offre de bonnes
conditions de réunion : les principales, on le sait, sont : la *netteté* de
la surface de section, la *coaptation exacte* (sans culs-de-sac, clapiers
ou *espaces morts*) et *uniforme*, l'absence de *traction* ou de *pression*
exagérée. Il faut donc, pour ainsi dire, *parer* la surface cruentée, en
l'égalisant au besoin avec des ciseaux courbes qui en enlèvent les aspérités ou les pelotons graisseux exubérants, puis placer les points de
suture de façon à restaurer les tissus dans des conditions d'affrontement
et de pression qui se rapprochent le plus possible de l'état normal.

Quoique tout gynécologiste doive être familier avec les pratiques

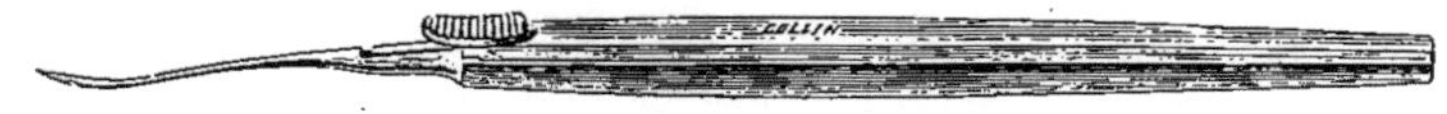

Fig. 67. — Aiguille à chas mobile de Jacques Reverdin.

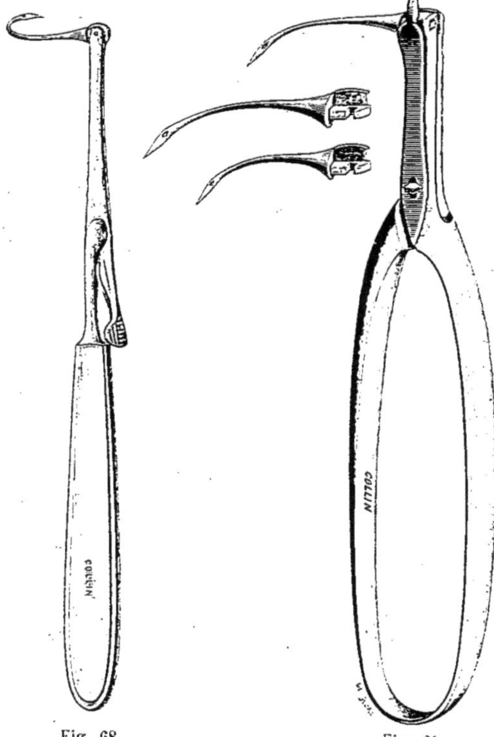

ordinaires de la chirur-
gie, il est nécessaire de
mettre ici en relief quelques points d'un intérêt
particulier.

Aiguilles. — Les aiguilles peuvent être ma-
niées de diverses façons :

1° Elles peuvent être
directement tenues à la
main : cette pratique est
très incommode et ne doit
être employée qu'en cas de
nécessité.

2° On emploiera des ai-
guilles montées sur man-
ches fixes lorsqu'on aura
à traverser des tissus très
résistants et difficilement
accessibles. C'est ainsi que
l'aiguille de Deschamps,
pointue, peut être très
commode dans les sutures
pratiquées au fond du
vagin, sur le col de l'utérus ou dans les culs-de-

Fig. 68.   Fig. 69.

Fig. 68. — Aiguille à pédale d'Auguste Reverdin.
Fig. 69. — Porte-aiguille d'Auguste Reverdin avec trois aiguilles variées.

sac. D'autre part, lorsqu'on doit traverser des tissus peu résistants,
mais riches en vaisseaux (pédicules ovariques, ligaments larges, etc.),

on se servira d'aiguilles mousses, dont le bec arrondi écarte les parois vasculaires sans les blesser.

Les aiguilles à chas mobile (fig. 67, 68, 69) devront être l'objet de soins tout particuliers, car leur fonctionnement devient rapidement défectueux. Les aiguilles tubulées sont à peu près complètement tombées en désuétude.

5° Les aiguilles peuvent être montées sur un porte-aiguille. C'est le procédé que je préfère.

On emploie deux sortes d'**aiguilles** : les aiguilles **chirurgicales ordinaires** sont plates et légèrement élargies au voisinage de la pointe, où elles présentent

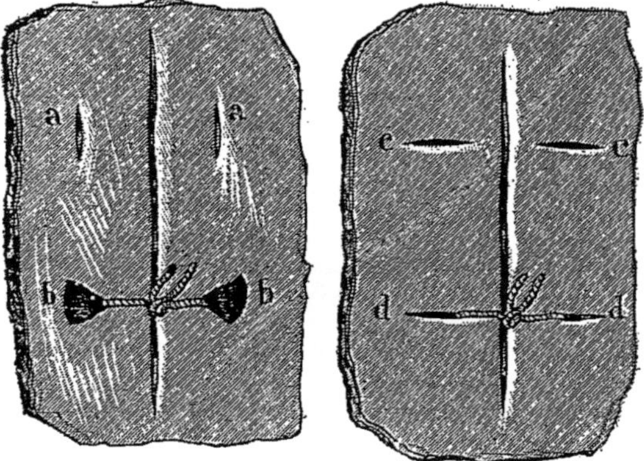

Fig. 70. — *(Destinée à montrer la supériorité des aiguilles plates sur les aiguilles ordinaires.)* — *aa.* Orifices faits à la peau par les aiguilles de modèle ordinaire. — *bb.* Élargissement de ces orifices produit par la suture — *cc.* Orifices d'entrée des aiguilles de Hagedorn. — *dd.* Effet nul de la suture sur l'élargissement de ces derniers orifices.

un aspect lancéolé. Elles doivent à cette disposition une puissance assez grande de pénétration, mais aussi l'inconvénient de produire de petites plaies transversales que la traction du point de suture tend à élargir (fig. 70). On se sert surtout d'aiguilles recourbées vers la pointe.

Les **aiguilles plates de Hagedorn** (fig. 71), courbées selon les bords et non plus selon les faces, de manière à présenter une résistance supérieure aux précédentes, ont une force de pénétration encore plus grande, grâce au biseau qui forme leur pointe. Elles sont d'un très grand secours dans toutes les opérations plastiques.

Il faut être muni d'aiguilles de toutes les grosseurs ; s'il est nécessaire d'en avoir de très fines

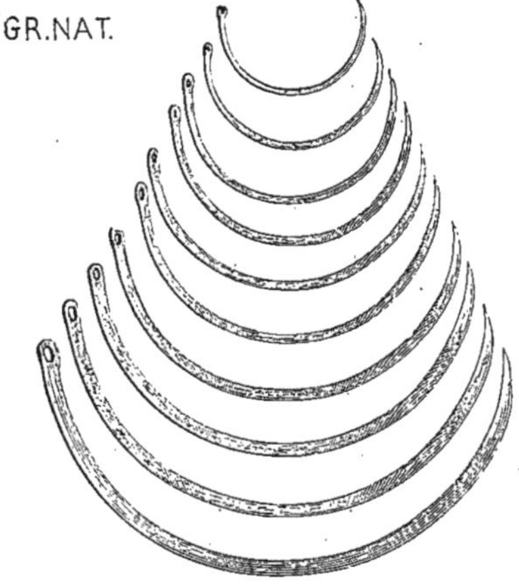

Fig. 71. — Aiguilles plates de Hagedorn. (Grandeur naturelle.)

pour certaines opérations plastiques, comme les fistules vésico-vaginales, pour d'autres, comme les sutures des parois abdominales après la laparotomie, il est utile d'en avoir d'un très fort modèle.

Les **porte-aiguilles**, dont on a beaucoup varié les formes, doivent répondre à deux indications un peu différentes, selon qu'on fera une suture demandant surtout de la précision ou réclamant beaucoup de force. Dans le premier cas, on peut trouver plus commode de se servir d'un porte-aiguille à arrêt, permettant de diriger l'aiguille, sans s'occuper d'assurer sa fixité par la pression du manche de l'instrument. Les porte-aiguilles de ce genre construits par Collin (dont l'un, sur mes indications, à l'usage des aiguilles plates de Hagedorn) sont fort bons et peuvent se démonter pour le nettoyage complet (fig. 72-1).

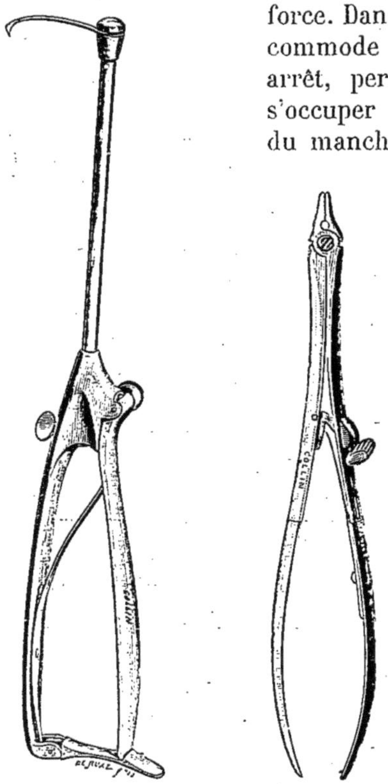

Quand on doit user d'une grande force pour traverser des parties très épaisses ou très résistantes, on emploie des aiguilles de dimensions beaucoup plus grandes. La pression fournie par le point d'arrêt de l'instrument devenant alors insuffisante, il est bien préférable d'avoir en main un instrument à branches libres, de fortes proportions, de façon à ce qu'elles forment des bras de levier considérables, grâce auxquels on peut, sans se fatiguer, solidement maintenir l'aiguille, au moment des plus grands efforts. L'impulsion et la pression étant, du reste, alors synergiques, une sorte de consensus musculaire fait automatiquement déployer pour la seconde une force corrélative à la première.

Fig. 72. — Porte-aiguilles.
1. Pince porte-aiguille à arrêt démontable, pour petites aiguilles plates (Pozzi).
2. Petit porte-aiguille à arrêt pour les petites aiguilles ordinaires (Collin).

Le modèle dont se sert A. Martin offre des dimensions inusitées, et j'ai pu me convaincre par expérience qu'elles n'ont rien d'excessif. J'ai fait construire par Collin une pince porte-aiguilles, d'après ce principe, pour les plus grandes aiguilles ordinaires (fig. 73-1) et pour celles de Hagedorn (fig. 73-2) ; ce dernier modèle me paraît très préférable au type à ressort du chirurgien allemand.

Pour les *sutures de l'intestin*, qui peuvent devenir nécessaires au cours d'une laparatomie, il vaut mieux se servir d'**aiguilles rondes** de couturière, qui font un trou plus petit que les précédentes. Je donne ici la figure de la suture de Czerny, de Lembert et de Güssenbauer, les plus usitées en pareil cas (fig. 35). Je recommande expressément de toujours faire d'abord la réunion exacte de la muqueuse[1]. Afin d'éviter d'enfiler l'aiguille pour chaque point de suture, il est parfois avantageux de se servir d'une aiguille munie d'une anse de soie destinée à entraîner le fil de suture (fig. 74).

Fils pour la suture. — Les anciens opérateurs se servaient de fils de chanvre, de soie ou de lin ; comme l'antisepsie n'avait pas appris l'utilité de l'exacte pureté des matériaux de suture, ces fils devenaient, par leur porosité, de véritables nids à microbes, et la suppuration sur leur trajet était la règle. L'introduction de **fils métalliques** par les gynécologistes américains Sims et Bozeman fut donc, pour la chirurgie ancienne, un grand progrès dont on ne saurait exagérer l'importance ; au moment où il fut réalisé, les fils d'argent étaient bien plus aseptiques que les autres ; de là sans doute les résultats inattendus qu'ils donnèrent et l'enthousiasme dont ils devinrent l'objet.

Encore aujourd'hui ils sont très généralement employés, en France surtout, et il faut reconnaître qu'ils offrent certains avantages[2]. On peut leur reprocher cependant quelques inconvénients ; ils se cassent facilement ; ils coupent plus les tissus que les autres fils, lorsqu'ils embrassent une masse un peu épaisse ; leur emploi exige plus de temps. Enfin, si on les coupe courts, leurs extrémités piquantes blessent le vagin, le périnée ; si on laisse une grande longueur aux chefs de ces fils, ils sont exposés au tiraillement. En pareil cas, je prends soin d'émousser l'extrémité piquante des fils tordus, en y écrasant un grain de plomb, et coupant ras, à son

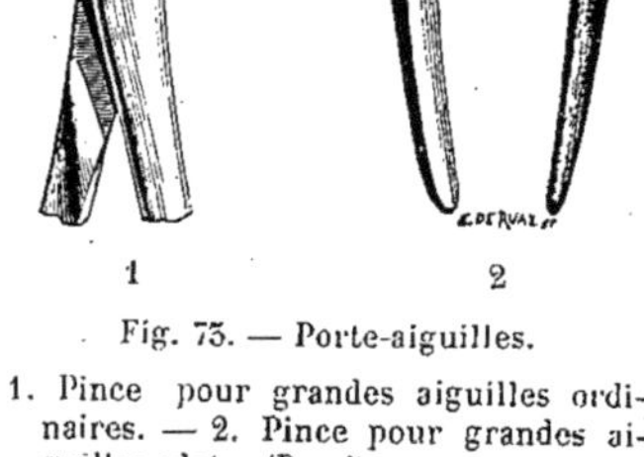

Fig. 73. — Porte-aiguilles.

1. Pince pour grandes aiguilles ordinaires. — 2. Pince pour grandes aiguilles plates (Pozzi).

---

[1] S. Pozzi. *Bull. et Mém. de la Soc. de chir.*, 1891, T. XVII, p. 322.

[2] J'ai vu Désormaux se servir de *fil de fer.* Le *fil de cuivre* a été recommandé en Amérique. Hunter. Fine copperwire suitable for plastic operations. (Trans. of the Obst. Soc. of New-York, in *Amer. Journ. of Obstet.*, 1887, t. XX, p. 406.) L'un et l'autre n'ont guère pour eux que leur bon marché, et ils ont l'inconvénient de s'altérer bien plus facilement que le fil d'argent.

niveau; je ne laisse à l'extrémité des fils que 2 ou 3 centimètres, de façon à éviter tout tiraillement. La présence du grain de plomb a aussi l'avantage de favoriser la recherche et l'ablation des fils, qui, lorsqu'on ne les rend pas ainsi apparents, peuvent parfois échapper

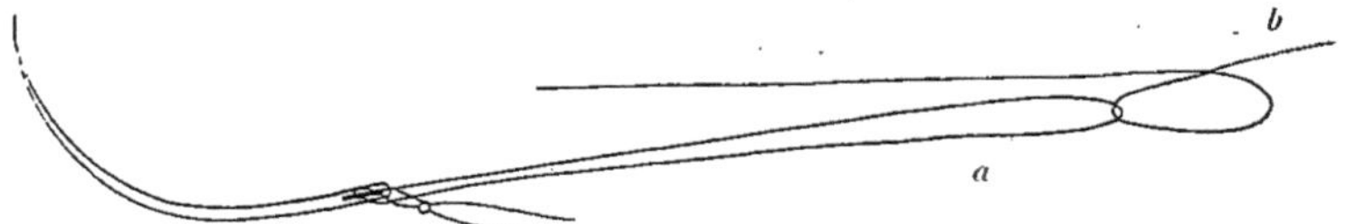

Fig. 74. — Aiguille munie d'une anse de soie *a* destinée à entraîner le fil à suture *b*.

à la vue, même au toucher, surtout quand ils sont placés profondément.

Le **crin de Florence** (fait avec les glandes séricigènes du ver à soie) est à la fois imperméable et non absorbable, de même que le fil d'argent; il est moins cassant que lui, mais aussi moins flexible; il a la raideur du crin, dont il présente également l'apparence. Bon pour les usages divers auxquels le fil métallique a été employé, il lui est même préféré par certains auteurs, Bantock et Sänger, par exemple. Je trouve qu'il a l'inconvénient de ne pas *tenir le nœud* aussi bien que le catgut ou la soie, et d'être réfractaire à la torsion comme le fil métallique.

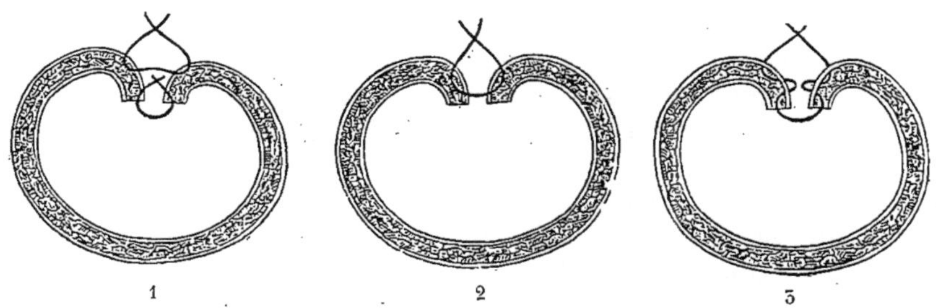

1   2   3

Fig. 75. Sutures intestinales.
1. Suture de Czerny. — 2. Suture de Lembert. — 3. Suture de Güssenbauer.

Enfin, les extrémités deviennent très piquantes en se desséchant, ce dont il faut tenir compte dans les opérations plastiques sur la vulve et le vagin. C'est néanmoins un bon agent de suture, avec lequel on doit être familiarisé.

Le **crin de cheval** peut rendre les mêmes services que le crin de Florence. Il est plus élastique, plus fin, coupe moins les tissus, mais casse plus facilement.

La **soie** la plus solide est la *soie tressée* (et non tordue) dont on peut avoir des modèles d'une grande finesse. C'est un très bon fil pour la suture, lorsqu'elle est rendue aseptique. Elle peut alors être même employée pour la suture perdue à étages superposés, et Billroth n'usait pas d'autres matériaux de suture que de fils de soie. Des expériences ont prouvé, non seulement qu'elle était bien supportée par les tissus, mais encore qu'elle était absorbée. Cependant il n'est pas douteux qu'elle soit inférieure, à ce double point de vue, au bon catgut. Dans tous les cas, par conséquent, où la réunion des tissus ne réclamera pas des sutures très résistantes qui devront rester en place un temps assez long, le catgut doit lui être substitué; je fais au contraire, de préférence, à la soie fine les sutures de l'intestin, de l'estomac ou de la vessie.

La soie offre un inconvénient qu'il est important de signaler et qu'elle doit à sa porosité : c'est celui de l'**infection secondaire**; par suite, les sutures et ligatures perdues à la soie, dans les régions qui peuvent suppurer, sont parfois la cause de fistules interminables, qui durent jusqu'à l'élimination du fil, devenu septique. On devra, de préférence, se servir alors de catgut pour les ligatures, et de crin de Florence pour les sutures : ces derniers, étant imperméables, sont moins sujets à s'infecter. Ce précepte trouve une de ses principales applications dans les opérations de pyo-salpingite et d'abcès pelviens, où l'on doit appliquer des fils au voisinage du foyer. De même, les sutures de la paroi abdominale, au contact d'un tube ou d'un tamponnement destiné au drainage, ne devront pas être faites à la soie, mais au crin de Florence ou au fil d'argent.

Il n'est pas, en chirurgie générale et en gynécologie, d'agent de ligature et de suture qui soit comparable au **catgut**. La propriété qu'il possède de se dissoudre et d'être absorbé dans un espace de temps qui varie entre huit et quinze jours, selon sa grosseur et sa préparation[1], le rend d'un prix inestimable pour les ligatures perdues dans la cavité abdominale, et pour les sutures du col et du vagin, à la suite des opérations plastiques, où l'ablation des fils est si difficile et parfois si pénible. Je ne fais usage, depuis assez longtemps déjà, que de catgut pour toutes mes sutures, me bornant à placer, en certains endroits, un point de soutien au fil d'argent ou à la soie. On doit être prévenu que le catgut a une tendance plus grande que la soie à se desserrer, à ne pas *tenir le nœud*; il faut donc faire trois nœuds superposés et les serrer soigneusement : on sera ainsi à l'abri de toute surprise[2].

Des divers modes de suture. — On avait multiplié autrefois, en chirurgie, les modes de suture. Actuellement, une grande simplifi-

---

[1] Le catgut chromique seul est d'absorption lente, il est même plus résistant à l'absorption que la soie (THOMSON. *Centr. f. Gyn.*, 1889, p. 409.). V. p. 40.

[2] Voir à ce sujet les discussions à la Société de chirurgie (*Bull. et Mém.*, 18 janv. 1888, p. 51, et 8 juill. 1891, p. 498.) — C. BRUNNER. Ueber Katgutinfection (*Beitr. zur Chir.*, 1889, Bd. VI, p. 98.) — D. MORISANI. *Sul modo di comportarsi dei fili di sostanza animale e vegetali fra tessuti vivi*, etc. Milan, 1890.

cation tend à s'opérer de plus en plus, et l'on ne conserve guère, pour
la pratique courante en gynécologie opératoire, que les sutures
suivantes, auxquelles il faut ajouter la suture par agrafage :

1° Suture à points séparés ;

2° Suture continue : *a*) simple ; *b*) à plans superposés ;

3° Suture mixte ou combinée :

4° Suture intradermique ;

5° Suture enchevillée.

1° Suture à points séparés. — Quelle que soit l'étendue de la plaie,
il faut que toute sa surface soit affrontée, sous peine d'accumulation,
dans les espaces béants, de liquides, qui compromettraient la réussite
de la suture, par la distension, et pourraient devenir rapidement septiques. Pour remplir cette indication capitale, Hegar, après Simon, a
parfaitement indiqué la nécessité, pour les sutures profondes, de faire
cheminer l'aiguille, et à sa suite le fil, sous toute l'épaisseur de la
surface cruentée ; tout au plus, peut-on laisser au milieu de celle-ci
une surface de 1 à 2 centimètres que le fil franchit comme un pont, au
lieu de passer sous elle comme un tunnel (fig. 76). On conçoit que les
aiguilles à employer pour certains affrontements (colpo-périnéorrha-
phies, etc.) doivent être très longues et très fortes. Après ces sutures
profondes, il est indispensable d'en placer de superficielles avec des
aiguilles et du fil plus fins, pour réunir exactement la tranche des
téguments. Afin d'obtenir une grande précision, on fera bien de passer
ces sutures superficielles très près des bords de la plaie. Elles seront
placées en dernier lieu et nouées de suite, tandis que les sutures profondes, mises les premières, seront nouées les der-
nières. L'affrontement est ainsi beaucoup plus exact.

Plus une suture est profonde, plus son point d'entrée et celui de sortie doivent être éloignés du bord de la plaie (fig. 76). Quoi qu'il en
soit, la traction opérée par une seule anse de

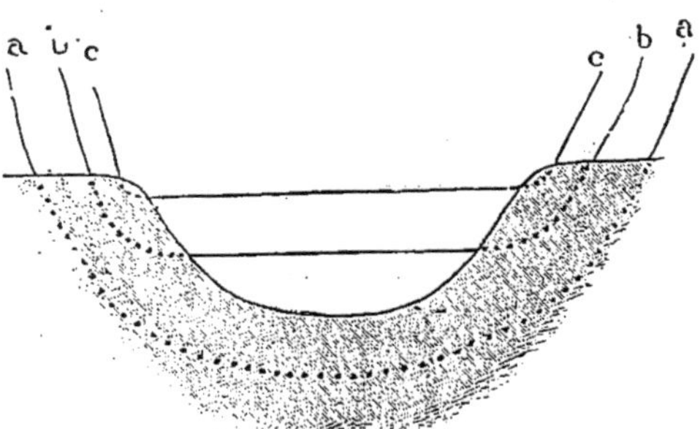

Fig. 76. — Trajet des fils dans les sutures à points séparés.
a. a. Suture profonde cheminant sous toute la surface de la
plaie. — *b. b.* Suture demi-profonde cheminant sous une
partie de cette surface. — *c. c.* Suture superficielle ne traversant que les bords de la plaie.

fil un peu longue, réunit *en bourse* une large surface étalée, et
expose à des plissements peu méthodiques ou à des tractions exagérées.
De là est née l'idée des **sutures perdues superposées.** Par une première
rangée ou un premier étage de **points séparés** au catgut, on réunit la

partie profonde de la plaie; un second et même un troisième étage affrontent ensuite ce qui reste. L'application de ce mode de réunion à la périnéorrhaphie, faite, dès 1879, par Werth[1], fut aussitôt acceptée par Schrœder et son école; ce procédé s'est depuis généralisé.

Néanmoins, les sutures perdues ont l'inconvénient, si les fils ne sont pas parfaitement stériles ou s'ils sont contaminés au cours de l'opération, de provoquer une inflammation et, par suite, une désunion secondaire. Aussi, nombre de chirurgiens se sont-ils ingéniés, en particulier pour la fermeture du ventre après la laparotomie, à ne placer que des sutures non perdues

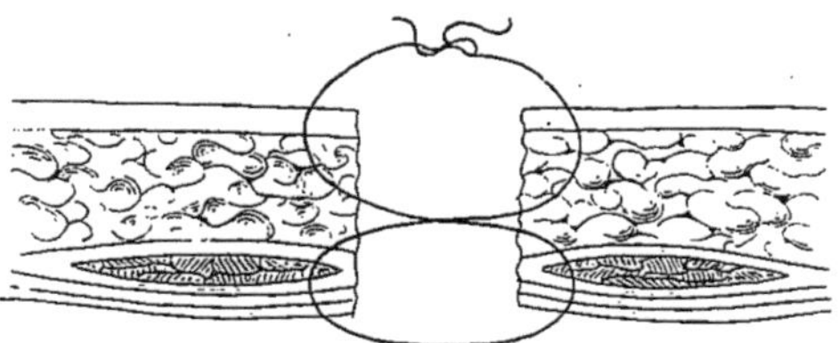

Fig. 77. — Suture en 8 de chiffre[2].

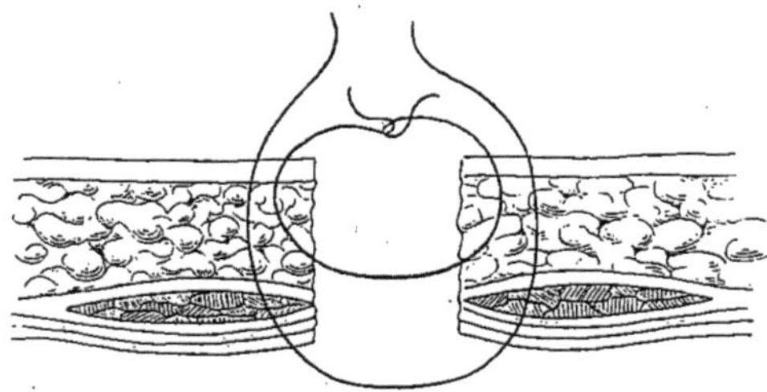

Fig. 78. — Suture en masse, dans la laparotomie, avec suture superficielle de la peau.

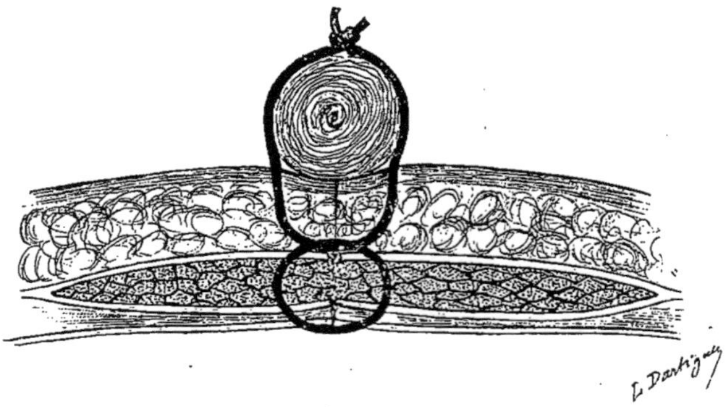

Fig. 79. — Suture en 8 de chiffre, avec serrage du fil superficiel sur un rouleau de gaze[3].

en même temps que réalisant une coaptation parfaite des lèvres de la plaie. Pour y parvenir, les uns ont placé les points séparés en plu-

---

[1] Werth. *Centr. f. Gyn.*, 1879, n° 23, p. 561. — Henry O. Mercy (de Boston) a fait sur l'emploi des sutures animales perdues une réclamation de priorité (*The Perineum*, Philad., 1889, p. 28), et il renvoie à un travail qu'il a publié dans le *Boston med. and surg. Journal*, nov. 1871, t. LXXXV, p. 515. Il s'agit de deux cas de cure radicale de hernie dans lesquels les sutures profondes ont été faites avec du catgut, qui a été absorbé.

[2] Schæffer. *Centralb. f. Gyn.*, 1896, n° 40. — Kehrer. *Centralb. f. Gyn.*, 1896, n° 44. — Lambotte. *Clin. des Hôp. de Bruxelles*, 5 juin 1899.

[3] Segond. In L. Dartigues. *Rev. de Gyn. et de Chir. abd.*, 1900, p. 723.

sieurs étages et sortant tous au niveau de la peau; d'autres ont fait subir au fil un trajet plus ou moins compliqué pouvant réaliser en parti-culier un 8 de chiffre. Les figures ci-jointes (fig. 77 à 82) permettent de se rendre compte aisément des divers dispositifs adoptés.

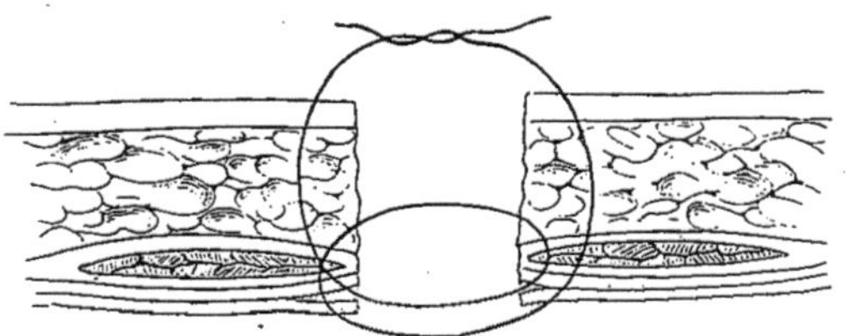

Fig. 80. — Suture de Amann[1].

2° Suture continue ou **en surjet.** — C'est une suture très anciennement connue. Sous l'impulsion de quelques chirurgiens[2], cette suture depuis longtemps délaissée fut de nouveau réhabilitée et Brœse[3] ne tarda pas à l'appliquer aux opé-

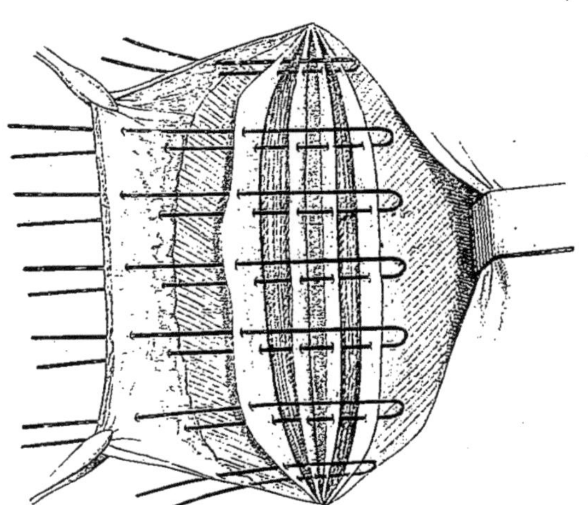

Fig. 81. — Suture en U en masse, à l'exception de la peau[4].

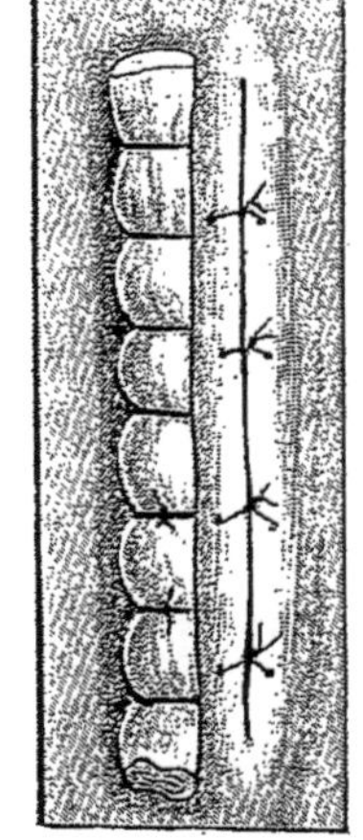

Fig. 82. — Suture en U en masse, avec suture séparée de la peau[4].

rations plastiques de la gynécologie. Schrœder s'y rallia aussitôt, et son emploi est devenu général parmi ses élèves[5]. Elle offre, en effet, le grand avantage d'être très efficace, tout en étant extrêmement expédi-tive. Elle est aujourd'hui couramment employée.

a. **Suture continue simple.** — Elle suffit toutes les fois que la surface à affronter n'est ni trop large ni trop profonde; elle s'emploie aussi

---

[1] AMANN. Comptes rendus du Congrès de Gynécologie et d'Obstétrique de Genève, 1896, p. 56. — X. RATCHYNSKI. La suture mixte après la laparotomie. *Rev. de Gyn. et de Chir. abd.*, 1898, p. 679.

[2] TILLMANNS, BAKO, HAGEDORN. *Centr. f. Chir.*, 1882, n° 37.

[3] BROESE. Die fortlaufende Katgutnaht zur Vereinigung der Scheiden-Dammrisse. (*Centr. f. Gyn.*, 1885, p. 777.)

[4] JONNESCO. *Presse méd.*, 1899, 1er novembre, p. 257.

[5] Voir, pour l'historique détaillé, S. Pozzi, Note sur la suture perdue, etc. (*Congrès franç. de Chir.*, 1888, p. 515).

pour l'hémostase, comme je l'indiquerai plus loin. On commence par
passer l'aiguille à travers un angle de la plaie, et à nouer par deux ou
trois nœuds superposés l'extrémité terminale de l'aiguillée de catgut,
dont on laisse pendre un bout assez court. Ce dernier est pris dans
les mors d'une pince : un aide la maintient et elle sert de point d'appui pour la continuation de la suture (fig. 84, 86 et 88). On pique
alors l'aiguille à 1 ou 2 centimètres du milieu de la plaie; puis on la
fait cheminer sous toute la surface de celle-ci et ressortir en un
point symétrique au delà de la ligne médiane; on tire le fil modérément, et on confie à l'aide, qui tenait déjà la pince, le soin de le maintenir tendu, pendant qu'on fait le second point de la suture continue : il

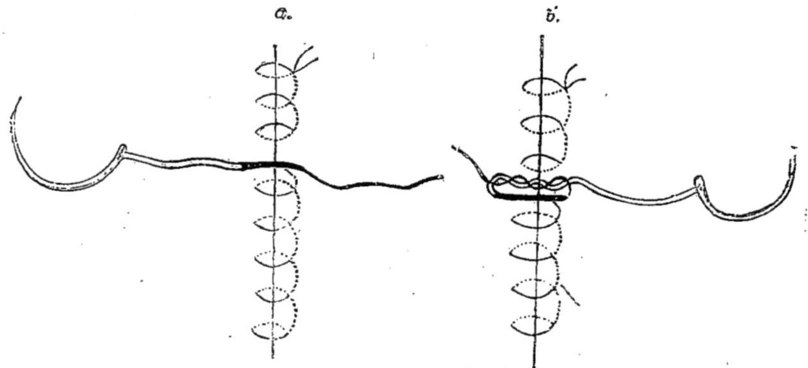

Fig. 85. — Manière d'arrêter le fil d'un surjet au milieu de la plaie (A. Martin).

faut qu'il ait soin de ne pas lâcher brusquement le fil quand ce second
point doit être serré, mais qu'il le suive en le maintenant jusqu'au
ras de la plaie, pour éviter que le point précédent ne se relâche. Il
est bon, lorsqu'on arrive à moitié de la suture, de faire opérer une
légère traction sur l'angle opposé de la plaie avec une pince tire-balle,
de manière à assurer le parallélisme des bords.

Une précaution indispensable pour éviter que le fil ne glisse incessamment hors du chas de l'aiguille est de l'y fixer par un nœud
simple.

b. **Suture continue à étages.** — Si un seul rang de points de suture
est manifestement insuffisant pour effectuer un affrontement complet, toute la surface cruentée ne pouvant pas être *chargée* sur l'aiguille, on fera la suture à étages. Pour cela, dans le point où la plaie
offre une largeur exagérée, au lieu de piquer avec l'aiguille *en
dehors* des bords de la plaie, on piquera *en dedans* de ces bords sur
la surface cruentée, à 1 ou 2 centimètres s'il est nécessaire, calculant

toujours cette distance d'après l'étendue de la surface de la plaie sous laquelle on pourra faire cheminer l'aiguille, dans la profondeur. Dès que l'on a ainsi suffisamment diminué la partie la plus large de la plaie, on recommence à piquer l'aiguille sur la peau et on termine l'occlusion de la plaie par un surjet superficiel.

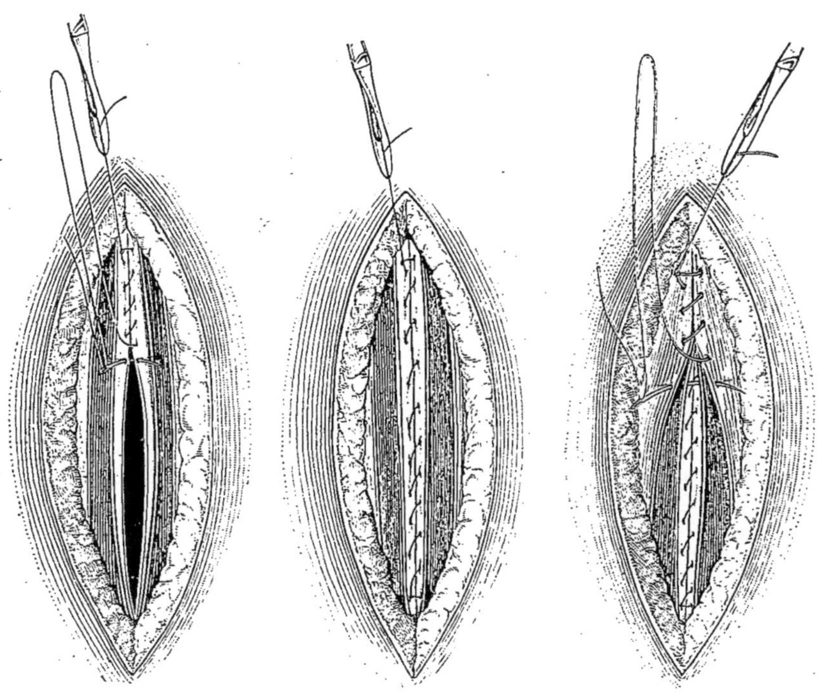

Fig. 84.   Fig. 85.   Fig. 86.

Fig. 84. — Suture de la plaie d'une laparotomie. Suture continue du péritoine : commencement de la suture.

Fig. 85. — Suture de la plaie d'une laparotomie. Suture continue du péritoine. Fin de la suture.

Fig. 86. — Suture de la plaie d'une laparotomie. Suture continue du muscle. Commencement de la suture.

On peut avoir à placer ainsi trois étages superposés. Il ne faut jamais serrer avec excès ni trop rapprocher les points.

Arrêt de la suture. — Pour arrêter la suture en surjet, on procède de diverses manières suivant qu'avec le même fil on a fait un ou deux plans superposés de suture. Si on a fait un seul plan (fig. 85, 87, 89), on noue l'extrémité du fil avec le dernier point du surjet que l'on relâche suffisamment pour qu'il forme une anse longue, et on fait avec cette anse et l'extrémité du fil deux ou trois nœuds.

Si le fil du surjet a servi à faire deux plans superposés, le premier de haut en bas et le second de bas en haut, l'extrémité terminale se trouve ramenée au point de départ et on noue alors simplement le chef terminal avec le chef originel.

Enfin, avec les deux plans superposés, l'extrémité terminale peut ne pouvoir être nouée avec l'extrémité originelle et on arrête le surjet en nouant l'extrémité du fil avec le dernier point relâché en

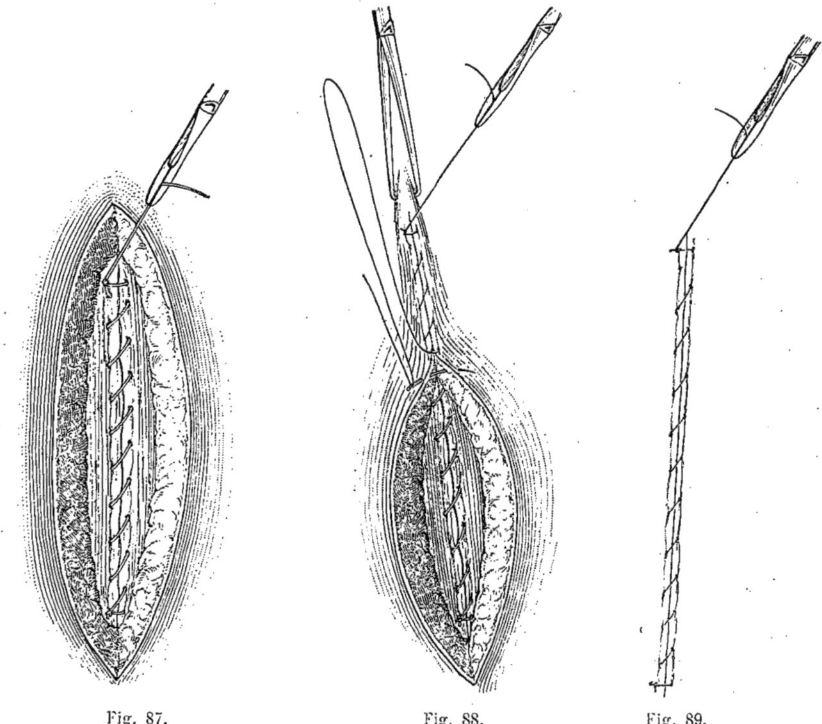

Fig. 87.   Fig. 88.   Fig. 89.

Fig. 87. — Suture de la plaie d'une laparotomie. Suture du muscle. Fin de la suture.
Fig. 88. — Suture de la plaie d'une laparotomie. Suture de la peau. Commencement de la suture.
Fig. 89. — Suture de la plaie d'une laparotomie. Suture de la peau. Fin de la suture.

anse, comme on fait pour l'arrêt d'un surjet sur un seul plan.

Dans certains cas, on peut arrêter le fil au milieu de la plaie en nouant une anse (fig. 83).

Consolidation de la suture. — Si l'on a coupé par accident le fil de la rangée profonde en cousant l'étage superficiel, ou si le fil s'est cassé, on place immédiatement un *point séparé* suffisamment profond au niveau de la rupture, on le noue, et on continue avec lui la suture commencée. Enfin je ne saurais trop recommander de placer dans les points qui doivent supporter une forte traction, particulièrement ceux où la suture change de direction et où existe une sorte de *clef de voûte*, un ou deux points du suture isolés, en soie ou en fil d'argent. Ce sont de véritables *sutures* de *soutien* ou d'*arrêt*, qui empêchent un trop grand effort de s'exercer sur l'affrontement au catgut (fig. 91).

Dans la périnéorrhaphie, par exemple, j'en place deux, une à chaque extrémité du périnée, l'antérieure embrassant la fin de la cloison recto-vaginale reconstituée, la postérieure réunissant les extrémités du sphincter de l'anus.

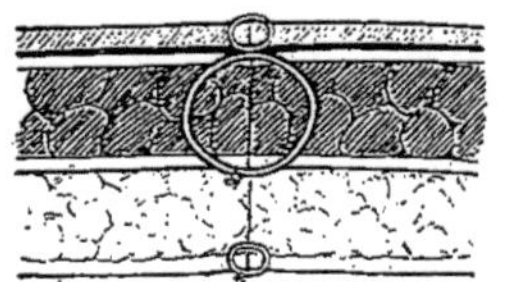

Fig. 90. — Coupe montrant la superposition des trois étages de suture en surjet, dans la laparotomie.

5° **Suture mixte ou combinée.** — Il est parfois utile de combiner la suture continue et la suture à points séparés. Comme exemple de ces sutures mixtes, je décrirai le mode d'occlusion que je pratique pour la *plaie abdominale après la laparotomie.*

Dès que la toilette du péritoine est achevée, la plaie abdominale est rapprochée et maintenue fermée par un aide, au-dessus d'une compresse-éponge, étalée comme un épiploon à la surface du paquet intestinal, destiné à le protéger pendant la suture et repérée par une pince. Les deux lèvres du péritoine étant bien mises en évidence au moyen de deux ou plusieurs petites pinces hémostatiques ou de Kocher, on passe vers le haut de la plaie, avec une petite aiguille portant un fil de catgut n° 0, un premier point réunissant les deux lèvres du péritoine, et on noue le fil sur son extrémité : il résulte de ce nœud un petit chef libre, sur lequel on place une pince hémostatique, et un grand chef qui tient à l'aiguille. L'aide tire sur la pince et l'opérateur reprenant l'aiguille continue à faufiler le péritoine en mettant un point de centimètre en centimètre environ (fig. 84). Arrivé à l'extrémité

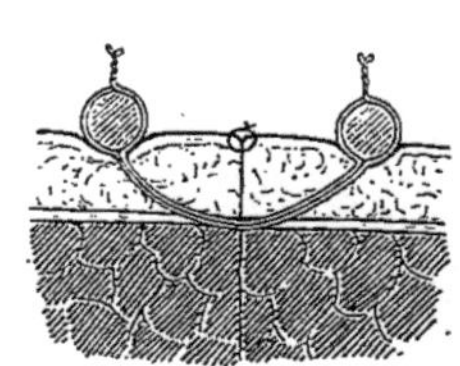

Fig. 91. — Suture de soutien dans la laparotomie. Un fil d'argent double est passé à environ trois centimètres de la plaie et comprend la peau et le tissu cellulaire sous-cutané : profondément il accroche l'aponévrose. Ce double fil est serré sur des bourdonnets de gaze aseptique.

de la plaie, on retire l'aiguille et on fait un nœud d'arrêt avec la fin du fil de catgut. Le péritoine est clos (fig. 85). Avant de terminer on a eu soin de retirer la compresse-éponge.

Puis, avec un nouveau catgut n° 1, on place sur les muscles et les aponévroses un second étage de suture continue à points un peu plus rapprochés (fig. 86), fermant ainsi la gaine des muscles droits, qui doit toujours avoir été ouverte. On atteint ainsi l'extrémité de la plaie et on noue (fig. 87).

Le ventre est dès lors solidement fermé, il ne reste plus qu'à réunir les téguments et le tissu cellulaire sous-cutané, qui atteignent parfois une épaisseur considérable. Avec une très grande aiguille courbe et un fil d'argent dont la force doit être proportionnée à l'épaisseur des parties à affronter, on place un ou plusieurs points de soutien Ces fils entrent à deux ou trois centimètres des bords de la plaie, cheminent dans toute l'épaisseur du tissu graisseux jusqu'à l'aponévrose, l'accrochent, et font un trajet inverse dans l'autre lèvre de la plaie (fig. 91). A mesure que ces points profonds sont placés, on met sur chaque chef une pince. La plaie étant bien épongée, on en rapproche les bords de la peau par une nouvelle suture en surjet au catgut n° 0 (fig. 88 et 89). Dans certains cas, la suture en surjet est remplacée par des points séparés au crin de Florence. Ce n'est que lorsque la peau est réunie qu'on serre les points de suture profonds, sur de petits rouleaux de gaze aseptique ou iodoformée qui évitent les sillons sur la peau produits par la pression de ces sutures (fig. 92 et 93). Il arrive assez fréquemment que l'empreinte des fils cutanés superficiels reste marquée pendant

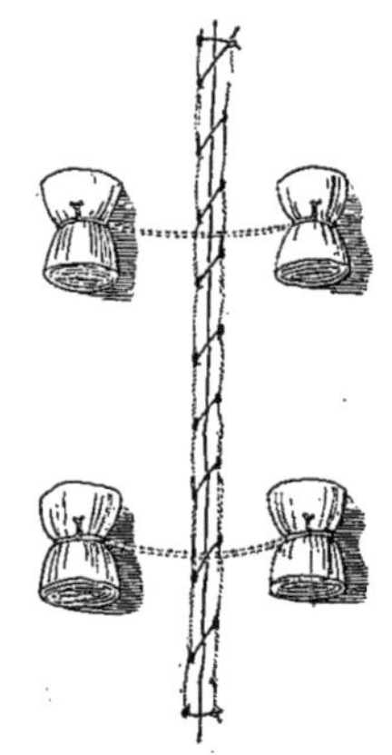

Fig. 92. — Suture de la peau en surjet au catgut n° 0, maintenue par deux points de soutien.

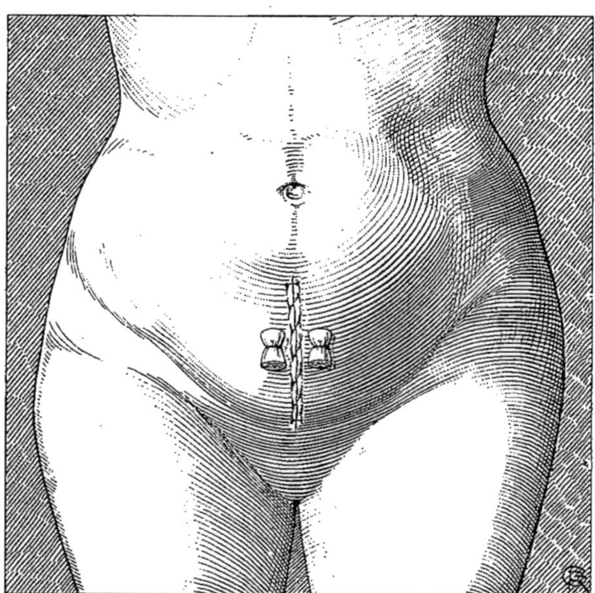

Fig. 93. — Aspect de la plaie d'une laparotomie ordinaire pour annexite.

plusieurs mois sous forme de stries, qui, d'abord rouges, peuvent se charger ensuite de pigment à l'occasion. Cette empreinte peut se produire alors même qu'on a pris soin d'obtenir une striction modérée, d'étreindre de chaque côté de la plaie une égale quantité de tissu et de sectionner les fils dès que la réunion est obtenue.

4° **Suture intra-dermique.** — Cette suture a pour but de réunir les bords de la plaie cutanée au moyen d'un fil que l'on passe d'un côté à l'autre de la plaie dans l'épaisseur du derme; la suture terminée, on ne voit aucun point de suture, la cicatrice est réduite à une simple ligne aux deux extrémités de laquelle entre et sort le fil de suture.

La suture intra-dermique a été décrite en 1851 par Chassaignac qui lui donna le nom de suture celluleuse ou sous-cutanée[1]. En 1890, Kendal Franks (de Dublin) publia à nouveau ce mode de suture tombé dans l'oubli.

Je l'ai vue employer avec succès, à l'hôpital John Hopkins, de Baltimore, et j'y ai du reste apporté d'assez notables modifications, depuis que j'ai adopté ce mode de suture.

Cette suture intra-dermique pourra être à *points séparés* ou *continue en surjet*.

Suture intra-dermique à points séparés. — Les deux lèvres de la plaie étant maintenues bien tendues, on les traverse successivement avec une aiguille, en ayant soin de passer chaque fois dans l'épaisseur du derme immédiatement au-dessous et le plus près possible de sa surface. Si l'on négligeait cette dernière précaution, on verrait, après avoir noué le fil, les deux lèvres se renverser en dehors et la plaie rester légèrement entr'ouverte.

La suture intra-dermique à points séparés ne me paraît guère pouvoir être utilement employée qu'avec du catgut très fin et dans des conditions exceptionnelles, par exemple, pour consolider une suture intra-dermique continue. Si l'on se servait de soie ou de tout autre fil non susceptible de se dissoudre, on serait obligé de le laisser en place et, vu la proximité de la surface de la peau, le nœud pourrait y faire une légère saillie et ultérieurement s'infecter.

Suture intra-dermique continue. — C'est le mode de suture qui est appelé à rendre le plus de services : on peut la pratiquer au catgut 00, à la soie très fine, avec un crin de Florence très fin.

Je recommande de se servir d'un fil très fin enfilé à des aiguilles de Hagedorn, petites et courbes. L'angle supérieur de la plaie doit être maintenu fixe et chacune des lèvres est à tour de rôle tendue et un

---

[1] CHASSAIGNAC. *Bull. Soc. Chir.*, 1851, p. 243. — DUPONT. *Thèse de Paris*, 1853. — CUCUEL. De la suture en corset. *Gaz. de Strasb.*, 1854. — KENDAL FRANKS. *Brit. M. J.*, 1890, t. I, p. 414. — S. POZZI. *Bull. et Mém. de la Soc. de Chir.*, 1894, p. 145. — COMMANDEUR. *Archiv. prov. de chir.*, 1896. — JUVARA. *Presse méd.*, 3 octobre 1900, p. 259, et PAUL ROUSSEAU. Des incisions et sutures esthétiques en chirurgie abdominale et en gynécologie. *Thèse de Paris*, 1903.

peu renversée à l'aide de deux pinces à disséquer, dont l'une est tenue par le chirurgien et l'autre par son aide.

L'aiguille pénètre d'abord à un centimètre au-dessus de l'angle de la plaie, ou sur le côté, près de l'angle, traverse toute la peau, ressort dans la plaie entraînant après elle le fil jusqu'au niveau d'un nœud qui y est fait, pour pénétrer dans l'épaisseur d'une des lèvres, où elle suit un trajet intra-dermique de trois à quatre millimètres. Elle ressort et elle est portée du côté opposé. On pique l'épaisseur de cette seconde lèvre à un niveau qui correspond exactement au point de sortie du fil sur l'autre lèvre.

On continue ainsi à traverser alternativement l'épaisseur du derme à droite et à gauche, jusqu'à la partie inférieure de la plaie. Le trajet du fil dessine un zigzag qui rappelle celui d'un lacet de corset, les œillets étant ici représentés par les trajets intra-dermiques. Quand on est arrivé à la partie inférieure de la plaie, on fait ressortir l'aiguille à un centimètre en dehors ou au-dessous de cet angle, en traversant l'épaisseur de la peau (fig. 94 et 95).

Lorsqu'on a achevé cette manœuvre, la plaie est réduite à la ligne d'incision et le fil est complètement caché sauf aux deux extrémités (fig. 96 et 97). Il n'est généralement pas utile de placer des points séparés complémentaires intra ou extra-dermiques, pour éviter la béance ultérieure de la suture. Mais si on le croyait nécessaire on y aurait recours. On peut faire un nœud sur chacun des chefs du fil au niveau de la peau pour l'empêcher de glisser et de se relâcher.

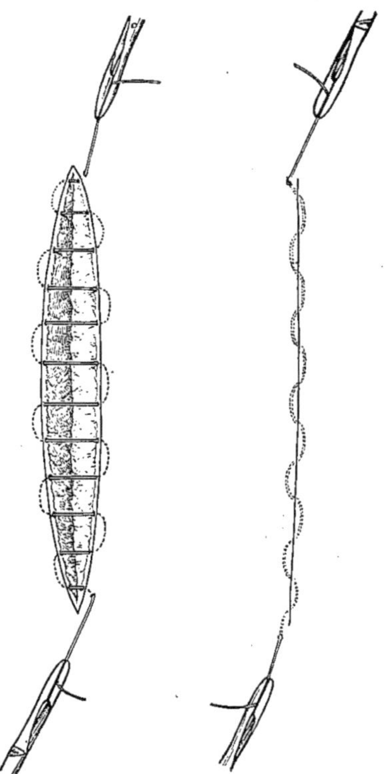

Fig. 94.   Fig. 95.

Fig. 94. — Suture intra-dermique (vue schématique).

Fig. 95. — Suture intra-dermique terminée (trajet intra-cutané du fil).

Si l'on ne se sert pas de catgut et si la ligne de suture dépasse 7 à 8 centimètres de long, il vaut mieux arrêter le premier fil au milieu de la longueur de la plaie et terminer avec un second fil; en effet, si l'on doit retirer un fil très long, on s'expose à le voir casser vers son milieu et dès lors une partie reste dans l'épaisseur des tissus, ce qui peut avoir des inconvénients.

Pour enlever le fil de la suture intra-dermique (ce qui se fait généralement au huitième jour), on attire un peu le chef supérieur de manière à amener à l'extérieur une partie cachée du fil, on sectionne à ce niveau et on n'a plus qu'à tirer sur le chef inférieur pour enlever facilement la totalité du fil.

Pendant les huit jours qui suivent, je place parfois une suture sèche avec une bandelette de diachylon simple ou iodoformé, pour soutenir la cicatrice contre tout tiraillement. J'ai obtenu ainsi des cicatrices de laparotomie presque entièrement invisibles au bout de quelques semaines[1].

5° **Suture enchevillée.** — De petits rouleaux de gaze aseptique ou iodoformée doivent être substitués aux chevilles ou aux bouts de sonde, employés autrefois. Les plaques de plomb de Lister avec le gros fil d'argent sont ainsi avantageusement remplacées. J'emploie cette suture dans la périnéorrhaphie et comme suture de soutien dans la laparotomie (fig. 91, 92 et 95). Un autre de ses emplois éventuels est le suivant[2] : dans les cas de très grosses tumeurs abdominales adhérentes en avant au péritoine pariétal, il existe, après leur ablation, une très grande surface cruentée, formée par la face profonde des parois du ventre plus ou moins dépouillées de leur péritoine, par la rupture des adhérences. Cette grande surface suintante peut créer un danger de septicémie. On peut se trouver bien alors de placer des deux côtés, avant la fermeture du ventre, une longue suture profonde, maintenue à chacune de ses extrémités par un rouleau de gaze iodoformée, qui plisse les parois abdominales au-dessus et parallèlement à l'arcade de Fallope. Elle exerce une compression efficace sur les surfaces cruen-

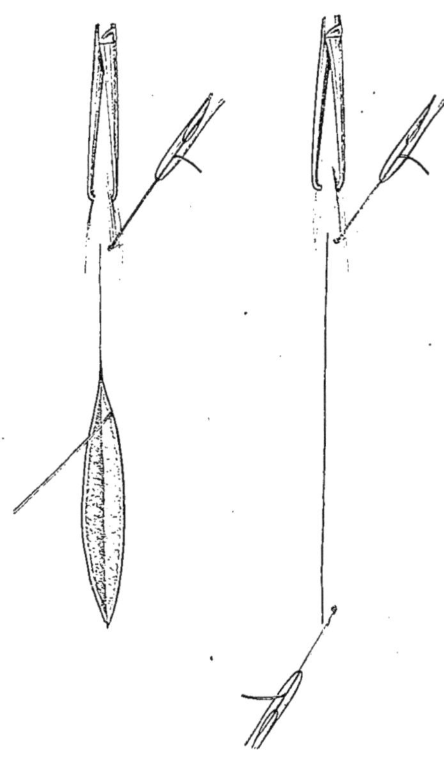

Fig. 96.   Fig. 97.

Fig. 96. — Suture intra-dermique en voie d'exécution.
Fig. 97. — Suture intra-dermique terminée.

[1] S. Pozzi. Suture intra-dermique. (*Bull. et Mém. de la Soc. de chir.*, 1894, t. XX, p. 145.
[2] V. Hacker. *Wien. med. Woch.*, 1885, n° 48, p. 1466.

tées, empêche l'hémorragie ou le suintement séreux, et élimine ainsi une des causes d'infection précoce. Ces sutures peuvent être retirées au bout de cinq ou six jours.

Suture autoplastique. — Dans le but de supprimer dans les plaies même des fils résorbables qui sont néanmoins des corps étrangers, certains chirurgiens ont eu l'idée de pratiquer des sutures profondes de certaines plaies de la paroi abdominale et en particulier des hernies au moyen de lamelles tendineuses prises sur les aponévroses mêmes situées au niveau de la plaie. Stoyanow a même conseillé de « couper sur chaque lèvre péritonéale une lanière péritonéale et avec ces deux languettes de suturer en trait, soit en lacets de bottines, le péritoine ». Quelque ingénieux que soient, en théorie, ces divers procédés, ils n'ont jamais été employés que par leurs auteurs[1].

Suture par agrafage. — Sous le nom de suture par agrafage, on désigne un nouveau procédé de suture inventé par Paul Michel[2]. Ce procédé consiste, après avoir affronté les deux lèvres de la plaie avec une pince à griffes, à remplacer les mors de celle-ci par une agrafe, sorte de petite serre-fine sans ressort qui, une fois recourbée, oppose la résistance du métal aux efforts de l'écartement de la plaie. Les agrafes sont de petites bandes de nickel pur de 1 centimètre de long, de 2 mil-

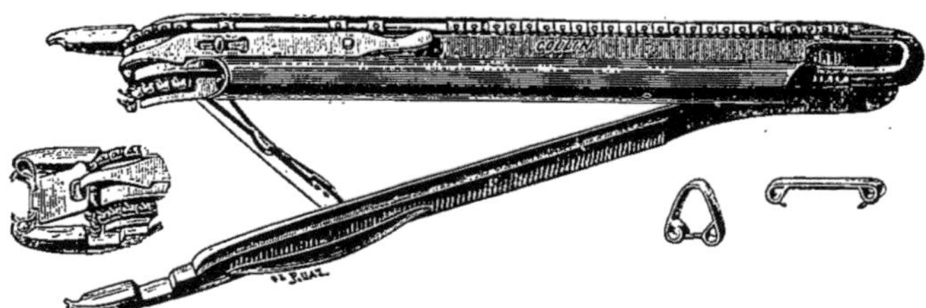

Fig. 98. — Pince-revolver de Michel et agrafes.

limètres et demi de large, enroulées sur elles-mêmes à leurs deux extrémités qui portent, à leur partie interne, une petite pointe de 1 millimètre suffisante pour empêcher le glissement de l'agrafe, bien qu'entrant à peine dans le derme. Pour l'application des agrafes, Michel a fait construire une pince automatique, dite pince-revolver, contenant 50 agrafes : dès qu'une agrafe est posée, une nouvelle vient se placer dans les mors de la pince, prête à être posée à son tour (fig. 98).

[1] Pouillet (de Lyon). *Congrès français de chirurgie*, 1895. — Duplay et Cazin. *Semaine médicale*, 1896, p. 455 ; *Archives générales de médecine*, 1897, janvier ; *Congrès français de chirurgie*, 1897. — Faure. *Congrès français de chirurgie*, 1897 ; *Société de chirurgie*, 1898 ; *Gazette hebdomad. de méd. et de chir.*, février 1898, p. 157. — Stoyanow. *Presse méd.*, 1er juillet 1899.

[2] Paul Michel. *Congrès intern. de méd.*, 1900, Section de chirurgie. — Michaux. *Bull. et Mém. de la Soc. de Chir.*, 1900, p. 561 ; *Bull. et Mém. de l'Acad. de Méd.*, 1901, p. 191. — Chaput. *Bull. de la Soc. de Chir.*, 1902, p. 787. — Desfosses. *Presse méd.*, 17 mai 1902, t. 1, p. 475.

Au lieu de cette pince automatique, on peut employer une pince à griffes spéciale ou même, à la rigueur, une pince à griffes ordinaire.

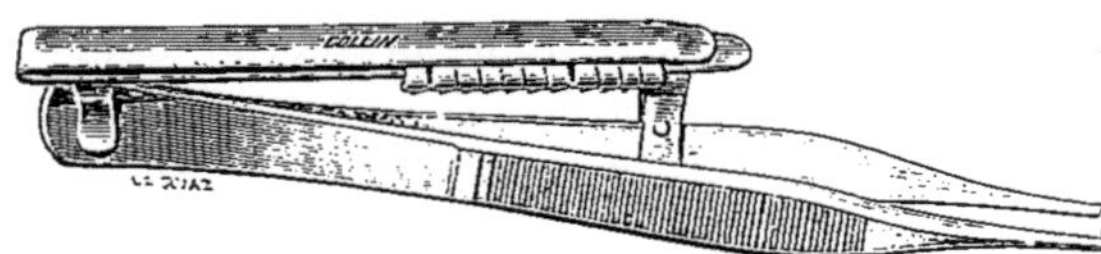

Fig. 99. — Pince à griffes surmontée du magasin à agrafes.

Les agrafes sont alors montées au nombre de 25 dans un petit magasin qui, grâce à des ressorts, peut s'adapter sur toute pince à griffes (fig. 99).

On procède alors de la manière suivante : le magasin placé sur une pince à griffes est tenu de la main gauche, la main droite tenant la pince spéciale. On affronte les deux lèvres de la plaie et on maintient l'affrontement à l'aide de la pince gauche; avec la pince spéciale, on saisit une agrafe dans le magasin et on place l'agrafe tenue entre les

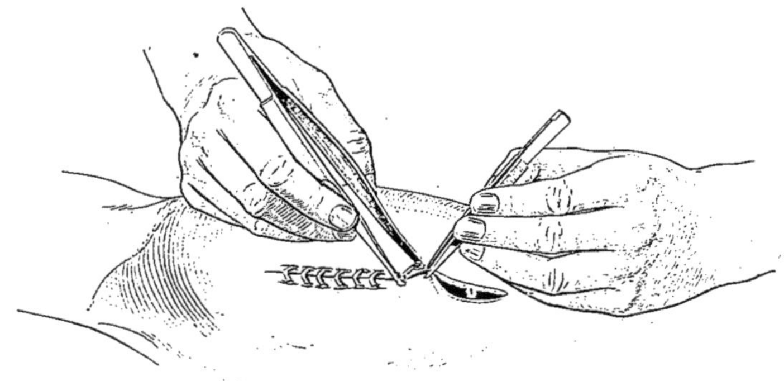

Fig. 100. — Pose des agrafes de Michel.

mors à cheval sur la plaie, on presse sur les branches, l'agrafe se recourbe brusquement, ses pointes s'enfoncent dans le derme, et l'affrontement est définitif. On procède ensuite à la pose d'une seconde agrafe, et ainsi de suite (fig. 100).

Pour enlever les agrafes, on se sert de préférence d'une pince spé-

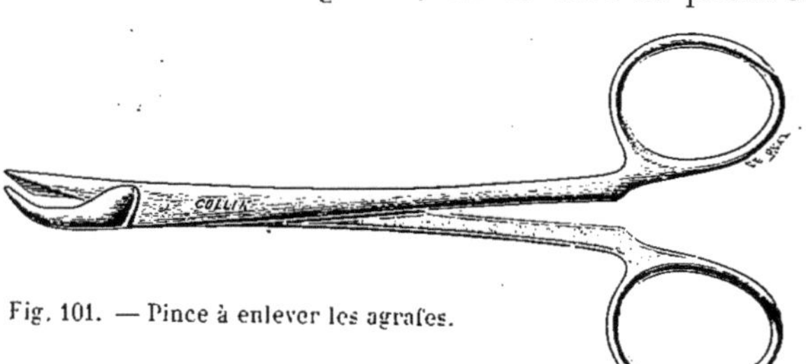

Fig. 101. — Pince à enlever les agrafes.

cialement construite pour cet usage : une des branches de cette pince est munie d'un bec rainé qu'on introduit sous l'angle de l'agrafe et l'autre porte un couteau mousse qui, en pé-nétrant dans la rainure, recourbe l'agrafe en sens inverse et, par conséquent, la désinsère au niveau de ses pointes (fig. 101).

Hémostase. — Elle peut être obtenue de diverses manières : par la **compression** pour les hémorragies capillaires ; par la **torsion** pour les petites artères ; et par la **suture** à la surface d'une plaie. Mais les deux grandes méthodes sur lesquelles j'ai à présenter quelques remarques sont la ligature et la **forcipressure**.

Ligatures. — La **ligature isolée** des vaisseaux ne m'arrêtera pas, n'ayant ici rien de spécial.

La **ligature en masse** offre un intérêt bien plus grand en gynécologie.

Cette ligature en masse a été successivement faite, et suivant les circonstances, à l'aide de fils métalliques, de fils de soie ou de catgut, de cordons ou de tubes élastiques.

La **soie** a été, pour la ligature en masse des pédicules, l'agent de

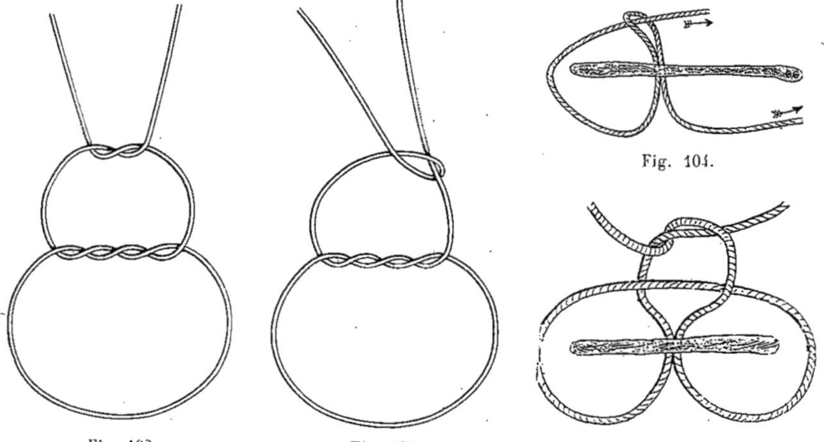

Fig. 102.   Fig. 103.   Fig. 105.

Fig. 102. — Nœud du chirurgien, bien fait. — Fig. 103. — Nœud du chirurgien, mal fait.
Fig. 104. — Nœud de Bantock pour la ligature des petits pédicules.
Fig. 105. — Nœud de Lawson-Tait (*Staffordshire knot*) pour la ligature des petits pédicules (l'anse doit être renversée par-dessus la tumeur).

beaucoup le plus employé, à cause de sa résistance très grande sous un petit volume : c'est toujours la soie *tressée* et non *tordue* qu'on choisissait. Il n'est pas douteux cependant que, lorsqu'on doit laisser une grande quantité de fils dans le ventre (comme après les hystérectomies), il n'est pas sans inconvénients d'abandonner, dans la grande cavité séreuse, des matériaux qui resteront très longtemps sans se résorber et que leur porosité rend éminemment propres à l'infection secondaire. Aussi, depuis que la stérilisation du **catgut** est devenue d'une réalisation courante, beaucoup de gynécologistes n'hésitent plus à rejeter complètement la soie pour les ligatures perdues dans le péritoine et à toujours lui substituer le catgut, bien qu'il soit incontestablement plus difficile avec lui de serrer une ligature.

Je ne parlerai que pour mémoire des fils en **tendons de kanguroo** proposés par les opérateurs du Nouveau Monde[1] ou en **tendons de renne** (fils des Ostiaks), préconisés en Russie[2]. Il n'est pas douteux qu'ils n'offrent une parfaite résistance; après avoir été dégraissés par l'éther et préparés ensuite comme le catgut, ils lui sont sans doute équivalents, comme agents de ligature en masse. La difficulté de s'en procurer facilement rendra toutefois leur vulgarisation très difficile dans notre pays.

Je me borne à signaler les **différents modes de ligature en masse** qui peuvent être employés.

Si la portion à étreindre est relativement mince et qu'une seule anse de fil suffise, on se contentera, en la passant autour d'elle, de la serrer solidement par un nœud de chirurgien (fig. 102).

Si le pédicule est très volumi-

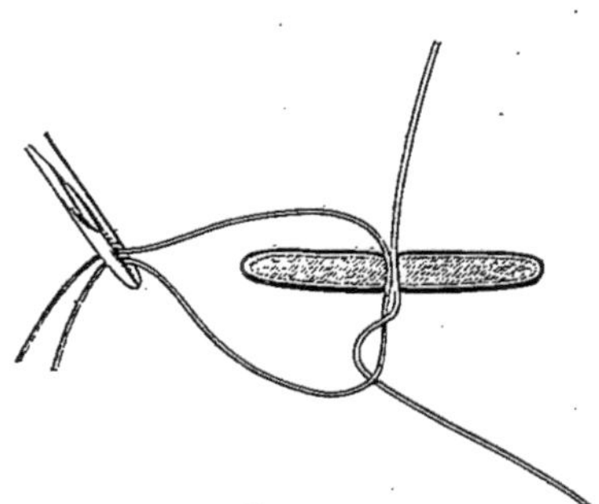

Fig. 106.   Fig. 107.   Fig. 108.

Fig. 106. — Ligature d'un petit pédicule. Passage de l'aiguille montée avec une anse de catgut n° 1 ou 2.
Fig. 107. — Section de l'anse — Fig. 108. — Croisement des fils.

neux et que, grâce à deux anses, on parvienne pourtant à le serrer suffisamment, on le transpercera en son milieu avec une aiguille armée d'un fil double (fig. 106); on pourra alors couper l'anse (fig. 107), de manière à avoir deux chefs, qu'on devra croiser (fig. 108), puis repérer à droite et à gauche (fig. 109), enfin nouer

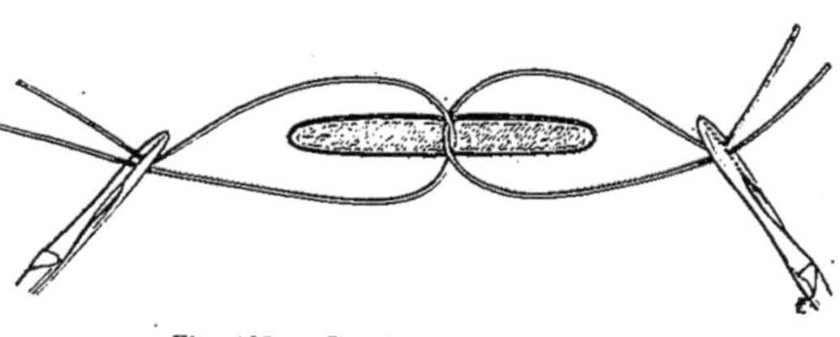

Fig. 109. — Repérage des fils croisés.

(fig. 110). S'il y a lieu, on passera au-dessous de ces fils un fil dit de sûreté (fig. 111). On peut, si l'on veut éviter deux *nœuds*, se

[1] H. O. MARCY. *Journ. of the Amer. med. Assoc.*, 21 juillet 1888, t. XI, p. 75.
[2] PUTIMOFF. *Russische Med.*, 1884, n° 5. Anal. in *Centr. f. Chir.*, 1884, n° 12, p. 187.

servir du nœud de Bantock (fig. 104) ou du nœud de Lawson-Tait (*Staffordshire knot*) (fig. 105).

Enfin, a-t-on affaire à un pédicule lamellaire, comme certains pédi-

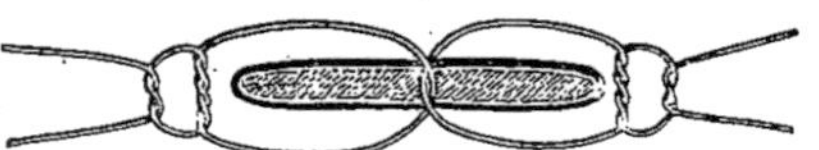

Fig. 110. — Nouage des fils à droite et à gauche.

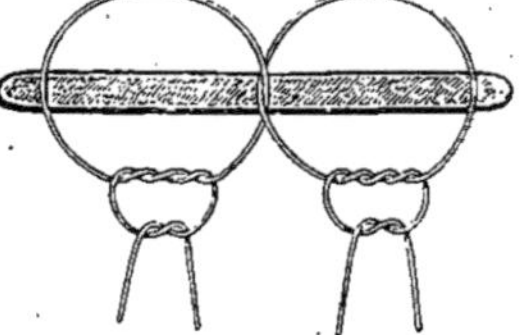

Fig. 113. — Nouage des fils.

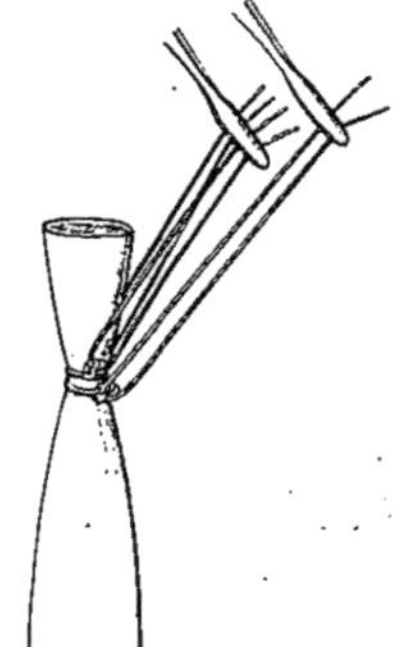

Fig. 111. — Placement d'un fil de sûreté au-dessous des fils préalablement serrés.

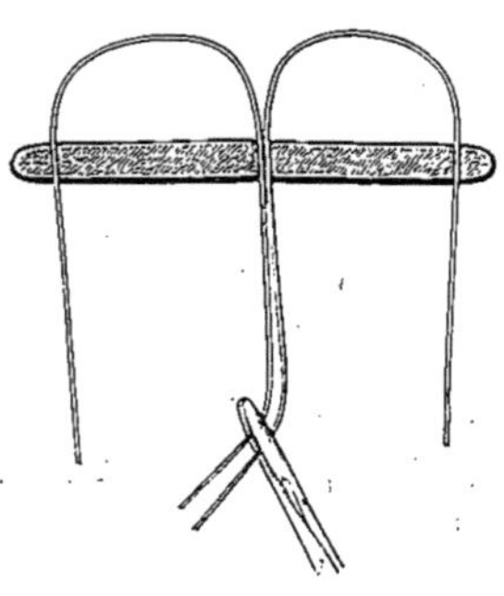

Fig. 112. — Pose d'une ligature double sur un pédicule moyen, en ayant soin d'accrocher le pédicule près de son bord libre.

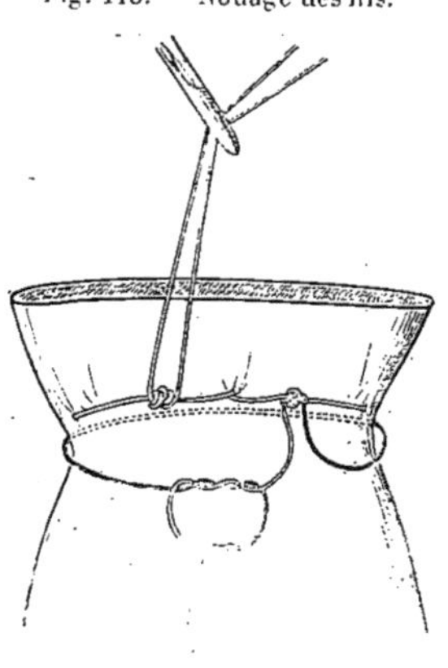

Fig. 114. — Formation du nœud de sûreté avec un des fils du pédicule.

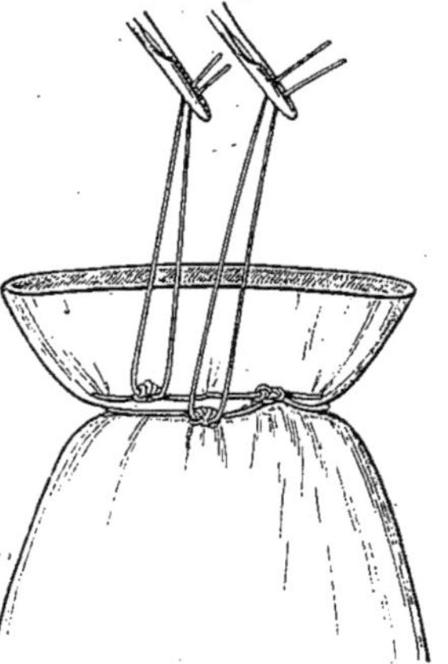

Fig. 115. — Nœud terminé.

cules ovariques, certaines adhérences membraniformes, ou simplement les ligaments larges, on devra passer une série de ligatures s'enchaînant mutuellement, de manière que leur resserrement n'amène aucune dilacération ni aucun échappement de la surface de section du pédicule.

On peut procéder de diverses manières. Si le pédicule est de moyenne largeur, je recommande d'accrocher le fil en le repassant tout près du bord libre du pédicule, pour en empêcher le glissement (fig. 112 et 113). Mais il reste un petit segment du pédicule non compris dans la ligature. Il faut donc compléter par un nœud de sûreté qu'on réalise avec un des fils du pédicule (fig. 114, 115 et 116), ou avec un fil indépendant (fig. 117, 118 et 119). Si le pédicule est très large, on fait une ligature en chaîne qu'expliquent facilement les figures 120 à 124.

Quand la ligature en masse est faite à l'air libre, elle amène le sphacèle des tissus étreints. Quand elle est abandonnée avec toutes les précautions antiseptiques dans la cavité péritonéale, les parties liées ne se gangrènent pas; elles continuent à conserver un minimum de vitalité, grâce aux vaisseaux provenant des adhérences et à ceux qui passent comme un pont au-

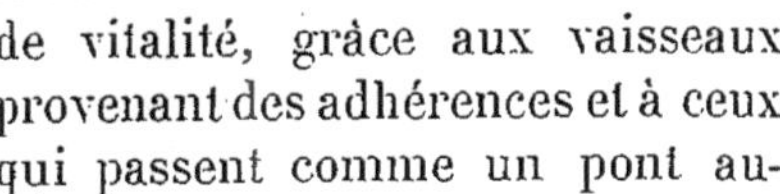

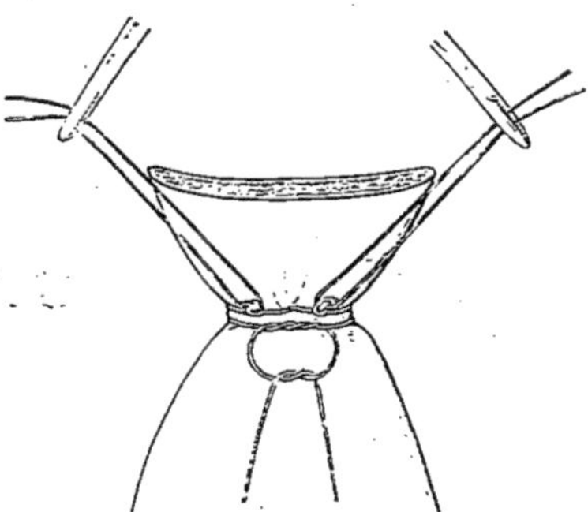

Fig. 116. — Vue latérale du pédicule : le fil de sûreté est seul apparent sur le bord, le fil proprement dit de ligature est sous ce bord, figuré en pointillé. Les nœuds sont superposés, le nœud du fil de sûreté étant au-dessous du fil de ligature proprement dit.

Fig. 118. — Serrage du nœud.

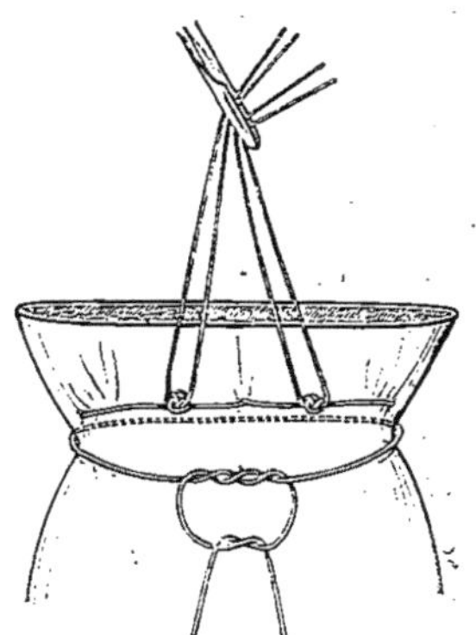

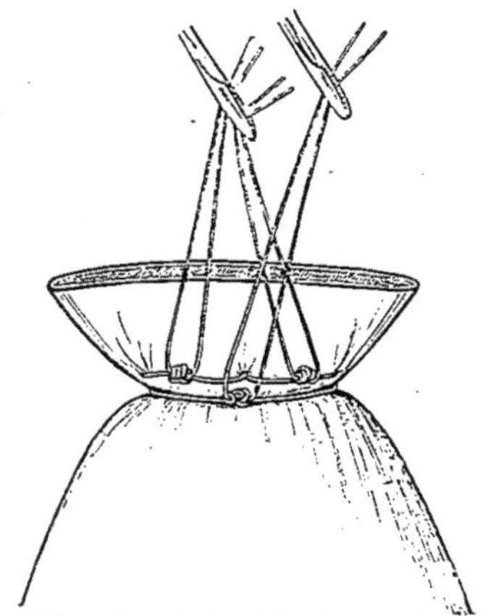

Fig. 117. — Placement d'un nœud de sûreté indépendant.

Fig. 119. — Aspect du pédicule, tous les nœuds serrés.

dessus du sillon formé par la suture; au bout de quelque temps le moignon se ratatine et se résorbe, ce que rendent très compréhensible les expériences faites sur les animaux[1]. Les fils de catgut sont assez vite absorbés, comme on a pu le constater directement[2]. Quant aux fils

[1] HÉGAR a vu des morceaux de muscle, et CZERNY des morceaux de cancer, fraîchement extirpés, être parfaitement absorbés en quelques semaines dans le péritoine de chiens. ZIEGLER a vu cette absorption s'opérer avec des fragments osseux ; TILMANNS, avec des morceaux de foie, de rein et de poumon (*Virchow's Arch.*, 1879, Bd. LXXVIII, p. 457.)

[2] THOMSON a fait d'importantes expériences sur les matériaux de suture les plus usités dans la laparotomie. Le *catgut phéniqué* est absorbé en 10 jours ; le *catgut chromique* au

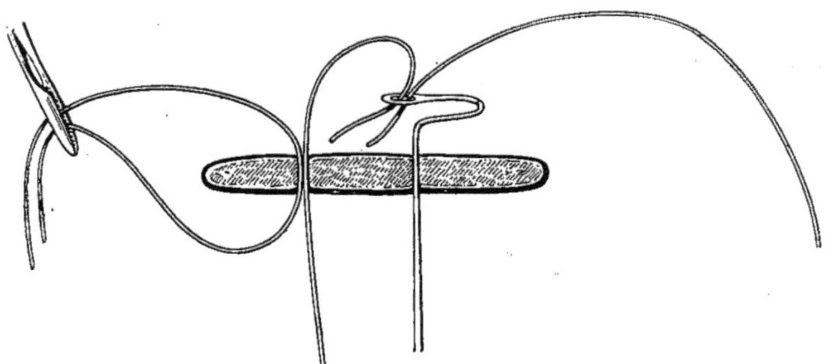

Fig. 120. — Ligature en chaîne. On passe d'abord une anse de catgut à une petite distance du bord du pédicule comme dans la fig. 106 ; on sectionne l'anse ; on repère le fil de gauche avec une pince. Puis on passe l'aiguille en un second point du pédicule et on introduit dans le chas de l'aiguille le second chef de l'anse déjà [passée et un troisième fil libre.

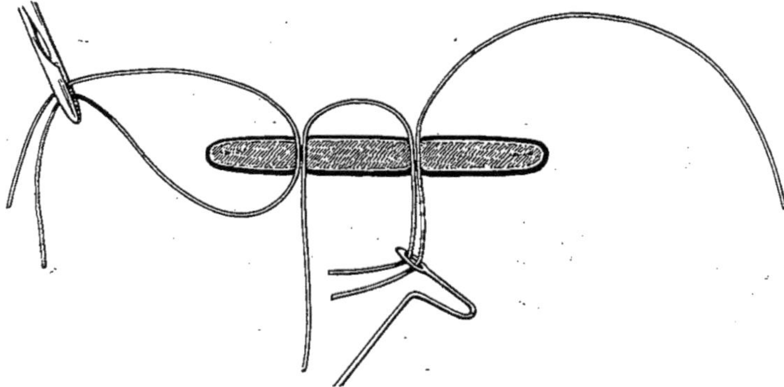

Fig. 121. — Ligature en chaîne. On retire l'aiguille qui porte les deux fils.

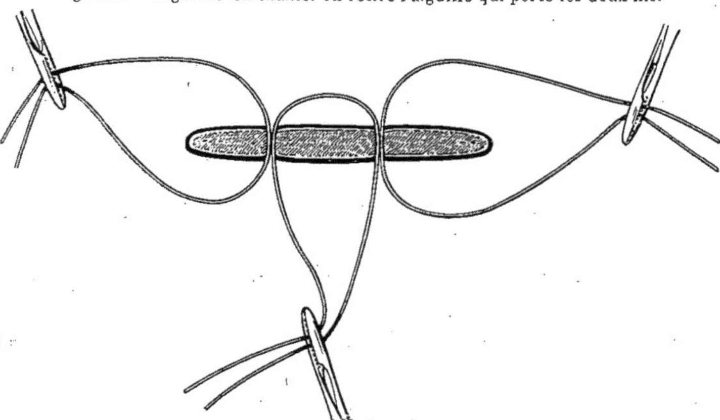

Fig. 122. — Les trois anses du fil sont repérées.

contraire, subsiste pendant plusieurs mois, résultat que Sänger et Döderlein avaient con-staté sur des femmes ayant survécu à l'opération césarienne. La *soie* est un peu désagrégée au bout de 50 jours et presque entièrement absorbée après 64. Le *crin de Florence* est encore intact au bout de deux mois. (*Centr. f. Gyn.*, 1889, n° 24, p. 409.)

de soie, ils sont d'abord infiltrés de jeunes cellules, puis s'enkystent, enfin disparaissent : mais il faut des mois pour cela, et il peut se faire

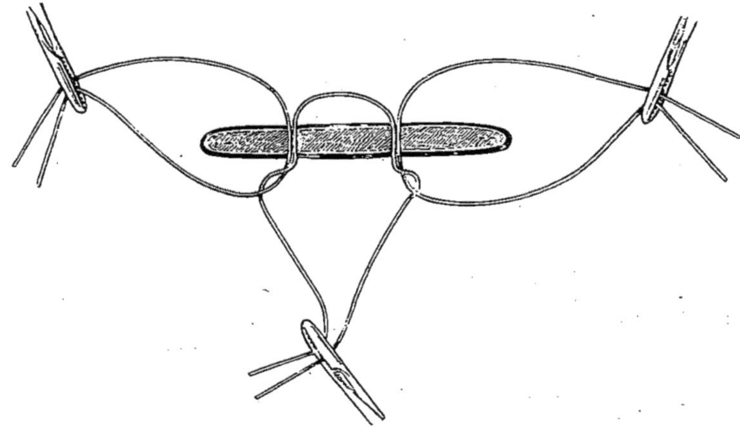

Fig. 123. — Les trois anses sont croisées.

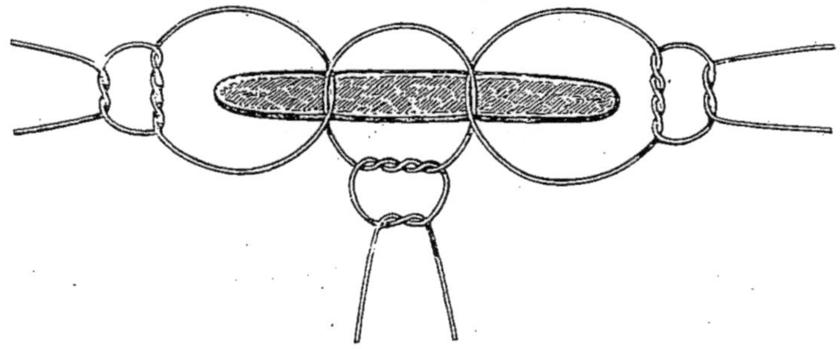

Fig. 124. — Les trois anses sont nouées.

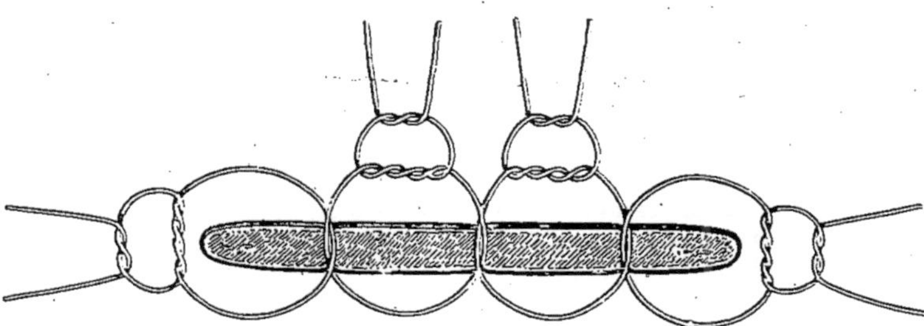

Fig. 125. — Ligature en chaîne à 4 anses.

qu'ils jouent le rôle de corps étrangers et provoquent des accidents, même au bout d'un laps de temps très long. Cette infection tardive ne peut s'expliquer que par le passage de germes à travers l'intestin ou par la trompe, à moins qu'on n'admette une sorte de microbisme latent, réveillé sous l'influence d'un mauvais état local ou général[1]. Pour éviter que cette infection ne se produise d'emblée, lorsque la surface de section d'un pédicule est suspecte (salpingite, etc.), il vaut mieux lier au catgut, ou du moins combiner la cautérisation à la ligature en masse. L'escarre aseptique produite par le fer rouge se résorbe rapidement[2].

Forcipressure. — C'est à l'exemple de Kœberlé d'abord, de Péan ensuite[3], que la chirurgie et la gynécologie sont redevables de la vulga-

[1] Hœffel rapporte un cas où un abcès volumineux se montra au niveau du pédicule d'un ovaire, extirpé deux ans et demi auparavant par Hegar, et un an après un accouchement. (*Arch. f. Gynäk.*, 1876, Bd. IX, p. 319.)

[2] Kaltenbach (*Operative Gynäk.*, 3e édit. allem., 1886, p. 268) a trouvé, sur une malade morte de tétanos huit jours après l'opération, la surface cautérisée, lisse, sans trace d'inflammation, avec des vestiges de tissus carbonisés, — Heppner (*Petersb. med. Zeitschr.* 1870, t. XVII, p. 306) a, au bout de deux ans, trouvé à peine quelques traces de charbon animal au voisinage du pédicule.

G. Walcher. Klammer zur Erleichterung der Anlegung der elastischen Ligatur (*Centr. für Gynäk.*, 1884, n° 52, p. 825).

[3] Le procédé qui consiste à obtenir l'hémostase par l'application temporaire ou durable d'une pince est très ancien, et le professeur Verneuil en a présenté le savant historique, auquel je renvoie ceux qui voudront approfondir cette question. Toutefois, on n'a peut-être pas assez insisté sur ce fait que depuis longtemps les chirurgiens avaient été, pour ainsi dire, invités à l'emploi de la forcipressure par l'éminent fabricant d'instruments de chirurgie, Charrière. Dans son *Catalogue*, publié le 15 avril 1851 (imprimerie Thunol, rue Racine), p. 11, fig. 55, il représente une petite pince presque identique aux pinces à forcipressure Kœberlé-Péan. Elle est ainsi indiquée dans le texte : « Pinces à anneaux et à branches croisées et décroisées, modèle Charrière, destinées à saisir des insectes ou des reptiles dans les cavités étroites. Ces mêmes pinces peuvent être faites avec notre crémaillère brisée, qui les maintient fermées à volonté. » — En 1859, dans une autre édition de son *Catalogue* (typographie Plon), p. 6, Charrière écrit un paragraphe sur les moyens de fixité donnés : 1° *aux deux branches des pinces à anneaux à polypes, œsophagiennes, aux pinces-érignes;* 2° aux pinces a artères. Il décrit l'addition du clou rivé sur une branche s'engageant dans un trou fixé sur la branche opposée, et il ajoute : « Ce système, qui transforme une pince à anneaux, une pince à pansement (comme on la désignait encore il y a peu de temps) en une pince à pression continue, permet d'aller porter dans les cavités très profondes les aiguilles... d'étreindre les vaisseaux afin de suspendre les hémorragies pendant les opérations. » Charrière ne songeait à la vérité qu'à une hémostase temporaire, car il ajoute : « la conicité de ses mors permet de porter profondément les ligatures sur les vaisseaux ». Toutefois il avait parfaitement compris l'immense service que les pinces peuvent rendre pour l'hémostase provisoire, car il ne manque pas d'y insister encore dans le *Catalogue commercial Ménier*, 5e édition, 1860 (typographie Plon). Il y figure, p. 276, fig. 18, sa pince à anneaux et à pression continue, et fait ces remarques (note 7) : « 1° Cet instrument sert de pince à pansement ordinaire. 2° L'élasticité de ses branches permet de saisir très solidement.... les artères dans les hémorragies, etc. »

J'ai cru devoir insister sur ces documents bibliographiques inconnus de la plupart de ceux qui ont traité les questions de priorité dans ce débat. Il en ressort ce fait indéniable, que l'instrument dont la chirurgie devait, quelques années plus tard, faire un si grand usage, avait été fabriqué en 1851 par Charrière dans un autre but, puis désigné par lui, en 1859, comme pouvant s'appliquer à la forcipressure.

Il n'en est pas moins vrai que cette pratique avait toujours été exceptionnelle, jusqu'au moment où, presque en même temps, elle fut employée d'une manière courante, pour économiser le temps, dans les grandes opérations abdominales, par Kœberlé et Péan. Lequel des deux a précédé l'autre dans cette voie ? Une polémique acerbe engagée à ce sujet n'a donné que des documents difficiles à apprécier.

Kœberlé (*De l'hémostase définitive par compression excessive*, Paris, 1877) fit fabriquer en 1865 par Elser, fabricant d'instruments de chirurgie à Strasbourg, des pinces assez analogues aux pinces à pansement de Charrière, munies d'un encliquetage destiné à per-

risation de ce précieux moyen d'hémostase, inauguré avec des instruments défectueux par Sédillot. En Angleterre, Spencer Wells s'en est fait le défenseur convaincu. La pratique en est actuellement généralisée[1] en chirurgie.

Le pincement des vaisseaux, effectué au fur et à mesure des opérations, rend l'immense service d'arrêter immédiatement l'écoulement de sang par une hémostase provisoire qui devient presque toujours définitive. On peut ainsi, au cours d'une laparotomie, n'être distrait par aucune ligature, avant la fin de l'opération.

Dans les opérations plastiques il ne faut pas abuser de ce moyen, car les petites portions de tissu qui ont été excessivement comprimées entre les mors des pinces sont un obstacle à la réunion immédiate.

Comme dans la ligature, on pourrait distinguer dans la forcipressure celle qui porte **isolément** sur les vaisseaux seuls, et celle qu'on opère sur eux, en prenant **en masse** une grande épaisseur de tissus. Cette

mettre de comprimer à volonté les tissus plus ou moins épais. Il fait mention de l'usage de ces pinces pour la forcipressure prolongée dans une observation publiée à Strasbourg en 1866 (*Opération césarienne pratiquée avec succès dans un cas de grossesse dans un utérus bicorne, 21 mois après la mort du fœtus au 7e mois*). Depuis 1868, il s'en servit couramment pour la forcipressure rapide, et ne recourait que très exceptionnellement à la ligature. Cela résulte de la publication faite par Révillout, dans la *Gazette des hôpitaux* (1868, n° 75, p. 297), du procédé opératoire qu'il avait vu employer par le chirurgien de Strasbourg, et de celle faite par Kœberlé lui-même, peu après dans le même journal (*Gazette des hôpitaux*, 1868, p. 419). Il appliqua bientôt ses pinces à toutes les opérations.

Péan (*Du pincement des vaisseaux comme moyen d'hémostase. Leçons extraites du tome II des Cliniques chirurgicales*, Paris, 1877) qui, comme Kœberlé du reste, avait d'abord commencé par se servir de grosses serres-fines de Sédillot, connues sous le nom de serres-fortes (*Ovariotomie et splénotomie*, Paris, 1869, p. 51), fit construire, en 1868, par Guéride, des pinces à forcipressure d'un modèle commode et de formes variées qui figurent, dès cette époque, au catalogue de ce fabricant. Le point aigu du débat, et celui qu'on ne saurait trancher, est de savoir si, comme le prétend Kœberlé, il y a là adoption avec ou sans perfectionnement de sa pratique vulgarisée à ce moment-là par Revillout, ou si, comme l'affirme Péan, ce dernier a inventé, de son côté et sous l'influence des mêmes nécessités opératoires, une pratique analogue à celle de son collègue de Strasbourg. Il n'y aurait assurément rien là que de très naturel. Quoi qu'il en soit, il est certain qu'inventeur primitif ou concomitant, Péan, par sa position dans les hôpitaux de Paris et sa très grande pratique, a servi plus que personne à la vulgarisation de la forcipressure. Le professeur Verneuil, dans un remarquable mémoire où il a tracé magistralement l'historique et les indications du pincement des vaisseaux, a contribué d'une manière puissante à en généraliser et à en régulariser l'emploi. (*Bull. et Mém. de la Soc. de chir. de Paris*, 1875, p. 17, 108, etc.)

Sur les questions d'historique et de priorité, on consultera, outre les mémoires déjà cités : Kœberlé, *Bull. et Mém. de la Soc. de chir. de Paris*, 1876, p. 767. — *Épilogue.* Paris, 1877. — *L'hémostase définitive rapide par les pinces hémostatiques et la suppression de la ligature ont été inventées à Strasbourg en* 1867, Strasbourg, 1893. — Gross. Les pinces hémostatiques des docteurs Kœberlé et Péan et la forcipressure. (*Revue méd. de l'Est*, 1876, t. V, pp. 182, 190.) — Deny et Exchaquet. *De la forcipressure ou de l'application des pinces à l'hémostase chirurgicale.* Paris, 1875. — Péan. *Comptes rendus. Mémoires et Discussions du premier Congrès français de chirurgie*, 1886, p. 588. — Verneuil et Péan. Discussion. *Bull. méd.*, 1893, pp. 659, 985 et 997.

[1] Spencer Wells. Remarks on forcipressure and the use of pressure-forceps in surgery. (*Brit. med. Journ.*, 1879, vol. I, p. 926, et vol. II, p. 5.)

constriction préalable est un adjuvant très grand pour l'hémostase définitive.

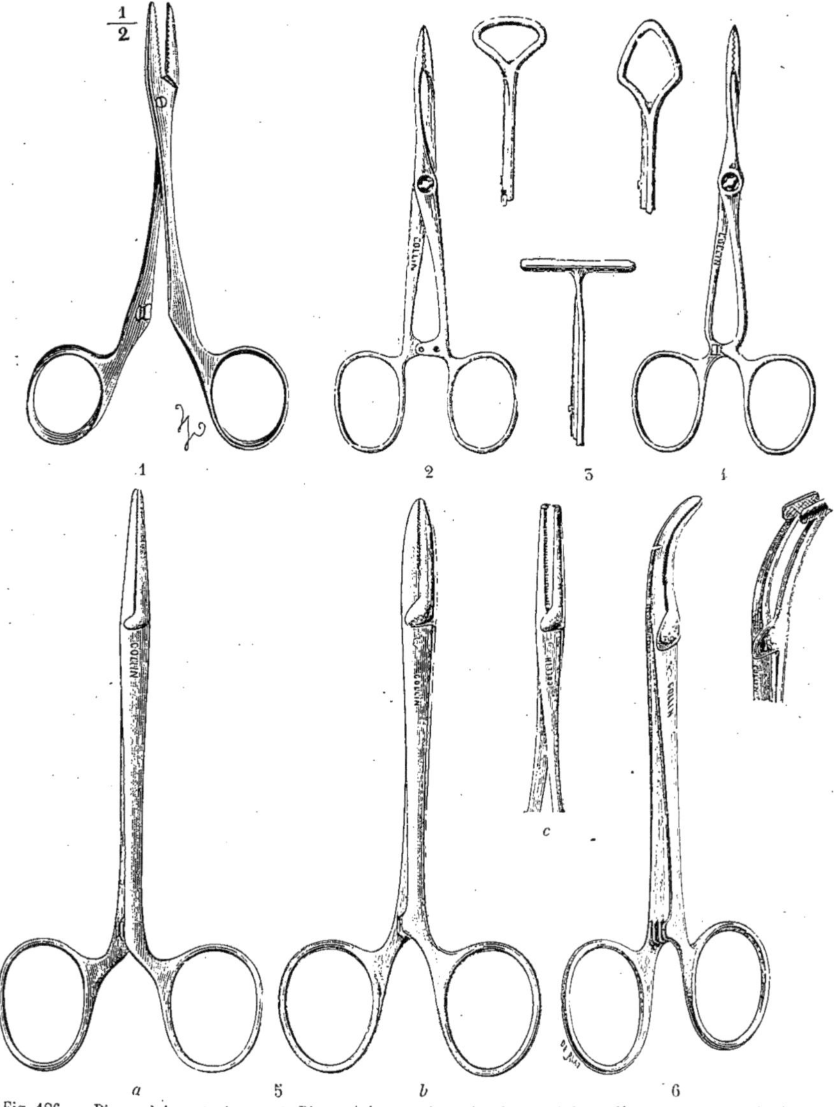

Fig. 126. — Pinces hémostatiques. 1. Pince hémostatique de Kœberlé à encliquetage permettant une pression graduée. — 2. Pince hémostatique de Péan (ancien modèle) pour la compression excessive des vaisseaux. — 3. Formes diverses de mors pour pinces à forcipressure (Péan). — 4. Pince à forcipressure de Lawson Tait. — 5. Pinces hémostatiques, *a*, nouveau modèle de Collin; *b*, modèle du professeur Terrier; *c*, modèle de Kocher. — 6. Pinces à forcipressures courbes de S. Pozzi.

Il est donc bon d'avoir à sa disposition des pinces de divers modèles, depuis l'énorme pince de Billroth, propre à comprimer les gros pédicules charnus[1], jusqu'aux modèles si variés qui ont été imaginés ou modifiés par Kœberlé, Péan, Terrier, Spencer Wells, Tait, Thornton, etc. (fig. 126, 127 et 128).

Le plus souvent la forcipressure n'est employée que pour l'hémostase provisoire. Toutefois dans les cas de nécessité, on l'a utilisée pour l'hémostase définitive. Péan a pu ainsi, depuis longtemps, laisser des pinces dans la cavité péritonéale après l'hystérectomie abdominale, en réunissant le faisceau dans l'angle inférieur de la plaie.

La forcipressure, déjà employée par beaucoup de chirurgiens comme procédé de nécessité dans l'hystérectomie vaginale (Péan, Buffet, J. Bœckel, Ch. Jennings), a été proposée comme procédé de *choix* par Spencer Wells[2] et Jennings[3], puis *systématiquement* employée comme telle par Richelot, qui la préfère, même dans les cas où la ligature est facile. De nombreux chirurgiens suivent cette pratique, sur laquelle je reviendrai à propos de

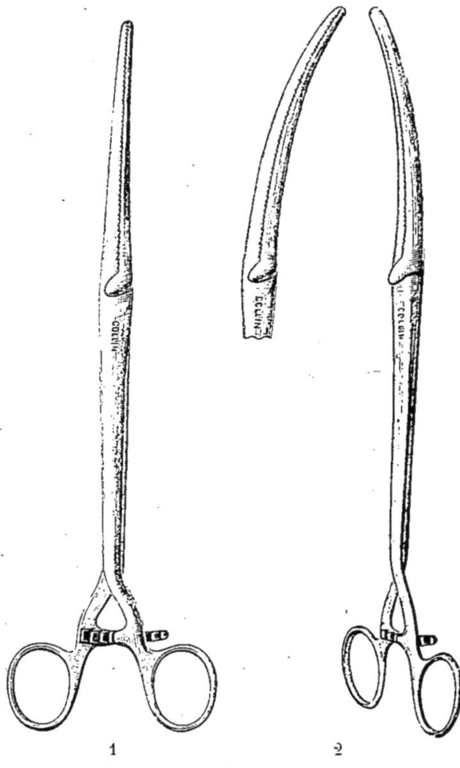

Fig. 127. — 1. Pinces du modèle Péan-Terrier-Collin pour la forcipressure en masse (adhérences).

l'hystérectomie vaginale[4]. Je ferai seulement remarquer que l'hémostase par forcipressure à demeure, en masse, amène toujours la mortification d'une quantité de tissus incomparablement plus grande que

[1] La compression excessive des pédicules, allant jusqu'à leur écrasement, a été particulièrement recherchée par Doyen. Doyen a fait construire dans ce but une pince clamp à pression progressive. En appliquant sa pince sur les pédicules vasculaires, Doyen cherche à faciliter leur ligature (E. Doyen. *Congrès intern. de Moscou,* 1897 ; *Revue de Gynéc. et de Chir. abd.*, 1898, nº 5, 10 octobre, p. 755). Tuffier, après avoir réalisé l'écrasement des pédicules vasculaires, a même proposé, pour l'hystérectomie vaginale, de n'appliquer ni pinces ni ligatures. (Tuffier, *Rev. de Gyn. et de Chir. abd.*, 1898, 10 août, nº 4, p. 565. — Tessier. L'hystérectomie vaginale sans pinces ni ligatures. *Thèse,* Paris, 1898.)

[2] Spencer Wells. *Ovarian and uterine tumours,* 1882, p. 526.

[3] Chas. E. Jennings. *The Lancet,* 1886, vol. I, p. 682 et 825.

[4] Voir, sur ce point, à propos de l'historique et des indications de la forcipressure définitive dans l'hystérectomie vaginale. S. Pozzi, *Annal. de Gyn.*, août 1888, t. XXX, p. 81.

celle qui peut succéder à la ligature isolée ; elle est donc inférieure à
la ligature au point de vue antiseptique.

Électrohémostase. — Pour supprimer toute ligature, Skene (de
Brooklyn) a eu l'idée de réaliser l'hémostase électrique et Jacobs[1] a utilisé ce procédé. On se sert d'une pince à forcipressure ordinaire, modi-

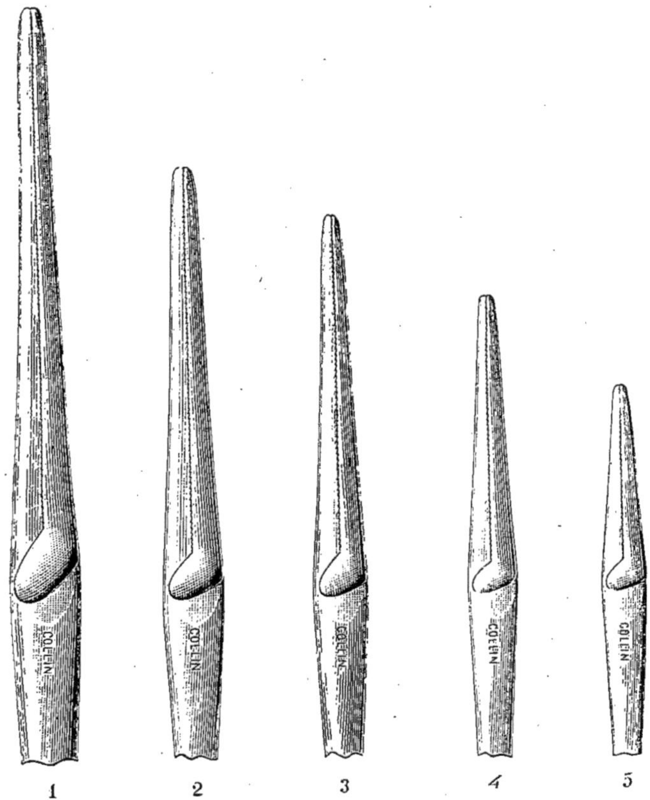

Fig 128. — Pinces pour la forcipressure en masse, à articulation Collin, de dimensions diverses
(grandeur naturelle).

fiée de manière à donner passage à un courant électrique. « L'idée-guide,
dit Jacobs, pour arrêter l'hémorragie avec cette pince est de comprimer entre les mors de l'instrument une partie des tissus voisins de
la terminaison d'un vaisseau, afin d'en expulser autant de sang que
possible, puis d'arriver à la *dessiccation complète* par la chaleur développée dans la branche spéciale de l'instrument par le courant électrique.
La température nécessaire à cette coction ou dessiccation est de 80° à 90°,
température insuffisante pour brûler ou carboniser les tissus » (fig. 129).

[1] Jacobs. L'électro-hémostase. *Revue de Gyn. et de Chir. abd.*, 1899, p. 721.

On applique l'instrument à l'endroit où l'on doit faire la suture en ayant soin de protéger des effets du rayonnement les tissus voisins.

La dessiccation est obtenue en une ou deux minutes pour un petit pédicule. On coupe alors tous les tissus au delà de la pince, on desserre celle-ci avec précaution, et on abandonne le pédicule (fig. 150).

Drainage. — Je n'ai pas à discuter ici les indications du drainage, soit des plaies réunies, soit de la cavité péritonéale. Je me contenterai d'établir quelques préceptes généraux et d'indiquer les moyens pratiques de les remplir.

Drainage des plaies. — Dans la suture abdominale à plans superposés, après la laparotomie, il est ordinairement inutile de placer un drain entre les divers plans affrontés. Cependant il en est autrement si la surface de section a pu être souillée par des matières septiques, du pus, par exemple, et surtout s'il s'agit de parois surchargées de graisse, suintantes de toutes parts. Alors, il est possible qu'un suintement séreux séro-hématique ou séro-purulent vienne compromettre la réunion primitive, s'il n'est pas promptement évacué par un drainage prophylactique. On fera bien de placer, dans ces cas-là, un petit drain entre la suture des aponévroses et celle qui réunit

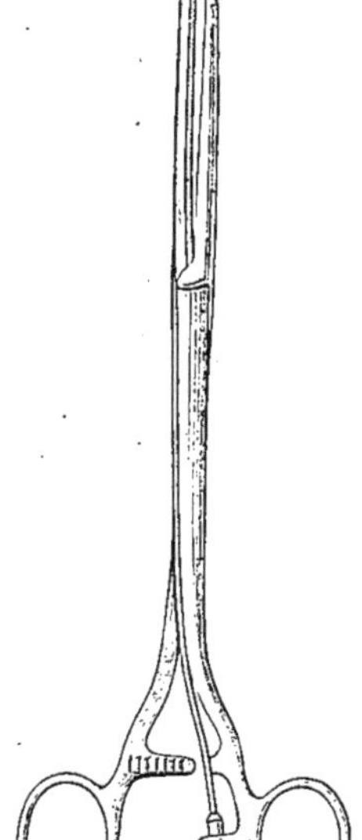
Fig. 129. — Pince pour l'électro-hémostase.

la peau et le tissu cellulaire : ce drain sera généralement divisé en deux ou trois segments, et une *épingle de nourrice* transfixant l'extrémité les empêchera de s'enfoncer dans la plaie et de s'y perdre. Il faut d'ailleurs faire remarquer que ce drainage est exceptionnellement pratiqué.

J'ai vu employer par Farkas, à Pesth, dans le même but, une petite plaque de caoutchouc durci qu'on fixe très facilement au bout du tube avec deux petites pointes latérales.

Les meilleurs tubes à drainage sont en caoutchouc épais, joignant l'élasticité, qui maintient leur calibre béant, à la souplesse qui permet de les infléchir, selon les besoins.

Il n'est guère nécessaire de se servir de tubes de verre ou de caoutchouc durci incompressible, si l'on a à sa disposition des tubes de caoutchouc d'une épaisseur suffisante et de bonne qualité.

Drainage du péritoine. — La crainte de l'accumulation de liquide dans le péritoine (sang, liquide ascitique, sérosité plus ou moins septique, etc.) a conduit les opérateurs, dès les premiers temps de la lapa-

rotomie, à pratiquer le drainage préventif du péritoine. C'est Peaslee
qui le premier, en 1855, en fixa l'emploi ; il se servait d'une sonde élastique pénétrant dans le cul-de-sac de Douglas et sortant par le vagin.
Kœberlé, en 1867, fit le drainage par la plaie abdominale et se servit
d'un tube de verre terminé en cul-de-sac et perforé de petits trous sur

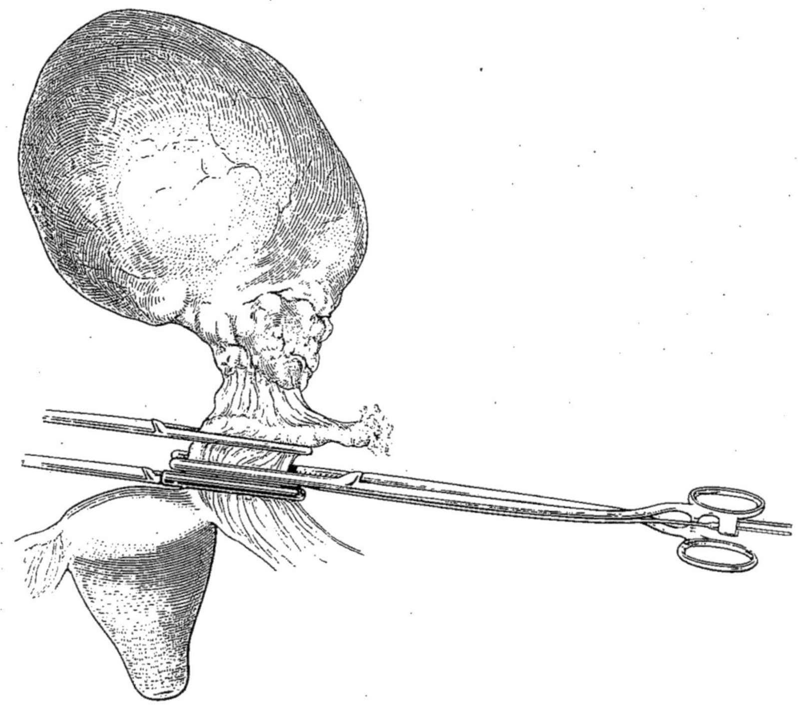

Fig. 130. — Manière d'appliquer la pince électro-hémostatique. Un clamp ordinaire est placé du
côté de la tumeur à enlever pour empêcher le reflux du sang. Un autre clamp, dont les mors sont
garnis d'un tube de caoutchouc protecteur, est placé juste au-dessous du point à sectionner. Tout
contre ce clamp on applique la pince électro-hémostatique.

toute sa longueur. Les deux voies du drainage péritonéal étaient dès lors
tracées.

Mais ce qui n'était point encore établi, et ce qui l'est à peine aujour-
d'hui, ce sont les véritables indications de ce drainage. Sims, en 1872,
recommanda de l'employer systématiquement après toute ovariotomie.
Cette exagération eut, du moins, le mérite de montrer l'innocuité du drainage quand il est entouré de précautions convenables. En effet, il faut
bien savoir qu'au bout d'un très petit nombre d'heures, le drain se
trouve, pour ainsi dire, séquestré par la formation de pseudo-mem-
branes qui l'entourent et l'isolent. Ce n'est que si un suintement conti-
nuel se fait dans le ventre qu'une cavité, où le liquide s'accumule,
persiste à son extrémité.

Un nouvel élément est venu encore simplifier le problème : c'est la connaissance du grand pouvoir de résorption du péritoine[1], quand il n'est pas entravé soit par des grands délabrements ou des déchirures étendues, soit par une longue exposition à l'air ou la paralysie de l'intestin. Il résulte de ce fait qu'à la suite d'une laparotomie *simple*, c'est-à-dire non compliquée par les accidents que je viens d'énumérer, une quantité très grande de liquide (sang ou sérosité) peut être rapidement résorbée, sans aucun inconvénient pour la malade. Chénieux[2] affirme que cette résorption est préférable à l'évacuation, et on ne saurait lui donner tort. La difficulté est de juger dans quelles conditions elle a lieu ; car, si elle manque, la septicémie a les plus grandes chances de survenir. Comme il sera dit plus loin, le lavage du péritoine paralyse momentanément le pouvoir résorbant de la séreuse.

La toilette du péritoine étant supposée bien faite, après toute laparotomie, avec des compresses-éponges promenées dans toutes les parties déclives à l'aide du doigt ou de longues pinces, on n'a pas à se préoccuper, au point de vue du drainage, de ce qui *reste* dans l'abdomen, mais seulement de ce qui peut s'y former ou s'y déposer et y séjourner. Les moyens d'appréciation sont tellement multiples qu'il est difficile de poser des règles absolues : l'opérateur jugera dans chaque cas déterminé. On peut toutefois formuler les indications principales du drainage de la façon suivante :

1° Suintement abondant de sang ou de sérosité, redouté après l'occlusion des parois abdominales, par suite des conditions anatomiques ou cliniques spéciales, le pouvoir résorbant du péritoine n'étant pas intact. (Le drainage n'est pas seulement alors évacuateur, mais, selon la remarque de L. Tait, puissamment hémostatique.)

2° Existence dans la cavité péritonéale d'une surface septique (lambeau de kyste, suppuration) susceptible de fournir les liquides dont la résorption serait funeste ; présence de lésions de péritonite.

3° Large déchirure du péritoine agissant comme double facteur : *a*) source de suintement persistant ; *b*) entrave au pouvoir normal de résorption.

4° Longue durée de l'opération et manœuvres laborieuses ayant compromis la tonicité de l'intestin et la vitalité de la séreuse qui le recouvre.

Drainage par le vagin. — Le cul-de-sac de Douglas étant le point le

---

[1] Wegener (*Arch. für klin. Chir.*, 1876, Bd. XX, p. 51), concluant d'après les expériences faites sur des chiens et des lapins, estime que le pouvoir absorbant du péritoine chez l'homme est de deux et demi à six litres par heure ; les injections toxiques ont alors un effet aussi rapide que si on les introduisait directement dans les vaisseaux.
Voir sur la transfusion intra-péritonéale chez l'homme, Edler. Die traumat. Verletz. der parench. Unterleibs-Organe (*Arch. f. klin. Chir.*, 1886, Bd. XXXII, p. 198).
[2] Chénieux. *Comptes rendus du 2e Congrès français de chirurgie*, 1886, p. 480.

plus déclive de la cavité pelvienne, il paraît naturel de le prendre pour
l'issue des liquides. En outre, on a ainsi l'avantage de ne pas affaiblir
la paroi abdominale et favoriser une hernie ultérieure, en retardant la

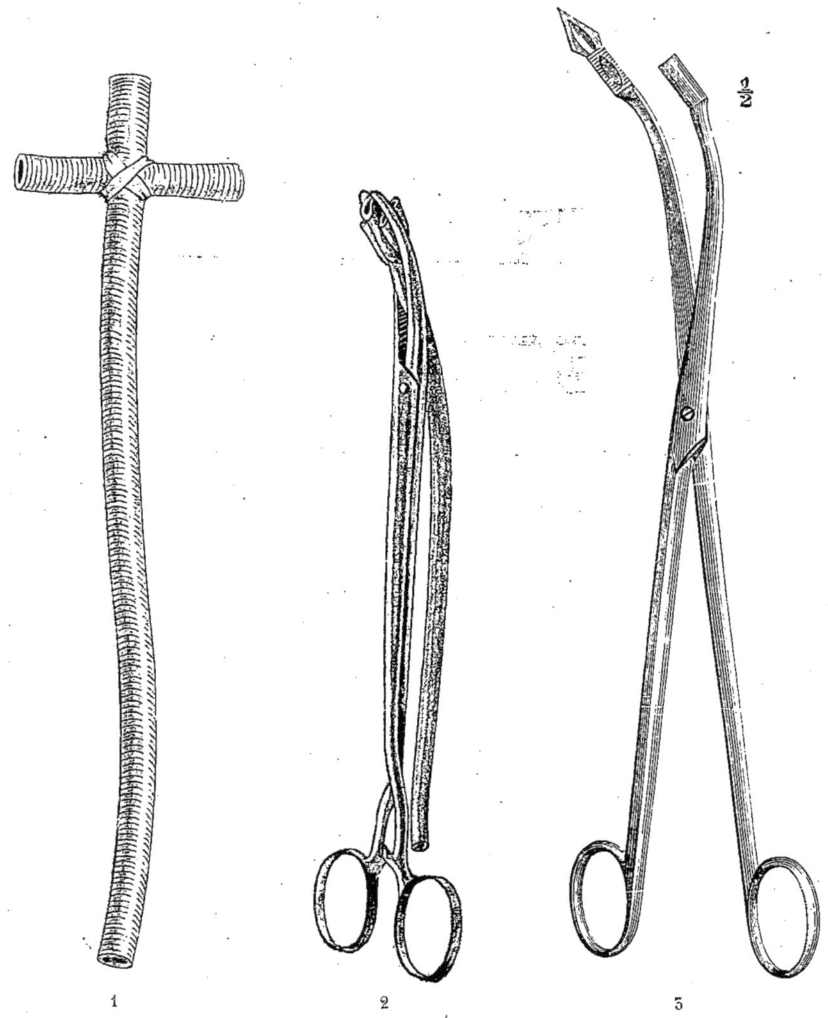

Fig. 151. — 1. Tube de caoutchouc en croix pour le drainage des cavités. — 2. Manière de saisir un
tube en croix dans une pince pour l'introduire dans une cavité. — 3. Pince de Wölfler pour passer
les tubes à drainage par transfixion.

réunion primitive. La seule objection qui puisse être soulevée à propos
de la voie vaginale, c'est la richesse du canal génital en micro-organismes et la très grande difficulté d'une rigoureuse antisepsie.

Je négligerai, de parti pris, les procédés de drainage insuffisants ou compliqués[1] et me bornerai à la description de celui qui me paraît préférable. C'est l'introduction d'un tube en croix formé de deux tubes de caoutchouc soudés ensemble (on peut confectionner cette croix avec des sutures de soie, mais celles-ci sont sujettes à s'infecter secondairement). Après une laparotomie on peut introduire ce tube par une incision du cul-de-sac postérieur, ou directement, par ponction avec un gros trocart, ou, mieux, avec la pince de Wölfler. Enfin, je l'ai vu introduire par effraction et sans ponction par A. Martin : les branches transversales du tube étant maintenues repliées dans les mors d'une pince, ce

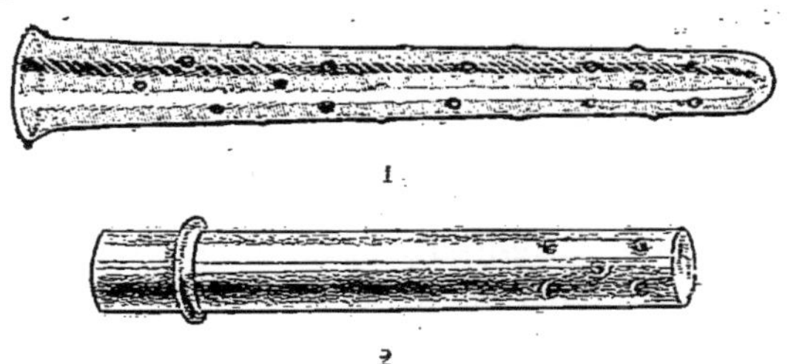

Fig. 132. — Tubes à drainage péritonéal : 1. de Kœberlé ; 2. de Keith.

chirurgien place deux doigts dans le cul-de-sac de Douglas, et, tandis que le col est fixé par un aide qui pratique en même temps une injection antiseptique légère dans le vagin, il pousse la pince avec force, en arrière du museau de tanche, dans le cul-de-sac postérieur qu'il crève : la pince pénètre dans le ventre entre les deux doigts qui servent supérieurement de guide et de soutien. On a, par ce procédé, d'après son auteur, l'avantage d'aller très vite, de ne pas provoquer d'hémorragie et d'éviter sûrement la blessure du rectum. Je préfère, pour ma part, faire une incision au bistouri ou même me servir avec précaution de la pince de Wölfler (fig. 151, 5).

La branche transversale du tube le maintient sûrement en place, sans s'opposer à ce qu'on puisse l'extraire, en temps utile, par une traction.

L'extrémité inférieure devra toujours être enveloppée de gaze iodoformée. On laissera le drain en place huit ou dix jours au plus, à moins d'indication spéciale. Une sensation désagréable, un malaise du côté du bas-ventre, avertit généralement qu'il n'est plus bien toléré. Il sera prudent de ne faire aucune injection, non seulement dans le tube, mais encore dans le vagin : on se contentera d'absorber les liquides avec de la gaze iodoformée, doucement tassée dans le vagin[2].

---

[1] Parmi les drainages insuffisants se place celui qu'on pratique avec un tube simple ; le mode de drainage inventé par Bardenheuer *Zur Frage der Drainirung der Peritonealhöhle.* Stuttgart, 1885, est, par contre, trop compliqué.

[2] Martin. *Path. und Ther. der Frauenkr.*, 2e édit., 1887, p. 574. — *Samml. klin. Vorträge*, n° 219. — *Berlin. klin. Woch.*, 1885, n° 5, p. 59.

Drainage par la plaie abdominale. — Ce drainage se fait soit avec des drains de caoutchouc ou de verre, soit avec des mèches de gaze. Les drains seront percés de trous surtout dans leur partie inférieure (Keith,

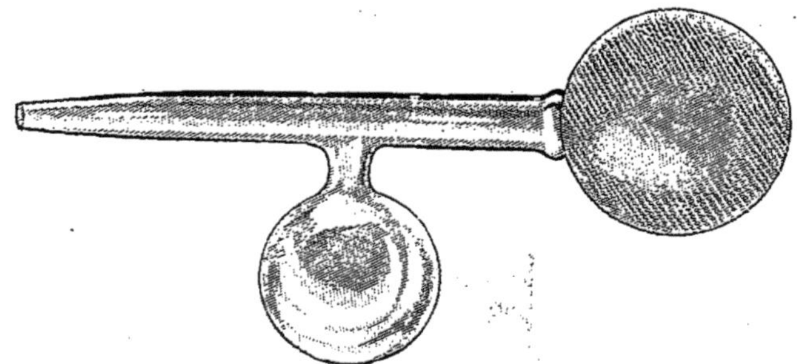

Fig. 133. — Ventouse de L. Tait, pour aspirer les liquides à travers un tube à drainage en verre.

fig. 132, 2). On introduit celle-ci dans le cul-de-sac de Douglas et l'extrémité supérieure du tube, à sa sortie du ventre, vient affleurer la peau dans un pansement absorbant.

Lawson Tait se servait d'une sorte de ventouse spéciale (fig. 133) pour pomper les liquides. Kœberlé, dès 1867[1], remplissait une canule en verre de bourdonnets d'ouate phéniquée, destinée à les absorber. Hegar[2] adopta ce procédé, en le perfectionnant, et en mettant ainsi à profit la *capillarité* des substances absorbantes contenues dans la canule, qu'il renouvelait fréquemment. Il finit par transformer cette dernière en un large *speculum abdominal (Bauchspeculum)* en verre ou en gomme durcie, de 3 à 5 centimètres de largeur sur 18 de longueur, qu'il remplit, dans ses premiers essais, d'ouate phéniquée, puis plus tard, de gaze iodoformée. On la renouvelait le premier jour toutes les heures, ensuite toutes les deux heures, et enfin toutes les quatre heures. Hegar a depuis abandonné ce procédé, pour s'en tenir au drainage capillaire par la gaze seule.

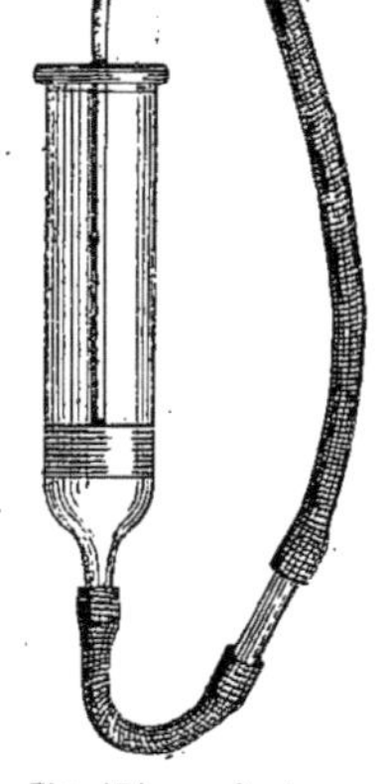

Fig. 134. — Seringue avec tube en caoutchouc pour aspirer les liquides dans le péritoine.

On le voit, le **drainage capillaire** a été, depuis longtemps, l'auxiliaire du drainage **tubulaire** par la voie abdominale, car il permet de lutter contre l'influence contraire de la pesanteur, bien mieux que la position déclive sur le

[1] Voir VAUTRIN. *Du traitement chirurg. des myomes utérins*, Paris, 1886, p. 196.

[2] HEGAR et KALTENBACH. *Loc. cit.*, 1re édit. allem., p. 264 et 265. — HEGAR. *Centr. f. Gyn.*, 1882, n° 7. — WIEDOW. Die Drainage der Bauchhöhle und das Bauchspeculum. (*Berl. klin. Woch.*, 1884, n° 39, p. 617.) — SÄNGER. Ueber Drainage der Bauchhöhle bei Laparotomien. (*Ber. über die Verhandl. des X*ten *internat. Kongr. zu Berlin*, in *Centr. f. Gyn.*, 1890, p. 138.)

côté ou sur le ventre, que Nüssbaum faisait prendre à ses malades.
C'est à Kehrer[1] que revient le mérite d'avoir systématisé ce qui n'était
encore qu'une pratique plus ou moins empirique. Il proposa l'usage de
mèches de coton de la grosseur du petit doigt, analogues à celles qui
servent pour les lampes à alcool, mèches désinfectées par la cuisson

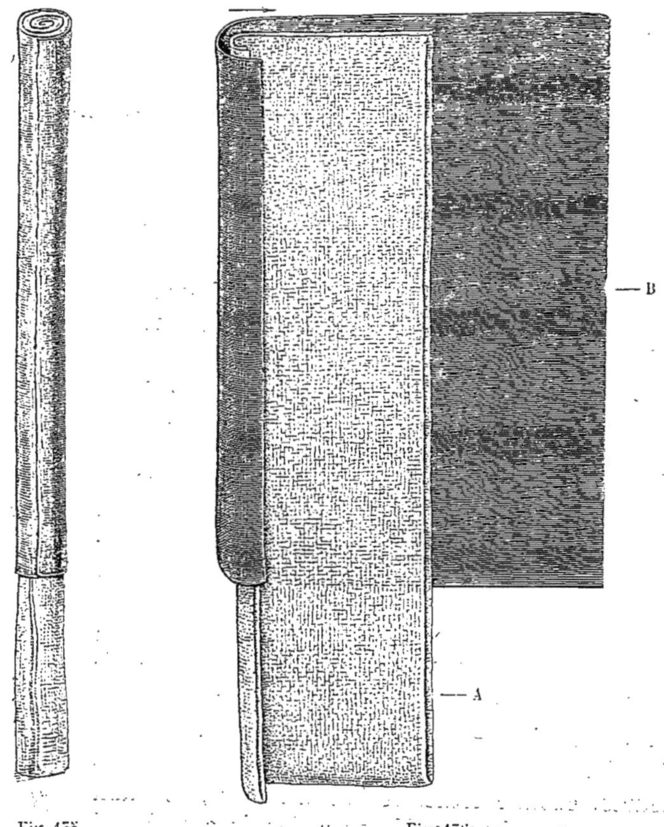

Fig. 135.   Fig. 136.

Fig. 135. — Mèche de gaze enroulée avec une feuille de gutta-percha. L'extrémité inférieure de la
     mèche est constituée par la gaze seule. La partie supérieure est enroulée avec de la gutta.
Fig. 136. — Manière de préparer la mèche. A. Lanière de gaze. B. Gutta-percha.

dans la solution phéniquée à 5 pour 100; actuellement, on les stérilise-
rait à l'autoclave.

A la suite du mémoire de Kehrer, l'usage des mèches antiseptiques,
phéniquées ou iodoformées, se répandit beaucoup en Allemagne, soit en
gynécologie, soit en chirurgie générale. On leur substitua bientôt des
lanières de gaze iodoformée. Puis les mèches reprirent faveur. Gersuny[2]

[1] F.-A. Kehrer. Kapillardrainage der Bauchhöhle. (Centr. f. Gynäk, 1882, n° 3.)
[2] Gersuny. Centr. f. Chir., 1887, n° 31.

proclama leur supériorité absorbante sur la gaze, et Chrobak[1] s'efforça de la démontrer par des expériences comparatives : il les a employées pour le drainage, à la suite d'ovariotomies et d'hystérectomies sus-vaginales. Toutefois, des opérateurs de la valeur de Hegar, Mikulicz, etc., déclarèrent que le pouvoir absorbant de la gaze est parfaitement suffisant, de plus, il y a tout intérêt à ne pas compliquer, sans utilité évidente, le matériel des objets de pansement.

Actuellement le drainage abdominal se fait couramment avec des mèches aseptiques, auxquelles on joint, au besoin un drain.

Un des inconvénients des mèches est qu'elles s'accolent aux lèvres de la plaie et il en résulte des difficultés pour leur ablation. Pour parer à l'adhérence aux lèvres de la plaie, j'ai vu employer en Amérique des lanières de gutta-percha que l'on plaçait sur les lèvres de la plaie, entre celles-ci et la mèche de gaze. On comprend que la mèche glisse en quelque sorte, lors de son ablation, sur les lanières de gutta. Un autre procédé ingénieux consiste à enrouler une mèche de gaze et une feuille de gutta de manière à former une sorte de mèche dont la partie inférieure, uniquement constituée par la gaze, plonge dans le fond de la plaie et dont toute la partie supérieure est revêtue extérieurement par la gutta. On comprend qu'il n'y ait aucune adhérence de cette mèche à la plaie, sauf à son fond (fig. 135 et 136).

Toilette du péritoine. — Les laparotomistes ont longtemps poussé à l'extrême le soin de débarrasser le péritoine de tout liquide épanché, de tout caillot de sang. On a exagéré le danger de ces résidus, qui peuvent parfaitement être résorbés, si l'on n'a pas détruit le pouvoir absorbant de la séreuse par des lavages ou des frottements intempestifs. On doit être très réservé dans cette toilette du péritoine[2], et tâcher le plus possible de l'éviter, en s'opposant à l'effusion du contenu des tumeurs. Si l'on n'a pu y parvenir, on fera un nettoyage très rapide avec des compresses-éponges. Il est démontré aujourd'hui que des liquides réputés très infectants, comme le contenu des kystes, le pus des pyo-salpinx anciens, sont beaucoup moins dangereux qu'on ne le croyait jadis.

Les grands **lavages péritonéaux** à l'eau chaude stérilisée (à laquelle j'ajoute 6 pour 1000 de chlorure de sodium) ont été préconisés par Lawson-Tait et sont surtout employés dans le cas où un liquide irritant ou infectant a pu contaminer la séreuse durant l'opération ; mais il ne faut pas en user pour le nettoyage du sang, qui se fait très bien avec les compresses-éponges. En outre, il faut avoir soin de ne laver que le pelvis et

---

[1] Chrobak. *Centr. f. Gyn.*, 1888, n° 1, p. 1.
[2] Voir, sur ce sujet, la discussion à la Société obst. et gyn. de Berlin, 10 mai 1889 (*Centr. f. Gyn.*, 1889, n° 24, p. 418).

on y parvient en mettant la malade dans la position proclive (en avant).
S'il est, du reste, grave de laisser dans la cavité péritonéale la moindre
goutte de pus ou la moindre parcelle septique, il n'en est pas de même
de petits caillots qui sont facilement résorbés.

Les lavages à l'eau chaude ont aussi été vantés pour combattre la
dépression excessive des opérées, le *shock*[1].

Polaillon[2] a signalé le danger des lavages trop chauds, portant sur
la partie sus-ombilicale du péritoine dans le voisinage du plexus solaire;
ils peuvent provoquer l'arrêt de la respiration et la syncope. Même ceux
que l'on pratique dans le petit bassin seraient dangereux si l'on n'y
procédait pas très rapidement et si l'on se servait d'un liquide autre
qu'un liquide neutre dont l'absorption est indifférente. Enfin, les expériences de Delbet[3] ont prouvé que ces lavages enlevaient momentanément au péritoine son pouvoir absorbant, circonstance dont on doit tenir
grand compte, quand on craint un suintement consécutif; il sera donc
souvent prudent de les faire suivre du drainage.

La **cautérisation** des surfaces sectionnées, pédicules, adhérences, a
été faite avec un antiseptique comme la solution phéniquée forte, la
teinture d'iode, l'iodoforme, ou avec le *cautère actuel*. Cette dernière
manœuvre, inaugurée par Baker-Brown, est très répandue en Angleterre
et en Allemagne. Je l'emploie d'une manière générale; elle est toujours
utile, ou quand la surface de section est suspecte (comme dans certaines salpingotomies), ou quand elle est seulement épaisse et *succu-
lente*. La cautérisation a non seulement une valeur antiseptique, mais
encore un pouvoir hémostatique, très précieux dans les hémorragies
en nappe. Le thermocautère Paquelin a remplacé pour nous le fer rouge
de Baker-Brown. Pour ne pas se souiller les mains à son contact, on doit
entourer le manche de l'instrument avec une compresse de gaze stérilisée.

Tamponnement du péritoine. — Certes, c'est une idée hardie que
de bourrer une partie de la cavité péritonéale avec des *tentes* antiseptiques ou aseptiques, de façon à isoler du reste de la séreuse la portion
tamponnée. Cet isolement est produit, durant les premières heures,
par le rempart seul que forme l'agent du tamponnement, ultérieurement, par les adhérences limitatrices qu'il provoque à sa périphérie.
Une pareille audace, certainement, a été d'abord inspirée par le succès
du tamponnement des plaies, substitué au drainage, selon les procédés
de Kocher et de Bergmann[4]. Comme transition immédiate, en gynéco-

---

[1] W. Gill Wylie. *Med. Record.*, 19 mars 1887, t. XXXI, p. 313.

[2] Polaillon. Sur un danger du lavage du péritoine, etc. (*Bull. de l'Acad. de Méd.*, 28 août
1888, 3e sér., t. XX, p. 527).

[3] Delbet. *Bull. de l'Acad. de Méd.*, 18 juin 1889, t. XXI, p. 869.

[4] F. Bergmann. Ueber Wundbehandlung mit Iodoformtamponade. (*Arch. f. klin. Chir.*,
1887, Bd. XXXVI, p. 72.)

logie, Hegar[1] employa, pour l'ouverture de certaines suppurations du petit bassin, un procédé identique à celui que Volkmann applique aux collections hépatiques. Enfin, le tamponnement proprement dit du péritoine a été préconisé par Mikulicz[2]; je l'ai décrit et appliqué le premier en France[3].

Technique. — Mikulicz conseille d'abord de placer, au fond de la cavité qu'on désire tamponner, une sorte de bourse en gaze faiblement iodoformée. On aura préalablement pris soin de fixer, au milieu de cette pièce de gaze, un double fil de soie septique qui permettra plus tard de la retirer plus facilement. Ces fils sortent à l'extérieur par l'ouverture de la bourse qui, lorsqu'elle est en place, est plissée comme une blague à tabac. Pour ne pas perdre de temps, on doit la confectionner avant l'opération. Une fois placée, on y introduit deux à cinq longues lanières de gaze iodoformée qu'on tasse soigneusement sur toute la surface de la cavité. Leur extrémité supérieure dépasse le col de la bourse et sort en même temps par l'extrémité inférieure de la plaie abdominale (fig. 61).

On peut souvent simplifier ce procédé et se borner à enfoncer, directement dans la profondeur de la cavité, des lanières de gaze, quand cette cavité est petite ou très anfractueuse; mais il faut avoir bien soin d'ébarber les bords des lanières de gaze, pour qu'il ne s'en détache aucun filament. Une bonne précaution consiste à introduire, en même temps, un gros drain qui sert, pour ainsi dire, de centre au tamponnement et qui met à l'abri de toute rétention de liquide trop épais pour filtrer à travers la gaze.

Je recommande aussi de n'employer que de la gaze stérilisée ou de la gaze iodoformée légère, débarrassée par le battage de tout excès d'iodoforme pulvérulent. J'ai, en effet, observé une fois des signes d'intoxication iodoformée légère, et Mikulicz l'a également notée dans une de ses observations. Enfin, je trouve utile de distinguer par une marque spéciale — un fil coloré, un nombre de nœuds différents sur différents fils placés sur les lanières, par exemple — les diverses bandes de gaze pour savoir dans quel ordre on doit les retirer.

Combien de temps doit-on laisser en place ce tamponnement? Mikulicz recommande de ne retirer les bandelettes intérieures qu'après quarante-huit heures, et de n'enlever le sac lui-même que deux ou trois jours plus tard. C'est sur l'abondance du suintement et l'état des parties tamponnées qu'on se guidera. Il ne faut pas, en tout cas, enlever le sac

[1] Wiedow. Operat. Behandl. der Genitaltuberculose. (*Centr. für. Gyn.*, 1885, p. 561.)

[2] Mikulicz. Ueber die Ausschaltung todter Räume aus der Peritonealhöhle, mit besonderer Rücksicht auf die Extirpation der aus Beckenhöhle ausgehenden Geschwülste. (*Verhandl. der deutsch. Gesellschaft f. Chir.*, Berlin, 1886, p. 187 et suiv.)

[3] S. Pozzi. Drainage capillaire et tamponnement antiseptique du péritoine. (*Bull. et Mém. de la Soc. de Chir.*, 29 fév. 1888.)

avant le cinquième jour, de façon à laisser aux adhérences périphériques le temps de se consolider et d'être à l'abri d'une déchirure. Il est facile de procéder à l'enlèvement des bandes de gaze, si l'on suit ma recommandation de faire une marque distinctive, permettant de retirer d'abord les plus superficielles, puis les plus profondes. Sans cela on s'expose à des tiraillements fâcheux[1].

Si le tamponnement lui-même doit être respecté un temps assez long pour qu'une péritonite plastique aseptique ait le temps de se former autour de lui et de le circonscrire, il va sans dire qu'on devra changer le pansement extérieur aussi souvent qu'il sera nécessaire, c'est-à-dire suivant les cas une, deux ou même trois fois par jour. Il s'imbibe, en effet, rapidement de la sérosité sanguinolente que sécrète le fond de la plaie et que transmet le *tampon*, par drainage capillaire.

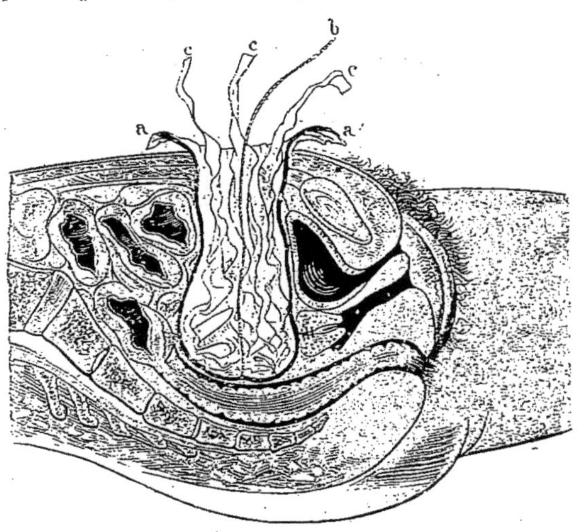

Fig. 157. — Tamponnement du péritoine (après une hystérectomie).
aa. Sac de gaze iodoformée. — *b*. Fil de soie fixé au fond du sac.
cc. Lanières de gaze iodoformée.

Il est impossible de fixer des règles absolues pour les cas qui réclament le tamponnement, pas plus qu'on ne le peut pour le drainage. Une grande part est laissée au tact de l'opérateur. Le tamponnement doit être assurément un moyen d'exception, une *ultima ratio*, soit contre l'hémorragie en nappe (**tamponnement hémostatique**), soit contre une menace d'infection (**tamponnement antiseptique protecteur**). Dans ce dernier cas, deux circonstances différentes peuvent se présenter : *a*. L'infection d'une partie de la plaie existe au moment de l'opération, et même le lavage ne paraît pas mettre suffisamment en garde contre elle, par suite de l'effusion très abondante de pus, de matière septique; ces conditions peuvent aussi se présenter, s'il y a une portion de tissu infecté qu'il serait dangereux d'enlever; *b*. L'infection est à redouter après l'occlusion de la plaie abdominale : elle peut avoir lieu par déhiscence d'une suture faite

---

[1] GLÜCK a proposé de faire le tamponnement avec des matériaux absorbables, pelotons de catgut, etc. C'est, je crois, une vue théorique sans application pratique sérieuse. (Ueber resorbirbare antisept. Tamponade. *Deutsche med. Woch.*, 1888, n° 39, p. 791.)

dans de mauvaises conditions, ou par perforation d'un organe compromis, avant ou pendant l'opération (intestin, vessie). Dans l'une et l'autre circonstance, j'ai eu à me louer d'avoir eu recours au tamponnement antiseptique du péritoine.

Péritonéoplastie. — Dans le but de parfaire l'hémostase au niveau du pédicule ou au niveau des surfaces de décortication et de prévenir la septicémie, en reconstituant aussi parfaitement que possible la cavité péritonéale, et enfin pour s'opposer à l'adhérence de l'épiploon ou des anses intestinales au niveau des pédicules, on doit chercher à recouvrir de péritoine toutes les surfaces cruentées. A cette méthode on donne le nom de péritonéoplastie ou de péritonisation. Ce procédé employé depuis un certain nombre d'années en Allemagne[1], puis recommandé, en 1895, par Condamin[2], a été plus particulièrement préconisé par Snéguireff[3] qui, sous le nom *d'autoplastie*, décrit toutes les manœuvres opératoires qui ont pour but « de fermer toutes les surfaces déchirées et mises à nu et d'isoler de la cavité abdominale toutes les régions infectées de l'abdomen, en les mettant, pour ainsi dire, dans une situation extra-péritonéale. Tout pédicule laissé après l'énucléation d'une tumeur est recouvert de péritoine ». Amann[4] a également recommandé de toujours reconstituer le plancher péritonéal soit en mobilisant et transplantant le péritoine voisin, soit en transportant au niveau de la perte de substance les organes recouverts de péritoine. En France, Quénu et Judet[5], Jayle[6], Legueu[7], ont plus particulièrement recommandé la péritonéoplastie.

La péritonéoplastie sera obtenue, en général, à l'aide de fins catguts n° 0, qui uniront entre eux les bords des feuillets péritonéaux, par dessus les pédicules et les surfaces cruentées. Tantôt le péritoine peut s'appliquer exactement ou assez exactement sur les pédicules ou les surfaces dénudées et tantôt, par suite des délabrements étendus, s'est fait sous le péritoine reconstitué un espace mort qu'il faut alors drainer, soit par la paroi abdominale, soit par le vagin. Pour arriver à la reconstitution de la cavité péritonéale, il faut quelquefois avoir recours à

---

[1] Jayle en avait relevé l'emploi chez Martin (de Berlin), ainsi qu'il ressort d'une remarque publiée dans la *Gazette des Hôpitaux*, 1892, n° 62, p. 581.

[2] Condamin. Lyon médical, 1895.

[3] W. Snéguireff. Mille et une laparotomies. Autoplastie dans les opérations abdominales. (*Rev. de chir.*, septembre 1899, p. 249.)

[4] Amann. XIII⁰ Congrès intern. de médecine, Paris 1900; *La Presse méd.*, 8 septembre 1900, p. 174.

[5] Quénu et Judet. *Rev. de Chir.*, 10 février 1901. — Judet. De la péritonisation dans les laparotomies. *Thèse*, Paris, 1902.

[6] Jayle. In G. Berruyer. Du drainage du péritoine après laparotomie et péritonéoplastie. *Thèse*. Paris, 1901.

[7] Legueu. *Traité médico-chirurgical de gynécologie*, Paris, 3⁰ édition, 1904, p. 747.

l'adossement de deux organes pelviens. C'est ainsi qu'après certaines hystérectomies abdominales, on peut être amené à suturer le côlon pelvien à la vessie (fig. 158) : il reste alors au-dessous des deux organes accolés un espace suintant qui est directement drainé par le vagin.

Lœwy[1] a recommandé d'appliquer sur les surfaces cruentées des **greffes péritonéales** formées soit par des plaques péritonéales, soit par des

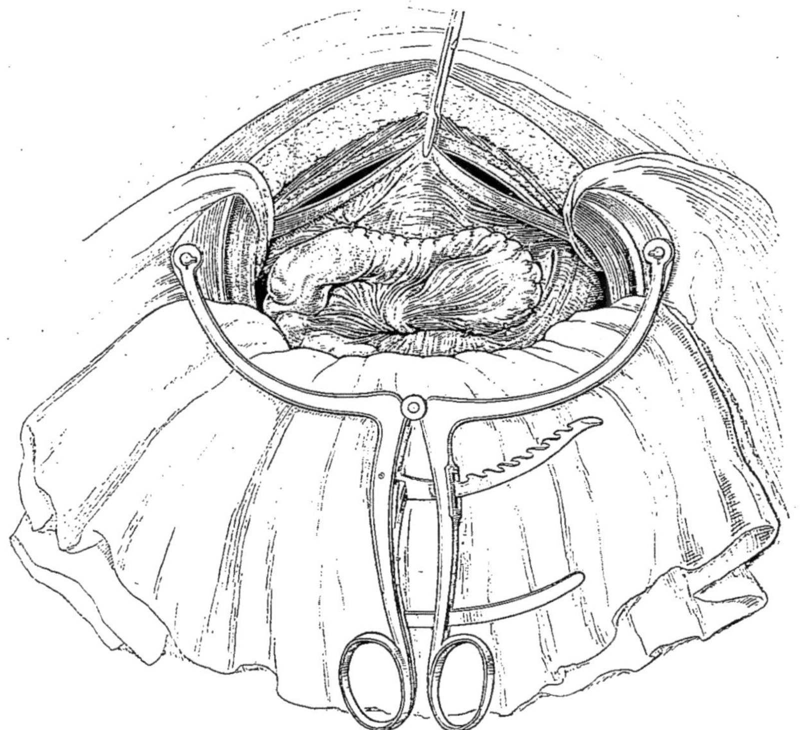

Fig. 158. — Péritonéoplastie pelvienne; le côlon pelvien est suturé directement à la vessie et au péritoine pariétal.

fragments d'épiploon. D'après ses expériences, ces greffes prendraient très facilement et auraient l'avantage de compléter l'hémostase, d'assurer l'étanchéité des sutures et de recouvrir les moignons et les surfaces dénudées.

Drainage intra-utérin. — Le drainage capillaire de l'utérus avec la gaze iodoformée a été pratiqué comme moyen de désinfection contre le catarrhe utérin[2]; on se sert également d'une mince bandelette de

[1] R. Lœwy. Méthode de greffes péritonéales. *Thèse.* Paris, 1901.
[2] Frisch. *Die Krankh. der Frauen*, 1886, p. 77. — Landau. Zur Erweiterung der Gebärmutter. (*Deustche Med. Zeit.*, 1887, n° 93.)

gaze iodoformée qu'on enfonce progressivement à l'aide d'un hystéromètre. Au bout de vingt-quatre heures on la renouvelle, et on trouve
alors la cavité assez dilatée pour que la manœuvre soit beaucoup plus
facile. Quand la cavité utérine a besoin d'une désinfection énergique
soit par des lavages fréquents, soit par l'introduction de tentes antiseptiques, le drainage ou le tamponnement de cette cavité peuvent être pratiqués par des moyens très analogues à ceux que je viens d'indiquer
pour le péritoine.

Langenbuch, Thiede, Schede ont employé le drainage avec un tube
de caoutchouc à extrémité supérieure fermée, mais percé de trous dans
la portion contenue dans l'utérus. On peut ainsi faire des injections fréquentes dans l'utérus; mais l'évacuation des mucosités par le drainage
est illusoire; elles sont trop épaisses pour les orifices du tube : celui-ci,
du reste, tient difficilement en place. C'est une bien mauvaise pratique,
par laquelle, loin de désinfecter la cavité utérine, on peut, au contraire,
rapidement l'infecter.

La situation est différente quand on est en présence d'un utérus assez
dilaté pour qu'on puisse y placer un gros tube en croix. Celui-ci est
bien préférable aux instruments métalliques qu'on a proposés (Sevasto-
poulo) et dont le séjour peut meurtrir l'utérus. Le drain en croix est
plus commode à introduire et à maintenir, comme aussi il est plus
facilement toléré. Son usage peut rendre de très grands services
lorsqu'il existe, dans l'utérus dilaté, une source permanente d'infection, corps fibreux sphacélé ou débris de membranes fœtales ayant
résisté au curettage. Au besoin, ce drainage peut précéder l'irrigation continue, et, en tout cas, considérablement faciliter l'issue des
liquides sécrétés et l'administration d'injections intra-utérines fréquentes.

Irrigation continue. — Pour l'établir, voici comment je conseille de
procéder :

On introduit le tube à drainage en croix, en plaçant dans une pince
ses branches transversales relevées (fig. 151, 2). La cavité utérine étant
dilatée dans les cas où l'irrigation est jugée nécessaire, cette introduction ne souffre aucune difficulté. On devra d'abord faire rapidement
passer dans l'utérus deux ou trois litres d'une solution antiseptique
assez forte (1 pour 2000 de permanganate de potasse, eau oxygénée
dédoublée ou même pur). Puis on installera l'irrigation à plein canal,
jusqu'à ce que l'eau ressorte claire, et alors on établira l'irrigation
goutte à goutte à l'aide du compte-gouttes de Schücking, ou simplement en réglant convenablement un robinet ordinaire : on emploiera,
dès lors, une solution antiseptique très faible ou de l'eau stérilisée ou
du sérum stérilisé. On devra veiller à ce que le liquide reste toujours
à une température convenable (35 à 37°). On pourra, pendant plusieurs

jours, continuer l'irrigation et laisser en place le drain, qu'on aura soin, cependant, de vérifier régulièrement.

La malade sera maintenue couchée sur une alèze imperméable convenablement inclinée pour conduire le liquide dans un réservoir au pied du lit. On enduira de vaseline les organes génitaux externes et les fesses, pour éviter les excoriations[1].

Tamponnement antiseptique de la cavité utérine. — Ce tamponnement qui a été d'abord employé par Fritsch[2] comme pansement de certains cancers du corps, m'a aussi rendu, en pareil cas, de grands services.

On taille de longues bandelettes de gaze iodoformée ou aseptique, et on les enfonce doucement dans l'utérus avec un instrument mousse, tel qu'une longue pince un peu courbe, en les tassant peu à peu, *ainsi qu'on plombe une dent*, pour me servir de l'expression de Fritsch. On peut laisser en place la gaze de trois à six jours, puis la renouveler jusqu'à ce qu'on ait bien désinfecté le foyer. J'ai eu souvent recours à cette manœuvre avec un très grand succès.

Le tamponnement intra-utérin peut aussi être hémostatique. Très exceptionnellement, on pourra ajouter un peu de perchlorure de fer, après les grattages de cancer intra-utérin, les énucléations de corps fibreux. Un pareil tamponnement, précédé d'injections chaudes et suivi de l'administration d'ergot, peut être d'une précieuse ressource. On l'a récemment appliqué aux hémorragies *post abortum* ou *post partum*, ainsi qu'au traitement de l'atonie de l'utérus[3].

Tamponnement du vagin. — Il ne faut pas confondre le *tamponnement* avec l'application d'un tampon. Pour que le premier terme puisse être appliqué, il est nécessaire que toute l'étendue du canal vaginal soit remplie par une colonne continue de substance plus ou moins élastique, charpie, coton, gaze ou laine : cette substance doit être préalablement rendue aseptique et antiseptique par une préparation convenable. On peut lui incorporer des agents médicamenteux divers qui viennent joindre leur action spéciale à l'action mécanique du tamponnement; mais c'est cette dernière qui joue toujours le rôle principal.

Cette manœuvre peut être utilisée dans un but **hémostatique** ou **antiphlogistique**.

---

[1] Consulter sur ce sujet : Fritsch. *Die Krankh. der Frauen*. 1886. p. 63. — Schultze. Die prolongirte und die permanente Irrigation. (*Centr. f. Gynäk*. 1888. p. 414.) — Snéguireff. *Hémorragies utérines*, etc. Édit. franç. rédigée par H. Varnier, 1885. — Pinard et Varnier. *Ann. de Gyn*. 1885. t. XXIV. p. 454.

[2] Fritsch. *Samml. klin. Vorträge*, n° 288.

[3] A. Dührssen. *Centr. f. Gynäk*.. 27 août 1887. n° 35. p. 553. — Cette conduite a été imitée en France, par Auvard *Gaz. hebd.*, 1887, n° 44. p. 706).

A. Tamponnement hémostatique. — Ce n'est point là un moyen de choix, mais bien d'urgence, contre les métrorrhagies profuses qui, sous peine de devenir mortelles, commandent une prompte intervention. Certes, il serait préférable, dans chaque cas spécial, de s'adresser à la cause, immédiatement, et de la faire disparaître. Mais, comme cela n'est pas toujours possible, on a recours, pour se donner du temps, au tamponnement vaginal, en plaçant, au-dessous du museau de tanche, un énorme bouchon difficilement perméable qui force le sang à se coaguler dans l'utérus[1]. Il ne faut pas se dissimuler que ce n'est là qu'un *expédient*, et non un *traitement*; on ne saurait le prolonger sans danger sérieux, soit à cause de l'hémorragie elle-même, soit parce que la présence du corps étranger remplissant le vagin amène souvent une élévation de température. Mais, ces réserves faites, on ne saurait proscrire un moyen qui a rendu de si grands services.

L'ancienne méthode du tamponnement consistait à introduire dans le vagin, à l'aide d'un spéculum cylindrique ou bivalve, une queue de cerf-volant, en charpie sèche. Cette dernière, chargée de germes, et qu'on laissait souvent très longtemps en place, devenait une source dangereuse d'infection. Depuis l'ère antiseptique, on remplace la charpie par du coton stérilisé, soit par de la gaze stérilisée, et imprégnée ou non d'un antiseptique, acides phénique, salicylique, borique, de sublimé ou d'iodoforme. Tous ces agents ne sont pas également bons : il en est même de mauvais, comme le coton hydrophile sec, qui est trop perméable; la gaze bien tassée l'est à un moindre degré.

Voici le **manuel opératoire** que je conseille pour cette petite opération, afin qu'elle produise tout l'effet voulu, et il ne faut pas oublier que les cas où l'on est appelé à l'employer sont presque toujours de ceux où la vie est menacée.

On s'assure de la vacuité du rectum et de la vessie.

La malade est placée dans la position ordinaire, le siège un peu élevé. Une valve déprime la paroi postérieure, et une autre la paroi antérieure. Une irrigation nettoiera le vagin des caillots et du sang accumulés. Reste à remplir sa cavité. Pour cela, je recommande de préparer une série de petits gâteaux de coton perméable stérilisés et plongés, les uns dans une solution concentrée d'alun, les autres, en plus grand nombre, dans de l'eau stérilisée. Au moment d'être employés, ces petits tampons sont fortement exprimés de façon à former des disques du diamètre d'une pièce de cinq francs et d'une épaisseur double ou triple. Avec une longue pince, on dispose rapidement cinq ou six disques *alunés* autour du col, dans les culs-de-sac et à la surface du museau de tanche. Dès que celui-ci est recouvert, on emploie, pour continuer le tampon-

<hr>

[1] Dans le même but, Emmet a pratiqué parfois la suture temporaire de l'orifice du col.

nement, les autres disques exprimés le plus possible. Une très grande quantité de ces gâteaux de coton est nécessaire, quoiqu'on ne doive pas les tasser avec force, mais seulement les superposer de telle sorte qu'ils constituent un tout homogène. A mesure qu'on avance dans cette besogne, on retire peu à peu les valves, de manière qu'elles soient enlevées un peu avant qu'on ait terminé. Il est quelquefois nécessaire de sonder les malades ainsi tamponnées, vu la compression du col de la vessie. On ne doit pas laisser le coton en place plus de vingt-quatre heures ; après l'avoir retiré, on fait une grande irrigation chaude et l'on ne remet le tamponnement que si l'hémorragie continuait.

J'ai remarqué que la soie avait une remarquable propriété hémostatique, comparable à celle de l'amadou. Je me suis souvent servi, avec succès, pour le tamponnement hémostatique, de lanières de soie stérilisées à l'étuve.

B. Tamponnement antiphlogistique. — Soulever l'utérus mécaniquement, en relâchant les ligaments du poids qu'ils supportent ; diminuer la stase veineuse due à la déclivité de l'organe et ralentir l'accès du sang artériel par la compression excentrique opérée sur les parties ; combattre ainsi la congestion, l'inflammation, mettre les tissus dans un état favorable à la résorption des exsudats et à la cessation des réflexes pathologiques, tel est le but que se sont proposé les initiateurs de ce tamponnement ou de la *columnisation* (*columning*) du vagin. C'est Bozeman[1] qui paraît avoir le premier employé cette manœuvre et créé le mot. Taliaferro[2] en a été le grand vulgarisateur. Cette pratique a été assez répandue en Amérique[3].

Voici comment on doit procéder :

La meilleure position pour la malade est la position dorso-sacrée déclive : on a ainsi un très libre accès dans le vagin que l'air vient déplisser. On doit avoir à sa disposition : 1° des petits tampons de coton perméable stérilisés glycérinés et fortement exprimés ; 2° des mèches de gaze stérilisées. Le tamponnement fait avec du coton perméable, dans toute son étendue, serait trop compact ; mais le coton non dégraissé peut au besoin suffire. On dispose les premiers tampons ou disques glycérinés, d'abord dans le cul-de-sac postérieur, puis tout autour du col, qui doit être ainsi bien immobilisé dans cette sorte de matelas ; on achève ensuite de remplir le vagin avec les mèches de gaze ou le coton non perméable, en s'arrêtant un peu au-dessus de la vulve.

[1] Cité par James H. Etheridge. Gynecol. Soc. of Chicago, 17 février 1887 (*The Amer. Journ. of Obstet.*, t. XX, p. 655). Antiseptic tamponnement of the vagina in the treatment of pelvic inflammations (*loc. cit.*). — Engelmann. The dry treatment, etc. (*ibidem*, p. 561, 685). — A. Reeves Jackson. Vaginal pressure in the treatment of chronic pelvic disease (*ibid.*, p. 649). — Thomas Addis Emmet. *New York. med. Journ.*, 18 février 1888, t. XLVII, p. 169.

[2] V.-H. Taliaferro (d'Atlanta). *The application of pressure in diseases of the uterus*, 1878.

[3] Cf. P. Mundé. *Minor surgical Gynæcology*. New-York, 1885, p. 240.

Il est bon de faire garder à la malade le repos au lit, durant un ou deux jours, après le premier tamponnement qu'on applique beaucoup moins serré que les suivants. S'il survient de l'érythème, on fera mieux de n'employer ultérieurement que des substances sèches et enduites de vaseline. On renouvelle, tous les deux ou trois jours, le tamponnement qui, pour produire tout son effet, doit être employé avec persistance durant plusieurs semaines consécutives.

Si l'on imprègne le coton ou la gaze de substances médicamenteuses, telles que le glycérolé de tannin, etc., on peut agir topiquement sur la muqueuse vaginale. Mais, à vrai dire, lorsqu'il est fait dans ce but, le tamponnement n'est plus un tamponnement, mais une *agglomération de tampons*.

CHAPITRE IV

DE L'EXPLORATION GYNÉCOLOGIQUE

Position de la malade. — Dans la position verticale de la malade, on ne saurait acquérir que des notions très restreintes. Le toucher, ainsi pratiqué, peut toutefois donner d'utiles renseignements dans les cas de déplacement des organes génitaux ou de tumeur abdominale. Le médecin met le genou gauche en terre, tandis que sa jambe

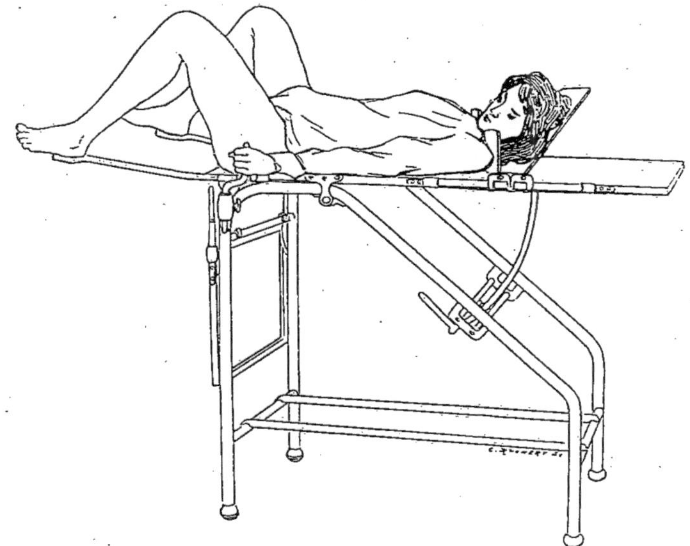

Fig. 159. — Position gynécologique ordinaire (Table de Jayle).

droite, demi-fléchie, peut servir de support à son coude du même côté. Mais la station verticale est défavorable à toute exploration complète et mérite seulement d'être mentionnée.

Les positions principales que l'on peut être appelé à faire prendre à la malade pour l'explorer, exigent qu'on la place : sur le dos, sur le côté ou sur les genoux.

1° **Décubitus dorsal simple.** — Il peut suffire, pour un premier examen du ventre et pour pratiquer le toucher, de faire coucher la femme sur le dos, la tête posée sur un coussin et les jambes légèrement fléchies, les cuisses entr'ouvertes en abduction. C'est cette position qu'on fait prendre aux malades quand on les examine dans leur lit, sommairement. Elle a l'inconvénient de ne pas permettre un relâchement suffisant des muscles abdominaux, ce qui gêne la palpation, et elle est tout à fait impropre à l'examen au spéculum.

2° **Décubitus dorsal modifié.** — La malade étant couchée sur le dos, on peut lui donner des positions différentes, suivant la situation que l'on fait prendre aux cuisses et au tronc. On obtient ainsi diverses positions auxquelles on a donné les noms de position gynécologique ordinaire, position de la taille, position déclive, position dorso-sacrée déclive, etc.

A. **Position gynécologique ordinaire, dorso-sacrée.** — Elle est combinée à la fois pour procurer le relâchement des parois abdominales et pour permettre l'examen intra-vaginal par le doigt et le spéculum. On doit la faire prendre, de préférence, pour l'exploration complète. La malade est placée sur le bord d'un lit ou d'une table; la tète est modérément soulevée, les jambes sont écartées et demi-fléchies sur les cuisses, les cuisses demi-fléchies en abduction sur le bassin, et les membres inférieurs sont soutenus dans cette position par des étriers sur lesquels la malade appuie les talons (fig. 139).

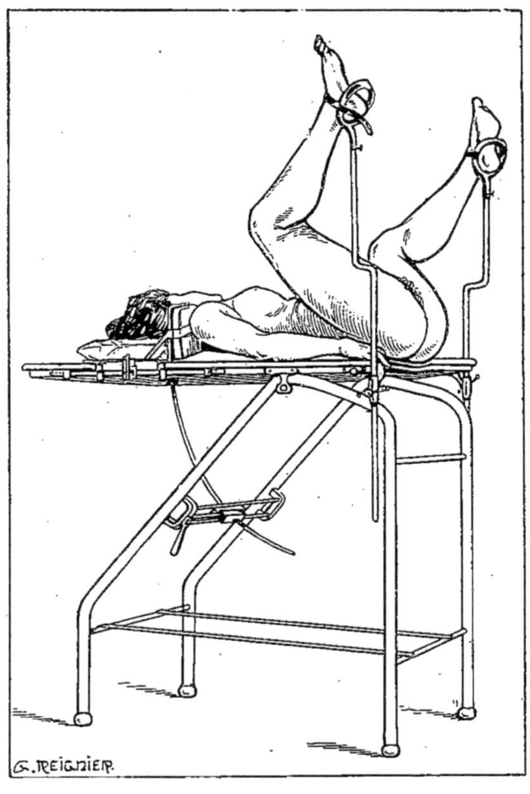

Fig. 140. — Position de la taille obtenue par l'emploi de talonnières verticales.

B. **Position de la taille.** — C'est la position la plus commode pour toutes les opérations qui se pratiquent sur les organes génitaux externes, sur le vagin et sur l'utérus par les voies naturelles. Elle est destinée, en effet, à rendre ces parties accessibles au chirurgien. La malade est placée sur le bord d'un lit ou d'une table, la tète à peine soulevée par un coussin : le tronc est horizontal, le bassin est relevé et fléchi sur la colonne vertébrale, de manière que le sacrum présente une obliquité marquée de haut en bas et d'avant en arrière. Les genoux sont pliés et les cuisses fortement ramenées vers l'abdomen par des supports (fig. 140, 141, 142 et 143) ou mieux par des aides (fig. 51), qui tiennent les genoux fléchis sous leur aisselle, de façon à conserver une main libre, pour aider l'opérateur.

On a encore inventé des appareils consistant en une tige de longueur variable, qui se fixe au-dessus du genou et maintient l'écartement et

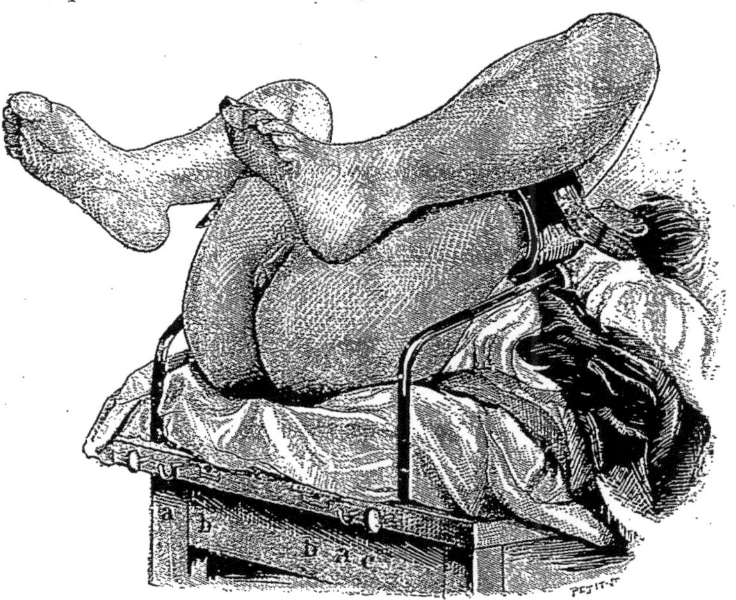

Fig. 141. — Position dé la taille obtenue par l'emploi des porte-jambes (Table de Fritsch).

la flexion (fig. 144) des jambes grâce à une courroie qui prend un point d'appui aux épaules ou sur le tronc. Le type de ces instruments est la béquille de Clover (fig. 144). Elle a été ingénieusement modifiée par von Ott (de Saint-Pétersbourg)[1] (fig. 145 et 146).

Position déclive. — La position déclive est une position dans laquelle le tronc est incliné de manière que les épaules soient sur un plan très inférieur à celui du bassin, et, par conséquent, que la tête soit basse. Elle a été appliquée par les anciens à la cure de la hernie (fig. 147) et

[1] Pour la béquille de Clover, voir DOLAN. *Handbook of gynec. Oper.*, 1887, p. 134. — Pour celle de von Ott, voir BLUMENBERG, *Centr. f. Gyn.*, 1886, n° 51, p. 499. — SINGER en a aussi fait construire (*Arch. f. Gyn.*, 1885, Bd. XXV, p. 140).

BORNEAU a présenté à la Société de chirurgie une béquille analogue à celle de Clover, mais se fixant par des brassières, et un porte-spéculum à valves mobiles, ainsi qu'un porte-pince grâce auquel on peut se passer d'aides dans les petites opérations gynécologiques (*Progrès. méd.*, nov. 1888, t. VIII, p. 443).

elle a été particulièrement recommandée par les chirurgiens italiens du
xiiie et du xive siècle, Roger, Roland, Brunus ; en France, par Guy de Chau-
liac, Ambroise Paré, Pierre Franco ; en Allemagne, par Scultet[1] (fig. 148).

Longtemps oubliée, la position déclive a repris droit de cité en
chirurgie et en gynécologie depuis vingt-cinq ans. En ces dix dernières
années, grâce au perfectionnement des tables, qui ont permis de la
réaliser, elle s'est complètement généralisée.

Freund[2], en 1880, eut recours, sous l'anesthésie, dans trois cas, dont

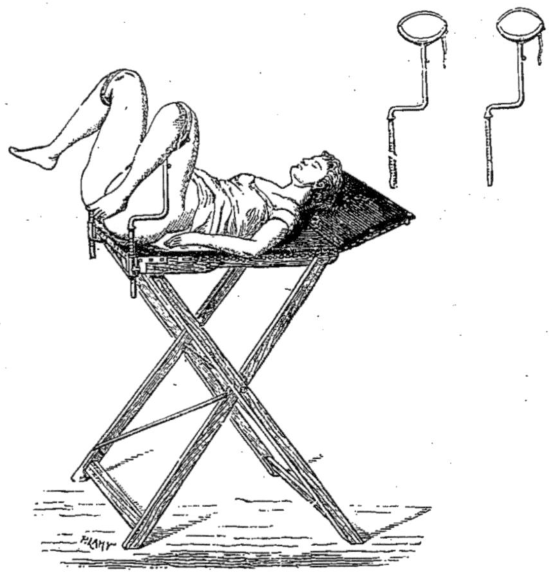

Fig. 142. — Position de la taille obtenue avec la table transportable de Doléris.

deux étaient des tumeurs compliquées d'ascite, à cette position déclive
qu'il appelle « suspension », parce que la malade était en quelque sorte
suspendue par les jarrets par deux aides vigoureux, tandis que la tête
et les épaules reposaient sur un matelas. En 1885, Trendelenburg
recommande la position déclive pour les opérations pratiquées sur la
vessie, et il lui donne le nom de « position élevée du bassin » (fig. 149).
En 1888, Mendès de Léon[3] a recours à la position déclive pour les
examens cliniques : « On peut utiliser une chaise longue en plaçant la
malade de façon à ce que le bassin se trouve sur la place où pose d'habitude la tête, les jambes fléchies étant posées sur la crête du dossier,

[1] Voir pour l'historique complet : F. Jayle. La position déclive (*Presse méd.*, 25 juin 1902,
p. 603 et *Revue de Gyn et de Chir. abd.*, août 1902, p. 635).
[2] Freund. In Nicolaus Lentz. *Beitrag zur gynäcologischen Untersuchung. Die Untersuchung in suspension. Inaug. diss.* Strassburg, 1880.
[3] Mendès de Léon. *Centralb. f. Gyn.*, 1888, n° 21.

de manière à y prendre point d'appui. » Stroynowski, en 1891[1],

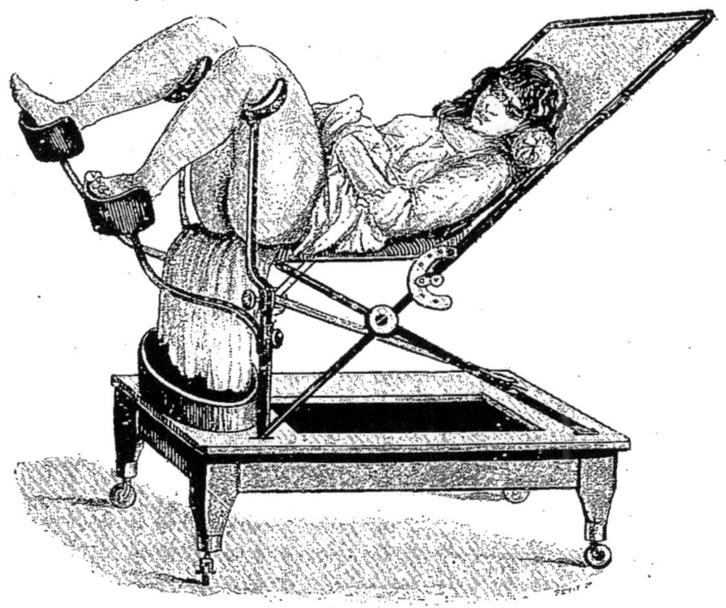

Fig. 145. — Position de la taille obtenue par l'emploi de croissants et de talonnières avec la table transportable de Veit.

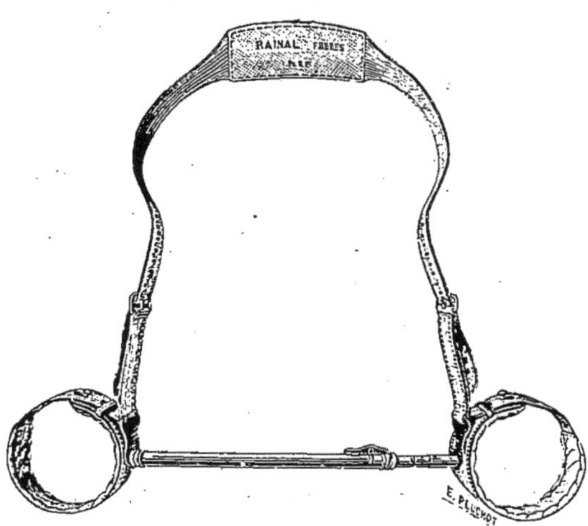

Fig. 144. — Béquille de Clover (le baudrier qui est attaché aux extrémités de la béquille doit passer derrière l'épaule droite et sous l'aisselle gauche).

préconise la position de Trendelenburg. En 1897[2], Beuttner conseille

<hr>

[1] J.-V. STROYNOWSKI. *Centralb. f. Gyn.*, 1891, 19 janvier, n° 2, p. 35.

[2] O. BEUTTNER. *Centralb. f. Gyn.*, 1897, mai, n° 19, p. 545. *Revue médicale de la Suisse romande*, 1898, 20 avril, n° 4, p. 199.

vivement de pratiquer l'examen gynécologique, comme le massage gynécologique, dans la position déclive. Il « emploie le *plint*, décrit par Thure-Brandt, avec une modification cependant ; celle-ci consiste en ce que la partie de la planche oblique située entre les cuisses puisse s'enlever de telle sorte que, pendant l'exploration, le coude ait la possibilité de s'élever et de s'abaisser à volonté. Au domicile des malades, on utilise une planche à repasser, placée de manière qu'une extrémité repose sur le cadre au pied du lit et l'autre dans le lit même ».

Position dorso-sacrée déclive ou position déclive combinée à la position gynécologique ordinaire ou à la position de la taille. — Dans' tous ces procédés, on peut remarquer que la position dorso-sacrée ordinaire, qui permet à l'opérateur de se placer entre les jambes de la ·malade, n'est pas combinée à la position déclive. Pour obtenir la position dorso-sacrée déclive, il fallait rendre les jambes de la malade parfaitement libres et la suspendre *par les épaules.*

Fig. 145. — Béquille ou écarteur des jambes de von Ott (de Saint-Pétersbourg) ; la longue courroie est fixée à la table.

C'est ce qui a été réalisé par Jayle[1], en 1897 (fig. 150, 151, 152). La malade étant retenue par les épaules et uniquement par les épaules, on peut combiner à la position déclive la position ordinaire du

[1] Jayle. *La Presse méd.*, 1898, 22 juin, p. 556. — *La Presse méd.*, 1899, 15 février, n° 15, p. 79. — *Revue de gynéc. et de Chirurg. abdom.*, 1899, 10 avril, n° 2, p. 514. — *La Presse méd.*, 1900, 5 septembre, p. 162. — *Congrès internat. de méd.*, Paris, 1900, section de gynécologie, in *Comptes rendus*, section de gynécologie, p. 99. — Communication à la *British medical Association*, 1901, session de Cheltenham, in *Brit. med. Journ.*, 1901.

spéculum et la position de la taille (fig. 153). On peut même exagérer cette dernière et obtenir la *position périnéale inversée* recommandée par Proust[1] (fig. 154 et 155).

Décubitus latéral. — On n'utilise guère en gynécologie que le décubitus latéral modifié ou latéro-abdominal, plus connu sous le nom de **position de Sims**, du nom de celui qui en a généralisé l'usage. Il se prête très bien à l'examen fait avec le spéculum univalve du même auteur ; le poids des viscères se trouvant reporté en avant, l'accès de l'air écarte alors facilement les parois vaginales (fig. 156).

La femme doit être couchée sur le côté (de préférence sur le côté

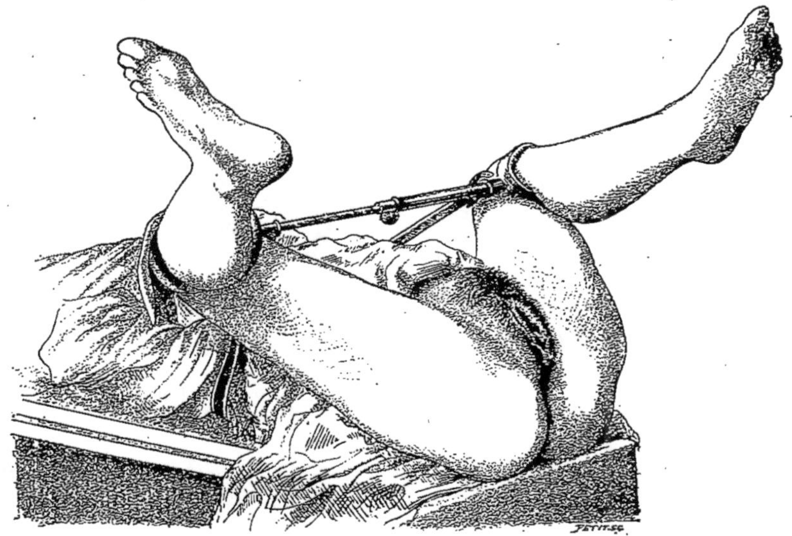

Fig. 146. — Position de la taille obtenue par l'emploi de la « béquille » de von Ott.

gauche), sur le bord d'un lit ou d'une table, les deux jambes (ou tout au moins la droite) fléchies à angle droit sur les cuisses, et celles-ci fléchies à angle droit sur le tronc. Les membres inférieurs doivent être supportés par un aide ou par une planchette adaptée à un lit d'examen, ou encore par une petite table placée en équerre. Le tronc, au lieu de reposer sur son bord, effectue un mouvement de torsion qui amène sa face antérieure sur la table d'examen ; pour faciliter ce mouvement, le bras correspondant est dégagé de dessous le tronc, et *embrasse* la table. Si le tronc est dirigé perpendiculairement au bord de la table, la vulve se trouve placée obliquement, et par suite la table doit aussi être orientée obliquement par rapport à la fenêtre. On peut aussi, pour obtenir le même résultat, donner au tronc une direction oblique.

[1] Proust. *La Presse méd.*, 1901, 30 octobre, n° 87, p. 244.

Position génu-cubitale ou **génu-pectorale.** — Les femmes se soumettent difficilement à cette position, que les moins pudiques considèrent comme indécente. Elle n'est qu'assez exceptionnellement nécessaire, il est vrai ; mais, dans certains cas, rien ne peut la remplacer. Elle permet, en effet, aux regards et aux instruments de pénétrer très loin vers la région antérieure du vagin. De plus, par l'abaissement des viscères, elle supprime la pression intra-abdominale, fait incliner en avant et en haut l'utérus et étale largement le vagin, où l'air pénètre dès que ses parois sont écartées.

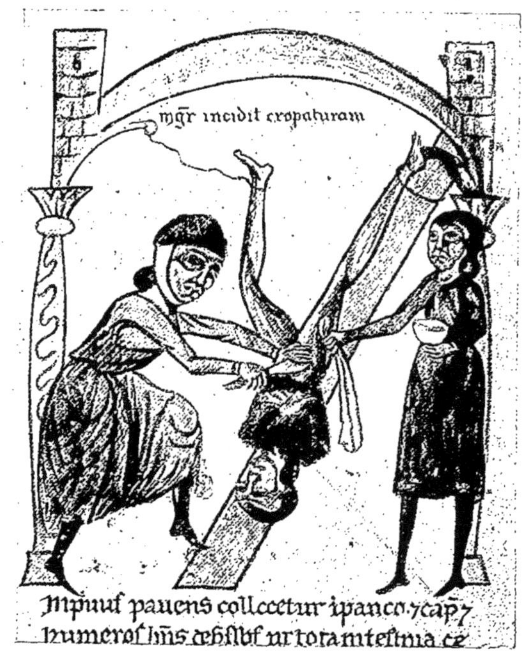

Fig. 147. — Position déclive dans l'opération de la hernie (Roland, xiii° siècle).

La femme doit se mettre à *quatre pattes* sur les genoux et les coudes, les cuisses légèrement écartées, le siège fortement projeté en avant et débordant un peu le bord de la table d'examen, les reins cambrés et creusés de manière à donner, à l'ensemble de la position, un aspect qui est assez bien caractérisé par la dénomination trop vulgaire de *position en vache*.

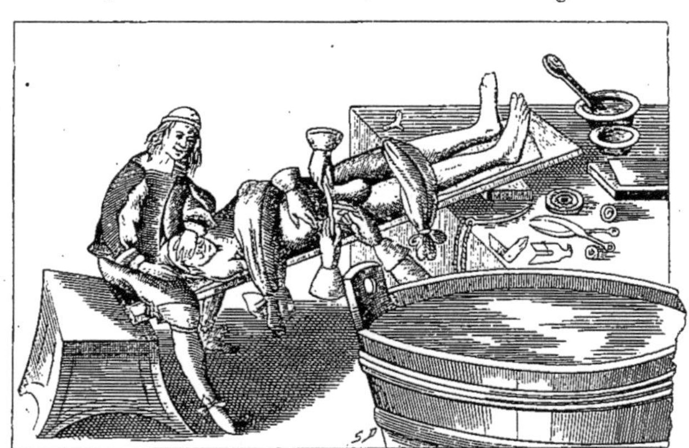

Fig. 148. — Position déclive dans l'opération de la hernie (Scultet, vers 1650).

Selon la taille ou la corpulence de la femme, la durée plus ou moins grande de l'intervention, la partie antérieure du tronc reposera sur les coudes (fig. 157) ou sur la poitrine (fig. 158) ; dans ce dernier cas, il sera plus commode pour la malade d'embrasser la table en couchant la joue sur elle. L'inconvénient de cette position est d'être pénible, de ne pouvoir être longtemps supportée et de ne pas se prêter sans danger à l'anesthésie.

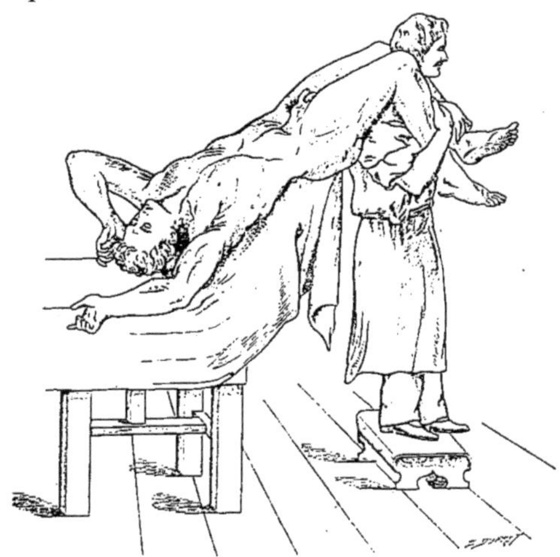

Fig. 149. — Position déclive obtenue par un aide, dans la taille sus-pubienne (Trendelenburg, 1885).

Palpation abdominale simple. — La malade est placée dans le décubitus dorsal, les genoux un peu fléchis : on lui recommande de respirer sans efforts, la bouche ouverte, et de ne pas se raidir. On a eu soin de vider le rectum et la vessie. Il est même bon d'avoir fait précéder le lavement de l'administration d'un purgatif qui aura entièrement évacué le gros intestin.

Les deux mains doivent être simultanément employées : il est important qu'elles ne soient pas froides, sans quoi elles provoqueraient des contractions réflexes. On doit aller très doucement, et ce n'est qu'après avoir, pour ainsi dire, habitué l'abdomen à une légère manipulation qu'on peut employer plus de force et enfoncer hardiment la pulpe des doigts pour une exploration profonde. On a

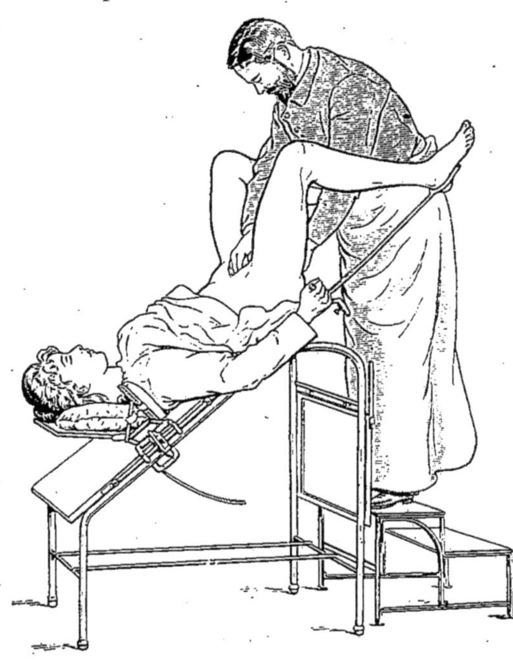

Fig. 150. — Position déclive combinée à la position ordinaire du spéculum (Jayle, 1897).

même remarqué qu'un certain degré de massage fait presque disparaître les contractions réflexes et permet une palpation beaucoup plus

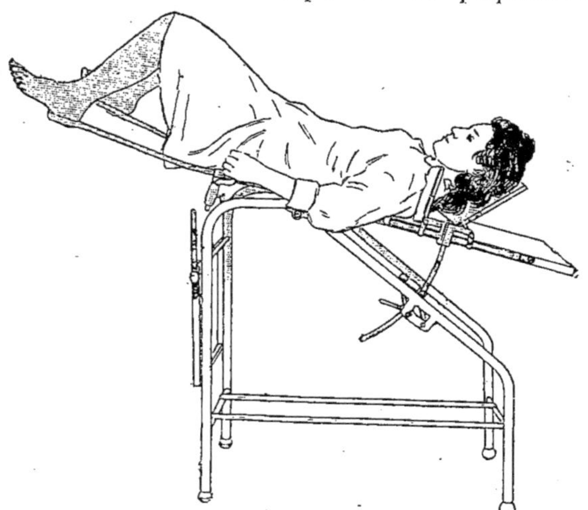

Fig. 151. — Position dorso-sacrée déclive, moyenne.

efficace[1]. Il est bon de procéder méthodiquement : on palpera d'abord

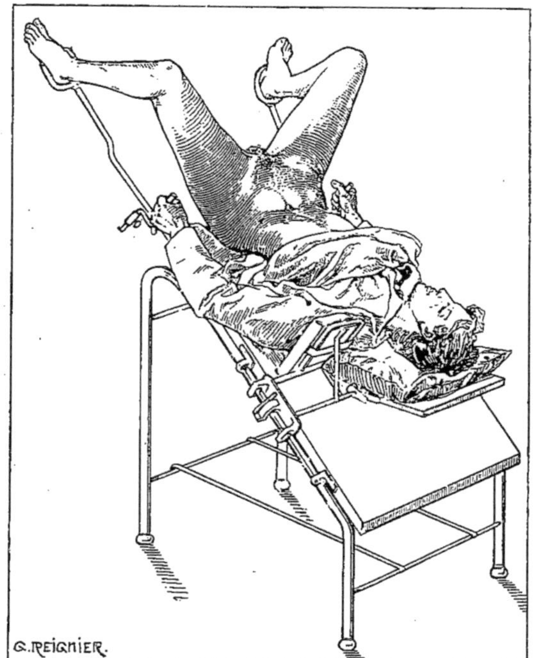

Fig. 152. — Aspect du ventre qui se creuse dans la position dorso-sacrée déclive.

[1] A. Winawer. Ueber die Thure Brandt'sche Methode als Mittel die erkrankten Tuben palpirbar zu machen (*Centr. f. Gynäk.*, 1888, n° 52, p. 865).

la région hypogastrique, puis les fosses iliaques, de manière à déterminer les changements survenus dans le volume ou la situation normale des organes génitaux internes. On s'élèvera ensuite à la région ombilicale et aux flancs, puis à l'épigastre et aux hypocondres.

La consistance normale de l'abdomen présente des variétés dont on doit tenir le plus grand compte. L'âge des malades, l'absence de gros-

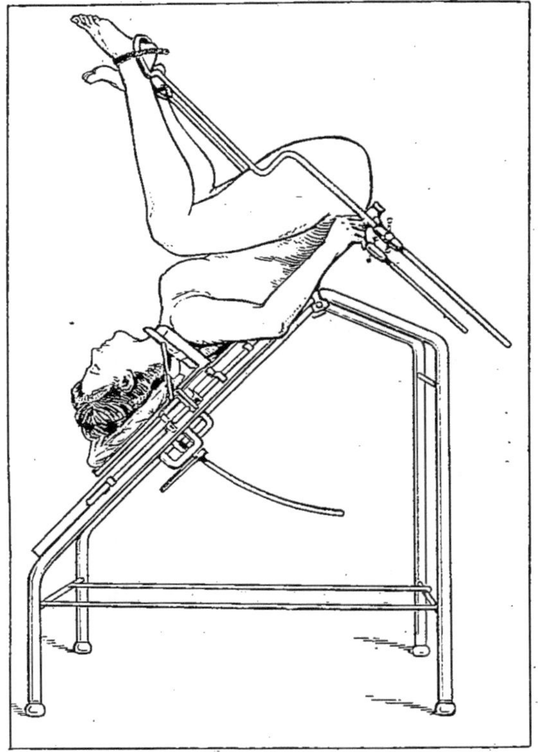

Fig. 155. — Position déclive combinée à la position de la taille.

sesse antérieure ou la multiparité, la maigreur ou l'obésité, l'état de distension plus ou moins grand de l'estomac et de l'intestin par des gaz chez les dyspeptiques, etc., sont autant de conditions qui peuvent être diverses sources d'erreurs. Je ne saurais ici les passer toutes en revue, et je n'en signalerai que quelques-unes.

Si l'on a eu soin de vider la vessie et les intestins, on se sera le plus souvent défendu contre l'erreur qui consiste à prendre leur contenu pour une tumeur; toutefois, il ne faut pas avoir une confiance exagérée. La consistance mollasse des matières fécales renfermées dans le cæcum ou l'S iliaque, leur siège dans la région des flancs, la possibilité d'y faire par la pression, comme dans l'argile, des empreintes durables sont des signes assez caractéristiques. Il faut se souvenir que, malgré un purgatif énergique, des **scybales** peuvent demeurer accumulées, surtout s'il existe une cause mécanique de constipation.

La **vessie énormément distendue**, remontant jusqu'au-dessus de l'ombilic, a parfois été prise pour un kyste. C'est surtout lorsque depuis

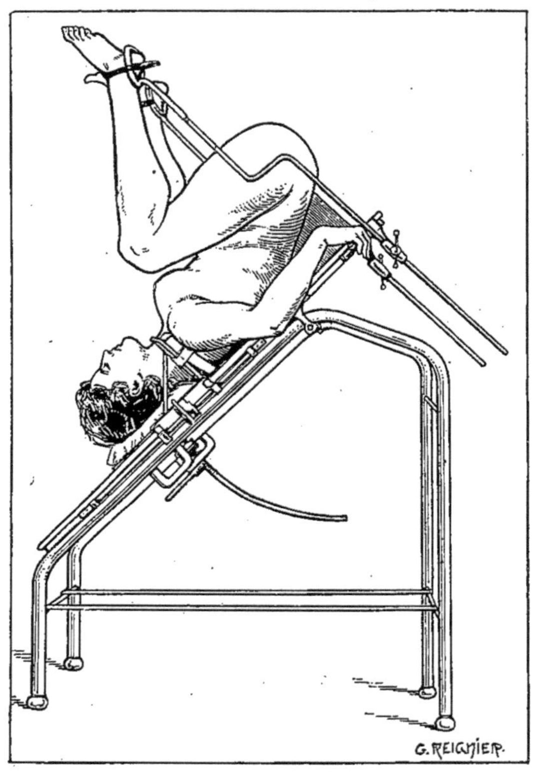

Fig. 154. — Position périnéale inversée. Vue latérale montrant la différence de cette position avec la position de la taille.

longtemps elle se vide mal, par regorgement, qu'elle se laisse ainsi distendre et arrive à prendre des proportions insolites. Ce fait peut provenir de la compression du col, ou encore d'une affection du système nerveux qui a émoussé la sensibilité. J'ai été une fois appelé dans un asile d'aliénés pour ponctionner un *kyste de l'ovaire* qui n'était autre qu'une vessie énormément distendue, chez une paralytique générale. On doit *toujours* sonder une malade, dès le début de l'exploration.

Enfin, il faut aussi savoir qu'un cathétérisme rapidement pratiqué peut ne pas avoir complètement vidé le réservoir urinaire. Il y a des cas où il est bilobé, en bissac[1], par suite de la pression qu'il subit entre une tumeur pelvienne et le pubis. La communication entre les deux poches peut être assez précaire pour qu'après l'évacuation de la loge inférieure

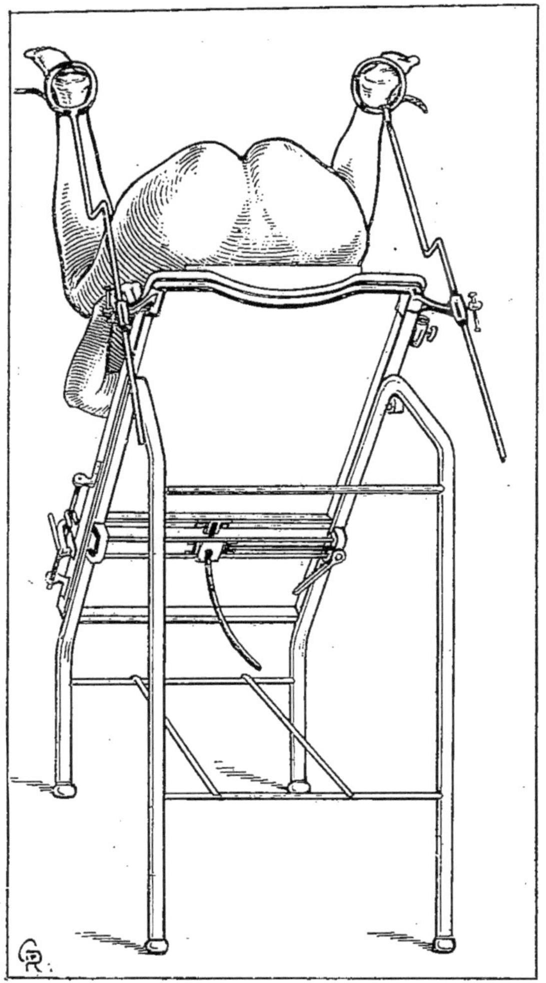

Fig. 155. — Position périnéale inversée. La vulve regarde en haut et la région sacrée est sous les yeux de l'opérateur.

le jet s'arrête entièrement. Si l'on soupçonne cette disposition insolite, il suffira de pousser la sonde (qui doit être longue et en gomme durcie) pour franchir l'étranglement et évacuer la poche supérieure. On voit alors parfois s'affaisser ce pseudo-kyste surajouté à une autre tumeur véritable dont il masquait les connexions.

[1] S. Pozzi. Annal. des mal. des org. génito-urin., 1er mai 1883.

Les **muscles droits de l'abdomen** ont souvent donné la fausse sensa-

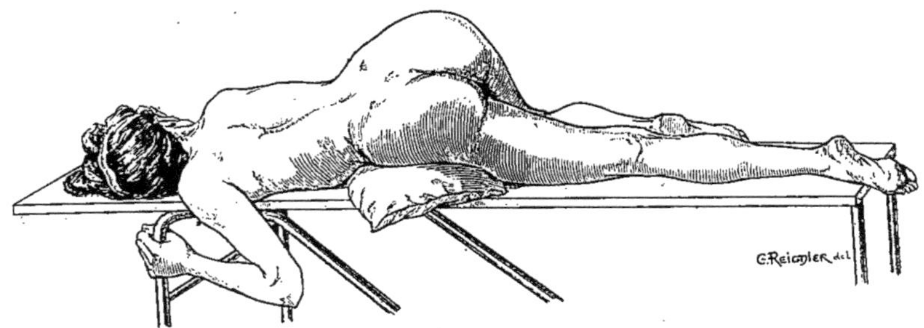

Fig. 156. — Position de Sims.

tion de tumeur, par la rigidité de leur masse contracturée et la netteté

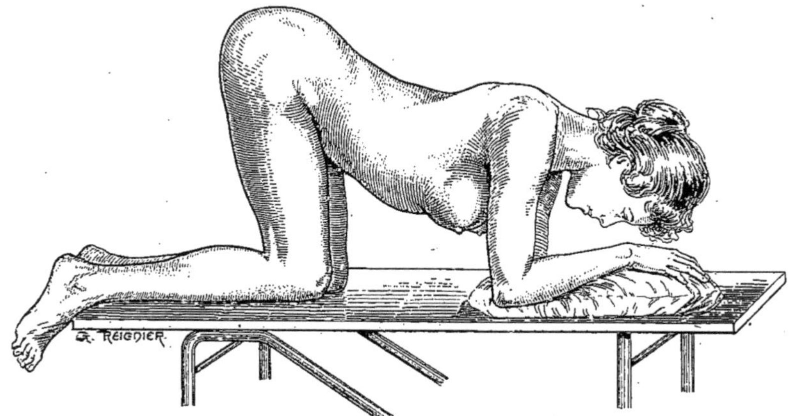

Fig. 157. — Position génu-cubitale.

de leurs bords. C'est surtout quand il y a un certain écartement de la

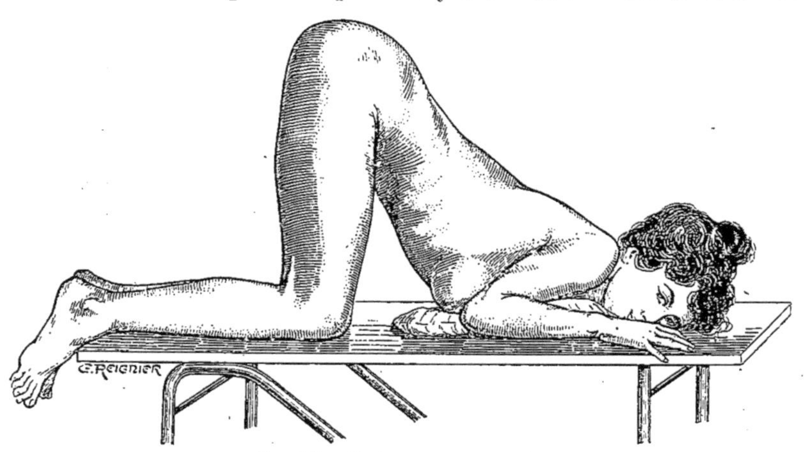

Fig. 158. — Position génu-pectorale.

ligne blanche, qui les a rejetés latéralement, qu'on peut s'en laisser momentanément imposer. Il semble aussi que ces muscles puissent partiellement se contracter entre deux intersections aponévrotiques, ce qui complique la difficulté.

Le **météorisme** peut être poussé assez loin pour simuler une tumeur et même une grossesse. La percussion sera à coup sûr d'un grand

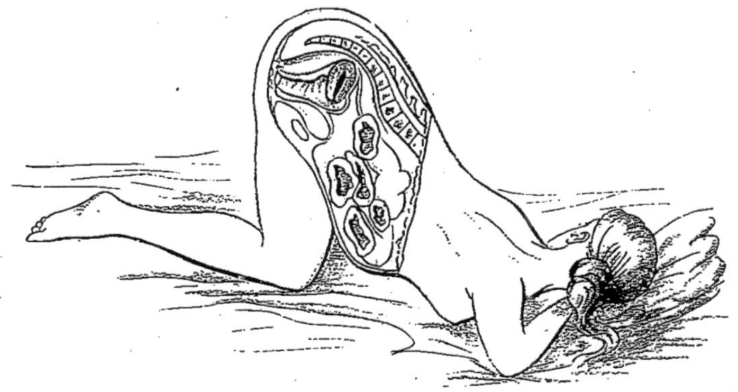

Fig. 159. — Position génu-pectorale. Schéma montrant la béance du vagin et la chute des viscères vers le diaphragme.

secours, mais ne parviendra pas toujours à lever tous les doutes. On connaît des cas curieux de grossesses nerveuses, qui ont trompé des observateurs distingués[1].

Les **amas de tissu adipeux**, surtout vers la région des flancs, peuvent rendre l'examen très incertain. Je ferai remarquer à ce sujet que j'ai souvent observé une surcharge graisseuse locale de l'hypogastre chez les femmes atteintes d'affection chronique de l'appareil génital, de même que, chez les dyspeptiques, on voit la graisse s'accumuler à la région épigastrique.

Examen sous l'anesthésie. — Enfin, il y a des femmes qui présentent une hyperesthésie ou une pusillanimité telle qu'elles se raidissent au moindre contact. Dans ces cas, et surtout lorsqu'une décision importante doit découler de l'examen, il est indispensable d'**endormir la malade**. On peut alors acquérir des notions incomparablement plus précises, surtout lorsqu'on combine la palpation avec le toucher (exploration bi-manuelle), On ne peut guère (sauf des cas exceptionnels de maigreur et de flaccidité) arriver à bien palper les ovaires et les trompes, sans anesthésie. Les connexions de la tuméfaction ou des tumeurs ne peuvent être bien précisées qu'à cette seule condition. Souvent, par exemple, une tumeur qui paraissait dépendre de l'utérus, la malade

[1] Mallik. Pacific Record.. anal. in *Centr. f. Gyn.*, 1882, n° 24. — Terrillon. *Ann. de Gyn.*, oct. 1886, t. XXVI, p. 245.

étant éveillée, s'en détache très nettement, quand elle est endormie[1]. Enfin une tumeur, qui paraissait dure auparavant, devient manifestement fluctuante sous le chloroforme.

Ponction et laparotomie exploratrices. — Dans certains cas et, en particulier, lorsque le ventre est énormément distendu par des liquides, que ces liquides soient libres dans la cavité abdominale ou contenus dans un kyste, ou bien qu'il s'agisse à la fois d'un kyste compliqué d'ascite, le diagnostic est impossible par la simple palpation abdominale.

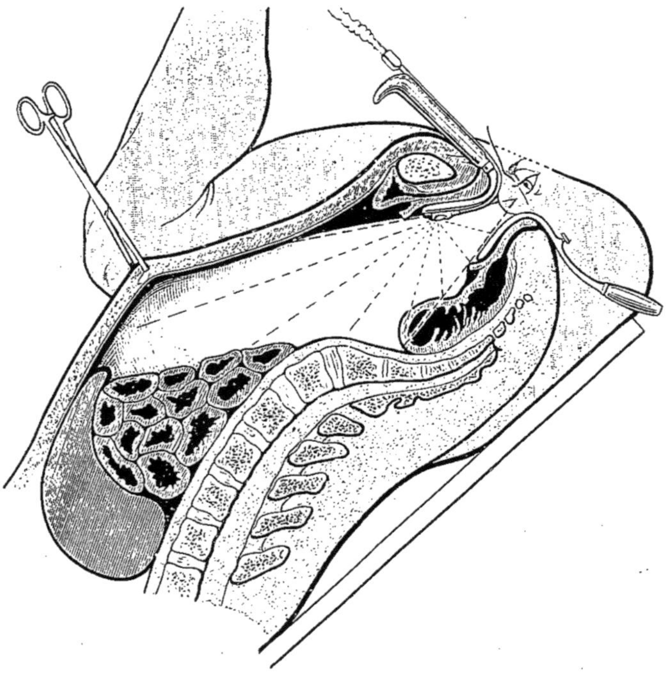

Fig. 160. — Ventroscopie, après hystérectomie vaginale.

Il faut alors avoir recours soit à la ponction, soit à l'incision exploratrices.

La *ponction* a l'avantage de ne pas nécessiter l'anesthésie, d'être simple à faire et de permettre de retirer du liquide dont l'examen chimique, bactériologique, histologique, cytologique, peut permettre de faire le diagnostic. Mais elle a l'inconvénient d'être aveugle et, partant, de pouvoir occasionner un traumatisme intra-abdominal grave (blessure d'un gros vaisseau, d'une anse intestinale adhérente, etc.).

[1] Voir un exemple remarquable de diagnostic, rectifié grâce à l'anesthésie. ROBERT ASCH. *Centr. f. Gyn.*, 1887, p. 426.

L'incision abdominale exploratrice est la méthode de choix, d'abord parce qu'elle permet de se rendre exactement compte *de visu* de l'état de la cavité abdominale et ensuite parce qu'elle permet sur-le-champ, s'il y a lieu, de rendre *curatrice* l'intervention primitivement simplement *exploratrice*.

Ventroscopie. — Sous le nom de ventroscopie, Dmitri de Ott[1] décrit un procédé d'éclairage de la cavité abdominale après colpotomie dans

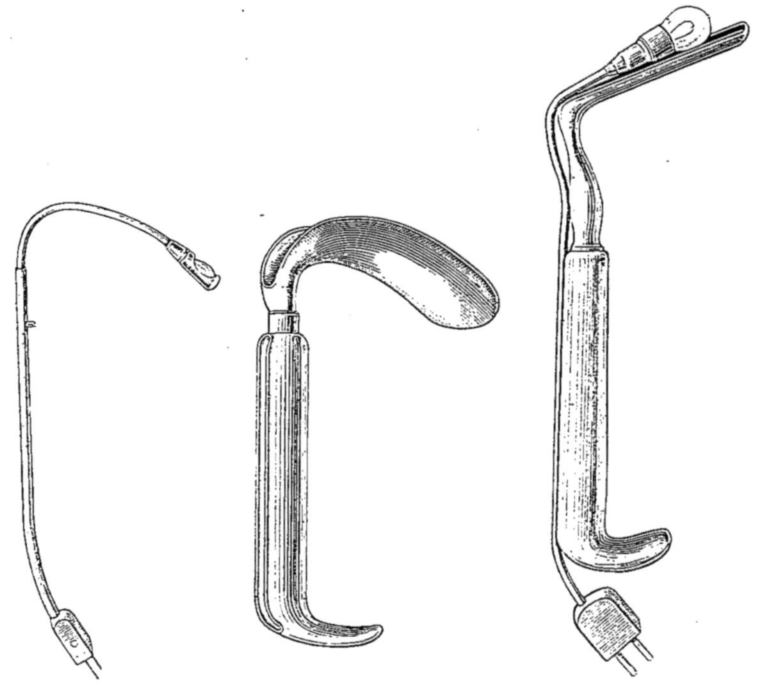

Fig. 161. — Valves avec lampe électrique pour la ventroscopie.

la position dorso-sacrée déclive (fig. 160) et en s'aidant d'une lampe électrique spéciale que l'on glisse sur une valve (fig. 161). D'après l'auteur, en soulevant avec des pinces la paroi abdominale on peut très bien inspecter non seulement la cavité du petit bassin, la ligne innominée, le promontoire, les ligaments infundibulo-pelviens, mais encore, dans la plupart des cas, la surface interne de la paroi abdominale antérieure, beaucoup plus haut que l'ombilic, la face postérieure de la vessie, le cæcum, le côlon transverse et parfois l'estomac, une partie du foie, la vésicule biliaire, la rate.

DMITRI DE OTT. *Revue de Gyn. et de Chir. abdom.*, 1902, p. 587.

Toucher vaginal. — L'index, préalablement enduit d'un corps gras antiseptique ou aseptique (vaseline boriquée, vaseline stérilisée, huile phéniquée), est introduit dans le vagin d'arrière en avant sur la fourchette. Beaucoup de gynécologistes professent l'utilité d'une injection antiseptique *après* le toucher. Elle est, à mes yeux, non moins indispensable *avant*. Le doigt qui entraîne avec lui les germes amassés dans le vagin peut, en effet, inoculer la malade, en érodant même légèrement le col dans un examen un peu approfondi. En règle générale, le toucher doit être, pour ainsi dire, *encadré* entre deux injections antiseptiques[1].

Tant pour ne pas infecter la malade que pour ne pas être infecté par elle, on se servira avec avantage pour se protéger les doigts d'un ou de plusieurs doigtiers en caoutchouc, ou d'un gant, ou d'un segment de gant protégeant, en même temps que les doigts, une partie de la main.

Toutes les fois qu'il sera possible, c'est-à-dire que la vulve sera suffisamment large ou extensible, le toucher sera fait avec deux doigts : l'index et le médius. Si l'orifice vaginal est étroit, on ne se servira que d'un doigt qui sera l'index.

L'index est, en effet, le doigt le plus commode pour le toucher. Pendant qu'il pénétrera dans le vagin, le pouce sera étendu et obliquement placé vers l'un ou l'autre des plis génito-cruraux, évitant toujours la ligne médiane, tandis que les trois derniers doigts, demi-fléchis, déprimeront le périnée et l'espace interfessier.

Le doigt suivra la partie postérieure ou latérale du vagin, pour arriver sur le museau de tanche. Quand celui-ci ne se trouve pas directement dans l'axe, on se portera, par une sorte de mouvement de rotation, d'arrière en avant et d'avant en arrière, et on le cherchera jusqu'à ce qu'on ait senti l'orifice externe avec la pulpe de l'index. On se rendra compte alors successivement de la direction du col, de son volume, de sa forme, de sa consistance, de son degré de béance, de l'état de ses commissures. Puis le doigt explorera le cul-de-sac postérieur, les latéraux et l'antérieur. Cet examen ne pourra être suffisant que si on complète le toucher par le palper abdominal, c'est-à-dire si

---

[1] Pour montrer l'utilité de ces précautions, il n'est pas inutile de rappeler les accidents survenus après de simples touchers à la période pré-antiseptique. Verneuil (*Bull. de la Soc. anat.*, avril 1872, t. XLVII, p. 190) a rapporté un cas où la mort est survenue par péritonite suraiguë le lendemain d'un examen, fait par le toucher et le spéculum, d'une femme atteinte de polype utérin ; il a cité le cas d'une malade (polype) ayant eu, dans les mêmes conditions, une péritonite qui a guéri ; d'une autre encore (polype ulcéré) chez qui l'opération avait été remise au lendemain et qui succomba, à la suite du toucher vaginal. Enfin, chez une dernière malade (polype ulcéré), le toucher et l'examen au spéculum furent suivis de mort, le lendemain. — Houel, à la même occasion, cite un cas de sa pratique et un de celle de Broca où la mort avait eu lieu après de légères cautérisations au nitrate d'argent. — Plus récemment, dans le service du professeur Le Fort, une malade atteinte de polype utérin a succombé à une péritonite qui s'était développée, à la suite du toucher et de l'examen au spéculum. — M. Brault. Difficulté du diagnostic et dangers de l'intervention chirurgicale dans les cas de polypes latents de l'utérus. *Thèse de Paris*, 1880, p. 50.

on pratique l'*exploration bi-manuelle* dont nous allons parler plus loin. En se retirant, le doigt se promènera sur les parois vaginales pour se rendre compte de leur état.

Si l'utérus est très élevé et le col très difficilement accessible, l'examen avec l'index et le médius devient indispensable. Enfin, certains cols, cachés derrière le pubis, ne peuvent être touchés que si la femme est en position dorso-sacrée déclive, en position de Sims ou en position génu-pectorale. Exceptionnellement, il sera indiqué de toucher aussi la femme debout (déplacements, tumeurs abdominales).

La présence de l'hymen peut être un obstacle à l'introduction de l'index. Cependant cette membrane est le plus souvent assez dilatable pour qu'avec précaution on puisse toucher les vierges, sans la déchirer. Cette manœuvre étant assez douloureuse, il est préférable d'endormir la jeune fille, si l'on n'a pu suffisamment l'insensibiliser avec des badigeonnages de cocaïne. Le toucher rectal ne saurait, en effet, remplacer alors complètement le toucher vaginal, quoi qu'en aient dit certains auteurs.

Toucher rectal. — C'est surtout pour reconnaître l'état du cul-de-sac de Douglas et de la face postérieure de l'utérus qu'il est nécessaire d'introduire le doigt dans le rectum. Les tuméfactions et tumeurs de cette région ne sauraient être appréciées à leur juste valeur, par une autre voie. Il est aussi très utile de s'assurer ainsi de l'état de vacuité du rectum, car des noyaux de matière fécale, touchés à travers le vagin, ont pu en imposer pour des produits pathologiques. J'ai vu, par contre, des débutants sentir le col de l'utérus à travers le rectum et le prendre pour une tumeur. On devra donc d'abord s'habituer aux sensations que donne ce toucher, à l'état normal.

La combinaison du toucher rectal et vaginal est parfois utile pour étudier l'état de la cloison recto-vaginale[1].

Schrœder recommande vivement de pratiquer le toucher rectal, en enfonçant le pouce de la même main dans le vagin.

L'**exploration manuelle** du rectum, prônée par Simon (d'Heidelberg)[2], s'applique à des cas exceptionnels. La malade étant profondément endormie, le sphincter est dilaté, comme pour l'opération de la fissure à l'anus, et les doigts ramassés en faisceau et très fortement enduits de vaseline sont progressivement introduits en coin dans l'orifice; dès que le sphincter est franchi, on est à l'aise dans l'ampoule rectale et on

---

[1] Le toucher vagino-rectal, combiné ou non avec la [palpation abdominale, est à tort regardé par Hegar comme une manœuvre d'institution récente. On la trouve nettement formulée par Récamier (*Gaz. des Hôp.*, 1850, p. 74) et Nélaton (*Gaz. des Hôp.*, 1852, p. 57).

[2] Simon. Ueber die künstliche Erweiterung des Anus und Rectum (*Langenbeck's Arch. f. Chir.*, 1873, Bd. XV, p. 39). — Ueber die manuelle Rectalpalpation der Becken und Unterleibs-Organe (*Deutsche Klinik*, 1872, n° 46, p. 425).

pcut déployer les doigts pour l'exploration. Je me suis deux fois servi de ce moyen, et chaque fois j'ai introduit ma main dans le rectum jusqu'au-dessus du poignet, sans qu'il en soit résulté le moindre accident, ni érosion, ni incontinence. Je considère toutefois cette manœuvre comme dangereuse, surtout si la main du chirurgien n'est pas particulièrement effilée et flexible. Aussi a-t-on, dans certains cas[1], observé des accidents sérieux.

Toucher vésical. — Il n'a que des applications très restreintes et n'est, pour ainsi dire, jamais appliqué : vu la largeur et la dilatabilité de l'urètre chez la femme, il est généralement assez facile, sans les débridements proposés par Simon. Je l'ai pratiqué sans difficulté ni suite fâcheuse, après avoir élargi l'urètre à l'aide de bougies de Hegar. On l'a préconisé dans les cas de cancer du col, avec envahissement douteux de la paroi vésicale, pour s'assurer de cette complication, d'après la mobilité de la muqueuse sur le col[2].

La **combinaison du toucher vésical** et du **toucher rectal** (Nöggerath) a pu rendre service dans des cas d'atrésie du vagin pour pratiquer la palpation pour ainsi dire bi-digitale de l'utérus et des trompes[5].

Mentionnons enfin, parmi les **touchers associés**, le cathétérisme vésical combiné avec le toucher rectal ou vaginal, car, comme le dit si bien le professeur Guyon, « le cathéter n'est que le doigt prolongé ».

Exploration bi-manuelle. — Pour la commodité de l'exposition, j'ai isolément décrit le toucher vaginal et rectal. Mais, en pratique, on doit bien rarement les faire, sans les associer à la palpation abdominale qui les complète admirablement. Ainsi se trouve créé le mode d'investigation le plus précieux peut-être en gynécologie : l'exploration bi-manuelle. Pratiquée d'une manière courante par Puzos, Foubert, Levret, Baudelocque, cette manœuvre n'avait jamais été abandonnée en France, mais elle avait été très négligée à l'étranger, depuis la réapparition du spéculum. C'est aux travaux de Schultze[4] qu'elle doit d'y avoir repris le rang qu'elle mérite.

---

[1] Londau. Ueber den diagnostischen Werth der Rectaluntersuchung mit der vollen Hand in gynäkologischer Beziehung (*Arch. für Gyn.*, 1875, Bd. VII, p. 541). — Weiss. *The New-York Med. Record*, 20 mars 1875, t. X, p. 201.

[2] Crusmann. Soc. obst. de Hambourg, 24 janv. 1888 (*Centr. f. Gyn.*, 1888, n° 20, p. 332).

[5] Nöggerath. The vesico-vaginal and vesico-rectal touch (*Amer. Journ. of obstet.*, mai 1875). — G. Simon. Ueber die Methoden die Weibl. Blasenhoehte zugänglich zu machen (*Arch. f. klin. Chir.*, 1873, Bd. XV, p. 127). — Longuet. De la dilatation de l'urèthre chez la femme (*Ann. de Gyn.*, 1874, t. I, p. 216).

[4] Schultze. *Ienaische Zeitsch. für Med. und Nat.*, Leipzig, 1864, t. I, p. 279. On affecte trop habituellement à l'étranger de négliger la gynécologie française pour qu'il ne soit pas utile de revendiquer pour notre pays cet important progrès dont d'autres ont tenté de s'attribuer l'honneur. La gloire de la découverte de l'exploration bi-manuelle appartient tout entière à N. Puzos, le célèbre accoucheur du xviiie siècle, et à l'école française. Dans son *Traité des accouchements* (Paris, 1759, p. 56-64), à propos de l'insuffisance du toucher va-

La malade sera placée dans le décubitus dorsal simple, ou, dans les cas qui offrent quelque difficulté, dans la position de la taille. Tandis

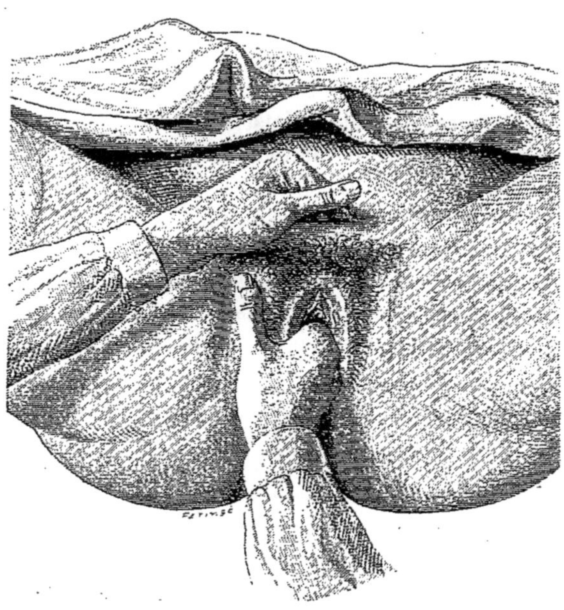

Fig. 162. — Palpation bi-manuelle.

que l'index de la main droite pratique le toucher, ainsi qu'il a été dit, la main gauche est transversalement posée au-dessus du pubis, et les doigts s'enfoncent doucement et refoulent les organes génitaux internes vers le doigt qui se trouve dans le vagin. On essaye tout d'abord de se rendre exactement compte de la position de l'utérus dans la région hypogastrique, puis on passe aux parties latérales et, tandis que la main abdominale déprime les flancs, le doigt vaginal va à sa rencontre, en s'enfonçant dans les culs-de-sac vaginaux; on explore ainsi très bien la base des

ginal, tel qu'on l'avait pratiqué jusqu'à lui, il dit : « Il est pour faire cette opération une autre méthode qui fournit sur l'état douteux d'une femme ou d'une fille des connaissances aussi sûres que l'ancienne manière de toucher en offre d'incertaines et de fausses ». Il décrit ensuite cette manière de pratiquer le toucher en appliquant une main sur le ventre et en introduisant dans le vagin un ou plusieurs doigts de l'autre main. Puis il insiste sur les précautions à prendre pour mieux réussir dans cette opération, telles que de la pratiquer le matin à jeun, de faire prendre un ou deux lavements avant l'opération pour décharger le gros intestin, etc. Il dit encore : « Si par le toucher, tel que je le propose, on connaît l'état sain de la matrice, dans les circonstances où on pourrait la croire malade, on peut encore mieux juger des maladies auxquelles elle n'est que trop sujette ».

A peu près à la même époque où Puzos découvrait l'exploration combinée chez la femme, Foubert (1736) la pratiquait chez l'homme, combinant ainsi le toucher rectal au palper abdominal. Chez les malades qu'il devait opérer de la taille par son procédé, qui consiste, comme on sait, à faire une ponction dans le corps de la vessie par le périnée et à y pratiquer une incision, il avait failli ne pas entrer avec le trocart dans la vessie parce qu'elle ne contenait pas assez d'urine. « Pour me garantir de cet inconvénient, dit-il, j'ai trouvé depuis un moyen bien simple par lequel je puis facilement m'assurer du degré de plénitude de la vessie ; avec le doigt que j'introduis dans l'anus et avec la main que j'appuie sur l'hypogastre, je fais plusieurs mouvements alternatifs par lesquels je m'assure exactement, à travers les membranes du rectum, du volume ou de la plénitude de la vessie. » (*Mém. de l'Acad. roy. de chir.*, 1743, t. I, p. 501). L'exploration bi-manuelle recto-abdominale était ainsi découverte.

Après Puzos, ce procédé d'exploration fut généralisé en France, particulièrement par

ligaments larges et les annexes de l'utérus, anormalement augmentées de volume. Il faut noter en même temps la sensibilité des parties ; à l'état de santé, la pression du côté des annexes, le soulèvement ou le ballottement de l'utérus ne sont pas douloureux.

L'exploration bi-manuelle peut encore être faite en combinant la palpation abdominale avec le toucher rectal (Holst) ; elle est tout particulièrement utile chez les vierges dont l'hymen est inextensible.

Par la palpation bi-manuelle on peut, chez les femmes maigres, arriver à palper les ovaires, parfois sans anesthésie, mais surtout quand on y a recours. On se trouvera bien alors d'utiliser la **position dorso-sacrée déclive** : tandis qu'on palpe la paroi abdominale en plaçant l'index ou mieux l'index et le médius de l'autre main dans le vagin, on sent l'ovaire glisser sous la pression des doigts, comme un petit testi-

LEVRET, qui en parle, à plusieurs reprises, dans ses travaux sur les accouchements et les maladies des femmes.

Au sujet de cette même manœuvre, J.-L. BAUDELOCQUE dit : « Le toucher ne se borne pas à l'introduction du doigt dans le vagin, mais il s'entend aussi de l'application d'une main sur le bas-ventre de la femme ». et il conseille de « mettre les muscles abdominaux dans le relâchement, d'évacuer les urines et les gros excréments, etc., et d'écarter, avec la main posée sur l'abdomen. de droite et de gauche, les intestins grêles du fond de la matrice par une pression et des mouvements convenables ». (*L'art des accouchements*, Paris, 1781, t. I, p. 123.)

Il dit aussi que, dans les cas de grossesse extra-utérine, c'est par ce moyen qu'on peut découvrir si le fœtus occupe la trompe ou la cavité abdominale (*Ibid.*. p. 525).

Ce procédé est encore décrit dans son *Art des accouchements par demandes et par réponses*, ouvrage qui a été traduit en allemand (*Anfangsgründe der Geburtsh. in Fragen u. Antworten*, trad. par Morel, Colmar, 1807, p. 84).

En France, on n'a jamais abandonné ce procédé d'exploration. on l'a pratiqué d'une manière courante et constante. Voici ce qu'écrit Th. GIRAUD dans une thèse *Sur les phlegmasies aiguës des ovaires* : « Le toucher par l'abdomen et le vagin est la chose la plus précieuse : c'est pourquoi on doit insister sur cette pratique ; c'est le régulateur, la boussole dans le diagnostic ». (Thèse de Paris, 1831, n° 169, p. 13.)

VELPEAU, après avoir décrit l'exploration combinée, dit que rien n'échappe à la recherche des deux mains réunies. « Aussi est-il rare, ajoute-t-il, qu'un simple engorgement des ovaires ou des trompes, des annexes de la matrice en général, et même des ganglions lymphatiques, que la présence du plus petit calcul urinaire, échappent à un pareil examen. » (*Traité complet de l'art des accouch.*, 1835, 2ᵉ édit., t. I, p. 192.) Plus tard (*Discussions académiques, maladies de l'utérus*, 1854, p. 83) il disait : « On peut, en s'y prenant bien, saisir ainsi la matrice entre les deux mains. en apprécier l'épaisseur, la direction, la forme, tous les caractères physiques, en un mot, presque avec la même certitude que si on l'avait sur la table simplement enveloppée de linges ou de tissus souples. » Il signale encore que le nombre des femmes chez lesquelles on ne peut pas pratiquer cet examen est fort restreint. « A une époque éloignée, ajoute-t-il, j'avais entrepris une statistique à ce sujet, je me suis arrêté au chiffre de 400, et sur ce nombre je n'avais trouvé que 100 cas réfractaires, et encore ne l'étaient-ils pas d'une manière absolue. »

Enfin, et comme pour répondre à ceux qui veulent considérer l'exploration bi-manuelle comme une méthode d'invention tout à fait récente il disait : « J'en démontre chaque jour l'exactitude à l'hôpital, depuis plus de vingt-cinq ans, et je la démontrerai à quiconque le voudra au lit des malades. »

On voit donc que Hegar réclame à tort l'honneur de la découverte de la méthode d'exploration combinée, pour Schultze, Holst et Veit.

Ce point d'histoire scientifique a été judicieusement mis en relief par L. GUÉMÈS. (*De l'hémato-salpingite*. Thèse de Paris, 1887-1888, n° 178.)

cule. Le gauche est généralement plus accessible que le droit, ce qu'Olshausen attribue à ce qu'il est un peu repoussé en avant par le rectum. Quoi qu'il en soit, cet examen offre souvent de grandes difficultés, surtout chez les femmes à parois abdominales épaisses.

Examen au spéculum. — Lorsque Récamier eut, pour ainsi dire, réinventé le spéculum, ce précieux moyen d'exploration relégua loin derrière lui tous les autres; on peut dire, à ce point de vue, que les grands services qu'il a rendus à la gynécologie ont été presque compensés par les torts qu'il lui a faits momentanément.

On a multiplié à l'infini les modèles de spéculum; mais, si presque tous sont ingénieux, il n'en est qu'un petit nombre qui soient indispensables.

On peut les répartir en trois types : — cylindriques — à deux ou plusieurs valves — univalves.

Spéculums cylindriques. — Ils sont en bois ou en ivoire ou en verre. Les spéculums en bois ou en ivoire (fig. 165, A) protègent efficacement

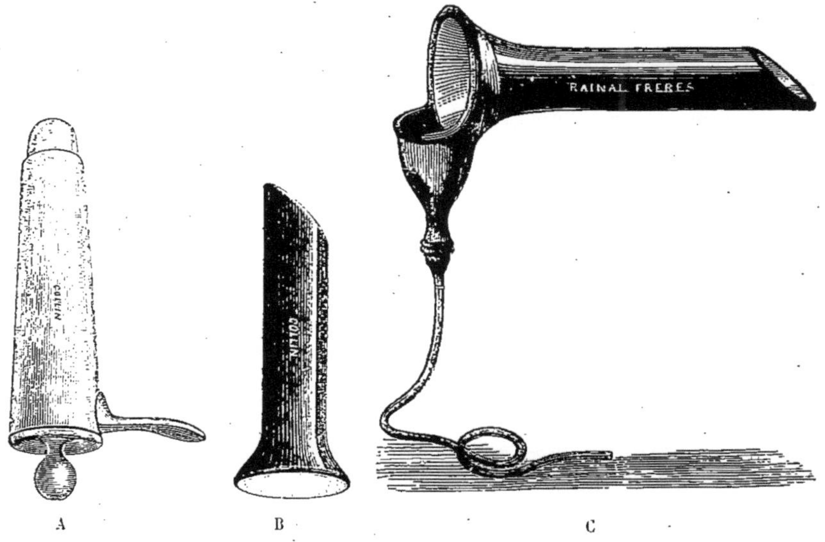

A   B   C

Fig. 165. — Spéculums cylindriques. A. Spéculum cylindrique de Récamier (en bois). — B. Spéculum de Fergusson (en verre étamé recouvert de gutta-percha). — C. Même spéculum auquel est adapté un entonnoir pour servir aux pansements et aux irrigations.

les parois du vagin contre l'action de la chaleur pendant les cautérisations du cautère actuel; les spéculums en verre sont recouverts d'une lame d'étain et d'une couche de gutta-percha (Fergusson fig. 165, B et C); ils ne sauraient servir au même usage, mais sont très précieux par le bon éclairage qu'ils fournissent et la rapidité de leur introduction, soit par un examen superficiel, soit pour les divers pansements ou attouchements à faire sur le col. Ce dernier modèle a son extrémité taillée en bec de flûte, ce qui correspond à la plus grande profondeur du cul-de-sac vaginal postérieur. Le spéculum en verre, dit de Mayer, en diffère surtout parce qu'il a le bout taillé à angle droit. Il est nécessaire d'avoir au moins trois calibres différents de ces spéculums.

Avant de les introduire il est bon de les immerger rapidement dans de l'eau tiède, de façon à éviter que leur surface brillante soit ternie par la buée du vagin. On les enduit extérieurement de vaseline et on en présente, obliquement de bas en haut, l'extrémité à l'orifice vulvaire écarté avec les doigts de l'autre main. On doit s'être assuré auparavant, par le toucher, de la position du col, pour imprimer une bonne direction à l'instrument. Celui-ci glissera sur la gouttière formée par la fourchette qu'il déprimera fortement, de manière à frotter le moins possible contre la paroi antérieure du vagin. Dès que l'anneau vulvaire est franchi, on incline l'instrument de façon à l'amener dans la direction connue du col, et on pousse très doucement, en s'aidant de la vue pour aller saisir le museau de tanche. On doit se souvenir qu'au début on a toujours une tendance à le chercher trop en arrière et trop profondément. La partie saillante du bec de flûte, dans le spéculum de Fergusson, doit être toujours dirigée en arrière.

Le gros inconvénient du spéculum de Fergusson est de ne pouvoir supporter l'ébullition et d'être fragile.

Spéculums à plusieurs valves. — Il est inutile de décrire celui à trois

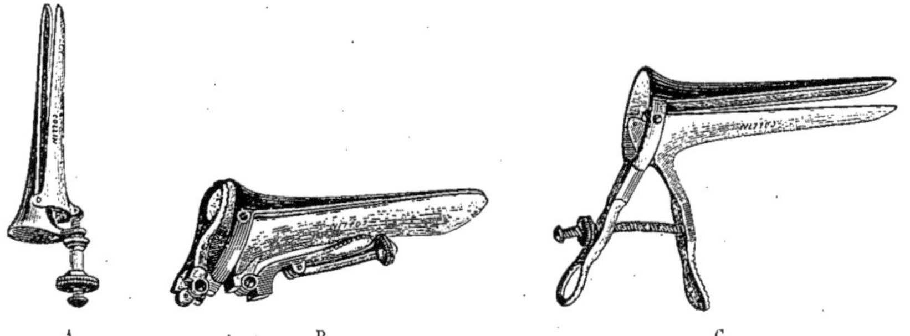

Fig. 164. — A. Petit spéculum de Cusco (pour vierges). — B. C. Spéculum de Cusco (fermé et demi-ouvert).

valves de Ségalas, à quatre valves de Charrière, etc., qui n'ont plus qu'un intérêt historique; ceux d'invention plus récente ne me paraissent pas sensiblement supérieurs.

Les instruments **bivalves** sont préférables aux **plurivalves**.

Le *spéculum de Cusco*, ou en *bec de canard* (fig. 164, A, B, C), plus élégant et moins compliqué, puisqu'il n'a pas besoin d'embout, est aussi par excellence un spéculum d'examen ; il a d'abord l'avantage de se prêter à l'inspection du museau de tanche, puis, si on le retire progres-

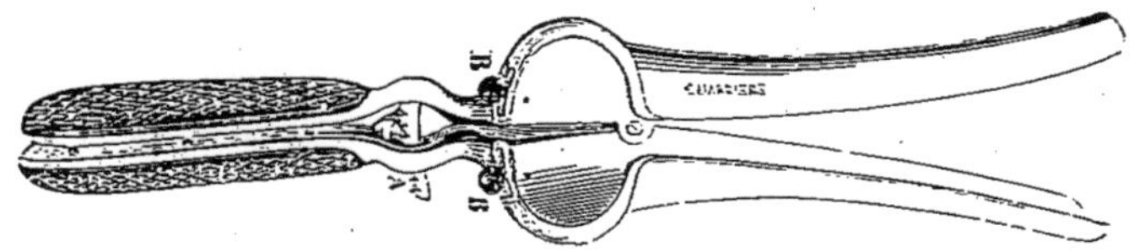

Fig. 165. — Spéculum bivalve de Ricord (ouvert).

sivement, à celle des culs-de-sac et des parois du vagin. Son petit volume, la facilité de son introduction, en font un instrument précieux.

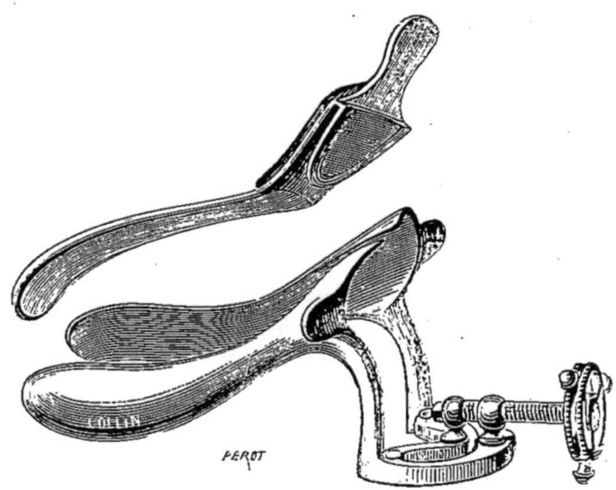

Fig. 166. — Spéculum de Bozeman.

Son introduction se fait en suivant les mêmes préceptes que ceux donnés pour le spéculum de Fergusson. Je recommande seulement aux élèves de se souvenir que l'axe de la vulve croise perpendiculairement celui du vagin ; il vaut donc mieux faire entrer le bec du spéculum d'abord très obliquement, à 45°, pour *ouvrir* l'orifice vulvaire, puis le placer horizontalement, dès qu'il l'a franchi. On ne doit écarter ses branches que quand l'instrument a pénétré tout entier, afin de ne pas s'exposer à distendre la vulve par leur mouvement de levier.

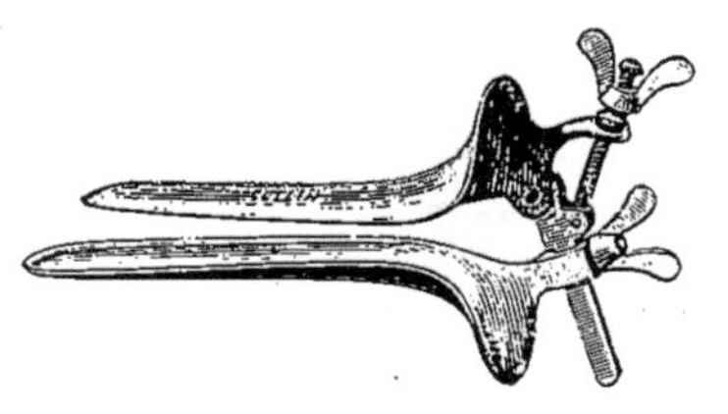

Fig. 167. — Spéculum de Collin.

Le *spéculum bivalve de Ricord* ne mérite pas d'être oublié. Il convient spécialement aux femmes à vulve étroite ou hyperesthésique, mais à vagin large et à col dévié. Il s'introduit facilement grâce à sa grande conicité et à l'embout dont il est muni. Dès qu'il a dépassé l'anneau vulvaire, on le pousse facilement jusqu'au fond du vagin, on retire l'embout et on écarte les valves, en ayant soin que l'une soit placée en haut et l'autre en bas ; il est rare qu'on ne parvienne pas avec lui à saisir

un col qui aura échappé à la recherche faite avec un autre spéculum
(fig. 165).

Je mentionnerai les modèles à plusieurs valves de Bozeman (fig. 166),

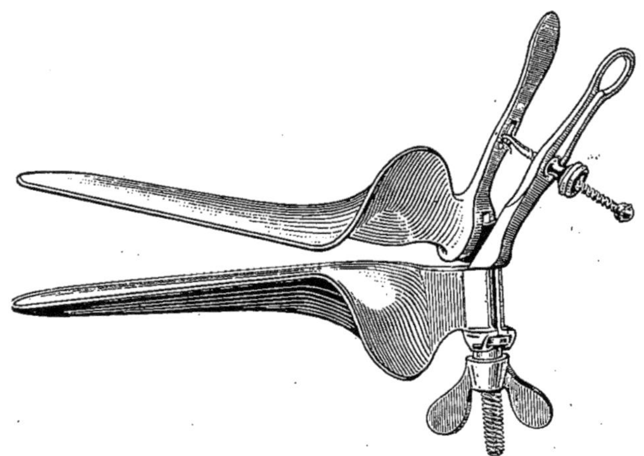

Fig. 168. — Spéculum à double mouvement. Mouvement du Cusco.

de Nott, de Meadows, de Goodell et de Messari, qui ont pour but de
largement dilater le vagin et d'éviter l'intervention d'aides; quelque
ingénieux qu'ils soient, ils ne sauraient y suppléer.

Collin a construit dernièrement des spéculums à double mouvement

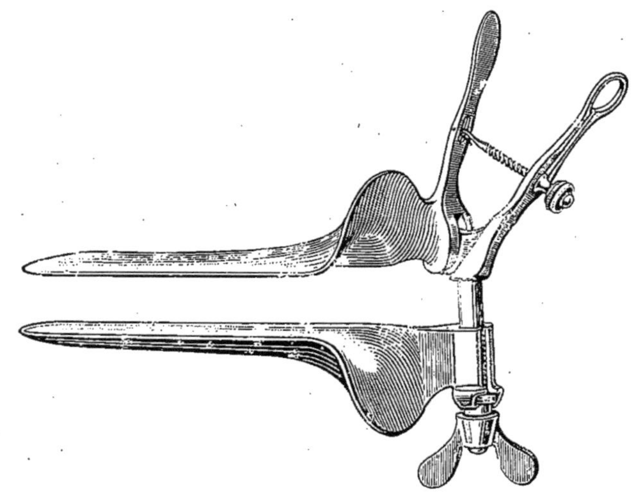

Fig. 169. — Spéculum à double mouvement. Mouvement d'écartement parallèle des valves.

qui permettent en même temps (fig. 167), ou isolément (fig. 168 et 169),
d'écarter parallèlement les valves et de les faire basculer l'une sur
l'autre. Ces spéculums sont les meilleurs parce qu'ils permettent d'ob

tenir, par un réglage facile, le maximum d'écartement sans déterminer de douleur. En outre, comme ils sont de construction simple et en métal, ils sont d'un entretien et d'une stérilisation faciles.

Enfin Guelliot a fait construire un spéculum formé de deux valves latérales que l'on écarte par une crémaillère (fig. 170).

Spéculums univalves. — Les valves sont surtout des instruments opératoires. Avec une seule, il est possible de rendre très accessible la paroi du vagin opposée à celle où est appliqué l'instrument. On peut ainsi découvrir le col de l'utérus, pourvu que la pression abdominale, diminuée par la position dorso-sacrée déclive, ou la position de Sims, ou la position génupectorale, facilite l'écartement des parois vaginales. Avec deux valves isolées mais simultanément employées, on a un excellent mode d'examen possible du col et du vagin ; le seul inconvénient réside dans la nécessité d'être assisté. Bien avant que Sims eût vulgarisé l'usage des valves, elles avaient été utilisées par quelques praticiens ingénieux. Récamier, Piorry, Jobert de Lamballe, en France, faisaient usage soit de demi-cylindres, soit de petites attelles métalliques portées sur des manches courts. Ce dernier chirurgien dut assurément ses succès pour la fistule vésico-vaginale autant, sinon plus, à la supériorité certaine de son outillage qu'à l'ingéniosité contestable et trop vantée de ses conceptions.

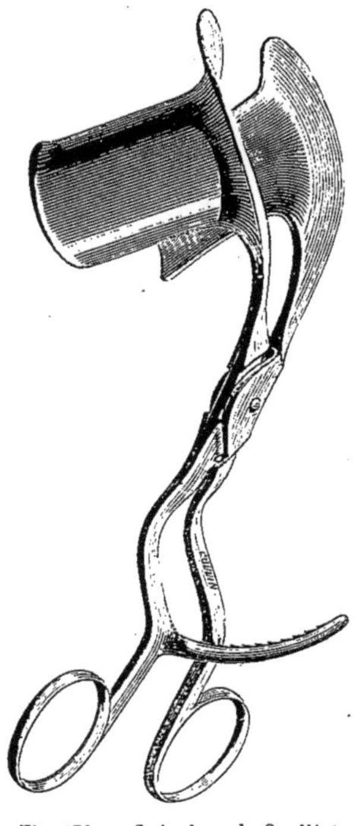

Fig. 170. — Spéculum de Guelliot.

Le *spéculum*, ou *dépresseur de Sims*, est destiné à être appliqué dans la position latérale qui porte le nom de ce gynécologiste. C'est pour cela que deux valves sont réunies par leur manche, afin de diminuer le nombre des instruments isolés. Dans la position latérale, cette disposition n'offre pas d'inconvénient, mais elle rend l'application des valves conjuguées presque impossible, dans la position de la taille ordinairement adoptée en France. Ces valves sont métalliques et leur surface interne brillante doit fortement réfléchir la lumière (fig. 171).

Je trouve pour ma part les *valves de Simon* (fig. 174) bien préférables à celles de Sims. Elles sont portées sur un manche et ont une cambrure plus accentuée ; il y a, en outre, tout un jeu de valves concaves pour la dépression de la paroi postérieure (ce qui augmente leur pouvoir éclairant), plates pour la paroi antérieure. Enfin, surtout au cours d'une

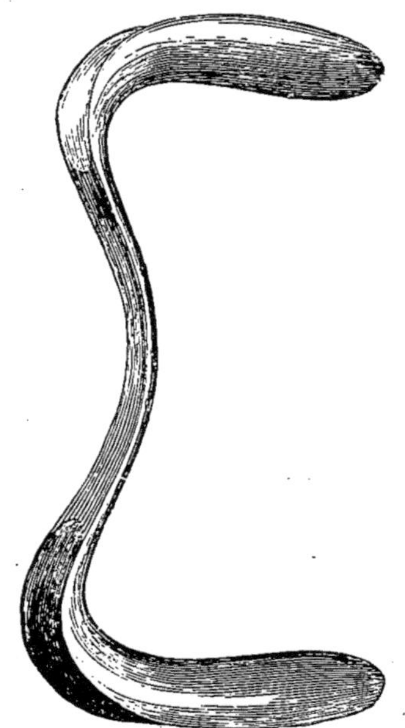

Fig. 171. — Spéculum de Sims.

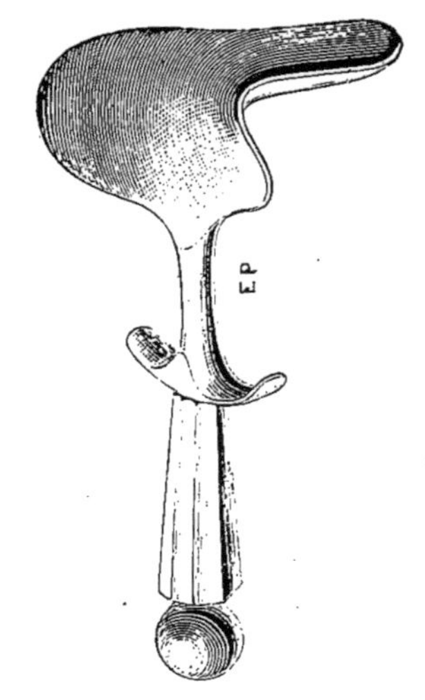

Fig. 172. — Spéculum de Mundé.

opération, on peut y joindre l'emploi d'un ou de deux écarteurs latéraux (fig. 175, A), véritables valves plus étroites et montées sur des manches assez longs pour ne pas gêner le chirurgien.

Une variété de la valve de Simon, très courte (fig. 175, B), réduite à sa partie antérieure et évasée à ce niveau pour augmenter sa surface réfléchissante, est particulièrement utile dans les opérations que l'on pratique sur le col de l'utérus abaissé ou à l'entrée du vagin.

Dans la position ordinaire dorso-sacrée, on peut utiliser des valves munies de poids, analogues à celle que Auvard (fig. 176) et Jayle (fig. 177) ont fait construire. La valve coudée, de 5 centimètres environ de long, est

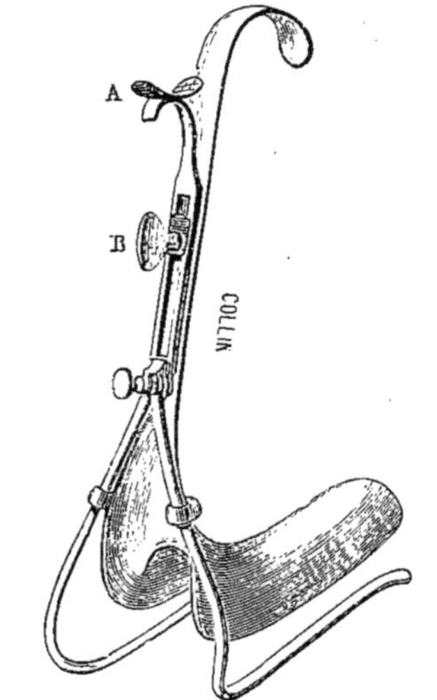

Fig. 175. — Valve de Sims avec écarteurs latéraux (Denonvilliers).

préférable (fig. 177) parce qu'elle tient mieux en place, déplisse le vagin et ne s'oppose pas à l'abaissement de l'utérus jusqu'à la vulve.

Cathétérisme utérin. — Levret paraît avoir, le premier, exploré la cavité utérine, en y introduisant un instrument. Mais ce n'est qu'après les travaux de Huguier en France, de Simpson en Angleterre, de Kiwisch en Allemagne, que ce moyen d'exploration s'est généralisé. On en a même abusé dans le moment de la première vogue, et Scanzoni a eu raison de réagir contre ces excès.

Les modèles d'**hystéromè-tre** ont été multipliés, sans utilité réelle; le plus simple (fig. 178) est le meilleur. Il se réduit à une simple tige métallique graduée, terminée en haut par un petit bouton, en bas par un manche qui permet à la fois de le saisir et de l'orienter. L'instrument doit offrir une certaine rigidité, mais être cependant flexible pour pouvoir recevoir et garder les diverses courbures qu'on peut avoir à lui imprimer ; l'argent et le cuivre purs conviennent particulièrement à cet effet : les hystéromètres inflexibles en melchior doivent être rejetés. Il faut aussi proscrire les *coulants*

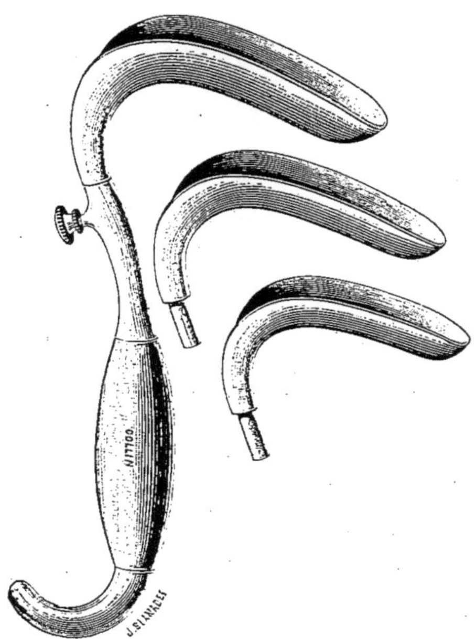

Fig. 174. — Valves concaves de Simon.

destinés à marquer le point où l'instrument affleure au col de l'utérus; il suffit, pour s'en rendre compte de saisir à ce niveau l'instrument avec une pince à mors plats et lire ensuite la graduation.

Il ne faut jamais sonder l'utérus sans avoir acquis, au préalable, par la palpation bi-manuelle, des notions sur sa position : on serait exposé sans cela à des tâtonnements ou à des violences fâcheuses. Il suffit, au contraire, de courber le bec de l'instrument dans le sens voulu et de porter le manche dans le sens inverse, pour pénétrer facilement dans sa cavité, quand il y a flexion de l'organe.

On a inventé des *hystéromètres flexibles*, munis ou non de cadrans, qui ne me paraissent pas sensiblement préférables à une simple bougie en gomme à laquelle il est bon d'avoir recours lorsqu'une tige rigide ne peut y pénétrer, vu les courbures ou sinuosités de la cavité[1].

[1] Caulet a fait construire un *hystéromètre flexible* plus simple que celui de ses devanciers et, par conséquent, préférable (*Bull. et Mém. de la Soc. de Chir.*, 1887, p. 459) ; on peut toutefois facilement s'en passer.

La position la plus favorable pour le cathétérisme est la *position dorso-sacrée*. On peut le pratiquer sans le secours du spéculum, en glissant la sonde sur la face palmaire de l'index qui est allé préalablement reconnaître l'orifice du museau de tanche. On pousse doucement l'instrument, et on n'oubliera pas qu'il y a presque toujours un temps

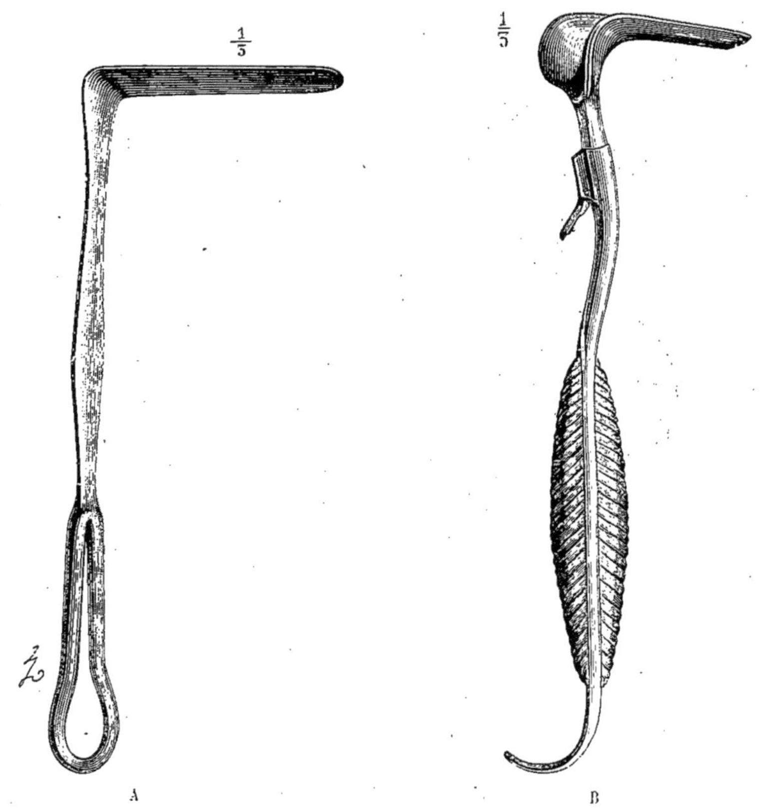

Fig. 175.

A. Écarteur vaginal. — B. Valve plate et courte de Simon.

d'arrêt et comme un défilé à la partie supérieure de la cavité cervicale. L'ongle appuyé sur l'instrument, au ras du museau de tanche, peut suffire à marquer la profondeur où il a pénétré.

Mais il vaut mieux faire le cathétérisme en se servant du spéculum, et même, pour peu qu'il soit difficile et que l'exploration ait une importance diagnostique particulière, on aura soin de *fixer* le col à l'aide d'une pince-érigne. C'est parfois le seul moyen d'arriver à l'orifice du museau de tanche, qui est comme luxé dans l'un ou l'autre cul-de-sac, en cas de déviation du corps : j'ajouterai qu'une légère traction sur le col, en redressant la cavité utérine, facilite considérablement l'exploration.

L'antisepsie la plus rigoureuse est indispensable quand on pratique le cathétérisme utérin. L'opérateur doit avoir les mains aseptiques et l'instrument dont il se sert doit être stérilisé. Une injection vagi-

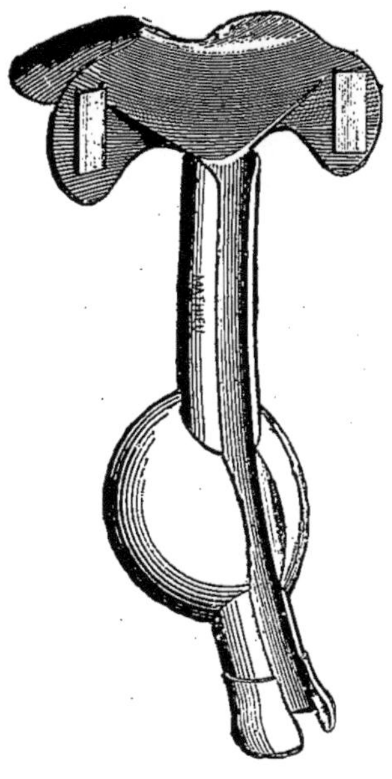
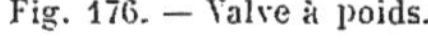

Fig. 176. — Valve à poids.

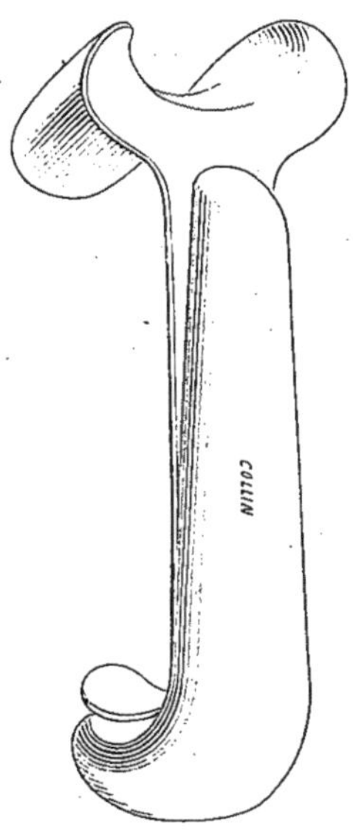

Fig. 177. — Valve coudée à poids.

nale antiseptique est nécessaire *avant* l'introduction de la sonde. Nous savons en effet que le vagin contient en abondance des germes et même des organismes pathogènes. La sonde peut donc, à n'en pas douter, les transporter dans les parties supérieures des voies génitales qui normalement n'en contiennent jamais, et telle est l'origine des accidents de métrite, de salpingite et de périmétrite qu'on a pu observer après des cathétérismes utérins faits avec des instruments propres, mais à travers un vagin non préalablement purifié.

On ne saurait trop recommander aux jeunes médecins de ne jamais pratiquer le cathétérisme sans s'être assuré des deux points capitaux suivants : 1° L'état de vacuité de l'utérus, constaté par un interroga-toire minutieux et la palpation bi-manuelle; dans le moindre doute que ferait naître *un retard*, même de quelques jours, l'abstention est de règle : de très nombreux avortements ont été provoqués par la sonde à une époque où on l'employait avec trop d'empressement; 2° L'état antiseptique rigoureux de l'instrument; les encoches qui

marquent la graduation sont difficiles à nettoyer très exactement;
mieux vaudrait donc se servir d'instruments qui en fussent dépourvus,
quitte à mesurer un peu moins commodément. On devra *flamber* l'instrument, puis le tremper dans une solution antiseptique ou aseptique

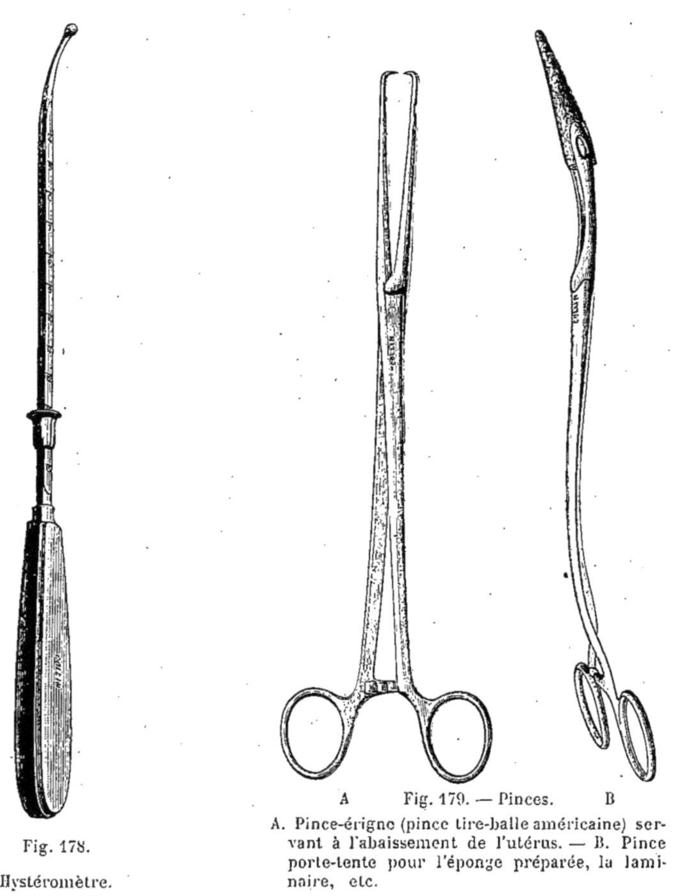

Fig. 178.

Hystéromètre.

A   Fig. 179. — Pinces.   B

A. Pince-érigne (pince tire-balle américaine) servant à l'abaissement de l'utérus. — B. Pince
porte-tente pour l'éponge préparée, la laminaire, etc.

immédiatement avant son introduction. Je connais plusieurs exemples
lamentables de métrites et de salpingites (dont une suivie de mort)
attribuables au cathétérisme explorateur, fait sans ces précautions
minutieuses par des médecins renommés.

Le cathétérisme utérin permet d'acquérir des notions assez exactes
sur la perméabilité du col, sur le diamètre longitudinal de l'utérus, sur
son diamètre transversal, et enfin sur la direction de l'organe. A l'état
normal, le cathéter ordinaire pénètre sans difficulté, sauf un petit
ressaut au niveau de l'isthme. Il s'enfonce à une profondeur qui varie

entre 5 et 6 centimètres chez les nullipares, 6 et 7 chez les femmes ayant accouché.

L'étendue des mouvements latéraux qu'on peut lui faire exécuter est très limitée; il est, pour ainsi dire, immobilisé entre les deux parois antérieure et postérieure. Quand le bec de la sonde est mobile et peut être tourné en divers sens, c'est que les diamètres transversal et antéro-postérieur sont accrus, que la cavité est plus grande qu'à l'état normal.

Peut-on fortuitement introduire la sonde dans la trompe? C'est ainsi que nombre d'auteurs ont expliqué des cathétérismes où l'instrument s'est profondément enfoncé dans l'abdomen et où son extrémité a pu être sentie sous les téguments. Il faut, pour que cela soit possible, des circonstances qui se trouvent fort exceptionnellement réunies : la latéro-version de l'utérus amenant l'orifice de la trompe dans la prolongation de l'axe du col et l'élargissement anormal de l'orifice tubaire. C'est ce qui existait dans une observation de Bischoff, où le fait a été vérifié, la mort ayant succédé à l'ovariotomie[1]. Dans la presque totalité des cas publiés comme de prétendus cathétérismes de la trompe, il est aisé de reconnaître qu'il s'agissait plutôt d'une **perforation** utérine; celle-ci se produit souvent sans efforts exagérés, quand l'utérus est ramolli et aminci par une grossesse ou un avortement récent, et en même temps dévié; la très grande bénignité de ces lésions a surpris la plupart de ceux qui en ont été témoins et leur a fait chercher une application en apparence plus vraisemblable. Telle est, je crois, la signification qu'il faut donner aux deux faits de prétendu cathétérisme de la trompe, rapportés par Gönner (de Bâle)[2] et ceux de dépression de la paroi utérine atone par Doléris[3], Beuttner[4], etc.

Notons enfin la possibilité de **fausses routes** permanentes, permettant l'introduction de la sonde par un même trajet dans la cavité abdominale (fistules métro-péritonéales). Ce sont, à la vérité, des curiosités anatomo-pathologiques avec lesquelles il n'y a guère à compter[5].

Fixation et abaissement de l'utérus. — Je crois devoir classer cette manœuvre parmi les moyens d'exploration, non qu'elle puisse être employée comme telle isolément, mais parce qu'elle rend d'immenses services, associée aux autres procédés, pour faciliter l'examen.

---

[1] Bischoff. Ueber das Eindringen der Uterussonde in eine Tuba. (*Corresp. Bl. f. Schweiz. Aerzte*, n° 19.) Consulter sur ce sujet : Ph. Biedert. Ueber Sondirung der Tuba Fallopiæ und über Ursachen und Folgen der Tubenerweiterung (*Berlin. Klin. Woch.*, 1877, n° 41, p. 602. et 42, p. 618).

[2] Gönner. Zwei Fälle von Tubensondirung (*Arch. f. Gyn.*, 1887, Bd. XXX, *Heft.* I, p. 119).

[3] Doléris. Sur l'endométrite et son traitement. (*Nouv. Arch. d'Obst. et de Gyn.*, 1887).

[4] Beuttner. *Centr. f. Gyn.*, 1897, n. 42, p. 1271.

[5] Lawson Tait. Utero-peritoneal fistula (*Lancet*, 19 oct. 1872, p. 557, *ibid.* 9 janv. 1875. p. 44). — Valenta (*Gratzer Naturforscherversammlung*, 1875, *Tagblatt*, p. 116).

Hegar[1] a montré qu'il était possible d'explorer la totalité de la face postérieure de l'utérus et même d'en dépasser le fond, par le toucher rectal, à condition de saisir le col avec une pince et de légèrement abaisser l'organe. J'ai indiqué plus haut tout le profit que le cathétérisme pouvait retirer de la simple fixation du col, sans abaissement proprement dit. Enfin, nous allons voir que l'exploration directe de la cavité utérine est souvent facilitée par la même manœuvre.

Quelques praticiens redoutent encore l'abaissement de l'utérus. On lui a attribué, avant la période antiseptique, nombre d'accidents qui n'étaient dus qu'à l'infection. Rien n'est plus bénin que l'abaissement modéré de l'organe, quand on prend les précautions antiseptiques voulues : l'abaissement forcé même (et j'appelle ainsi celui grâce auquel le col est amené à la vulve, comme c'est nécessaire non pour l'exploration, mais pour certaines opérations) n'est nullement dangereux, s'il y a eu désinfection rigoureuse. Pour ma part, je pratique journellement dans mon service l'un ou l'autre, et je n'ai jamais observé d'accident quelconque qui pût leur être attribué. Il faut seulement se souvenir que cette manœuvre n'est innocente que s'il n'existe aucun signe aigu ou subaigu d'inflammation périmétritique.

Je crois qu'il est utile d'établir une distinction entre la **fixation** simple et l'**abaissement**. Fixer l'utérus, c'est l'*immobiliser* en l'attirant à peine, sans en distendre les ligaments; on l'*abaisse*, au contraire, en l'éloignant très sensiblement et avec un léger effort de son niveau normal. Or, pour l'exploration, il est rarement utile d'en venir là, ou, s'il le fallait, l'abaissement sera toujours très modéré.

La manière de procéder est très simple.

La malade étant en position dorso-sacrée, on va, soit directement en se guidant sur l'index, soit à travers un spéculum, saisir la lèvre antérieure du col. Une *pince-érigne* (qui n'est autre que la pince tire-balle américaine) est le meilleur des instruments de préhension (fig. 92, A) : elle ne fait que deux piqûres insignifiantes, qui ne causent aucun mal et qui saignent à peine. Ce n'est que lorsque l'abaissement doit être énergique et longtemps maintenu que des pinces de Museux sont nécessaires; il faut alors prendre soin qu'elles soient construites, d'après le modèle que je recommande, de façon que les griffes se croisent exactement, sans chevaucher l'une sur l'autre, comme cela existe dans les pinces de l'ancien modèle. Grâce à cette particularité, le traumatisme est beaucoup moindre, et le chirurgien ne court pas le risque de se blesser en promenant son doigt sur la partie enclavée.

Dilatation artificielle du col et toucher intra-utérin. — Il est des cas, rares à la vérité, où l'exploration de la cavité utérine

---

[1] HEGAR et KALTENBACH. *Operative Gynäkologie*, 1874, p. 40.

avec le doigt est nécessaire pour assurer un diagnostic (ou comme préliminaire d'une intervention). Cette conception hardie appartient à Simpson[1]. Divers moyens ont été proposés pour atteindre ce but.

Une remarque préliminaire est indispensable : le col n'est pas un orifice, c'est un canal ayant une ouverture supérieure sus-vaginale, une cavité en forme de défilé, et une ouverture externe. Or, les conditions sont très différentes, selon la dilatation, et surtout la *dilatabilité* de ces diverses parties. Ce qu'il faut surtout considérer, c'est l'état de l'orifice interne et de la partie sus-vaginale du défilé cervical. Il est des cas où ils sont dilatés ou tout au moins ramollis et ne laissent plus subsister d'obstacle qu'au-dessous d'eux, au museau de tanche : comme par exemple dans certains corps fibreux ou polypes intra-utérins, après un avortement, etc. Ces cas diffèrent essentiellement de ceux où toute la longueur du col est rigide. Les mêmes moyens de dilatation ne peuvent pas être mis en parallèle, dans un cas comme dans l'autre.

Passons d'abord ces moyens en revue : j'en indiquerai ensuite les meilleures applications.

On peut les diviser en deux classes :

1° Les **procédés non sanglants**, qui comprennent :

a, la dilatation lente par les substances turgescentes ;

b, la divulsion ;

c, la dilatation immédiate progressive ;

2° Les **procédés sanglants**, comportant deux opérations d'importance différente :

a, le débridement de l'orifice externe ;

b, l'incision bilatérale totale du col.

Aucun de ces procédés ne doit être mis en usage sans nécessité absolue, et toute exploration intra-utérine doit être regardée comme dangereuse, si l'on est en droit de supposer une suppuration récente autour de l'utérus ou dans les annexes.

Procédés non sanglants. — *a*. La dilatation lente par des substances turgescentes se fait en introduisant dans le col des cônes de nature variable ; on a préconisé tour à tour les cônes d'éponge préparée, les tiges de laminaire, la racine de gentiane, l'ivoire décalcifié, les tiges de tupelo, etc.[2]. Je ne m'arrêterai pas à discuter la valeur relative de ces agents ; le procès est jugé, me semble-t-il, définitivement, en faveur de la **laminaire** ; et sans absolument rejeter l'éponge préparée, rendue aseptique, je crois cependant ses applications très restreintes. La laminaire, mise au besoin *en fagots*, suffit à presque tous les besoins.

Cet excellent agent thérapeutique a été introduit en chirurgie par

---

[1] J. Y. Simpson. *Monthly Journ. of med. Sciences.* 1844, p. 754.

[2] Porak. Dilatation de l'utérus à l'aide de tentes aseptiques, etc. (*Nouv. Arch. d'obst. et de gyn.*, juin, juillet, août 1887.)

Sloan[1]. Voici comment on doit procéder pour l'employer, après l'avoir stérilisé :

Le vagin est lavé avec soin ; la femme étant en position dorso-sacrée, le col est rendu accessible par un spéculum bivalve ou à l'aide de deux valves de Simon. Il est très avantageux de saisir alors la lèvre anté-

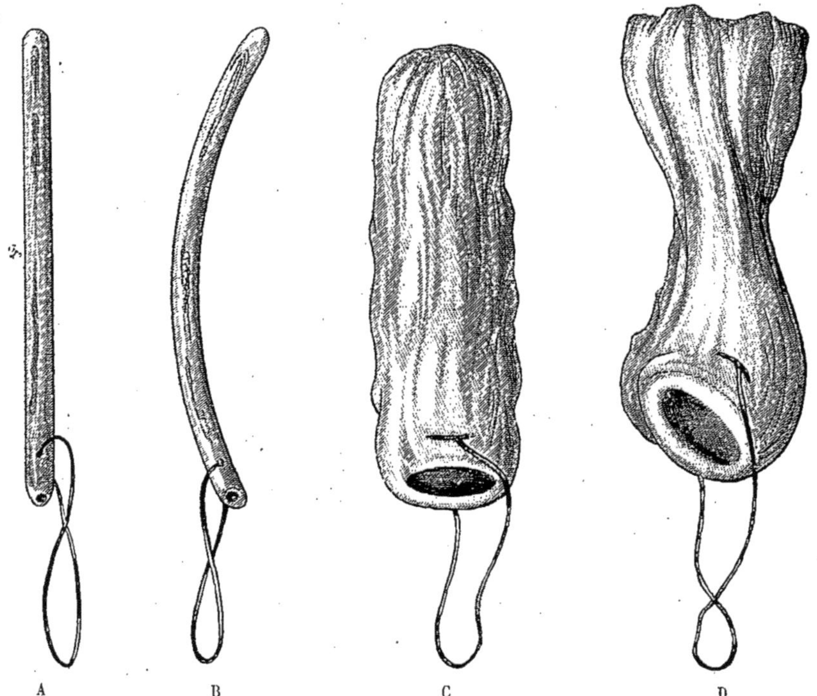

Fig. 180. — Tiges de laminaire avant (A B), et après leur emploi (C D). — On voit en D un étranglement produit par le col sur la tige dilatée.

rieure avec une pince-érigne et de maintenir ainsi le col fixé pendant qu'on y introduit la tige dilatatrice. On a pris soin préalablement de se rendre compte, par la palpation bi-manuelle et par le cathétérisme, de la position de l'utérus. On peut, au besoin, légèrement incurver la tige de laminaire, pour l'adapter à la courbure de la cavité qui devra la recevoir. La tige est placée au bout d'une pince et introduite avec douceur. Il ne faut pas que son extrémité (à laquelle un fil doit être solidement attaché) disparaisse dans la cavité cervicale. On peut ainsi placer deux ou trois tiges en faisceau dans le col, si l'introduction d'une seule, d'un volume plus gros, est trop laborieuse ; il ne faut jamais user de violence pour les enfoncer. La pince fixatrice enlevée, on place

[1] C.-F. SLOAN. *Glasgow med. journ.*, oct. 1862, t. X, p. 281.

sur le col un tampon de gaze iodoformée, puis on retire le spéculum.

Il faut dix heures environ pour que la laminaire se soit gonflée complètement. Quand on veut retirer les tiges, on n'a généralement qu'à

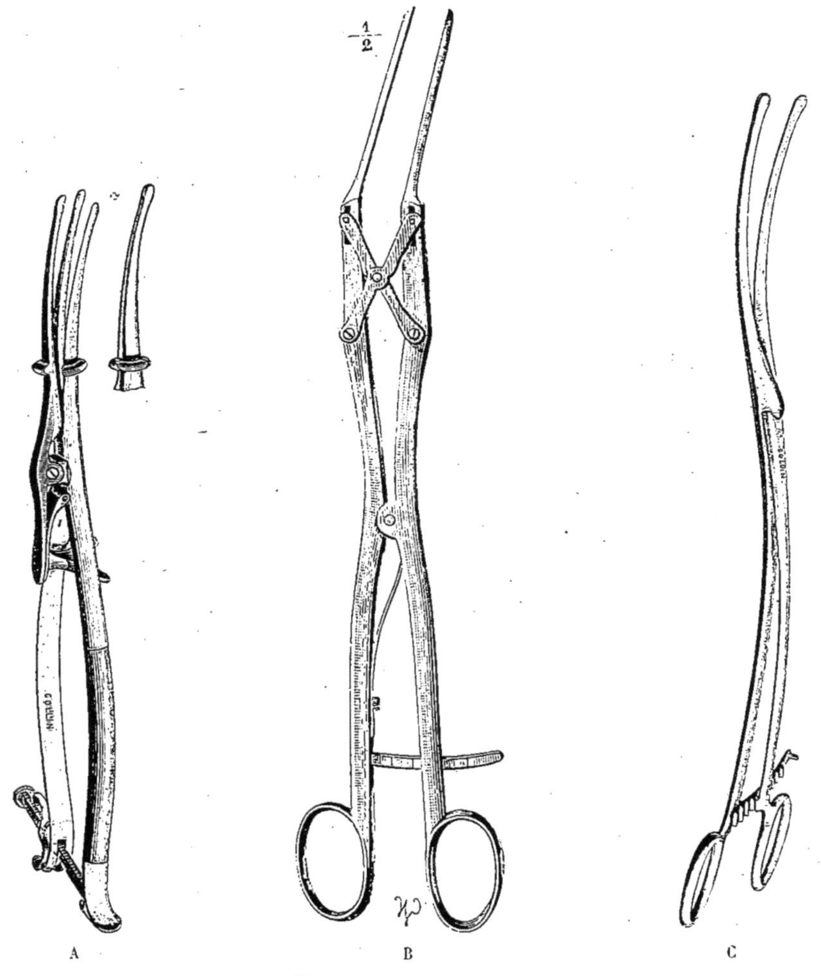

Fig. 181. — Dilatateurs du col.

A. Dilatateur de Sims. — B. Dilatateur d'Ellinger. — C. Dilatateur de Collin.

tirer sur les fils qui les terminent. Il arrive parfois qu'on éprouve quelque difficulté, la dilatation s'étant faite *en sablier* (fig. 180, D). Il faut alors saisir l'extrémité avec une pince et opérer des tractions combinées avec des mouvements de rotation, tandis que le doigt fournit un point d'appui à l'orifice cervical et tâche de dégager la tige dilatatrice.

Malgré toutes les précautions antiseptiques, il ne faut pas considérer la dilatation lente comme une manœuvre absolument inoffensive. On observe parfois à sa suite des symptômes de métrite aiguë, avec douleur intense et état fébrile marqué. Il faut donc en user avec plus de modération que ne le font certains praticiens.

b. **Divulsion.** — La divulsion ou dilatation immédiate forcée a donné naissance à divers instruments tels que celui que Busch a proposé dans un but obstétrical. Le dilatateur à deux branches parallèles d'Ellinger est celui que je préfère. Schultze, Sims, etc., ont aussi fait construire des dilatateurs spéciaux (fig. 181). Ces instruments ont tous, du reste, l'inconvénient de prendre leur point d'appui sur des parties limitées qui peuvent céder et se déchirer sous l'effort; on ne saurait donc avec eux pousser très loin la dilatation, et seuls ils ne sauraient frayer un passage suffisant pour le doigt indicateur : je ne me sers, pour ma

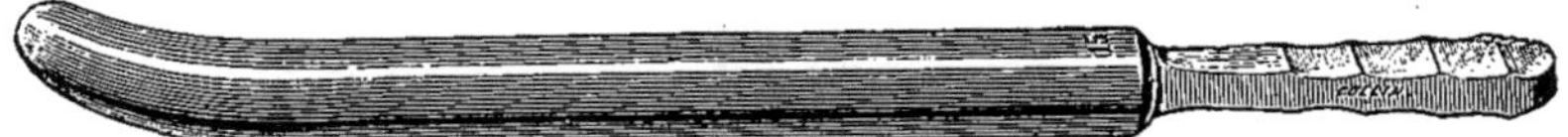

Fig. 182. — Bougie dilatatrice de Hegar tout en métal nickelé.

part, du dilatateur d'Ellinger (fig. 181, B) que pour faciliter le passage de l'hystéromètre ou de la curette dans les cas de rétrécissement cervical. Il est alors très commode et suffit amplement.

c. **Dilatation immédiate progressive.** — Ce mode de dilatation est bien connu des chirurgiens, qui l'appliquent à la dilatation du rétrécissement de l'urètre avec la série des sondes Béniqué. Il existe plusieurs modèles de dilatateurs gradués : ceux de Peaslee, véritables bougies en acier, ceux de Tait, qui sont coniques, au nombre de quatre, ceux de Hank, ovoïdes, au nombre de deux, en gomme durcie, ceux de Fritsch, qui ressemblent à de longs cautères en roseaux, enfin ceux de Hegar (fig. 182), qui sont les plus commodes. Ce sont des bougies cylindriques en gomme durcie ou en métal nickelé, coniques à leur extrémité. Leur longueur est de 12 à 14 centimètres sans compter la poignée plate, qui a 5 centimètres. Le diamètre du n° 1 est de 2 millimètres et augmente de 1 millimètre par bougie (ce qui donne un accroissement circonférenciel de 5 millimètres); cet accroissement est un peu trop rapide pour les numéros élevés, et on fera bien (selon la recommandation de Hegar) d'avoir, pour les cas difficiles, des bougies dont le diamètre s'accroisse de 1/2 millimètre seulement.

Elles doivent être stérilisées, et voici de quelle façon on doit s'en servir :

La malade étant endormie et dans la position dorso-sacrée (Hegar préfère la position de Sims), on abaisse la fourchette avec une courte valve, on saisit et on fixe avec une pince-érigne la lèvre antérieure du col, et on s'assure, par la palpation bi-manuelle et le cathétérisme, de l'exacte direction de l'utérus. On introduit ensuite une première bougie bien enduite, au besoin, de vaseline stérilisée, d'un calibre tel qu'elle passe à frottement doux. Immédiatement après, on en passe une seconde, puis une troisième. Si l'on rencontre de la résistance, on laisse séjourner la bougie de une à trois minutes, et on reprend, au besoin, la précédente une seconde fois.

Il est possible d'arriver très vite, en un quart d'heure, par exemple, à dilater *un col naturellement ou artificiellement ramolli,* au point d'y pouvoir introduire l'index tout entier. Quand le col n'est pas ramolli, il faut, en général, une heure pour atteindre ce but et parfois plus longtemps encore. Enfin, j'ajoute qu'on peut parfois être obligé de s'arrêter avant une dilatation suffisante, s'il y avait menace de déchirures. Il est donc extrêmement utile de ne procéder, quand on le peut, à l'emploi des bougies de Hegar que lorsque le col est déjà mou et dilatable. C'est ce qui a lieu dans les premiers temps qui suivent l'avortement ou l'accouchement, ou dans certains états morbides; c'est ce qu'il est toujours facile de produire, en cas de besoin, artificiellement, par l'emploi de la laminaire.

Telle est, par suite, la manière de procéder que je recommande dans les cas où l'on aura à dilater un col rigide dans toute sa hauteur : on provoquera un commencement de dilatation et la dilatabilité des tissus par l'application d'une tige de laminaire, dix ou douze heures auparavant. Au moment où l'on retirera cette tige, on complétera la dilatation très rapidement par les bougies de Hegar.

Procédés sanglants de dilatation du col. — Il est telle circonstance où la dilatation rapide, par l'instrument tranchant, est indiquée.

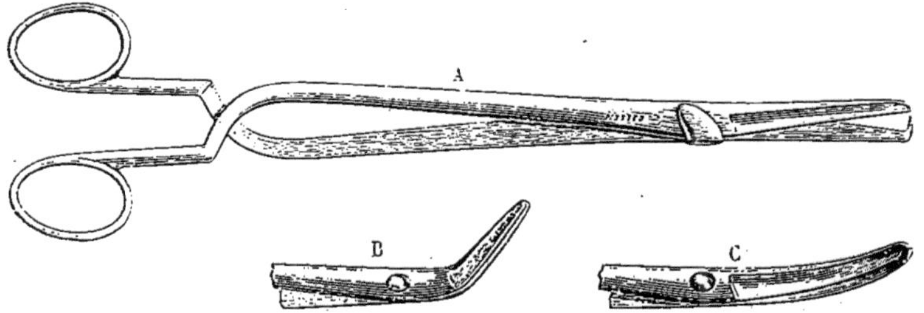

Fig. 185. — A. Ciseaux de Küchenmeister pour le débridement du col. — B. C. Becs coudé et courbé de forts ciseaux pouvant servir au même usage.

soit quand l'obstacle à vaincre pour parvenir à introduire le doigt est constitué par le seul orifice externe, soit quand, le col n'étant pas effacé, il y a urgence à ne pas perdre de temps, soit enfin quand le chirurgien-est dépourvu de l'outillage spécial que réclame la dilatation non sanglante.

a. **Débridement de l'orifice externe.** — Il suffira parfois de faire, de chaque côté de l'orifice, un débridement pour pénétrer dans la cavité du col, spontanément déjà agrandie (polypes intra-utérins, avortement, etc.). Alors la méthode sanglante est la plus simple et la plus expéditive. Une valve de Simon déprimant la fourchette et le col étant fixé, on pourra avantageusement se servir de ciseaux à longs manches, dont on réglera l'emploi. Les lames des ciseaux du modèle ordinaire étant sujettes à glisser, on préférera les ciseaux de Küchenmeister, qui ne sont pas cependant indispensables (fig. 185).

Une incision de 1 centimètre à 1 centimètre 1/2 de chaque côté suffira pour le passage de l'index; le doigt achèvera, au besoin, la dilatation lui-même. Après l'exploration et un lavage intra-utérin, on fermera les incisions au catgut.

b. **Incision bi-latérale complète du museau de tanche.** — Il s'agit là d'une véritable opération qu'on ne doit pas entreprendre, si l'on n'a déjà acquis une assez grande habitude de la chirurgie utérine.

Il peut être d'abord nécessaire de procéder à la ligature préliminaire des artères utérines[1], et, dans ce cas, on procédera de la façon suivante. La malade étant endormie et en position dorso-sacrée, la fourchette est abaissée avec une valve courte, et le vagin fortement déprimé d'un côté à l'aide d'un écarteur, tandis qu'une pince-érigne attire le col du côté opposé; l'on rend ainsi très accessible un des culs-de-sac latéraux. On l'explore avec l'index pour sentir les battements de l'artère utérine. Prenant alors une grosse aiguille fortement courbée (ou mieux une aiguille de Deschamps), munie d'un fil de soie, on pique le cul-de-sac à un travers de doigt en dehors du col, en ayant soin de ne pas dépasser en avant le niveau d'une ligne transversale qui serait tangente au col antérieurement, pour éviter l'uretère. On doit, avec l'aiguille, traverser la plus grande épaisseur possible de tissus, puis la faire ressortir en arrière dans le vagin, le plus près possible de son point d'entrée et toujours à la même distance du col. En rapprochant ainsi l'orifice d'entrée et l'orifice de sortie de l'aiguille, on a pour but de comprendre dans l'anse du fil le moins de muqueuse vaginale possible. Ce fil est ensuite fortement lié. On procédera de même du côté opposé.

J'ai eu occasion de faire cette ligature préliminaire des artères utérines, et je puis assurer qu'elle est très efficace. Je crois pourtant que ce n'est pas le tronc même de l'artère utérine qu'on lie ainsi, mais bien ses branches inférieures; quoi qu'il en soit, le résultat chirurgical

---

[1] Schröder. *Zeitsch. f. Geb. und Gyn.*, 1881, Bd., VI, p. 29. — A. Martin. *Path. und Ther. der Frauenkr.*, 2ᵉ édit., 1887, p. 26.

est excellent. On peut alors, sans crainte d'hémorragie, se servir du bistouri. Le col étant abaissé, on fait de chaque côté une incision allant jusqu'à l'insertion vaginale, et l'on cherche avec le doigt à pénétrer dans la cavité utérine. Éprouve-t-on de la difficulté, on glissera dans le col, à plat sur la pulpe de l'index, un bistouri boutonné, et, le retournant, on scarifiera de chaque côté la face interne du col, jusqu'à ce que le doigt puisse passer.

Une fois l'exploration faite (et l'utérus irrigué), il faut restaurer le col avec grand soin. Pour cela, on y enfonce très profondément une aiguille enfilée de catgut, au niveau de l'insertion du vagin, et, se guidant sur le doigt, on tâche de faire passer l'anse du fil dans la cavité cervicale, au point le plus élevé de l'incision. Il est bon de placer le fil symétrique de l'autre côté, avant d'avoir serré le premier, sans quoi, l'orifice étant déjà rétréci, le doigt ne pourrait plus faire son office de guide. Les deux points supérieurs étant placés et serrés, on en met un nombre suffisant au-dessous, en ayant soin de bien affronter la muqueuse, à l'intérieur du col autant qu'à l'extérieur.

Dilatation permanente. — Il est possible, une fois la dilatation obtenue par un moyen quelconque, de la maintenir en tamponnant les cavités utérine et cervicale. On a eu l'idée d'appliquer cette dilatation continue au diagnostic et au traitement de certaines affections utérines dont elle permettrait de suivre l'évolution, pour ainsi dire, *de visu.*

Voici comment Vuilliet, promoteur de ce procédé séduisant, indique la manière de faire [1] :

La malade étant dans la position genu-pectorale et le col découvert avec une valve de Simon, on explore le canal cervical. S'il est rétréci ou dévié, on rétablit, par un traitement préalable, sa direction ou son calibre. S'il est normal, on présente à son orifice un petit tampon de coton que l'on fait passer dans sa cavité avec une sonde métallique.

Les tampons sont munis d'un fil ; leurs dimensions varient entre celle d'un pois et celle d'une amande. Ils ont été plongés dans une solution composée d'une partie d'iodoforme et de dix parties d'éther, puis séchés et conservés dans un flacon bien bouché.

On introduit des tampons jusqu'à ce que la cavité en soit bourrée dans toute sa hauteur. On les retire au bout de 48 heures. S'ils ont été bien tassés, les parois ont cédé et se sont ramollies, il s'est formé un espace libre, que l'opérateur met à profit pour placer immédiatement un nombre de tampons plus considérable que la première fois. En procédant ainsi par tamponnements graduellement plus volumineux, il

---

[1] Voir BÉTRIX. De la nouvelle méthode du professeur Vuilliet pour obtenir la dilatation de la cavité utérine (*Nouv. Arch. d'Obst. et de Gyn.*, 1886, p. 53). — CHARPENTIER. Les nouvelles méthodes de dilatation totale de l'utérus (*Ibid.*, p. 693). — VUILLIET. De la dilatation de l'utérus par le procédé des obturations progressives (*Ibid.*, 1887, p. 466).

faut, en moyenne, huit ou dix obturations pour que la cavité arrive à
un degré de dilatation suffisant pour être visible dans toute son étendue.
Afin de gagner du temps et pour régulariser la surface de la cavité, il y
a avantage, d'après Vuilliet lui-même, à substituer, de temps en temps,
aux tampons un fagot de tiges de laminaire.

Ce procédé n'est pas toujours applicable, même dans les conditions
indiquées par son auteur[1]. Il est un certain nombre de cas où l'on ne
peut obtenir de dilatation complète, comme le prouvent des observations de Porak et de Sabail ; enfin, il en est d'autres où l'on doit
renoncer à l'introduction réitérée des tampons, soit parce qu'elle est trop
douloureuse, soit parce qu'ils provoquent des accidents nerveux ; ces
derniers, quoi qu'on en ait dit, paraissent bien être inhérents à l'opération et non à l'absorption de l'éther iodoformé dont les tampons mal
préparés sont imbibés.

Je ne pense pas, du reste, que l'*inspection* de la cavité utérine puisse
fournir des renseignements supérieurs à ceux que l'on peut obtenir par
les divers modes d'exploration déjà décrits. Je ne pense pas non plus
que le traitement en retire un réel avantage. Le procédé d'exploration
de Vuilliet, tout ingénieux qu'il soit, ne s'est pas généralisé[2].

Toucher intra-utérin. — Le toucher par l'introduction de l'index
dans la cavité utérine permet de se rendre compte de l'état ramolli ou
tomenteux de la muqueuse, qui peut devenir le siège de végétations, de
tumeurs ou de saillies anormales. Cette exploration sera toujours combinée avec la palpation hypogastrique. Elle devra être très rapidement
faite, et suivie d'une injection intra-utérine à l'eau stérilisée ou au permanganate de potasse à 1 pour 1000, et de l'application d'un tampon
iodoformé ; la malade restera ensuite couchée durant deux jours. Si
l'hémorragie, exceptionnellement provoquée par cette manœuvre, ne
cédait pas à des injections intra-utérines très chaudes (45 à 50 degrés),
on n'hésiterait pas à tamponner, pour quelques heures, la cavité utérine
avec la gaze iodoformée.

Hystéroscopie. — De même que pour la vessie, que pour le rectum,
on a cherché à voir l'intérieur de la cavité utérine, et un certain nombre
d'instruments, d'ailleurs tombés en désuétude, ont été construits au
siècle dernier. Depuis plusieurs années, Clado[3] s'est particulièrement
attaché à cette étude de l'hystéroscopie et a établi plusieurs instruments
permettant de voir la cavité utérine.

---

[1] CHARPENTIER, *loc. cit.*, p. 706.

[2] Ces remarques ne s'appliquent nullement au tamponnement hémostatique ou antiseptique de la cavité utérine (Fritsch), qui est, au contraire, appelé à rester dans la pratique
et à être employé beaucoup plus fréquemment.

[3] COGNEL. *Thèse de Paris*, 1897. — PLOUTIÈRE, *Thèse de Paris*, 1899. — CLADO. *Diagnostic
gynécologique*, Paris, 1902, p. 54.

Pour pratiquer l'hystéroscopie on introduit dans la cavité utérine un tube hystéroscopique dont la forme est celle d'un spéculum de Fergusson en miniature. Dans ce tube on met un mandrin et l'on introduit le tout dans la cavité utérine, puis on retire le mandrin en laissant le tube en place. Pour mieux voir l'intérieur, Clado s'aide d'un appareil éclairant qu'il appelle le photophore et qui comprend essentiellement : une lampe à incandescence, une lentille plan-convexe et un prisme réflecteur.

En manœuvrant convenablement le tube hystéroscope, en lui imprimant des mouvements de rotation, des mouvements de retrait et de propulsion, on arrive à voir toute la cavité utérine.

Pour toute hystéroscopie, il faut pratiquer la dilatation préalable de la cavité utérine en dehors de l'état puerpéral, s'astreindre à une asepsie rigoureuse du vagin et recourir à l'anesthésie locale ou générale.

Avant d'inspecter la cavité utérine on pratiquera une irrigation intra-utérine et, au besoin, au moyen de petits tampons, on débarrassera les caillots qui peuvent l'encombrer, et, par suite, gêner l'examen.

Excision exploratrice, curettage explorateur. — Le diagnostic entre une affection maligne et une affection bénigne est si important, au point de vue des indications opératoires, qu'on ne saurait trop s'attacher à le trancher dans les cas douteux. Il peut se présenter entre autres des altérations du col utérin où le doute ne saurait être éclairci que par une attente préjudiciable à la malade[1].

Ce mode d'exploration a, du reste, été préconisé par des cliniciens de grande valeur[2]. La technique en est des plus simples : fixation du col, excision d'un fragment cunéiforme soit avec des ciseaux affilés, soit avec le bistouri ; hémostase, s'il est nécessaire, à l'aide d'un attouchement au thermocautère, pour peu que l'application d'un tampon aseptique laisse persister un écoulement sanguin.

Quand il s'agit de déterminer l'état de la muqueuse utérine, le grattage avec la curette tranchante fournira des lambeaux suffisants pour l'examen. Martin[3], qui est un grand partisan de ce mode d'exploration, recommande de ne pas se borner à un grattage partiel, mais de faire un curettage complet, suivi d'irrigation antiseptique et d'injection intra-

---

[1] J'ai vu un bel exemple de ce genre ; mon regretté maître Gallard m'envoya, pour l'opérer dans mon service, une malade dont le col induré et irrégulier, les pertes roussâtres avaient fait penser à un cancer ; moi-même, j'inclinais vers ce diagnostic, mais avec des réserves. La malade réclamant mon intervention, je pratiquai l'excision d'une petite tranche du col. Le microscope nous révéla qu'il s'agissait d'une simple inflammation chronique ; le traitement fut institué en conséquence et la malade évita de la sorte l'hystérectomie qu'un autre chirurgien avait été sur le point de pratiquer.

[2] Eduo Richter. *Berl. klin. Woch.*, 1879, n° 1, p. 8. — C. Ruge, *ibid.*, n° 4, p. 44. — Ruge et Veit. *Zeitsch. für. Geb. und Gyn.*, 1882, Bd. VII, Heft, 1, p. 138. — Veit. *Centr. für Gyn.*, 1878, n° 26, p. 625.

[3] A. Martin. *Path. und Ther. der Frauenkr.*, 2e éd., 1887, p. 50.

utérine de 2 à 5 grammes de perchlorure de fer. La technique détaillée
de cette opération sera indiquée dans le chapitre relatif aux métrites.

Exploration des uretères. — Tuchmann, en 1874, avait eu l'idée
de recueillir l'urine provenant d'un seul uretère en comprimant l'autre.
Hegar avait dans le même but proposé, à la même époque, la ligature
d'un uretère par le vagin.

Mais ce n'est qu'un an plus tard, en 1875, que Simon fit le premier le
cathétérisme d'un uretère, en se guidant sur le doigt introduit dans la
vessie préalablement dilatée[1]. Grünfeld mit à profit l'endoscope dans le
même but. Il faut arriver à Pawlik, en 1880[2], pour trouver un procédé,
nous ne dirons pas facile, mais tout au moins pratique et réglé pour
entrer directement dans l'uretère, sans opération préalable et en se guidant sur des points de repaire anatomiques extérieurs. Les travaux
ultérieurs de Newmann[3], de Kelly[4] et de Byford[5] n'ont rien ajouté de
notable au procédé de Pawlik. En 1886, Sänger[6], précisant des indications déjà sommairement esquissées par Hegar[7], Chrobak et Pawlik, s'at-
tachait à faire entrer dans la pratique la palpation des uretères par le
vagin[8]. En 1889, par une modification importante au cystocope de Leiter,
Brenner rend plus facile le cathétérisme des uretères. L'adjonction d'un
onglet mobile par Albarran, en 1897, est le dernier perfectionnement
apporté au cathétérisme des uretères par la cystocopie. Depuis 1901,
sous l'influence des travaux de Luys, s'est développée une nouvelle
méthode d'exploration des uretères par la séparation dans la vessie de
l'urine provenant des deux reins.

Palpation des uretères. — Les rapports anatomiques de ces conduits avec le col utérin et le vagin ont été spécialement étudiés il y a

---

[1] Simon. *Volkmann's Samml. klin. Vorträge*, n° 38.

[2] Karl Pawlik. Ueber die Harnleiter-Sondirung beim Weibe (*Langenbeck's Arch.*, 1886, Bd.
XXXIII, Heft, 5, p. 717). Ce travail contient l'historique complet de la question et a été
complété ultérieurement (*Wien. med. Presse*, 1886, p. 1425 et suiv.). Voir aussi : Congrès
international de Rome, 1894 (*Centr. f. Gyn.*, 1894, n° 18, p. 418).

[3] David Newman. *Brit. med. Journ.*, 28 juill. 1883, et *Glascow med. journ.*, juill. 1885,
t. XXIV, p. 52.

[4] Kelly. *Obstet. Soc. of Philad.* (*Amer. Journ. of obstet.*, t. XX, p. 1294). — Hirst. *Ibid.*,
t. XXI, p. 318.

[5] W. Byford. *The practice of med. and surgery applied to the diseases and accidents
incident to women*, 4° édit. Philad., 1888.

[6] Sänger. Ueber Tastung der Harnleiter beim Weibe (*Arch für Gyn.*, 1886, t. XXVIII,
p. 54). Consulter l'importante discussion de Sänger (*Verhandlungen der deutschen Gesellschaft für Gynæk.* Leipzig, 1886, p. 64).

[7] Hegar et Kaltenbach. *Operative Gynak.*, 2° édit., p. 42. — Chrobak. *Handbuch der
Frauenkr.*, 5° édit., t. I, p. 57.

[8] D. Schultz. Exploration des uretères chez la femme (*Nouv. Arch. d'obst. et de gyn.*,
1887, p. 205 et 262).

quelques années[1], à cause de l'importance que leur connaissance avait pour la pratique de certaines opérations, alors à l'ordre du jour. On sait qu'il est possible de sentir par le vagin la partie antérieure de la portion pelvienne des uretères injectés sur le cadavre, à partir du point où ils débouchent dans la vessie jusqu'à la base des ligaments larges ;

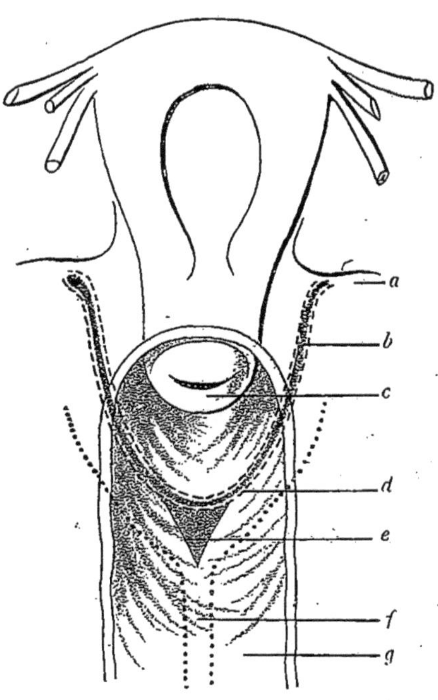

Fig. 184.— Position des uretères accessibles au toucher (figure schématique : la paroi postérieure du vagin a été enlevée et les uretères sont supposés vus par transparence). — *a.* Base du ligament large. |— *b.* L'uretère. — *c.* Col de l'utérus. — *d.* Ligament inter-utérique. — *e.* Trigone vésical. — *f.* Urètre. — *g.* Vagin.

cela équivaut à une longueur de 6 à 7 centimètres, c'est-à-dire à la moitié de leur portion pelvienne et au quart de leur longueur totale. Chez les femmes enceintes, il est possible de les sentir sur une étendue de 10 centimètres, sans doute à cause de l'hypertrophie de tout le système musculaire lisse du petit bassin. On peut, en outre, prendre pour l'exploration un point d'appui contre la tête du fœtus. Sänger a pu toucher les uretères notablement indurés dans des cas d'urétérite blennorragique et de pyélo-urétérite calculeuse. Lorsqu'il y a eu autrefois inflammation d'un ligament large, on trouve l'uretère plus gros et facilement palpable du côté opposé, comme s'il avait subi une hypertrophie. Je suis parvenu, sous la direction de Sänger, à toucher ces conduits, chez des femmes enceintes. Mais depuis, ayant plusieurs fois essayé de répéter ces investigations, le résultat m'a toujours paru douteux. Je crois qu'en raison de la très grande difficulté d'exécution qu'il présente, du peu de certitude des résultats et de la rareté des déductions pratiques qui en découlent, ce moyen est destiné à ne pas se vulgariser beaucoup. Il importe toutefois de le faire connaître, ne dût-il servir qu'à un petit nombre de cliniciens. J'en résumerai donc la technique.

---

[1] GARRIGUES. Remarks on gastro-elytrotomy (*Amer. Gyn. Transact.*, t. III, p. 212). — RICARD. *Semaine méd.*, 2 février 1887. — E. BAUDRON. *De l'hystérectomie vaginale, appliquée au traitement chirurgical des lésions bilatérales des annexes de l'utérus.* Th. de Paris, 1894, p. 55.

Quelques considérations anatomiques doivent être présentes à l'esprit :

Le champ des recherches est limité au tiers supérieur de la paroi antérieure du vagin. Schématiquement, c'est un trapèze dont les côtés obliques et divergents répondent aux uretères et à l'union de la paroi antérieure avec les parois latérales du vagin. La petite base de ce trapèze, qui est plutôt le sommet émoussé d'un triangle, est horizontale et inférieure ; elle répond au ligament inter-urétérique ; la grande base horizontale et supérieure est formée par la ligne réunissant les points d'émergence des uretères, hors des ligaments larges. Sur cet espace, le doigt rencontre, dans certaines circonstances, à 1 centimètre et demi ou 2 centimètres en arrière et en dehors du museau de tanche, dans l'épaisseur de la cloison vaginale, deux cordons, un de chaque côté, durs, longitudinaux, dirigés en arrière, de dedans en dehors et de bas en haut, décrivant une concavité ouverte en dedans (fig. 184 b). On ne les perçoit pas ordinairement sur toute leur longueur accessible qui est au plus de 6 à 7 centimètres, à partir de la base du trigone vésical ; chez les femmes enceintes, il n'est pas rare de sentir les uretères sur une longueur de 10 centimètres ; mais, en revanche, ils ne sont parfois accessibles que sur une étendue de 2 centimètres.

Les uretères sont normalement symétriques, mais ils cessent de l'être, par suite de diverses lésions, et alors leur direction peut être déviée (rétractions cicatricielles) au point que l'uretère d'un côté vient se placer du côté opposé ; d'autres fois, leur concavité est dirigée en haut, au lieu de regarder en dedans. Enfin le plus souvent on n'atteint qu'un seul uretère.

Les canaux urétériques normaux ont 1 millimètre environ de diamètre ; malades, ils acquièrent le diamètre d'une plume d'oie, et même celui d'un gros crayon. Ils sont plus ou moins mobiles sous le doigt, ou fixés dans les tissus par des exsudats de péri-urétérite. Normalement, ils sont indolents ; à l'état pathologique, ils deviennent plus ou moins sensibles à la pression.

La façon de sentir les uretères est relativement simple. Voici comment, au moyen du toucher vaginal, on doit procéder à leur recherche :

On suit avec l'index, à travers la paroi vaginale antérieure, la saillie très nette, que fait l'urètre, jusqu'à son embouchure dans la vessie ; on arrive ainsi, en se rendant compte de la direction du col de l'utérus, au cul-de-sac antérieur du vagin. C'est sur la surface comprise entre l'orifice interne de l'urètre et le fond du cul-de-sac vaginal antérieur qu'il sera le plus facile de sentir les uretères. Cette région ne dépasse guère en étendue 2 centimètres et demi, et présente toujours une plus grande laxité des tissus. Avec la face palmaire de l'index, on longera donc, sans dépasser ces limites, la paroi vaginale d'avant en arrière et latéralement, en se dirigeant vers le ligament large ; pour sentir l'uretère droit, on se servira, de préférence, de l'index droit, et de l'index gauche pour l'uretère gauche. Toutefois, cela n'est pas indispensable ; l'index droit pourra aussi aller à la recherche de l'uretère gauche, mais on devra alors, pour bien faire, tourner la pulpe du doigt en arrière et en haut, ce qui occasionne toujours de la gêne et ne manque pas de compliquer l'exploration. Il ne faudra jamais se contenter de l'usage d'une seule main, pour conclure que la palpation de l'uretère gauche ou droit n'est pas possible.

Il vaut toujours mieux pratiquer le toucher très doucement, en glissant le doigt, plutôt qu'en déprimant la région. Une palpation délicate permettra presque toujours de sentir les uretères normaux ou hypertrophiés. Quand on peut les comprimer contre un organe dur (face postérieure et latérale du bassin ou tête fœtale dans les cas de grossesse), ils donnent la sensation d'une artère et roulent, pour ainsi dire, sous le doigt explorateur. On constatera ce fait d'autant mieux que la paroi vésico-vaginale sera plus souple, plus flasque et extensible. Souvent aussi, et plus spécialement chez les femmes enceintes, on sentira les uretères se déplacer dans leur gaine conjonctive. Suivant Sänger, on se gardera de confondre les uretères avec des artères, des cordons de tissu inodulaire péri-vaginaux ou péri-utérins ; les faisceaux musculaires du releveur de l'anus ou ceux de l'obturateur pourront aussi prêter à confusion.

On évitera toute erreur, cependant, en tenant exactement compte de la situation anatomique ou anatomo-pathologique des uretères. Il n'en demeure pas moins toujours assez difficile de profiter, même après un apprentissage spécial, du nouveau moyen d'investigation prôné par l'éminent gynécologiste de Leipzig. On ne s'étonnera pas de ne souvent sentir, chez les femmes non enceintes, qu'un seul uretère, et principalement le droit.

Cathétérisme des uretères. — C'est pendant son séjour à Vienne, en qualité de *privat-docent*, que Pawlik, aujourd'hui professeur de l'Université de Prague, fit ses premiers essais dans la clinique de Billroth et appliqua son ingénieux procédé à des cas d'un diagnostic douteux. J'ai eu l'occasion de le voir à ce moment et de constater la merveilleuse dextérité avec laquelle il réussissait cette manœuvre difficile. On conçoit combien il serait précieux qu'elle pût être à la portée de tous. Il est des cas où il est de la plus haute importance de déterminer si les deux reins sont malades ou si un seul est atteint. Pawlik a pu rendre ce fait évident dans une occasion mémorable (cas de Billroth). Dans une autre, il put vider une hydronéphrose et laisser même une sonde urétérale à demeure. Mais cette dernière opération (pour laquelle il a fait construire un instrument spécial, dont je donne plus loin la figure) n'est pas dépourvue de dangers ; la pièce métallique qui termine, dans cet instrument, une longue sonde en gomme, s'étant détachée, n'a pu être retirée que grâce à un heureux concours de circonstances.

Quelques considérations anatomiques préliminaires sont indispensables pour comprendre la technique du cathétérisme des uretères et du procédé de Pawlik en particulier.

Les embouchures des uretères occupent, en avant du bas-fond de la vessie, sur la moitié postérieure de la paroi antéro-inférieure, les deux angles postérieurs du trigone de Lieutaud. L'angle antérieur de ce triangle est occupé par l'orifice urétral. Chacun de ces trois orifices siège au centre d'un mamelon plus ou moins saillant, irrégulièrement cylindrique, constitué par un épaississement musculaire revêtu d'un repli de la muqueuse. Ces saillies mamelonnées des orifices urétériques servent de points de repère. Ils sont d'ailleurs réunis par une bride saillante, transversale, convexe en avant, assez épaisse et même assez résistante à sa partie médiane, où elle s'amincit, pour arrêter le bec d'une sonde poussée doucement (Pawlik) et pour être sensible à la palpation directe (Simon). Cette saillie s'appelle le ligament inter-urétérique, bourrelet ou muscle des uretères. Elle constitue la base curviligne du triangle de Lieutaud dont les côtés sont indiqués par des saillies semblables, mais moins marquées, qui, en s'atténuant, se dirigent et convergent vers l'urètre. Les dimensions de ces lignes sont naturellement variables. Cependant le triangle est à peu près équilatéral. Sa

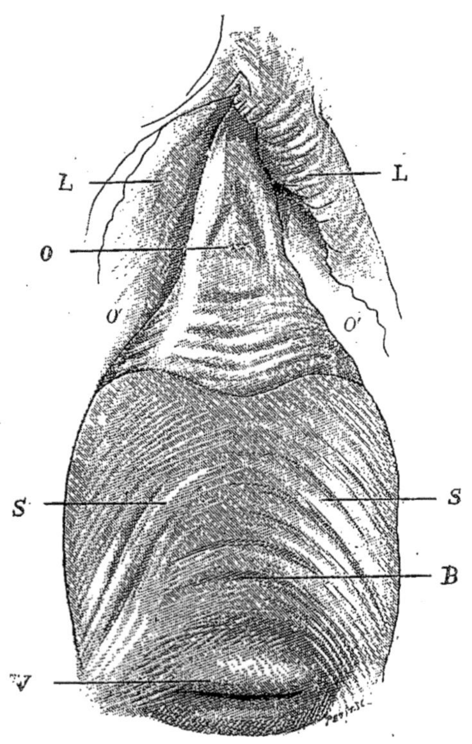

Fig. 185. — Trigone vaginal de Pawlik sur la paroi antérieure du vagin.

LL. Petites lèvres. — O. Orifice urétral. — O'O'. Bourrelet de l'urètre. — V. Museau de tanche. — B. Pli transversal du vagin situé un peu en arrière du ligament inter-urétérique, formant la base du trigone. — SS. Plis latéraux divergents du vagin correspondant aux côtés du trigone vésical.

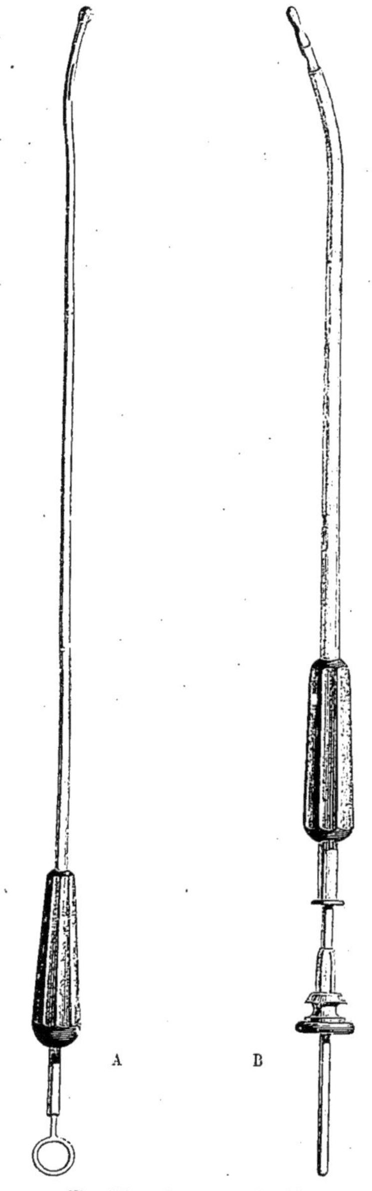

Fig. 186.— Sondes de Pawlik.
A. Sonde urétérique de Pawlik (l'anneau inférieur correspond á un mandrin). — B. Même
sonde; modèle destiné au cathétérisme à
demeure (sonde en gomme pouvant être
poussée hors d'une chemise en métal).

base, la ligne inter-urétérique,
varie de 2 centimètres 6 millimètres à 4 centimètres (Simon, Quain,
Hyrtl); les côtés ont été évalués à
2 centimètres 7 millimètres (Simon), 2 centimètres à 2 centimètres 8 millimètres (Warnoots),
4 centimètres (Hart).

La hauteur du triangle, qui est
la distance de l'urètre au milieu de
la ligne inter-urétérique, est de 1
à 2 (Warnoots) ou 5 centimètres
(Hart).

En tendant la paroi antérieure
du vagin, Pawlik a noté la constance
d'un certain nombre de replis vésicaux de grande importance au point
de vue de l'anatomie topographique. Il signale d'abord, près de
l'orifice externe de l'urètre, un
bourrelet allongé d'avant en arrière, médian, plissé en travers,
bien marqué, répondant au trajet
intra-pariétal de l'urètre (tubercule et colonne antérieure du vagin). Le bourrelet se termine au
niveau de l'orifice vésical de l'urètre. A ce bourrelet succède un petit
plateau triangulaire, répondant au
bas-fond de la vessie, au trigone
de Lieutaud. Ce plateau est limité
par trois replis saillants dont l'un,
à la base, est postérieur, transversal et situé en avant de la surface
convexe qui répond au bas-fond de
la vessie et au col utérin. Ce repli
est légèrement postérieur au ligament inter-urétérique, et comme lui
un peu convexe en avant; ses extrémités répondent aux embouchures
urétériques. Les replis latéraux
divergent d'avant en arrière et se

terminent un peu en arrière (1 cent.) de l'extrémité du bourrelet urétral, en dessinant le sommet mousse du triangle ainsi constitué (fig. 5).

Comme on peut le vérifier sur le cadavre, soit en examinant par transparence, soit en traversant, sur divers points, la paroi vésico-vaginale avec des épingles, le triangle ainsi délimité du côté du vagin répond ligne pour ligne au trigone intra-vésical de Lieutaud : il pourrait être appelé *trigone vaginal de Pawlik*[1].

Procédé de Pawlik. — Pawlik fait placer ses malades dans la position genu-pectorale[2]; mais on peut très bien aussi pratiquer le cathétérisme dans la position dorso-sacrée. Seulement, il importe alors que la tête soit très basse et le siège fortement relevé, pour que les viscères *tombent* vers le diaphragme. Un spéculum de Simon, à valve aussi large que possible, sera introduit dans le vagin et en déprimera la paroi postérieure. La paroi antérieure sera parfaitement tendue.

Pawlik se sert d'une sonde métallique terminée par une extrémité boutonnée. Elle a, dans sa totalité, une longueur de 24 à 25 centimètres; le bec a environ 1 millimètre 1/2 de diamètre; l'œil de la sonde, très allongé et à bords mousses, est situé à la base du bec, au niveau d'une petite courbure; le reste de la tige est très légèrement conique. A 1 centimètre 1/2 du pavillon est placée une poignée octaédrique de 4 à 5 centimètres avec une marque sur la face correspondant à la courbure terminale (fig. 186, A).

Pour obtenir l'asepsie de l'instrument, on retire le mandrin, on y injecte de l'eau, puis à plusieurs reprises on l'emplit d'éther; on le passe enfin à la flamme d'une lampe.

Avant d'introduire la sonde, il faut provoquer un certain degré de distension artificielle de la vessie : le plus court et le plus sûr moyen est de l'évacuer complètement, puis d'y injecter 150 à 200 centimètres cubes d'eau tiède, ce qui est la quantité reconnue suffisante pour une distension moyenne. On retire alors la sonde urétrale et l'on introduit la sonde urétérique.

Dès que celle-ci a dépassé l'orifice urétral interne, on en relève le pavillon, de manière à amener le bec de l'instrument en contact avec la cloison vésico-vaginale, au niveau du trigone. Ce bec, que l'on pousse légèrement, vient faire saillie sur la paroi vaginale antérieure. A mesure que l'on fait avancer la sonde, la saillie se déplace; on peut ainsi diriger la sonde, suivant l'un des côtés latéraux du trigone vaginal, c'est-à-dire de dedans en dehors et d'arrière en avant, vers l'orifice d'un uretère. C'est dans cette direction que l'on rencontre la partie externe, la plus saillante, du bourrelet inter-urétérique. Si l'on se tenait trop sur la ligne médiane, on pourrait dépasser, sans la

---

[1] D. Schultz, *loc. cit.*, p. 265.
[2] Ch.-I. Pawlik. *Langenbeck's Archiv.* Bb XXXIII, Heft. 5.

sentir, la partie moyenne, la plus aplatie, de ce bourrelet. Arrivée et retenue là, la sonde doit être animée de petits mouvements de glissement, de rotation, d'élévation et d'abaissement, jusqu'à ce qu'elle ait pénétré, mais toujours sans sortir de l'aire de l'un des angles du trigone vaginal qu'on garde constamment sous les yeux. La sonde une fois engagée, on la poussera de 1 à 2 centimètres vers la paroi vésicale

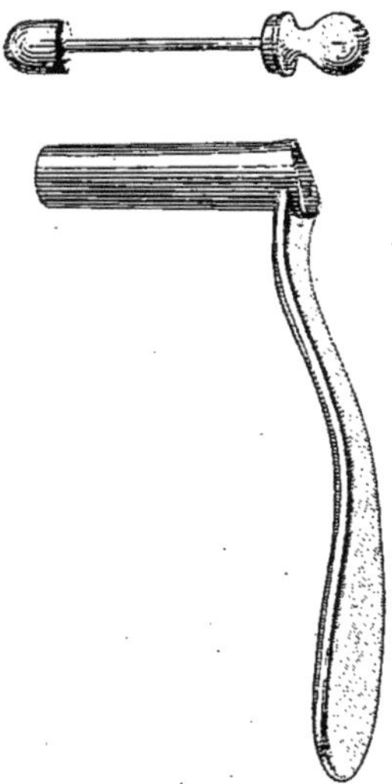

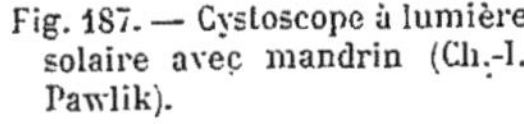

Fig. 187. — Cystoscope à lumière solaire avec mandrin (Ch.-I. Pawlik).

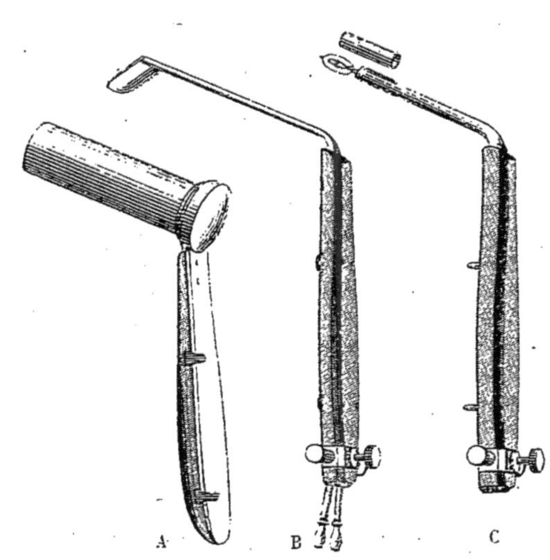

Fig. 188. — Électro-cystoscope. — A, spéculum métallique : B, système d'éclairage pour vessie volumineuse avec appareil à irrigation ; C, système d'éclairage pour petite vessie sans appareil à injection.

postérieure. On reconnaîtra qu'on a pénétré dans l'uretère à ce que la sonde ne trouve plus de résistance en avant : elle avance comme dans le vide ; les mouvements de latéralité, au contraire, et d'abaissement du pavillon sont de plus en plus gênés, à mesure que la sonde pénètre plus avant. Au bout de quelque temps, l'urine coule de l'uretère par saccades, tandis que, normalement, la vessie se vide, comme on sait, d'une façon continue, surtout quand on en facilite l'évacuation par une légère pression au-dessus de la symphyse pubienne. En poussant la sonde plus en avant, on doit être prévenu qu'il y a, au niveau du détroit supérieur, au point où l'uretère change légèrement de direction, un petit temps d'arrêt, et la manœuvre devient assez difficile, surtout quand le canal de l'urètre est très rapproché de la symphyse pubienne et peu extensible, comme chez les nullipares ; si l'urètre, au contraire, est large et flasque, on peut sans trop de peine faire pénétrer la sonde dans le rein correspondant. On la pousse très doucement en même temps qu'on abaisse le plus possible le pavillon. Par contre, cette dernière partie du cathétérisme est aussi aisée que la première, si l'on a pénétré, par une fistule, dans la vessie ou dans l'uretère[1]. On parvient ainsi jusqu'au bassinet.

Dans une seconde méthode[2], Pawlik fait le cathétérisme avec le cystoscope. Il introduit, après avoir dilaté l'uretère, un spéculum de Simon muni d'une poignée (fig. 187). La malade est ensuite placée dans la position genu-pectorale, ce qui amène la distension de la vessie par l'entrée de l'air. On peut alors, sous l'éclairage direct de la lumière solaire, examiner toute la cavité vésicale et, par conséquent, la cathétériser. Pawlik a donné à cette endoscopie le nom d'endoscopie solaire, et il l'emploie toujours s'il a une lumière solaire suffisante. Quand celle-ci fait défaut, il emploie un électro-cystoscope qui se compose d'un spéculum de Simon en métal, auquel est adapté un appareil d'éclairage électrique; un appareil à irrigation permet le refroidissement de l'appareil (fig. 188).

Procédé de Simon. — Le procédé de Simon n'a plus qu'un

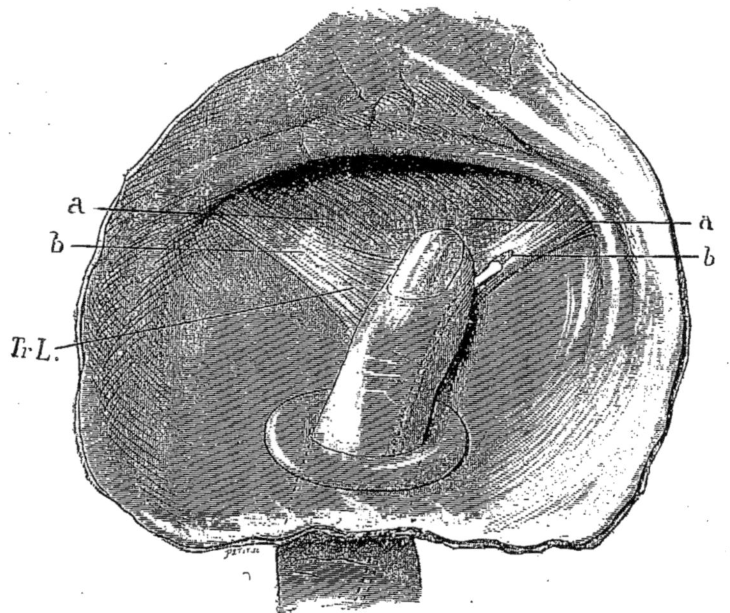

Fig. 189. — Cathétérisme de l'uretère par le procédé de Simon. — La sonde est glissée sous le doigt qui reconnaît le ligament inter-urétérique.

intérêt historique. Lorsqu'on éprouvait de la difficulté à arriver au cathétérisme par le procédé de Pawlik, Simon proposait de

[1] J'ai eu l'occasion, une seule fois, d'introduire sur le vivant la sonde de Pawlik jusqu'au bassinet : mais ce n'était pas en passant par l'urètre. Je l'ai introduite par une fistule vésico-vaginale que je soupçonnais avec raison intéresser l'uretère; le diagnostic confirmé, j'ai pu en amener la guérison par un procédé spécial.

[2] Ch.-J. Pawlik. *Centralbl. f. Gyn.*, 1896 et *Rev. Gyn. et Chir. abd.*, 1897, p. 787

cathétériser l'uretère en se guidant sur le doigt préalablement introduit dans la vessie. Il procédait ainsi : chloroformisation, dilatation de l'urètre, introduction du cathéter sur le doigt, qui reconnaît directement le ligament inter-urétérique et l'orifice des uretères (fig. 189). L'incontinence consécutive d'urine n'est pas à craindre, elle n'est que de courte durée[1].

Endoscopie. — Le cathétérisme des uretères se fait maintenant avec le contrôle de la vue grâce aux nouveaux appareils d'éclairage que les progrès de la cystoscopie mettent à notre disposition.

Le premier chirurgien qui tenta de faire le cathétérisme endoscopique des uretères fut Grünfeld[2], de Vienne, qui utilisa pour arriver à ce but son système d'endoscopie à la lumière externe.

Procédé de Grünfeld. — L'endoscope vésical de Grünfeld

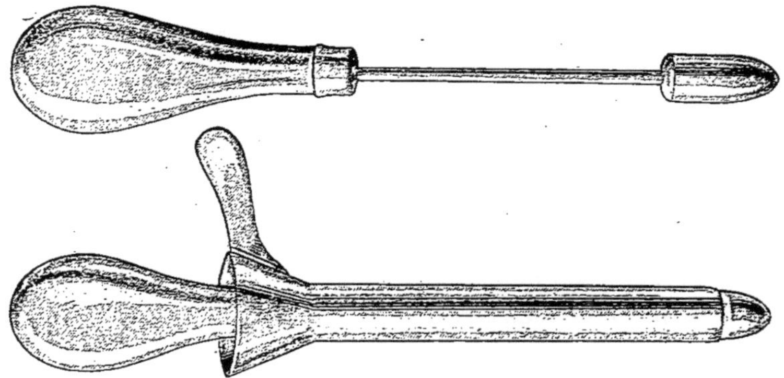

Fig. 190. — Cystoscope de Howard A. Kelly pour le cathétérisme des uretères.

se compose d'un simple tube métallique noirci à l'intérieur et armé d'une glace plane à son extrémité. Un miroir frontal,

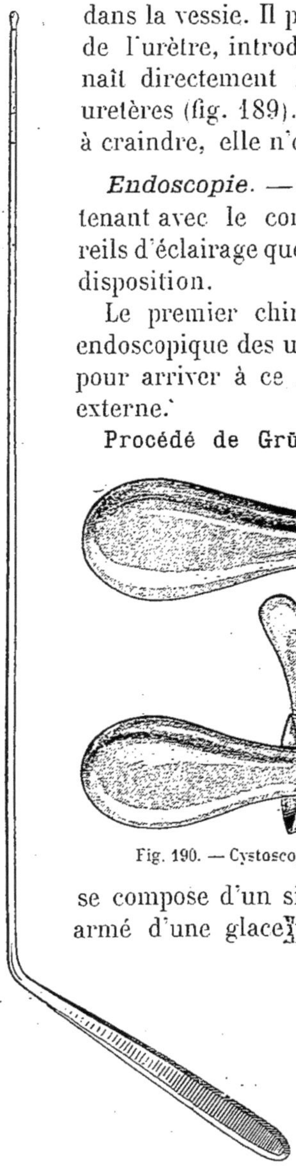

Fig. 191. — Explorateur urétéral de Howard A. Kelly.

[1] Voir ZWEIFEL. Soc. obst. de Leipzig, 17 oct. 1887 (*Centr. f. Gyn.*, 1888, p. 440).

On a proposé à diverses reprises, comme je l'ai dit plus haut, de comprimer ou de lier temporairement l'un des uretères par le vagin pour isoler, en vue du diagnostic, l'urine versée par son congénère. WARKALLA (*Arch. f. Gyn.*, 1886, Bd. XXIX, Heft. 2, p. 289) a, par exemple, préconisé la compression exploratrice, réalisée à l'aide d'un fil passé sous l'uretère par le vagin. Il a réussi l'opération dix fois sur treize dans ses tentatives sur le cadavre. L'opération n'offrirait pas de danger, suivant cet auteur, en ce qu'au lieu de nouer le fil on se contenterait d'exercer sur lui une traction suffisante pour effacer la lumière du canal. Cette manœuvre n'a plus qu'un intérêt documentaire.

[2] GRÜNFELD. Die Endoscopie der Harnröhre und Harnblase. Stuttgart, 1881, et Ueber Cystoskopie. (*Schnitzlers klin. Zeit. und Streitfragen*, 1889.)

muni d'une petite lampe électrique (photophore de Clar), permet d'y envoyer un rayon lumineux. Ce dispositif permet de voir admirablement, en position et en grandeur naturelle, une petite portion de la surface vésicale, ce qui suffit largement pour l'examen et le cathétérisme des uretères.

Pour braquer l'instrument sur l'orifice urétéral, il faut lui faire faire un angle de 30 à 35 degrés à droite du plan médian pour l'uretère gauche et réciproquement; il faut de plus enfoncer le bec de l'instrument de 3 à 4 centimètres dans la vessie et en relever légèrement le pavillon vers le pubis.

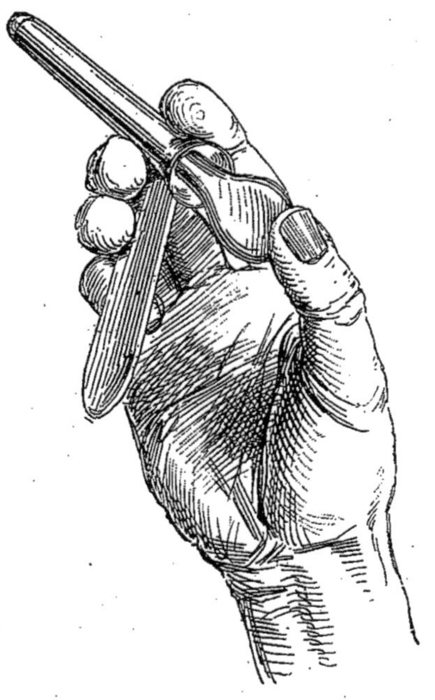

Fig. 192. — Manière de tenir le cystoscope.

Cette manœuvre permet de voir la petite fente de l'orifice urétéral d'où sort par intervalle un jet d'urine normale comme couleur ou teintée de sang ou de pus, suivant que les reins sont sains ou malades[1].

L'exploration de l'uretère par le procédé de Grünfeld se fait avec un fin cathéter dont l'extrémité est mobile, au gré de l'opérateur, par un artifice analogue à celui de la curette de Leroy d'Étiolles. Ce cathéter est introduit dans la vessie parallèlement au tube endoscopique. Son extrémité mobile est placée à angle droit et engagée dans l'uretère sous le contrôle de l'œil.

Aussitôt introduit, on redresse le cathéter, on retire l'endoscope et l'on enfonce l'instrument aussi profondément qu'on le désire.

Le cathétérisme évacuateur de l'uretère se fait de la même façon avec une petite sonde dont on dirige l'extrémité vers la fente urétérale avec l'index préalablement introduit dans le vagin.

Procédé de Howard A. Kelly. — Howard A. Kelly (de Baltimore)[2] pratique le cathétérisme des uretères de la façon suivante : la malade est placée en position dorso-sacrée, de préférence le siège soulevé par

---

[1] FENWICK. The value of inspecting the orifices of the ureters by electric light in the diagnosis of symptomless hæmaturia and pyuria (*Brit. med. Journ.* Londres, 1888, p. 1268). — AUSTIN. *Sur le diagnostic précoce des néoplasmes de la vessie et du rein au moyen du cystoscope*, Paris, 1890.

[2] HOWARD A. KELLY. The cystoscope (*Amer. Journ. of Obst.*, 1894, t. XXX, n° 1). — *Diseases of the female bladder and urethre.* Baltimore.

des coussins (fig. 195), ou mieux en position genu-pectorale. Le
cystoscope (fig. 190) est introduit et la cavité vésicale éclairée (fig. 195) ;
le cystoscope est orienté vers l'orifice vésical de l'uretère que l'on veut

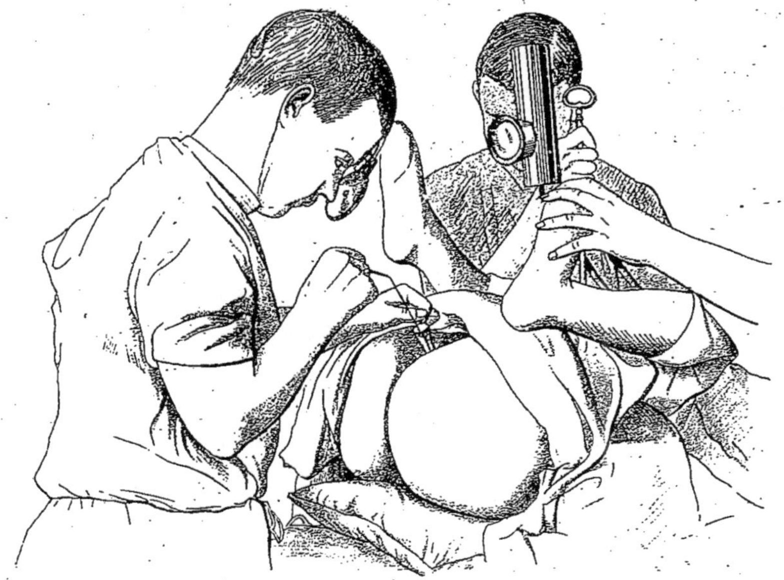

Fig. 193. — Cathétérisme de l'uretère. Procédé de Howard A. Kelly.

examiner, et dans ce dernier on introduit, soit un explorateur métallique (fig. 191), soit une sonde.

Cathétérisme cystoscopique des uretères. — Dès que le
cystoscope de Nitze fut découvert[1], tous les auteurs qui se servirent de
cet appareil et des appareils similaires qui furent aussitôt construits
observèrent les orifices urétéraux et en tirèrent des conclusions utiles
sur les maladies de la vessie et des reins; mais ce n'est qu'en 1889,
que cet appareil put servir entre les mains de Brenner à pratiquer le
cathétérisme des uretères, grâce à une modification importante que cet
auteur fit apporter au cystoscope de Leiter. Cette modification consista
à faire annexer au tube du cystoscope un fin canal qui vient s'ouvrir
exactement au-dessous de l'objectif et dans lequel on fait glisser une
fine sonde dont on voit admirablement le bec dans le champ de
l'instrument. Cette disposition rend plus facile le cathétérisme des
uretères, même chez l'homme[2].

<hr>

[1] Nitze. Ueber eine neue Beleuchtung's und Untersuchung's Methode für Harnröhre Harnblase und Rectum (*Wien. med. Woch.*, 1879, n° 24).

[2] P. Poirier (*Compte rendu de l'Acad. de méd.* Paris, 2 sept. 1889) a publié le résultat
des essa s heureux qu'il a faits avec l'appareil de Brenner.

Le cathétérisme cystoscopique des uretères fut encore rendu plus facile par l'adjonction faite par Albarran en 1897 aux anciens cystoscopes d'un onglet mobile permettant de modifier l'inclinaison de la sonde urétérale et de faciliter l'engagement de celle-ci dans l'uretère. L'adjonction de cet onglet mobile, immédiatement adopté par les chi-

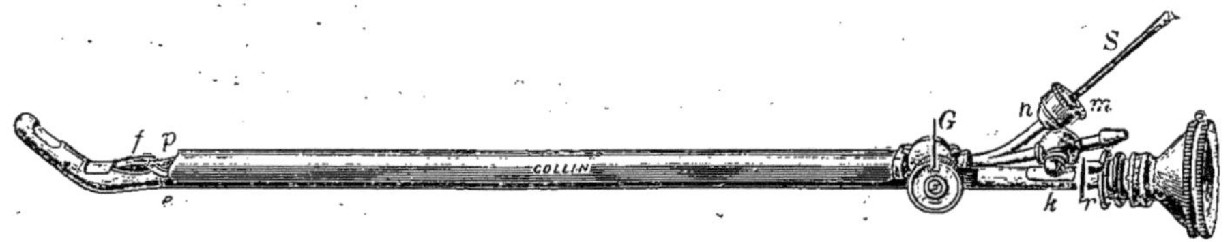

Fig. 194. — Cystoscope d'Albarran avec la pièce urétérale montée.

e, tiges métalliques qui, actionnées par la roue excentrique *G*, font mouvoir l'onglet *f*, sur lequel repose la sonde *S* lorsque, en la poussant, on la fait sortir par l'orifice *p* ; *m*, vis de pression contenant dans son intérieur une rondelle de caoutchouc percée pour laisser passer la sonde *S* ; *r*, canal irrigateur muni d'un robinet ; *k*, indicateur.

rurgiens étrangers, permit au cathétérisme cystoscopique des uretères de prendre une grande place dans la chirurgie urinaire (fig. 194 et 195).

Le cathétérisme cystoscopique des uretères consiste, après avoir vérifié le bon fonctionnement du cystoscope, et après avoir distendu la vessie avec 150 ou 200 grammes d'eau boriquée d'introduire l'instrument dans le réservoir urinaire, de tourner ensuite le bec en bas et en dehors de manière à donner au bec une inclinaison de 20 degrés environ sur la ligne horizontale. On allume alors la lampe et on recherche l'orifice urétéral (fig. 196) : lorsqu'on l'a trouvé, on pousse modérément la sonde urétérale et l'on

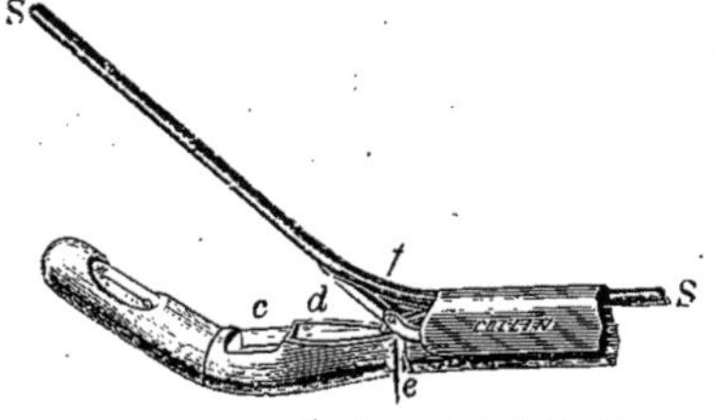

Fig. 195. — Détail de l'extrémité de l'instrument. L'onglet *f* est relevé et fait mouvoir la sonde *S*.

abaisse l'onglet jusqu'à ce que l'extrémité de la sonde devienne bien distincte. — On incline ensuite l'extrémité vésicale de la sonde dans la direction de l'uretère (fig. 197), puis on pousse ensuite la sonde urétérale dans l'uretère (fig. 198). Lorsque la sonde a pénétré assez loin, on abaisse l'onglet, on éteint la lampe, et l'on retire le cystoscope en laissant la sonde en place.

Les procédés que nous venons de décrire et qui sont destinés à l'exploration directe des uretères, sont tous, du moins pour qui n'en a pas une longue habitude, difficiles à effectuer, souvent inapplicables, et parfois non exempts de danger.

Séparation intra-vésicale des urines . — L'idée de pratiquer la séparation intra-vésicale de l'urine des deux reins appartient à

E. Lambotte[1] (de Bruxelles). Dans un mémoire, publié en 1890, il établit la « nécessité de s'enquérir de l'état fonctionnel des deux glandes urinaires » et décrit un instrument destiné à pratiquer le cloisonnement de la vessie et de recueillir séparément l'urine de chaque rein. Lambotte a pu, avec son appareil, déterminer le côté d'où provenait une pyurie, une hématurie.

En 1897, Neumann[2] (de Guben) ignorant, sans doute, l'appareil de Lambotte faisait construire un instrument très inférieur à celui de Lambotte, utilisable seulement chez la femme, et destiné à séparer les urines des deux reins.

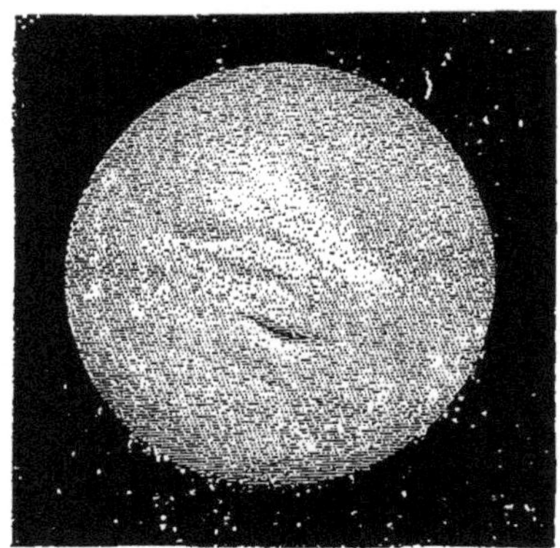

Fig. 196.

Orifice urétéral normal vu au cystoscope
(d'après Albarran).

Un an après, Harris[3] (de Chicago) faisait connaître un appareil assurant le cloisonnement intra-vésical par l'introduction dans le rectum chez l'homme ou le vagin chez la femme, d'un levier qui soulevait le

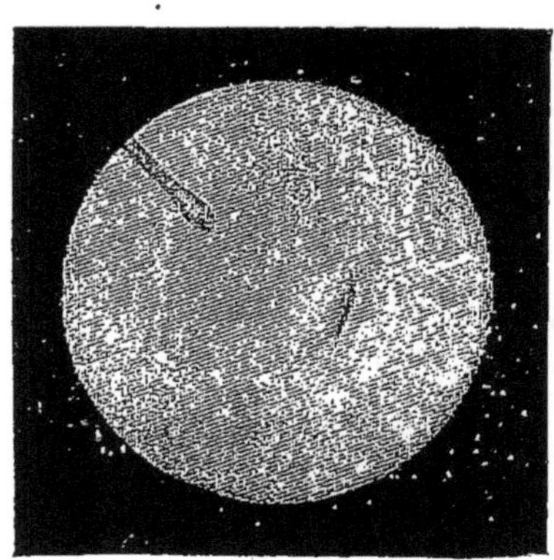

Fig. 197.

Image cystoscopique lorsqu'on a dirigé le bec
de la sonde vers l'orifice urétéral.
(d'après Albarran).

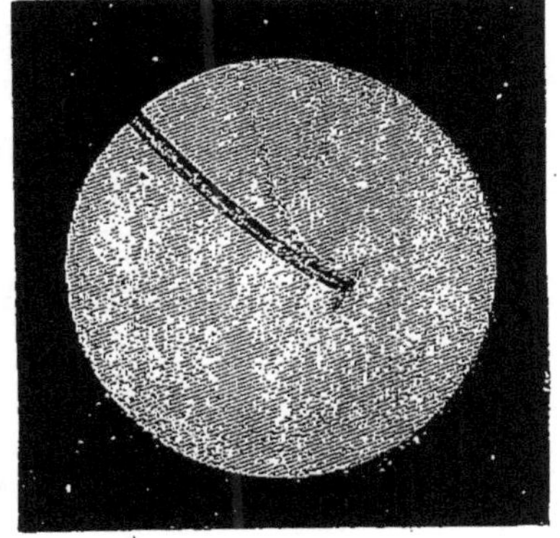

Fig. 198.

Image cystoscopique lorsque la sonde a pénétré dans l'uretère.
(d'après Albarran).

bas-fond de la vessie au niveau de l'espace inter-urétéral. Ce levier créait ainsi deux dépressions correspondant à chaque uretère, dans lesquelles deux sondes métalliques accolées l'une à l'autre, préalable-

---

[1] E. Lambotte. *Journ. de méd., de chir. et de pharm.*, Bruxelles, 1890, n° 20, p. 607, 672 et 755.
[2] Neumann. *Deut. med. Woch.*, Leipzig, 21 octobre 1897, p. 690.
[3] Harris. *Journ. of. americ. med. Assoc.*, Chicago 29 janvier 1898.

ment introduites par l'uretère dans la vessie, venaient puiser le produit séparé de chaque rein. Cet appareil fut modifié et perfectionné par
Downes (de Philadelphie), puis par Nicolich[1] (de Trieste).

Mais c'est incontestablement à Luys[2] que la méthode de séparation
intra-vésicale des urines doit d'être entrée dans la pratique.

Il a fait construire un excellent appareil, simple, facile à appliquer,

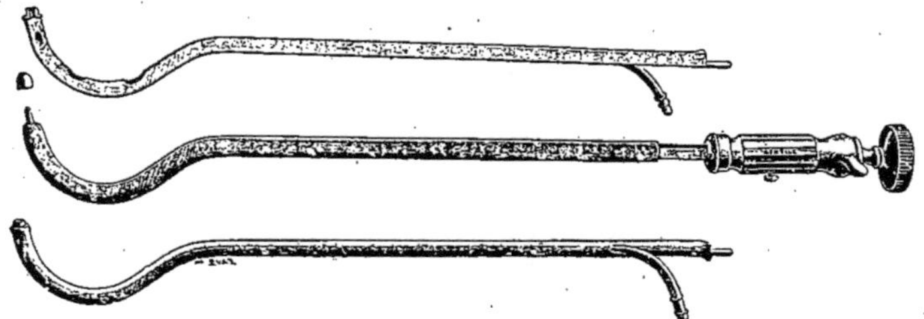

Fig. 199. — Le séparateur de Luys démonté.

exempt de tout danger, permettant de reconnaître avec une grande
précision et de recueillir séparément le produit de chaque rein et de
chaque uretère.

Après Luys, Cathelin[3] a fait construire un autre séparateur auquel il
a donné le nom de « Diviseur vésical gradué ».

Le principe de la méthode consiste à élever une cloison étanche dans

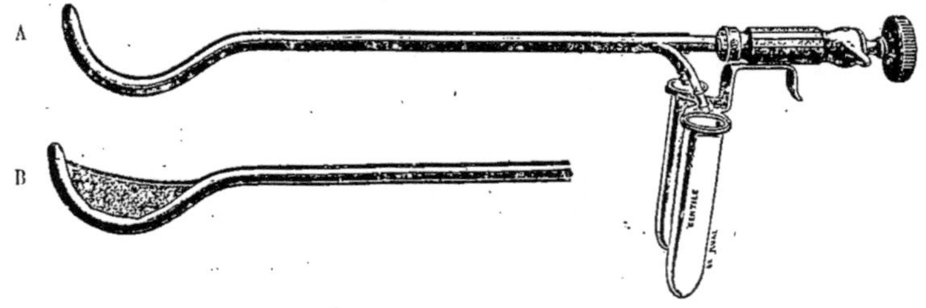

Fig. 200. — Le séparateur de Luys, monté.
A, appareil avant le déploiement de la membrane « séparatrice ». — B, appareil après le déploiement
de cette membrane.

cet étroit espace compris entre le milieu des orifices urétéraux, et l'orifice urétral, de manière à recueillir de chaque côté de la cloison le

[1] Nicolich. *Ann. gén.-urin.*, juin 1901.

[2] Luys, *Assoc, franc. d'urol.*, 26 oct. 1901. — *La Séparation de l'urine des deux reins.*
Paris, 1904, Masson, éditeur.

[3] F. Cathelin. *La Presse médicale*, 14 juin 1902. p. 570 ; *Annales des maladies des organes génito-urinaires*, juillet 1902, p. 856. — F. Legueu et Cathelin. Congrès d'urologie, 23-25
octobre 1902, Paris. — Cathelin. *Le cloisonnement vésical et la division des urines. Application au diagnostic des lésions rénales* ; Ballière, 1903. — F. Legueu et Cathelin. *Rev. de Gyn.
et de Chir. abdom.*, 1903, p. 109. — Cathelin. *Journ. des pratic.*, 1904, n° 18, p. 275.

produit séparé de chaque rein, en prenant soin, bien entendu, d'assurer un libre cours à l'urine au dehors, en ne la laissant pas s'accumuler dans la vessie.

Le séparateur Luys se compose essentiellement de deux sondes

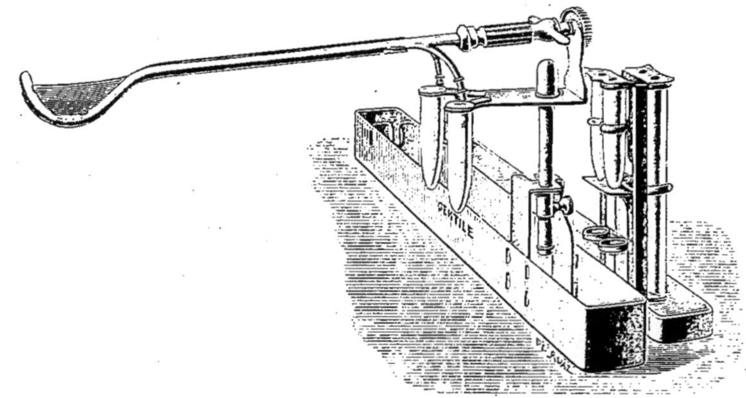

Fig. 201. — Le séparateur de Luys sur son support.

métalliques percées d'ouvertures à leur face interne; la pièce intermédiaire est constituée par une lame métallique. Dans la concavité de

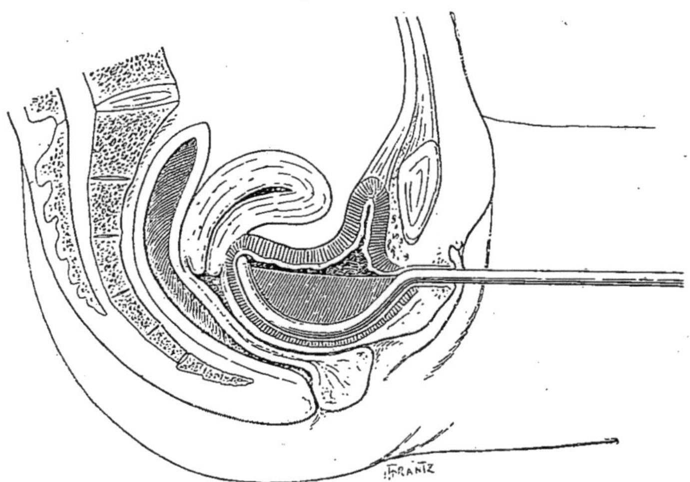

Fig. 202. — Le séparateur de Luys en place chez la femme.

la courbe, que décrit cette lame, peut se tendre ou se détendre une chaîne analogue à celle de la scie à chaîne. Toute cette pièce, de même que la chaîne, est recouverte par une chemise en caoutchouc; lorsque la chaîne est tendue, il s'élève entre les deux sondes une véritable cloison (fig. 200, B), tandis qu'au contraire, lorsqu'elle est détendue, l'élasticité du caoutchouc applique la chaîne sur la concavité de la cloison métallique (fig. 200, A). La manœuvre du rideau de caoutchouc est commandée par une vis située à l'extrémité libre du manche.

Les trois pièces de l'instrument sont réunies entre elles à chacune de leurs extrémités, à l'une par le manche, à l'autre par une petite vis commune. L'ensemble correspond au n° 21 de la filière Charrière. Cet

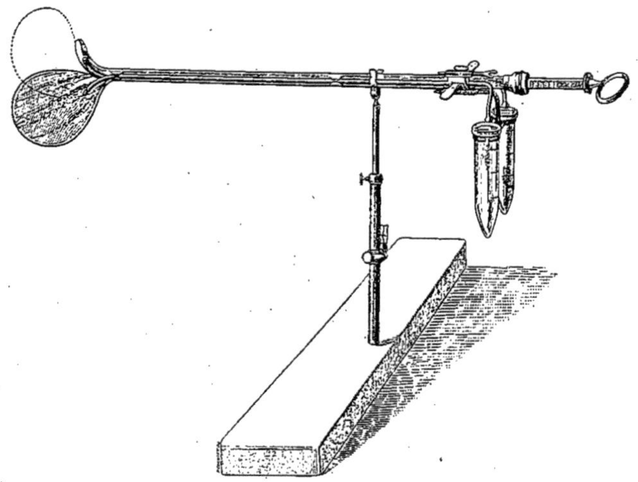

Fig. 203. — Le diviseur vésical gradué de Cathelin.

instrument ne présente pas de difficultés spéciales pour son introduction.

La malade est placée dans la position semi-assise (avec l'appareil de Luys) ou horizontalement (avec l'appareil de Cathelin).

L'appareil est introduit fermé dans la vessie comme une sonde métallique ; une fois mis en place, on fait déployer la cloison et il suffit d'attendre un instant pour voir l'écoulement d'urine s'établir par chacune des deux sondes d'une manière rythmique et intermittente, l'écoulement correspondant aux petites éjaculations qui se font également d'une manière rythmique et intermittente par chacun des uretères. L'appareil est tenu à la main ou reçu sur un support.

On arrive ainsi à avoir séparément l'urine sécrétée par chacun des deux reins que l'on peut recueillir dans deux petits tubes séparés.

CHAPITRE V.

DES MÉTRITES

Définition. — D'après l'étymologie même du mot, la *métrite* est l'inflammation de l'utérus.

Je m'en tiendrai à cette définition générale, quoiqu'elle puisse provoquer elle-même de longs commentaires. Mais il me suffit d'être compris, et le mot de *métrite* a, du moins en clinique, une signification bien nette. Le terme générique d'*inflammation* s'applique à tous ces états morbides où le substratum anatomique est réduit à des lésions irritatives sans aboutir à la formation de néoplasies spécifiques. Nous verrons bientôt combien ces lésions sont elles-mêmes nombreuses et variées. Mais toutes sont réunies en une même classe par le caractère d'abord infectieux de leur début, puis purement défensif et limité de leur évolution. Qu'il s'agisse d'une prolifération de la muqueuse ou du parenchyme, tout le processus semble uniquement circonscrit dans l'irritation locale, venue du milieu extérieur ou du milieu intérieur, et n'avoir aucune tendance à dépasser certaines limites. Cela suffit à le distinguer nettement des néoplasmes proprement dits.

Existe-t-il, à côté de la métrite, selon l'expression des anciens auteurs, des « états morbides sans néoplasmes » voisins? Se basant sur des idées dogmatiques et sur une conception étroite de l'inflammation, les anciens auteurs n'hésitaient pas à rejeter, hors du cadre de la métrite, tout ce qui ne rentrait pas dans l'ancienne définition : *Tumor*, *rubor*, *calor*, *dolor*. Les granulations, les ulcérations et la leucorrhée devenaient, par suite, autant de maladies. Nous trouvons des traces de cette préoccupation scolastique jusque dans Alph. Guérin et Courty[1]. Ce dernier ne décrit-il pas, dans des chapitres distincts, la fluxion, la congestion, l'engorgement, l'œdème, l'hypertrophie, l'arrêt d'involution, les granulations et les ulcérations du col? Il n'y a qu'à jeter les yeux sur le tableau laborieusement tracé, en vue d'établir le diagnostic de ces diverses entités morbides, pour être vite convaincu de l'inanité de pareilles divisions. Malgré le talent avec lequel on a récemment

---

[1] Courty. *Traité pratique des maladies de l'utérus*. 5ᵉ édit., Paris, 1881. p. 759 et 804. — Alph. Guérin. Leçons cliniques sur les maladies des organes génitaux internes de la femme, Paris, 1878 (*Huitième leçon. De la Congestion pelvienne*, p. 218).

essayé de faire revivre un « *état morbide sans néoplasme* », distinct de la métrite, sous le nom de « *sclérose utérine* », je ne crois pas, comme je le dirai plus loin, qu'il soit utile de faire ce pas en arrière.

Une distinction plus nécessaire est la suivante : il ne faut pas confondre la notion de *lésion* avec celle de *maladie*. C'est ce que les auteurs ont parfois voulu indiquer par les mots de métrites *idiopathiques* et de métrites *symptomatiques*; mauvais langage que nous n'adopterons pas. La *métrite* doit rester une expression clinique et non anatomo-pathologique. C'est l'étude de la maladie qui nous sert de guide, celle de la pièce anatomique n'est que complémentaire. Parce qu'il y a des lésions d'endométrite dans les corps fibreux ou de métrite parenchymateuse dans le cancer, décrirons-nous dans le présent chapitre l'endométrite myomateuse ou la métrite cancéreuse! Ce serait vouloir tout confondre et tout embrouiller. Certes nos divisions sont toujours un peu artificielles, parce qu'elles doivent être tranchées, et que rien n'est absolu dans la nature. Elles n'en sont pas moins indispensables et parfaitement justifiées, si l'on a soin de spécifier le critérium sur lequel on se base. Je l'ai déjà dit, le nôtre est uniquement la clinique; c'est elle seule qui donne l'état civil et la personnalité à une maladie.

Je ne quitterai pourtant pas ce sujet sans consacrer quelques mots aux **métrites symptomatiques** et aux **pseudo-métrites**.

Métrites symptomatiques. — Les lésions inflammatoires de la muqueuse utérine sont excessivement fréquentes dans les *corps fibreux*, et c'est à elles que sont dues, sans doute, les hémorragies. Wyder les a étudiées dans un mémoire fort complet[1]. L'irritation se propage dans ces cas-là, par continuité de tissu, de proche en proche.

C'est par une même voie, mais en sens inverse, peut-être même par suite de congestions réflexes prédisposant à l'infection, que surviennent les lésions de l'endométrite, dans les cas de *maladies des annexes*. Ces **métrites symptomatiques** ont été classées par Czempin[2] en plusieurs catégories, suivant leur point de départ : 1° Inflammation chronique d'un ou des deux ovaires, avec ou sans participation des trompes. 2° Paramétrite exsudative, devenue aiguë. 3° Irritations pelvi-péritonéales, ayant leur point de départ dans les cicatrices des ligaments larges, après les ovariotomies et les salpingotomies. 4° Tumeurs évoluant lentement dans les annexes (pyosalpinx, tumeurs).

Ce qui caractérise ces métrites symptomatiques, c'est que l'inflammation de la muqueuse utérine n'est ici qu'un épiphénomène survenant

---

[1] Wyder. Die Mucosa Uteri bei Myomen (*Arch. für Gyn.*, 1886, t. XXIX, p. 1).
[2] A. Czempin. Ueber die Beziehung der Uterusschleimhaut zu den Enkrankungen der Adnexa (*Zeitsch. f. Geb. u. Gyn.*, 1882, t. XX, p. 455).

après l'apparition des phénomènes du côté des annexes ou du péritoine pelvien.

Brennecke[1] avait, avant Czempin, décrit une *metritis hyperplastica ovarialis* survenant surtout à la ménopause, caractérisée par la prolongation des hémorragies atypiques et répondant anatomiquement au type hyperplasique sur lequel a insisté Olshausen.

Récemment, Czempin[2] a étudié quelques cas de grandes métrorragies chez des vierges; la muqueuse n'était le siège d'aucune lésion appréciable, ce qui porte l'auteur à supposer que ces hémorragies sont le résultat d'un trouble grave de l'ovulation.

Pseudo-métrites. — Sous le nom de *pseudo-métrites*, de *fausses métrites*, de *scléroses utérines*, certains auteurs décrivent une affection utérine, qu'ils regardent assez semblable, de par les symptômes, à la métrite chronique vraie, mais qu'ils estiment différente, de par l'étiologie et l'anatomie pathologique. Tandis que les lésions de la métrite sont toujours d'origine infectieuse, les lésions des pseudométrites ne relèveraient jamais de l'infection, seraient d'ordre trophique et reconnaîtraient pour cause une dyscrasie, une diathèse.

Cette théorie n'est pas nouvelle, et les anciens cliniciens avaient fait plus que de l'entrevoir, témoin ce passage significatif du livre de Scanzoni[3] : « Beaucoup des engorgements de la matrice qu'on regarde comme inflammatoires n'ont rien d'inflammatoire au sens précis du mot. Ce sont des désordres de nutrition comme on en voit se former dans d'autres organes à la suite d'une hyperhémie de longue durée. »

Récamier[4] a exprimé la même idée de la manière suivante : « Il y a des tuméfactions et des engorgements utérins résolubles qui ne sont pas inflammatoires... et qui se comportent comme les engorgements hémorroïdaux érectiles de la marge de l'anus ».

Dans Nonat, Martineau, de Sinéty, Courty, on trouve nombre de passages qui autorisent à conclure que ces auteurs faisaient une différence très nette entre la métrite inflammatoire de la muqueuse utérine et certains engorgements qui en simulent les symptômes et l'évolution.

Après avoir été momentanément perdue de vue, cette question de la dualité de la métrite — métrite microbienne et métrite non microbienne ou pseudo-métrite — a, depuis quelques années, sollicité de nouveau l'attention des gynécologistes et des chirurgiens. Dans sa monographie sur l'endométrite, publiée en 1886, Doléris[5] aborde ce sujet

---

[1] Brennecke. Zur Aetiologie der « Endometritis fungosa », speciell der « chronischen hyperplasirenden Endometritis Olshausen's » (*Arch. für Gyn.*, t. XIII, n° 2, p. 359).

[2] Czempin. *Soc. de gyn. de Berlin*, 1899, 8 décembre.

[3] Scanzoni. *De la métrite chronique*, trad. français, par Dor et Socris, 1858.

[4] Récamier. *Acad. de méd.*, 1850, 5 février.

[5] Doléris. *Endométrite et son traitement*, 1886. — *La métrite et les fausses métrites*, p. 415. Paris, 1902.

et propose de séparer de la métrite infectieuse « les états pathologiques qui sont la conséquence de simples troubles de nutrition nés sous l'influence de perturbations nerveuses, sanguines, lymphatiques, traumatiques ou de régression incomplète, et qui correspondent à ce qu'on appelle la subinvolution, l'hypertrophie chronique, l'hyperplasie, l'engorgement, la congestion. » — « Je repousse, dit-il, du cadre de la métrite tous les troubles utérins passagers ou durables, dans lesquels je ne trouve point, à l'origine, l'élément microbien. Telles sont les congestions passives, aiguës parfois, du début ou du déclin de la vie génitale de la femme ; tels sont les troubles de fonctionnement des appareils vasculaires, musculaires, nerveux de l'utérus dont nous connaissons maintenant la solidarité physiologique, troubles consécutifs à des altérations diathésiques, à des réparations ou régressions insuffisantes. »

Armand Siredey[1], Paul Petit[2], dans les nombreuses publications qu'ils ont faites sur ce sujet, font également entrevoir la nécessité de séparer de la métrite microbienne certains états congestifs primitifs auxquels ils proposent d'assigner une individualité propre.

Mais c'est surtout Richelot[3] qui, dans une thèse inspirée à Hepp[4] et dans une discussion provoquée à la Société de gynécologie et d'obstétrique, a formulé, d'une manière nette et précise, ce qu'il faudrait entendre par *pseudo-métrite*. D'après cet auteur, certaines femmes, issues de souche arthritique, neuro-arthritiques elles-mêmes, apporteraient en naissant une prédisposition spéciale à la congestion, une tendance naturelle à la stase pelvienne, tendance commandée par une perturbation de l'innervation vaso-motrice dont l'origine, le *primum movens*, nous échappe complètement. Cette dystrophie primitive de l'utérus, ou même de l'appareil utéro-ovarien, évoluerait en deux phases : elle débuterait chez la jeune fille par la simple congestion avec douleurs, ménorragies, leucorrée, constituant ce qu'on a improprement appelé « métrite virginale » ; elle se poursuivrait ensuite chez la femme adulte, pendant la période d'activité génitale, sous les dénominations de « métrite douloureuse chronique », « métrite hémorragique », « dysménorrée membraneuse », pour aboutir, en fin de compte, à la *sclérose* plus ou moins tardive de la matrice — métrite de la ménopause, utérus géant, utérus fibromateux sans fibromes — et cela sans l'intervention d'aucun processus microbien.

Pour Doléris[5], les choses ne se passeraient pas toujours ainsi, et il faudrait distinguer deux sortes de sclérose utérine : la sclérose secondaire à laquelle aboutiraient la plupart des infections chroniques pro-

---

[1] Siredey. *La Gynécologie*, 1900, t. I, p. 1.
[2] Paul Petit. *Journal de méd. de Paris*, 1897, n° de janvier.
[3] Richelot. *Chirurgie de l'utérus*, p. 88, 1902. Paris, O. Doin, éditeur.
[4] Hepp. *Sclérose utérine et métrite chronique*. Thèse de Paris, 1899.
[5] Doléris. *La métrite et les fausses métrites*, p. 540, Paris, 1902.

longées de l'endomètre; la sclérose primitive, infiniment plus rare que la précédente, affection constitutionnelle et qui, chez quelques femmes, serait la conclusion des poussées de pseudo-métrite survenues pendant la période de l'activité génitale.

Bouilly et Delbet[1] paraissent se ranger à la manière de voir de Doléris.

Quoi qu'il en soit, l'anatomie pathologique ne nous fournit encore que peu de renseignements sur les lésions de l'utérus pseudo-métritique. D'après Richelot[2], l'utérus de ces malades est ordinairement augmenté de volume, parfois dans des proportions considérables, et sa cavité agrandie admet alors l'hystéromètre à une profondeur de 8 à 12 centimètres. La muqueuse est épaisse, blanchâtre, hérissée de fongosités, ou présente même des saillies polypeuses (polypes muqueux de l'utérus); les glandes sont très nombreuses, allongées, flexueuses, ramifiées, mais sans altérations structurales; les vaisseaux y sont plus nombreux qu'à l'état normal, mais on ne trouve aucune trace d'infiltration leucocytaire. Le parenchyme, doublé ou triplé de volume, présente à la coupe un tissu dur, lardacé, ou bien mou et spongieux; la fibre musculaire est indemne, mais hypertrophiée dans tous les sens; il y a de la sclérose péri-vasculaire, souvent prolifération du tissu conjonctif, mais les travées fibreuses ne prennent pas la place des éléments nobles. En outre, et, ce dernier trait a une grande importance, ajoute Richelot, « l'utérus scléreux est toujours accompagné d'ovaires scléreux. L'altération ovarienne est même précoce, elle peut exister tandis que l'utérus est encore à la phase congestive, et l'on trouve des ovaires déjà très malades chez des jeunes filles qui perdent en abondance et douloureusement dès leur formation; on les trouve, chez les vierges de vingt ans, dégénérés, énormes, polykystiques, on les trouve mobiles à côté d'une trompe saine, sans la moindre adhérence, sans aucun résidu inflammatoire. »

A l'étranger, plusieurs auteurs ont attiré l'attention sur des faits analogues[3] à ceux qui ont servi à Richelot et à Doléris pour l'édification de leurs types de sclérose utérine et de pseudo-métrite.

---

[1] Cf. *Soc. d'obst., de gyn. et de péd.*, 1900, 4 mai, 1er juin, 6 juillet.

[2] Richelot. *Loc. cit.*

[3] Döderlein (*Centralbl. f. Gynäk.*, 1891, n° 44, p. 888) et Pfannenstiel (*Centralb. f. Gynäk.*, *ibidem.*) ont cherché à établir que l'endométrite fongueuse n'est pas d'origine infectieuse et qu'elle est toujours en rapport avec un trouble des fonctions ovariennes. De même Treub (*Congrès international de gynécologie de Bruxelles*, p. 376) et Leumal (*Arch. de tocol.*, 1891, p. 385, 464 et 565) refusent à cette variété d'endométrite tout caractère inflammatoire et proposent de la distraire du cadre des métrites pour la décrire à part sous le nom d'hypertrophie de la muqueuse utérine.

L'étude bactériologique montrerait qu'il est injustifié d'attribuer à l'infection tous les états morbides de l'utérus. Treub (*Nederl. tijd. voor voor verlosk.* Haarlem, 1892, t. IV, p. 77), Döderlein, Zur Anatomie und Aetiologie der Endometritis (*Centralb. f. Gyn.*, 1896, p. 1145), ont montré que, bien souvent, dans les gros utérus, injustement qualifiés de

Malgré l'autorité de ces auteurs, je ne pense pas qu'il y ait lieu d'établir une distinction entre la **métrite** et la **pseudo-métrite, ou sclérose utérine**. Accepter cette distinction serait revenir au rajeunissement, sous une nouvelle marque, de l'engorgement utérin des anciens. Je persiste à enseigner que les soi-disant pseudométrites sont d'origine inflammatoire et relèvent de l'infection ; la diathèse neuro-arthritique que l'on invoque ne saurait jouer qu'un rôle secondaire et intervenir au simple titre de prédisposition. Certes, l'inflammation revèt, dans les cas qui font l'objet de cette discussion, une allure particulièrement torpide, analogue à celle de certaines ostéomyélites. Il en résulte que l'élément infectieux causal, le microbe, a depuis longtemps disparu lorsque l'anatomo-pathologiste peut examiner l'organe atteint. Il en est de même dans les salpingites, par exemple, dont le contenu ou la paroi sont à peu près toujours aseptiques dans les cas anciens. Niera-t-on cependant pour les pyosalpinx aseptiques l'origine infectieuse?

Le volume de l'utérus ne saurait pas davantage justifier l'identité morbide de la pseudo-métrite. Quand il y a des lésions de l'ovaire et de la trompe d'une part, et des lésions du col d'autre part, il n'y a aucune

métritiques, l'examen bactériologique reste négatif. Des constatations identiques ont été faites par Winter (*Zeitschrift f. Geb. u. Gyn.*, t. XIV, 1888), Pfannenstiel (*Versamml. der deut. Nat. u. Aerzte*, 1891, p. 298).

C. Van Tussenbrock et Mendès de Léon. Zur Pathologie der Utrusmucosa (*Arch. f. Gyn.*, 1894, t. XLVII, p. 497 et *Congrès international de Paris*, 1900. *Section de gynécologie*, séance du 7 août) distinguent également une métrite vraie, inflammatoire, avec une infiltration leucocytaire du stroma, et une fausse métrite avec prolifération glandulaire exubérante.

Pompe van Meerdervoort (De l'anatomie path. de la pseudo-endométrite. *Revue de Gyn. et de Chir. abd.*, 1902, p. 127) a consacré un mémoire à la description des lésions de la pseudo-endométrite, caractérisée par l'hypertrophie des glandes qui deviennent très sinueuses, par la dégénérescence des cellules épithéliales, par l'œdème de la muqueuse et la dégénérescence séreuse de ses éléments.

Walthard (de Berne) (*Corresp. f. Schw. Aerzte*, 1900, n° 16, p. 470), qui a examiné la muqueuse utérine dans cent quatre-vingt-onze cas de curettage, a trouvé : seize fois la membrane absolument saine, et, dans quatre-vingt-sept cas, une hyperplasie considérable portant principalement sur les glandes.

Menge (de Leipzig) (*Centralb. f. Gyn.*, 1901, n° 50) a décrit également une dysménorrée accompagnée de symptômes métritiques chez des hystériques et des neurasthéniques, sans qu'il fût possible de déceler la moindre lésion au niveau de la matrice.

Vedeler (Les métrorragies hystériques. *Archiv f. Gyn.*, 1902, t. LXVI, n° 1, p. 176) pense aussi qu'il y a des pseudo-métrites hystériques uniquement justiciables d'un traitement général.

Dans un important mémoire sur les hémorragies de la ménopause et la sclérose des artères utérines, Reinicke (Métrorragies et sclérose des artères utérines. *Archiv f. Gyn.*, 1897, t. LIII, n° 2, p. 340) parle de quatre utérus enlevés pour des métrorragies graves et dans lesquels il a trouvé des lésions de sclérose vasculaire avec hyperplasie conjonctive, sans aucune trace de tumeur ni d'endométrite chronique.

Franz (Endom. d'origine ovarienne. *Archiv f. Gyn.*, 1898, t. LVI, n° 2, p. 363) a publié aussi une très curieuse observation concernant une femme de trente-sept ans qui dut subir l'hystérectomie à cause de métrorragies incoercibles. A l'examen de la pièce, on trouva la muqueuse très épaissie et une forte multiplication des glandes. La paroi musculaire était infiltrée de tissu conjonctif, les ovaires étaient très volumineux et atteints de dégénérescence scléro-kystique. L'auteur estime que les métrorragies étaient dues à une altération des ovaires.

raison pour que l'utérus diminue de volume et se rétracte, entretenu qu'il est dans un état de congestion passive par toutes ces lésions.

Richelot a donné une autre raison : il existe une ovarite scléreuse non infectieuse, pourquoi n'existerait-il pas de même une sclérose non infectieuse de l'utérus? C'est un raisonnement par analogie, et non une raison scientifique. On peut tout aussi bien se demander : pourquoi la sclérose utérine non infectieuse existerait-elle? L'ovaire est une glande, l'utérus est un réceptacle musculaire : où est l'analogie? L'ovaire est un organe interne, l'utérus peut être considéré plutôt comme un organe externe, en relation directe avec l'extérieur. L'infection directe de l'ovaire est impossible; l'infection directe de l'utérus est toujours imminente. Comment prouver qu'un utérus n'a jamais été directement infecté soit au cours d'une vulvite (enfants et jeunes filles), soit au cours de la vie conjugale, soit au cours d'un accouchement?

En somme, il n'existe aucune raison qui puisse conduire à établir à côté de la **métrite vraie**, d'ordre infectieux, une **métrite fausse**, d'ordre diathésique. Il faut seulement reconnaître que la diathèse rhumatismale joue un rôle incontestable dans l'évolution d'une métrite infectieuse. Il faut aussi ajouter que la coexistence d'une ovarite scléreuse

THEILHABER (*Münch. med. Woch.*, 1900, n° 14; p. 455) a publié un intéressant mémoire sur les métrorragies de la ménopause, et il insiste sur l'absence fréquente d'un néoplasme ou d'une infection capables d'expliquer la genèse des accidents. Chez ces malades, il a trouvé l'utérus tantôt hypertrophié, mesurant 9 à 12 centimètres, avec des parois molles, flasques, et une muqueuse épaissie (métrite hyperplasique préclimatérique); tantôt atrophié, avec des parois minces, et une muqueuse d'aspect à peu près normal. D'après lui, ces métrorragies doivent être mises sur le compte de l'atonie des fibres musculaires.

RAINERI (de Turin) (*Giornale di gin. e ped.*, 1901, n° 12) a examiné, après curettage nécessité par des métrorragies abondantes, l'utérus de deux vierges de vingt et de vingt-six ans : il a trouvé une endométrite hyperplasique caractérisée par la surabondance des éléments glandulaires, et l'énorme multiplication des capillaires, qui étaient abondants jusque sous l'épithélium. Il lui a été impossible d'y déceler la moindre trace de processus infectieux.

KOLLMANN (de Weilheim) (*Münch. med. Woch.*, 1901, n° 37, p. 1445), qui a examiné avec le plus grand soin les fausses membranes de plusieurs cas d'endométrite dysménorréique pseudo-membraneuse, avoue ne pouvoir conclure en faveur d'une inflammation microbienne de la muqueuse utérine.

SIMMONS (*Münch. med. Woch.*, 1900, n° 2, p. 55. et DAUTHEZ (*Thèse de Paris*, 1900-1901) pensent aussi que certaines métrorragies de la ménopause sont dues à la sclérose des vaisseaux utérins, et il base cette opinion sur quatre observations de la clinique de Léopold où la muqueuse était saine et où la seule lésion constatée sur des coupes microscopiques était une sclérose des artères utérines. — Cf. aussi : GOTTSCHALK (*Archiv f. Gyn.*, 1902, t. LXVI, n° 1. — STORIN. *Thèse de Paris*, 1897-1898. — KELLER. *Centralb. f. Gyn.*, 1897, n° 5, p. 81. — SCHMID. *Thèse de Paris*, 1895-1896. Voir enfin, la longue discussion tenue à la *Société d'obst. de gyn. et de pédiatrie de Paris* (1900, 4 mai, 1er juin, 6 juillet) à laquelle ont pris part MM. DELBET, BOUILLY, DOLÉRIS, HARTMANN, POZZI, RICHELOT. M. Delbet ne nie pas les scléroses utérines dues au tempérament, mais pour y croire, il demande des observations plus nettes et plus précises. Pour M. Bouilly, la sclérose utérine n'est pas une entité morbide, mais une étape éloignée de l'évolution de la métrite chronique, un aboutissant de processus à l'origine desquels existe l'infection. M. Doléris croit à l'influence de la congestion, il croit même à la sclérose constitutionnelle, mais il pense qu'elle est beaucoup plus rare que ne le soutient M. Richelot. Quant à M. Hartmann, il ne demande pas mieux que d'être converti, mais, jusqu'à présent, les preuves qu'on lui a fournies lui paraissent insuffisantes.

et d'un varicocèle tubo-ovarien imprime une allure un peu spéciale à une métrite. La métrite associée à des lésions ovariennes primitives rentre alors dans la classe des *métrites symptomatiques* que nous avons signalées. Mais ces faits, qui sont des faits d'exception, ne peuvent conduire à l'établissement, comme entité morbide, de la **pseudo-métrite**, de la **sclérose utérine**.

Si je cherche tant à combattre, sur le terrain purement scientifique, l'existence de la *pseudo-métrite*, de la *sclérose utérine*, c'est qu'il y va d'un intérêt majeur au point de vue pratique. Telle malade atteinte de symptômes classés sous la rubrique *métrite douloureuse, métrite hémorragique* est tributaire d'un traitement conservateur et sans gravité; au contraire, dès qu'elle rentre dans le groupe des *scléroses utérines*, elle devient justiciable d'un traitement radical, de l'hystérectomie, dont la gravité, bien que considérablement réduite de nos jours, reste cependant incontestable. Le traitement d'exception devient dès lors la règle. Ainsi une donnée purement scientifique, n'influant pas sur la conduite opératoire même des chirurgiens qui la défendent, peut devenir dangereuse dès qu'elle tombe dans la pratique courante.

La classe artificielle des **pseudo-métrites**, comprend, en somme, les cas qu'il faut faire rentrer dans les **métrites symptomatiques**, les **métrites hémorragiques** et les **métrites chroniques douloureuses**.

Division. — Abordons maintenant l'étude de la **métrite** proprement dite et de ses diverses formes.

Si nous consultons les auteurs, nous verrons qu'ils ont adopté tour à tour les points de départ les plus divers pour les classer : la *marche*, d'où la division en aiguë et chronique; le *siège*, d'où la métrite du col, celle du corps, l'endométrite, la métrite parenchymateuse, la méso ou idiométrite; l'*étiologie*, d'où la métrite puerpérale, post-puerpérale, blennorragique, traumatique, diathésique, etc.; l'*anatomie pathologique*, d'où la métrite granuleuse, fongueuse, ulcéreuse, etc.

Pour nous, toutes ces classifications ont un défaut; elles sont systématiques et artificielles, comme l'était pour les plantes la classification de Linné. Elles se basent sur un seul caractère arbitrairement choisi, et ce caractère n'est pas de telle valeur que tous les autres lui soient subordonnés, qu'il soit véritablement *dominateur*. Pour se rapprocher le plus possible d'une classification naturelle, pour appliquer en nosologie les règles définitives, posées par de Jussieu, en botanique, il n'y a qu'un guide à suivre : la clinique. Certes, si les diverses lésions étaient toujours circonscrites, et si à telle lésion déterminée correspondait toujours un ensemble de symptômes, la base anatomique serait la plus logique et la plus commode. Mais comme il n'en est pas ainsi, cette base n'offre qu'une précision factice et crée des entités illusoires.

Je me propose donc de classer les métrites d'après le *caractère cli-nique dominateur*, qu'il soit tiré de la marche ou qu'il résulte de la prédominance marquée d'un ordre de symptômes; nous aurons ainsi les formes suivantes :

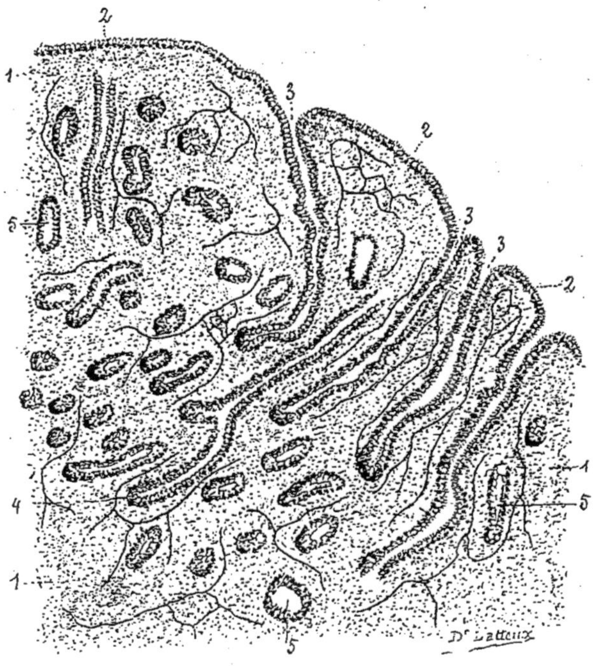

Fig. 204. — Muqueuse du corps. État normal (faible grossissement)[1].

À l'œil nu, déjà, la muqueuse du corps se distingue de celle du col par son aspect plus lisse, au micro-scope, elle s'en différencie par son tissu essentiellement composé de cellules conjonctives embryon-naires et de glandes en tubes. Le tissu conjonctif est constitué par une substance fondamentale homogène, plus riche en cellules rondes qu'en cellules fusiformes. Celles-ci se trouvent disséminées dans les couches profondes, le long des glandes et des vaisseaux, tandis que les premières sont éparses dans l'épaisseur du tissu. Toutes deux, et particulièrement les cellules rondes, sont caracté-risées par leur gros noyau entouré seulement d'une faible couche de protoplasma. Le tissu inter-glandulaire est presque perpendiculairement traversé par des glandes en tubes, qui au niveau de la couche musculaire sont souvent ramifiées et pénètrent d'une faible épaisseur entre les travées con-jonctives qui séparent les faisceaux musculaires. Partout ailleurs, la limite entre la muqueuse et la tunique musculaire est bien tranchée. La surface de la muqueuse est tapissée d'un épithélium cylin-drique, à une seule couche, qui est vibratile pendant toute la vie génitale de la femme. — La muqueuse du corps se distingue en outre par la richesse du réseau artériel comparé à la pauvreté du réseau veineux. Les artérioles la perforent perpendiculairement, abandonnent des ramuscules qui vont entourer les glandes, puis viennent se recourber en crosse immédiatement au-dessous du revê-tement épithélial, pour former ensuite un réseau irrégulier de larges vaisseaux capillaires d'où partent les origines veineuses.

1. Tissu conjonctif composé de cellules rondes à gros noyau. — 2. Épithélium à cils vibratiles de la surface. — 3. Glandes en tube, un peu sinueuses. — 4. Une glande bifurquée. — 5. Sections transver-sales des mêmes glandes.

[1] Pour se rendre exactement compte des altérations d'un tissu, il est utile de connaître d'abord son histologie normale, voilà pourquoi je crois devoir faire précéder les figures représentant l'état morbide de celles qui indiquent l'état sain, dans diverses conditions physiologiques. Ce terme de comparaison me semble tout à fait indispensable.

1° **Métrite inflammatoire aiguë** ; 2° **métrite hémorragique** ; 3° **métrite catarrhale** ; 4° **métrite douloureuse chronique**.

Ces épithètes seules auront pour nous désormais une valeur taxinomique ou de classification. Nous emploierons indifféremment tous les autres qualificatifs en leur donnant une valeur purement descriptive.

ANATOMIE PATHOLOGIQUE

Pour la description méthodique des lésions anatomiques qu'on peut rencontrer dans les métrites, il est nécessaire de faire momentanément abstraction de la division clinique et de suivre tout simplement l'ordre topographique : lésions du corps, lésions du col.

I. — Lésions du corps. — Dans la plupart des Traités, on divise la métrite en métrite parenchymateuse et en métrite muqueuse ou endométrite. J'ai déjà dit que je n'adopterai pas cette classification en clinique. Je ne saurais davantage la mettre à profit pour la description des lésions. Ainsi que le remarque judicieusement de Sinéty[1], « comment admettre qu'une muqueuse aussi mince que la muqueuse utérine puisse présenter des lésions consécutives à un état aigu, sans que les tissus qui la supportent soient eux-mêmes malades? Comment admettre que les glandes soient atteintes, sans qu'on observe, en même temps, une altération de leurs gaines lymphatiques qui communiquent si largement avec les espaces lymphatiques du parenchyme? »

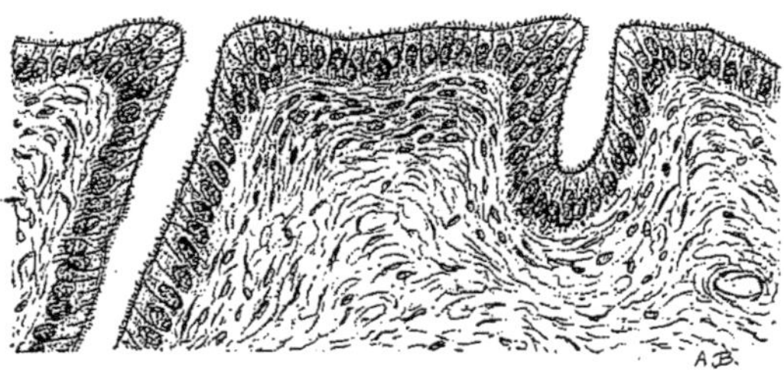

Fig. 205. — Épithélium de revêtement de la muqueuse du corps (Bender).

L'épithélium de revêtement de la muqueuse corporéal est formé par une assise unique de cellules cylindriques ciliées, hautes de 25 à 50 μ. Le protoplasma est finement granuleux. Le noyau est ovalaire, et prend bien les colorants.
On voit, à gauche, un tube glandulaire dont l'épithélium est identique à l'épithélium de revêtement.
A droite, portion terminale d'une glande, coupée obliquement.

J'indiquerai donc dans leur ensemble les lésions anatomiques dans l'inflammation aiguë, puis dans l'inflammation chronique.

Métrite aiguë. — Les lésions de la métrite aiguë sont à étudier dans la métrite puerpérale et dans la métrite blennorragique.

[1] De Sinéty, *Traité prat. de gynécologie*, 2e édit., Paris, 1884, p. 372.

Dans la métrite puerpérale, les lésions ont été décrites d'après des autopsies et, dans ces dernières années, d'après quelques hystérectomies. Mais la difficulté d'une bonne description tient surtout à ce que l'on n'est pas d'accord sur la définition même de la métrite puerpérale.

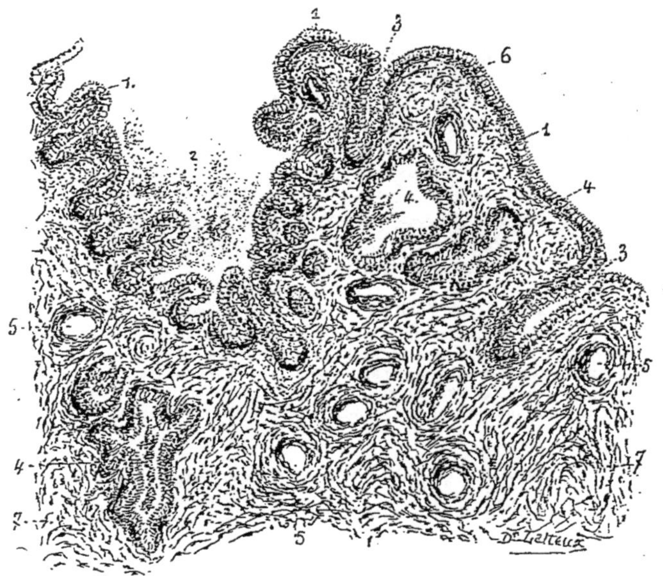

Fig. 206. — Muqueuse du col ; état normal (100 diamètres).

La muqueuse du col est d'une consistance plus ferme et présente un système de plis palmés caractéristiques (arbre de vie). Le tissu interglandulaire, qui avait dans la muqueuse du corps le type d'un tissu de granulation, a ici plutôt l'apparence d'un tissu conjonctif d'évolution plus avancée, où, au lieu de cellules rondes, prédominent des cellules fusiformes et étoilées. Il n'y a pas de limite nette entre la muqueuse et la couche musculaire, et l'on peut suivre au loin, dans la première, des travées de tissu conjonctif provenant des lamelles qui séparent les faisceaux musculaires. Par suite, la muqueuse sur les coupes a un aspect en partie réticulé et en partie fasciculé. Une richesse considérable de papilles vasculaires caractérise encore cette muqueuse cervicale. Un épithélium cylindrique qui, chez l'adulte, est pourvu de cils vibratiles, revêt les glandes et, chez l'enfant, s'étend jusqu'au rebord de l'orifice du museau de tanche. Chez l'adulte et surtout chez la femme qui a accouché, l'épithélium pavimenteux du vagin remonte plus ou moins haut dans l'intérieur du col. Entre l'épithélium cylindrique superficiel et les glandes, on trouve çà et là des cellules caliciformes et des cellules colloïdes.

Les vaisseaux (d'après Mœricke) pénètrent perpendiculairement dans la muqueuse et ont dans le col des parois spécialement épaisses. Ils se divisent progressivement en un réseau capillaire moins riche que celui du corps. Parfois, sur une petite partie de la surface, les capillaires se trouvent tout à fait superficiels et sous-épithéliaux, puis ils se réunissent pour former des veines qui s'éloignent de la muqueuse. Les glandes et les œufs de Naboth sont entourés de vaisseaux.

1. Couche d'épithélium cylindrique à cils vibratiles. — 2. Mucus sécrété à la surface. — 5. Embouchure de glande. — 4. Glandes légèrement dilatées. — 5. Vaisseau. — 6. Tissu formant des saillies papillaires composé de petites cellules étalées. — 7. Tissu plus profond à faisceaux conjonctifs plus denses.

Il faut, en effet, laisser de côté cette vieille notion introduite par Chomel, qui décrivait, comme métrite puerpérale, tous les accidents de la septicémie consécutifs à l'accouchement. Quand une femme succombe dans ces conditions, certes il existe une inflammation septique du tissu utérin dans toute son épaisseur ; mais elle n'est qu'un épiphénomène

qui ne saurait servir à dénommer l'empoisonnement général, auquel
succombera la malade. C'est pourtant, d'après ce qu'un anatomo-pa-

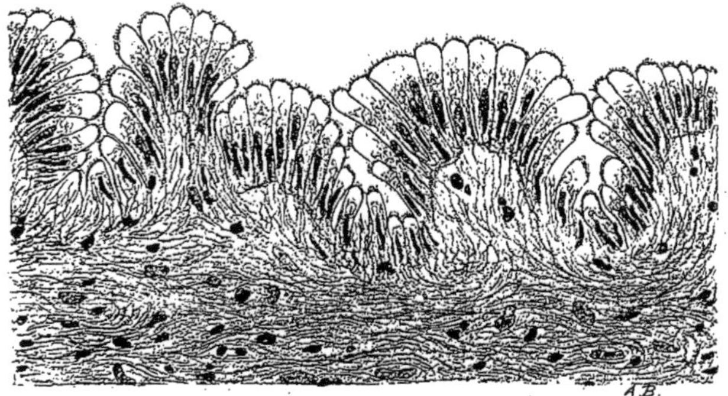

Fig. 207. — Épithélium du canal cervical (Bender).

Les cellules de l'épithélium de revêtement du canal cervical diffèrent sensiblement des cellules de la
cavité corporéale. Elles sont plus étroites, plus allongées, renflées au niveau de leur extrémité superficielle, effilées au niveau de leur extrémité basale, pour se modeler sur les plis de la muqueuse. Le
noyau, plus mince et plus allongé également, est refoulé dans le segment basal de la cellule. Ces
caractères différentiels sont indispensables à connaître pour le diagnostic histologique des curettages
utérins.

thologiste seul a le droit d'appeler métrite (septique) des accouchées,
qu'on a esquissé le tableau des lésions de la métrite puerpérale aiguë.

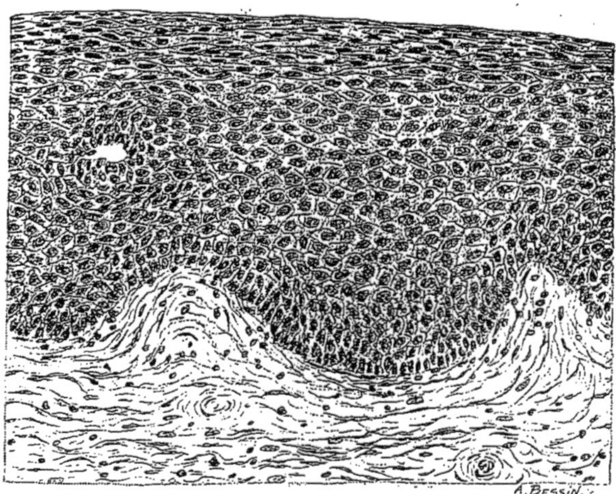

Fig. 208. — Épithélium de la portion vaginale du col (Bender).

C'est un épithélium pavimenteux et stratifié. Les cellules superficielles sont claires, lisses et aplaties.
Les cellules de la couche moyenne sont polygonales et unies les unes aux autres par des prolongements protoplasmiques. Les cellules de la couche basale profonde sont cylindriques. C'est la couche
germinative. Les papilles sont peu nombreuses et peu développées.

Ces cas d'infection puerpérale généralisée, à point de départ utérin, ne
doivent pas entrer dans le cadre de la métrite aiguë. Mais il est des cas

où l'infection reste localisée à l'utérus, au moins au début, et que l'on est en droit de décrire comme des métrites aiguës puerpérales. La muqueuse utérine est rouge et congestionnée ; elle donne naissance à un écoulement purulent abondant. Histologiquement, on constate

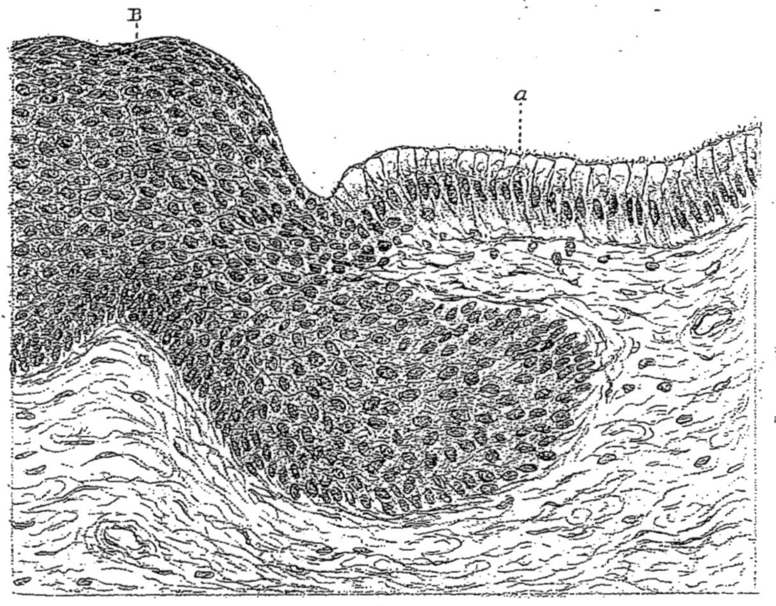

Fig. 209. — Point de transition entre l'épithélium cylindrique du canal cervical et l'épithélium pavimenteux du museau de tanche (Bender).

On voit en *a*, l'épithélium cylindrique du canal cervical; en B, l'épithélium pavimenteux du museau de tanche. Habituellement, la transition est brusque entre les deux variétés d'épithélium. Quelquefois, cependant, on voit les cellules cylindriques s'aplatir peu à peu pour se continuer avec les cellules pavimenteuses. Le passage de l'une à l'autre forme est toujours rapide, et les figures de transition, quand elles existent, sont toujours limitées à une très courte étendue.

que l'épithélium de revêtement est profondément altéré, souvent détaché par places. Le stroma est le siège d'une infiltration embryonnaire extrêmement abondante. Les vaisseaux sont dilatés, gorgés de sang. Les glandes sont souvent respectées par le processus phlegmasique ou du moins intéressées à un degré beaucoup moindre[1].

---

[1] *Abcès de l'utérus.* — Des deux cas relatés par SCHRÖDER, l'un, post-puerpéral, paraît avoir été une simple paramétrite ; l'autre, ouvert par le rectum et consécutif à un sondage de l'utérus, était très vraisemblablement une suppuration des trompes. C'est cette dernière interprétation qu'il faut donner au cas si souvent cité de HERVEZ DE CHÉGOIN (*Soc. de chir.*, 2 décembre 1868, p. 451). — A. MARTIN a relaté un cas de suppuration de myome qu'on n'eût pas manqué de prendre autrefois pour un abcès de l'utérus (*Berl. Beitr. zur Geb. und Gyn.*, 1875, t. III, p. 33). — J.-R. KIRKPATRICK a également publié, sous le nom d'abcès de l'utérus, une observation non douteuse de suppuration paramétritique, ayant envahi la cavité de Retzius et s'étant ouverte au niveau de l'ombilic (*Dubl. med. Journ. of med. sciences*, août 1887, t. 84, p. 152).

Les lésions de la **métrite aiguë blennorragique** ont été bien étudiées d'abord par Uter[1], puis par Wertheim[2] et Menge[3].

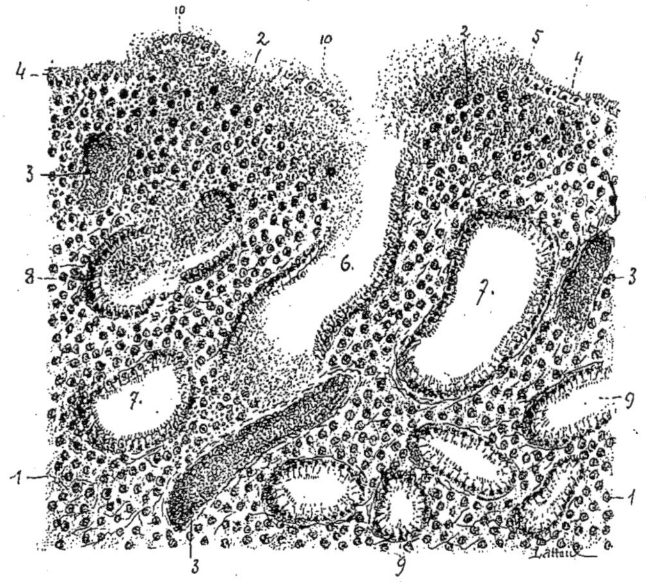

Fig. 210. — Muqueuse utérine normale pendant la menstruation.

Préparation faite d'après des lambeaux de muqueuse enlevés par la curette durant les règles. A l'œil nu on y reconnaissait de petites extravasations sanguines. Le dessin représente le tiers supérieur de la muqueuse. Dans la profondeur on voit le tissu interglandulaire et les glandes presque à l'état normal ; ces dernières sont cependant un peu plus sinueuses que de coutume. Des vaisseaux gorgés de sang montent de la profondeur vers la surface. Les couches superficielles sont en partie intactes et en partie colorées par des extravasations plus ou moins fortes ou même tout à fait dénaturées. L'épithélium est généralement conservé ; en plusieurs endroits cependant, il est légèrement soulevé et sa surface est couverte de détritus sanguins ; en plusieurs points le sang a pénétré dans les glandes. On n'aperçoit en aucun point la dégénérescence graisseuse que décrivent certains auteurs (Williams, Kundrat, Engelman). Il est très probable qu'au moment des règles, tantôt une partie de la muqueuse se détruit (Léopold, Wyder), tantôt, au contraire, il ne se produit aucune desquamation (Mœricke). Cette figure montre en effet que ces divers degrés d'altération peuvent se produire simultanément et qu'il existe de grandes variétés dans le processus physiologique.

1. Tissu utérin normal constitué par de nombreuses cellules arrondies embryonnaires. — 2. Le même infiltré de globules sanguins dans une assez grande étendue de sa profondeur. — 3. Vaisseaux dilatés pleins de sang. — 4. Muqueuse utérine restée intacte. — 5. Point où elle s'est détachée. — 6. Glande coupée en long. L'épithélium a disparu vers l'orifice. — 7. Glandes dilatées. — 8. Glande dont l'épithélium s'est détaché de la paroi. — 9. Glandes profondes normales. — 10. Muqueuse soulevée par l'infiltration sanguine.

La cavité utérine renferme une grande quantité de pus, jaune verdâtre, dans lequel le gonocoque peut être facilement décelé.

La surface de la muqueuse est rugueuse, hérissée de petites saillies,

[1] Uter. Einiges zur Pathologie der Mucosa corporis uteri (*Centralbl. für Gyn.*, 1891, n° 34). — Zur Pathologie der Uterus-Schleimhaut (*Zeitschr. f. Geb. u. Gyn.*, t. XXV, p. 216).

[2] Wertheim. Ueber Uterus-Gonorrhoe (*Verhandl. der d. Gesellsch. f. Gyn.*, Wien, 1895).

[3] Menge. Ueber die Flora des gesunden und kranken Genitaltractus (*Centralblat. f. Gyn.*, 1895, n° 27 et 29. — *Verhandl. der deutschen Ges. f. Gyn.*, Wien., 1895, p. 541).

qui lui donnent souvent un aspect velouté. L'épithélium de revêtement

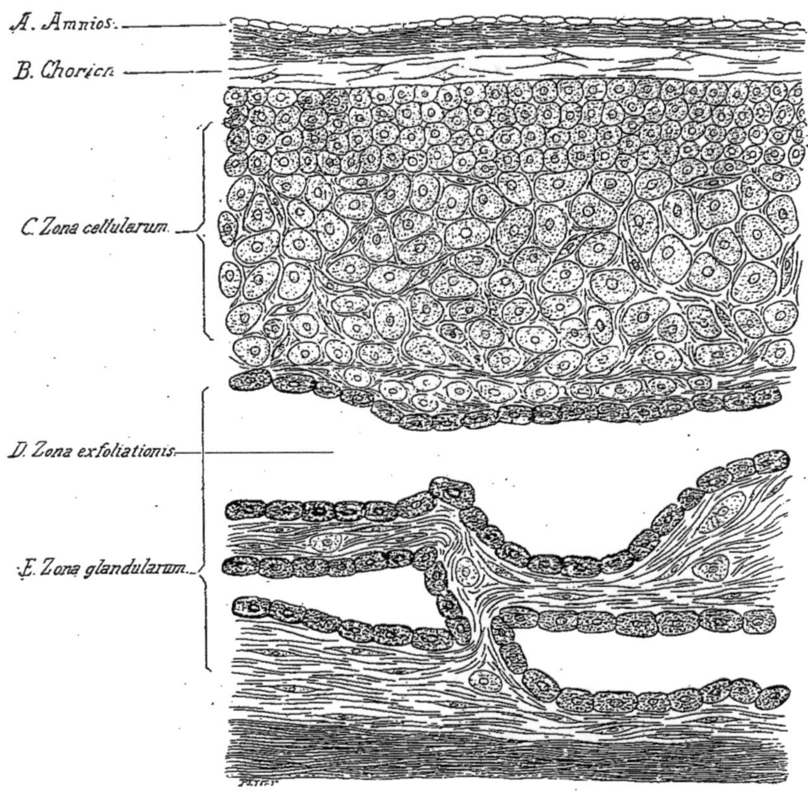

Fig. 211. — Caduque ; état normal (Friedländer. — Wyder).

Cette figure est très schématique, pour plus de clarté. Elle représente la caduque à la fin de la grossesse. Cette membrane est le produit de deux facteurs : 1° une prolifération de tous les éléments de la muqueuse utérine ; 2° la compression ultérieure de la muqueuse hyperplasiée par l'œuf grossissant. On y distingue alors deux couches : C. La couche celluleuse (*zona cellularum*) ; E. La couche glanduleuse (*zona glandularum*). — La couche celluleuse qui est contiguë aux membranes de l'œuf (A et B, amnios et chorion) est formée d'éléments cellulaires de 0,002 à 0,031 millimètres de diamètre. Dans les couches supérieures, les cellules sont rondes ; dans les couches profondes, les éléments fusiformes prédominent. Le tissu intercellulaire manque entièrement ou n'existe qu'à l'état de vestige. — La couche glandulaire présente d'abord un large réseau alvéolaire avec des mailles tantôt très aplaties, tantôt plus larges ou plus longues, ne communiquant pas ordinairement entre elles, vides ou contenant une matière granuleuse. Les travées ou lamelles qui limitent ces alvéoles sont formées de tissu conjonctif fasciculé, présentant toujours une notable infiltration d'éléments lymphatiques et une grande richesse vasculaire. Ces lamelles sont revêtues sur la face interne des alvéoles d'une couche simple d'épithélium, tantôt pavimenteux, tantôt cylindrique.

La division de la caduque au moment de l'accouchement (*zona exfoliationis*) se produirait, d'après Friedländer, presque toujours dans la couche celluleuse et rarement dans la couche glanduleuse, tandis que, d'après Langhans, Rüstner et Leopold, c'est l'inverse qui serait la règle. La figure ci-dessus, qui appartient à Friedländer, a été modifiée dans le sens de ses contradicteurs, qui paraissent avoir raison (Wyder). Les cavités glandulaires ainsi ouvertes par le détachement de la caduque fournissent les éléments de la régénération des glandes et du revêtement épithélial, après l'accouchement.

est toujours profondément altéré, parfois complètement détruit. Le derme, très congestionné, est le siège d'une infiltration leucocytaire

énorme, habituellement diffuse, parfois disposé en foyers plus ou moins
étendus. Cette infiltration du chorion amène un écartement des tubes
glandulaires dont le nombre paraît ainsi diminué. Les glandes sont
souvent respectées; mais, dans un certain nombre de cas, Wertheim a
noté une hyperplasie manifeste des tubes.

Wertheim a fait également cette remarque intéressante que l'infec-

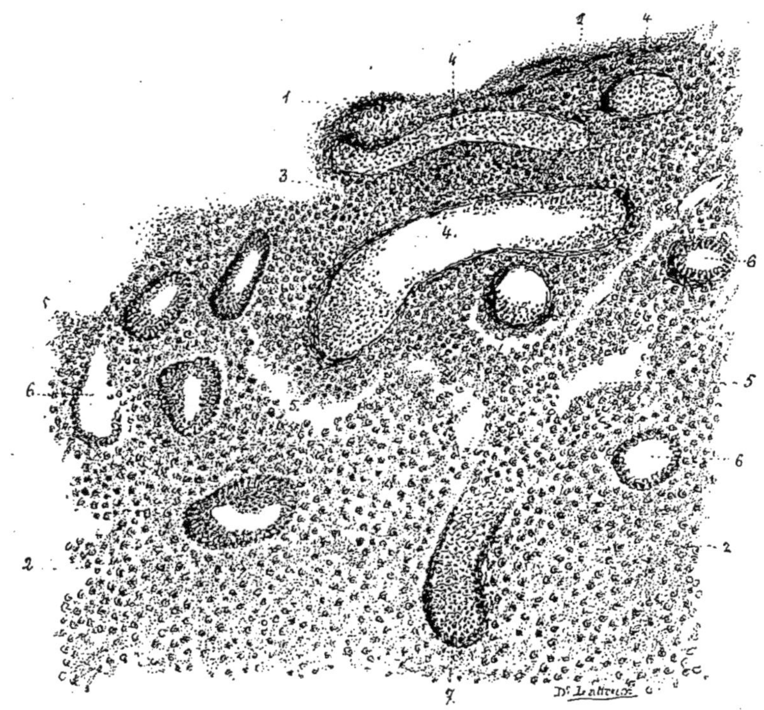

Fig. 212. — Endométrite aiguë. Vue d'ensemble (faible grossissement).

1. Couche superficielle formée d'un tissu plus ou moins altéré, infiltré de sang coagulé. — 2. Tissu
embryonnaire à cellules arrondies. — 3. Zone où ces cellules sont particulièrement nombreuses.
— 4. Gros vaisseaux dilatés et variqueux, gorgés de sang. — 5. Espaces lymphatiques. — 6. Glandes
coupées en travers. — 7. Cul-de-sac glandulaire.

tion gonococcique ne reste que très rarement limitée à la muqueuse.
Elle atteint pour ainsi dire toujours la musculature utérine. On trouve
des traînées d'infiltration embryonnaire autour des vaisseaux et au sein
même des fibres musculaires. — En certains points, l'infiltration peut
être confluente et ainsi se forment, en plein muscle, des foyers suppu-
rés plus ou moins étendus. Ces lésions ont été bien décrites par Madlener[1] qui put colorer le gonocoque dans des amas embryonnaires profondément situés dans la couche musculaire.

[1] Madlener. Ueber Metritis Gonorrhoica (*Centralblatt für Gynäkologie*, 1895, n° 50).

Nous ferons également rentrer dans le cadre des métrites aiguës les **infections putrides** de l'utérus, où l'on trouve toute une flore microbienne : staphylocoques, streptocoques, microbes saprophytes, etc. Ces infiltrations se produisent surtout dans le cancer du col. L'orifice utérin se trouve parfois oblitéré et le pus s'accumule dans la cavité dilatée, donnant naissance à une **pyométrie**. Dans les cas de ce genre, la muqueuse utérine est, en général, complètement détruite et les parois musculaires sont tapissées par une véritable membrane pyogénique, sécrétant un pus sanieux d'odeur horriblement fétide.

On peut faire entrer également dans le cadre des métrites aiguës la

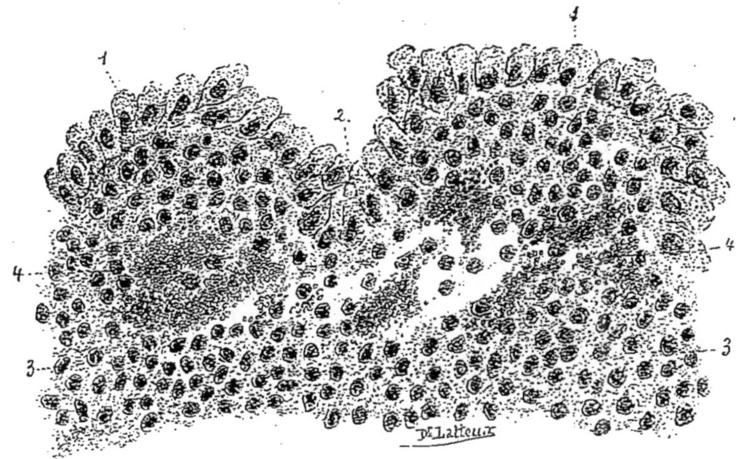

Fig. 215. — Endométrite aiguë. — Dysménorrée membraneuse (fort grossissement).
(Fragment de membrane correspondant à la surface de la muqueuse).

1. Épithélium cylindrique devenu légèrement vésiculeux et ayant perdu ses cils vibratiles. — 2. Point où il se montre transformé et proliféré. — 3. Tissu de la muqueuse infiltré de nombreux éléments embryonnaires, arrondis et en voie de multiplication. — 4. Foyers hémorragiques diffus.

dysménorrée membraneuse[1]. La muqueuse est molle et épaissie ; au microscope, on voit que les glandes ne sont pas altérées, mais que le tissu interglandulaire subit une métamorphose particulière : les cellules y apparaissent en nombre beaucoup plus grand que de coutume, et elles sont si pressées les unes contre les autres qu'il reste peu de place

[1] Massin (Zur Frage über Endometritis bei akuten, infektiösen Allgemeinerkrankungen, Arch. f. Gyn., 1891, t. XL, p. 146-166), a examiné la muqueuse utérine de femmes mortes de maladies infectieuses aiguës (fièvre typhoïde, typhus récurrent, pneumonie. dysenterie). Les lésions qu'il a trouvées étaient celles d'une inflammation parenchymateuse et interstitielle de la muqueuse et d'une inflammation interstitielle de la musculeuse. Du côté des glandes il a constaté une tuméfaction trouble, une désintégration granuleuse et la chute de l'épithélium, enfin une pénétration de globules sanguins dans la cavité glandulaire. Le tissu interglandulaire était infiltré de petites cellules rondes, les vaisseaux étaient gorgés de sang ; çà et là, on observait des foyers hémorragiques plus ou moins considérables.

pour la substance homogène. Elles conservent, du reste, leur volume normal et diffèrent par là et par la petite quantité de leur protoplasma, des cellules de la caduque. Il s'agit en somme d'une inflammation interstitielle-aiguë[1] (fig. 212).

Métrite chronique. — Les lésions sont à étudier dans le parenchyme et dans la muqueuse.

A. **Lésions du parenchyme.** — Les lésions du parenchyme, dans la

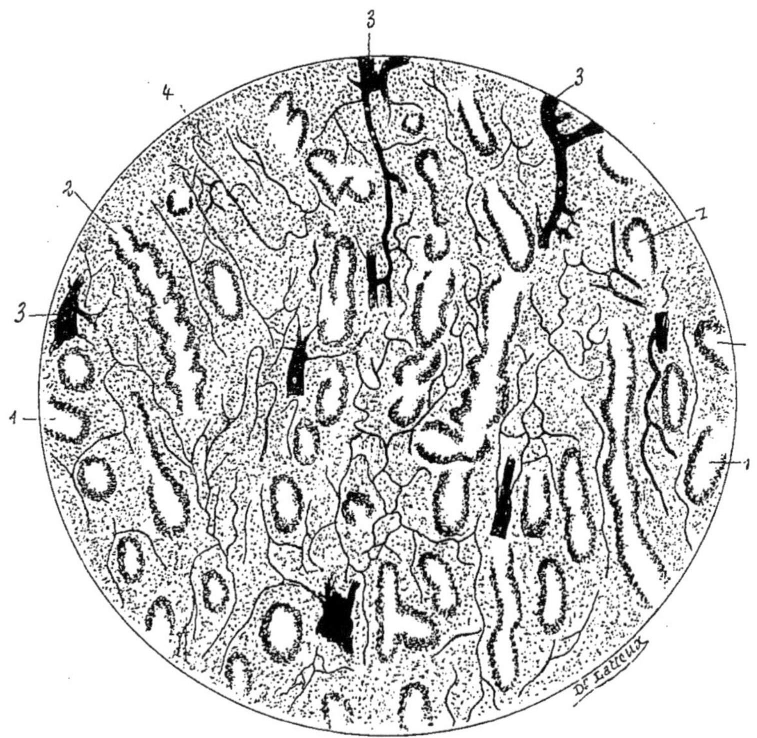

Fig. 214. — Endométrite chronique légère. — Les vaisseaux interglandulaires sont dilatés et présentent un aspect variqueux. — (Photographie d'une pièce injectée à la gélatine et colorée par le bleu de Prusse soluble.)
1. Glandes presque normales. — 2. Les mêmes déformées et prenant la forme de tire-bouchons. — 3. Vaisseaux dilatés et variqueux. — 4. Réseau capillaire fin.

métrite chronique, sont surtout caractérisées par l'hypertrophie du tissu conjonctif, amenant généralement une augmentation de volume de l'organe. Cette augmentation de volume n'est pas constante ; elle est remplacée, dans des cas invétérés, par une diminution du corps de l'organe.

[1] Th. Wyder. *Arch. f. Gyn*, t. XIII, p. 43. — Meyer. Zur Path. der Dysmen. memb. (*Arch. f. Gyn.*, 1883, t. XXI, n° I, p. 56). Ce travail contient de très belles figures.

Depuis Scanzoni[1], on admet, un peu théoriquement, deux périodes dans l'évolution morbide, l'une d'infiltration et l'autre d'induration.

La première période correspondrait à une congestion active ou passive de l'organe, d'où l'aspect aréolaire que pourrait présenter sa paroi traversée par des vaisseaux dilatés. Il y a un grand nombre de noyaux embryonnaires dans toute l'épaisseur des tissus. La lésion histologique prédominante est l'hyperplasie du tissu conjonctif. Les auteurs ne sont pas d'accord pour savoir si le tissu musculaire prend part à l'hypertrophie. Finn[2] admet cette hypertrophie et nie l'importance de la dégénérescence graisseuse que l'on a parfois signalée. De Sinéty, sur une pièce qu'il a pu étudier, a trouvé une dilatation considérable des espaces lymphatiques normaux, une hyperplasie du tissu conjonctif vasculaire, diminuant par places leur calibre, donnant lieu à une sorte de sclérose spéciale. Le tissu musculaire ne paraissait pas atteint. Des lésions analogues ont été décrites par Fritsch.

Quand le parenchyme utérin a été ainsi altéré par un processus inflammatoire profond et de longue durée, il est rare qu'il n'y ait pas en même temps des vestiges de périmétrite, des adhérences dans le cul-de-sac de Douglas, donnant lieu à des déviations de l'organe, des traces de salpingite, de périsalpingite et de périovarite.

Dans plusieurs cas d'endométrite du corps et du col de l'utérus, indépendants de la parturition, ou survenant chez des femmes âgées qui avaient eu des enfants longtemps auparavant, Cornil[3] a vu une hypertrophie de la paroi utérine due surtout à la nouvelle formation du tissu conjonctif adulte, situé entre les faisceaux musculaires. Le plus souvent alors, les travées fibreuses examinées à l'œil nu sont roses et offrent une série de points ou de linéaments opaques qui ne sont autres que des artérioles épaissies et sclérosées, en dégénérescence athéromateuse. Lorsqu'on les observe au microscope, on s'assure, en effet, de l'épaississement assez considérable de la paroi des vaisseaux dont les éléments élastiques sont accrus et qui offrent, en même temps, des cellules en dégénérescence graisseuse. La sclérose du tissu conjonctif s'accompagne, en pareil cas, de celle des tuniques artérielles et veineuses. Il n'y a pas rétraction cicatricielle du tissu conjonctif, mais au contraire augmentation permanente de son volume[4].

B. Lésions de la muqueuse. — Les lésions de la muqueuse, dans la métrite chronique, sont aujourd'hui parfaitement connues, grâce aux

---

[1] F.-W. von Scanzoni. *De la métrite chronique*, trad. franç., par Dor et Socin, 1858, p. 37.

[2] Finn (de Saint-Pétersbourg). Ueber die Veränderungen der Muskel und Bindegewebe, bei chronischer Metritis (*Centr. f. die med. Wissensch.*, sept. 1868, p. 564).

[3] Cornil. Anat. path. des métrites (*Journ. des Connaiss. méd.*, 21 juin 1888, p. 195).

[4] S. Pozzi et P. Latteux. Sur une forme rare de métrite hémorragique (Angio-sclérose envahissante) (*Revue de Gynécologie et de Chir. abd.*, 1899, p. 771.)

opérations qui permettent d'étudier, à l'état frais, de nombreux spécimens de cette lésion.

Je ne saurais mieux faire, pour décrire l'aspect habituel d'une muqueuse utérine ainsi altérée, que de reproduire textuellement l'exposé qu'en a fait le professeur Cornil dans ses remarquables leçons[1].

« La muqueuse, dit-il, n'a pas l'apparence blanchâtre, la surface lisse et la raideur spéciale qu'elle présente à l'état normal. Elle est

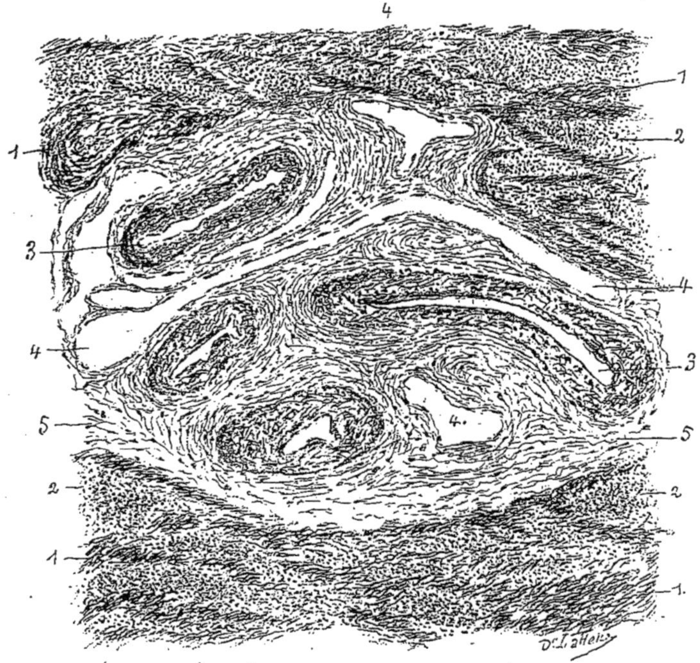

Fig. 215. — Endométrite chronique interstitielle.
(Hypertrophie et sclérose de la tunique conjonctive péri-vasculaire.)

1. Tissu musculaire lisse en faisceaux longitudinaux. — 2. Les mêmes éléments coupés en travers. — 3. Vaisseaux à calibre rétréci et à parois épaissies. — 4. Lymphatiques dilatés. — 5. Tissu conjonctif hypertrophié autour des vaisseaux.

inégale à sa surface : elle est boursouflée, molle, pulpeuse, ressemblant par son aspect et sa consistance à de la gelée de groseille ; la coloration est quelquefois plus foncée, et l'on a alors l'apparence d'une couche de sang transformée en caillots noirâtres, mous, cruoriques. Cette couche mollasse, formée par la muqueuse enflammée, se déplace facilement sous le scalpel, comme s'il s'agissait d'un tissu ramolli. Il est facile de

---

[1] Cornil. Leçons sur les métrites (*Journ. des Connaiss. méd.*, 5 avril 1888, p. 107). Cette description se rapporte surtout dans son ensemble à la forme glandulaire d'endométrite chronique, qui est la plus fréquente. Dans la forme interstitielle, l'aspect de la muqueuse est plus lisse et sa consistance moins molle.

l'enlever, de la dilacérer avec une faible traction. Une congestion
intense se voit dans toute l'épaisseur de la paroi utérine, dans l'inter-
stice des fibres musculaires ; mais elle atteint son maximum au niveau
de la face profonde de la muqueuse, où elle est extrêmement prononcée.
Si l'on sectionne la muqueuse nettement, avec un couteau bien affilé,
et qu'on observe la surface de la coupe, il est très difficile de distinguer
la muqueuse d'avec le muscle, ces deux parties ayant un aspect à peu

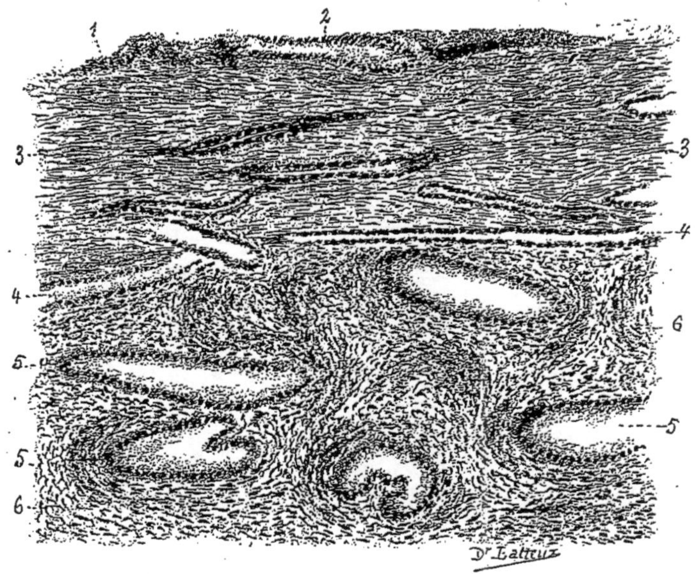

Fig. 216. — Endométrite chronique interstitielle ; atrophie partielle des glandes.

(Coupe perpendiculaire à la surface de la muqueuse du corps.)

1. Surface de la muqueuse dépourvue d'épithélium et recouverte d'une couche de sang coagulé. —
2. Glande atrophiée faisant presque saillie. — 3. Tissu fibreux à noyaux allongés parallèles. —
4. Glandes en voie d'atrophie, très longues et à lumière très rétrécie. — 5. Glandes de volume
normal situées plus profondément. — 6. Tissu formé d'éléments cellulaires arrondis ou ovoïdes
plongés dans une matière homogène.

près analogue. On arrive toutefois à les différencier, en dilacérant doucement la surface utérine avec une curette ; la muqueuse s'enlève en
effet, tandis que le tissu musculaire résiste à l'action de l'instrument.
C'est là le bénéfice du curage de la muqueuse, car la curette ne peut
pénétrer dans le tissu musculaire lui-même que si ce dernier est très
ramolli par l'inflammation, ce qui est très rare.

Lorsque l'on a fait durcir la pièce dans l'alcool pour fixer les parties,
et qu'on a pratiqué des coupes, on peut s'assurer que la muqueuse est
plus ou moins considérablement épaissie. Lorsqu'en effet les coupes ont
été colorées au picro-carmin, l'épaisseur de la muqueuse apparaît nettement à l'œil nu. Elle a une couleur un peu jaunâtre qui la différencie

de la couche musculeuse, qui est rouge. Elle est, en outre, plus transparente, surtout sur sa couche profonde, ce qui est dû aux lacunes microscopiques que présentent les tubes glandulaires. Pour bien apprécier ces détails à l'œil nu, il suffit de regarder en face du jour une préparation colorée au picro-carmin. On constate ainsi que la muqueuse atteint une épaisseur de 2, 3, 4, 5 millimètres, quelquefois même de 1 centimètre, tandis qu'elle n'a pas plus de 1 millimètre, à l'état normal. Sa surface, examinée sur ces coupes, au lieu d'être lisse, est devenue fongueuse, et présente des saillies bosselées et des dépressions d'aspect mollasse.

Les végétations pathologiques de la surface ont reçu les noms de villosités, productions villeuses, fongosités, végétations, et la maladie a ainsi été appelée *métrite villeuse*, *fongueuse*, *granuleuse*, *végétante*. Ces végétations sont parfois considérables ; elles ont une forme arrondie, allongée, et deviennent parfois de véritables polypes qui peuvent être sessiles ou pédiculés. Dans d'autres cas, à

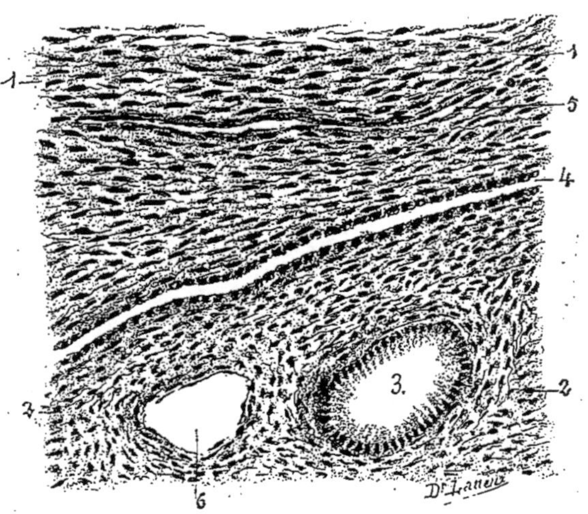

Fig. 217. — Endométrite chronique interstitielle. — Divers degrés d'atrophie des glandes (500 diam.)

1. Tissu à cellules fusiformes correspondant à la surface de la muqueuse utérine. — 2. Tissu à cellules ovoïdes plus petites. — 3. Glande à peu près normale avec son épithélium cylindrique. — 4. Glande très longue et en voie d'atrophie. L'épithélium est devenu cubique. — 5. Fente près de la surface, vestige de l'emplacement d'une glande disparue. — 6. Large cavité lymphatique.

côté de ces productions nouvelles, on voit de petits kystes du volume d'une tête d'épingle, tout à fait analogues aux œufs de Naboth, qui sont si communs dans la cavité cervicale et à la surface du museau de tanche, et qui reconnaissent la même origine glandulaire. Ils diffèrent toutefois de ces derniers par la qualité du liquide qu'ils renferment. Leur contenu est, d'ailleurs, plus liquide, plus séreux, moins consistant, moins gélatiniforme que dans les œufs de Naboth du col utérin. Les petits kystes glandulaires du corps de l'utérus s'observent plus souvent dans la métrite interne des femmes âgées que dans celle des jeunes femmes.

Tel est l'aspect microscopique de la muqueuse utérine chroniquement enflammée. »

Au point de vue histologique, il existe trois types, souvent très distincts sur certaines pièces, souvent combinés sur d'autres : l'endométrite interstitielle, la glandulaire et la polypeuse. Je suivrai dans cette description le travail de Wyder [1].

ENDOMÉTRITE CHRONIQUE INTERSTITIELLE. — Le tissu interglandulaire que nous avons vu gorgé de cellules dans la forme aiguë, si bien

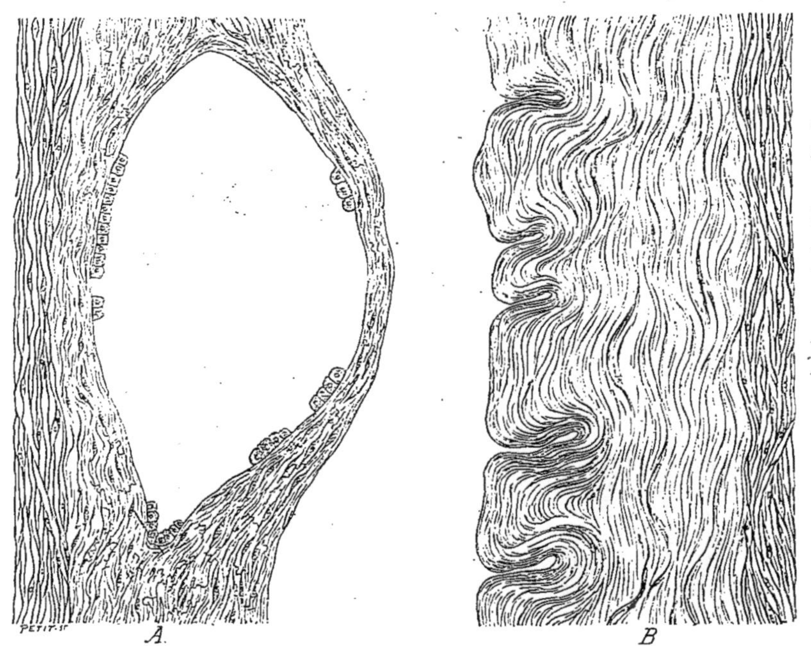

Fig. 218. — Endométrite chronique interstitielle ; atrophie totale des glandes (Wyder).
A. Dilatation kystique, dernier vestige glandulaire ; B. Tout vestige glandulaire a disparu.

qu'il ressemble presque à du tissu de granulation, se transforme ici en un véritable tissu cicatriciel dans lequel les éléments cellulaires dominent de plus en plus. Les glandes subissent le contre-coup de ce processus morbide ; elles sont tantôt étranglées par places et transformées en kystes, tantôt comprimées sur toute leur étendue et plus ou moins atrophiées (fig. 216 et 217) ; dans certains cas, par suite, il n'existe plus au milieu du tissu conjonctif que des glandes très clairsemées, et, dans d'autres, il se produit des kystes (fig. 218, A), ou on constate une complète destruction des glandes (fig. 218, B).

Dans les cas d'atrophie aussi prononcée, la tunique musculaire n'est

[1] Th. WYDER. *Tafeln für den gyn. Unterricht.*, Berlin, 1887, planches X, XI et XII.

plus revêtue que d'une mince couche de tissu conjonctif sclérosé, recouvert d'épithélium.

On peut voir alors, sous la surface recouverte encore du pavé épithélial, des lamelles fibreuses qui traversent la muqueuse, en s'anastomo-

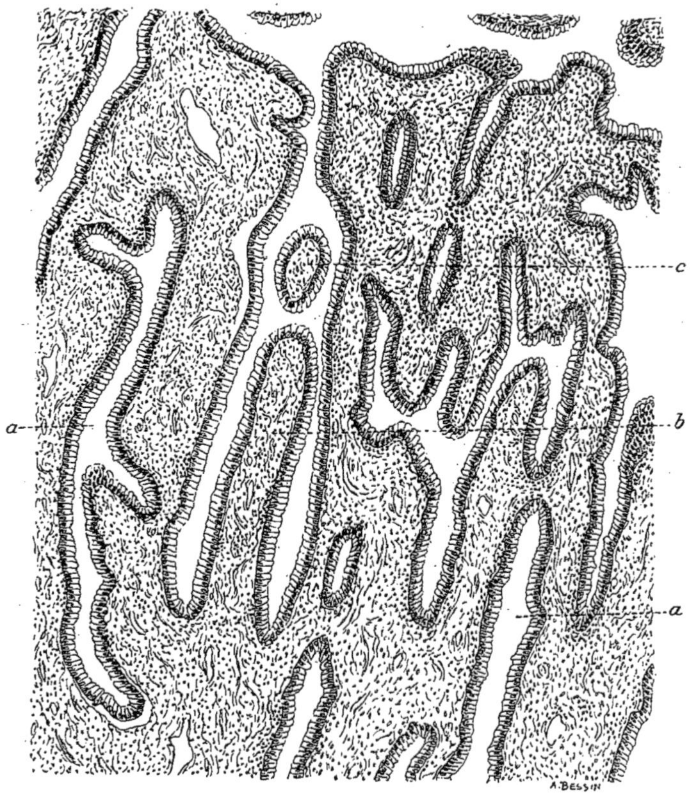

Fig. 219. — Endométrite glandulaire (Bender). Grossissement 80 diamètres.

a. Culs-de-sac glandulaires coupés obliquement; *b*, invagination glandulaire; *c*, formation pseudo-papillaire.

sant, et constituent des mailles contenant une substance homogène, en général, quoique dans la profondeur on en trouve qui sont remplies de cellules rondes très serrées. Près de la surface, le tissu interglandulaire est plus régulièrement disposé. Il est composé d'une série de couches de cellules fusiformes (fig. 217) à prolongements, parallèles entre elles. A la coupe, il ne contient que très peu de glandes.

Sur plusieurs points, on voit (fig. 218, *A*) les cavités kystiques, revêtues çà et là d'un épithélium cubique et entourées d'un tissu conjonctif fasciculé à cellules fusiformes. En d'autres endroits, on constate l'absence complète de glandes, et la muqueuse est représentée par un tissu conjonctif homogène, pauvre en cellules et fortement ondulé, qui tranche par la netteté de sa limite sur la couche musculaire. Près de la surface, cette muqueuse est en partie lisse, en partie couverte de villosités larges et plates. Il y a là tous les signes d'une sclérose avancée du tissu conjonctif (fig. 218, *B*).

Ruge a décrit une forme particulière de métrite interstitielle se tra-

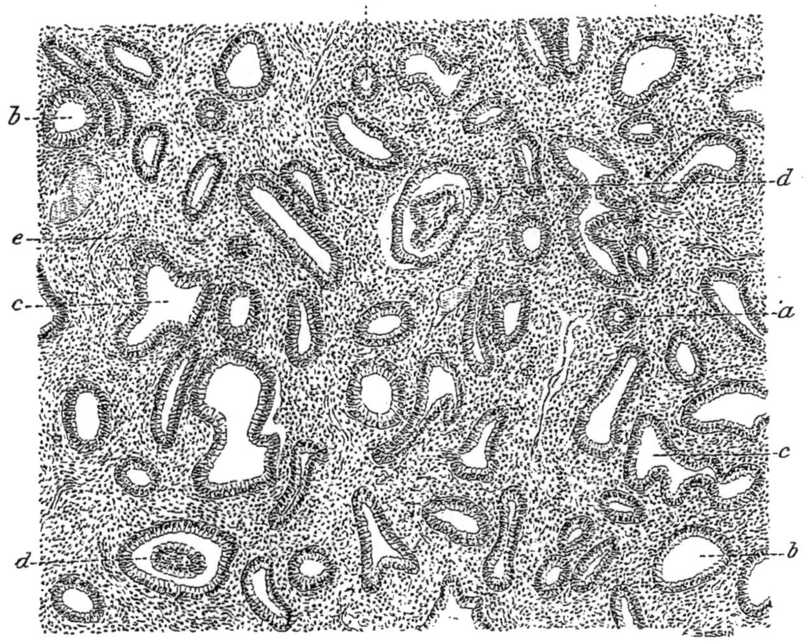

Fig. 220. — Endométrite glandulaire (Préparation de Bender): Grossissement 75 diamètres.

a. Cul-de-sac glandulaire ayant conservé ses dimensions normales; *b,* glande dilatée; *c,* glandes dilatées et déformées; *d,* invaginations glandulaires: *e,* derme infiltré de leucocytes.

duisant par une augmentation de volume des cellules conjonctives du chorion muqueux. Ces cellules forment alors de gros éléments à corps protoplasmique abondant, à noyau petit situé au centre; elles présentent la plus grande analogie avec les cellules déciduales. Elles peuvent cependant être différenciées des cellules déciduales vraies en ce qu'elles ne présentent pas, comme ces dernières, des dimensions toujours rigoureusement égales. De plus, ce processus hypertrophique des cellules conjonctives du derme est rarement étendu à la totalité de la muqueuse utérine; et l'on rencontre, sur les coupes, de nombreux points ayant conservé des caractères normaux ou voisins de la normale.

Endométrite glandulaire. — Ruge et, après lui, Wyder reconnaissent deux formes d'endométrite glandulaire, une forme hypertrophique et une forme hyperplasique[1]. Dans la première, la prolifération de l'épithélium a lieu sans multiplication des glandes elles-mêmes. Au lieu d'être représentées par un tube plus ou moins droit, les glandes ont alors une forme irrégulière et sont souvent contournées en spirale[2]. Dans la forme hyperplasique, il y a multiplication des glandes.

La figure 221 représente une forme mixte d'hypertrophie et d'hyperplasie combinées, moins rare qu'on ne le croit.

Les lésions de la muqueuse utérine dans la métrite glandulaire sont importantes à connaître. Les altérations des glandes sont parfois telles, qu'il est presque impossible de reconnaître la forme primitive du tube glandulaire; il faut être familiarisé avec ces différents aspects pour ne pas s'exposer à des erreurs d'interprétation en examinant au microscope un fragment de muqueuse.

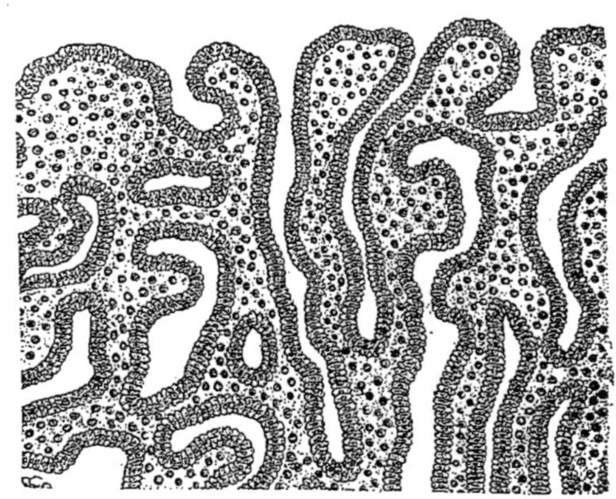

Fig. 221. — Endométrite glandulaire du corps. — Faible grossissement (Wyder).

Avec un grossissement moyen, sur une coupe de muqueuse utérine atteinte de métrite glandulaire, on est frappé des modifications qui se sont produites dans la *direction*, le *calibre* et la *forme* des tubes glandulaires. Pour bien se rendre compte de ces altérations, il importe

---

[1] RUGE. Zur Aetiologie und Anat. der Endometritis (*Zeitsch. f. Geb. u. Gyn.*, 1884, t. V, p. 517).

[2] Le professeur CORNIL a pu constater dans le revêtement épithélial des glandes des phénomènes de karyokinèse (*fig.* 222). Il pense, du reste, que ce phénomène doit aussi se produire normalement à l'époque menstruelle, car il se montre dans toutes les cellules

Fig. 222. — Revêtement épithélial d'une glande du corps de l'utérus dans la métrite (Cornil). Grossissement de 550 diamètres, objectif apochromatique de Reichert (oc. 4). — *l*, Noyau dans lequel il existe des grains et des filaments de nucléine en accroissement; *k*, noyau présentant le début de la karyokinèse avec des filaments étoilés de nucléine; *m*, petite cellule migratrice ronde située entre les cellules cylindriques.

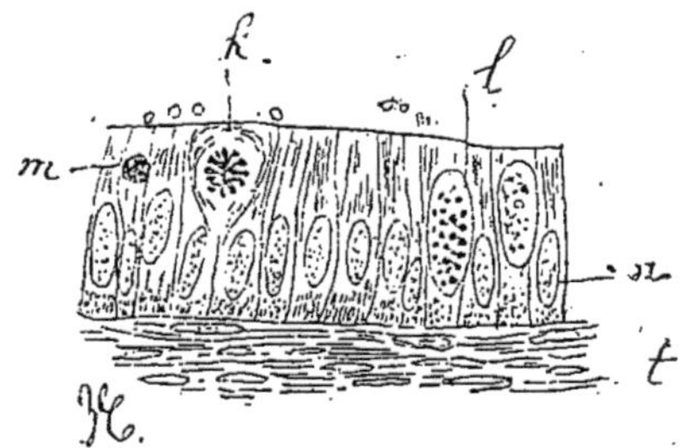

glandulaires qui se renouvellent physiologiquement. (Leçons sur l'Anatomie pathol. des métrites, *Journ. des Connaiss. méd.*, 26 avril 1888, p. 131.)

POZZI. — 4e édit. 15

d'étudier des coupes sensiblement perpendiculaires à la surface de la muqueuse.

Par intervalles, on aperçoit quelques glandes qui ont conservé des caractères presque normaux. Elles sont en petit nombre et permettent d'apprécier, par comparaison, les déformations des glandes voisines. Il arrive assez fréquemment que la partie initiale du tube glandulaire n'est pas sensiblement modifiée ; mais, à quelque distance de la surface, le tube se recourbe, se contourne dans tous les sens, décrivant les sinuosités les plus variées. Les glandes acquièrent ainsi ces formes en dents de scie, en tire-bouchon, aujourd'hui bien connues. On sait qu'à l'état normal les tubes glandulaires de la muqueuse utérine n'ont pas une direction absolument rectiligne ; ils présentent assez fréquemment de légères flexuosités, mais ces déformations physiologiques sont loin d'égaler celles que l'on observe dans la muqueuse chroniquement enflammée.

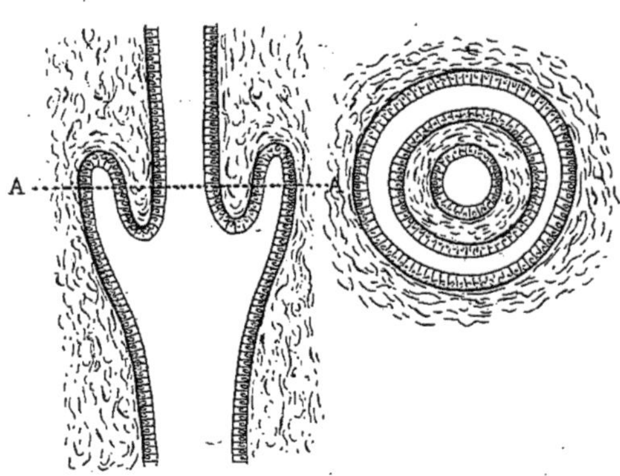

Fig. 223. — Endométrite glandulaire. — Invagination glandulaire.

L'invagination s'est produite à la partie moyenne-d'un tube. Une coupe transversale, portant à ce niveau, présentera trois cylindres épithéliaux concentriques.

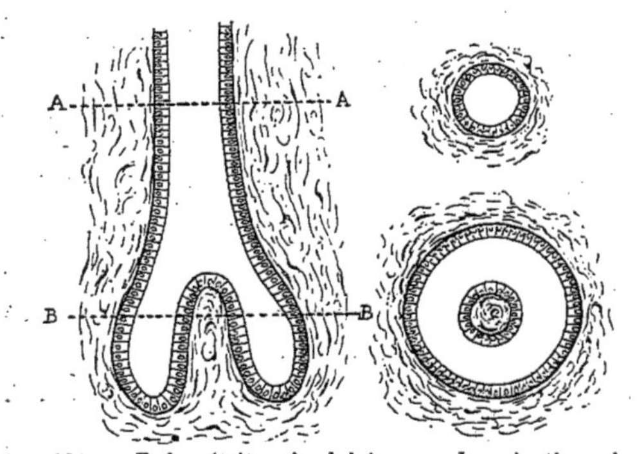

Fig. 224. — Endométrite glandulaire. — Invagination glandulaire.

Ce schéma représente une invagination glandulaire formée au niveau de la partie profonde d'un tube glandulaire. Une coupe transversale passant au niveau de l'invagination (B-B), nous montre deux tubes épithéliaux concentriques.

Les tubes glandulaires sont considérablement dilatés. Cette dilatation est parfois régulière et la glande conserve sa forme cylindrique avec un calibre double ou triple de la normale. Mais le plus souvent les glandes sont complètement déformées. Sur des coupes perpendiculaires à la surface, les glandes apparaissent sous la forme de gros boyaux irréguliers et sinueux ; sur des coupes parallèles, elles dessinent des figures souvent très complexes, à contour festonné et où l'épithélium forme tour à tour des dépressions en culs-de-sac et des formations pseudo-papillaires saillantes dans la cavité du tube.

Le tube est tapissé de cellules épithéliales qui ont conservé des caractères qui permettent de les reconnaître aisément; elles ont gardé leur forme cylindrique bien qu'elles soient souvent fortement gonflées. La limite périphérique du tube est toujours très nette; elle est marquée par une ligne de cellules conjonctives aplaties formant membrane basale.

Il arrive assez fréquemment d'observer, au centre d'un tube glandulaire, la coupe concentrique d'un et parfois même de deux tubes tapissés également d'un épithélium cylindrique. Cet aspect est dû à des *invaginations glandulaires*, comme on peut s'en rendre facilement compte en faisant des coupes sériées perpendiculaires à la surface. L'invagination peut se produire au niveau de la partie profonde, élargie du tube glandulaire : on aura, dans ce cas, deux cylindres seulement. Si l'invagination s'est produite à la partie moyenne, on aura nécessairement trois cylindres concentriques.

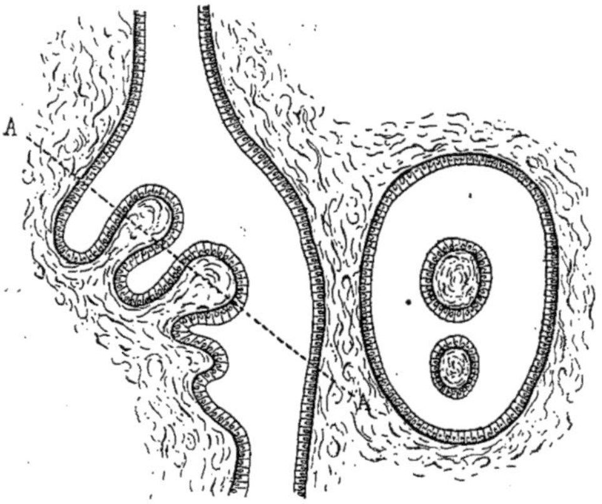

On obtient également des figures très curieuses lorsqu'une coupe intéresse plus ou moins obliquement un tube dilaté, à l'intérieur duquel font saillie des replis du revêtement épithélial.

Fig. 225. — Endométrite glandulaire. Formation, dans les tubes, dilatés, de plis latéraux, de figures pseudo-papillaires.

Ce schéma fait comprendre comment une coupe oblique passant en AA nous montrera, au milieu du tube glandulaire, deux cylindres épithéliaux isolés, non concentriques. Ces figures peuvent présenter la plus grande diversité.

Ces divers types de déformations glandulaires sont reproduits sur les figures 223, 224 et 225. Ces schémas permettront d'en comprendre le mécanisme, mieux que toute description.

Il est facile de s'expliquer la genèse de ces déformations des glandes. Sous l'influence de l'inflammation dont elle est le siège, la muqueuse subit dans son ensemble un processus d'hyperplasie. Les glandes, ici, sont particulièrement intéressées; elles se dilatent, les intervalles qui les séparent diminuent, si bien qu'elles peuvent venir au contact. En même temps, elles s'allongent, décrivant les sinuosités dont nous avons parlé plus haut. Au début, le tissu conjonctif se laisse aisément refouler, mais il finit par opposer de la résistance et d'autant mieux qu'il participe toujours plus ou moins au processus inflammatoire. Les tubes dilatés doivent alors se loger dans un espace plus restreint, et c'est ainsi que les glandes se replient, poussent des prolongements au niveau des points où la résistance est moindre, forment des invaginations plus ou moins compliquées, le tout aboutissant à des figures dont la complexité défie toute description.

Il est bien évident que, lorsque des glandes ainsi déformées se trouveront intéressées par des coupes obliques et tangentielles, il pourra en résulter des figures histologiques bien propres à semer le doute dans l'esprit de l'observateur.

Pettit[1] en France, Amann[2] en Allemagne ont bien insisté sur ce point, et ont donné de bonnes descriptions histologiques de la métrite glandulaire. L'écueil consiste, généralement, à faire le diagnostic de cancer alors qu'il s'agit d'une simple métrite. Ainsi s'expliqueraient peut-être certaines statistiques d'hystérectomies pour cancer de l'utérus où la proportion des récidives paraît singulièrement réduite. Mais il faut bien établir qu'avec une technique précise et en faisant des coupes sériées, il est possible de se mettre à l'abri d'une telle erreur de diagnostic. On doit admettre que le diagnostic différentiel du cancer et de la métrite glandulaire peut être fait au microscope, mais seulement par des observateurs très familiarisés avec ce genre de recherches.

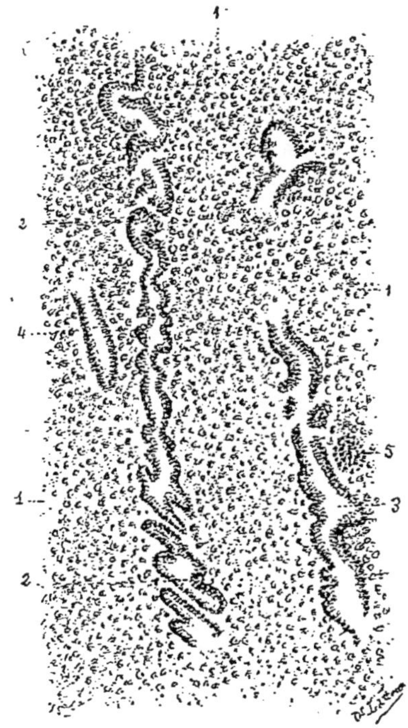

Fig. 226. — Endométrite glandulaire. — Déformations des glandes en « tire-bouchon ».

1. Tissu péri-glandulaire embryonnaire. — 2. Glande très longue et devenue flexueuse dans toute son étendue. — 3. Dilatation de certaines glandes. — 4. Glande ayant conservé son calibre normal.

Endométrite polypeuse. — Elle est caractérisée, à l'œil nu, par l'énorme développement de la muqueuse, qui a l'aspect fongueux et qui peut parfois être hérissée de productions polypiformes mollasses. Récamier[3], le premier, avait bien décrit l'aspect macroscopique de cette forme, qu'Olshausen a de nouveau étudiée. C'est, au point de vue histo-

[1] A. Pettit. Diagnostic histologique des curettages utérins. Paris, 1901.

[2] Jos. Albert Amann (junior). Kurzgefasstes Lehrbuch der mikroskopich-gynäkologischen Diagnostik. Wiesbaden, 1897.

[3] Récamier. Union méd. de Paris, 1850, 1-8 juin, p. 266 et suiv.

logique, une forme mixte, à la fois interstitielle et glandulaire, avec
dégénérescence kystique marquée.

À la surface, on voit à l'œil nu de petites vésicules de 1 millimètre
de diamètre, transparentes et un peu saillantes. Au microscope (fig. 229),
ces kystes proviennent évidemment des glandes dégénérées, revêtues
d'épithélium cubique. Ils sont séparés par des travées de tissu con-

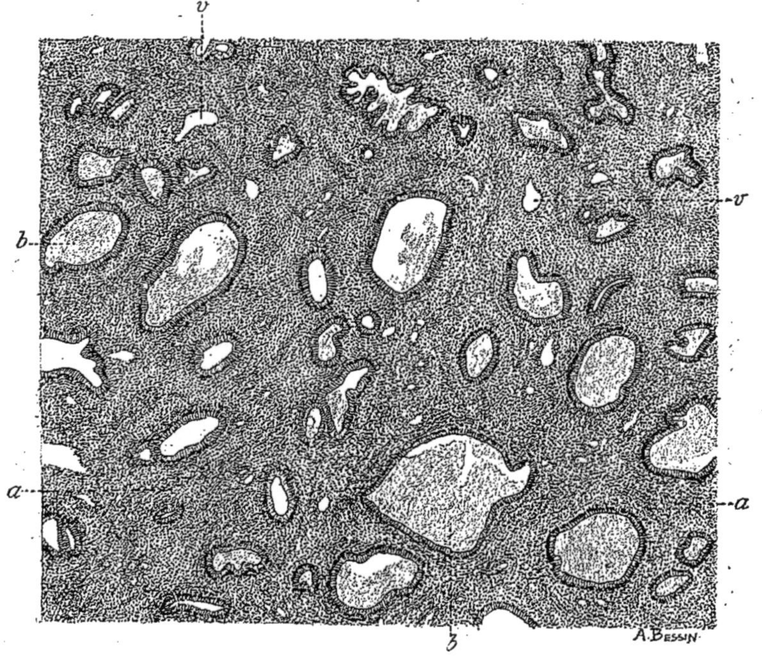

Fig. 227. — Endométrite polypeuse (Bender).

On voit en A, le stroma conjonctif, riche en cellules et contenant des tubes glandulaires (B), irrégulièrement dilatés et déformés, et des vaisseaux assez nombreux (v).

jonctif. Dans la partie superficielle de la muqueuse, on trouve des
glandes dilatées. Dans la profondeur, les glandes sont souvent normales, mais flexueuses et tantôt dirigées parallèlement à la surface des
fibres musculaires, tantôt obliquement. Les culs-de-sac glandulaires
dépassent le plus souvent la limite profonde de la muqueuse et s'enfoncent, d'après Cornil, entre les fibres musculaires sous-jacentes. C'est
là un exemple remarquable de ce qu'en anatomie générale on appelait
autrefois *hétérotopie glandulaire*, fait qui peut se produire sous l'influence de l'inflammation simple, sans tendance maligne. Dans cet
envahissement du tissu musculaire, les glandes sont accompagnées
d'une certaine quantité de tissu conjonctif qui les entoure. Le tissu
interglandulaire est très riche en vaisseaux. Dans les points qui cor-

respondent aux dilatations glandulaires, tantôt il renferme de nombreuses cellules fusiformes à prolongements qui lui donnent un aspect

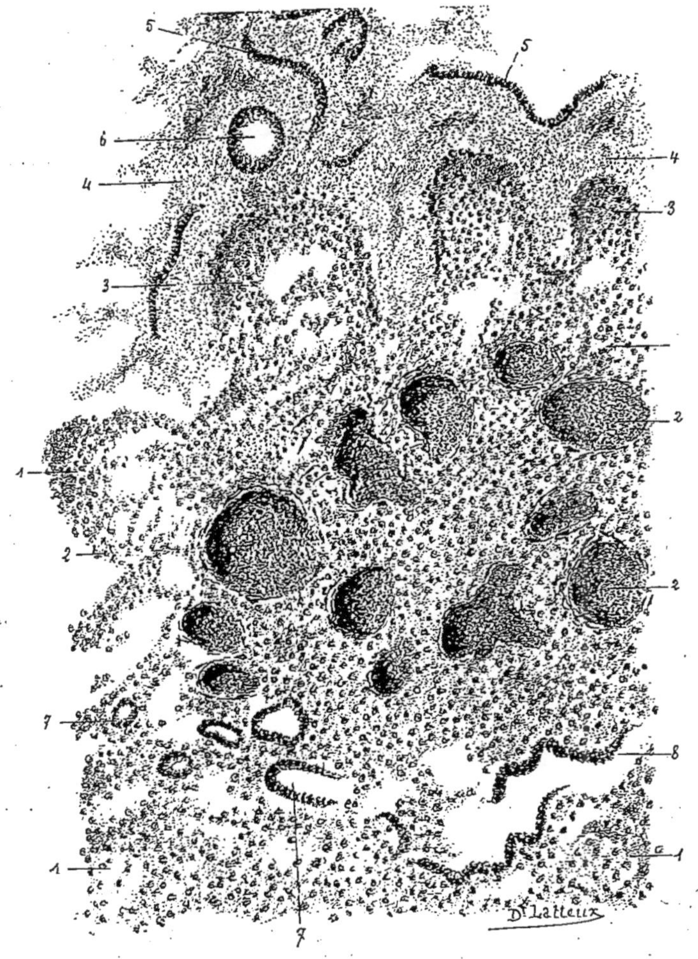

Fig. 228. — Endométrite polypeuse (avec hémorragies). — (Coupe à travers un fragment de muqueuse.)

1. Tissu infiltré de cellules embryonnaires et de globules sanguins extravasés. — 2. Larges capillaires dilatés et remplis de sang. — 3. Mamelons embryonnaires, répondant à la surface de la muqueuse et dépouillés de leur couche épithéliale. — 4. Couche de sang coagulé à la surface. — 5. Fragments d'épithélium détachés et englobés dans le caillot sanguin. — 6. Anneau épithélial complet. — 7. Vestiges de glandes. — 8. Lambeaux d'épithélium noyés au milieu des cellules embryonnaires.

strié, tantôt il revêt la forme du tissu fibreux, relativement pauvre en éléments cellulaires; c'est ce qu'on observe au voisinage immédiat des vaisseaux. Profondément et autour des glandes intactes ainsi qu'entre les kystes, le tissu inter-glandulaire est remplacé par une substance homogène, riche en cellules rondes, presque les unes contre les autres [1] (fig. 250).

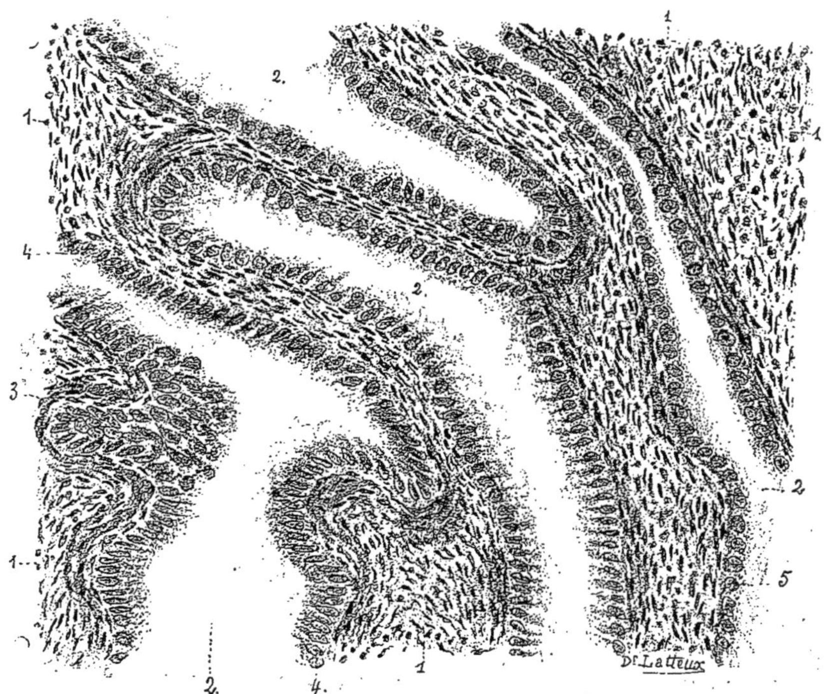

Fig. 229. — Endométrite polypeuse. — (Grossissement de 500 diam.)

1. Tissu conjonctif riche en éléments cellulaires allongés ou arrondis. — 2. Cavités glandulaires hypertrophiées tapissées d'épithélium cylindrique. — 5. Point où cet épithélium a proliféré. — 4. Revêtement à noyaux ovoïdes. — 5. Les cellules deviennent cubiques avec un gros noyau arrondi.

[1] De Sinéty (*loc. cit.*, p. 585) a donné une bonne description des lésions anatomiques de l'endométrite, bien que l'examen *post mortem* n'ait porté que sur une seule pièce. Il a surtout étudié les végétations ou excroissances qu'on observe à la surface de la muqueuse et qu'il a examinées sur les lambeaux enlevés à l'aide de la curette de Récamier; mais il a moins insisté sur les lésions de la muqueuse elle-même. Il décrit (p. 587) trois sortes de végétations : les végétations *glandulaires*, formées par des glandes dilatées et hypertrophiées, devenues flexueuses, avec conservation de leur épithélium; les végétations uniquement *embryonnaires*, constituées par du tissu embryonnaire avec de rares vaisseaux, et les végétations *vasculaires*, composées de vaisseaux souvent extrêmement dilatés.

Certains auteurs distinguent une *endométrite diphtéritique* qu'il conviendrait plutôt d'appeler *gangreneuse*, car ces prétendues fausses membranes ne sont que le produit d'une mortification partielle. C'est, me semble-t-il, une erreur nosologique que de faire rentrer, dans le groupe cliniquement si bien défini des maladies inflammatoires de l'utérus, un simple accident pathologique qui peut atteindre le tissu de cet organe, comme tous les autres, dans certaines conditions locales ou générales. Ainsi, on a pu constater l'endométrite diphtéritique à la suite du tamponnement au perchlorure de fer (Zweifel. Société obstétr. de Leipzig. — *Centr. f. Gyn.*, 1888, p. 408), ou après l'énucléation d'un corps fibreux, ou dans le cours d'une septicémie causée, chez une vieille femme, par un phlegmon de la jambe (Fränkel. Soc. obstét. de Hambourg. (*Centr. f. Gyn.*, 1888, n° 21, p. 347.)

Cohnn a aussi observé différentes particularités d'un haut intérêt, visibles seulement à

ENDOMÉTRITE POST-ABORTUM. — Enfin, il est une variété histologique d'endométrite qui ne mérite assurément pas d'être élevée à la hauteur

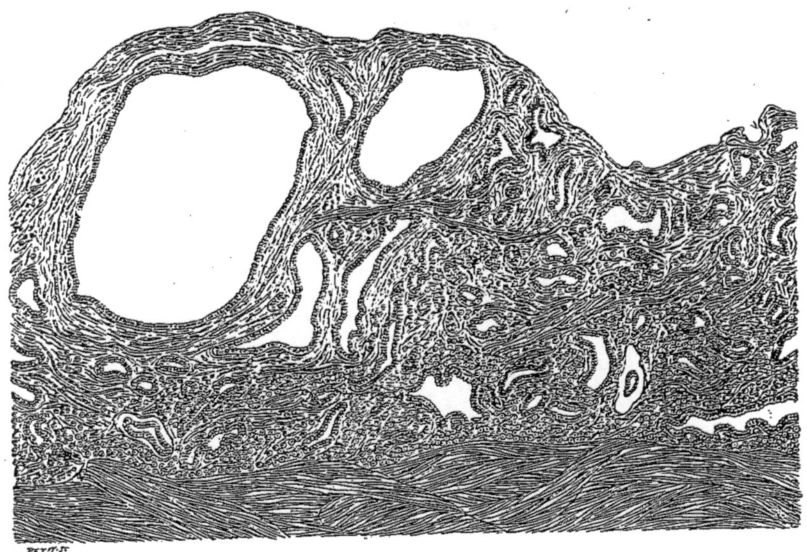

Fig. 250. — Endométrite polypeuse (Wyder).

d'une forme spéciale, mais qu'il n'est pas inutile de spécifier. C'est l'endométrite post-abortum.

D'après Schröder, c'est presque toujours l'endométrite interstitielle que l'on observe après l'avortement; les glandes deviennent aussi

un fort grossissement : les coupes allongées ou circulaires représentant la section des glandes offrent, dit-il, généralement à leur bord interne une seule couche de cellules cylindriques à plateau. Lorsque plusieurs couches sont superposées, les détails sont difficiles à saisir, mais quand les sections sont minces et bien orientées, on n'a le plus souvent sous les yeux qu'une seule rangée de cellules. Les cils vibratilés que l'on trouve sur l'épithélium glandulaire sain sont encore conservés en grande partie, et cette conservation des cils vibratiles sur des glandes, ainsi modifiées par l'inflammation chronique, est un fait très remarquable. Toutefois, il n'est pas toujours facile d'apercevoir ces cils ; il est indispensable d'employer d'excellents objectifs et de faire usage de pièces irréprochablement fraîches. Pour avoir des préparations démonstratives, il faut se procurer ces pièces sortant des mains du chirurgien et les placer, immédiatement après l'opération, dans un liquide conservateur, de préférence l'alcool à 90°. Sur la préparation de pièces d'une fraîcheur irréprochable, on voit, quand les cils ont disparu, à la surface de la cellule, une légère couche de mucus, soit clair et homogène, soit sous la forme de petites boules, soit légèrement strié, comme s'il y avait eu agglomération des cils vibratiles. Les cellules qui remplissent parfois complètement les alvéoles glandulaires sont des cellules cylindriques identiques à celles que l'on trouve normalement dans les glandes de l'utérus, ou modifiées, ovoïdes, devenues muqueuses.

La seule différence que présentent les coupes de fragments raclés par la curette avec les sections de la muqueuse, faites sur des utérus entiers, est qu'elles sont d'une orientation plus difficile. C'est pour cette raison qu'il vaut mieux étudier les sections de la muqueuse perpendiculaires à sa surface, sur des pièces complètes, provenant de l'hystérectomie. (CORNIL, *loc. cit.*, p. 125.)

malades à la longue. Mais ce qui donne un aspect caractéristique à cette forme anatomique, c'est l'involution incomplète ou défectueuse de la caduque vraie ou sérotine, qui subit mal la métamorphose régressive, en sorte qu'on voit persister des îlots de caduque plus ou moins étendus, autour desquels s'opère une prolifération très active de petites cellules (fig. 231). Ces modifications inflammatoires de la muqueuse, ajoute Schröder, diffèrent essentiellement des rétentions placentaires

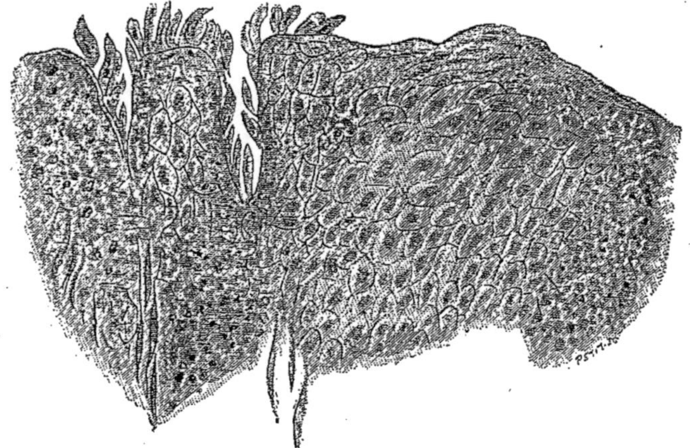

Fig. 231. — Endométrite *post-abortum*, montrant des îlots de caduque, autour desquels se fait une prolifération cellulaire.

que l'on indique, souvent à tort, sous le nom d'*endométrite post-abortum*, et qui ne sont que des *accidents hémorragiques post-abortum*, dus au resserrement incomplet de l'utérus et de ses vaisseaux[1] .

II. — **Lésions du col.** — Le plus souvent au début, les lésions sont contemporaines dans le corps et dans le col et évoluent parallèlement[2]. Cependant, il peut se faire que plus tard l'inflammation se localise dans l'une ou l'autre de ces régions[2]. La métrite cervicale prédomine ordinairement, car le col utérin est plus exposé aux causes vulnérantes. Si c'est sa muqueuse qui est tout d'abord atteinte et malade, ses altérations ne tardent pas à se propager, pour ainsi dire, de proche en proche, dans le tissu musculofibreux, et une véritable métrite parenchymateuse succède à toute inflammation cervicale de quelque durée. Cornil signale explicitement ces lésions de métrite parenchymateuse, qui peuvent être partielles. Par exemple, ces lésions sont parfois restreintes au col dans l'ectropion de cet organe causé non seu-

---

[1] C. Schröder. *Maladies des org. génit. de la femme*, trad. franç. de Lauwers et Hertoghe. Bruxelles, 1886, p. 125.

[2] S. Pozzi. Contribution à l'étude des métrites cervicales. (Rapport au Congrès international de médecine. *in Rev. de Gyn. et Chir. abd.*, 1900, p. 757.)

lement par l'épaississement de la muqueuse cervicale, renversée en dehors dans le vagin et épaissie, mais aussi par l'épaississement du tissu conjonctif, situé sous la muqueuse et entre les faisceaux musculaires. Dans ce tissu conjonctif on constate souvent des lésions d'inflammation récente : les faisceaux de tissu conjonctif sont épaissis et des cellules plates sont interposées entre eux[1].

Chez les nullipares existe une variété intéressante de métrite chro-

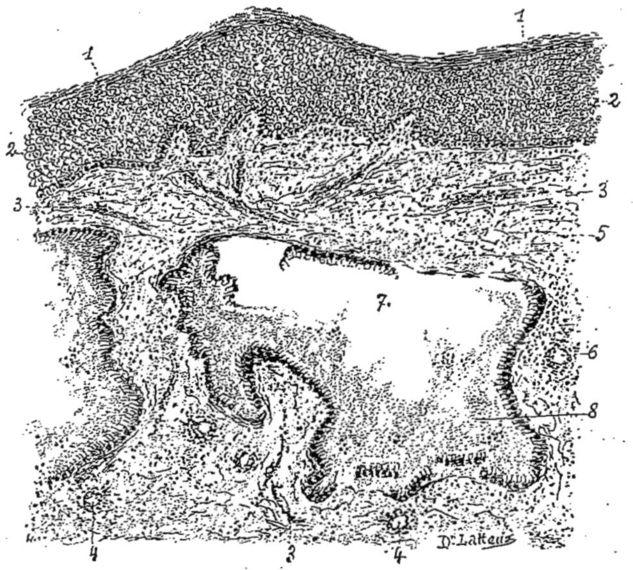

Fig. 232. — Œufs de Naboth. — (Coupe perpendiculaire à la surface du col, près du bord externe.)
1. Couche d'épithélium pavimenteux stratifié. — 2. Corps muqueux. — 3. Vaisseaux en long. — 4. Vaisseaux en travers. — 5. Tissu conjonctif avec nombreux éléments cellulaires. — 6. Petit centre d'accumulation de cellules embryonnaires autour d'un vaisseau. — 7. Intérieur d'un kyste (œuf de Naboth) formé aux dépens d'une glande dilatée et dont l'épithélium de revêtement est partiellement détaché. — 8. Matière colloïde épanchée à l'intérieur et contenant dans sa masse des amas de globules blancs et de cellules épithéliales.

nique cervicale : le trait principal y est constitué par l'étroitesse réelle ou relative de l'orifice externe du col qui met obstacle au libre drainage de la cavité pour peu que la sécrétion y soit anormalement abondante. Il en résulte un **engouement muqueux**, c'est-à-dire une accumulation de mucus dans l'intérieur du col qui se dilate à la façon d'un barillet. Toutes les formes du col congénitalement étroit sont susceptibles de présenter cette sténose anormale, en trou d'aiguille, de l'orifice

[1] M. PÉRAIRE (*Des endométrites infectieuses* Thèse de Paris, 1889) prétend avoir observé dans la métrite cervicale des germes, bactéries et cocci, ayant traversé la muqueuse et disséminés jusque dans la tunique musculaire. Ce fait, s'il était démontré, rendrait compte de la grande persistance des lésions du col, malgré les agents modificateurs.

externe, mais elle se rencontre plus particulièrement dans le col conique. Dans des cas invétérés, j'ai observé des végétations polypeuses, soit isolées, soit multiples et farcissant la cavité du col. Ces cas correspondent toujours à des dysménohrrées anciennes et très intenses.

Le col de l'utérus, dans les métrites, peut offrir des lésions spéciales et très diverses : déchirures, ectropion de la muqueuse, hypertrophie, congestion, varicosités, granulations, folliculites, érosions, ulcérations,

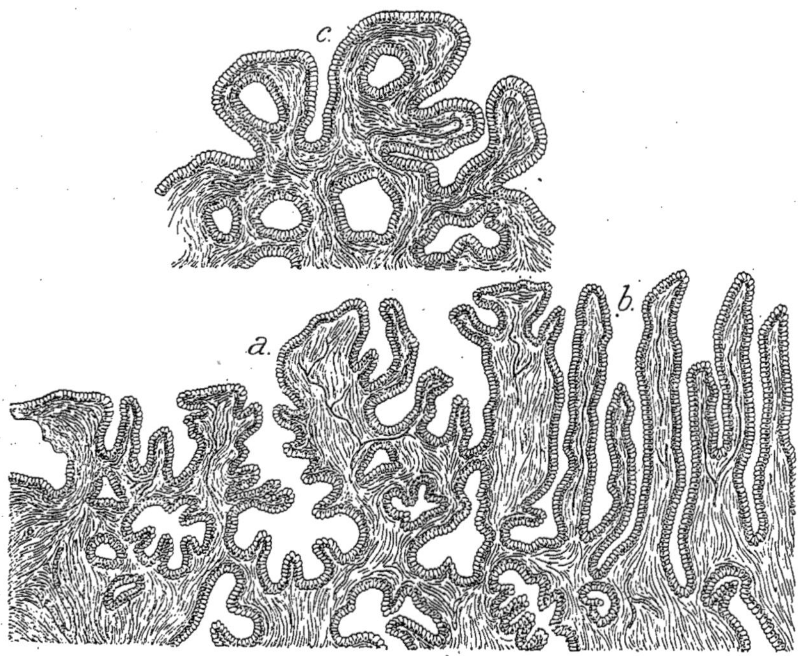

Fig. 235. — *a*, *b*, Erosion simple papillaire; *c*, folliculaire. (Faible grossissement.)

kystes ou œufs de Naboth, etc. Comme cette portion de l'utérus est accessible à la vue, la description macroscopique de ces lésions rentrera dans l'exposé clinique. Mais il importe de préciser la nature exacte de certaines d'entre elles, avec les ressources de l'analyse histologique.

Œufs de Naboth. Granulations ou folliculites. — Les œufs de Naboth sont de petits kystes (fig. 230); les granulations ou folliculites sont de petites *ulcérations* (je m'expliquerai plus loin sur la valeur de ce mot), disséminées à la surface du col. Les uns et les autres simulent parfois une sorte d'éruption, et certains auteurs les ont à tort identifiés à celles du tégument externe (érythème, eczéma, herpès,

                                        MÉTRITES.

acné, pemphigus, etc.[1]). C'est une assimilation théorique, purement arbitraire, et qui n'est basée sur aucune donnée sérieuse.

Érosions. Ulcérations. — Le col peut offrir au voisinage de l'ori-

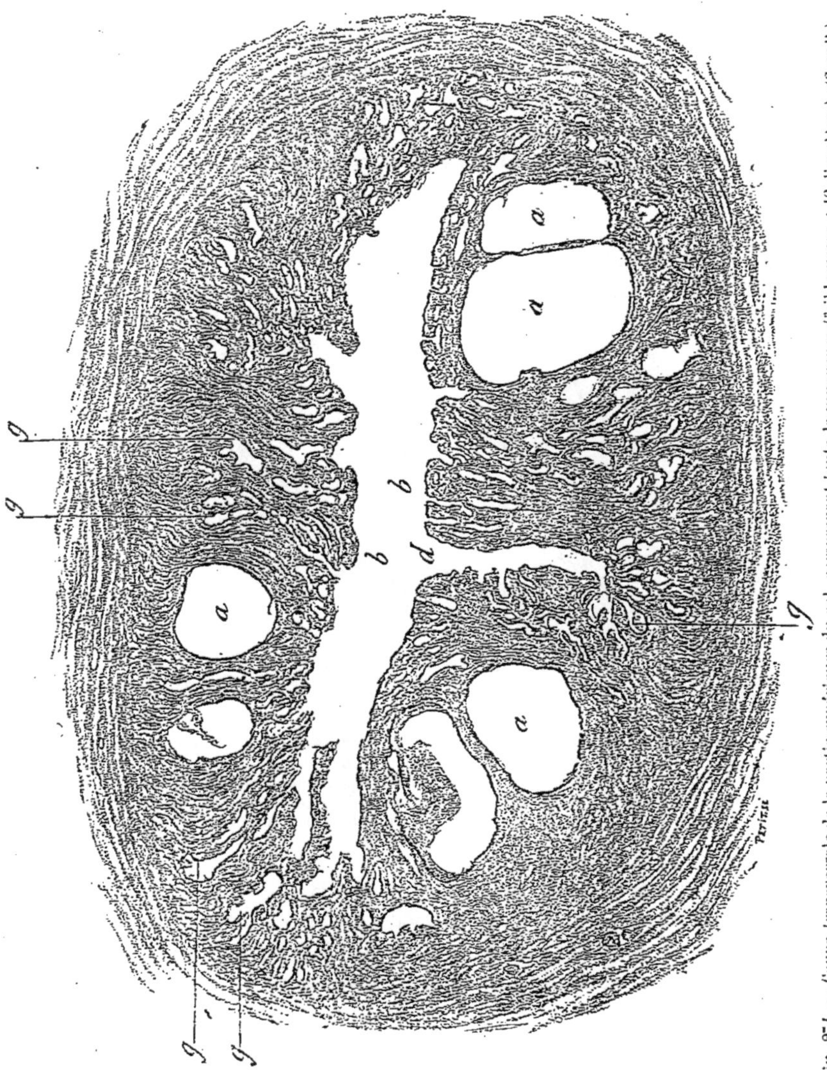

Fig. 254. — Coupe transversale de la partie supérieure du col, comprenant toute la muqueuse (faible gross. : 12 diamètres). (Cornil.) — La partie centrale vide représente la cavité du col ; *bb*, la surface interne de la muqueuse présentant de petites saillies, des dépressions glandulaires superficielles et de grandes dépressions ; *d*, intermédiaires aux plis de l'arbre de vie ; *g g*, glandes situées profondément ; *a a*, œufs de Naboth ; *m m*, tissu musculaire formant la paroi utérine.

fice externe un aspect rouge et dépoli, sans saillie ni dépression. C'est l'**érosion** proprement dite. On peut l'observer dans le cas de vaginite aiguë, avec sécrétion abondante, ou encore par suite du contact

[1] Courty. *Loc. cit.*, p. 1059.

d'un corps étranger (pessaire); au microscope, on constate qu'il y a eu simple substitution de l'épithélium cylindrique à l'épithélium pavimenteux normal.

Fischel[1] a démontré qu'on trouve parfois à la naissance, chez l'enfant, une *pseudo-érosion* du museau de tanche : au niveau de cette pseudo-érosion l'épithélium est cylindrique; plus tard, cet épithélium se recouvre de stratifications pavimenteuses; mais celles-ci viennent-elles à se desquamer, sous une influence quelconque, l'aspect primitif reparaît. Ainsi serait créée une prédisposition congénitale aux érosions, tout à fait curieuse. Les remarques de Klotz[2] viennent à l'appui de cette

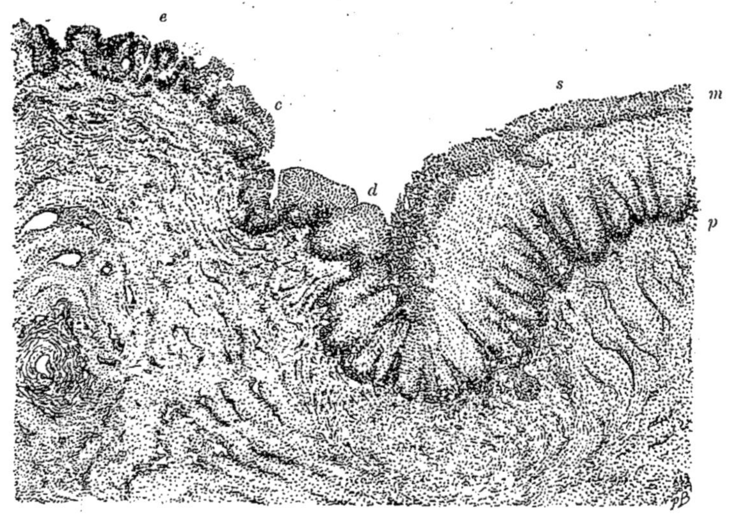

Fig. 255. — Section de la muqueuse de la portion vaginale du col dans un cas d'inflammation chronique (grossissement de 40 diamètres). (Cornil.) — A la gauche de la figure, en *e*, les papilles sont recouvertes d'une seule couche d'épithélium cylindrique; en *c*, l'épithélium commence à devenir pavimenteux; *d*, dépression au niveau de laquelle l'épithélium pavimenteux s'épaissit progressivement; *s*, couche superficielle cornée de l'épithélium; *m*, corps muqueux très épais; *p*, papilles; *t t*, tissu conjonctif.

manière de voir; suivant cet auteur, il y a des femmes qui ont une érosion ou ulcération, sous l'influence d'une inflammation très légère, tandis que d'autres, atteintes d'un catarrhe cervical intense, n'en présentent jamais. Enfin cet auteur a insisté sur les différences anatomiques individuelles qu'offraient, à l'état adulte et chez les vierges, la structure normale du col utérin et la ligne de démarcation des deux épithéliums. Il semble donc bien y avoir des femmes spécialement

---

[1] FISCHEL. Ein Beiträg zur Histologie der Erosionen der Portio vaginalis Uteri (*Arch. f. Gyn.*, 1879, t. XV, p. 76; 1880, t. XVI, p. 192, et 1881, t. XVIII, p. 433), et Die Erosion und das Ectropium (*Centr. f. Gyn.*, 1880, p. 425 et 585).

[2] H. KLOTZ. *Gynäkol. Studien*. Wien, 1870.

vouées à la métrite cervicale, par une véritable idiosyncrasie congénitale.

L'ulcération est le nom qu'on a donné à un autre aspect : sur toute la
circonférence de l'orifice, ou seulement sur une partie de son pourtour,
existe une dépression apparente, généralement circonscrite par un bord
circulaire, et dont la surface paraît lisse et rouge, ou encore veloutée et
même villeuse. Les gynécologistes ont longtemps considéré cette lésion
comme une perte de substance avec destruction de tissu, d'où le nom
d'*ulcération*, de *col ulcéré*, et certains d'entre eux exagéraient singulièrement l'importance de cette lésion. Lisfranc en faisait le symptôme
capital de son « engorgement de l'utérus » ; pour lui, c'était la maladie
principale. Une réaction se produisit ; Gosselin[1] osa le premier, grande

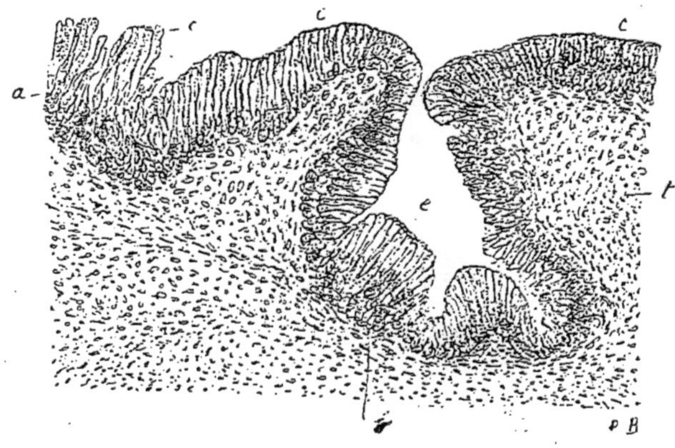

Fig. 236. — Portion de la muqueuse représentée dans la figure précédente (grossissement de 200
diamètres). — *a*, épaisseur de la couche épithéliale superficielle formée de cellules cylindriques
très allongées, *c* ; *e*, dépression interpapillaire ; *t*, tissu conjonctif. (Cornil.)

audace pour l'époque où il formulait cette opinion, avancer que l'ulcération n'était pas toute la maladie, mais seulement un symptôme de ce
catarrhe utérin qu'avait d'abord fait connaître le travail de Mélier[2]. Ce
n'est pas, affirmait d'autre part Gosselin, comme *lésion inflammatoire*,
et en réagissant comme telle sur la constitution (opinion de Récamier
et de Lisfranc), que les ulcérations sont graves, mais à cause de l'*affaiblissement* produit par leur sécrétion ; c'est à la suite d'expériences que
l'éminent clinicien en était même arrivé plus tard, en exagérant la
portée de ces expériences, à croire que c'était « en ouvrant la porte à
des absorptions délétères ».

[1] Gosselin. De la valeur symptomatique des ulcères du col utérin (*Arch. gén. de méd.*,
1843, 4ᵉ série, t. II, p. 129). — *Cliniques de l'hôpital de la Charité*, 1879, t. III, p. 42.
[2] Mélier. Considérations pratiques sur le traitement des maladies de la matrice (*Mém. de
l'Acad. de méd.*, 1833, t. II, p. 530).

Tyler Smith[1] d'abord, et plus récemment Roser[2] ne virent dans cette lésion qu'une hernie de la muqueuse de l'intérieur du col, et, selon l'expression de Roser, un **ectropion** comparable à celui des paupières, quand la conjonctive est renversée ou enflammée. Cet auteur distinguait un ectropion traumatique ou cicatriciel, dû à la déchirure du col, et un ectropion inflammatoire, dû à la hernie de la muqueuse cervicale.

Il faut, assurément, faire une certaine part à cette sorte de descente

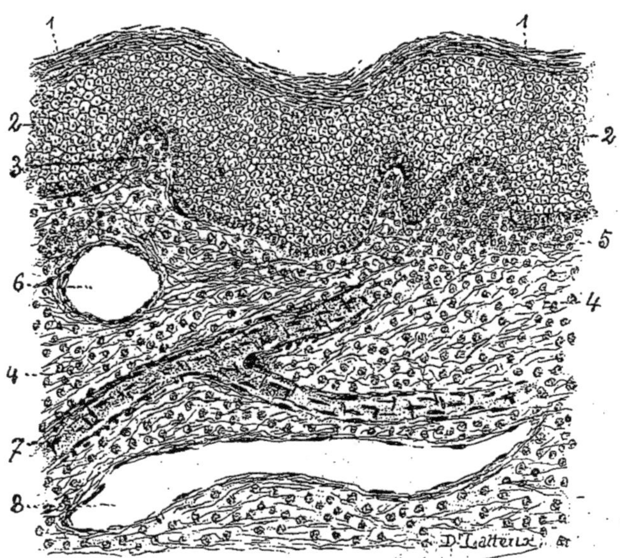

Fig. 257. — Métrite du col. — (Hypertrophie de la couche épithéliale cornée.)

1. Couche cornée à cellules aplaties. — 2. Corps muqueux doublé d'épaisseur. — 3. Papille. — 4. Tissu conjonctif riche en cellules. — 5. Centre embryonnaire inflammatoire. — 6. Vaisseau entouré d'une zone de cellules en voie de prolifération. — 7. Gros capillaire ramifié. — 8. Fente lymphatique dilatée.

de la muqueuse intra-cervicale tuméfiée, au delà de l'orifice et sur la face externe du col. Elle peut constituer, dans les cas de déchirures profondes, la majeure partie de la surface exposée, de l'*ulcération*. Mais, dans beaucoup de cas, l'orifice du museau de tanche fermé ne laisserait déborder qu'un mince liséré de la muqueuse interne, et comme l'ulcération envahit pourtant une grande partie de la surface convexe du col, il faut absolument reconnaître qu'il y a eu altération *sur place* de cette surface.

Quelle est la nature exacte de cette altération? L'ancienne notion d'ulcération est-elle exacte et répond-elle à une réalité anatomique ou seulement à une apparence?

[1] Tyler Smith. *Med. Chir. Transact.*, 1852, t. XXXV, p. 598.
[2] Roser. Das Ectropium am Muttermund (*Arch. der Heilkunde*, 1881, t. II, p. 97).

Le travail magistral de Veit et Ruge[1], confirmé d'abord en France par de Sinéty, est venu éclairer cette question d'un jour tout nouveau. Ces auteurs ont affirmé qu'il n'y avait pas destruction de tissu, mais bien néoformation : tandis que l'épithélium cylindrique remplace, au niveau de la surface externe *ulcérée*, l'épithélium pavimenteux, il s'y produit

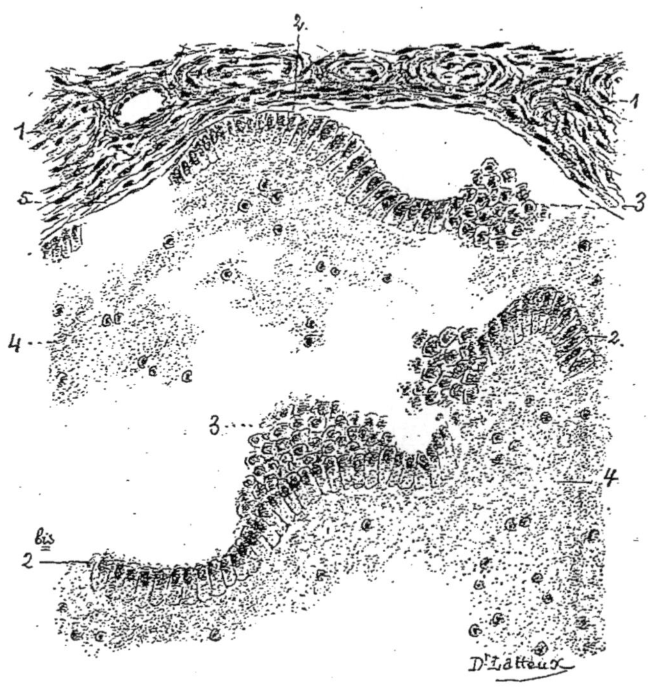

Fig. 258. — Métrite du col. — Glande dilatée remplie de matière colloïde. — (500 diam.)

1. Tissu conjonctif à cellules transformées. — 2. Épithélium cylindrique encore adhérent à la paroi de la glande. — 2 *bis*. Lambeau épithélial détaché. — 3. Modification de l'épithélium qui prolifère et devient polyédrique dans la couche profonde. — 4. Matière colloïde englobant des éléments lymphatiques. — 5. Petite fente lymphatique.

des glandes juxtaposées, et la substance inter-glandulaire prend, entre ces dépressions, l'aspect des pieux d'une palissade, d'où l'aspect papillaire de la surface (fig. 233, *a*, *b*). Lorsqu'une déchirure bilatérale du col permet à cette néoformation glandulaire de s'étaler largement à l'extérieur, elle déborde l'orifice externe comme un parement de velours cramoisi sur une manche[2]. D'autres fois, ces glandes deviennent kysti-

---

[1] VEIT et RUGE. Zur Path. der Vaginalportion (*Zeitsch. f. Geb. u. Gyn.*, 1878, t. II, p. 415, et 1882, t. VIII, p. 405).

[2] Il est certain que les déchirures du col favorisent beaucoup l'*ulcération*, mais il est toutefois exagéré de dire avec BOUILLY (*Semaine méd.*, 5 sep. 1888, p. 545) qu'il n'existe pas d'ulcération vraie du col, sans déchirure produite par l'accouchement. — BENNETT

ques et forment des mamelons dans le fond de l'ulcération, qui prend alors l'aspect **folliculaire** (plus évident encore à la coupe qu'à l'inspection directe)[1] (fig. 235, c). Ces kystes peuvent former des amas détachés de la surface du col, sous forme de **polypes muqueux** ou utéro-folliculaires (fig. 240). Ce sont de petits amas rosés, demi-transparents ou violacés, plus ou moins franchement pédiculés dans la cavité ou hors de l'orifice du museau de tanche; ils ressemblent beaucoup aux polypes muqueux du nez, quoique étant infiniment plus vasculaires[2]. Quand la transformation kystique des glandes se fait dans l'épaisseur même du tissu cervical, elle peut, en pénétrant et dilatant sa substance, en provoquer l'allongement par **hypertrophie folliculaire** (fig. 239, A). Enfin la végétation glandu-

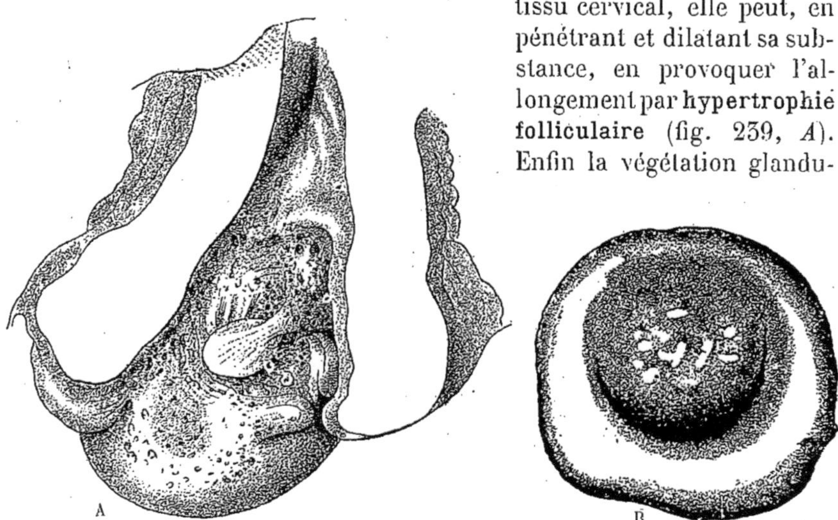

Fig. 239. — Hypertrophie folliculaire du col.
A. Lèvre antérieure, surface interne (vue sur une coupe). — B. Hypertrophie folliculaire, lèvre antérieure (vue de face).

laire et la transformation kystique peuvent se faire aussi à l'intérieur du col entr'ouvert, et constituent alors dans sa cavité des reliefs sessiles que je compare volontiers à une amygdale (fig. 239, B).

La théorie de Ruge et Veit, vraie dans la grande majorité des cas, n'est cependant pas aussi absolue que l'avaient indiqué ces auteurs.

(*Traité pratique des inflamm. de l'utérus,* trad. de PETER, 1864, p. 142) a, fort nettement et il y a longtemps, décrit des ulcérations chez les vierges et les nullipares. J'en ai moi-même observé de nombreux exemples.

[1] RUGE et VEIT. Anat. Bedeutung der Erosionen am Scheidentheil (*Centr. f. Gyn.*, 1877, n° 2, p. 17). — DE SINÉTY. Des ulcérations du col de l'utérus dans la métrite chronique (*Comptes rendus de la Soc. de biologie,* et *Assoc. franç. pour l'avanc. des sciences,* 1880, p. 973).

[2] C'est à tort que les auteurs décrivent les polypes muqueux de l'utérus dans un chapitre distinct. Au triple point de vue de l'anatomie pathologique, de la clinique et du traitement, ces lésions appartiennent à la métrite hémorragique. Voir sur ce sujet : A. GOMET. *Thèse de Paris,* 1889.

Fischel a réagi contre leur exclusivisme et montré qu'il y a parfois perte de substance véritable, *ulcération*, dans le sens propre du mot. L'épithélium est alors desquamé et la muqueuse est recouverte par places de granulations inflammatoires, ayant leur point de départ dans les papilles. Döderlein[1] a vérifié la réalité de ces deux processus : celui de la pseudo-ulcération (Ruge et Veit) et celui de l'ulcération vraie (Fischel).

Gebhard[2] admet également l'existence d'ulcérations déterminées en particulier par l'usage des pessaires. Ces ulcérations peuvent se produire aussi bien au niveau de l'épithélium pavimenteux normal qu'au niveau d'une érosion.

Pour ce qui concerne les érosions en elles-mêmes, Gebhard pense que la substitution de l'épithélium cylindrique à l'épithélium pavimenteux peut se faire par différents mécanismes :

1° Par régression de l'épithélium pavimenteux et envahissement progressif de l'épithélium cylindrique ;

2° Par excoriation des couches superficielles de l'épithélium pavimenteux, jusqu'au niveau de la couche basale germinative dont les cellules sont cylindriques et forment un revêtement sinueux à la surface des papilles tuméfiées et œdématiées :

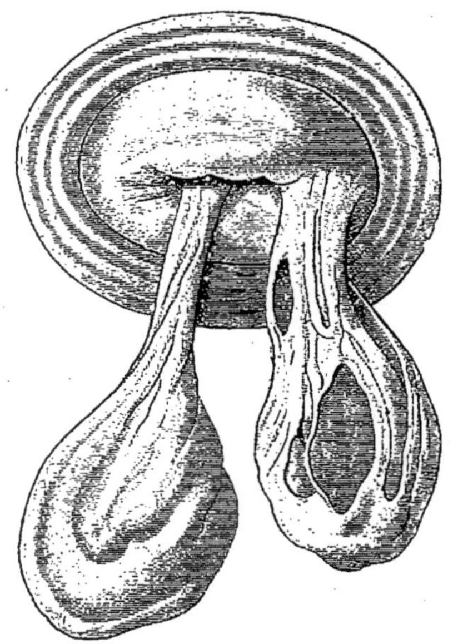

Fig. 240. — Polypes muqueux implantés dans l'intérieur et sur la surface du col, provenant d'une hypertrophie folliculaire.

3° Par implantation, au niveau d'une ulcération persistante, de fragments détachés de la muqueuse du corps. Cette greffe épithéliale pourrait se produire au moment de la menstruation.

Déchirure. — La *déchirure*, ou, comme disent certains auteurs, la *lacération* du col utérin, est une lésion des plus fréquentes après l'accouchement. On l'observe même après l'avortement à deux mois, à un moment où l'élasticité de l'œuf rend cette lésion *a priori* peu probable ; mais il suffit que le col soit incomplètement ramolli et dilaté

[1] Döderlein. Ueber die Histogenese der Erosionen der Portio vaginalis. Société obst. et gyn. de Leipzig, 16 avril 1888 (*Centr. f. Gyn.*, 1889, n° 6, p. 99).

[2] Cf. Gebhard. *Pathologische Anatomie der weiblichen Sexualorgane*, p. 76.

pour qu'il se déchire, même à ce'moment. D'après les statistiques de
Mundé, c'est presque toujours au premier accouchement que la déchirure paraît s'être faite. Il est possible toutefois que le col, comparable,
en cela, au périnée, laissé intact par de précédentes délivrances, se
rompe ultérieurement. Quoique souvent il n'existe pas la moindre

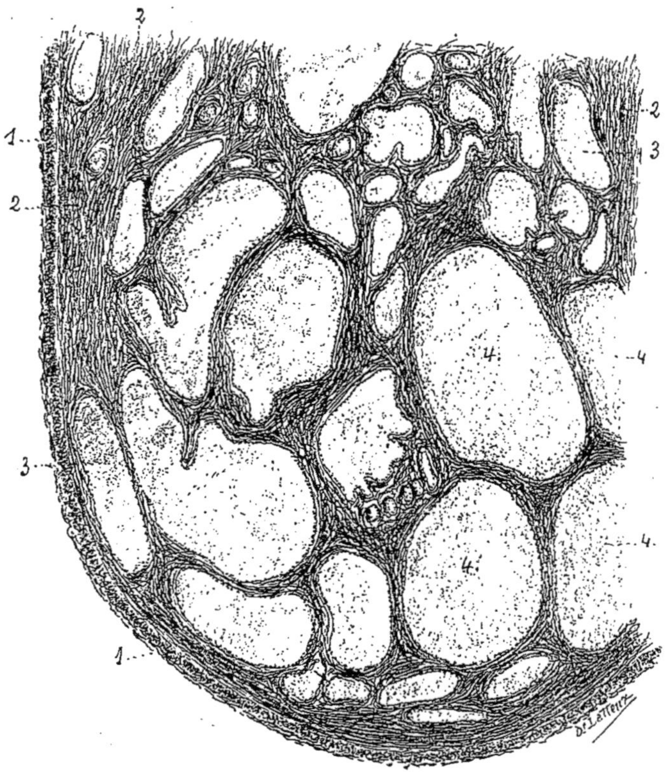

Fig. 241. — Polype muqueux du col.

(Coupe transversale perpendiculaire à la surface; faible grossissement.)

1. Couche épithéliale pavimenteuse. — 2. Tissu fibreux avec éléments musculaires lisses. — 3. Glandes présentant des dilatations de plus en plus considérables et devenant kystiques en certains points.
— 4. Contenu colloïde des cavités dilatées.

encoche sur le col chez nombre de femmes ayant eu des enfants, la
fréquence des déchirures est cependant très grande. Leur rôle pathologique a été mis en relief et certainement exagéré par Emmet, qui est
allé jusqu'à dire que « la moitié au moins des affections utérines, chez
les femmes ayant eu des enfants, proviennent de lacérations du col ».
Pallen estime que la proportion, en pareil cas, est de 40 pour 100. Elle
est de 1/6 pour Goodell. Mundé, sur 2500 femmes ayant accouché, a
trouvé 612 déchirures (environ 25 pour 100), mais 280 seulement (un

peu plus de 11 pour 100[1]) étaient assez profondes pour avoir vraisemblablement une influence pathologique. Les autres étaient, ou très peu
accusées, ou cicatrisées.

Les variétés, ou degrés de la déchirure, sont en effet très variables;
on peut les distinguer en : unilatérales, bilatérales, antérieures, postérieures et étoilées (fig. 245 et 246).

C'est la déchirure bilatérale qui est la plus fréquente : puis viennent

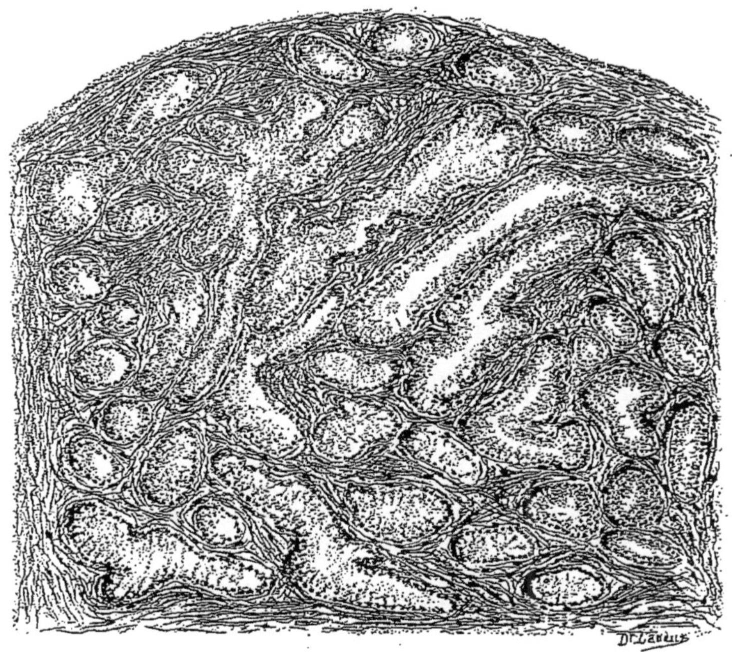

Fig. 242. — Polype glandulaire.

1. Stroma de tissu fibreux, avec fibres élastiques et fibres lisses. — 2. Glandes proliférées coupées
sous les incidences les plus variées et tapissées d'un épithélium à contours cellulaires mal limités,
remplies de matière colloïde granuleuse.

l'unilatérale, ensuite l'étoilée, la déchirure multiple, la postérieure, et
enfin, en dernier lieu, l'antérieure. La déchirure unilatérale est plus
souvent observée à gauche, à cause, sans doute, de la prédominance de
la présentation occipito-iliaque gauche antérieure, la rupture du col
se faisant au niveau de l'occiput. Quand la déchirure a été profonde
et s'est partiellement cicatrisée, on sent une ligne inodulaire le long du
col qui est lui-même incliné à ce niveau : parfois, on constate dans le
cul-de-sac vaginal, à la base du ligament large, la présence d'un petit

[1] L'auteur indique 50 pour 100; il y a là une erreur de calcul évidente.

noyau dur, cicatriciel, qui a, sans doute, la même origine traumatique.

Dans la déchirure étoilée, les fentes sont généralement moins profondes.

Enfin on a étendu la notion de déchirure à des cas qui vraisemblablement n'ont rien à faire avec elle : je veux parler de ceux où le col est

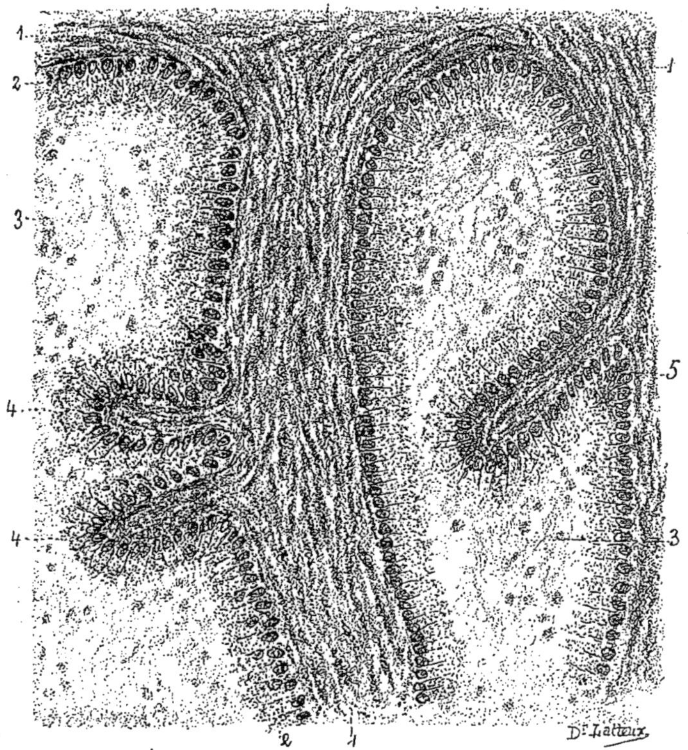

Fig. 245. — Cloisons des cavités kystiques dont les parois donnent naissance à des mamelons papillaires. — Un point de la figure précédente fortement amplifié.

1. Tissu fibro-musculaire. — 2. Épithélium cylindrique sans cils vibratiles, tuméfié et à limites cellulaires mal définies. — 3. Matière colloïde tenant en suspension des débris cellulaires. — 4. Papilles faisant hernie dans l'intérieur du kyste. — 5. Point où les cellules proliférées ont changé de forme.

béant, sans toutefois que le doigt puisse sentir des encoches à sa périphérie. Les défenseurs du rôle pathogénique de la lacération n'ont pas manqué d'y voir une déchirure de la muqueuse interne ou endotrachélienne, ayant entraîné une subinvolution de tout le col et la béance de la cavité cervicale ; elle serait alors exposée à l'air et parfois au frottement, d'où un catarrhe cervical serait ainsi entretenu. Cette variété devrait, d'après Mundé, être considérée comme une subinvolution du

col avec paralysie des fibres musculaires produite par leur rupture sous-
muqueuse (fig. 247, A).

Pour la commodité de la description, on a proposé de distinguer la
déchirure, suivant sa profondeur, en trois degrés : le premier qui
entame le col assez légèrement (fig. 245, *A*) ; le second (fig. 245, *B*),

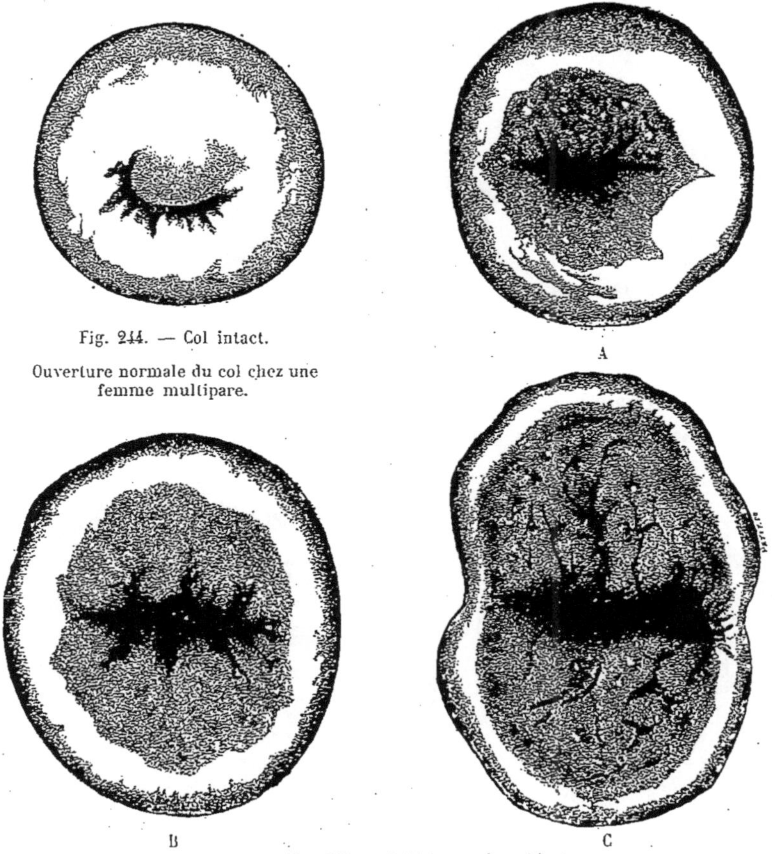

Fig. 244. — Col intact.

Ouverture normale du col chez une
femme multipare.

A

B

C

Fig. 245. — Déchirures du col [1].

A. Déchirure bilatérale du col, premier degré. — B. Déchirure bilatérale du col, second degré.
— C. Déchirure bilatérale du col, troisième degré (les lèvres sont maintenues écartées par des
crochets).

qui incise le col dans la moitié de sa hauteur ; le troisième (fig. 245, *C*),
qui va jusqu'au cul-de-sac vaginal et même le dépasse (Mundé).

Il est possible que la déchirure ne s'accompagne pas d'ulcération et
que toute sa surface soit recouverte d'épithélium pavimenteux, comme
le reste du col. Cette cicatrisation sur place de la solution de continuité,

[1] Les figures 245, 246 et 247, sont empruntées à Mundé (*Minor surgical Gynæcol.*, p. 436,
440 et 447).

sans réunion de ses lèvres, s'observe en particulier après les discisions chirurgicales suivies d'un traitement antiseptique rigoureux. Quand elle se produit après l'accouchement, on peut donc en conclure que la

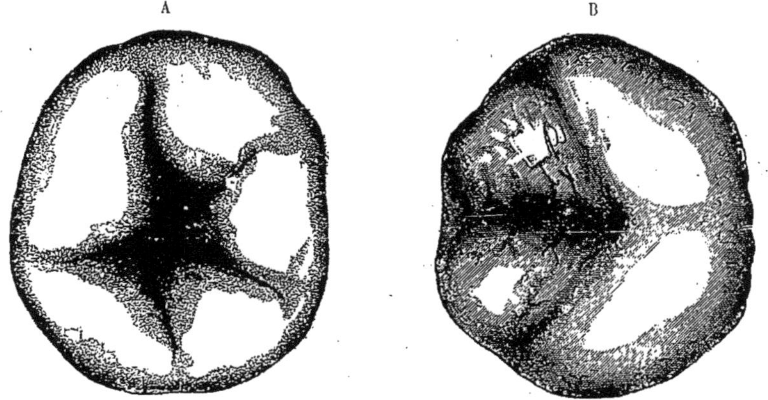

Fig. 246. — Déchirures du col.
A. Déchirure étoilée du col. — B. Déchirure unilatérale du col (à droite).

déchirure a échappé à toute infection. Dans le cas contraire, l'ulcération se produit. Alors, plus la lacération est profonde, plus le renversement

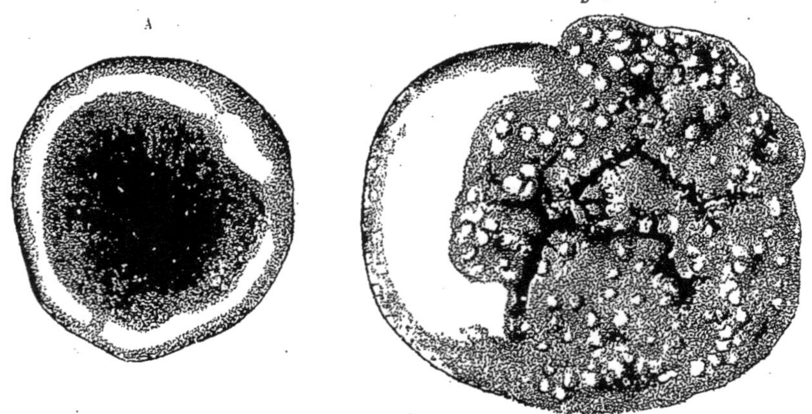

Fig. 247. — Déchirures du col.
A. Déchirures sous-muqueuses du tissu cervical n'entamant pas son bord, mais produisant sa béance. — B. Énorme hypertrophie folliculaire et papillaire, simulant un épithélioma, sur un col déchiré.

des lèvres, l'ectropion de la muqueuse interne, est considérable. Cette exposition de la muqueuse aux causes d'irritation vaginale, sécrétions, frottements, contact de l'air, est, à n'en pas douter, une condition très efficace pour l'entretien du processus morbide qui constitue les prétendues *ulcérations*. L'altération papilliforme et kystique peut alors être poussée si loin et être si largement étalée sur les lèvres retroussées, qu'elle donne l'apparence d'un fongus de mauvaise nature (fig. 247, *B*).

En même temps, il se produit dans les cols déchirés des altérations histologiques importantes. En premier lieu, le travail de cicatrisation lui-même, par la rétraction du tissu inodulaire, peut, dans les cas de grande lacération, avoir des conséquences fâcheuses; il comprime les glandes, amène leur dégénérescence kystique et l'hypertrophie du tissu (*hyperplasie kystique*). Le tissu dense de la cicatrice, en comprimant les terminaisons nerveuses, serait, pour Emmet et ses disciples, l'origine des accidents nerveux les plus variés. C'est surtout, d'après ce gynécologiste (qui a exagéré, à coup sûr, l'influence de cette petite lésion), la pression exercée dans l'angle supérieur de la déchirure par ce qu'il appelle *la cheville cicatricielle* (*cicatricial plug*), qui est « la racine du mal »; il y voit une cause fréquente de névroses, même dans les cas où la déformation du col est très peu accusée.

Une autre lésion précoce du col déchiré est le renversement des lèvres du col, dont la principale cause réside dans la traction exercée par les insertions du vagin sur le col divisé; elle pousse à l'extrème l'ectropion de la muqueuse, qui est d'autant plus marqué que celle-ci est devenue plus malade. Enfin, une troisième conséquence de la déchirure serait l'arrêt de l'involution post-puerpérale, d'où la congestion passive, le catarrhe, etc.

PATHOGÉNIE

La généralité des auteurs classiques décrivant successivement les diverses formes de métrite d'une façon complète, l'étude des causes se trouve morcelée en plusieurs tronçons, comme si chaque type était différent dans toutes ses parties. Il me semble qu'il n'y a aucun intérêt à suivre cette tradition. De même que j'ai réuni dans un seul paragraphe l'étude anatomo-pathologique, je présenterai d'un seul coup celle des causes, en évitant ainsi de nombreuses et inutiles répétitions.

Au point de vue pathogénique, on peut dire que toutes les inflammations de l'utérus sont certainement d'origine infectieuse, microbienne. La connaissance des bactéries génitales de la femme date du travail de Haussmann[1]. Depuis, grâce aux nombreuses opérations pratiquées sur l'utérus et les annexes, les travaux se sont multipliés. La démonstration directe est maintenant faite, et depuis longtemps l'induction ne laissait, du reste, aucun doute à ce sujet. Cette opinion maintenant vulgarisée[2]

---

[1] HAUSSMANN. *Die Parasiten der weiblichen Geschlechtsorgane*, Berlin, 1870.

[2] DOLÉRIS. De l'endométrite et de son traitement (*Nouv. Arch. d'obst. et de gynéc.*, 1887).
— M. PÉRAIRE. *Des endométrites infectieuses.* Thèse de Paris, 1889.

a été très catégoriquement émise, il y a déjà assez longtemps, par Schröder[1].

Le fait, tout d'abord, est désormais hors de doute pour la **métrite d'origine blennorragique**. Le rôle particulièrement important du gonocoque dans la pathogénie des affections génitales de la femme a été bien mis en lumière par Schwarz, Steinschneider et surtout par Bumm et Wertheim[2]. Dans une statistique importante basée sur 1000 malades du service de A. Martin, Witte[3] a trouvé 288 femmes atteintes de blennorragie, dont 65 cas d'endométrite et 56 cas de pelvi-péritonite.

Steinschneider[4], dans ses intéressantes études sur le siège de l'infection gonorrhéique chez la femme, a démontré que, longtemps après que les gonocoques ont disparu de l'urètre, on en retrouve dans le col ou le corps de l'utérus, dont les muqueuses sont infiniment plus propices à leur culture que celle du vagin; des circonstances défavorables sont constituées par l'épais revêtement pavimenteux du vagin, l'acidité de ses sécrétions et la concurrence vitale des nombreuses bactéries qui y habitent normalement et dont G. Winter a fait une description détaillée.

Même démonstration directe est également acquise, quant aux micro-organismes de l'**endométrite post-puerpérale**.

Goenner (de Bâle)[5] a trouvé, dans des cas de fièvre puerpérale, des *streptococci* qu'il a pu facilement cultiver. Döderlein[6] a recueilli avec de très grandes précautions les lochies des accouchées, dans l'utérus lui-même, après s'être mis à l'abri de toute souillure vaginale. Les lochies ont été examinées au microscope et éprouvées par la culture sur la gélatine et l'agar-agar. Le résultat de ces recherches a été que, dans les suites de couches normales, la température ne dépassant pas 38 degrés, il n'y a pas de germes. Quand il y a de la fièvre, au contraire, on trouve des bacilles et des cocci qui, lorsque la température tombe, sont éliminés par les sécrétions plus abondantes et devenues purulentes. Les suites de couches pathologiques (et aussi les métrites consécutives) sont donc dues à une infection par un microbe pathogène,

---

[1] Schröder. *Maladies des org. génit. de la femme*, trad. franç. faite sur la 6e édit. allemande (1885). Bruxelles, 1886, p. 117.

[2] Wertheim. *Arch. f. Gyn.*, 1892, t. XLI, p. 1.

[3] Witte. *Centr. f. Gyn.*, 1893, n° 4.

[4] Steinschneider. *Berl. klin. Woch.*, 1887, n° 17.

[5] Alf. Goenner. Ueber Mikroorganismen im Secret der weibl. Genitalien während der Schwangerschaft und bei puerperalen Erkrankungen (*Centr. f. Gyn.*, 1887, n° 28).

[6] A. Döderlein. Ueber Vorkommen und Bedeutung der Mikroorganismen in den Lochien gesunder und kranker Wöchnerinen (*Centr. f. Gyn.*, 1888, n° 23, p. 374 et n° 28, p. 452). Le travail original se trouve in *Arch. f. Gyn.*, 1887, t. XXXI, p. 412. — *Das Scheidensecret und seine Bedeutung für das Puerperalfieber*, Leipzig, 1892. — D'après Dolénis (*Essai sur la pathogénie et la thérapeutique des accidents infectieux des suites de couches*. Thèse de Paris, 1880, p. 95), ce serait Pasteur qui, le premier, aurait démontré, par l'étude des lochies des femmes en couches, que celles des femmes saines sont exemptes de microbes, tandis qu'ils pullulent dans les lochies des femmes malades.

qui est le plus souvent le *streptococcus pyogenes*. Döderlein pense que ces germes sont portés du vagin dans l'utérus par le doigt ou les instruments explorateurs.

Straus et Sanchez Toledo[1] ont publié des recherches qui confirment ces faits. Mais leurs tentatives pour infecter, avec des lochies septiques, l'utérus de lapines ayant récemment mis bas, ont échoué, à cause de l'absence de caduque et de la disposition spéciale de la plaie placentaire, chez ces animaux.

Péraire[2] a observé et a pu cultiver une bactérie et des cocci trouvés dans les sécrétions de la métrite : l'inoculation de ces cultures à des lapines a été suivie de fièvre et de vaginite.

Il est donc bien établi que, dans la métrite septique, ou, pour mieux dire, dans l'infection de la muqueuse utérine qui peut succéder à l'accouchement ou à l'avortement, les accidents reconnaissent pour cause la prolifération des microbes pathogènes, et la *métrite* proprement dite, qui subsiste après l'état puerpéral, est due à la persistance de ces germes.

Les deux principaux agents de l'infection utérine sont donc le *streptocoque* et le *gonocoque*, ainsi que l'ont surtout établi les recherches de Goenner, Döderlein, Czerniewski[3], Widal[4], Bumm[5], Wertheim[6]. Mais on sait aujourd'hui que le streptocoque pyogène n'existe pas toujours à l'état de pureté, car Krœnig[7] l'a trouvé combiné au staphylocoque et au bacterium coli, Hallé[8] au bacterium coli ou à des espèces anaérobies.

Pourtant ces organismes ne sont pas les seules espèces que l'on rencontre à l'origine des endométrites. C'est ainsi que Brieger[9] a observé des cas à *staphylocoques purs* ou associés à d'autres bactéries peu connues. Zweifel[10], Gottschalk et Immerwahr[11] ont fait des constatations analogues, et Krœnig a décrit des infections à *coli-bacille seul*, à

---

[1] STRAUS et SANCHEZ TOLEDO. Recherches microbiologiques sur l'utérus après la parturition physiologique (*Ann. de l'Institut Pasteur*, t. II, p. 426).

[2] PÉRAIRE. *Loc. cit.*

[3] E. CZERNIEWSKI (de Saint-Pétersbourg). Zur Frage von den puerperalen Erkrankungen (*Arch. f. Gyn.*, 1888, t. XXXIII, n° 1, p. 73). Ce travail avait été lu à la Société d'obstétrique et de gynécologie de Saint-Pétersbourg, le 14 avril 1888 (*Centr. f. Gyn.*, 1888, p. 836).

[4] WIDAL (*Étude sur l'infection puerpérale, la phlegmatia alba dolens et l'érysipèle*. Thèse de Paris, 1889) a trouvé le *streptococcus pyogenes* dans les lymphatiques, même sans qu'il y eût suppuration, dans les cas d'infection puerpérale. Pour produire expérimentalement l'érysipèle avec le streptococcus, il faut lui retirer ses qualités pyogéniques tout en exaltant sa virulence, par son passage dans l'organisme du lapin. On doit donc, conclut-il, aux notions, ordinairement admises sur le rôle des microbes dans les maladies infectieuses, à savoir : 1° la nature des germes; 2° leur quantité; 3° leur porte d'entrée; 4° le terrain, en ajouter une nouvelle : la virulence.

[5] BUMM. *Archiv. f. Gyn.*, 1891, p. 398.

[6] WERTHEIM. *Loc. cit.*

[7] KRŒNIG. *Bact. des Genitalecanals.* Leipzig 1897.

[8] HALLÉ. *Thèse de Paris*, 1898.

[9] BRIEGER. *Charité-Annalen*, 13e année.

[10] ZWEIFEL. *Soc. de gyn. de Leipzig*, déc. 1887.

[11] GOTTSCHALK et IMMERWAHR. *Arch. f. gyn.*, 1896, t. L, n° 3.

staphylocoque seul, etc. Enfin, il convient de rappeler que Gottschalk a trouvé, dans certains cas de métrite chronique, des organismes inoffensifs, des bactéries non pathogènes ; d'autre part, il a été prouvé par Dubouchet[1] que, chez certaines femmes atteintes d'endométrite chronique, les gonocoques peuvent disparaître, de sorte qu'on ne trouve plus que des saprophytes.

Il n'y a donc rien de spécifique, si l'on peut ainsi dire, dans l'infection microbienne de l'utérus. C'est une erreur, depuis longtemps condamnée, que de croire qu'à chaque infection spéciale correspond un élément pathogène spécial. L'infection puerpérale de l'utérus, point de départ si fréquent de la *métrite* consécutive, peut donc être produite par des germes pathogènes provenant des sources les plus diverses et pouvant agir isolément ou s'associer pour donner naissance aux infections dites *combinées, conjuguées* ou *mixtes*. Il est démontré aujourd'hui non seulement par l'expérience clinique, mais aussi par l'observation microbiologique, que les germes qui provoquent les infections chirurgicales (phlegmons, érysipèles) peuvent infecter les nouvelles accouchées et se retrouvent alors dans leurs sécrétions génitales. Quand j'étais interne à l'ancien hôpital des Cliniques, dans le service de Broca, j'ai vu plusieurs fois de petites épidémies d'érysipèle dans les salles de chirurgie succéder à des épidémies de fièvre puerpérale, dans les salles voisines d'accouchement, ou les précéder. Pfannenstiel[2], étudiant une petite endémie née à la *Frauenklinik* de Breslau, à la suite d'une endémie antécédente d'angine tonsillaire, a parfaitement démontré leurs relations microbiennes. Les streptocoques de l'érysipèle (*Str. erysipelatis*, Fehleisen) et du phlegmon (*Str. pyogenes*, Rosenbach) sont considérés actuellement comme absolument identiques.

Origine de l'infection. — Une question plus controversée est la suivante : Quel est le point de départ des microbes ? Proviennent-ils toujours de l'extérieur ou bien ne préexistaient-ils pas dans les voies génitales ? Y a-t-il, en d'autres termes, **auto-infection** ou **hétéro-infection** ?

1° **Auto-infection.** — Les recherches de Winter[3], de Brandt[4], de Witte[5] ont bien démontré qu'il existe, chez la femme saine, des microbes variés dans l'appareil génital ; ces microbes sont domestiqués,

---

[1] DUBOUCHET. *Thèse de Paris*, 1897. — Voy. aussi : VON OTT. Zur Bakt. der Lochien (*Archiv. f. Gyn.*, 1888, t. XXXII, n° 3, p. 436). — STROGANOFF. *Centralblatt f. Gyn.*, 1893, n° 40, p. 935. — BOCKELMANN. *Centralb. f. Gyn.*, 1889, p. 507. — KALTENBACH. *Ibidem.*, p. 465.

[2] PFANNENSTIEL. Kasuist. Beiträge zur Aetiologie des Puerperalfiebers (*Centralb. f. Gyn.*, 1888, n° 38, p. 617). — HARTMANN. *Thèse de Munich*, 1887. — LOMER. Die Microrg. der weib. Gonorrhœ (*Deut. med. Woch.*, 1885, p. 734).

[3] WINTER. Die Microorg. im Genitalcanal (*Zeitschrift f. Geb. u. Gyn.* 1888, t. XIV, n° 2, p. 443).

[4] BRANDT. *Centralb. f. Gyn.*, 1891, n° 25, p. 528.

[5] WITTE. *Centralb. f. Gyn.*, 1893, n° 4. — *Zeitschrift f. Geb. und Gyn.*, 1893, t. XXV, p. 1.

pour ainsi dire, par leur habitation dans les voies génitales, et ont perdu leur virulence; ils sont inoffensifs, mais susceptibles de reprendre leur activité sous l'influence de certaines causes, telles que le traumatisme, le travail obstétrical, la présence de détritus organiques, l'action débilitante de certaines maladies générales, l'arrivée d'un germe nouveau, etc. On conçoit ainsi l'extrême danger qui résulte des avortements, lorsque des parcelles d'œuf séjournent dans le corps ou le col : l'utérus ne tarde pas alors à s'infecter de proche en proche. De même, on voit combien il est dangereux, sans purification préalable du canal génital, de pratiquer l'exploration de la cavité utérine, même quand le doigt ou la sonde sont absolument aseptiques, car ils peuvent porter des staphylocoques du col dans le corps ; c'est au niveau de l'ouverture utérine du col, en effet, que se trouve la frontière de ce qu'on pourrait appeler la *zone dangereuse*.

Ce ne sont pas, du reste, seulement les micro-organismes habitant normalement le vagin qu'un cathétérisme peut introduire dans la cavité utérine. Nous vivons, dans les grandes villes, au milieu de germes pathogènes. Les chances d'infection sont si grandes que, sans la *concurrence vitale* des tissus vivants qui se défendent incessamment contre elle, elle serait presque inévitable. Tout ce qui désarmera cette défense ouvrira donc la porte à l'infection.

Certaines conditions mécaniques paraissent donc favoriser l'infection de l'utérus. Ainsi Schultze[1] croit que, chez les femmes qui ont la vulve béante, comme cela se voit chez beaucoup de multipares, même sans rupture du périnée, il suffit d'un peu d'écoulement leucorrhéique vaginal pour servir de véhicule aux germes de l'atmosphère. Même chez les femmes dont la vulve est exactement close, la période des règles peut rendre l'infection possible. D'où la nécessité, selon Schultze, de protéger la vulve, en pareilles circonstances, avec une couche d'ouate qui filtre l'air.

L'auto-infection, qu'il vaudrait mieux appeler *infection endogène* (Fehling), se réduit donc, en somme, à une question de bouillon de culture, éveillant la virulence d'un germe jusque-là inactif.

Cette exaltation des propriétés nuisibles des germes pathogènes, sommeillant dans les parties génitales saines de la femme, ne pourrait-elle pas être provoquée par un autre mécanisme? La débilitation générale, qui amoindrit la vie des cellules, et le traumatisme qui la suspend par une action inhibitoire ne peuvent-ils pas, en entravant le phagocytisme, lever la barrière qui éloigne les germes de la cavité utérine et les maintient dans une région où ils restent inoffensifs? Ainsi s'expliquerait peut-être l'influence non douteuse des maladies générales et

---

[1] Schultze. Zur Aetiologie und Prophylaxie der Genitalerkrankungen des Weibes (*Wien. med. Blätter*, 1882, n° 52).

notamment des fièvres éruptives, celles des excès vénériens, etc. Gott-schalk[1] le premier a signalé un cas de métrite hémorragique au cours de l'influenza, et deux cas de paramétrite non suppurée à la suite de la même maladie. Goldberg[2] a observé la même poussée inflammatoire chez une femme atteinte du scorbut.

J'ai moi-même observé des poussées aiguës de péri-métro-salpingite suppurée sous l'influence d'une attaque de grippe chez des femmes atteintes de lésions chroniques des annexes.

Enfin, il semble démontré que la présence d'un germe pathogène favorise souvent le développement d'une autre espèce de microbe. Ainsi, les femmes présentant une métrite blennorragique sont facilement at-teintes par l'infection septique plus ou moins atténuée, par les staphylo-coques, les streptocoques, etc. C'est là un exemple de ces **infections asso-ciées** ou **secondaires** qui paraissent jouer un grand rôle en pathologie. C'est ainsi que les lésions pneumoniques transforment les poumons en terrain favorable à l'invasion et au développement des bacilles de Koch.

2° **Hétéro-infection.** — Telle est la doctrine de l'auto-infection, de l'infection endogène. Je m'empresse d'ajouter qu'elle est sérieusement battue en brèche depuis quelques années, et il est de fait que les résul-tats obtenus par Menge et par Krœnig[3], dans leurs savantes recherches sur la bactériologie du canal génital de la femme, ne concordent guère avec les données établies par les partisans de l'auto-infection.

D'après ces auteurs : 1° la sécrétion vaginale exerce, à toutes les périodes de la vie, une action bactéricide à l'égard de tous les micro-organismes qui se développent sur les plaques d'agar alcalin ; cette ac-tion apparaît surtout pendant la grossesse et chez la fille vierge ; elle est déjà appréciable chez le nouveau-né ; 2° les micro-organismes sont très abondants et très variés dans les sécrétions normales du vagin de la femme ; ils se présentent sous la forme de cocci, de bâtonnets et de spirilles, presque tous anaérobies obligatoires ; quelques-uns, aérobies facultatifs, peuvent se développer sur des milieux acides ; d'autres ne poussent sur aucun des milieux usuels ; 3° l'orifice externe du col utérin marque, dans les conditions normales, la limite entre le *segment bac-térifère* du canal génital (*vagin*) et le *segment dépourvu de germes* (*uté-rus et trompes*) ; 4° les sécrétions et les parois de la muqueuse du corps utérin sont dépourvus de microbes cultivables sur les milieux usuels ; 5° le canal cervical normal est dépourvu de microbes, et, de plus, il protège la cavité utérine contre l'invasion des micro-organismes, sauf le gonocoque de Neisser ; le mucus cervical est bactéricide.

---

[1] Gottschalk. *Centr. f. Gyn.*, 1890, n° 3, p. 41, et *ibid.*, 1892, n° 3, p. 49.
[2] Goldberg. *Centr. f. Gyn.*, 1893, n° 50, p. 165.
[3] Menge et Krœnig. *Bacteriologie des weibl. Genitalcanals.* Leipzig, A. Georgi, éditeur, 1897.

Voici maintenant les conclusions de la thèse que Hallé[1] a publiée sur le même sujet : 1° à l'état normal, la vulve, le vagin, l'orifice externe du col utérin renferment une flore microbienne variée ; cette flore comprend des espèces aérobies et des espèces strictement anaérobies ; les microbes aérobies sont nombreux au niveau de la vulve ; les microbes anaérobies augmentent de nombre dans la profondeur du vagin et abondent souvent dans le bouchon muqueux du col utérin ; à partir de l'orifice du col utérin, le reste de l'appareil génital (utérus, trompes) ne contient pas de germes à l'état normal ; 2° dans les parties microbiennes du canal génital de la femme, il n'existe pas d'organismes aérobies pathogènes pour l'animal ; 3° les microbes anaérobies, hôtes normaux du canal génital sont pathogènes pour l'animal ; inoculés en culture pure, ils reproduisent des abcès et des gangrènes parfois mortelles.

Il nous faut citer aussi quelques faits consignés par Bergholm[2] dans son travail sur la bactériologie de la femme enceinte : 1° les microbes du vagin de la femme enceinte sont, pour la plupart, anaérobies ; cependant beaucoup d'entre eux poussent également sur les milieux ordinaires, surtout les milieux très alcalins ; un petit nombre seulement est anaérobie obligatoire ; 2° la forme ordinaire est celle de la bactérie ; il y a peu de microcoques. Tous ne sont pas pathogènes pour les animaux. On ne trouve, en effet, dans la sécrétion vaginale de la femme enceinte, ni le staphylocoque blanc ou doré, ni le streptocoque pyogène, ni le coli-bacille.

La conclusion à tirer des faits établis par Menge, Krœnig, Hallé, c'est que, dans la grande majorité des cas, la muqueuse utérine s'infecte par des organismes venus du dehors (**infection de contact** de Kaltenbach, **infection exogène** de Fehling), soit à l'occasion du coït, soit sous l'influence d'un examen septique, de l'introduction d'un corps étranger malpropre (toucher vaginal, masturbation, canule, hystéromètre, pessaire, etc.). Léopold a constaté une diminution énorme de la morbidité dans son service, depuis qu'il ne laisse plus examiner les femmes en couches ; en effet, malgré toutes les précautions antiseptiques, les doigts explorateurs peuvent être le véhicule de germes. Chez l'accouchée saine, le vagin doit être considéré comme aseptique (Bokelmann, Dührssen). Il n'y a pas de germes, comme nous l'avons indiqué, dans les lochies de l'accouchée, à l'état normal ; il n'y en aurait même pas dans la partie supérieure du vagin, immédiatement après l'accouchement, d'après de Ott qui attribue ce fait au puissant net-

---

[1] Hallé. *Bactériologie du canal génital de la femme.* Thèse de Paris, 1898. — Voy. aussi Dœrdelein, *Congrès international de Paris*, 1900. — Stolz. *Bactéries du canal génital dans la puerpéralité*, 1902. Gratz.

[2] Bergholm. *Archiv. f. Gyn.*, 1902, t. LXVI, p. 497.

toyage opéré par la rupture de la poche des eaux et par le frottement du corps fœtal sur les parois vaginales étalées. Donc, si tout se passe bien, sans rétention de débris de l'œuf, sans accumulation de caillots par atonie de l'utérus, sans rupture prématurée des membranes empêchant le nettoyage physiologique du canal génital, il n'y a aucune chance d'infection. C'est ce qui explique l'heureuse issue de tant d'accouchements pratiqués sans aucune précaution. La nature, on peut le dire, a pourvu elle-même à l'asepsie de cet acte. Il faut donc être très sobre d'interventions et de manipulations dans les cas simples et s'abstenir de manœuvres nuisibles, d'injections antiseptiques inutiles et alors plutôt dangereuses.

C'est sur ces données bactériologiques que se base Walthard (de Berne)[1], pour distinguer, par la pathogénie, deux groupes de métrites : 1° les endométrites infectieuses ; ici, les microbes pénètrent dans l'épithélium et le stroma et s'y multiplient : streptocoques, staphylocoques, coli-bacilles, gonocoques, bacilles de Koch , 2° les endométrites toxiques, où les microbes se développent dans les sécrétions, mais ne pénètrent pas dans les tissus : streptocoques, staphylocoques, etc., de qualité saprophytique, ainsi que les agents protéiformes. Comme ces agents existent chez toutes les femmes enceintes, et qu'ils peuvent arriver dans l'utérus au moment du travail, on s'explique, dit l'auteur, que l'asepsie ne puisse pas toujours triompher. Mais, heureusement, ces micro-organismes sont ordinairement peu virulents.

ÉTIOLOGIE

On peut ranger l'étude des causes médiates des métrites sous quatre chefs principaux, en rapport avec :

1° La **menstruation** ; 2° la **copulation** ; 3° la **parturition** ; 4° le **traumatisme**.

1° **Menstruation** — L'établissement même de cette fonction peut être l'occasion d'une infection de l'utérus, à cause de la congestion intense qui se produit à ce moment, d'où la vulnérabilité particulière de l'organe. Il s'y joint généralement alors, et à un certain degré, l'influence d'une mauvaise conformation de l'organe, provoquant la stase du sang menstruel : développement incomplet, antéflexion congénitale, conicité du col, sténose de l'orifice, ou encore une cause complémentaire, refroidissement, masturbation, etc.

Mais il s'agit là de causes occasionnelles, accidentelles, qui ne font que préparer le terrain au facteur essentiel, l'infection. Par quel mé-

---

[1] Walthard. *Zeitsch. f. Geb. u. Gyn.*, 1902, t. XLVII, n° 2.

canisme l'infection arrive-t-elle jusque dans la cavité de l'utérus? On a accusé la malpropreté, les maladies générales, l'onanisme s'exerçant avec des doigts ou des instruments malpropres, etc.

Toutes ces causes sont admissibles, mais sont-elles suffisantes pour expliquer la genèse de toutes les endométrites virginales? Et, d'ailleurs, il est peu vraisemblable que toutes les métrorragies de la jeune fille[1] soient dues à une contamination de la muqueuse utérine. Ainsi, nous trouvons dans la thèse de Mlle Gueller une observation de Bouglé concernant une vierge de 20 ans qui succomba à l'hémorragie en dépit de traitements variés. A l'autopsie, on découvrit, pour toute lésion, de gros ovaires scléro-kystiques. On sait que Bouilly[2] a décrit des métrorragies d'origine ovarienne. Nous reviendrons sur cette intéressante question à propos de l'ovarite scléro-kystique.

A cette **métrite virginale** correspond, à l'autre pôle de la vie génitale, ce qu'on pourrait appeler la **métrite de la ménopause**. Là, encore, la même cause prédisposante, une vive congestion, intervient et prête le flanc à toute cause efficiente d'infection utérine.

Entre ces deux périodes extrêmes, chaque époque menstruelle est particulièrement favorable à l'apparition d'une métrite, et toute fatigue exagérée, tout refroidissement y prédispose, surtout si l'organe est dévié, si le col est rétréci ou a été profondément déchiré et laissé béant par un accouchement antérieur.

2° **Copulation.** — Les excès du coït, surtout s'ils ont lieu pendant les règles ou s'ils coïncident avec d'autres fatigues, comme celles du voyage de noces[3], peuvent-ils, indépendamment de toute contamination, provoquer la métrite? On l'a cru pendant longtemps, mais il est bien démontré, aujourd'hui, que c'est l'infection blennorragique qui est responsable de tous ces méfaits. Que de maris se croient totalement guéris de leur blennorragie et n'attribuent aucune importance à un léger suintement urétral, à une *goutte militaire*, comme on l'appelle vulgairement! Cette dernière va cependant contaminer, sinon le vagin ou l'urètre, du moins le col, la cavité utérine, et même les trompes de la jeune femme.

L'infection **blennoragique** peut longtemps demeurer latente chez la

---

[1] Bouton. *De la métrite chez les vierges.* Thèse de Paris, 1887. — Villatte. *Thèse de Paris*, 1894-1895. — Ély. Métrite des vierges (*Am. j. of obst.*, 1898, t. XXXVIII). — Dauthez. *Métrite hémorragique essentielle* (Thèse de Paris, 1900-1901). — Castan. *Métrorragies des jeunes filles.* Thèse de Paris, 1897-1898. — Vetere. Métrorragie de l'enfant (*Cent. f. Gyn.*, 1898, n° 24). — Keller. *Centralb. f. Gyn.*, 1897, n° 5, p. 81. — Latour. *Thèse de Lyon*, 1896. — Bachelier. *Thèse de Paris*, 1898-1899. — Gueller. *Thèse de Paris*, 1900-1901. — Raineri (*Giorn. di gin. e ped.*, 1901, n° 12). — Pinna Pinton doute aussi qu'il s'agisse toujours d'une infection (*Giorn. di gin. e ped.*, 1902, n° 5. Turin). — Dalché. Leucorrhées virginales (*la Gynécologie*, octobre, 1902, n° 5).

[2] Bouilly. Métrorr. d'origine ovarienne (*la Gynécologie*, 1899, p. 97).

[3] Alph. Guérin. Leçons cliniques, etc., Paris, 1878, p. 28. — Rény. Blennorragie de l'utérus, métrite muqueuse blennorragique (*Annal. de gyn.*, 1879, t. XI, p. 292, 357).

femme, atténuée et localisée au col utérin. Ce n'est souvent que sous l'influence d'une exploration intempestive, d'un avortement ou d'un accouchement, agissant comme cause occasionnelle, que l'infection gagne le col de l'utérus et parfois même le dépasse. Nöggerath[1] prétend que chez les femmes gonorrhéiques l'accouchement est suivi d'endométrite et de périmétrite, dans la proportion de 75 pour 100. Si l'on remplace le mot de « périmétrite » par celui de « salpingite », je ne crois pas cette proportion très exagérée.

C'est sans doute aussi à cette cause, beaucoup plus qu'au traumatisme exercé par des excès de coït, qu'il faut attribuer les métrites des prostituées. Encore est-il nécessaire de faire intervenir souvent les fausses couches méconnues, si fréquentes chez les femmes qui débutent dans la débauche. Plus tard, survient la stérilité, conséquence de l'extension de l'inflammation aux trompes qui ne tardent pas à s'oblitérer.

3° **Parturition.** — C'est une des causes les plus fréquentes. Après l'accouchement normal, l'avortement spontané ou provoqué, larvé ou reconnu, l'utérus est dans un état particulier d'hyperplasie et de congestion qui demande, pour se dissiper progressivement, des conditions hygiéniques spéciales. Or, ces conditions sont très fréquemment négligées, soit par incurie dans les classes aisées, soit par nécessité dans les classes laborieuses. Il n'y a pas très longtemps encore que les accoucheurs les plus renommés, et Cazeaux à leur tête, considéraient, comme suffisant, un repos de quinze ou vingt jours. Il n'y a pas de règle fixe, à cet égard : on doit, en général, attendre que l'utérus ait repris son volume normal. Sans cela on voit survenir ce que A. Guérin appelle *l'engorgement post-puerpéral*, qui n'est autre que la *métrite post-puerpérale* de Chomel, *l'arrêt d'involution* de Simpson, la *métrite chronique* ou *infarctus utérin* des anciens auteurs (métrite catarrhale et métrite douloureuse).

C'est surtout lorsque l'accouchement n'a pas été normal, qu'il y a eu, en particulier, des difficultés pour la délivrance, ou que des débris de placenta ont plus ou moins longtemps séjourné dans sa cavité que l'utérus est sujet à s'infecter. On ne peut douter alors qu'il n'y ait eu une véritable infection locale, et si un traitement antiseptique rigoureux n'est pas institué d'une façon précoce (injections intra-utérines, curettage, etc.) il est à craindre que cette infection, d'abord aiguë, ne se perpétue ensuite sous forme chronique. Même remarque en ce qui concerne les avortements, où il est si fréquent de voir des débris de membranes, parfois presque imperceptibles, se greffer sur la muqueuse utérine et représenter autant de centres d'infection.

---

[1] Nöggerath. *Ueber latente Gonorrhoe*, p. 11. — Nöggerath (*Arch. für Gyn.*, 1888, t. XXXII, n° 2, p. 522); réponse au mémoire de Kronen, *Ueber die Beziehung der Gonorrhoe zu den Generationsvorgängen* (*Arch. für Gyn.*, 1887, t. XXXI, n° 2, p. 252).

Une particularité à laquelle on a attribué une influence trop considérable dans l'établissement et la durée de la métrite, est la **déchirure**, ou, pour reproduire l'expression d'Emmet, la **lacération du col** [1]. C'est ce gynécologiste américain qui, le premier, dès 1869, a attiré particulièrement l'attention sur cette lésion, entrevue du reste par Bennet [2], longtemps auparavant.

Voici les conséquences multiples qu'on lui imputait : retard dans l'involution normale de l'utérus après l'accouchement, puis hyperplasie, sclérose et compression des filaments nerveux ; congestion et même inflammation des ovaires ; paramétrite ; extension au reste du col de la sclérose, née au niveau de la cicatrice, compression des glandes et des nerfs, formation des kystes et production de névralgies et de névroses réflexes ; ectropion et inflammation de la muqueuse cervicale, par suite de frottements auxquels elle est exposée ; enfin, tendance à la rétroversion et à la chute de l'utérus. Ce n'est pas tout : Mundé, Olshausen, Hegar et Kaltenbach [3] considéraient les anciennes lacérations comme une cause fréquente d'avortements répétés, et Breisky [4] a avancé qu'elles prédisposent au cancer, en constituant un *locus minoris resistentiæ*.

Les affirmations d'Emmet sur le rôle pathogénique de la lacération ont été l'objet de très longues discussions. Nœggerath [5], à la réunion des naturalistes allemands tenue à Wiesbaden, en septembre 1887, a présenté un long travail statistique, tendant à réduire à néant le rôle de la déchirure cervicale et à démontrer les propositions suivantes : 1° Les femmes atteintes de déchirure conçoivent plus facilement et avortent moins que les autres ; 2° La position de l'utérus n'est pas influencée par la lacération ; 3° L'axe de l'utérus n'est pas allongé ; 4° Les érosions et ulcérations ne sont pas plus fréquentes ; 5° L'ectropion n'en est jamais le résultat ; 6° L'altération des tissus du col n'est pas plus fréquente ; 7° La déchirure n'a pas d'influence sur la fréquence et l'intensité des maladies utérines.

Dans la discussion qui a suivi la lecture de ce mémoire, Sänger, Skutsch et Ahlfed ont déclaré que Nœggerath allait trop loin dans sa

---

[1] Le premier travail d'Emmet est un mémoire, lu le 8 février 1869 devant la Société médicale du comté de New-York et intitulé : Surgery of the cervix (*Amer. Journ. of. Obstet.*, févr. 1869). Il présenta son second mémoire sur le même sujet, le seul qu'on cite ordinairement, le 28 septembre 1871 : Laceration of the cervix as a frequent and unrecognized cause of disease (*Amer. Journ. of Obst.*, nov. 1874). C'est ce mémoire traduit en allemand par M. Vogel, qui a fait connaître le sujet en Europe, surtout après la critique favorable de Breisky dans la *Wien. med. Woch.*, 1876, n° 49 à 51.

[2] J.-H. Bennet. *Traité pratique de l'inflammation de l'utérus*, Paris, 1850.

[3] P.-F. Mundé (*Amer. Journ. of Obstet.*, oct. 1879, et *Minor surgical Gynecology*, New-York, 1885, p. 430). — Olshausen. Zur Pathologie der Cervicalrisse (*Centr. f. Gyn.*, 1877, n° 15, p. 233). — Hegar et Kaltenbach. *Loc. cit.*

[4] Breisky. *Allg. Wien. med. Zeitschr.*, 1882, n° 52.

[5] Nœggerath. *Berlin. klin. Woch.*, 1887, n° 41.

critique. Peu après, Mundé, qui s'est fait en Amérique un des principaux champions de la doctrine d'Emmet, faisait publier dans son journal par un de ses élèves, Brooks H. Wells[1], une réfutation, point par point, du mémoire de Nöggerath. Là aussi la statistique est invoquée pour arriver à des conclusions diamétralement opposées; Wells insiste surtout sur le rôle important des lacérations dans l'apparition des névroses réflexes[2].

Aujourd'hui, ces discussions nous paraissent bien stériles, car nous savons que la déchirure joue tout simplement le rôle de porte ouverte à l'infection. Sans doute, un col lacéré est gênant, douloureux, souvent même le point de départ de réflexes nerveux qui peuvent avoir un retentissement plus ou moins marqué sur la santé générale; mais tous les méfaits qu'on lui a si généreusement imputés doivent être mis à l'actif des micro-organismes qui y trouvent un terrain très favorable à leur développement.

4° **Traumatisme.** — De même la contusion chronique produite par un pessaire mal appliqué, soit trop volumineux, soit placé avant toute réduction et pressant trop fortement contre l'organe, peut causer de la gêne, de la douleur, déterminer de l'irritation; mais il faut l'intervention des micro-organismes pour transformer les accidents en métrite.

Enfin, une opération quelconque dans l'intérieur du canal génital, toucher, cathétérisme, abaissement, cautérisation, dilatation, incision, peut devenir le point de départ d'une métrite (compliquée de *péri* et *paramétrite*), si les précautions aseptiques n'ont pas été prises. Ces accidents, très fréquents autrefois, et qui avaient rendu les gynécologistes si légitimement timorés, n'existent plus dans la pratique des confrères qui se conforment aux règles, qu'on pourrait appeler sacrées, de la chirurgie moderne. S'il survient aujourd'hui de l'inflammation de l'utérus à la suite de manœuvres violentes exercées dans sa cavité (curettage, énucléation ou morcellement de fibromes, etc.), cette inflammation s'éteint sans laisser de traces.

On a incriminé, dans le développement des métrites, les injections vaginales trop chaudes ou trop froides; j'ajoute, pour ma part, peu d'importance à cette cause; l'injection ne peut nuire que si la canule n'est pas propre ou si elle est enfoncée de manière à blesser le col. On a vu, il est vrai, dans des cas de prolapsus, des canules pénétrer dans le col, et l'injection donner alors lieu à des accidents sérieux; mais ces derniers ne se rapportent aucunement aux métrites.

---

[1] Brooks H. Wells. The etiological relation of cervical laceration to uterine diseases (*Amer. Journ. Obstet.*, mars, 1888, p. 257).

[2] Voir sur le même sujet, le mémoire de Th. Savage. Lacerations of the cervix uteri (*Amer. Journ. of Obstet.*, janv. 1891, p. 46).

5° **Causes diverses.** — Faut-il, à l'exemple de nombreux auteurs[1], indiquer comme cause de métrite les *fièvres exanthématiques*, la variole, la rougeole et la scarlatine? De nouvelles observations démonstratives me paraissent sur ce point nécessaires. Il faut avouer cependant que les travaux de Massin[2] sont de nature à éveiller l'attention. Ce qu'on ne saurait nier, c'est que l'appareil génital de la femme ne soit particulièrement vulnérable dans la convalescence d'une maladie quelconque ayant affaibli l'organisme tout entier.

Certaines maladies (ictère grave), certains empoisonnements (phosphore), donnent lieu à la dégénérescence graisseuse aiguë des tissus utérins; il n'y a là que des *lésions* et point une *maladie* de l'utérus, et c'est abusivement qu'on y insisterait, à propos de la métrite.

L'influence des *diathèses* a été fort exagérée. Martineau[3] a été jusqu'à diviser les métrites en deux classes : 1° la métrite constitutionnelle; 2° la métrite traumatique. La métrite constitutionnelle, suivant Martineau, est, d'une part protopathique, et d'autre part secondaire ou deutéropathique; ses origines seraient, d'après lui : la scrofule, l'arthritisme, l'herpétisme, la chlorose, la syphilis et enfin la tuberculose. Les maladies dyscrasiques jouent véritablement, pour Martineau, le rôle de causes prédisposantes locales.

Le rôle des diathèses a été à nouveau soutenu récemment par tous ceux qui veulent établir à côté de la métrite vraie une fausse métrite. J'ai donné ci-dessus (voir p. 202) les raisons qui me font rejeter l'existence de cette dernière entité morbide et je conclus qu'il n'y a pas d'inflammation utérine d'origine diathésique. Mais j'accorderai volontiers que la question d'état général et de terrain joue un grand rôle, sinon dans la production, au moins dans la permanence des inflammations locales, et, en particulier, des métrites; que, par suite, on devra s'enquérir soigneusement de cet état général, au point de vue du traitement. Mais c'est tout ce que je concéderai à la doctrine des diathèses. Il ne faut pas dénaturer, par l'exagération, les vues élevées de Bazin et de Verneuil en pathologie générale.

---

[1] F. Siredey et Danlos. Art. Utérus (path.) du *Dict. de méd. et de chir. prat.*, t. XXXVII, p. 651.

[2] Massin. Zur Frage über Endometritis bei akuten, infektiösen allgemeinen Erkrankungen (*Arch. f. Gyn.*, 1891, t. XL, p. 146-166). Consulter aussi : Slaviansky. *Arch. f. Gyn.* 1870, t. IV, p. 285. — Veit. *Handbuch der Gyn.*, 1897, t. IV. — Stranoskiadis aurait, dans 16 cas, observé des résultats anatomo-pathologiques positifs, sur un ensemble de 24 observations concernant des femmes atteintes de pneumonie, fièvre typhoïde, méningite, pleurésie purulente, anthrax, etc. (*Monat. f. Geb. und Gyn.*, 1903, t. XVII, n° 1).

[3] Martineau. *Leçons sur la thérapeutique de la métrite*, Paris, 1887, p. 23.

SYMPTOMES, MARCHE ET DIAGNOSTIC

Symptômes. — Lorsqu'on étudie les maladies des organes génitaux internes chez la femme, il est impossible de ne pas être frappé de la similitude des signes rationnels fournis dans chacune d'elles, par l'interrogatoire des malades. L'ensemble de ces symptômes est à peu près commun, qu'il s'agisse d'une métrite chronique, d'une endométrite catarrhale, ou même d'un corps fibreux, d'un cancer ou d'une salpingite. Certes, je ne vais pas jusqu'à dire qu'il y ait identité absolue. Il est certain que, pour peu qu'on précise l'interrogatoire, on trouvera des différences sensibles, ne fût-ce que dans l'intensité de tel ou tel symptôme. Mais si telle partie du tableau est plus accusée dans certaines maladies, — l'hémorragie dans le corps fibreux, la leucorrhée dans le cancer, les troubles nerveux dans les déplacements ou les maladies des annexes, etc., — il n'en est pas moins vrai que les traits principaux sont identiques : tels les *états* différents d'une même gravure ayant subi plusieurs retouches.

Voilà l'idée que j'entends exprimer par le mot de **syndrome utérin** appliqué à ce fond commun que l'on retrouve partout. C'est ainsi que Beau avait groupé, dans son syndrome *asystolie*, tous les phénomènes des maladies du cœur arrivées à la période de surmenage cardiaque, qu'il s'agisse d'une lésion mitrale, tricuspidienne ou aortique. De même on trouvera, je crois, un grand intérêt pour l'exposé clinique, dans la description que je me propose de faire. Quand ce croquis sera tracé, il suffira, en effet, pour compléter chaque tableau spécial, d'y ajouter quelques retouches, ce qui évitera d'inutiles répétitions.

L'étude du syndrome utérin a naturellement sa place ici, puisqu'il coïncide à peu près exactement avec l'ensemble des signes rationnels de la métrite. Comment en pourrait-il être autrement, du reste, puisque, en réalité, c'est l'*élément métrite*, surajouté à presque toutes les autres affections de l'utérus et de ses annexes, qui amène à peu près partout sa réapparition ?

Les principaux traits du syndrome utérin sont la douleur, la leucorrhée, la dysménorrhée, la métrorragie, auxquels se joignent des symptômes du côté des organes nerveux voisins (vessie, rectum) ou éloignés (tube digestif, système nerveux). Je vais les passer successivement en revue.

Douleur. — Cette douleur est spontanée; elle siège dans le petit bassin, mais, point à noter, elle n'a pas toujours son foyer principal au niveau même de l'utérus; ce n'est pas à l'hypogastre que la femme souffre le plus, c'est fréquemment dans une des régions iliaques, et surtout dans la région iliaque gauche, du côté des ovaires. Pour expliquer ce fait, il me paraît rationnel d'admettre qu'il y a le plus souvent un peu de salpingite (catarrhale), quand il existe de la métrite. Les trompes sont, en effet, de simples prolongements des cornes utérines : ces organes sont anatomiquement et pathologiquement solidaires. Qui dit métrite devrait presque toujours dire métro-salpingite avec distribution inégale de l'inflammation : prédominance du côté de l'utérus, retentissement, parfois très faible, mais réel, du côté de la trompe. De là provient la douleur dans la région des annexes, qui est riche en ramifications nerveuses. Quant à sa fréquence à gauche, elle est aussi difficilement explicable que la prédominance de l'épidydimite, de ce côté-là.

Un autre foyer de la douleur existe dans la région lombaire.

La douleur augmente par les fatigues, les faux pas, les cahots de la voiture. Elle peut, sous ces influences mécaniques, ne pas s'exagérer immédiatement, et l'exacerbation douloureuse ne se faire sentir qu'au bout d'un certain temps. A l'inverse des voitures ordinaires, les *tramways* sont bien supportés ; les voyages en chemin de fer, par contre, le sont mal, à cause de la trépidation particulière des wagons. La douleur est sourde, persistante, gravative ; elle donne lieu à une sensation de poids, de plénitude au niveau du périnée et dans le petit bassin ; il semble à la malade qu'elle ait là un corps étranger qui tend à s'échapper ; la *malade sent son utérus*. Sa démarche courbée, dans les cas aigus, est caractéristique : au lieu de s'asseoir brusquement, elle le fait avec précaution, en prenant volontiers un point d'appui sur un meuble voisin ou sur le bras d'un fauteuil, de peur de réveiller la douleur endormie. Celle-ci est exaspérée par la pression et surtout par le palper associé au toucher ; mais on peut très bien se rendre compte, pendant le toucher, que ce n'est pas la pression directe sur le col qui est douloureuse, car cet organe est, comme l'on sait, insensible (sauf dans les cas de névralgies lombo-abdominales), mais bien l'ébranlement propagé par le *ballottement* du corps de l'utérus lui-même. Gosselin a très judicieusement insisté sur cette distinction[1].

Leucorrhée. — C'est un phénomène constant. Il peut être plus ou moins masqué par du sang, exagéré par la sanie purulente, etc., mais il existe toujours, d'une façon ou d'une autre.

La leucorrhée (ou *flueurs blanches, pâles couleurs*) est un phénomène si important en gynécologie, que certains auteurs anciens[2] en faisaient une maladie, la maladie principale de l'utérus, groupant autour d'elle les autres phénomènes inflammatoires. Courty lui-même fait de cer-

---

[1] Gosselin. *Clinique chirurg. de l'hôpital de la Charité.* 1879, t. III. p. 33.
[2] J.-B. Blatin. *Du catarrhe utérin ou des flueurs blanches,* Th. inaug., Paris, an X (1801).

laines leucorrhées une entité morbide, une affection idiopathique[1].

La leucorrhée est l'exagération et l'altération morbide de la sécrétion utérine et vaginale physiologique. L'utérus et le vagin sécrètent, en effet, à l'état normal, en très faible quantité, un liquide muqueux qui contient toujours quelques leucocytes. C'est un suintement dû à la destruction lente du revêtement épithélial. Pour peu qu'il dépasse un certain degré, qu'il devienne plus abondant et purulent, il est morbide et constitue la leucorrhée.

Celle-ci provient de deux sources : le vagin et l'utérus.

La leucorrhée vaginale, qui existe souvent seule, est constituée par l'écoulement d'un liquide très fluide, d'aspect laiteux, n'empesant que légèrement le linge ; ce liquide peut, dans certains cas spéciaux, se charger de pus et prendre une teinte jaune verdâtre. Sa réaction est acide.

La leucorrhée du corps de l'utérus est blanc jaunâtre, peu visqueuse. Celle du col est gélatiniforme : à l'état normal, elle est transparente et ressemble à du blanc d'œuf ou à du verre fondu ; elle empèse fortement le linge. A l'état pathologique, elle est purulente et de couleur jaune verdâtre. Sa réaction est alcaline.

O. Küstner[2] a fait des recherches précises sur la sécrétion de l'utérus, à l'état normal et morbide. Il a introduit des tubes de verre dans la cavité utérine, en ayant soin d'oblitérer exactement le museau de tanche avec du diachylon et du collodion. Il a examiné de cette manière six femmes exemptes de catarrhe utérin. La sécrétion du col et du corps lui est apparue avec les caractères que je viens d'indiquer. Il a ensuite examiné des femmes atteintes de catarrhe utérin, avec ou sans purulence. Il a constaté que, le plus souvent, il y avait simultanément du catarrhe du col et du corps ; que le catarrhe isolé du col était plus fréquent que celui du corps seul.

L'écoulement leucorrhéique est rarement tout à fait continu ; non pas que la sécrétion ne se fasse d'une façon constante, mais le produit de cette sécrétion n'est évacué que par intervalles ; il s'accumule d'abord dans le vagin, et de temps en temps s'échappe de la vulve en petites masses.

Enfin, dans certains cas, on observe de véritables *crises sécrétoires*, et l'on voit une grande quantité de liquide apparaître presque subitement, après d'assez fortes douleurs. Souvent alors on a cru à l'évacuation intermittente d'une hydropisie des trompes (*hydrops tubæ profluens*). Mais ce phénomène peut parfaitement exister dans la métrite, sans collection salpingienne, ainsi que j'en ai observé de nombreux

[1] COURTY. *Traité pratique des maladies de l'utérus*, Paris, 1881, p. 942.
[2] O. KÜSTNER. *Beiträge zur Lehre von der Endometritis*, Iéna, 1885, p. 87.

exemples. C'est, à proprement parler, un phénomène d'hypersécrétion pathologique réflexe.

Quelques auteurs ont cherché le moyen d'établir la différence entre la leucorrhée vaginale et celle de l'utérus. Schultze[1] a proposé d'introduire dans le vagin un tampon d'ouate, qu'il laisse sur le col pendant vingt-quatre heures; quand on le retire, on peut, au liquide dont il est imprégné, reconnaître la qualité des sécrétions qui proviennent de la matrice.

La leucorrhée peut être simplement sous la dépendance d'un état général défectueux, de l'anémie, de la chlorose.

Dysménorrhée. Métrorragie. — Des troubles menstruels peuvent s'observer dans les affections utérines, mais il ne faut pas croire qu'ils soient constants. La **dysménorrhée**, ou menstruation douloureuse, s'observe souvent dans les métrites, par suite de certains obstacles mécaniques à l'expulsion du flux menstruel (flexions, étroitesse du col) qui favorisent eux-mêmes l'inflammation. L'**aménorrhée** est parfois le fait de l'anémie; pour peu qu'une métrite dure depuis longtemps, elle a débilité la malade; c'est ainsi, et non pas directement, qu'agit alors la maladie utérine. Les **métrorragies**, au contraire, sont très certainement sous la dépendance directe de la métrite. C'est surtout quand la muqueuse du corps utérin est atteinte d'endométrite interstitielle (soit primitive, soit consécutive aux corps fibreux, au cancer) que les métrorragies sont fréquentes. Ces pertes peuvent survenir pendant les règles, qui sont alors prolongées, ou en dehors de la période cataméniale. Dans le premier cas, on dit qu'il y a **ménorragie**, et dans le second, **métrorragie**.

Stérilité, avortement. — La plupart des maladies utérines sont un obstacle à la conception. La **stérilité** n'est cependant pas fatale, et l'on sait que la grossesse est observée même dans les cas de cancer et de corps fibreux; il en est de même pour la métrite. Mais, en pareilles circonstances, l'avortement est fréquent.

Symptômes de voisinage et symptômes réflexes. — On observe, dans toutes les affections utérines, des symptômes de voisinage (indépendamment des phénomènes de compression dont il ne saurait être question dans cet exposé général, et qui, du reste, ne sont point du ressort de la métrite). La femme ressent très fréquemment de la douleur en urinant, les mictions sont plus fréquentes, et il peut survenir du **ténesme vésical**. Toute maladie de l'utérus retentit, en effet, plus ou moins sur la vessie, et parfois même la malade n'attire l'attention du médecin que sur les phénomènes vésicaux.

---

[1] SCHULTZE. Der Probetampon, ein Mittel zur Erkennung der chronischen Endometritis (*Centr. f. Gyn.*, 1880, n° 17, p. 595).

Comme souvent les femmes souffrent en allant à la garde-robe, à cause des efforts que cet acte demande, par les ébranlements qu'il communique à l'utérus malade, elles s'habituent à y aller le moins souvent possible et la **constipation** devient bientôt habituelle.

Dyspepsie utérine. — Il n'est pas de fonction sur laquelle les affections utérines retentissent avec plus de constance que la digestion. La méconnaissance de ce fait a souvent causé de graves erreurs de diagnostic. La dyspepsie s'explique ici très bien par une action réflexe dépendant du système nerveux de la vie organique ; il suffit, pour s'en rendre compte, de rappeler la richesse de l'innervation sympathique de l'utérus et de l'estomac. La **dilatation de l'estomac** est très fréquente dans les métrites de longue durée, avec tout le cortège symptomatique si bien décrit par Bouchard et ses élèves[1]. Quant à la **dyspepsie**, elle a depuis longtemps attiré l'attention des gynécologistes qui l'ont d'abord brièvement indiquée : Henri Bennet, Courty, la mentionnent sans y insister. Plus récemment, des mémoires importants ont paru sur ce sujet[2].

Le manque d'appétit, les nausées, s'accompagnent le plus fréquemment de flatulence et, en particulier, d'un état de **tympanisme chronique** qui fait dire aux femmes que leur ventre a grossi depuis le début de leur maladie, quoique leur embonpoint ait diminué. Ce météorisme est une grande gêne pour la palpation du ventre et l'exploration bimanuelle.

Réflexes du côté de la respiration : toux utérine. — On observe très souvent, chez les femmes atteintes de maladie de l'utérus, en dehors de toute affection des voies respiratoires et sans que l'hystérie puisse être incriminée, une toux sèche, revenant tantôt par quintes, tantôt au contraire par émissions isolées, mais si fréquentes qu'elle semble constituer une sorte de *tic*. Elle est généralement petite, étouffée : elle présente exceptionnellement un caractère sonore et métallique qui inquiète les malades et leur entourage. Aran[3] l'avait signalée sommairement : un de mes élèves lui a consacré, d'après mes leçons, une étude plus complète[4]. Ce qui la caractérise, c'est qu'elle ne répond à aucun signe stéthoscopique et guérit avec la lésion utérine, métrite, déplacement, etc.

---

[1] P. Legendre. *Dilatation de l'estomac et fièvre typhoïde.* Thèse de Paris, 1886.

[2] G. Braux. Ueber den Zusammenhang von Neurosen des Magens und Uterinleiden (*Wien. med. Woch.*, 1886, p. 41-42). — Imlach. On uterine dyspepsia (*Brit. gyn. Journ.*, févr. 1887, p. 471-484). — Lacoarret. Nervosisme et troubles gastriques dans les affections chroniques de l'utérus (*Arch. clin. de Bordeaux*, 1892, pp. 387 et 453). — Theilhaber (*Berlin, klin. Woch.*, 9 octobre 1895, p. 1006). — Raffray. *Des métrites : considérations cliniques et thérapeutiques* (Thèse de Paris, 1894). — H. Eisenhart. *Die Wechselbeziehungen zwischen internen und gynäkologischen Erkrankungen*, Stuttgart, 1895.

[3] Aran. *Leçons clin. sur les maladies de l'utérus*, Paris, 1858.

[4] P. Müller. *De la toux utérine.* Thèse de Paris, 1887.

**Réflexes du côté du système nerveux central et périphérique.
Névralgies et névroses de cause génitale.** — Ici encore, on peut s'expliquer facilement la pathogénie de ces réflexes par la richesse d'innervation des organes génitaux qui sont reliés à la fois au grand sympathique par le plexus hypogastrique, et à la moelle par le nerf honteux interne (fig. 248). Les névralgies sont très fréquentes. La névralgie

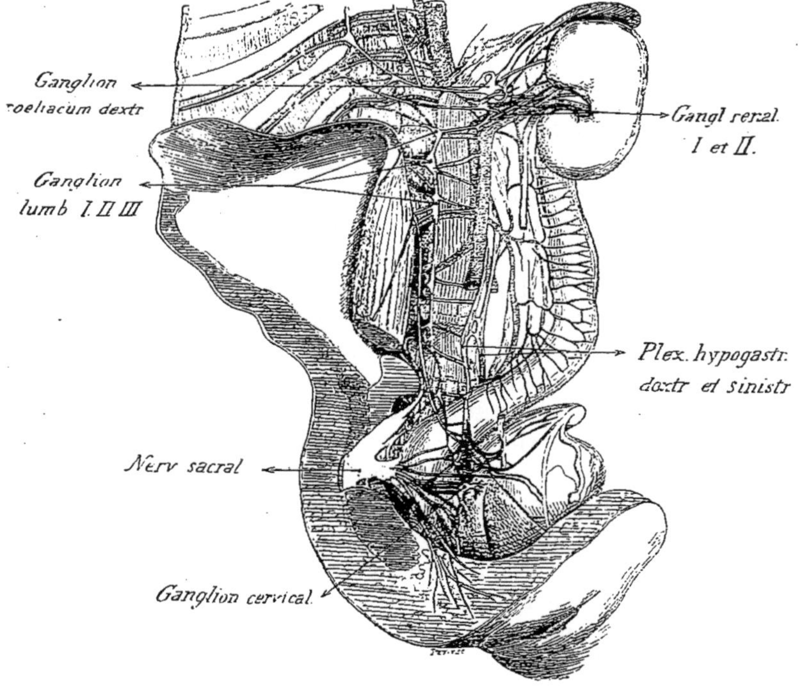

Fig. 248. — Nerfs de l'appareil génital d'un enfant, côté droit.

intercostale est tellement habituelle que Bassereau a pu prétendre que cette névralgie était presque toujours liée à l'existence d'une métrite. On observe encore la névralgie faciale, souvent la névralgie lomboabdominale, avec irradiation des douleurs dans la branche fémorocutanée, le plus souvent dans la cuisse gauche.

Simpson et Scanzoni[1] ont insisté sur la névralgie sacrée, dont ils ont fait l'objet de monographies sous le nom de **coccygodynie.**

On a même cru constater des réflexes périphériques jusque sur les nerfs sensoriels. Clifton S. Morse[2] a décrit une asthénopie dépendant des maladies de l'utérus.

[1] SIMPSON. *Diseases of women.* Édimbourg. 1872. p. 202. — SCANZONI. (*Würzb. med. Zeit..* t. II. p. 4, et *Krankh. der weibl. Sexualorg..* t. II, p. 225.)
[2] CLIFTON S. MORSE. (*New-York med. Journ..* 22 janv. 1887, vol. XLV, p. 95.)

Enfin, je ne fais que mentionner les **palpitations de cœur**, imputables à la fois à des réflexes nerveux et à l'anémie.

Je n'insisterai pas sur les **troubles du système nerveux général**, qui sont d'une extrême variabilité. « Les troubles nerveux, dit Courty, à propos de la métrite chronique, revêtent toutes les formes de l'**hystérie**, non qu'ils tiennent à l'hystérie véritable, qui peut coïncider, quoique rarement, mais parce que, chez la femme, les altérations du système nerveux, celles surtout dont l'utérus est le point de départ, prennent le plus souvent ce caractère. » Cette vérité est si banale que l'étymologie même du mot *hystérie* en est le témoin.

Il est certain, d'autre part, que chez toutes les femmes prédisposées à l'hystérie, le moindre trouble des organes génitaux internes peut appeler la manifestation de la névrose. Ainsi s'expliquent, à la fois, l'intensité des symptômes qu'on a cru pouvoir légitimement attribuer à des lésions insignifiantes, comme la « cheville cicatricielle » d'Emmet au niveau des déchirures du col, et les succès merveilleux de certaines opérations. Comment se défendre du diagnostic *hystérie*, en lisant des observations comme celle de Mundé, où l'on voit survenir une crise de sciatique ou une attaque de catalepsie par la seule pression du doigt sur la cicatrice d'une déchirure du col, et la suture faire disparaître tous les accidents [1] ? On doit presque dire qu'il y a une pathologie utérine spéciale pour les hystériques, et aussi peut-être des succès thérapeutiques particuliers : on peut s'attendre avec elles à des résultats inespérés pour des interventions qui resteraient sans effet chez les femmes dont le système nerveux serait moins vulnérable.

Il est encore une conséquence des affections génitales que l'on observe surtout dans les maladies de l'utérus (métrites, déplacements [2]), qui durent depuis de longues années. C'est un état de **neurasthénie** particulière, de dépression excessive du système nerveux, qui rend la femme incapable de tout effort, sans cependant que l'affaiblissement des muscles ou l'altération de la santé soit en rapport avec cet état de langueur. On doit donc sûrement l'attribuer à une action réflexe pathologique [3].

Enfin, comme nous le verrons en étudiant les déplacements de l'utérus et les maladies des annexes, des troubles nerveux graves, chorée, épilepsie, etc., sont parfois sous leur dépendance directe et ont été

---

[1] P. Mundé. *Minor. surg Gyn.*. p. 442.

[2] Une certaine part rentre, pour ces derniers cas, dans l'ensemble des phénomènes provenant du manque de fixité des viscères abdominaux, qu'on a réunis sous le nom d'*entéroptose* (F. Glénard).

[3] Playfair. Note on the systematic treatment of nerve-prostration and hysteria connected with uterine disease (*Lancet*, 1881, t. I, p. 857, 946). — Du même, Neurotic complications of uterine disease (*Lancet*, 25 avril 1891, t. I, p. 919). — Graily-Hewitt. *Reynold's System of medicine*, vol. V, p. 700. — John Ault. Uterine dyskinesia (*Med. and surg. Reporter*, 31 mars 1883). — Roué (*Am. Journ. of Obst.*, 1892, vol. XXVI, p. 694).

guéris en même temps. Mais la métrite seule ne produit pas de pareils effets.

État général. — Les douleurs qui empêchent l'exercice, la dyspepsie qui est un obstacle à l'alimentation, l'état du système nerveux qui a une influence dépressive sur la nutrition, tout concourt à altérer rapidement la santé générale d'une femme atteinte d'affection utérine, et à lui donner l'aspect habituel des chloro-anémiques, auquel se joint une teinte terreuse de la face, un cercle bistré autour des yeux, un air souffreteux du visage, qui caractérisent ce qu'on a appelé le **facies utérin.**

Tel est l'ensemble de signes rationnels qui constitue le **syndrome** commun à toutes les maladies des organes génitaux internes, mais qui n'est jamais si marqué que dans la métrite. L'étude des signes physiques révélés par l'examen direct permettra maintenant de préciser les caractères propres à l'inflammation de l'utérus.

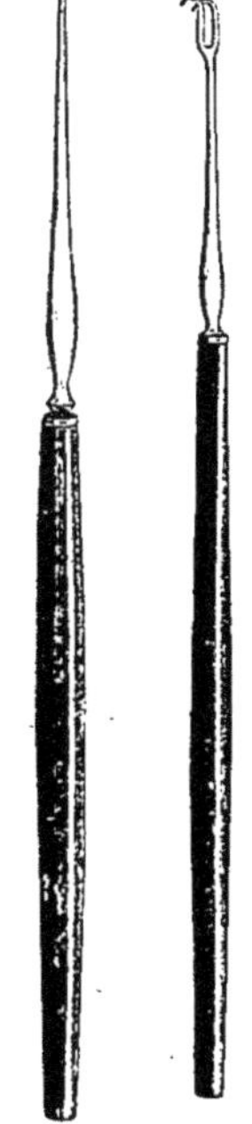

Fig. 249. — Crochets aigus.

Signes physiques. — Au toucher, qui doit toujours être fait par l'exploration bimanuelle, on trouve (sauf les cas très rares où le corps seul est le siège de l'inflammation) le col augmenté de volume et altéré dans sa consistance. Il est plus gros, plus ouvert, parfois onctueux et velvétique, lorsqu'il présente une surface ulcérée. En certains points, on peut le sentir criblé de petits grains durs, qui sont des kystes glandulaires. Le doigt constate, en outre, les déchirures sur lesquelles j'ai longuement insisté à propos de l'anatomie pathologique. Si cette exploration n'est pas douloureuse, celle qui consiste à imprimer un mouvement de **ballottement** à l'utérus en faisant basculer le col, l'est parfois, et Gosselin[1] a beaucoup insisté sur l'importance clinique de ce signe. Le toucher permet aussi de connaître que les culs-de-sac sont libres, dans les cas non compliqués d'inflammation circum-utérine; l'utérus est alors parfaitement mobile.

L'examen au **speculum** sera fait, de préférence, avec un speculum bivalve. Il montre un col plus gros, remplissant parfois le fond du vagin, changé de forme : chez la nullipare, au lieu d'être conique, comme il doit l'être, il est cylindrique : chez la femme ayant accouché, il est souvent renflé en massue, et, s'il y a des déchirures du col, il affecte les formes les plus variées, figurées plus haut. La couleur varie du rouge vif au rouge violacé. Un écou-

---

[1] Gosselin. *Loc. cit.*

lement visqueux de mucus, soit franchement purulent, soit panaché
de stries purulentes et de filaments sanguinolents, s'échappe de l'orifice, surtout si l'on a soin de le presser doucement, à plusieurs reprises, avec les valves du speculum, de façon à *traire*, pour ainsi dire, le
museau de tanche. La surface de celui-ci paraîtra souvent ulcérée :
les pertes de substance apparentes seront parfois très petites, disséminées (folliculite des auteurs), ou superficielles, ressemblant à une
légère vésication (érosions), ou profondes, pareilles à un ulcère de
cicatrice, lisse et vernissé, ou à une plaie granuleuse (ulcérations) ;
parfois, quelques grains jaunâtres, semblables à de petites pustules
d'acné, seront l'indice d'un kyste superficiel (œuf de Naboth).

On doit savoir que les déchirures du col sont beaucoup moins visibles
en projection, au fond du speculum, que perceptibles au toucher, et
que leur surface ulcérée est bien mieux étalée par un speculum bivalve
que par un speculum cylindrique.

Pour écarter les deux lèvres l'une de l'autre et voir dans l'intérieur
du col, on peut se servir de la pince à érignes divergentes de Courty,
ou simplement de petits crochets (fig. 249).

L'introduction de l'**hystéromètre** fera constater diverses particularités intéressantes.

On trouve ordinairement une augmentation de la cavité utérine
pouvant aller jusqu'à 8 centimètres : quand l'hystéromètre s'enfonce
davantage et qu'il n'y a pas eu récemment grossesse ou avortement, on
est en droit de craindre autre chose qu'une métrite. Il faut, du reste, se
mettre alors en garde contre une cause d'erreur ; lorsque l'utérus est
légèrement dévié d'un côté (ce qui arrive assez fréquemment dans les
cas de déchirure profonde, où il est alors attiré du côté de la
déchirure), la sonde ne mesure pas, en réalité, la hauteur de l'organe, mais la longueur d'une ligne oblique allant de la portion déviée
du col à la corne opposée ; il existe dans ce cas un allongement
apparent. Il suffira donc, quand on soupçonne l'erreur, de ramener
l'utérus à sa situation normale, par la palpation bimanuelle.

La sonde éveille souvent de la douleur ; mais il serait exagéré de
dire, avec Veit, qu'on peut ainsi déterminer les points exacts où l'endométrite est le plus accusée. En réalité, c'est bien plutôt le mouvement
imprimé à la totalité de l'organe que le frôlement de la muqueuse qui
est la cause ordinaire de la douleur. L'écoulement de sang, alors que la
sonde a pénétré sans effort, est un sûr indice de l'altération de la
muqueuse. S'il y a des fongosités très accusées, on pourra même parfois
les sentir avec le cathéter.

Formes diverses de la métrite. Forme aiguë. — On peut au
début d'une métrite, par exemple à la suite d'une dilatation ou d'un

270 MÉTRITES.

cathétérisme faits sans précautions antiseptiques, etc., observer des phénomènes aigus — frisson et fièvre — de même que dans le cours d'une métrite chronique, à la suite d'une fatigue ou simplement au moment de la menstruation. Quoi qu'il en soit, quand la métrite revêt cette forme d'emblée ou par poussées tardives, l'exploration directe permet de reconnaître une sensibilité particulière de l'organe, une chaleur spéciale du vagin où le doigt perçoit parfois des battements, la rougeur et la tuméfaction du museau de tanche, en un mot tous les signes classiques de l'inflammation aiguë. Ils s'atténuent le plus souvent assez vite, mais peuvent reparaître si une nouvelle exacerbation se produit.

Forme catarrhale. — Métrite cervicale sténosique. — Ce qui caractérise la forme catarrhale, c'est la prédominance de deux symptômes : ulcération du col et intensité de la leucorrhée. J'ai décrit avec assez de détails l'aspect que présente un col ulcéré pour n'avoir pas à y revenir.

Cette forme s'observe surtout chez les jeunes femmes et s'accompagne de phénomènes nerveux réflexes (dyspepsie, palpitations, nervosisme). La localisation principale du mal est ordinairement au niveau du col : c'est le *catarrhe cervical* des auteurs. Pour Petit[1], la cervicite, si elle est d'origine blennorragique, a peu de tendance à franchir le défilé isthmique, tandis que la forme puerpérale est presque toujours liée à une endométrite du corps de même nature. Ce point ayant été déjà traité au chapitre de l'anatomie pathologique, je n'y reviens pas.

Je tiens à attirer l'attention sur un type clinique de métrite cervicale que je désigne sous le nom de **métrite cervicale sténosique**[2]. Il se rencontre exclusivement chez les nullipares, et le trait principal en est constitué par l'étroitesse réelle ou relative de l'orifice externe du col qui met obstacle au libre drainage de sa cavité. Il en résulte un *engouement muqueux*, une accumulation de mucus dans l'intérieur du col qui se dilate à la manière d'un barillet ; cela s'observe surtout dans le type connu sous le nom de *col conique*. Il s'agit presque toujours d'une infection très atténuée due au gonocoque ou à des saprophytes. Dans cette forme, les symptômes qui dominent la scène sont la leucorrhée et la dysménorrhée. L'examen avec le speculum bivalve permet souvent de trouver le museau de tanche gonflé par le mucus, et lorsqu'on pousse doucement sur ses faces avec les valves, de manière à *le traire*, on voit sourdre une quantité considérable de glaire transparente accumulée au-dessus de l'orifice étroit. Dans les cas invétérés, j'ai observé des végétations polypeuses, soit isolées, soit multiples. Ces cas correspondent toujours à des dysménorrhées anciennes et très intenses. La *stomatoplastie par évidement commissural*[3] est le traitement de choix de cette cervicite.

---

[1] Petit. *Congrès international de Médecine tenu à Paris*, 1900.
[2] Pozzi. *Congrès intern. de Méd., Paris*, 1900 et *Rev. de Gyn. et de Chir. abd.*, 1900, p. 757.
[3] Pozzi et Chabry. *Revue de Gyn. et de Ch. abd.*, 1898, n° 5.

Forme hémorragique. — Ici, au contraire, c'est le corps surtout qui est malade et le col peut présenter un aspect relativement sain. On observe cette forme chez les jeunes filles au moment de l'établissement de la menstruation, chez la femme vers l'époque de la ménopause ; enfin, c'est la forme de prédilection des métrites *post abortum*, alors que de simples particules, presque invisibles, de caduque, greffées sur la muqueuse utérine, y entretiennent une inflammation tenace. Il faut se souvenir que les avortements précoces sont très souvent méconnus, et que cette condition pathogénique intervient beaucoup plus souvent qu'on ne le pense.

Dans un mémoire encore assez récent[1], j'ai décrit une forme rare de métrite hémorragique caractérisée par des métrorragies rebelles, parfois très graves, dont la cause ne saurait encore être bien déterminée. Ces pertes apparaissent, se répètent indépendamment de toute cause générale ou locale apparente, et l'on ne peut incriminer ni l'altération de la muqueuse, ni un néoplasme, ni une affection des annexes, ni une maladie des viscères, ni une intoxication. Quelle est la nature de cette endométrite ? Reinecke[2], qui l'a bien étudiée, pense qu'il s'agit de lésions *préséniles*, contemporaines de la ménopause, dues à des troubles de nutrition, indépendantes de toute inflammation véritable. Pichevin et A. Petit[3] ne sont pas éloignés de croire à l'existence d'une forme infectieuse spéciale de métrite à localisation vasculaire ; ils se demandent, en outre, si certaines maladies générales, diabète, syphilis, infection typhoïde, ne sont pas de nature à donner naissance à des lésions des vaisseaux du parenchyme utérin. Quoi qu'il en soit, d'après les observations publiées, l'influence prédominante de la ménopause sur l'apparition des accidents ne saurait être mise en doute ; il est donc très vraisemblable qu'il y a là une relation de cause à effet, et que les premières atteintes de l'âge portent leur action dystrophique sur les vaisseaux de l'utérus, comme sur un lieu de moindre résistance.

Si l'on cherche à établir une description d'ensemble des lésions décrites par les différents auteurs, on peut fixer les traits suivants qui sont à peu près constants : augmentation de volume de l'utérus dont les parois sont épaissies au point de faire croire cliniquement à un corps fibreux interstitiel ayant amené l'hypertrophie de l'organe ; béance des vaisseaux sur la coupe, qui est parfois marbrée de travées bleuâtres ; consistance le plus souvent dure, parfois, au contraire, friable ; absence de lésions graves de la muqueuse, en sorte qu'il s'agit non d'une endo-métrite, mais d'une méso-métrite ; intégrité plus ou moins complète

---

[1] Pozzi et Latteux. Sur une forme rare de métrite hémorragique ; angio-sclérose envahissante. *Revue de Gyn. et de Chir. abd.*, 1899, n° 5, p. 771.

[2] Reinecke. *Archiv. f. Gyn.*, 1897, t. LIII, n° 2, p. 340.

[3] Pichevin et Petit. *Semaine gynécol.*, 1896, p. 355. — Siredey. *Journal de méd. et de chir. pratiques*, 1902, 25 avril.

des annexes ; enfin, au microscope : augmentation considérable de
l'épaisseur des parois des vaisseaux, en particulier des artérioles ; tendance à la disparition dans leur tunique des fibres musculaires qui sont
remplacées par des fibres élastiques, prolifération du tissu conjonctif
et du tissu élastique au niveau de la tunique externe des vaisseaux ; irradiations de ces tissus, principalement du tissu élastique, dans le muscle
utérin qu'ils dissocient et qu'ils étouffent en y formant de larges îlots.
Il résulte de ces faits, que les vaisseaux sont moins aptes à se contracter
et ont une tendance à demeurer béants au milieu du feutrage fibro-
élastique qui les enveloppe [1] (fig. 250).

C'est dans les formes catarrhales et hémorragiques invétérées qu'on
observe les profondes al-
térations de la muqueuse
du corps devenue végé-
tante, fongueuse, poly-
peuse. Cette prolifération
exubérante de l'élément
interstitiel et glandulaire
peut aussi porter sur la
muqueuse du col, qui de-
vient alors visible à l'extérieur et constitue un nouveau symptôme, sans que
pour cela l'affection mé-
rite de changer de nom.
Les **polypes muqueux** et
les **hypertrophies folliculaires du col** sont une lésion de métrite et doivent
être décrits avec elle,
anatomiquement et clini-
quement. J'ai déjà indiqué
plus haut leur nature his-

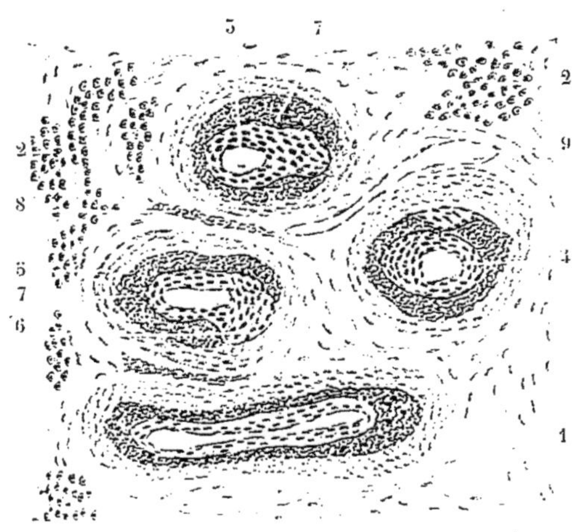

Fig. 250. — Forme rare de métrite hémorragique. Coupe à
travers le tissu utérin dans les points sclérosés. Vue d'ensemble (100 diam.).

1. Tissu conjonctif péri-vasculaire hypertrophié ; 2, fibres
lisses coupées en travers ; 3, lumière d'un vaisseau coupé
transversalement ; 4, le même coupé obliquement ; 5,
couche adventive ; 6, vestige de la couche musculeuse ;
7, tissu élastique de nouvelle formation ; 8, tissu élastique
développé entre les vaisseaux ; 9, fente lymphatique.

tologique. L'aspect de ces polypes rappelle celui des polypes mous des
fosses nasales ; ils sont rosés ou violacés, du volume d'un pois ou d'une
noisette, tantôt sessiles, tantôt appendus à un pédicule très mince. Il
est facile, par le spéculum et le toucher, d'en reconnaître la nature.

[1] Les conclusions du travail de MM. Pozzi et Latteux ont été combattues par M. Hugo
Szasz-Schwarz (de Budapest) dans un mémoire publié en 1905. D'après cet auteur, les lésions
qualifiées par MM. Pozzi et Latteux d'angio-sclérose envahissante ne correspondraient à
aucun processus pathologique particulier et résulteraient, purement et simplement,
de l'involution puerpérale. « L'hypothèse de *post hoc, ergo propter hoc*, dit l'auteur, est
souvent très séduisante, mais je ne me risquerai pas à assurer que cette lésion des vaisseaux est la cause des hémorragies. » (*Revue de Gyn. et de Chirurgie abd.*, 1905, n° 4,
p. 595.)

L'hypertrophie folliculaire du col se fait aux dépens du tissu glandulaire, dans l'épaisseur même d'une des lèvres, qui subit ainsi un allongement hypertrophique de consistance molle, d'aspect fendillé ou anfractueux, et qui peut l'amener jusque près de la vulve et même la dépasser[1].

Les polypes produisent souvent des hémorragies intermittentes graves ; l'allongement hypertrophique s'accompagne surtout de catarrhe.

La forme hémorragique peut causer des pertes sérieuses durant plusieurs semaines, presque sans répit. Certaines femmes arrivent ainsi à un degré extrême d'anémie. L'écoulement de sang se fait le plus souvent sans coliques ; les malades se plaignent seulement de douleurs lombaires plus ou moins intenses, et présentent des points névralgiques variés.

Forme douloureuse chronique (synonymes : *métrite chronique, engorgement, infarctus utérin*, etc.). — J'ai caractérisé cette forme du nom de *douloureuse*, car l'état douloureux de l'organe et l'impotence qu'il entraîne en sont le symptôme capital.

Il est absolument faux de représenter la métrite chronique comme la suite et le résidu d'une métrite aiguë. Il est beaucoup plus exact de dire que c'est le résultat d'une infection ayant évolué lentement, d'une façon sournoise et larvée, parfois ayant même sommeillé, avant d'avoir fait son apparition, assez longtemps après que la cause infectante a disparu. Il y a là, en un mot, des faits analogues à ceux que Verneuil a réunis sous le nom de *microbisme latent*[2]. Ils en présentent la marche insidieuse, les répits trompeurs et les exacerbations inattendues ; si bien qu'il y a plus d'un point de contact dans l'allure clinique d'un foyer d'ostéite ancienne et celle d'une métrite chronique. Dans l'intervalle des poussées aiguës, qui sont toujours imminentes, l'un et l'autre constituent plutôt une infirmité qu'une maladie.

Il s'agit le plus souvent d'infection puerpérale localisée, à échéance parfois très tardive. Le retard dans l'involution normale, l'*engorgement*, comme disent les vieux auteurs, caractérisé par le volume anormal de l'organe, la sensation de pesanteur, les douleurs de reins, rendant la marche et la station pénibles, et la dysménorrhée, en sont les premiers symptômes. Ils peuvent même passer inaperçus dans les premiers mois ; la femme, qui ne s'est sentie malade qu'à la suite d'une fatigue quelconque, attribue à cette cause occasionnelle l'origine de son affection, en méconnaissant l'influence efficiente d'un accouchement ou d'une fausse couche déjà éloignés. Plus tard, les douleurs deviennent plus

---

[1] A. PILLIET (*Bull. de la Soc. anat.*, 26 déc. 1890) a présenté une hypertrophie folliculaire du col qui dépassait la vulve.

[2] VERNEUIL. Du parasitisme microbique latent (*Bull. de l'Acad. de méd.*, 5 août 1886. 2ᵉ série, t. XVI, p. 105).

forles et peuvent condamner les malades à un repos à peu près complet.

L'examen local donne des résultats assez différents, selon qu'on le pratique en dehors des poussées aiguës ou pendant celles-ci. Dans ce dernier cas, on observe les signes que j'ai relatés plus haut au sujet de la forme aiguë. En dehors des poussées, on trouve ordinairement le col un peu tuméfié, dur, comme sclérosé, souvent irrégulier par suite de déchirures anciennes, d'une consistance tout à fait ligneuse par places, et, en d'autres points, comme criblé de petites nodosités semblables à des grains de plomb (kystes glandulaires). Le spéculum permet de constater cette tuméfaction et une congestion variable; souvent il y a une apparence couperosée très caractéristique. S'il y a des déchirures du col, on peut observer l'ectropion de la muqueuse, mais sans que l'ulcération soit aussi fongueuse que dans la forme catarrhale; elle est plutôt lisse comme un ulcère de cicatrice. Le cathétérisme ne donne qu'une augmentation de profondeur peu marquée. Au toucher, il est très fréquent de constater une déviation utérine concomitante.

Sneguireff (de Moscou)[1] a remarqué que, chez les femmes atteintes de cette forme de métrite (*endometritis dolorosa*), la pression réveillait une douleur très vive au niveau des cinq points suivants : 1° le tubercule du pubis; 2° à un travers de doigt au-dessus; 3° au côté interne de l'épine iliaque antéro-supérieure; 4° à la lèvre externe de la crête iliaque; 5° à la face interne de la cuisse, au-dessous du pli de l'aine. En même temps, il attire l'attention sur ce fait que les nerfs qui correspondent aux cinq points douloureux tirent leur origine des deux premières paires lombaires, et que, d'autre part, l'innervation du fond de l'utérus dépend, elle aussi, de ces mêmes nerfs. D'après cet auteur, l'endométrite douloureuse serait liée à des états nerveux divers pouvant aller de la neurasthénie à l'hystérie et même à l'épilepsie.

Il est une variété de métrite chronique douloureuse qui mérite une description spéciale : c'est celle qui a été désignée sous les noms de **dysménorrhée membraneuse**, d'*endométrite exfoliante*, de *decidua menstrualis*. Le phénomène capital est l'élimination douloureuse, au moment des règles, de tout ou partie de la muqueuse utérine : celle-ci présente les altérations histologiques de l'inflammation aiguë (endométrite interstitielle). Les femmes peuvent très peu souffrir dans l'intervalle des règles, quoiqu'elles présentent cependant des signes non douteux de métrite, en outre de la leucorrhée. Beaucoup d'auteurs ont cependant méconnu cette filiation et font de la dysménorrhée membraneuse une affection tout à fait distincte des métrites. D'autres ont bien vu cette relation : ainsi Schrœder dit qu'alors « le catarrhe chro-

---

[1] SNEGUIREFF. Ueber Endometritis dolorosa (*Archiv f. Gyn.*, 1899, t. LIX, n° 2, p. 277).

nique se rencontre si souvent qu'en règle générale on pourrait bien le considérer comme la cause du mal[1] ». Si l'on cherche l'origine de l'affection, on trouve presque toujours qu'elle remonte le plus souvent à un accouchement ou à un avortement, plus rarement à l'établissement de la menstruation (on sait l'importance que ces phases de la vie génitale ont sur le développement des métrites). On pourrait donc dire que la dysménorrhée membraneuse est une véritable *métrite chronique avec poussées de métrite aiguë et desquamation inflammatoire de la muqueuse, au moment des règles.* C'est pourquoi elle rentre, au point de vue clinique, dans la catégorie de la forme chronique, et, au point de vue anatomique, dans le cadre de la forme aiguë.

Parfois ce ne sont que des lambeaux qui sont éliminés ; parfois le sac membraneux est complet, et l'on peut y reconnaître la forme de la cavité utérine, une face interne lisse, criblée de petits trous, et une face externe irrégulière et déchiquetée. On ne confondra pas cette membrane avec le produit d'un avortement : un examen un peu attentif (après une courte immersion dans l'acide picrique) permettra d'y reconnaître les villosités choriales[2]. Par contre, la présence ou l'absence de cellules de la caduque n'est pas, comme on pourrait le croire, pathognomonique[3].

Mais tout le monde n'est pas d'accord sur la signification de cette dysménorrhée membraneuse. C'est ainsi que Menge (de Leipzig)[4] en distingue deux formes : 1° la dysménorrhée membraneuse essentielle, indépendante d'une lésion de l'appareil génital, et l'apanage des hystériques ; 2° la dysménorrhée membraneuse symptomatique d'une affection de l'appareil utéro-annexiel. Kollmann[5] va plus loin : il nie tout rapport entre une infection de la muqueuse utérine et l'élimination douloureuse des fausses membranes. Quant à Theilhaber[6] (de Munich), il admet la distinction de dysménorrhée idiopathique et dysménorrhée symptomatique ; mais, pour lui, la première, qui ne s'observerait que chez les vierges et les nullipares, est un état morbide occasionné par la contracture douloureuse du petit sphincter siégeant au niveau de l'orifice interne du col ; tandis que la seconde s'observerait dans les cas de myomes sous-muqueux ou chez les femmes atteintes de paramétrite.

Cette manifestation spéciale de certaines métrites chroniques dure le plus souvent jusqu'à la ménopause, si un traitement énergique n'est pas institué ; elle peut s'accompagner de ménorragies. Quoiqu'elle

---

[1] Schrœder. *Malad. des org. gén.*, trad. franç., p. 561.
[2] De Sinéty. *Comptes rendus de la Soc. de biol.*, 1876, t. XXVIII, p. 140.
[3] Ruge. *Zeitsch. f. Geb. und Gyn.*, 1881, t. V, p. 317.
[4] Menge. *Centralbl. f. Gyn.*, 1901, n° 50.
[5] Kollmann. *Münch. med. Woch.*, 1901, n° 37.
[6] Theilhaber. *Münch. med. Woch.*, 1901, p. 882. — *Centralb. f. Gyn.*, 1902, n° 49, et *Centralb. f. Gyn.*, 1902, n° 3, p. 66.

entraîne souvent la stérilité, on a pù voir la grossesse survenir et la maladie reprendre, après l'accouchement.

Métrite sénile. — Il est encore une forme de métrite peu connue de la plupart des auteurs, la métrite des vieilles femmes, la métrite sénile. Elle se caractérise surtout par un écoulement purulent dont la fétidité rappelle celle du cancer. Dans certains cas, les femmes ont en même temps des pertes de sang plus ou moins abondantes. On comprend que, dans ces conditions, le diagnostic ne soit possible qu'à la faveur de l'examen histologique. C'est surtout avec le cancer du corps de l'utérus que la confusion a été faite. Toutefois, dans la métrite sénile, l'état général est conservé, l'utérus diminué de volume et parfaitement mobile dans l'excavation pelvienne. La douleur est très rare. Il suffit d'un curettage et de soins de propreté pour faire disparaître tous les accidents [1].

Métrite puerpérale disséquante. — Sous ce titre, Beckmann[2] (de Saint-Pétersbourg) a décrit une sorte de gangrène utérine dont il a recueilli 40 observations à l'hôpital Oboukoff. Il s'agirait d'une infection streptococcique pure ou associée à des germes de la putréfaction. Le point de départ seraient des embolies septiques qui se formeraient dans les vaisseaux utérins, d'où mortification consécutive de zones plus ou moins étendues des parois de l'utérus. Cette forme de métrite se caractériserait par des pertes horriblement fétides, couleur marc de café, et par l'élimination de fragments sphacéliques, qu'il faut éviter de confondre avec des débris placentaires, d'autant plus que cette métrite disséquante éclate toujours pendant la puerpéralité. Le pronostic est fort grave et la mort survient par péritonite perforante ou par septicémie. Cependant la guérison a été notée dans un assez grand nombre de cas.

Marche. Pronostic. — Presque toutes les formes de la métrite sont rebelles; dès que la muqueuse a été malade durant un certain temps, la tunique musculaire, le parenchyme, ne tarde pas à s'altérer à son tour : survienne ensuite la guérison de la muqueuse, les changements acquis de structure, la sclérose de l'utérus, la formation de petits kystes dans le col, etc., n'en demeureront pas moins définitifs. Or, ces reliquats suffisent pour entretenir l'état morbide qui constitue la métrite chronique. Voilà pourquoi toute métrite qui n'est pas guérie rapidement menace de devenir incurable, tout en changeant de forme.

---

[1] Sur la métrite sénile voy. : Halliday Croom. *Soc. d'obs. d'Edimbourg*, 9 février 1898. — Sheldon. *Médecine*, Détroit, 1897, avril. — Lorani. *Rassegna di ost. e gin.*, mai 1898. — Richard. *Thèse de Paris*, 1896-1897.

[2] Beckmann. *Zeitschrift für Geb. u. Gyn.*, 1900, t. XLII, n° 5.

Scanzoni prétend qu'il n'a jamais vu guérir la métrite chronique ; mais il ne la distinguait pas suffisamment des salpingites.

La métrite prédispose-t-elle au cancer? Nous avons vu que nombre d'auteurs étrangers n'hésitent pas à admettre que le catarrhe du col entretenu par une déchirure est une condition favorable pour l'apparition de l'épithélioma. On a aussi soutenu qu'une inflammation de la muqueuse utérine de longue durée, quand elle revêt la forme glandulaire, peut facilement aboutir à l'adénome ; or, que la végétation épithéliale dépasse la limite des culs-de-sac, que l'adénome typique devienne atypique, et, par une transition progressive, un néoplasme malin, un véritable cancer du corps est constitué.

Diagnostic. — Les causes d'erreur peuvent provenir de l'exagération d'un symptôme, les signes concomitants étant atténués.

L'augmentation de volume de l'utérus, jointe aux phénomènes dyspeptiques, pourrait faire croire à un commencement de **grossesse**, surtout si une aménorrhée temporaire vient accroître le doute. Il suffit d'attendre pour que celui-ci se dissipe bientôt : on devra, en pareil cas, être sobre d'explorations et surtout ne pas faire le cathétérisme de l'utérus.

L'abondance de la leucorrhée, jointe à l'ulcération du col, fera naître l'idée de **cancer** du col : les caractères de l'un et de l'autre de ces phénomènes sont cependant alors différents : dans le cancer, l'écoulement n'est pas muco-purulent et visqueux ; il est séreux, roussâtre et d'une fétidité fade très spéciale : l'ulcération est anfractueuse, parsemée de points jaunâtres, à bords durs, quand elle n'est pas encadrée par une végétation en chou-fleur ; elle détruit les tissus qui la supportent, de manière à donner lieu à des pertes de substance qu'on ne trouve pas dans la pseudo-ulcération de la métrite. Le gonflement dur et irrégulier du col, produit par le développement de kystes et la sclérose concomitante, donne parfois, il est vrai, au toucher une sensation analogue à celle de certains **noyaux cancéreux.** Des ponctions dans le col, évacuant les kystes et décongestionnant les tissus, qui deviennent plus souples, trancheront parfois le diagnostic. Au besoin, on ferait l'excision d'une petite tranche de tissu suspect pour en faire l'examen histologique.

Des douleurs très vives et régulières, un écoulement très tenace de muco-pus fétide mêlé de sang, une forte augmentation de volume du corps utérin, enfin l'examen de parcelles enlevées par la curette feront reconnaître le **cancer du corps.**

On ne confondra pas avec une métrite hémorragique la métrorragie provoquée par un **avortement** précoce ; les antécédents, l'étude des caillots expulsés sont significatifs.

Les **polypes fibrineux**, qu'il vaudrait mieux appeler **placentaires**[1], ne sont que des débris de placenta ou de villosités choriales greffés dans l'utérus et y vivant d'une vie obscure pendant plusieurs semaines et même plusieurs mois[2], après un accouchement ou un avortement. Ces commémoratifs seront un guide précieux, et l'examen de la petite tumeur, qu'il faut enlever avec la curette mousse dès qu'elle est reconnue, en montrera vite l'origine.

Les **corps fibreux**, les **polypes fibreux** intra-utérins, donnent aussi lieu à l'apparition d'un syndrome analogue à celui de la métrite et à d'abondantes hémorragies. L'examen de l'utérus par l'exploration bimanuelle, le cathétérisme, et, au besoin, la dilatation du col fourniront des garanties suffisantes contre l'erreur.

La **salpingite**, comme je l'ai dit, coexiste le plus souvent avec la métrite. Le diagnostic consiste donc à reconnaître quelle est de ces deux lésions celle qui prédomine et doit, par suite, caractériser la maladie. On recherchera soigneusement par la palpation bimanuelle, aidée au besoin de la position déclive, à reconnaître l'état des annexes. Si elles ne sont pas augmentées de volume, mais seulement un peu douloureuses à la palpation, tandis que l'utérus présente les signes objectifs que j'ai décrits, on formulera le diagnostic de *métrite*.

J'ai déjà indiqué l'existence de **métrites symptomatiques** de maladies primitives et non inflammatoires des annexes. Il suffit qu'une lésion de la trompe, de l'ovaire, des ligaments larges, soit accolée à l'utérus pour qu'elle retentisse sur lui[3]. Il est difficile de déterminer par quelle voie la muqueuse utérine devient alors malade, mais on ne peut nier qu'elle ne s'altère en effet. On a vu une petite tumeur ovarienne être, en apparence, le principal point de départ d'hémorragies profuses liées à une endométrite hyperplasique anatomiquement constatée. Brennecke[4] et Löhlein[5], qui rapportent des observations de ce genre, croient que l'hyperémie réflexe provenant de l'irritation ovarienne suffit à amener l'hyperplasie de la muqueuse utérine. Il serait plus juste de dire que cet état de congestion permanente crée une véritable réceptivité morbide,

---

[1] Voir sur ces productions : Anna Klasson. Étude sur les faux polypes de l'utérus (*Ann. de gyn.*, févr. 1889, t. XXXI, p. 105) et von Kahlden. Ueber destruirende Placentarpolypen (*Centralbl. f. allgem. Pathologie*, 1891, t. II, n⁰ˢ 1 et 2). Ce dernier auteur, examinant histologiquement un cas de polype placentaire, a trouvé que le centre était constitué par de la fibrine et la zone périphérique par un stroma fibro-vasculaire tapissé de plusieurs couches de cellules épithéliales.

[2] Mac Lean. Placenta retained for nine weeks, after miscarriage at 5 1/2 months (*Amer. Journ. of Obstr.*, janv. 1888, t. XXI, p. 60).

[3] Czempin. Ueber die Beziehungen der Uterusschleimhaut zu den Erkrankungen der Adnexa (*Zeitschr. f. Geb. und Gyn.*, 1886, t. XIII, p. 339).

[4] Brennecke. Zur Aetiologie der Endometritis fungosa (*Arch. f. Gyn.*, 1882, t. XX, p. 455).

[5] Löhlein. Uber einige Formen der Endometritis Corporis (*Berl. klin. Woch.*, 1886, n° 23).

grâce à laquelle les causes d'infection si nombreuses, — germes habitant le vagin et germes venus du dehors, — peuvent exercer une funeste influence sur l'organisme affaibli et provoquer une inflammation utérine.

Quoi qu'il en soit, deux faits paraissent établis, que ne doit pas oublier le clinicien, au point de vue du diagnostic :

1° Il existe des liens étroits entre l'inflammation de l'utérus et celle des annexes (trompes et ovaires); par suite, cette dernière doit toujours être recherchée, car, qu'elle soit alors protopathique ou deutéropathique, elle peut devenir ce qu'il y a de plus important, au point de vue de l'intervention opératoire;

2° Des altérations des ovaires, quelles qu'elles soient, même non inflammatoires, peuvent, dès leur début, simuler la métrite par leur retentissement indirect sur la muqueuse de cet organe; l'altération, d'abord simplement congestive, tend même à se transformer en lésion inflammatoire véritable.

La **cystite** peut être liée à une inflammation de l'utérus ou donner lieu par elle-même à des phénomènes douloureux qui la simulent. Il en est de même pour la **rectite**, avec ténesme, et même sécrétion glaireuse (leucorrhée anale), que l'on voit parfois apparaître en même temps qu'une métrite aiguë à laquelle elle est liée. Il faut se garder alors de ne voir que l'effet, sans remonter à la cause.

J'ai observé, dans un cas, une **sphinctéralgie** sans fissure qui a cédé à la guérison d'une métrite catarrhale. Il est plus exceptionnel, inversement, qu'une maladie du rectum provoque des phénomènes de pseudo-métrite. C'est cependant ce qu'on peut observer : j'ai publié[1] une observation de polype du rectum qui avait donné lieu à des troubles attribués, depuis longtemps, à une métrite. La malade avait subi un traitement très énergique dirigé contre cette prétendue lésion, sans éprouver aucun soulagement. Le toucher rectal me permit de découvrir la cause du mal et de guérir radicalement la malade par l'extirpation du polype : ce qui avait contribué à accréditer l'erreur, c'est que la malade attribuait faussement à une métrorragie l'écoulement sanguin qui se faisait par le rectum.

Les troubles de la santé générale, ou les accidents réflexes, sont souvent si marqués qu'ils effacent et font méconnaître la lésion locale. Une femme accuse une toux persistante, de l'essoufflement, un amaigrissement progressif, et se plaint peu de sa leucorrhée et de ses douleurs de ventre. On sera tenté de supposer une **tuberculisation pulmonaire** au début, jusqu'à ce que l'auscultation de la poitrine et surtout l'examen local aient dissipé l'erreur. D'autres fois, c'est du côté de l'estomac

---

[1] S. Pozzi. *Annal. de Gyn.*, nov. 1884, t. XXII, p. 342.

que les symptômes frappants prédominent : inappétence, vomissements, flatulence, gargouillement, joints aux signes fournis par la percussion et la succussion, font avec raison reconnaître une **dilatation de l'estomac**. Elle existe en effet, mais elle est symptomatique d'une métrite qu'il ne faut pas laisser au second plan, quand elle doit être mise au premier. Enfin grand est le nombre de jeunes femmes qui se croient atteintes de **chlorose** ou de **maladies de cœur**, parce qu'elles souffrent d'anxiété précordiale, de palpitations, et que l'auscultation révèle des souffles cardiaques et vasculaires : qu'on examine aussi l'utérus, et l'on reconnaîtra bien vite chez elles une métrite, à moins qu'il ne s'agisse d'une lésion des annexes[1]. Je pourrais en dire autant des **névralgies diverses** et même de certains états nerveux simulant l'**hystérie**.

Chez toute femme atteinte d'une maladie chronique, il n'est pas permis de négliger l'examen de l'utérus.

TRAITEMENT DES MÉTRITES.

Prophylaxie. — La prophylaxie des inflammations de l'utérus aura fait un grand pas quand la pratique de l'asepsie sera partout réalisée dans les accouchements. C'est, en effet, à l'infection puerpérale plus ou moins atténuée et localisée qu'est due la majorité des métrites.

Le nettoyage exact de la cavité utérine, contenant des débris de membranes ou de placenta, après l'avortement ou l'accouchement, a ici une importance capitale. On discute à tort, à mon avis, la question de savoir si l'expectation ne vaut pas mieux que l'intervention active. Budin[2] s'est trop élevé contre ce qu'il appelle la crainte exagérée des accidents à la suite de l'abstention ; il se base sur une statistique faite d'après les cas traités à la Maternité de la Charité, durant une période de trois ans, comprenant 46 cas de rétentions sur 210 avortements ; il n'a vu éclater d'accidents septicémiques que quatre fois ; une seule malade a succombé (pneumonie septique?).

Budin vient à bout de l'hémorragie par le tamponnement, et des complications septiques par des injections vaginales et intra-utérines au sublimé (1/2000 à 1/3000) ou à l'acide phénique (20 à 30/1000) ; il administre en même temps de la quinine à l'intérieur. Certes, il n'est pas douteux qu'on ne puisse ainsi efficacement conjurer les accidents immédiats ; mais en est-il de même des accidents ultérieurs de métrite

---

[1] M. Roussel. *Troubles cardiaques sympath. dans les affect. utérines.* Thèse de Paris. 1890.

[2] Budin. *Progrès méd.*, 27 nov. 1886, t. IV. p. 1025. — J. Jasinski. *Des injections intra-utérines dans l'infection puerpérale*, Thèse de Paris. 1889.

et de salpingite? Les malades sont-elles vraiment *guéries*, pour avoir échappé à la mort? Assurément non. Je ne saurais trop combattre, pour ma part, cette thérapeutique timorée. Pour peu qu'on ait lieu de croire à un reliquat fœtal dans la cavité utérine, il faut se hâter d'en faire l'exploration, le nettoyage et la désinfection, sans attendre d'y être obligé par l'apparition des hémorragies, car, lorsque celles-ci se produisent, la muqueuse est déjà infectée. La curette mousse de Récamier et les injections faibles de sublimé sont les meilleurs moyens. Le doigt lui-même peut servir, si l'on intervient à une époque très rapprochée de l'accouchement ou de l'avortement.

Après un curettage exact (complété par une injection hémostatique et par l'irrigation antiseptique), on voit, dans les cas de fièvre intense, la température tomber de deux ou trois degrés, on en prévient l'apparition et l'on assure un rétablissement rapide dans les cas où la décomposition des débris n'était pas encore commencée. L'*écouvillon*, qu'on a préconisé, est un instrument tout à fait insuffisant en pareil cas, comme le démontre une observation instructive, suivie de mort, publiée par un de ses partisans[1]; on conçoit, du reste, *a priori*, qu'il ne possède pas la force suffisante pour détacher, par le raclage, des parties souvent assez adhérentes.

Traitement commun. — Avant de m'étendre sur les indications thérapeutiques que réclament les diverses formes de l'affection, je dois indiquer le traitement commun qui s'applique également à toutes.

Immobilisation du ventre. — On recommandera l'immobilisation du ventre avec une **ceinture** abdominale en coutil, en tissu élastique, ou simplement, au besoin, avec une large bande de flanelle, faisant deux fois le tour du bas-ventre, un peu obliquement de haut en bas. Cette

[1] Misrachi (de Salonique). Sur un cas d'écouvillonnage de l'utérus pour endométrite septique post abortum (*Nouv. Arch. d'obst. et de gyn.*, 1888, n° 7, p. 293).

Voir sur cette question (curettage fait contre les débris de membranes et de placenta) : J. Weit. Die Therapie der Verhaltung von Eiresten (*Zeitschr. f. Geb. u. Gyn.*, 1877, t. I, p. 413). — Fehling. Ueber die Behandlung der Fehlgeburt (*Arch. f. Gyn.*, 1878, t. XIII, p. 222). — Boeters. *Centr. f. Gyn.*, 1877, p. 553. — Mundé. *Amer. Journ. of Obstet.*, 1883, p. 142. — Prochownick. *Volkmann's Samml. Vorträge*, 1883, n° 193. — Brennecke. *Arch. f. Gyn.*, 1882, t. XX, n° 3, p. 445. — v. Rabenau. *Berl. klin. Woch.*, 1884, p. 814, 832. — Felsenreich. *Allg. Wien. med. Zeil.*, 1885. — Auvard. *Gaz. hebd.*, 12 nov. 1886, p. 743. — Gerbaud. *Thèse de Paris*, 1886. — Genesteix. *Thèse de Paris*, 1886. — Pajot. *Gaz. des hôp.*, 1886, p. 161. — L. Dumas. *Montpellier méd.*, 1887. — Runge. *Arch. f. Gyn.*, 1887, t. XXX, p. 25. — Doléris. *Nouv. Arch. d'obst. et de gyn.*, 1887, p. 94-101. — Vulliet. *Journ. de méd. de Paris*, 21 août 1887. — Misrachi (de Salonique). *Nouv. Arch. d'obst. et de gyn.*, 1887, p. 190, 221, 288, 308. — Janvrin, Hanks, Grandin, Mc Lean, Emmet, Boldt. Discussion à la Société obstétricale de New-York, 15 nov. 1887 (*Amer. Journ. of Obstet.*, 1888, t. XXI, p. 60). — A. Wisard. *Thèse de Paris*, 1888, n° 138. — Charpentier. *Bull. Acad. de méd.*, 18 sept. 1888, t. XX, p. 407. — A. Chartier. *Thèse de Paris*, 1889. — P. Charrier. Du curettage précoce dans l'infection puerpérale, envisagé comme moyen thérapeutique et prophylactique (*Arch. gén. de méd.*, août 1891, vol. II, p. 141). — Doléris. *Nouv. Arch. d'obst. et de gyn.*, 1893, p. 453. — Guidez. *Thèse de Lille*, 1894. — A. Pinard. Traitement curatif de l'infection puerpérale (*Sem. méd.*, 1895, p. 373).

immobilisation soulage beaucoup les malades dans la marche. S'il y a

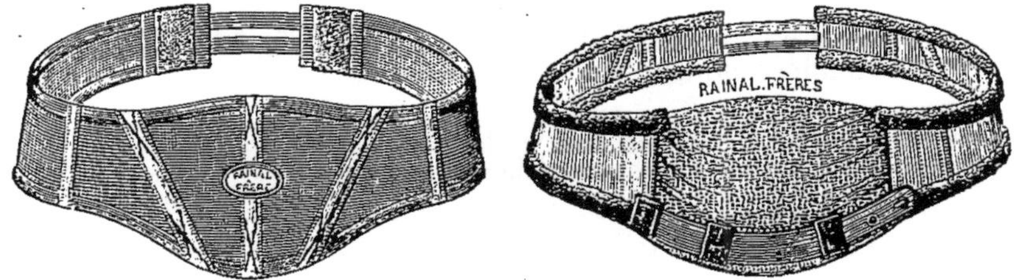

Fig. 251. — Ceintures abdominales.
A. Ceinture abdominale élastique du même tissu que les bas pour varices.
B. Ceinture abdominale en tricot destinée spécialement aux femmes ayant un certain embonpoint et supportant mal la compression.

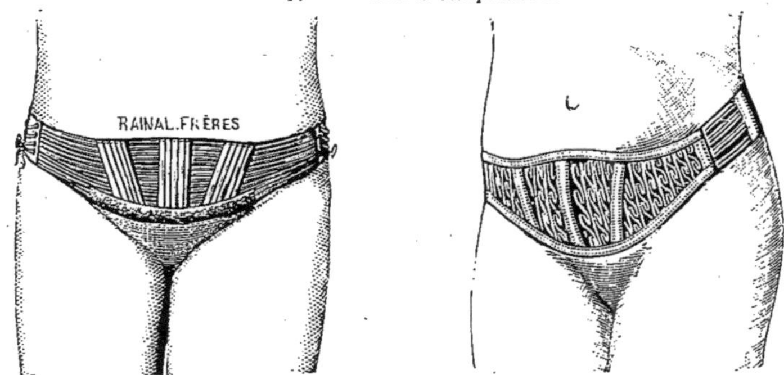

Fig. 252. — Ceintures hypogastriques.
A. Ceinture hypogastrique élastique (destinée spécialement aux femmes maigres). — B. Ceinture hypogastrique en tissu à jour (moins chaude).

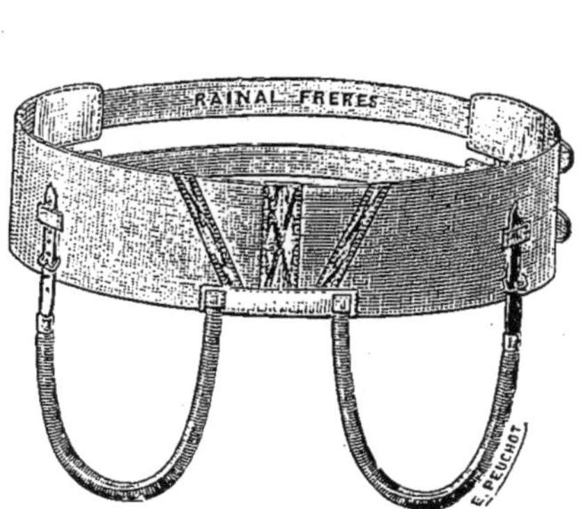

Fig. 253. — Sangle de Glénard.

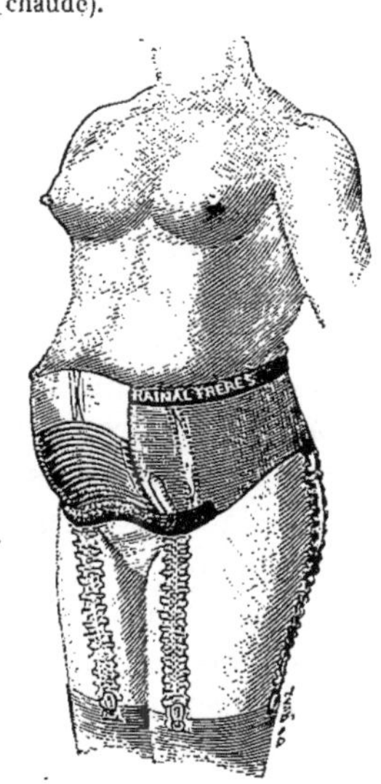

Fig. 254. — Ceinture antiptosique.

complication d'entéroptose, on se trouvera bien de la sangle de Glénard (fig. 253) ou de la ceinture antiptosique de Jayle (fig. 254). On peut aussi utiliser un des nombreux *corsets-ceintures* récemment préconisés.

On proscrira toute fatigue, tout effort violent; les rapports sexuels devront être interrompus.

Laxatifs. — On combattra la constipation, de préférence par le choix des aliments (légumes verts, pain de seigle, pruneaux) et des **purgatifs** doux (eaux minérales laxatives, Sedlitz, Pullna, Birmenstorff, Hunyadi-Janos, Montmirail, etc., à faible dose le matin à jeun; rhubarbe, magnésie calcinée au moment des repas), ou des *lavements* émollients, auxquels on pourra ajouter quelques cuillerées de glycérine. Certaines malades se trouvent très bien de prendre à chaque repas une cuillerée à bouche de graine de lin ou de moutarde blanche dans un verre d'eau : ces petits corps étrangers provoquent mécaniquement l'hypersécrétion et les contractions de l'intestin. L'emploi des purgatifs drastiques (aloès, podophylle, etc.), longtemps continué, présente des inconvénients; on devra cependant y avoir recours au besoin. Il est très important, en effet, de débarrasser régulièrement le gros intestin pour diminuer la congestion pelvienne.

Traitement général. — On tâchera de réveiller la nutrition générale, souvent très altérée, par des **toniques** de toutes sortes appropriés à la constitution de la malade ; chez les femmes à tempérament lymphatique, l'huile de foie morue, le phosphate de chaux ; chez les arthritiques, les préparations d'arsenic ; chez presque toutes, le fer, associé au quinquina et à la rhubarbe, seront administrés avec succès. Enfin, l'**hydrothérapie** est un puissant auxiliaire qu'il ne faudra pas dédaigner, surtout si la métrite a produit l'anémie et amené des phénomènes nerveux, comme cela est si fréquent.

Eaux thermales. — Il n'est aucune maladie où les **eaux thermales** aient été plus préconisées. Il est certain qu'elles ont une action très salutaire sur l'état général surtout, et indirectement sur l'état local. Je crois donc que l'indication principale doit être tirée de l'état général de la malade et des troubles réflexes provoqués par la maladie utérine sur les principaux appareils. Aux malades très anémiées, on prescrira de préférence les eaux ferrugineuses, sulfureuses, arsenicales, les bains de mer ; aux dyspeptiques, les eaux alcalines ou légèrement purgatives ; aux névropathiques, les eaux indifférentes ou indéterminées, en choisissant de préférence celles qui sont situées dans un site agréable et à une altitude un peu élevée. Enfin les eaux chlorurées sodiques ont une action incontestable non seulement sur la constitution lymphatique ou scrofuleuse mais encore sur les congestions viscérales, et peuvent être d'un réel secours au début de certaines formes de métrite chronique, lorsque prédomine l'engorgement du corps, sans grande altération du col[1].

Injections. — Les injections ou douches chaudes (40 à 50 degrés) et **prolongées** dans le vagin rendront de grands services. Ce moyen thérapeutique, déjà préconisé par Sédillot et Trousseau, mais dont on doit de nouveau la vulgarisation à Emmet et aux gynécologistes américains et anglais, est susceptible de très nombreuses applications : aussi n'est-il pas inutile de donner des indications précises sur son emploi ; en effet, si l'on se borne à élever la température du contenu d'un irrigateur et à faire prendre ainsi à la femme, accroupie ou assise, une injection d'un demi-litre ou d'un litre, on n'obtiendra aucun résultat et l'on sera exposé à rejeter un excellent procédé, après une expérience illusoire.

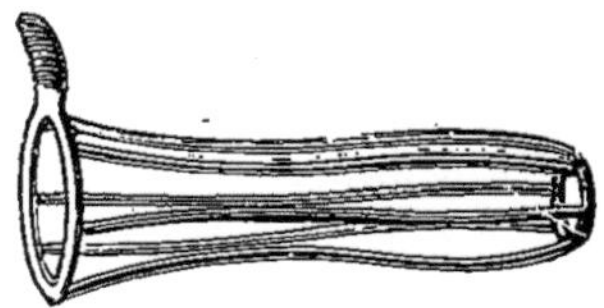

Fig. 255. — Spéculum de bains.

L'injection ou plutôt l'irrigation ou douche chaude doit être prise par la femme couchée sur le bord du lit, les jambes soutenues de chaque côté par une chaise ou une table, le bassin un peu élevé. Pour plus de commodité, une alèse de Smester ou de Kelly (fig. 42 et 43) ou une large pièce de tissu imperméable sera placée sous le siège, repliée sous les bords, en gouttière, et plongera inférieurement dans un récipient. L'injecteur (fig. 37 à 40) devra avoir une contenance d'au moins 2 litres ; il sera rempli d'eau de 40 à 45 degrés (il y a toujours un abaissement de 2 degrés environ après le passage à travers l'appareil) et élevé de 0 m. 50 à 1 mètre de hauteur au-dessus de la malade. La canule vaginale sera doucement poussée sur le col. On doit faire successivement passer 2 litres d'eau au moins ; l'injection sera répétée deux fois par jour ; quand elle est terminée, on enfonce deux doigts dans le vagin et l'on déprime fortement la fourchette pour faire écouler l'eau qui y est accumulée. Il est souvent utile d'introduire un tampon glycériné aussitôt après cette irrigation. La malade doit rester couchée pendant une heure.

Électricité. — L'électricité a été appliquée dans le traitement des diverses variétés de métrite, à l'étranger, et en France particulièrement par Apostoli et son école ; ceux-ci ont préconisé le *courant galvanique*.

Le *courant galvanique* peut s'appliquer de deux façons différentes : soit sous forme de *galvanisation vagino-abdominale*, soit sous forme de *galvanisation utéro-abdominale* (galvano-caustique chimique d'Apostoli, électrolyse intra-utérine des autres auteurs).

---

[1] C'est avec intention que je m'abstiens de citer des noms propres dans cette énumération rapide ; assez d'autres auteurs s'y sont complu pour que le lecteur puisse facilement combler cette lacune. Voy. VAUCAIRE, *Formulaire de Gynécologie*, Paris, 1895.

La *galvanisation vagino-abdominale* utilise les propriétés sédatives et décongestionnantes du pôle positif et convient par conséquent surtout aux métrites douloureuses. Pour l'appliquer, une sonde d'Apostoli en charbon (fig. 257), bien recouverte d'une couche de coton hydrophile imbibé d'eau tiède, est introduite dans le cul-de-sac postérieur du vagin et reliée au pôle positif de la pile. Le courant est fermé sur l'abdomen par une électrode indifférente à large surface (V. ci-dessous), reliée au pôle négatif. L'intensité varie, suivant les cas, de 10 milliampères à 60 et plus. La durée de chaque séance varie de 5 à 15 minutes.

La *galvanisation utéro-abdominale* utilise les propriétés chimiques et dynamiques du courant continu et s'adresse à un certain nombre de métrites catarrhales et hémorragiques.

L'électrolyse intra-utérine permet d'utiliser les principales propriétés du courant continu qui sont : 1° l'action polaire ; 2° l'action interpolaire.

1° On sait que lorsqu'un courant de pile est porté sur les tissus organiques au moyen d'électrodes métalliques, ces tissus sont décomposés de la façon suivante : au pôle positif se dégagent l'oxygène et les acides, au pôle négatif les bases et l'hydrogène. Secondairement les acides et les bases réagissent sur les liquides et les tissus voisins et viennent en modifier la composition. Le résultat final de cette action chimique polaire est la production d'une escarre ; l'escarre positive est dure et sèche et donne lieu par la suite à une cicatrice ferme et rétractile. Le pôle négatif donne une escarre humide et une cicatrice molle. En dehors de leur action caustique, les acides développés au pôle positif coagulent l'albumine ; c'est à cette propriété que la plupart des électriciens attribuent les effets hémostatiques de *l'anode*.

Le pôle positif aurait en outre une influence décongestionnante très sensible ; ajoutons encore qu'il aurait pour effet de compromettre la vitalité des micro-organismes.

2° L'action interpolaire du courant continu qui traverse l'utérus s'exerce sur le muscle et les vaisseaux.

Du côté du muscle ce sont des phénomènes de contraction : la fibre utérine répond à l'excitation électrique comme toute fibre lisse ; toutefois sa contraction présente un caractère particulier en rapport avec la forme, la fonction et l'excitabilité de l'organe. Les vaisseaux subissent également l'influence de l'excitation électrique, mais d'une manière indirecte. L'électricité agit sur eux par l'intermédiaire du muscle.

Danion[1] et après lui Frédéricq[2] ont montré, par des expériences faites sur les animaux, que les intensités employées par Apostoli ne produisent

<hr>

[1] Danion. *L'Électrothérapie*, mars 1888.
[2] Frédéricq. La chimie caustique en gynéc., *Arch. de pharmacodynamie*, vol. I, fasc. 5.

d'effet caustique ou coagulant qu'en des points de la muqueuse à peine visibles et correspondant au trajet rectiligne de la sonde dans l'utérus.

Ces constatations d'ordre expérimental infirment l'opinion d'Apostoli, qui pensait faire un véritable curettage électrique de la muqueuse, et semblent démontrer que l'action caustique polaire est insuffisante pour expliquer l'hémostase qu'on observe généralement à la suite du traitement électrique du fibrome. D'après Zimmern le rôle joué par cette action polaire serait secondaire et les effets obtenus ressortiraient surtout à l'action excito-motrice du courant galvanique sur la musculature utérine.

Le manuel consiste, dans son ensemble, à introduire dans la cavité utérine un hystéromètre qu'on mettra en relation avec le pôle positif, quelquefois avec le pôle négatif.

Parmi les électrodes intra-utérines, les unes sont en métal inattaquable (platine, nickel), les autres en métal oxydable (zinc, cuivre, argent), d'autres encore sont fabriquées avec du charbon de cornue.

L'électrode inattaquable en platine d'Apostoli (fig. 256) est généralement la plus employée. Cette électrode a la forme d'une tige massive, moitié rigide, moitié malléable, et est terminée à l'une de ses extrémités par un petit renflement. L'extrémité opposée de la tige est cylindrique et peut être maintenue au moyen d'une vis de pression dans le canal central d'un manche approprié. Ce manche, en bois, porte une borne pour l'insertion du fil conducteur. Autour de la tige peut glisser un manchon isolant qui permet de protéger contre l'action caustique du courant les parties du canal génital sur lesquelles on ne veut pas agir.

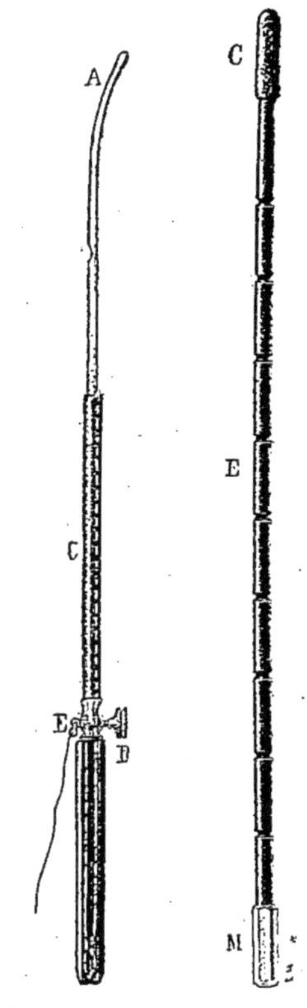

Fig. 256.　　Fig. 257.

Fig. 256. — Hystéromètre de platine. A, extrémité mousse de la tige; C, manchon de celluloïd; D, vis pour serrer et fixer la sonde à la longueur voulue; E, borne pour l'insertion du fil conducteur.

Fig. 257. — Électrode au charbon de cornue pour la cautérisation galvano-chimique (Apostoli, 1/3).

Dans les cas où on se trouve en présence d'une cavité large et spacieuse, on peut remplacer l'électrode de platine par l'électrode en charbon de cornue. Assez semblable à un petit roseau, cette électrode est constituée par une tige parfaitement isolée, que coiffe un petit cylindre de charbon de 2 centimètres de longueur environ (fig. 256). La tige porte des divisions dont l'intervalle représente exactement la longueur du charbon. On construit des électrodes en charbon de différentes grosseurs, et l'on choisira pour l'usage celle qui répond le mieux au calibre de la cavité utérine.

On applique sur les parois abdominales une électrode destinée à fermer le circuit, et que l'on appelle électrode abdominale ou électrode indifférente, pour indiquer qu'on ne cherche pas à produire à son niveau une action particulière. Cette électrode doit ne produire aucun effet polaire, aucune action caustique, et néanmoins laisser passer une grande quantité d'électricité.

Sa surface devra être proportionnée à l'intensité du courant, 500 centimètres carrés environ.

Parmi les électrodes abdominales, la galette de terre glaise d'Apostoli et le coussin de gaze hydrophile ont été adoptés par la majorité des électriciens. Cette dernière électrode a l'avantage d'être parfaitement propre et malléable, et, lorsque le coton a été soigneusement imbibé d'eau tiède, le contact avec le peau se fait d'une façon uniforme.

L'hystéromètre étant bien introduit et relié au pôle positif, on glissera sur lui le manchon isolant en ébonite ou en celluloïd, jusqu'à ce qu'on sente buter ce dernier contre le museau de tanche. On placera ensuite l'électrode abdominale en engageant la malade à appuyer fortement sur elle; on insérera les fils conducteurs (le positif relié à l'hystéromètre, le négatif à l'électrode abdominale); puis, « l'œil sur le galvanomètre et la main sur le rhéostat », on fera passer le courant en élevant progressivement son intensité.

Pendant toute la durée de la séance, l'hystéromètre sera maintenu immobile. On se gardera surtout de le pousser en avant. On s'en tiendra à l'intensité tolérable qui est d'environ 30 à 60 milliampères chez la grande majorité des malades. La durée moyenne d'une séance doit être de cinq minutes environ. On l'abrégera si l'on fait usage de fortes intensités, on la prolongera si l'on emploie des courants faibles[1].

Dans les formes de métrite catarrhale c'est surtout au pôle positif que l'on relie l'électrode intra-utérine. Toutefois, dans les cas où on cherche une action trophique (vieilles métrites, métrites torpides), on recommande de relier au pôle négatif l'électrode intra-utérine.

L'électrolyse intra-utérine avec une sonde en zinc aurait donné de bons résultats entre les mains de Popyalkowski[2]. Plus récemment,

---

[1] Plusieurs électriciens utilisent, ainsi que nous l'avons rapporté, des électrodes oxydables, en zinc (Popyalkowski), en aluminium (Débédat), en cuivre (Gautier), en argent (Boisseau du Rocher).

Le manuel opératoire, dans le cas particulier, ne diffère pas du manuel opératoire général des galvano-caustiques, sauf en ce qui concerne la dose et la fréquence des séances; on en trouvera l'indication dans les publications de ces auteurs.

[2] POPYALKOWSKI. Traitement de l'endométrite par les produits de la décomposition de l'électrolyse. (Trad. Anna Zlotowska, *Gaz. de Gyn.* 1892.)

Boisseau du Rocher[1], Reynier et Stouffs[2] ont insisté sur les bons effets de l'électrolyse intra-utérine de l'argent.

Contre les hémorragies dans les métrites, la galvano-caustique intra-utérine compte à son actif de nombreux succès. L'électrode intra-utérine est dans ce cas toujours reliée au pôle positif : les bons résultats obtenus tiendraient en partie à l'action coagulante des acides développés à l'anode, en partie à l'action tonique exercée dans ces conditions sur la fibre musculaire (Zimmern[3]).

Traitement spécial à chaque forme de métrite. — Chaque forme de métrite en particulier comporte des indications thérapeutiques spéciales.

Métrite aiguë. — Le repos au lit devra être absolu ; on prescrira des bains de siège avec application dans le bain d'un petit spéculum permettant l'accès du liquide jusqu'au col : on donnera aussi de légers purgatifs répétés. Si les douleurs sont très vives, on les calmera avec des lavements laudanisés ou des suppositoires opiacés. L'application quotidienne de **tampons glycérinés**[4], laissés en place douze heures, est

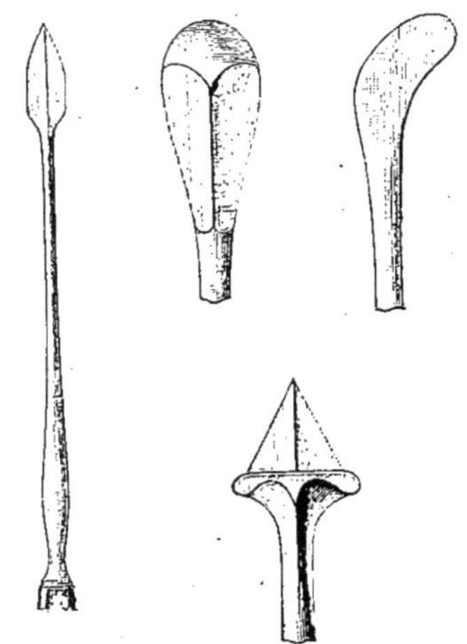

Fig. 258.— Scarificateurs pour le col utérin.

un excellent antiphlogistique ; la glycérine, étant avide d'eau, amène un flux considérable de sérosité qui constitue une véritable saignée blanche. La malade peut parfaitement être instruite à placer elle-même son tampon avec un petit spéculum cylindrique où elle l'enfonce à l'aide d'une longue tige, qui maintient en place le tampon jusqu'à ce que le spéculum soit enlevé.

Enfin, pour peu que l'état aigu se prolonge, on aura recours aux **émissions sanguines locales**. On peut se servir, pour cela, de *scarificateurs* (fig. 258), mais il n'est guère besoin d'instrument spécial. Un bistouri ordinaire où l'on enroule une bandelette de diachylum, de manière à ne laisser libre qu'un centimètre de la lame, est suffisant.

---

[1] Boisseau du Rocher. *La Presse médicale*, 6 fév. 1897. — *Congrès international périodique d'Obst. et de Gyn.* Amsterdam, 1899.

[2] Stouffs. *Soc. belge de Gyn.*, 17 juin 1899.

[3] Zimmern. *Hémorragies utérines.* Thèse de Paris, 1901. — Voir aussi Donnat. *Traitement électrique des métrites.* Thèse de Paris, 1904.

[4] On fait ces tampons en roulant du coton hydrophile sous forme de boules de la grosseur d'un petit œuf de pigeon ; un fil attaché au tampon doit dépasser un peu la

Après avoir bien irrigué le vagin, on introduit un spéculum et l'on pique le col avec le bistouri, en une dizaine de points différents, sans trop s'éloigner de l'orifice du museau de tanche. Autant pour rendre la petite opération antiseptique que pour favoriser la saignée, on peut pratiquer une irrigation tiède au sublimé faible ou au permanganate de potasse. Quand on juge que l'émission sanguine a été suffisante (au bout d'un quart d'heure environ), on vide le vagin, on introduit un tampon de gaze iodoformée sur le col, ce qui suffit à faire cesser l'écoulement sanguin, et l'on retire le spéculum. Ce moyen est très préférable à l'emploi des sangsues sur le col. Il est indolore et ne réclame pas d'anesthésie locale. On doit renouveler plusieurs fois (tous les deux jours environ) ces saignées pour qu'elles soient efficaces.

La métrite exfoliatrice ou **dysménorrhée membraneuse** constitue, anatomiquement et cliniquement, une métrite aiguë, ou, pour mieux dire, la poussée aiguë d'une affection chronique. Tout autre traitement que le curettage échoue généralement. Le curettage a, au contraire, donné d'excellents résultats[1] à la condition d'être complété par des injections de teinture d'iode; nous en exposerons plus loin le manuel opératoire. S'il y a aussi sténose du col, on combattra du même coup les douleurs par la stomatoplastie.

Landowski a publié[2] des succès obtenus par la galvanocaustique.

La métrite aiguë blennorragique doit être énergiquement traitée par des injections vaginales et intra-utérines, à la fois antiseptiques et légèrement caustiques. Alph. Guérin[3] a indiqué les bons effets de l'injection intra-utérine d'une solution faible de nitrate d'argent (5 centigrammes de ce sel pour 30 grammes d'eau). Fritsch[4] a recommandé le chlorure de zinc à 1 pour 100 en injections dans le vagin, et plus concentré pour les cautérisations intra-utérines. On doit, en effet, en pareil cas, traiter simultanément la vaginite et l'endométrite qui coexistent et s'entretiennent mutuellement. Il faut se souvenir, toutefois, que la blennorragie peut avoir depuis longtemps disparu du vagin et s'être réfugiée dans la cavité utérine et dans l'urètre; c'est dans ce canal qu'on en cherchera les dernières traces pour caractériser la nature de l'affection utérine. Contre la vaginite et l'urétrite, l'emploi combiné des injections au sublimé à 1 pour 2000 et de crayons à l'iodoforme m'a toujours donné d'excellents résultats.

La métrite aiguë blennorragique ne doit pas être traitée par le curet-

---

vulve, pour qu'on puisse le retirer facilement. — On ajoute à la glycérine 1/10 d'acide borique et l'on peut très légèrement saupoudrer le tampon d'iodoforme rendu inodore par l'essence de menthe, etc.

[1] Schrœder. *Loc. cit.*, p. 362. — Fritsch. *Deutsche Chir.*, 1885, n° 56, p. 459.

[2] P. Landowski. *Congr. de l'Assoc. franç. pour l'avanc. des sciences*, Nancy, 1886, 3e partie, p. 701.

[3] Alph. Guérin. *Loc. cit.*, p. 51.

[4] Fritsch. *Centr. f. Gyn.*, 1887, n° 30, p. 477.

tage, qui expose à une aggravation de l'infection. Il faut pratiquer la cautérisation intra-utérine au nitrate d'argent ou au chlorure de zinc à 1/20, au permanganate de potasse à 1/10 et faire des injections intra-utérines au permanganate de potasse (à 2 /1000) en se servant de la sonde à double courant.

Contre les métrites du col, accompagnées de vaginite rebelle, plusieurs auteurs ont préconisé l'usage de la levure de bière stérilisée et appliquée dans le vagin, contre le museau de tanche. Fleischmann[1], Albert[2], en parlent avec éloge. D'après Petit[3], la levure est très efficace, car elle émet une quantité énorme d'acide carbonique qui tue les aérobies ; d'autre part, elle agit favorablement en changeant le milieu alcalin en un milieu acide.

Métrite catarrhale. — Le traitement général que j'ai indiqué plus haut sera, tout d'abord, suivi : cette forme est une de celles où la chloro-anémie survient le plus rapidement et où le traitement général doit le plus corroborer le traitement local.

C'est aussi la forme de métrite qui réclame, au-dessus de tout, la propreté exacte et l'antisepsie rigoureuse du vagin. En effet, on agit ainsi, indirectement il est vrai, mais d'une manière très efficace, sur le col qui est souvent la région le plus profondément atteinte. Bien plus, si l'on conseille aux malades de rester couchées après l'injection du matin, et de ne plus se lever après l'injection du soir, elles conservent une certaine quantité de liquide médicamenteux dans la partie supérieure du canal, ce qui constitue une sorte de bain local très favorable. La solution de sublimé à 1/5000 est la meilleure **injection**, mais on ne saurait, sans inconvénients, trop longtemps en prolonger l'emploi. Je recommande également les injections boriquées (2 cuillerées à bouche d'acide borique par litre d'eau) ou de tanin (1 cuillerée de poudre de tanin par litre), ou d'alun (1/2 cuillerée à bouche d'alun par litre).

Mais, pour arriver à guérir complètement une inflammation de la muqueuse du corps utérin, c'est dans l'intérieur même de la cavité utérine qu'il faut agir. La **médication intra-utérine** se divise elle-même en trois procédés principaux : l'**abstersion** antiseptique de l'utérus, la **cautérisation**, le **curettage** ; on les a employés isolément ou combinés. Cette médication intra-utérine est souvent insuffisante ; il importe alors d'instituer un **traitement chirurgical** pour les *lésions du col*, les ulcérations et les déchirures, qui ont une si grande importance dans la forme catarrhale de la métrite.

Je suivrai cet ordre dans l'exposé complexe des divers procédés thérapeutiques.

---

[1] FLEISCHMANN. *Soc. de gyn. de Budapest*, 1899, 5 décembre.
[2] ALBERT. *Centralbl. f. Gyn.*, 1901, n° 17, p. 417. — JACOBS. *Progrès méd. belge*, 1900, 15 mai.
[3] PETIT. *Congrès intern. de méd. de Paris*, 1900.

1° **Abstersion de l'utérus.** — a. **Irrigations** (intra-utérines). — Il ne faut pas confondre les larges irrigations faiblement antiseptiques, dont il est question ici, avec les injections modificatrices plus ou moins caustiques, faites en très petite quantité ; ces dernières rentrent dans le second paragraphe de la médication intra-utérine.

C'est Schultze[1] qui a surtout préconisé ce moyen ; il le combine toujours avec la dilatation du col par la laminaire ; ensuite il introduit une sonde à injection intra-utérine dans l'utérus et lave la cavité par une large irrigation d'eau phéniquée faible (2 pour 100).

Mais on pourrait se servir de solutions variées : chlorure de zinc à 1 pour 100, nitrate d'argent à 1 pour 100, itrol à 2 pour 1000, sublimé à 1 pour 4000, permanganate à 1 pour 1000, solution iodurée (iode 3 grammes, iodure de potassium 6, eau 2000 gr.). La dilatation de la cavité utérine n'est pas indispensable[2] si l'on se sert de sondes utérines assez fines.

Ce traitement est tout à fait insuffisant dans les cas invétérés ; il me paraît devoir être réservé aux cas d'endométrite légère, sans modifications profondes de la muqueuse. On fera, tous les jours, une irrigation d'un demi-litre, avec la sonde à double courant, généralement introduite sans difficulté. S'il est nécessaire, on dilatera le col avec un dilatateur ou la laminaire. Quand la guérison tarde par ce moyen simple, on se hâtera d'avoir recours aux cautérisations et au curettage.

b. **Drainage.** — Fehling a fait construire des drains de verre percés de petits trous, Ahlfeld des cylindres creux en caoutchouc, Schwartz[3] des mèches en verre effilé agissant par capillarité, Milton des tubes d'argent, Bonnaire des tubes de caoutchouc malléables percés de trous, Lefour des tiges en aluminium creusées de rainures latérales ; Bouchard[4] utilise des crins de Florence en faisceaux. Il ne semble pas que ces procédés aient donné de bons résultats à d'autres qu'à leurs auteurs et à quelques disciples. Je les crois propres, par le séjour de corps étrangers dans l'utérus enflammé, à entretenir, plutôt qu'à guérir, la métrite. Il en est autrement du *drainage capillaire à la gaze iodoformée,* mais on ne peut en séparer la description de celle du tamponnement.

c. **Tamponnement.** — Fritsch[5] a recommandé un procédé qu'il applique surtout à la métrite blennorragique ; il enfonce dans l'utérus une lanière de 75 centimètres de long sur 2 à 3 centimètres de large, et

---

[1] Schultze. *Arch. f. Gyn.*, 1882, t. XX, p. 275.

[2] Manfredi. *Thèse de Paris*, 1897-1898. Les observations publiées dans cette thèse ont été recueillies par F. Jayle dans mon service de Broca. — Sinedey a employé les injections intra-utérines de la solution picriquée (*La Presse médicale*, 1902, juillet).

[3] Schwartz. *Centr. f. Gyn.*, 1883, p. 304.

[4] Bouchard. *Thèse de Paris*, 1896-1897.

[5] Fritsch. *Deut. Chirurgie*, 1885. L. LVI, p. 458.

la tasse dans sa cavité « comme s'il plombait une dent creuse ». Il enlève ensuite la lanière, et recommence la même manœuvre, de manière à bien nettoyer l'utérus. Souvent il y introduit de nouveau une lanière saupoudrée d'iodoforme, qu'il laisse à demeure de 24 à 48 heures et qu'il enlève même plus tôt, si elle provoque des coliques, en tirant sur l'extrémité qui dépasse la vulve. Ce drainage capillaire a été récemment utilisé par Gouzartchik[1], qui se sert de gaze iodoformée imbibée d'une solution de phénol à 2 pour 100. Ce pansement doit être renouvelé au bout de 12 à 24 heures. L'auteur aurait obtenu ainsi 114 guérisons sur 115 cas.

On le voit, ce procédé a pour but à la fois le nettoyage et l'antisepsie de la cavité utérine. Je crois ce moyen à la fois plus compliqué et moins actif qu'un simple curettage suivi de cautérisation, et je réserve, pour ma part, le tamponnement utérin aux cas où une désinfection énergique est nécessaire (cancer du corps de l'utérus, fibrome sphacélé); je l'emploie aussi comme moyen hémostatique, après les énucléations et morcellements de fibromes.

d. **Balayage au tampon, écouvillonnage.** — Quelques gynécologistes se contentent, après avoir dilaté, s'il est nécessaire, le col utérin, d'absterger la cavité utérine à l'aide d'un porte-mèche au bout duquel est enroulée une petite quantité de coton hydrophile aseptique. Dans le but de modifier la surface de la muqueuse, on pourrait imbiber ce coton d'une solution antiseptique quelconque[2].

On peut faire de ce nettoyage le premier temps d'une cautérisation faite à l'aide d'un nouveau tampon.

Doléris[3] préfère à ce simple moyen l'emploi d'écouvillons (fig. 260), semblables à ceux qui servent à nettoyer les bouteilles; l'instrument destiné à *brosser* l'intérieur de la cavité utérine, préalablement stérilisé, est introduit par un mouvement spiroïde;

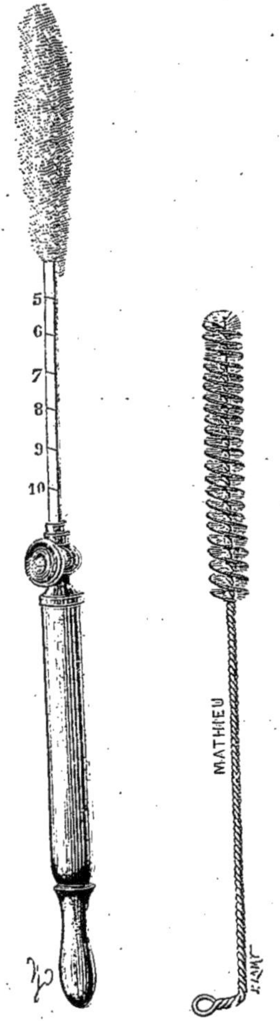

Fig. 259. — Tampon d'ouate enroulé autour d'un hystéromètre.
Fig. 260. — Écouvillon de Doléris.

---

[1] Gouzartchik. *Journ. russe de gyn.*, 1898, avril.

[2] Littauer. *Centralb. f. Gyn.*, 1902, n° 15, p. 527.

[3] Doléris. De l'endométrite et de son traitement (*Nouv. Arch. d'obst. et de gyn.*, 1887, p. 43 du tirage à part).

on continue à le tourner en divers sens jusqu'à ce qu'on le retire. On peut aussi charger l'écouvillon de solutions médicamenteuses, tout comme le tampon d'ouate. Doléris croit qu'en se servant d'écouvillons à crins plus ou moins durs il fait soit un nettoyage, soit un grattage avec destruction de la muqueuse. Il n'est pas douteux, pour tous ceux qui ont l'habitude du curettage et qui savent la force qu'il faut déployer pour enlever la muqueuse avec un instrument mousse, que cet auteur se fait illusion sur ce dernier point : il est, je crois, impossible de détruire, par le seul frottement de la muqueuse avec une simple brosse, par attrition ou dilacération, tous les éléments de cette membrane malade dont l'expulsion s'opérerait ensuite, théoriquement, par déliquescence du tissu ainsi compromis dans sa vitalité. Il y a là une erreur, et l'écouvillon, de même que le tampon intra-utérin, ne peut servir que de moyen de balayage ou de porte-remède. A ce double point de vue, il n'est pas sensiblement supérieur à son devancier, dont je limite le plus souvent l'emploi à la cavité cervicale, préférant nettoyer la cavité intra-utérine par les irrigations.

Il y a des cas, surtout chez les nullipares, où la cavité du col étant dilatée et pleine de mucus purulent, l'orifice externe est très étroit et s'oppose à la sortie des produits de sécrétion. Il vaut mieux alors, au lieu d'une dilatation qu'on serait obligé de recommencer fréquemment, avoir recours à un très petit débridement de l'orifice externe; on le fera crucialement, avec des ciseaux courbés sur le plat ou un bistouri boutonné, en entamant le pourtour du col de 1 centimètre environ. Il sera désormais facile de faire des pansements intracervicaux, et d'explorer incessamment la muqueuse, de façon à se rendre compte si un traitement plus énergique, c'est-à-dire la stomatoplastie, ne devient pas nécessaire; ces petites incisions se cicatrisent, du reste, spontanément.

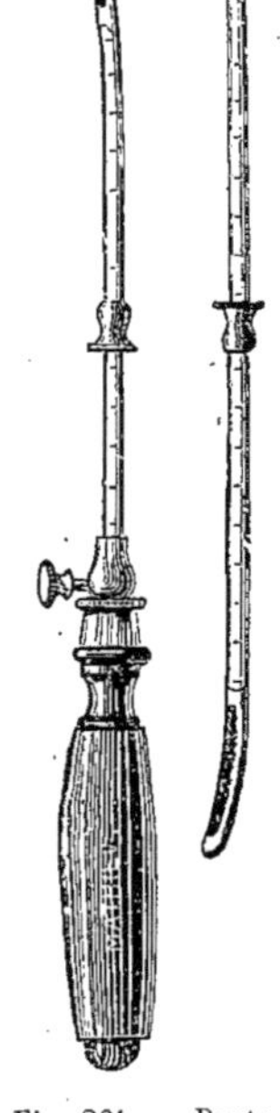

Fig. 261. — Porte-caustique intra-utérin de Siredey.

2° **Cautérisation intra-utérine.** — Je signalerai d'abord l'emploi des **caustiques solides** : les crayons médicamenteux de Becquel et Rodier, les crayons de nitrate d'argent de Courty abandonnés dans la cavité utérine, et que Spiegelberg retirait avec une sonde et un fil métallique; le pistolet utérin de E. Martin (père), imité par Storer; le porte-remède de Dittel. Tous ces procédés ont le défaut commun d'abandonner dans la cavité utérine des caustiques dont l'action est trop forte ou trop faible, en tous cas, toujours aveugle. L'application directe et momentanée du modificateur à l'aide d'un porte-caustique est certainement préférable; il faut avoir soin auparavant de bien balayer la cavité utérine par des lavages et des tampons. On peut, en particulier dans la métrite blennorragique, y laisser séjourner deux ou trois minutes une sorte de sonde fenêtrée, contenant du nitrate d'argent (fig. 261).

Dumontpallier[1], comme l'avait déjà fait Polaillon, a préconisé l'introduction dans la cavité utérine d'un crayon de pâte de Canquoin (1 gr. de chlorure de zinc pour 2 ou 5 gr. de farine de seigle). Il produit ainsi une destruction des tissus qui peut assurément dépasser la muqueuse et qui est susceptible d'amener l'oblitération des orifices des trompes et le rétrécissement du canal cervical. J'ai été obligé de pratiquer deux fois l'ablation des annexes et une fois l'hystérectomie vaginale pour des accidents survenus à la suite de ce traitement[2].

L'électricité a été préconisée par Apostoli[3]. (V. p. 284.) Je crois ce moyen moins commode et moins sûr que le curettage.

Les attouchements avec des **caustiques liquides** ou sirupeux peuvent être facilement faits dans la cavité utérine, à l'aide d'un *tampon de coton* enroulé autour d'un porte-mèche ou d'une sonde spéciale. Ce procédé est employé par beaucoup d'auteurs depuis que Miller et surtout Playfair[4] l'ont préconisé.

Rheinstœdter et Broese[5] ont vanté de nouveau les cautérisations intra-utérines avec le chlorure de zinc, dissous dans son poids d'eau et introduit dans la cavité avec de la ouate enroulée au bout d'une sonde. Cette cautérisation, d'après Broese, ne produirait jamais de rétrécisse-

---

[1] DUMONTPALLIER. *Gaz. des hôp.*, 1889, p. 506.

[2] Voir sur les accidents consécutifs à l'emploi du bâton de chlorure de zinc : S. Pozzi (*Bull. et Mém. Soc. chir.*, 15 oct. 1890). — ROUTIER, P. SEGOND, REYNIER, QUÉNU, *ibid.*, p. 599 et suiv. — LE DENTU (*Bull. et Mém. de l'Acad. méd.*, 27 janv. 1891). — S. Pozzi. Traitement chirurgical de la métrite. Parallèle entre le curettage et la cautérisation avec le bâton de chlorure de zinc (*Sem. méd.*, 1891, 4 févr., p. 39). — R. PICHEVIN. Des accidents causés par la cautérisation intra-utérine pratiquée à l'aide de la pâte de Canquoin (*Nouv. Arch. d'obst. et de gyn.*, 25 févr. 1891, n° 2). — R. SCHAEFFER. Die Behandlung der Endometritis mittelst Chlorzinnstifte (*Berlin. klin. Woch.*, 27 avril 1891, n° 17, p. 413). — M. MORNEAU. *Des accidents consécutifs à la cautérisation intra-utérine par le crayon de pâte de Canquoin et de leur traitement* (Thèse de Paris, 23 juill. 1891). — DUMONTPALLIER (*Bull. Acad. méd.*, 4 août 1891), semblant reconnaître lui-même les dangers d'une cautérisation intra-utérine trop intense, a préconisé le sulfate de cuivre dans la majorité des endométrites. Il réserve le chlorure de zinc pour les cas rebelles contre lesquels le sulfate de cuivre aurait échoué. La modification de la muqueuse utérine n'est certainement pas suffisante par ce moyen, bien inférieur au curettage.

[3] APOSTOLI. *Sur un nouveau traitement de la métrite chronique et, en particulier, de l'endométrite par la galvanocaustique chimique intra-utérine.* Paris, 1887. — ALBERT WEIL. *Le courant continu en gynécologie* (Thèse de Paris, 1895).

[4] W.-S. PLAYFAIR. *Brit. med. Journ.*, 11 déc. 1869, t. II, p. 625, et *Lancet*, 1er juill. 1870, t. II, p. 15.

[5] RHEINSTŒDTER. Die intrauterine Chlorzinnätzung (*Centr. f. Gyn.*, 1888, n° 54). Sur près d'un millier de malades, il n'a jamais observé de rétrécissement consécutif du col. — BROESE. *Centr. f. Gyn.*, 1888, p. 461. — FRITSCH. *Ibid.*, 1886, n° 30, p. 477.

ment du col, et il la répète tous les huit jours, ou au plus deux fois par semaine, sans exiger le repos des malades. On n'a généralement pas besoin de saisir le col utérin et l'on introduit rapidement le porte-caustique dans le col suffisamment dilaté, avant qu'il se produise un resserrement qui empêche de pénétrer dans la cavité. On prolonge le contact durant une minute. On essuie avec soin les gouttes de caustique qui pourraient corroder le vagin.

Des caustiques très employés en Amérique sont l'acide nitrique faible et l'acide phénique concentré. Il faut d'abord faire la dilatation du col, sans quoi, quelques précautions qu'on puisse prendre, c'est la muqueuse du col qui est le plus fortement atteinte, le tampon n'arrivant dans la cavité utérine qu'en partie exprimé; or son action trop énergique au niveau du col peut donner lieu à des sténoses consécutives. Après avoir promené le caustique dans l'utérus, il faut soigneusement en essuyer la cavité. L'acide nitrique a été récemment préconisé en France par Page[1] et par Leblond contre la métrite catarrhale, la métrite blennorragique et la métrite fongueuse. Ces auteurs se servent d'un porte-coton imbibé d'acide nitrique fumant, pendant qu'un courant d'eau continu inonde le vagin pour éviter les brûlures de ce conduit; le pansement est renouvelé toutes les semaines, pendant environ un mois et demi. Ils annoncent 59 guérisons complètes et pas un seul accident.

Contre les formes hémorragiques, Gerstenberg[2] a eu l'idée de badigeonner la cavité utérine avec une sonde de Playfair entourée d'ouate et imbibée d'une solution de formol à 40 pour 100. Cette pratique lui a donné 10 succès sur 10 utérus cautérisés de la sorte.

Peaslee a inventé une sorte de speculum destiné à protéger le col contre l'action des caustiques; son emploi est incommode; on pourrait utiliser un simple tube de verre coudé, comme Woodbury (de Washington). Dans le même but, J. Hoffmann enveloppe d'ouate la canule d'une seringue, percée de plusieurs orifices, l'introduit comme un tampon dans l'utérus et imbibe alors seulement la ouate du liquide médicamenteux, en faisant jouer le piston.

Je n'emploie pas, pour ma part, ce mode de traitement. Malgré toutes les précautions prises, il est difficile, quoi qu'on en dise, d'être à l'abri d'un rétrécissement du col, après des cautérisations ayant porté sur tout le pourtour de son orifice. Mais ce n'est pas la principale objection qu'on puisse faire : à moins de faire précéder chaque séance de cautérisation d'une séance de dilatation très pénible ou de faire, dans l'intervalle, un tamponnement pour la maintenir, on ne peut être sûr de pénétrer bien au delà du col, et l'on n'atteint sûrement pas le fond du corps. On ne touche donc qu'une partie de la muqueuse malade, et,

[1] Page. *Thèse de Paris*, 1901.
[2] Gerstenberg. *Centralb. f. Gyn.*, 1900, n° 54, p. 889.

tandis que la portion cervicale est trop fortement cautérisée, l'action
thérapeutique est nulle au-dessus.

Les cautérisations à l'aide d'instillations caustiques ont été faites, il
y a longtemps, par Lisfranc et Vidal de Cassis[1]. De longues discussions suivirent, pour démontrer le plus ou
moins grand danger de passage du liquide dans les
trompes. Ce passage, qu'on réalise facilement sur le
cadavre en se mettant dans des conditions qui n'existent pas sur le vivant, est, en réalité, très difficile, pourvu que deux conditions soient observées : la canule par
où passe l'injection ne doit pas passer à frottement dans
le col, de façon que le retour du liquide soit facile autour de cette canule; l'injection ne doit pas être poussée
avec grande force, et le jet ne doit pas être dirigé dans
l'axe de l'utérus. Cette double condition est parfaitement
réalisée dans les seringues à injections intra-utérines de
divers modèles, en particulier celle de Collin, ou celle
de C. Braun, qui a l'avantage, étant en gomme durcie,
de se prêter à l'injection de toute espèce de liquide,
sans s'altérer (fig. 262). C'est une opération très
bénigne. Certes, on ne doit pas méconnaître quelques
cas malheureux : mais, dans beaucoup de ces cas, il
existait, à n'en pas douter, des dispositions anatomiques
exceptionnelles (dilatation de la trompe)[2]; dans d'autres,
la technique opératoire n'était peut-être pas parfaite.

On a injecté plusieurs espèces de liquides : les meilleurs paraissent être le chlorure de zinc, la teinture
d'iode, la glycérine créosotée et le perchlorure de fer. Il
suffit d'en injecter 5 grammes environ, ce qui est la contenance de la seringue de Braun. Je me sers beaucoup
des injections de teinture d'iode, mais seulement quelques jours après un curettage préliminaire, suivi lui-
même d'une injection au perchlorure de fer. Je commence les injections iodées cinq jours après le curettage
et j'en fais, dans les cas de catarrhe très intense, une
tous les deux jours durant deux semaines.

Je préfère la teinture d'iode aux solutions de créosote de bois de hêtre dans la glycérine, à 1/5 et à 1/10,
employées par Doléris.

On peut introduire la canule de la seringue dans la cavité utérine en

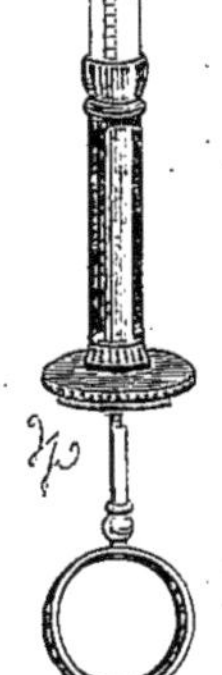

Fig. 262. — Serin-
gue à injections
intra - utérines
de Ch. Braun.

[1] VIDAL DE CASSIS. *Essai sur un traitement méthodique de quelques maladies de la matrice par les injections intra-vaginales et intra-utérines*, Paris, 1840.
[2] V. HASELBERG. *Monatsschr. f. Geb.*, 1869, 1. XXXIV, p. 162. — BARNES. *Obstetr. opera-*

s'aidant de la vue, au fond d'un speculum. Il faut toujours avoir d'abord
reconnu la direction de la cavité avec l'hystéromètre. Si l'on éprouvait
quelques difficultés, on fixerait le col avec une pince tire-balle, et on
opérerait sur la lèvre une légère traction dans le sens opposé à la déviation du corps utérin, les parois vaginales étant maintenues écartées
avec des valves. On poussera doucement l'injection intra-utérine, en
retirant peu à peu la canule du fond de l'organe vers le col. Il est ordinairement inutile de dilater ce dernier : on ne le ferait que si la canule
ne s'y mouvait pas librement, de manière à permettre le reflux du
liquide autour d'elle. Pendant qu'on pousse l'injection intra-utérine, on
fait faire une large irrigation du vagin pour empêcher la cautérisation
de ses parois.

J'ai vu parfois une assez vive douleur, un vomissement, une lipo-
thymie, suivre une injection intra-utérine ; mais jamais je n'ai
observé d'accident sérieux.

On a reproché à la teinture d'iode de précipiter l'albumine et de
former des caillots et des grumeaux dans la cavité utérine. C'est une
erreur qu'ont réfutée les expériences de Nott[1]. L'iode forme simplement
un précipité très fin, sous forme de *badigeon*, sur la muqueuse, et son
action antiseptique bien connue se prolonge ainsi pendant fort longtemps. Les huiles essentielles et les composés aromatiques, tels que
la créosote, etc., ont une action beaucoup plus fugace. Quant à l'iodoforme, il serait dangereux de l'injecter en solution au fond de l'utérus ;
l'absorption de ce médicament pourrait provoquer des accidents sérieux.

Les instillations de chlorure de zinc ont été très recommandées par Pierre
Delbet[2]. Il se sert d'une solution à 20, à 50 ou même 55 pour 100 dont il
injecte un gramme avec la sonde de Braun ou celle de Collin, en ayant
bien soin d'en déposer quelques gouttes dans le col au moment où il
retire la canule. Pendant l'opération, irrigation continue dans le vagin
avec de l'eau boriquée pour éviter les escarres ; après, pansement du
vagin avec de la gaze aseptique. Pour obtenir un résultat, trois à six
séances paraissent nécessaires à des intervalles de 5, 8, 10 et même
15 jours. Le seul inconvénient de cette pratique est la douleur souvent
très vive, ressentie par la malade. Les résultats publiés par Delbet sont
satisfaisants : 23 cas de guérison sur 26 cas d'endométrite hémorragique
sans lésions annexielles, 2 guérisons sur 3 métrites hémorragiques avec
lésions annexielles ; 15 métrites glandulaires sans lésions annexielles :
10 guérisons, 2 améliorations ; 10 métrites glandulaires avec lésions

---

tions, 2ᵉ édit., p. 468. — Kern. *Würtemb. med. Corresp.*, 1870, n° 7. — E. Spaeth. *Centr.
f. Gyn.*, 1878, n° 25, p. 595.

[1] Nott. *Am. Journ. of Obst.*, 1870, t. III, p. 56.

[2] Pierre Delbet. *Annal. de gyn. et d'obst.*, 1899, n° de janvier et *Traité de Chirurgie*,
Duplay-Reclus, t. VIII, p. 135.

annexielles : 3 guérisons, 4 échecs, 2 améliorations ; 3 métrites mixtes sans lésions annexielles : 2 guérisons, 1 amélioration; 2 métrites mixtes avec lésions annexielles, 2 améliorations. Cette méthode a paru à Delbet au moins aussi efficace que le curettage; de plus, elle offre l'avantage de ne pas aggraver les lésions des annexes et de ne pas exiger l'immobilisation des malades.

A côté de cette médication par les caustiques énergiques, il convient de placer les pansements intra-utérins que l'on peut faire avec des antiseptiques puissants. Dans une thèse récente, Cailleux[1] dit avoir obtenu des succès dans les 2/3 des cas traités en badigeonnant la muqueuse utérine avec une solution de protargol à 10 pour 100. Mériel (de Toulouse)[2] vante beaucoup les crayons de salicylate de méthyle et d'airol, Sueur[3] l'application intra-utérine de poudre de bleu de méthylène, Nitot[4] les vapeurs de brome, Boisseau du Rocher[5] l'oxychlorure d'argent obtenu par la voie d'électrolyse, Cherwitsch[6] l'acide lactique, etc.

Ébouillantement, vaporisation, atmocausis, zestocausis, thermo-insufflation. — La cautérisation de la muqueuse utérine malade par la vapeur d'eau surchauffée est un mode de traitement actuellement très employé en Allemagne et en Russie. Je ne crois pas que cette méthode ait de sérieux avantages sur le curettage. Elle mérite toutefois d'être connue.

C'est Snéguireff (de Moscou), qui, le premier, a eu l'idée de combattre les métrorragies en projetant dans la cavité utérine un courant de vapeur dans le but de modifier énergiquement la muqueuse altérée (ἀτμός vapeur, καῦσις, cautérisation). Sa technique était assez simple. Après dilatation et curettage, il lançait dans la cavité utérine un jet de vapeur à 100° pendant une 1/2 minute à 1 minute au maximum, au moyen d'une sonde fenêtrée introduite dans l'utérus et communiquant, d'autre part, par un tube de caoutchouc, avec un réservoir d'eau en ébullition (fig. 263). Ses premiers résultats, qui étaient très satisfaisants, furent publiés dans un journal russe et analysés par Neugebauer[7] dans le *Centralblatt* allemand de gynécologie.

Son exemple fut aussitôt suivi par un grand nombre de gynécologistes allemands. Mais on ne se contenta pas d'appliquer l'atmocausis, la *vaporisatio uteri*, au traitement de la métrite hémorragique : les fibro-myomes, le cancer, l'infection puerpérale, toute la série des métrites servirent à l'expérimentation de la nouvelle méthode.

---

[1] CAILLEUX. *Thèse de Paris*, 1899-1900.

[2] MÉRIEL. *Congrès de gyn. de Marseille*, 1898.

[3] SUEUR. *Thèse de Paris*, 1900-1901.

[4] NITOT. *Congrès de Moscou*, 1897, août.

[5] BOISSEAU DU ROCHER. *Soc. de chir.*, 1897, 3 février.

[6] CHERWITSCH *Cent. f. Gyn.*, 1897, n° 43, p. 1294. — A propos des instillations caustiques, il convient de citer un cas de mort survenue après l'emploi du chlorure de zinc au moyen de la seringue de Braun. SCHMID (*Monats. f. Geb. und Gyn.*, 1899, t. X, p. 860).

[7] NEUGEBAUER. *Centralb. f. Gyn.*, 1895, n° 3, p. 74.

L. Pincus (de Danzig)[1] s'est montré le partisan le plus enthousiaste de l'ébouillantement. Il serait trop long d'analyser ici tous les travaux qu'il a publiés sur cette intéressante question. Mais il faut dire qu'il a fait subir à cette méthode des perfectionnements très sérieux et que son appareil à ébouillantement peut être mis aujourd'hui entre les mains de tous les gynécologistes. Il conseille des applications de courte durée,

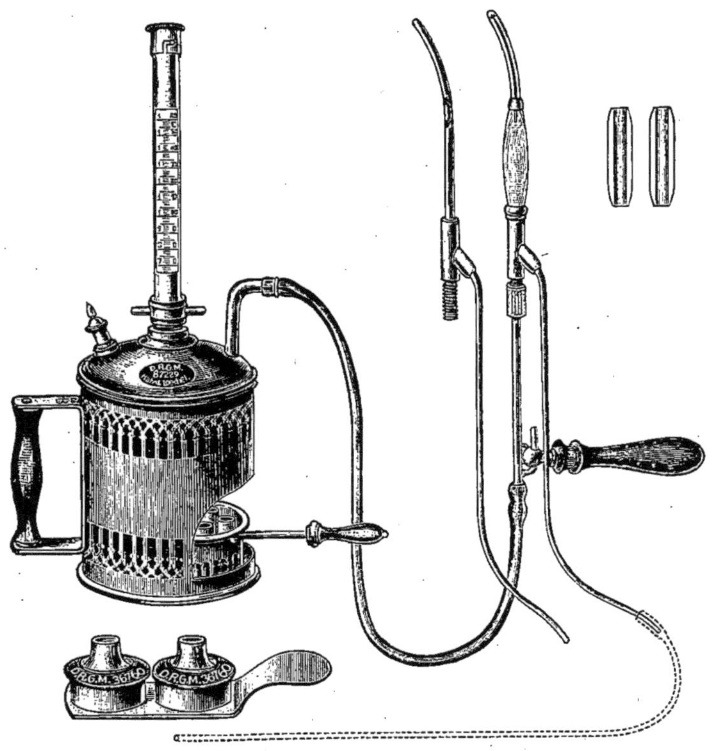

Fig. 263.

1/2 minute à 1 minute au maximum, mais en employant une température voisine de 115° (fig. 263).

Steinbüchel (de Graz)[2] préconise un courant de vapeur d'eau à 110° ou 115° pendant 7 à 10 secondes, pour les cas ordinaires, 1 à 2 minutes. lorsqu'il faut agir avec une énergie exceptionnelle. Dührssen (de Berlin)[3] laisse passer ce courant de vapeur pendant un quart de minute chez les femmes très jeunes, 1 à 2 minutes au plus chez les malades âgées. Kahn[4]

[1] Pincus. *Atmocausis et Zestocausis*, 1903. Wiesbaden.
[2] Steinbüchel. *Mon. f. Geb. u. Gyn.*, XI, n° 2.
[3] Dührssen. *Berl. klin. Woch.*, 1898, n° 36.
[4] Kahn. *Centralb. f. Gyn.*, 1896, p. 1233.

recommande de débuter par un jet à 110° pendant environ 2 minutes, puis de monter à 115° pendant 15 à 50 secondes. L'atmocausis provoquerait ainsi des contractions utérines qui amènent l'occlusion des vaisseaux; de plus, il se forme par la coagulation des albuminoïdes à la surface de la muqueuse une sorte de couche protectrice contre de nouvelles infections.

Au lieu de se servir de vapeur d'eau, Schick (de Prague)[1] a utilisé l'eau bouillante elle-même qu'il fait circuler dans la cavité utérine au moyen d'une sonde à double courant; et en même temps, il protège le vagin par une irrigation continue d'eau glacée.

Il existe une variante de l'atmocausis, que l'on a désignée sous le nom de *zestocausis*[2] (ζεστός, chaud; καῦσις, cautérisation). On introduit dans la cavité de l'utérus une sorte de sonde à double courant élargie et aplatie à son extrémité libre, qui n'est pas perforée, et l'on y fait passer un courant d'eau bouillante qui agit sur la muqueuse utérine par l'intermédiaire des parois métalliques surchauffées. Cet instrument porte le nom de *zestocautère*.

L'atmocausis et la zestocausis ont été appliquées à la cure d'un grand nombre de lésions utérines : myomes, cancer inopérable, hémorragies post-partum, infection puerpérale, etc. Mais c'est surtout contre la métrite et principalement contre la forme hémorragique qu'elle a été préconisée. Quelle est sa valeur curative? Si l'on en juge par les faits qui ont été publiés, l'ébouillantement de la muqueuse utérine semble avoir fourni plus de succès que de revers. La plupart des chirurgiens qui ont eu l'occasion de l'employer en parlent avec éloge. L. Pincus[3] considère la *vaporisatio uteri* comme le moyen le plus efficace dont nous disposions pour traiter toutes les variétés de l'endométrite, ainsi que les métrorragies du retour d'âge.

Panecki[4] déclare avoir obtenu 50 succès sur 50 cas d'endométrite chronique. Gubaroff[5], Flatau[6], Beuttner[7], Stapler[8] n'hésitent pas à la recommander comme un excellent mode de traitement. Steinbüchel[9] dit l'avoir employée dans plus de 70 cas avec une soixantaine de succès. Schlutius[10] rapporte 50 observations favorables, Simpson[11] 11 succès sur 14 cas, Falk[12] s'en est également bien trouvé, dans la plupart de

[1] Schick. *Centralb. f. Gyn.*, 1897, n° 23, p. 695.
[2] Pincus. *Centralb. f. Gyn.*, 1898, n° 10, p. 256.
[3] Pincus. *Centralb. f. Gyn.*, 1899, n° 33, p. 1010.
[4] Panecki. *Therap. Monatsch.*, 1896, n° 1.
[5] Gubaroff. *Congrès de Moscou*, 1897.
[6] Flatau. *Cent. f. Gyn.*, 1900, n° 3, p. 90.
[7] Beuttner. *Cent. f. Gyn.*, 1899, n° 33, p. 995.
[8] Stapler. *Cent. f. Gyn.*, 1899, n° 33, p. 1000.
[9] Steinbüchel. *Réun. des nat. et méd. allem.*, 1899.
[10] Schlutius. *Therap. Wochens.*, 1899, décembre.
[11] Simpson. *Brit. med. Journ.*, 1900, mai.
[12] Falk. *Congrès de Moscou*, 1897. — Voy. aussi la discussion de la *Soc. de gyn. et d'obst.*

ses tentatives. Dans un premier mémoire paru en 1896, Pitha (élève de Pawlick de Prague)[1] annonce 18 succès contre la métrite hémorragique ; mais deux ans plus tard, il revient sur ses premières déclarations et n'hésite pas à proscrire ce mode de traitement.

Dührssen[2] recommande l'atmocausis surtout contre les métrorragies de la ménopause, et Stöckel[3] ne la conseille que dans ce dernier cas. Enfin, Johnson (de Boston)[4] en a obtenu de bons effets chez trente femmes atteintes d'endométrite hyperplastique.

Malheureusement il n'y a pas que des éloges à décerner à la méthode de Snéguireff, car on a signalé des accidents très sérieux, en petit nombre, il est vrai. Treub[5] (d'Amsterdam) a rapporté un cas de mort par péritonite septique consécutive à une séance d'ébouillantement. A l'autopsie, on trouva que l'action de la vapeur d'eau avait été très inégale : en effet, en certains points, la muqueuse n'avait pour ainsi dire pas été touchée, tandis qu'ailleurs, le parenchyme utérin présentait des brûlures profondes. Pitha[6] a également insisté, dans son second mémoire, sur l'inconstance des effets de l'ébouillantement ainsi que sur l'inégale répartition des effets de la cautérisation ; il a vu deux cas d'oblitération de la cavité utérine et plusieurs faits de sténose et d'atrésie cervicales.

Schlutius[7], Fuchs[8], Otto von Weiss[9], Guérard (de Dusseldorf)[10], Baruch (de Berlin)[11] ont également publié des observations analogues à celle de Pitha (atrésie complète de toute la cavité utérine, sténoses du col, etc.).

Ajoutons, en terminant, que Dührssen[12] (de Berlin) s'est efforcé, dans plusieurs cas, d'obtenir l'oblitération de la cavité utérine dans le but de mettre un terme à des métrorragies climatériques incoercibles. Les résultats de ces tentatives auraient été satisfaisants.

Il faut rapprocher de la vapo-cautérisation, la *thermo-insufflation* ou insufflation d'air chaud dans la cavité utérine. Jayle[13], pour la pratiquer, avait utilisé un instrument qu'il appelait aérothermogène. Les

---

de Berlin, séance du 23 février 1903, où Brose rapporte un cas de mort non encore publié, et consécutif à la vapo-cautérisation.

[1] Pitha. *Casp. lek. Ceskycho.*, 1896, 51.

[2] Dührssen. *Centralb. f. Gyn.*, 1899, n° 11, p. 292; et 1900, n° 5, p. 146, et *Berl. klin. Woch.*, 1898, 36.

[3] Stöckel. *Réun. des nat. et méd. allem.*, 1900, Aix-la-Chapelle.

[4] Johnson. *Bost. med. and surg. Journ.*, 1900, 8 mars.

[5] Treub. *Soc. néer. de gyn.*, 1898, 16 octobre. — Zulauf (*Soc. de Gyn. de Leipzig*, 1902, 17 mars et 21 avril) a publié des constatations analogues à celles de Treub.

[6] Pitha. *Centralb. f. Gyn.*, 1899, n° 53, p. 1011.

[7] Schlutius. *Loc. cit.*

[8] Fuchs. *Centralb. f. Gyn.*, 1901, n° 26.

[9] Weiss. *Cent. f. Gyn.*, 1896, n° 24, p. 636.

[10] Guérard. *Centralb. f. Gyn.*, 1899, n° 35, p. 1081.

[11] Baruch. *Centralb. f. Gyn.*, 1898, p. 113.

[12] Dührssen. *Centralb. f. Gyn.*, 1900, n° 5, p. 146. — Voy. aussi : Tweedy et Jellitt. *Brit. med. Journ.*, 1900, 14 avril.

[13] F. Jayle. *La Presse médicale*, 10 sept. 1898.

résultats qu'il a obtenus n'ont pas été très encourageants et il a abandonné cette méthode, qui a été mise en pratique également par Schmeltz [1].

5° **Curettage.** — Avec plusieurs auteurs [2], j'adopte ce mot, qui signifie étymologiquement *emploi de la curette*. Je le préfère à celui de *curage*, qui a une signification trop énergique, et à celui de *curettement*, usité en Allemagne, qui est une expression lourde et barbare, comme beaucoup de mots germanisés tirés du français.

Le curettage de l'utérus, inventé par Récamier, tombé ensuite dans le discrédit, a repris une nouvelle faveur avec la renaissance antiseptique des opérations gynécologiques. Il occupe aujourd'hui, en France comme à l'étranger, une grande place dans le traitement des métrites [3].

Le choix de la curette n'est pas indifférent ; il y en a plusieurs variétés dont les principales sont : la cuiller tranchante de Simon (qui doit être réservée aux évidements de col cancéreux et aux fongosités utérines très développées) ; la curette en boucle tranchante de Sims (excellente pour détacher les produits polypiformes) ; la curette flexible et mousse de Thomas, modifiée par Simpson, qui est très usitée en Amérique ; la curette mousse de Récamier-Roux [4], qu'a adoptée Martin et que je préfère également (j'en ai fait construire une par Collin d'un modèle un peu spécial) ; elle présente l'avantage, sur la curette en boucle, d'entraîner hors de la cavité utérine la majeure partie de ce qu'elle vient de détacher [5] (fig. 264).

Je suis partisan résolu des curettes mousses [6] dans l'endométrite ; il ne s'agit pas en effet, ici, comme pour le curage du cancer, d'évider un tissu résistant ; il est nécessaire seulement de fortement gratter une paroi musculaire dure, tapissée d'un revêtement déjà mou par lui-même et encore ramolli par l'inflammation. On comprend dès lors qu'il suffise de racler, pour ainsi dire, avec une lame mince, l'intérieur de la cavité utérine, pour être sûr de détacher tout ce qui est peu résistant, c'est-à-dire précisément la muqueuse malade. Les curettes mousses ont, en outre, l'avantage d'exposer, bien moins que les curettes tranchantes, à

---

[1] Schmeltz. *Congrès de Gynécologie d'Amsterdam*, août 1899, p. 566.

[2] Walton. *Annal. de la Soc. de méd. de Gand*, 1884, t. LXV, p. 97.

[3] Mélik, Desmoulins, Veper. *Thèses de Paris*, 1887. — Despréaux. *Id.*, 1888. — Poullet. *Lyon méd.*, 19 févr., 4 mars 1888, t. LVII, p. 275, 521. — Boureau. *Nouv. Arch. d'obst. et de gyn.*, 1882, n°s 2, 3 et 4. — R. Pichevin. Du curage de l'utérus (*Nouv. Arch. d'obst. et de gyn.*, 1890, t. V, p. 349, 497 et 454). — Du traitement chirurgical de l'endométrite chronique (*Gaz. des hôp.*, 1890, p. 427).

[4] Le modèle original de Récamier a une extrémité légèrement courbée que je trouve défectueuse.

[5] On a fabriqué des curettes munies d'un manche creux et d'une cupule perforée qui permettent de faire l'irrigation intra-utérine, en même temps que le curettage. Je ne vois là qu'une complication plutôt qu'une simplification de la technique. L'instrument, en outre, est difficile à nettoyer parfaitement.

[6] Le terme *émoussé* serait plus exact que celui de mousse ; il faut, en effet, que les bords de la curette soient très minces sans être tranchants comme la lame d'un couteau non affilé.

la blessure du parenchyme utérin, alors même qu'on emploie une assez grande force ; si 'on a toujours soin d'enfoncer la curette dans une direction oblique par rapport au tissu utérin, on évitera presque à coup sûr tout danger de perforation, en dehors de l'état post-puerpéral.

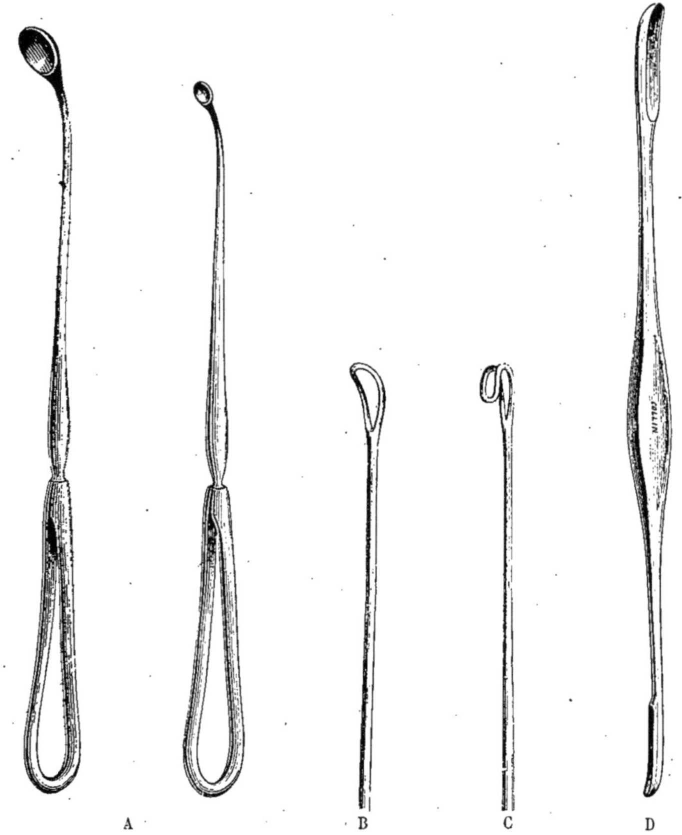

Fig. 264. — A. Curettes ou cuillers de Simon (tranchantes). — B. Curette de Sims (tranchante) ; la tige est en cuivre malléable. — C. Curette mousse, pour ablation de débris dans l'utérus. — D. Curette de Récamier-Pozzi, à bords émoussés.

Par le curettage, on n'enlève jamais toute l'épaisseur de la muqueuse ; on sait que les glandes pénètrent jusque dans la couche musculaire : ces culs-de-sac terminaux et une petite portion du chorion muqueux restent attachés au parenchyme, malgré les grattages les plus énergiques, et servent d'amorce à une reconstitution très rapide de la membrane [1]. C'est cette considération qui, dans mes cours et dans la thèse de Despréaux [2], mon élève, m'a fait qualifier de *modificateur*, le curet-

[1] J. Düvelius. *Zeits. f. Geb. und Gyn.*, 1884, t. X, p. 175.
[2] Despréaux. *Du curettage de l'utérus, indications et technique*, Thèse de Paris, 1888.

tage employé dans la métrite, par opposition au *curettage destructeur* (que réclament les néoplasies malignes), et au *curettage explorateur*, destiné à enlever un fragment devant servir au diagnostic. Dans ces deux derniers cas, la curette tranchante est préférable.

La muqueuse utérine n'est pas comparable aux autres muqueuses ; elle jouit d'un pouvoir de régénération tout spécial. Ce qui se passe dans la menstruation et la grossesse montre qu'une grande épaisseur, ou même la presque totalité de cette muqueuse, peut s'éliminer et se régénérer rapidement. Le curettage provoque artificiellement, dans un but thérapeutique, une mue de la muqueuse comparable à celle de la caduque ; il substitue, comme on l a dit, une nouvelle muqueuse régénérée dans un milieu antiseptique, à une membrane infectée par les germes et ayant subi des modifications profondes dont la régression serait des plus longues et des plus pénibles. Après le curettage, pas plus qu'après l'accouchement ou l'avortement, la fécondité de la femme n'est donc pas compromise. Cela pouvait se prévoir *a priori*, et les très nombreuses observations de Schröder, Martin, Düvelius, Benicke, Heinricius[1], etc., ont mis hors de doute ce fait important. Les observations de ce dernier auteur sont particulièrement démonstratives. Sur 52 malades sur lesquelles il a pu se procurer des renseignements ultérieurs, 16, soit 50 pour 100, sont devenues enceintes. La grossesse a débuté deux fois cinq semaines et une fois huit semaines après le curettage.

On doit s'attendre seulement à ce que souvent la première menstruation fasse défaut, parfois même la deuxième et la troisième. J'ai vu, dans un cas, l'aménorrhée durer quatre mois.

Technique du curettage. — On doit de préférence choisir, pour faire l'opération, les premiers jours qui suivent les règles. Quoique l'opération soit peu douloureuse et que je l'aie parfois pratiquée sans anesthésie, je préfère généralement endormir les malades.

L'antisepsie préliminaire du vagin et de la vulve aura été pratiquée comme il a été recommandé (V. p. 56).

La malade est placée dans la position dorso-sacrée et maintenue soit à l'aide de supports (fig. 140), soit par les aides (fig. 5) ; un aide, à gauche de l'opérateur, abaisse d'une main par une courte valve plate la fourchette et de l'autre tient un écarteur latéral ; un autre, à droite, tient un écarteur latéral et un supérieur. Le col est attiré près de la vulve avec une pince à griffes affrontées, non chevauchantes (fig. 265), qui est fixée dans la lèvre antérieure.

L'opérateur pratique le cathétérisme utérin pour s'assurer, de nouveau, de la direction et de la profondeur de l'utérus. Il dilate ensuite le

---

[1] Schröder. *Loc. cit.*, p. 152. — A. Martin. *Loc. cit.*, p. 52. — Düvelius. *Loc. cit.* — Benicke. *Zeitschr. f. Geb. und Gyn.*, 1885, t. XI, p. 411. — Heinricius (de Helsingfors). *Gynäk. og. obstet. Med.*, t. VI, n° 5, p. 199.

col à l'aide du dilatateur d'Ellinger ou du passage de quelques bougies de Hegar.

La curette est alors introduite et dirigée jusqu'au fond de l'utérus, et le grattage est fait en la promenant successivement sur la face antérieure, sur la face postérieure, sur le fond, au niveau des angles et des bords latéraux. Après quelques coups de curette, assez forts pour faire *crier* le tissu utérin, on retire l'instrument et on le plonge rapidement, pour le nettoyer, dans un verre rempli d'eau phéniquée forte, tenu à droite de l'opérateur. On doit toujours repasser deux fois au même endroit, et faire de suite un second curettage de revision, en suivant de nouveau toute la surface interne de l'utérus. On procédera doucement et avec le plus grand soin, sans se presser.

Aussitôt après, la sonde à double courant (fig. 46) de Bozeman-Fritsch est introduite pour laver largement la cavité utérine avec une solution, bien chaude, aseptique ou faiblement antiseptique ; ce lavage est hémostatique, et sert, en outre, à entraîner les lambeaux de muqueuse et les caillots demeurés dans l'utérus.

La sonde est retirée, remplacée par la canule de la seringue de Braun (remplie d'une solution de perchlorure de fer à 35 degrés, que j'emploie généralement, ou de teinture d'iode), et poussée jusqu'au fond de l'organe. On injecte en retirant peu à peu la canule, de manière à finir l'injection dans la cavité du col, après l'avoir commencée au fond de l'utérus[1].

La sonde Bozeman-Fritsch est *aussitôt* réintroduite, et un lavage de la cavité utérine est fait de nouveau, pour chasser l'excès de caustique dont l'action sur l'utérus doit être rapide et le séjour dans la cavité très court ; il entraîne aussi les derniers caillots. On introduit alors une petite mèche intra-utérine pour nettoyer la cavité utérine et on l'en retire pour lui en substituer une seconde qu'on laisse à demeure.

L'opération est terminée ; la pince fixatrice est enlevée, l'utérus remis en place. Un tampon de gaze iodoformée est placé au fond du vagin. Au-devant de la vulve on met une ou deux compresses aseptiques et une couche de coton stérilisé. Le tout maintenu par un bandage en T.

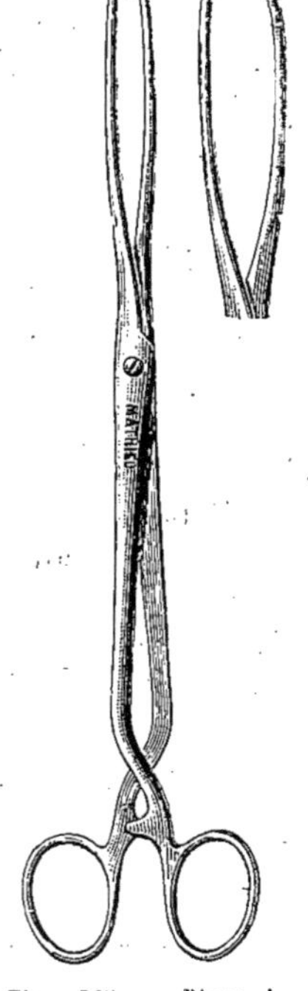

Fig. 265. — Pince à griffes affrontées.

---

[1] Ozenne (*Semaine gynécol.*, 1898, p. 9) badigeonne la cavité utérine avec le mélange suivant : glycérine 5 gr., créosote 5 gr., ac. acétique 5 gr.

Soins consécutifs. — La mèche de gaze intra-utérine est enlevée au bout de 24 ou de 48 heures et on pratique une injection vaginale au sublimé à 1/2000 ou au permanganate de potasse à 1/1000. L'injection terminée, on fait un pansement vaginal à la gaze iodoformée.

Le lendemain et les jours suivants, jusque vers le huitième, on fait de nouveaux pansements et de nouvelles injections. S'il y a lieu, on fera un pansement matin et soir[1].

On peut, en règle générale, supprimer, chez les femmes ayant eu des enfants (excepté dans les cas de déviation prononcée ou de sténose de l'orifice), un temps recommandé en France par la généralité des opérateurs, la dilatation préalable avec la laminaire. Elle est inutile pour l'introduction de l'instrument; elle est illusoire relativement à la facilité d'écoulement des sécrétions, car la dilatation artificielle ne persiste pas au delà de quelques heures. Or, la suppression de ce temps préliminaire n'est nullement indifférente : la dilatation lente du col est souvent très douloureuse; la femme qui y a été soumise, la veille de l'opération, a généralement passé une nuit d'insomnie; elle est dans un grand état d'irritation nerveuse auquel se joint parfois un peu de fièvre causée par la poussée aiguë que la dilatation imprime à la métrite. Après avoir toujours fait cette dilatation pour mes premiers curettages, je me suis décidé à l'abandonner, sauf indication spéciale, suivant en cela, du reste, les exemples autorisés de Martin, Fritsch[2], etc. Ce dernier a même vu la dilatation préalable causer des accidents graves dans un cas où une végétation polypeuse intra-cervicale avait été mortifiée par la pression.

Accidents du curettage. — On a cité, parmi les accidents possibles du grattage utérin, l'hémorragie. Je ne l'ai jamais observée sur plusieurs centaines d'opérations : l'injection astringente qui termine la manœuvre ne laisse plus subsister qu'un suintement insignifiant.

La **perforation de l'utérus**, si redoutée des chirurgiens qui ne sont pas familiarisés avec le curettage, n'est pas à craindre dans l'endométrite, si l'on opère avec une curette mousse et toujours dirigée obliquement par rapport au tissu utérin, après reconnaissance exacte de

---

[1] William M. Polk (*Clinical gynæcology medical and surgical for students and practitioners*, Philadelphia, 1895, p. 530) a recommandé de pratiquer le curettage de la façon suivante : après la dilatation du col, on introduit un petit spéculum utérin et on fait une large irrigation de la cavité utérine avec une solution de sublimé à 1/1000. Le spéculum est ensuite retiré et on fait le curettage. Puis on réintroduit le spéculum utérin, on irrigue de nouveau la cavité utérine et on la bourre très soigneusement de gaze trempée dans le sublimé et dont l'introduction est très facilitée par le spéculum utérin et des portes-mèches spéciaux. L'opération se termine par un tamponnement vaginal très lâche. Ce dernier est enlevé au bout de 48 heures et on pratique dès lors une injection vaginale matin et soir. Le 6ᵉ jour, on enlève le tamponnement intra-utérin s'il n'a pas déjà été expulsé. Il ne reste plus que quelques injections vaginales à faire. Enfin, l'auteur recommande d'opérer dans la période prémenstruelle, c'est-à-dire 6 ou 7 jours avant les règles.

[2] Martin. *Loc. cit.*, p. 214. — Fritsch. *Die Krankh. der Frauen*, 3ᵉ édit., 1881, p. 218.

la direction de la cavité où l'on manœuvre. Il faut toutefois se délier de la consistance de l'utérus, après des accouchements ou des avortements récents ; il est alors très mou, aminci, et peut être perforé avec une facilité extrême. On sera généralement averti de ce danger par les commémoratifs d'abord, puis par l'augmentation de la cavité utérine et la mollesse du col. Dans un cas de ce genre, je crois avoir moi-même perforé l'utérus, ce que je reconnus de suite, car je sentis la curette s'enfoncer subitement à une profondeur excessive, dans la direction de l'ombilic. Je m'abstins simplement de faire l'injection intra-utérine, et la malade guérit sans avoir présenté d'autre accident qu'un vomissement bilieux, le lendemain de l'opération. Doléris et après lui Beuttner ont cru pouvoir considérer des cas analogues comme de fausses perforations, l'erreur provenant de ce que la paroi atone et flasque de l'utérus se laisserait déprimer par la curette[1]. Je crois cette interprétation erronée. Les observations rapportées à ce propos prouvent bien plutôt, selon moi, l'innocuité de ce qu'on pourrait appeler la ponction aseptique de l'utérus[2].

Si l'on a perforé l'utérus et que le curettage soit exécuté pour une simple métrite non infectieuse, non compliquée de lésions annexielles ou d'autres lésions utérines telles que le fibrome, on arrêtera aussitôt l'opération, on se gardera de pratiquer toute injection intra-utérine et on drainera largement, par un drain en caoutchouc et par une mèche, l'utérus perforé, afin que rien ne s'écoule plus dans le ventre. La malade sera étroitement surveillée prête à être laparotomisée, s'il y avait lieu. La guérison surviendra sans incident à peu près toujours.

Mais si le curettage est pratiqué pour une métrite septique, s'il existe des lésions annexielles, s'il existe un fibrome concomitant, il faut de suite avoir recours à la laparotomie. Suivant le cas, on pourra pratiquer une opération conservatrice avec drainage ou faire l'hystérectomie.

La perforation peut elle-même se compliquer : Alberti, Veit, Martin[3], Gusserow, Orthmann, Olshausen, Ulmann[4] ont cité chacun un cas où des praticiens, au cours de curettages pour accidents hémorragiques post-abortum, ont perforé l'utérus et ayant introduit une pince pour retirer ce qu'ils croyaient être une fausse membrane ont amené à la vulve une anse d'intestin grêle ou l'épiploon. En présence d'un pareil

---

[1] Doléris. *Loc. cit.*, p. 40. — Beuttner. *Cent. f. Gyn.*, 1897, n° 42, p. 1271.

[2] P. Rebreyend. *Les plaies perforantes de l'utérus.* Thèse de Paris, 1901. — Voyez aussi Hellier (*Am. Gyn. and obs. Journal*, 1899) qui rapporte deux cas de perforation sans accidents graves. — Voy. encore Pollak. *Med. News*, 1899, t. LXXIV, p. 155. — Schwartz. *Cent. f. Gyn.*, 1899, n° 30. — Bacon et Hertzog. *Am. Journal of obs.*, 1899, t. XL, p. 755. — S. Miquel. Thèse de Paris, 1902. — Mauclaire. *Annales de Gynécologie et d'Obstétrique*, février, 1903.

[3] Alberti, Veit, Martin, Gusserow, etc. Soc. de Gyn. et d'Obst. de Berlin, *in La Presse médicale*, 1894, t. II, n° 23, p. LXXXIV.

[4] Ulmann. *Wiener klin. Woch.*, 1903, p. 702.

accident, la laparotomie s'impose pour réduire l'intestin ou l'épiploon et les traiter s'il y a lieu, et prendre vis-à-vis de l'utérus telle conduite qu'il conviendra : drainage, suture, ablation.

L'infection[1] est la complication la plus fréquente du curettage; elle est due à une faute d'asepsie, faute que commettent d'autant plus facilement les débutants que le curettage leur apparaît comme une opération très simple, très facile et exempte de toute espèce de danger. Peut-être aussi, dans certains cas, y a-t-il, sous l'influence du traumatisme opératoire, réveil du microbisme latent, les tissus para-utérins et les annexes pouvant avoir été déjà touchés. Jayle a trouvé le streptocoque[2] dans trois cas de suppuration pelvienne consécutive à des curettages.

L'infection revêt quatre formes principales : 1° la forme aiguë : dès les premiers jours, la malade est prise de frisson, d'élévation de température et de phénomènes abdominaux : du pus se forme rapidement et nécessite bientôt une intervention rapide; 2° la forme subaiguë suppurée : la malade a peu de fièvre, mais se plaint de vives douleurs abdominales dès les premiers jours, et, au toucher, on trouve une suppuration étendue; 3° la forme subaiguë non suppurée : cette forme est assez rare et caractérisée par le développement de lymphangite péri-utérine, de phlegmon du ligament large avec élévation de la température et apparition de douleurs très vives, le tout se terminant par la résolution au bout de plusieurs semaines; 4° la forme latente, apyrétique ou légèrement pyrétique : les malades qui ne souffraient pas souffrent après leur curettage, par suite de l'extension des lésions de l'utérus aux annexes.

Indications du curettage dans la métrite catarrhale. — Le curettage de l'utérus est le véritable traitement rationnel, le procédé de choix, contre la métrite catarrhale. Dès que les moyens simples ont échoué (traitement général, injections vaginales et intra-utérines, pansements locaux), il ne faut pas hésiter à y recourir. Tarder trop longtemps serait donner le temps aux lésions de la muqueuse de s'accentuer; ce serait aussi exposer le parenchyme du corps et surtout du col à des altérations sclérotiques, à des dégénérescences folliculaires; enfin, on ne doit pas oublier la propagation possible des lésions aux trompes, si fréquentes dans les métrites catarrhales invétérées et qui deviennent une contre-indication du curettage.

W. Albert[3] a recherché les résultats éloignés du curettage dans 165 cas. Il a trouvé 121 guérisons immédiates et définitives, 5 améliorations ayant abouti à une guérison définitive, 22 améliorations, 15 insuccès.

[1] F. JAYLE. Curettage et infection (*La Presse médicale*, 1896, p. 148). — L. WILLARD. *Les accidents du curettage de l'utérus* (Thèse de Paris, 1899).

[2] F. JAYLE. Etude bactériologique de 50 cas de suppurations pelviennes (*Bull. Soc. anat.*, Avril 1895).

[3] W. ALBERT. *Thèse de Kiel*, 1896.

Polypes muqueux et hypertrophie folliculaire. — Les polypes
muqueux du col seront enlevés au moyen d'une pince plate à arrêt à
laquelle on fera subir une torsion pour rompre leur pédicule. S'ils sont
très nombreux et sessiles, on les arrachera avec la curette tranchante de
Sims ou de Simon; la surface saignante sera touchée au perchlorure
de fer ou au thermo-cautère. Enfin, si le col est très altéré, et surtout
s'il présente de l'**hypertro-
phie folliculaire**, on aura
recours à l'opération de
Schröder décrite plus] loin.

Ulcérations. — Les ulcérations du col sont ordinairement, comme on l'a vu à
l'anatomie pathologique, des
néoplasies glandulaires plus
ou moins hypertrophiques,
qui n'existent guère indépendamment d'une inflam-
mation plus profonde de la
muqueuse du corps, ainsi
que Gosselin l'a indiqué depuis longtemps, réagissant
ainsi contre la doctrine erronée qui dissociait ces divers éléments. Il en résulte
que, pour guérir l'ulcération
à ses débuts, il suffit généralement de traiter l'endométrite. On voit alors disparaître des ulcérations après
un curettage, comme on
voit cesser l'état saburral de
la langue après un vomitif.
Mais cela n'est vrai que pour
les cas pris à leur début.
Plus tard, la prolifération

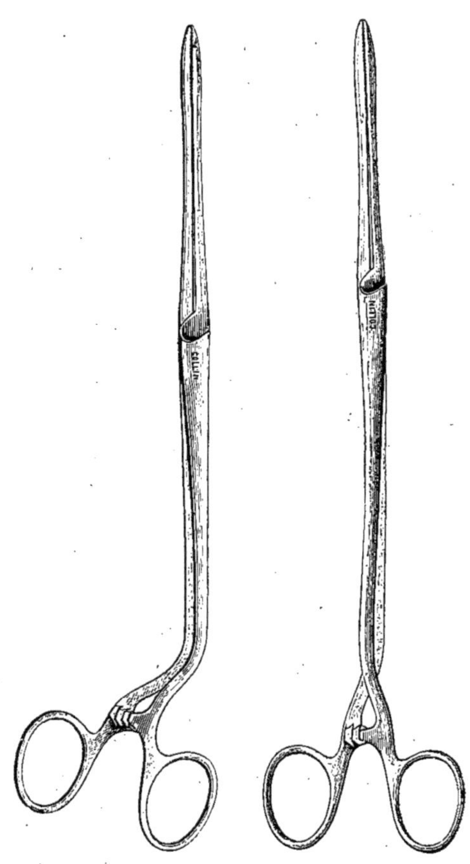

Fig. 266. — Pince à pansement utérin, droite et coudée
(pouvant servir à l'ablation des polypes muqueux).

glandulaire est une lésion acquise, qui a besoin pour disparaître d'être
modifiée sur place par des topiques ou même enlevée par le bistouri.

Pour guérir les ulcérations du col, on devra donc d'abord traiter
l'endométrite concomitante et, en second lieu, faire des attouchements
au nitrate d'argent ou à la teinture d'iode, pratiqués tous les deux jours.
On emploie beaucoup en Amérique l'acide nitrique faible (non fumant),
dont on imbibe un très petit tampon de coton, au bout d'un bâtonnet.

On préférera ce caustique à l'acide chromique, qui a donné lieu à des
intoxications; mais tous ces caustiques énergiques peuvent amener le
rétrécissement du col et je m'en défie beaucoup. On a vanté aussi les
bons effets du chlorure de zinc au dixième. Rheinstædter[1] conseille,
dans les ulcérations profondes, d'accentuer l'action de ce caustique, en
la faisant précéder de petites ponctions à la surface du col. Hofmeier[2] a
beaucoup préconisé l'acide acétique ou pyroligneux. Il enchâsse le col
dans un spéculum cylindrique de Fergusson; il y verse une certaine
quantité d'acide pyroligneux et laisse le col immergé quelques minutes
dans ce bain très légèrement caustique qui attaque presque exclusivement l'épithélium cylindrique de l'ulcération. Au bout de quelques
séances, l'épithélium devient pavimenteux, stratifié, et l'ulcération
guérit. Toutefois elle peut persister ou récidiver si les lésions pénètrent
dans un canal cervical à orifice étroit. On a conseillé alors d'introduire
des caustiques, à l'aide d'un petit tampon, dans l'intérieur du col. C'est
un moyen que je crois dangereux, à cause de la sténose du col qui peut
en résulter; aussi doit-on, en pareil cas, exclusivement employer des
caustiques faibles, créosote, acide pyroligneux, azotate d'argent, teinture d'iode, et même ne pas s'obstiner à s'en servir trop longtemps[3].
L. G. Richelot[4] vient de remettre en honneur un vieux traitement de la
métrite cervicale, la cautérisation des lésions ulcératives du col par le
caustique de Filhos, autrefois préconisé par Amussat. C'est un crayon
que l'on promène sur tous les points malades, en insistant sur les parties les plus atteintes, jusqu'à production d'une escarre noirâtre superficielle. Il faut alors s'arrêter, laver le vagin à grande eau, et tamponner
avec de la gaze aseptique ou iodoformée. Cette opération est renouvelée
de 6 à 12 fois, avec des intervalles de 5 à 8 jours. Après la chute de
l'escarre on trouve une surface d'abord sanieuse puis une véritable
ulcération qui met plus ou moins longtemps à se réparer. En général,
deux ou trois semaines après la dernière cautérisation, le col aurait
repris son volume et sa forme normaux. Ce mode de traitement est
encore trop peu connu pour qu'il soit possible de porter sur lui un

---

[1] Rheinstædter. *Centr. f. Gyn.*, 1888, p. 545.

[2] M. Hofmeier. *Zeitschr. f. Gyn.*, 1880, t. IV, p. 331.

[3] Il est dangereux de poursuivre par les caustiques la guérison d'une ulcération invétérée.
On produit ainsi la sclérose du col et on amène la formation de kystes par l'oblitération
des orifices glandulaires. Mais, quand l'ulcération est récente, la cautérisation cervicale,
succédant au curettage de l'endométrite, est une excellente thérapeutique qui peut donner
des succès rapides et durables. Cette distinction est importante. Elle n'a pas été faite par
Doléris et Maygis (De la métrite cervicale, in *Nouv. Arch. d'obst. et de gyn.*, 25 oct. 1889),
qui condamnent en bloc toute tentative « d'*épidermisation* », même « pour hâter la guérison d'une lésion récente ou légère ». — Consulter encore à ce sujet : Doléris. Métrite du
col; métrite du corps. Commun. faite à l'Acad. de médecine (*Nouv. Arch. d'obst. et de
gyn.*, 1890, p. 541).

[4] Richelot. *Soc. d'obst. de gyn. et de pédiatrie*, 1900, 4 mai, et *Chir. de l'utérus*, p. 67,
Paris, 1902. O. Doin, éditeur.

jugement catégorique ; en principe, il présente tous les inconvénients des cautérisations énergiques.

Quand les autres moyens ont échoué, ou quand les malades, ne pouvant suivre un traitement qui exigerait des mois, demandent à être guéries rapidement, le traitement chirurgical rend les plus grands services. On fera alors l'**opération de Schröder** ou **excision de la muqueuse malade**, en suivant la technique qui sera exposée plus loin.

Ulcérations compliquées de déchirures, lacérations. — On connaît le rôle capital qu'Emmet leur a fait jouer en pathologie utérine. Cet excès évident a, du moins, servi à montrer que cette lésion, jusque-là négligée, n'était cependant pas toujours négligeable. Est-ce l'inflammation préalable du col qui empêche la cicatrisation de la déchirure, comme le dit Schröder, ou la déchirure qui provoque le catarrhe et entretient les ulcérations, comme le soutient Emmet? J'inclinerais à penser que les deux opinions peuvent se concilier et, par leur réunion, former un de ces cercles vicieux si fréquents en pathologie générale. Quoi qu'il en soit, il est évident que l'avivement avec suture du col, ou opération d'Emmet (à laquelle Dudley, de Philadelphie, a donné le nom de *trachélorrhaphie*), ne peut être entreprise sur un col ulcéré qu'après la guérison de l'ulcération, sous peine d'enfermer le loup dans la bergerie. Emmet prescrit, en effet, un traitement préparatoire, qui souvent dure plusieurs mois. Il n'y a donc nul parallèle à établir, comme on l'a parfois fait à tort, entre l'opération de Schröder et l'opération d'Emmet. La première s'adresse surtout au catarrhe cervical ; la seconde au tissu inodulaire, dépendant de la déchirure. Le catarrhe ou l'ulcération ne sont pour Emmet que des phénomènes accessoires ; l'élément pathogénique principal est, pour lui, le tissu scléreux, qui comprime vaisseaux, nerfs et glandes. Ce n'est donc pas à propos du traitement des déchirures ulcérées, dépendant de la métrite catarrhale, mais à propos des déchirures cicatrisées, observées dans la métrite chronique, que je décrirai la trachélorrhaphie.

Les déchirures du col coexistant avec une grande ulcération réclament, comme je l'ai dit pour ces dernières, l'**opération de Schröder** ou **excision de la muqueuse**, qui amène la prompte guérison de l'ulcération, en même temps qu'elle restaure l'orifice du museau de tanche mieux que ne le fait la trachélorrhaphie. Sa description pourrait donc trouver sa place ici. Mais, comme elle s'applique aussi à la métrite douloureuse chronique, j'en renvoie l'exposé au traitement de cette dernière forme, à côté de l'**opération d'Emmet**.

Quand la déchirure ulcérée est peu étendue, on peut parfois en obtenir la cicatrisation par de simples cautérisations au galvanocautère ou au thermocautère. Mais ce moyen, bon dans les cas simples, ne doit pas être employé s'il s'agit de grandes surfaces ulcérées et de déchirures profondes. Le tissu inodulaire qu'il produirait alors deviendrait lui-même un élément pathologique. C'est ce que ne paraissent pas avoir compris certains gynécologistes qui ont usé et abusé du fer rouge.

Métrite hémorragique. — Le traitement peut se diviser en deux parties : celui de l'hémorragie, qui est un palliatif et qui peut s'imposer d'emblée, impérieusement; celui de l'affection elle-même, qui doit être curatif.

Traitement palliatif ou de l'hémorragie. — La malade sera maintenue au repos horizontal. Les **injections vaginales prolongées d'eau très chaude** doivent d'abord être essayées; elles sont très préférables aux injections d'eau froide, qu'on employait autrefois. L'**ergot de seigle** est ici rarement utile. Gallard[1] a vanté l'action de la **digitale**, qui agirait, suivant lui, à la fois sur le symptôme et sur l'état inflammatoire. Il conseille de prescrire 30 à 50 centigrammes de feuilles, infusées dans 125 grammes d'eau pour une potion qui sera prise par cuillerées à bouche dans la journée.

Un remède très employé[2] est l'**extrait fluide d'hydrastis canadensis**, à la dose de 20 gouttes, trois fois par jour. Je l'ai expérimenté avec des résultats encourageants. Ce médicament serait aussi un excellent stomachique.

On a encore vanté contre ces métrorragies la **piscidia erythrina**[3], la **stypticine**[4], le **sérum gélatiné**[5], enfin l'**adrénaline**[6]. Cette dernière passe aujourd'hui pour l'hémostatique le plus puissant et le plus efficace que nous connaissions.

Il suffit parfois de dilater le col utérin en y introduisant une tige de laminaire pour voir cesser l'hémorragie durant plusieurs jours, sans doute par suite d'une contraction du corps utérin ou d'une action vaso-motrice réflexe. Mais on n'obtient ainsi qu'un court répit.

J'en dirai autant des **injections intra-utérines** de perchlorure de fer, qui ne sauraient donner lieu qu'à une amélioration temporaire, quoi-

---

[1] T. Gallard. *Leçons clin. sur les mal. des femmes*, 2ᵉ édit., 1879. p. 528.

[2] J. Jenmans. *Ueber Hydrastis Canadensis*. Dissert. inaug., Berlin. 1886. — A. Cabanès. *De l'emploi des préparations d'hydrastis Canadensis* (Thèse de Paris, 1889). — E. Falk (Hydrastinin bei Gebärmutterblutungen, in *Centr. f. Gyn.*, 1891, n° 8, p. 157) recommande l'*hydrastinine*, qui serait préférable; on peut l'utiliser en injections sous-cutanées qui sont moins douloureuses que les injections d'ergotine. Cet auteur relate 28 cas où il obtint des résultats satisfaisants. Dose : solution à 10 pour 100, injections d'une demi à une seringue entière de Pravaz (c'est-à-dire de 5 à 10 centigrammes d'hydrastinine). — Boel. *Thèse de Paris*, 1897-1898.

[3] Richelot. *Loc. cit.*, p. 119.

[4] Freund. *Monat. für Geb. und Gyn.*, 1899. t. IX, n° 3. — Abegg. *Centr. f. Gyn.*, 1899. n° 44, p. 1533. — Braitenberg. *Wiener med. Presse*, 1898, n° 55.

[5] Siredey. In Thèse d'Ozanne, Paris, 1897-1898.

[6] Erlanger. *Thèse de Paris*, 1903. — Voy. encore sur la métrite hémorragique : Tarazzo. *Rass. di ost. e gin.*, 1902, n° 5.

qu'on ait publié des *guérisons*, après leur emploi; les malades n'ont pas été suivies assez longtemps après pour que ces observations soient probantes.

En cas d'hémorragie inquiétante, on peut être amené à pratiquer le **tamponnement vaginal**. J'ai eu recours, avec succès, à un nouveau mode de tamponnement hémostatique, que je crois être le premier à avoir méthodiquement employé; je me sers de tissu de soie stérilisé, soit en bandelettes libres, soit en bandelettes tassées dans un sac de soie; ce tissu m'a paru avoir de remarquables propriétés hémostatiques, comparables à celles de l'amadou.

Je signalerai un moyen palliatif qui a donné de bons résultats à Fritsch[1] et que j'ai vu employer par Martin. Je veux parler de la **ligature des artères utérines** dont je donnerai la technique opératoire à propos des fibromes. En France, cette intervention n'est jamais pratiquée et je ne sache pas qu'elle ait fait à l'étranger beaucoup d'adeptes.

Traitement curatif. — Le meilleur hémostatique dans la métrite hémorragique et en même temps le **traitement curatif**, c'est le **curettage**. Il sera pratiqué le plus tôt possible, suivant les règles que j'ai indiquées, et suivi d'une injection de perchlorure de fer (à 30 degrés). On peut opérer en pleine hémorragie; j'ai très souvent vu celle-ci s'arrêter instantanément après le curettage, ce que j'attribue non seulement à la destruction de la surface saignante, mais aussi à la contraction que le grattage provoque dans la paroi musculaire et dans les vaisseaux. Une seule injection intra-utérine est généralement suffisante. La guérison est très rapidement obtenue.

Il est de ces cas rares, qualifiés du nom de métrite hémorragique, où tous les moyens échouent, et où la métrorragie persiste et menace les jours de la femme. C'est à ces cas-là qu'on n'a pas craint d'appliquer, comme *ultima ratio*, la **castration ovarienne** (pour amener une ménopause artificielle), ou mieux l'**hystérectomie vaginale**[2] ou **abdominale**, destinée à tarir la source même de l'écoulement. Il n'est pas démontré que les cas ainsi traités avec succès n'aient pas été relatifs à une hémorragie provoquée par une altération méconnue des annexes, avec métrite symptomatique. Quoi qu'il en soit, on ne saurait proscrire cette suprême ressource dans les occasions où tout autre moyen est demeuré impuissant et où il y a véritablement une indication vitale.

Métrite douloureuse chronique. — Les saignées locales par **scarification du col** ont une application fréquente dans la métrite douloureuse chronique; ici, ce n'est pas seulement l'effet antiphlogistique

<hr>

[1] Fritsch. *Deutsche Chir.*, t. LVI, p. 343.

[2] L. Landau. Discussion à la Société gyn. de Berlin, 24 juin 1887 (*Centr. f. Gyn.*, 1887, n° 51. p. 498). — A. Martin. *Traité clinique des mal. des femmes* (trad. franç., 1889, p. 636).

immédiat qu'on recherche, mais l'évacuation des petits kystes superficiels et profonds qui criblent parfois le col utérin, et qui, après avoir été un des effets de l'inflammation, entretiennent à leur tour l'état congestif. Quant aux **cautérisations** avec le fer rouge ou le thermocautère, et en particulier quant à l'**ignipuncture**, si préconisée par quelques auteurs, j'en suspecte les services et je les crois très inférieures aux ponctions et scarifications avec le bistouri : les cicatrices qui succèdent à leur emploi ajoutent, en effet, à la sclérose du col et favorisent la dégénérescence kystique, le rétrécissement du canal cervical, et la compression des filets nerveux, origine de réflexes morbides.

On se trouvera bien des **pansements** antiphlogistiques résolutifs et antiseptiques, consistant dans l'application sur le col d'un badigeonnage de *teinture d'iode*, suivi de l'application du *tampon glycériné* très légèrement iodoformé. Certains chirurgiens ajoutent à la glycérine, 5 pour 100 d'iodure de potassium ; je n'y vois aucun avantage réel.

Sneguireff[1] recommande l'application de sangsues au périnée, la dilatation avec les bougies d'Hégar, les tampons iodoformés, et, dans le cas de sténose cervicale, l'**hystérotomie sphinctérienne**. Cette dernière pratique a été également préconisée par Theilhaber[2], surtout s'il y a en même temps dysménorrhée membraneuse.

Il ne faut pas confondre l'application d'un simple tampon glycériné agissant par le médicament qui l'imprègne avec le **tamponnement complet du vagin**, ou sa **columnisation**, comme disent les Américains (p. 158). Je rappelle que celui-ci a été recommandé d'abord par Bozeman, puis prôné par Taliaferro[3], qui en a généralisé l'emploi : c'est pour beaucoup de gynécologistes américains un moyen souverain contre la métrite chronique et les exsudats périmétritiques. La colonne de coton (ordinaire) qui remplit le vagin serait aux viscères ce que le bandage élastique est aux parties molles (Engelmann)[4]. Elle donne un soutien à l'utérus et aux ovaires, empêche la traction sur les ligaments et provoque la résorption des produits plastiques.

Pallen, jugeant le coton insuffisant, n'hésite pas à remplir le vagin d'argile. Reeves Jackson repousse le coton, qui se tasse, et emploie la laine dégraissée, plus élastique. Tout en faisant la part des exagérations, on aurait tort de ne pas tenir grand compte du rôle mécanique des tampons. Je me suis souvent très bien trouvé, même sans qu'il y eût à corriger une déviation utérine, de placer avec soin une série de petites masses de coton glycériné autour du col, dans les culs-de-sac,

---

[1] Sneguireff. *Arch. f. Gyn.*, 1899. t. LIX, p. 277.

[2] Theilhaber. *Centr. f. Gyn.*, 1902, n° 3, p. 66.

[3] V. H. Taliaferro (d'Atlanta). *On the application of pressure in disease of the uterus*, 1878.

[4] J. G. Engelmann. Dry treatment in gynecology (*Amer. Journ. of Obst.*, 1887, vol. XX, p. 561 et 685). Voir la discussion à la *Gyn. Soc. of Chicago. Ibid.*, p. 649 et suiv.

en les tassant légèrement, de manière à former un bourrelet analogue à un pessaire en gimblette. La meilleure position à donner à la malade pour ce pansement est la position déclive, qui permet l'ascension des viscères et assure mieux leur soutien ultérieur. Ce pansement devra être renouvelé toutes les 24 heures.

Les **injections chaudes** seront souvent d'un grand secours, et cela dans deux circonstances : dans les cas où la métrite chronique est compliquée d'inflammation périmétritique plus ou moins accentuée, et lorsque les malades, très sensibles, se plaignent de vives douleurs, comme dans les cas que Lisfranc appelait *hystéralgie, métrite chronique sans hypertrophie*, et que Routh a qualifiés du nom expressif d'*utérus irritable*. J'ai obtenu des résultats excellents en pareille circonstance, et je ne saurais trop recommander cette application spéciale des irrigations chaudes[1].

Certains praticiens ont obtenu une grande amélioration des douleurs par l'**électricité**[2], en introduisant dans l'utérus l'excitateur bipolaire.

Le **massage** a été préconisé dans la métrite chronique, comme dans les prolapsus, les déplacements, les inflammations chroniques périmétritiques, etc. Il faut distinguer le massage général, sorte de gymnastique passive, qui favorise la nutrition, et qui, pratiqué avec méthode, ne saurait être qu'utile, et le massage local ayant pour but de décongestionner l'organe malade et de le faire diminuer de volume par la manipulation. Ce massage local se pratique à l'aide de deux ou trois doigts introduits dans le vagin ou dans le rectum, soutenant la face postérieure de l'utérus, tandis que l'autre main, appuyée sur le pubis, exerce des pressions douces et progressives, de manière à opérer une sorte de pétrissage. Malgré la vogue dont ce moyen jouit en Suède[3], malgré les bons effets publiés par Reeves Jackson, Runge, Prochownik[4], etc., j'ai pour ma part hésité jusqu'ici à me servir de cette arme à double tranchant qui peut si facilement réveiller des accidents aigus, au niveau de l'utérus ou dans son voisinage, comme je l'ai constaté[5]. Je ne saurais cependant proscrire un procédé thérapeutique qui est vanté par des gynécologistes sérieux et que je n'ai pas expérimenté. Je me borne à formuler des réserves.

---

[1] DE TORNERY. De l'emploi de l'eau chaude en gynécologie (*Annal. médico-chir.*, juillet-août, 1888).

[2] APOSTOLI. *Sur un nouveau traitement de la métrite chronique*, etc., Paris, 1887. — Albert WEIL. *Le courant continu en gynécologie* (Thèse de Paris, 1895).

[3] BRANDT. *Nouvelle méthode gymnastique et magnétique pour le traitement des maladies des organes du bassin et principalement utérines*, Stockholm, 1868.

[4] REEVES JACKSON. Uterine massage, etc. (*Trans. of the Amer. gyn. Soc.*, 1880, vol. V, p. 80. — OTTO RUNGE. Beiträge zur Massage des Unterleibs, etc. (*Berl. klin. Woch.*, 1882, nº 25, p. 384). — PROCHOWNIK. Ueber Massage in der Gynäkol. (*Bericht der deutschen Naturforscher in Magdeburg*, 1884, p. 229).

[5] S. POZZI. *Bull. et Mém. de la Soc. de chirurgie*, 1895, p. 52.

Reste un grand nombre de métrites douloureuses chroniques pour lesquelles tous les moyens sont restés impuissants : le col demeure gros, turgescent, dur et mamelonné malgré les scarifications, les applications topiques et les cures thermales; le corps est augmenté de volume, lourd et douloureux au ballottement; les malades sont des infirmes que la moindre marche abat, auxquelles tout exercice est pénible. C'est à ces cas-là que la chirurgie peut rendre les plus grands services par une petite opération qui agit sur le col et réagit sur le corps, je veux dire l'amputation du museau de tanche.

Amputation du col. — L'amputation du col dans les métrites a une histoire déjà longue; Lisfranc en a usé et abusé[1]. Depuis lors, une réaction légitime s'était faite contre cet excès, et l'opération était complètement tombée en discrédit. On peut dire que c'est à Ch. Braun, de Vienne[2], que revient le mérite de l'avoir relevée et assise sur une base scientifique. L'œuvre capitale de Braun a été de signaler la modification du corps, son involution, provoquée par le contre-coup de l'opération cervicale. A la suite d'amputations du museau de tanche hypertrophié, Braun observa une énorme diminution de volume du corps de l'utérus. L'autopsie d'une de ses anciennes opérées lui parut démontrer que cette régression était due à la métamorphose graisseuse du tissu conjonctif hypertrophié, opinion d'ailleurs très contestable; il est fort possible qu'elle soit due moins à la décongestion produite par la perte de sang qui résulte de l'opération et au repos consécutif au lit, qu'à une véritable action réflexe vaso-motrice et trophique, amenée par le traumatisme cervical. Quelle qu'en soit la véritable explication, le fait même de la diminution de volume de l'utérus, après toutes les opérations sur le col, est indéniable, et j'ai eu l'occasion de l'observer très souvent, à la suite des opérations de Simon, de Schröder ou d'Emmet. Le travail de Braun n'avait eu que peu de retentissement, et c'est en réalité Aug. Martin[3] qui a montré le grand parti qu'on pouvait en tirer en thérapeutique, et qui a adopté une technique bien supérieure à celle de son prédécesseur, qui employait l'écraseur et le galvano-cautère.

On peut dire que l'amputation est indiquée, comme *ultima ratio*, dans les cas de métrite chronique avec augmentation de volume du corps. En outre, dans les cas de sclérose marquée du col, elle rend à l'orifice externe un calibre et une souplesse qui font cesser la dysmé-

---

[1] Rochard. *Histoire de la chirurgie française au xix° siècle.* p. 262.

[2] C. Braun. Zeitschrift der k. k. Gesellschaft der Aerzte in Wien. (*Wien. med. Jahrb.*, 1864). — Les mêmes idées sont reproduites, sans notables changements, dans le traité du même auteur : *Lehrbuch der gesammten Gynäkologie*, Vienne, 1881.

[3] Aug. Martin. Congrès des méd. et nat. allem., tenu à Cassel, 1878 (*Centr. f. Gyn.*, 1878, p. 466).

norrhée, causée parfois par la rigidité et l'étroitesse de ce segment de l'organe.

Une contre-indication formelle à l'opération serait une inflammation périmétritique aiguë ; mais je ne considère pas comme une contre-indication absolue l'existence d'une ancienne périmétrite éteinte, ayant laissé des reliquats, des dépôts plastiques, des brides autour de l'utérus. Il faut pourtant craindre de voir le foyer ancien se rallumer à la suite d'une opération même parfaitement antiseptique, pratiquée sur l'utérus, qu'il s'agisse d'une amputation du col, d'un curettage ou d'un simple abaissement. On devra donc, sinon toujours s'abstenir d'intervention sanglante en pareils cas, au moins toujours être sur ses gardes et surtout bien s'assurer, avant de s'attaquer au col, que ce n'est pas plutôt dans les annexes ou les adhérences qu'on doit aller rechercher la source des accidents.

Technique opératoire. — La technique opératoire de l'amputation du col de l'utérus a été très perfectionnée et très simplifiée en même temps par l'emploi de l'instrument tranchant. Les craintes d'hémorragie étaient légitimes à une époque où l'on opérait laborieusement, au fond du vagin. Aussi, n'osait-on jadis amputer le col qu'avec des moyens d'exérèse hémostatiques : ligature extemporanée, écraseur linéaire, galvano ou thermocautère ; la compression préalable du col avec un anneau de caoutchouc atteste la même prudence exagérée. Quand on opère rapidement, la perte de sang est insignifiante et la suture l'arrête vite et complètement.

Il est bon généralement de faire précéder l'amputation du col d'un curettage du corps utérin dont la muqueuse est toujours plus ou moins altérée.

Pour l'amputation du col de l'utérus, les seuls procédés recommandables sont ceux qui permettent, par l'affrontement exact et la soudure parfaite des muqueuses sectionnées, la reconstitution d'un orifice utérin non susceptible de se rétrécir. Deux procédés de ce genre peuvent être employés, selon les indications spéciales : 1° l'amputation à deux lambeaux (pour chaque lèvre) ; 2° l'amputation à un lambeau (qu'on peut graduer à volonté, de manière à ne faire au besoin qu'une simple excision de la muqueuse interne).

1° Amputation du col à deux lambeaux (excision conique à lambeaux coniques). — Ce procédé, indiqué d'abord par Simon, porte généralement le nom de Markwald, qui l'a le premier méthodiquement décrit[1]. On doit y avoir recours quand la muqueuse interne du col n'est pas malade et n'a pas besoin d'être excisée.

Voici l'indication sommaire de la technique : anesthésie. Malade

---

[1] Max Markwald. *Arch. f. Gyn.*, 1875, t. VIII, p. 48.

dans la position de la taille : fourchette abaissée à l'aide d'une courte valve; vagin maintenu ouvert par un écarteur antérieur et deux écarteurs latéraux. Abaissement de l'utérus et fixation du col par une pince tire-balle. Incision des commissures du col jusqu'au cul-de-sac avec un gros bistouri convexe ou mieux de forts ciseaux. Incision de

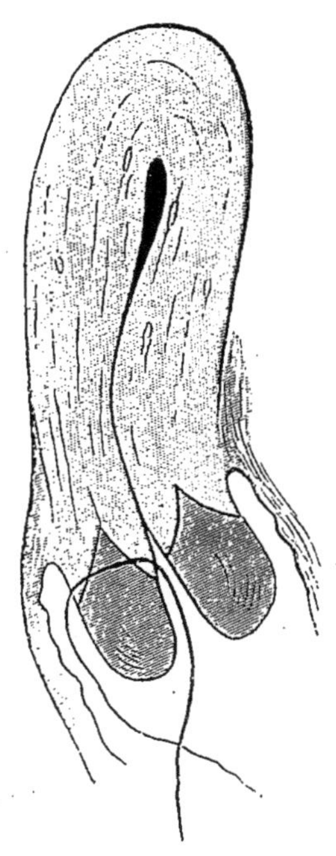

la lèvre antérieure, allant de la muqueuse interne vers la profondeur en obliquant de bas en haut. Deuxième incision partant de la muqueuse externe et allant rejoindre la précédente, de manière à intercepter un segment conique de la lèvre antérieure, à base inférieure, à sommet supérieur. Suture des deux lambeaux ainsi obtenus avec une forte aiguille munie de crins de Florence; avoir soin de faire cheminer l'aiguille sous toute la surface cruentée; cinq ou six points sont généralement nécessaires[1].

Même manœuvre sur la lèvre inférieure,

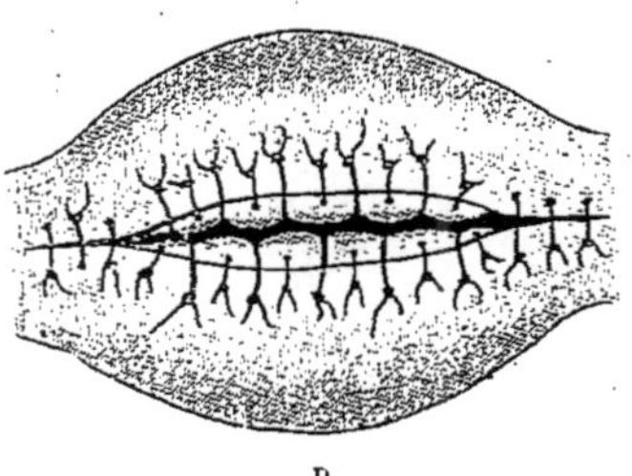

Fig. 267. — Amputation du col à deux lambeaux (Simon).

A. Vue, sur une coupe, du tracé des lambeaux (un fil passé à gauche montre le mode de réunion). — B. Col amputé et suturé, vu de face.

après avoir retiré la pince fixatrice et en se servant des fils, ayant suturé la lèvre précédente, pour maintenir le col abaissé; suture de chaque commissure par un ou deux points; section des fils, irrigation vaginale, mise en place de l'utérus, tampon iodoformé (fig. 267, A. B.).

Au bout de 24 ou 48 heures on doit retirer le tampon et faire une irrigation antiseptique (sublimé à 1/2000, que l'on fera suivre d'un pansement vaginal iodoformé. Ce pansement sera répété tous les jours. Il est nécessaire de laisser le malade au lit, durant au moins quinze jours; on enlève les fils du 12e au 15e jour, et la guérison complète se fait rapidement.

[1] Je me suis pendant longtemps servi de catgut; cela est en effet bien plus commode, puisqu'on n'a pas à s'inquiéter de le retirer. Mais l'affrontement est bien moins parfait qu'avec un fil qui ne risque pas de se résorber prématurément.

Ce procédé est d'une exécution plus facile que celui de Hegar, qui en diffère surtout par l'absence du premier temps, l'incision des commissures.

Quand l'endométrite cervicale se complique de sténose du col, je combine volontiers à l'amputation du col à deux lambeaux, l'*évidement commissural du col*, dont j'exposerai la technique au chapitre de la STÉNOSE DU COL.

2° Amputation du col à un lambeau ou excision de la muqueuse **(opération de Schröder).** — Elle s'applique surtout au traitement d'une forme spéciale de métrite, la forme catarrhale, avec ulcération rebelle et dégénérescence folliculaire plus ou moins profonde du col. Toutefois on pourra l'appliquer dans des cas de métrite chronique, lorsqu'elle

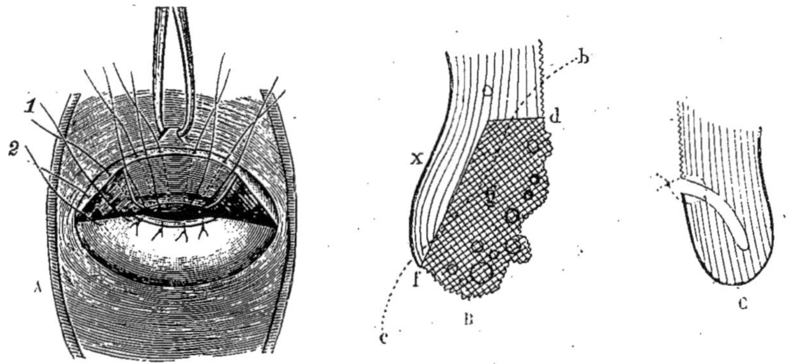

Fig. 268. — Amputation du col à un lambeau ou excision de la muqueuse
(Opération de Schröder)

A. Suture de la lèvre antérieure, placement des fils (1 et 2 représentent les fils des commissures). — B. Tracé des incisions sur une coupe; *d e* incision transversale; en *e* aboutit une incision *f e* qui cerne l'ulcération et la détache à sa base. — *b c* Trajet d'une des sutures. — *g* Œufs de Naboth. — *x* Point d'où partirait l'incision externe dans le cas d'amputation à deux lambeaux. — C. Disposition du lambeau après la suture.

paraît plus commode, par suite de la configuration ou de la consistance du col. Je la décrirai ici pour ne pas scinder l'exposé des procédés opératoires.

Ce procédé, qui appartient à Schröder[1], s'est très rapidement vulgarisé à l'étranger, et plus tard en France, où j'ai été l'un des premiers à l'employer[2].

---

[1] C. Schröder. *Charité-Annalen*, 1878, t. V, p. 343. — *Zeitschr. f. Geb. und Gyn.*, 1878, t. III, p. 419.

[2] Rojecki. *Thèse de Paris*, 1887, n° 203. — Chanteloube. *Thèse de Paris*, 1888, n° 71. — Paul Petit. De l'amputation sus-vaginale du col, suivant le procédé de Schröder (*Nouv. Arch. d'obst. et de gyn.*, 1891, p. 97).

Doléris, dans l'espoir de ménager le col, attaque toute la muqueuse intra-cervicale avec un instrument appelé *herse*. Celle-ci pénètre profondément dans les tissus, entame la muqueuse et dilacère les culs-de-sac glandulaires. L'index et le médius de la main gauche

Son exécution est beaucoup plus difficile que celle du précédent. Le col est rendu accessible de la même manière que ci-dessus, et l'incision bilatérale est faite pareillement. A partir de ce moment, voici la modification opératoire : incision transversale de la muqueuse interne de la lèvre antérieure et incision demi-circulaire de la muqueuse externe cernant une lamelle de tissu du col qui est disséquée, en dédolant jusqu'au niveau de l'incision transversale interne où la lame se trouve complètement détachée; on donne à celle-ci une épaisseur variable, selon l'hypertrophie ou l'altération des tissus; renversement en dedans, *entropion*, du lambeau extérieur ainsi obtenu; suture de ce lambeau à la muqueuse interne par cinq ou six points au crin de Florence; l'aiguille courbe doit cheminer au-dessous de toute la surface cruentée; deux ou trois points plus superficiels complémentaires sont ordinairement nécessaires. Même dissection et même suture sur la lèvre postérieure : on peut, pendant ce temps, se servir, pour maintenir le col, du faisceau des fils précédemment passés dans l'autre lèvre; suture des commissures, etc., comme ci-dessus[1] (fig. 268).

Parfois on trouvera avantage, selon la conformation du col, à appliquer le procédé à deux lambeaux à l'une des lèvres et le procédé à un lambeau à l'autre.

Autres procédés d'excision de la muqueuse cervicale. — Bouilly[2], dans les cas d'endométrite cervicale glandulaire invétérée, préconise une opération qui lui a donné 39 succès sur 40 cas. Il dilate le col et la cavité du corps, avec la laminaire; puis, après avoir fait un curettage du corps, il enlève avec un bistouri long et étroit, sur chaque lèvre du col, une gouttière de muqueuse ayant 2, 3 ou 4 millimètres d'épaisseur suivant les cas. Afin d'empêcher le rétrécissement, ces gouttières ne se rejoignent pas latéralement, on laisse de chaque côté un peu de muqueuse normale; comme résultat, on obtient un orifice largement ouvert et un canal dilaté. On bourre ce canal avec de la gaze iodoformée imbibée de glycérine créosotée au tiers.

Les cas d'endométrite cervicale, auxquels Bouilly applique cette opération, me paraissent être le plus souvent la conséquence d'un véritable engouement muqueux du col provoqué par le rétrécissement. Aussi je préfère les traiter par la stomatoplastie.

sont placés d'abord dans le cul-de-sac droit, sur la partie latérale droite du col. Ces deux doigts empêchent le col de fuir sous l'action de la herse, quand l'instrument, introduit jusqu'à l'orifice interne, va labourer de haut en bas la portion droite de la muqueuse intra-cervicale. Voir Pichevin. (*Gaz. des hôp.*, avril 1890, n° 46, p. 427.) — Je crois ce procédé infidèle et très inférieur à l'amputation de Schröder.

[1] Jeannel a imaginé une variante pour le passage des fils qui donnerait un meilleur affrontement des lambeaux (*Arch. provinciales de chirurgie*, 1890, vol. IX).

[2] G. Bouilly. De l'endométrite cervicale glandulaire et de son traitement chirurgical (*Bull. et Mém. de la Soc. de Chir.*, 1893, t. XIX, p. 112).

Contre la cervicite chronique, Pouey[1] a imaginé un procédé ingénieux, qui, d'après P. Petit, remplacerait avantageusement le procédé
de Bouilly, et souvent même celui de Schröder. On circonscrit au bistouri la zone altérée par une incision intéressant la muqueuse et une
certaine épaisseur du muscle sous-ja-
cent, à 2 ou 3 millimètres de profondeur. On obtient ainsi un lambeau circulaire, et l'on dissèque avec la pointe

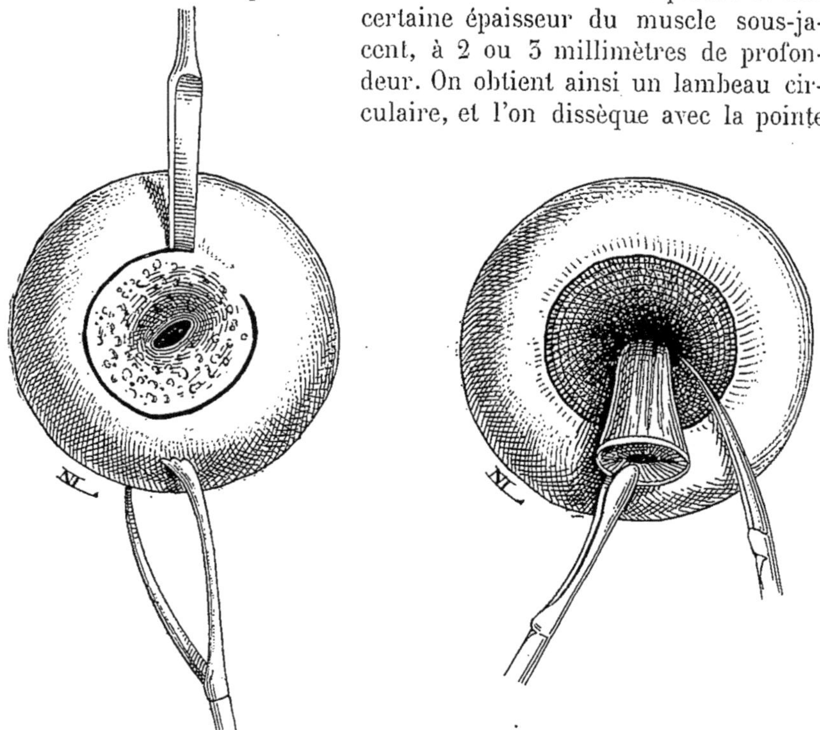

Fig. 269. — Résection de la muqueuse du col par le procédé de Pouey.

des ciseaux, jusqu'à ce qu'il forme une sorte de corolle dont la tige
creuse est formée par la muqueuse endocervicale et la nappe glan-
dulo-musculaire sous-jacente; le cylindre est ainsi libéré jusqu'au
niveau de l'isthme, puis sectionné un peu au-dessous de ce point, de
manière à obtenir un éperon circulaire et flottant. On termine l'opération en réunissant, par un surjet de catgut, le bord libre de cet éperon,
qui est la muqueuse utérine, avec le bord libre du grand lambeau
excentrique formé par la muqueuse vaginale du museau de tanche
(fig. 269).

Trachélorrhaphie ou opération d'Emmet[2]. — Cette opération doit
céder le pas à l'excision de la muqueuse ou amputation du col.

<hr>

[1] Paul Petit. *La Presse médicale*, 1901, n° 41, p. 258.
[2] Pour l'historique de cette opération consulter : Houzel. Note sur l'opération d'Emmet
(*Annal. de Gyn.*, oct.-nov. 1888, t. XXX, p. 241, 351).

La malade endormie, les aides sont disposés comme pour l'ampu-tation du col. Celui-ci est abaissé avec des pinces (les Américains pré-fèrent deux fils, passés à travers les lèvres). Une pince saisit le col au niveau de la lèvre antérieure, près de la déchirure, l'autre au niveau de la lèvre postérieure dans le point symétrique ; on dissèque alors d'une seule pièce tout le rebord de la déchirure, en ayant soin de bien pénétrer au fond de l'angle et d'enlever tout le tissu cicatriciel (Emmet). On égalise la plaie, si c'est né-cessaire, avec des ciseaux courbes à avivement. On passe alors un premier fil avec une aiguille forte et très courbe, près de l'angle de la plaie ; le fil transperce toute l'épaisseur des lèvres à 2 mil-limètres de la surface externe du col et à 1 millimètre de l'interne ; il vaut mieux im-médiatement nouer chaque

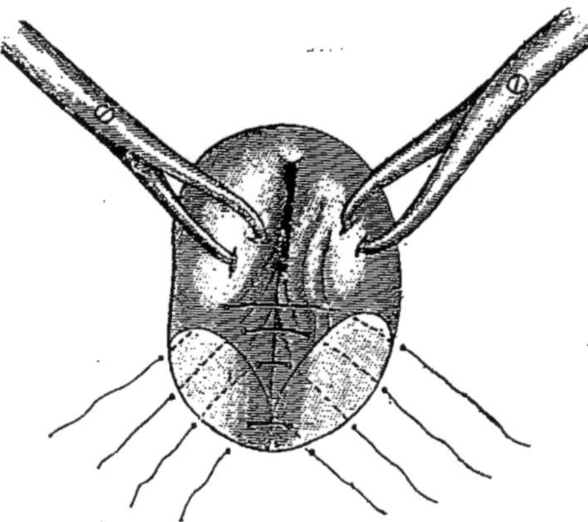

Fig. 270. — Opération d'Emmet (trachélorrhaphie).

suture à mesure qu'on la place, de façon à assurer une exacte coapta-tion. Cinq ou six sutures sont ainsi passées successivement (fig. 270).

Il s'est produit, depuis Lawson Tait, une réaction contre les avive-ments avec perte de substance dans toutes les opérations plastiques. On a appliqué à la trachélorrhaphie le principe du *dédoublement*. Sänger et Fritsch [1] conseillent de procéder ainsi : excision de l'angle supérieur, puis dédoublement d'une partie de la lèvre de la déchirure par une incision de haut en bas ; suture à la surface externe seule. Je considère cette manière d'agir comme défectueuse, en ce qu'elle respecte les tissus scléreux qu'il s'agit précisément d'exciser avec le plus grand soin.

Un tampon iodoformé, laissé en place un ou deux jours, suffit comme pansement. Après ce délai, on prescrira des irrigations antiseptiques vaginales matin et soir et le repos au lit durant quinze jours.

Quand la déchirure est bilatérale, il est presque impossible, en pra-tiquant la trachélorrhaphie des deux côtés, de ne pas rétrécir le canal cervical.

Il est peu d'opérations qui aient eu des partisans et des détracteurs aussi passionnés que la trachélorrhaphie. Tandis que certains auteurs l'accusaient de produire la stérilité et de compliquer le travail [2],

<hr>

[1] Sänger. *Centr. f. Gyn.*, 1888, p. 769. — Fritsch. *Ibid.*, p. 804.

[2] P. J. Murphy. *Amer. Journ. of Obst.*, janv. 1883, t. XVI, p. 28, et juin 1884, t. XVII, p. 625.

d'autres la prônaient comme remède contre la stérilité[1], et d'autres
enfin n'hésitaient pas à pratiquer l'opération, même chez des femmes
enceintes, démontrant, au moins, par cette témérité, son innocuité
parfaite[2].

Choix du procédé d'amputation du col et résultats opératoires. —
La **trachélorrhaphie** n'avait de raison d'être que par l'importance
attribuée par Emmet au tissu de cicatrice dans le cas de déchirure
latérale. Le rôle de la « cheville cicatricielle » n'étant plus accepté,
l'opération d'Emmet n'est plus pratiquée.

L'excision de la muqueuse, sans suture, telle que la pratiquait Bouilly,
paraît inférieure à l'amputation autoplastique; toute réunion secondaire cède le pas à une réunion primitive.

Le procédé de Pouey n'est pas d'une exécution plus simple que les
procédés antérieurs.

La discussion se limite ainsi entre les procédés de Simon-Markwald
et de Schröder.

L'opération de Schröder a comme principal inconvénient de rendre
très difficile l'adaptation parfaite de la muqueuse vaginale à la
muqueuse utérine. Il en résulte une ligne de réunion irrégulière, la
possibilité de production d'un tissu de cicatrice au niveau de l'orifice,
qui dès lors peut se sténoser.

Pour ces raisons, j'accorde la préférence à l'amputation biconique
de Simon-Markwald, mais en la modifiant suivant les circonstances.
S'agit-il d'une infection chronique de la muqueuse sans altération
du parenchyme lui-même, après la discision bilatérale, il sera facile
de remonter jusqu'au delà de la lésion, pour tailler un petit lambeau
intérieur, tandis que le lambeau pris à la surface du col sera beaucoup
plus grand; la présence de deux lambeaux rend la coaptation facile.
S'agit-il d'une ulcération de l'orifice du col empiétant sur sa surface,
on pourra au contraire, pour dépasser ses limites, être réduit à un
lambeau superficiel, relativement petit. Enfin, est-ce le parenchyme du
col qui est scléro-kystique, sans que les muqueuses de revêtement
soient malades, on taillera profondément un cône assez épais de tissu
pour emporter toute l'induration. Celle-ci se prolonge-t-elle, dans les
angles d'une déchirure ancienne, on aura soin de l'y poursuivre, et
il sera facile, en évidant convenablement et en suturant les commissures, muqueuse externe à muqueuse interne, d'éviter toute tendance
au rétrécissement. Cette dernière modification, — section biconique

---

[1] B.-F. Curtis. *New-York med. Journ.*, 1886, t. XLIV, p. 693.
[2] Doléris. Déchirure bilatérale du col chez une femme enceinte. Opération d'Emmet sans
trouble de la grossesse (*Congrès méd. de Washington*, sept. 1887, anal. in *Rép. univ. de
Gyn. et d'Obst.*, 1888, p. 137). Cet auteur dit avoir obtenu plusieurs succès dans des circonstances semblables.

et évidement complémentaire des commissures — remplace et complète l'opération d'Emmet[1].

Lorsqu'on opère un col malade, on obtient un double effet thérapeutique : on enlève la lésion cervicale et on agit, par une sorte d'action réflexe, sur l'involution incomplète du corps[2]. Celui-ci n'étant plus soumis à la congestion que produisait l'épine cervicale, diminue de volume, et, souvent, s'il était renversé ou fléchi en arrière, se redresse notablement. En même temps l'ovulation se régularise, la maturation des follicules de de Graaf et la cicatrisation des corps jaunes ne sont plus entravées par des suffusions sanguines périodiques, et l'on voit, les douleurs lombaires et la pesanteur du bas ventre disparaître peu à peu avec la dysménorrhée.

Quels sont les résultats ultérieurs, à longue échéance, des opérations de résection du col? Dans une thèse parue en 1899, Bernheim[3], élève de Doléris, présente en particulier la défense du procédé de Schröder, « le meilleur que l'on puisse pratiquer sur le col et qui ne porte aucun préjudice aux fonctions génitales de la femme »; à l'appui de cette affirmation, l'auteur apporte la statistique suivante : « sur 48 opérées, 46 sont devenues enceintes et 4 seulement ont avorté; 20 étaient stériles avant l'opération. »

Tel n'est pas l'avis de Pinard[4], qui a attiré l'attention des chirurgiens sur les conséquences souvent très fâcheuses de cette opération, si couramment pratiquée; il signale sur 16 grossesses post-opératoires, 5 accouchements à terme et 11 avant terme.

Graefe[5] est également peu enthousiaste; à son avis, l'opération de Schröder détermine très souvent l'atrophie du museau de tanche et provoque l'accouchement prématuré, elle est encore plus souvent une cause de sténose, de dysménorrhée et de stérilité.

Richelot[6] considère cette opération comme utile, « à condition d'être bien faite et sous la protection d'une asepsie rigoureuse; pratiquée dans de bonnes conditions, elle débarrasse l'utérus de tissus infectés, répare les lacérations du col et lui restitue à peu près sa forme normale ».

Tout en faisant la part de l'exagération, il est incontestable que l'amputation du col est responsable de bien des méfaits. J'ai montré[7] que ces graves inconvénients proviennent d'une technique défectueuse et d'une asepsie incomplète. Pour réussir, il faut réaliser plusieurs desiderata : 1° l'affrontement sera exact, et on ne l'obtiendra que si les

[1] Pozzi. *Rapport au Congrès de Paris,* 1900.
[2] Braun. *Lehrbuch der gesamm. Gynäkologie,* Vienne, 1881.
[3] Bernheim. Thèse de Paris, 1899.
[4] Pinard. *Soc. d'Obst., de Gyn., et de Pédiatric,* 1899, 31 mars.
[5] Graefe. *Münch. med. Woch.,* 1901, n° 23.
[6] Richelot. *Chirurgie de l'utérus,* p. 80.
[7] Pozzi. *Revue de Gyn. et de Chir. abd.,* 1899, n° 3, p. 587.

lambeaux sont mis en contact par toute leur étendue; 2° la suture
réunira toute la surface cruentée, ce que l'on obtient en faisant passer
les fils profondément sous toute cette surface, au lieu de se borner à
réunir les bords de la section; 3° l'orifice nouveau, ménagé par l'avivement et la section, sera suffisamment ouvert. Enfin il faut se dire que,
de tous les procédés appliqués au col, celui de Schröder est le plus
difficile, celui du moins qui se prête le moins à une exacte coaptation
et à une réunion primitive parfaite, et cela demande une habileté con-
sommée qu'on ne saurait exiger de la plupart des praticiens. Mais,
entre des mains expérimentées, l'amputation du col peut rendre de
grands services; aussi aurait-on tort de la proscrire de parti pris, à
cause de quelques méfaits imputables à des opérateurs maladroits[1].

Enfin, en toute justice, il faut bien remarquer que les cols sur
lesquels on opère sont des cols malades. Si la sclérose est trop avancée,
l'amputation biconique donnera une très grande amélioration, mais ne
rendra pas toute son élasticité au tissu utérin : il en résulte que le col
pourra conserver un degré de rigidité et cette rigidité gênera un accouchement ultérieur. Mais on ne saurait mettre cette sclérose au passif
de l'opération puisqu'elle lui est antérieure. Ce qu'il faut dire, c'est que
l'intervention n'a pas donné une guérison pleine et entière; elle a été
suivie néanmoins d'une grande amélioration, amélioration assez
notable pour permettre la fécondation et le développement d'une
grossesse.

Castration utérine, ovarienne, ou utéro-ovarienne. —
La castration utérine ou utéro-ovarienne peut-elle être légitimement
pratiquée pour une métrite chronique? Je n'hésite pas à répondre
par la négative. Toutefois il y a peut-être une querelle de mots entre
ceux qui repoussent et ceux qui acceptent ce moyen radical; il suffit
d'analyser soigneusement certains cas publiés[2] pour voir que la castration a dû ses plus incontestables succès à ce qu'on l'a pratiquée,
bien moins contre la lésion utérine, que contre des altérations très
caractérisées des annexes (péri-oophorite, péri-salpingite), ayant succédé à des métrites invétérées ou mal traitées. Dans ces conditions,
la métrite passe au second plan, et le traitement institué ne vise, en
somme, que la complication devenue l'élément morbide prépondérant.
Mais, sur la seule indication des exacerbations douloureuses, survenant
à chaque menstruation, pratiquer d'emblée l'ablation de l'utérus avec
ou sans les ovaires et les trompes, afin d'établir une ménopause artificielle[3], c'est assurément donner à la castration une extension exagérée.
Dans nombre de cas de ce genre on ne paraît pas avoir épuisé tous les

<hr>

[1] RAINGUET. Thèse de Bordeaux, 1899.
[2] H. FRITSCH. *Deutsche Chir.*, n° 56, p. 343.
[3] KELLY. *Amer. Journ. of Obstet.*, 1887, t. XX, p. 180.

moyens de traitement conservateur, avant d'en venir à un procédé thérapeutique qui n'est légitime que lorsqu'il est indispensable.

La castration ne peut être recommandée que dans quelques cas exceptionnels de métrites douloureuses rebelles, ayant résisté déjà aux traitements médicaux et aux traitements chirurgicaux conservateurs.

Cette même opération radicale pourra encore être de mise dans certains cas de métrite glandulaire hypertrophique ayant résisté, pendant plusieurs mois, à une série de curettages. Ce sont de pareils faits qui ont été qualifiés d'*adénome* par les Allemands, et qui forment la transition entre l'hyperplasie (*adénome bénin*) et les débuts du cancer (*adénome malin*). Le curettage explorateur ne suffit pas toujours à lever les doutes [1], et si les indications positives qu'il donne, quant à la constatation d'un épithélioma, sont décisives, les indications négatives ne le sont pas (les glandes n'ayant pu être ainsi examinées dans toute leur profondeur [2]). On doit donc donner ici une part prépondérante à la clinique. Toutefois, on ne saurait user avec trop de réserve de l'hystérectomie dirigée contre une *tendance cancéreuse* de l'endométrite et non contre une dégénérescence avérée.

[1] Cornil et Brault. Note sur les lésions de l'endométrite chronique (*Bull. de la Soc. anat.*, janv. 1888, p. 57).

[2] P. Valat. *De l'épithélioma primitif du corps de l'utérus* (Th. de Paris, 1889, p. 53).

CHAPITRE VI

FIBROMES UTÉRINS

On a donné le nom de *fibromes, corps fibreux, tumeurs fibreuses, myomes, fibro-myomes, fibro-liomyomes, fibroïdes* (auteurs anglais), *hystéromes* (P. Broca), à des néoplasmes de l'utérus dont la structure rappelle celle du tissu utérin lui-même. Ils sont *bénins*, c'est-à-dire non susceptibles de se généraliser et d'infecter l'économie; mais, quoique

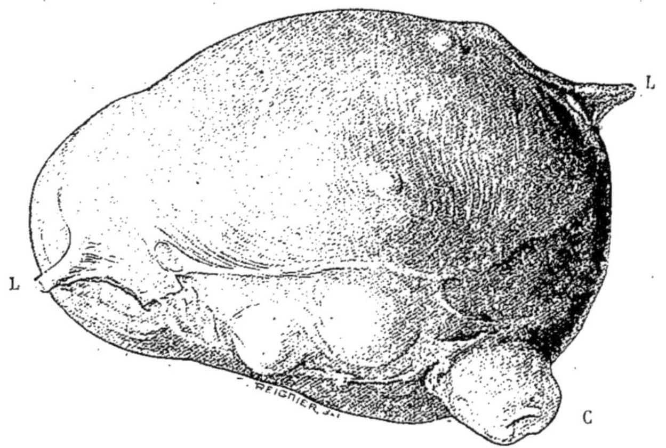

Fig. 271. — Utérus contenant plusieurs fibromes. La portion intravaginale du col (C) a seule conservé son aspect normal et elle est surplombée par l'ensemble de la masse. L.L. ligaments ronds sectionnés près de leur insertion.

la majorité de ces néoplasmes passe plus ou moins inaperçue et constitue soit une difformité cachée, soit une infirmité légère, il en est un assez grand nombre qui sont *graves* parce que la mort peut résulter des accidents qu'ils produisent.

Étiologie. — Ces néoplasmes sont très fréquents. D'après Bayle[1], qui, dès 1815, précisa quelques particularités anatomiques intéressantes, un cinquième des femmes sont atteintes de corps fibreux après 55 ans. D'autres auteurs sont arrivés à des chiffres très différents et presque toujours discordants. L'évaluation de la fréquence des corps fibreux utérins reste donc à déterminer.

[1] S.-H. Bayle. *Dict. en 60 vol.*, Paris, 1815, t. VII, p. 75.

Malgré les recherches patientes qui ont été faites sur les causes efficientes des fibromes, on ne sait rien de positif à ce sujet. Tout au plus peut-on donner quelques indications sur les causes prédisposantes. La race nègre y serait plus sujette que la race blanche. « Chez les négresses, dit Gaillard Thomas[1], les tumeurs fibreuses sont si fréquentes que quelques-uns les considèrent comme presque constantes après la 30e année. » Dans notre race, c'est de 30 à 50 ans surtout que l'on

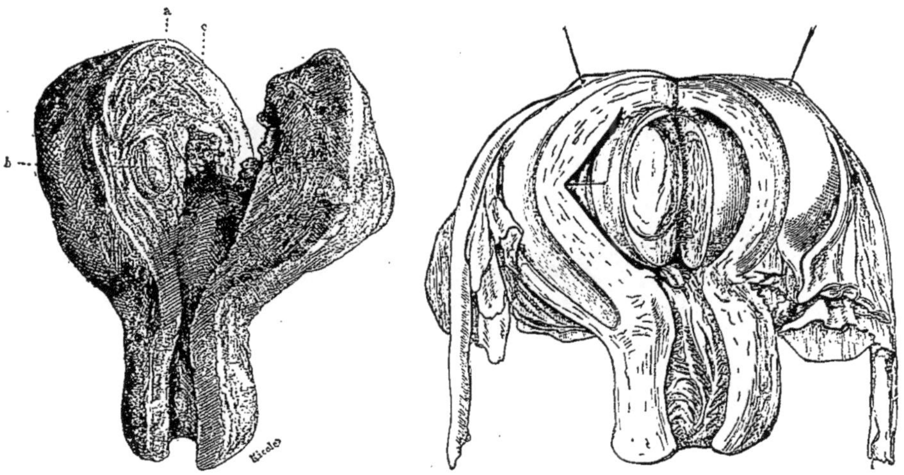

Fig. 272. — Petit corps fibreux interstitiel. — Fig. 273. — Corps fibreux sous-muqueux pédiculé.
a. Parois de l'utérus hypertrophiées. *b.* Corps fibreux. *c.* Muqueuse utérine atteinte d'endométrite, avec végétations polypeuses.

observe leur développement. Les cas sont rares avant 20 ans et après 55 ans. Richelot[2], R. Spencer[3] en ont observé chez des femmes de 24 à 28 ans, Segond[4] chez une malade âgée de moins de 24 ans. Ruge[5] cite un exemple de myome cervical chez une vierge de 22 ans, enfin Cavaillon[6] a rapporté l'observation d'un fibro-myome enlevé par l'hystérectomie abdominale chez une fillette de 13 ans.

Le célibat[7] a été regardé comme cause prédisposante par Bayle, Merkel et de nombreux auteurs. Gusserow, Dupuytren, West ont cherché à détruire cette opinion par des statistiques. Il est bien difficile d'arriver à une conclusion scientifique en pareille matière.

La stérilité a été relevée déjà par Cruveilhier comme un facteur

[1] GAILLARD THOMAS. *Pract. Treatise on the Diseases of women.* Philadelphie, 1872, p. 485.
[2] RICHELOT. *Chirurgie de l'utérus*, p. 237. Paris, 1902. Doin, éditeur.
[3] R. SPENCER. *Trans. of the Obs. Soc. of London*, 1898, XL, p. 228.
[4] SEGOND. In *Thèse* CLAISSE, 1900, p. 13.
[5] RUGE. *Cent. f. Gyn.*, 1899, p. 655.
[6] CAVAILLON. *Lyon médical*, 1902, 15 juin.
[7] FEHLING. *Centralbl. f. Gynäk.*, 1890, t. XII, n° 29, p. 513.

favorable au développement des corps fibreux, et Gottschalk[1] a repris récemment cette idée. Mais la stérilité semble être, au contraire, une conséquence de la fibro-myomatose de l'utérus[2].

Fehling[3] attribue une grande importance à l'**involution incomplète** de l'utérus après l'accouchement ou l'avortement, quand un repos suffisant n'est pas imposé aux parturientes.

Prochownick[4] pense que les **irritations spécifiques** dues à la syphilis, à la malaria, aux infections typhiques, ont une action possible sur le développement des fibro-myomes utérins.

Enfin, le rôle joué par l'**hérédité**[5] a été invoqué par plusieurs auteurs :

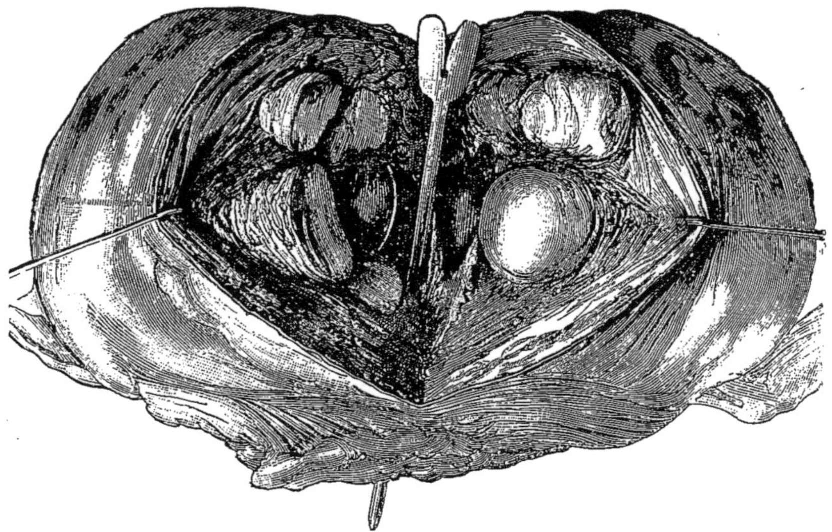

Fig. 274. — Corps fibreux interstitiels du fond de l'utérus.

Hofmeier, Veit, Kleinwächter l'admettent. Richelot pense que c'est l'hérédité arthritique qu'il faudrait incriminer.

Pathogénie. — Velpeau[6], et, après lui, nombre d'auteurs ont attribué le développement des tumeurs fibreuses au travail morbide résultant de la présence « d'une goutte de sang, de lymphe plastique, de pus même » dans la trame du tissu utérin. On croyait alors à l'orga-

[1] Gottschalk. *Volkmans Samml. klin. Vorträge*, 1900, n° 275.
[2] Chrobak. *Wiener klin. Woch.*, 1899, n° 59.
[3] Fehling. *Wurtemb. med. Corr. Blatt*, 1887, n° 3.
[4] Prochownick. *Deut. med. Woch.*, 1892, n° 7, p. 140.
[5] Spanocchi. *Annal. di Ost. e Gin.*, 1899, n° 4.
[6] Velpeau. *Dict. en 30 volumes*, Paris, 1842, t. XXVI, p. 174.

nisation spontanée des caillots après les ligatures d'artères et on appliquait cette notion à la pathogénie des néoplasmes. Actuellement les études expérimentales ont démontré que cette organisation des caillots est simplement due à la végétation des éléments venus des parois vasculaires, et l'édifice théorique, fondé sur ce fait primitivement mal observé, s'est complètement écroulé.

Klebs[1] prétend que la genèse des fibro-myomes a pour origine une prolifération des tissus conjonctif et musculaire de certains vaisseaux; les divers nodules ainsi formés s'agglomèrent pour constituer une tumeur.

Kleinwächter[2] attribue l'évolution des fibromes à des espèces de cellules rondes qui se rencontrent le long des capillaires en voie d'oblitération lente. Ces cellules se transformeraient d'abord en corps fusiformes qui, eux-mêmes, se grouperaient en nodules.

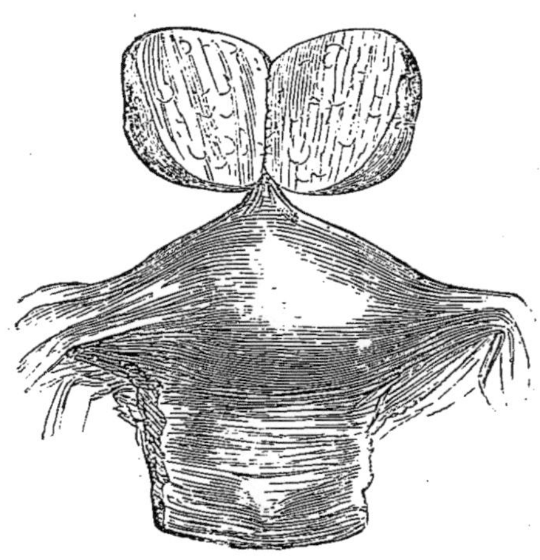

Fig. 275. — Corps fibreux sous-péritonéal pédiculé.

Gottschalk[3], se basant sur l'examen de petits nodules fibreux, pense que tout fibrome a pour point de départ une prolifération endartérielle, à laquelle se surajoute rapidement une prolifération des éléments cellulaires des tissus voisins de l'artère. L'irritation locale et les troubles circulatoires seraient les principaux agents de ce processus pathologique[4].

Pour Cohnheim[5], les corps fibreux, comme toutes les tumeurs, seraient d'origine congénitale et naîtraient aux dépens de germes embryonnaires persistant au sein des tissus chez la femme adulte.

Virchow[6] les considère comme résultant d'une irritation, mais il n'en explique pas le mécanisme.

La doctrine de la nature irritative des myomes a été reprise par Pilliet[7] et par Claisse[8], qui voient, à l'origine de cette irritation, une véritable

[1] KLEBS. Handb. der path. Anatomie, Berlin, 1876, t. I, n° 2, p. 884.
[2] KLEINWÄCHTER. Zeitsch. f. Geb. u. Gyn., 1885, t. IX, p. 68.
[3] GOTTSCHALK. Archiv fur Gyn., 1893, t. XLIII, p. 554.
[4] P. RÖSGER (de Halle). Zeitschr. f. Geb. u. Gyn. 1890, t. XVIII, n° 1.
[5] COHNHEIM. Allgemeine Pathologie, Berlin, 1882.
[6] VIRCHOW. Pathol. des tumeurs, t. II, p. 543.
[7] PILLIET. Soc. anatomique, 1894, janvier; Soc. de biologie, 1896, 7 mars. — HYENNE. Thèse de Paris, 1898.
[8] A. CLAISSE. Thèse de Paris, 1900.

infection, probablement émanée de la muqueuse utérine altérée
par un processus microbien (métrite). La cause des fibro-myomes,
d'après A. Claisse, est liée à une infection de la muqueuse utérine.
Ces utérus fibrogènes sont atteints ordinairement de lésions inflammatoires subaiguës au niveau de la muqueuse et surtout au niveau
des petits vaisseaux de la paroi musculaire. C'est autour de ceux-ci
et, plus ordinairement au niveau des capillaires, que se développe une
couronne proliférante de cellules rondes se transformant en fibres lisses,
couronne augmentant par la formation de pointes d'accroissement et

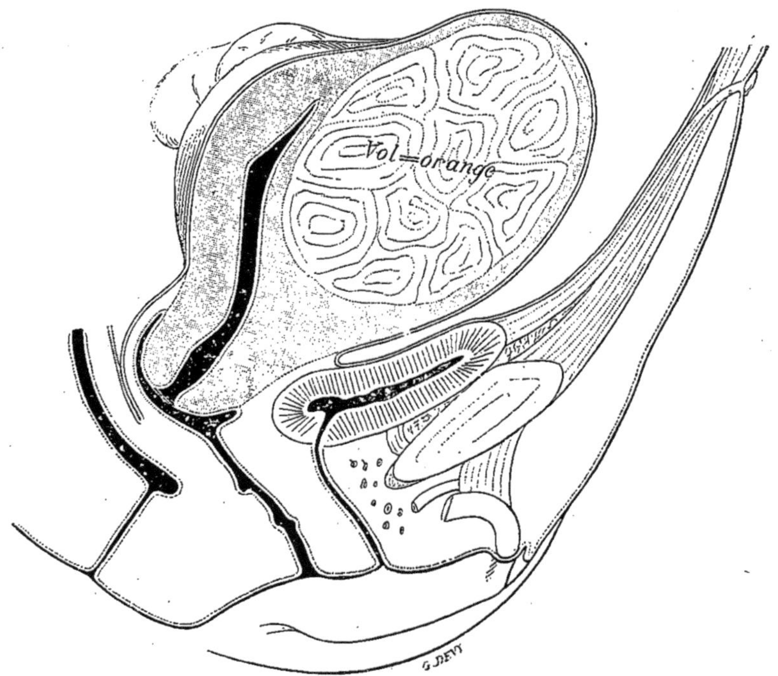

Fig. 276. — Coupe sagittale d'un utérus contenant un fibrome interstitiel de la paroi antérieure
(Dartigues).

s'entourant d'une bande fibreuse qui isole ce nodule fibromateux au
milieu des faisceaux voisins. Ces néoformations localisées seraient de
nature inflammatoire, développées aux dépens d'endo et de périvas-
cularites; elles entraîneraient une leucocytose considérable. L'explication imaginée par Claisse est ingénieuse, mais elle a le tort de ne
reposer sur aucun fait probant.

Pour Richelot[1], le corps fibreux constitué, tel que nous l'observons
en clinique, serait l'aboutissant d'une série pathologique qui commence

---

[1] RICHELOT. *Loc. cit.*, p. 329.

à l'utérus scléreux de moyen volume, « celui que Virchow a décrit avec les myomes sous le nom de *métrite parenchymateuse*, dans un même chapitre de sa *Pathologie des tumeurs* », série où vient se ranger l'utérus géant, puis l'utérus criblé de myomes gros comme des noisettes, et, enfin, « l'utérus fibromateux proprement dit » (Richelot), où la néoplasie, qui envahit tout l'organe, se dispose çà et là sous la forme de lobes et de lobules séparés, de dimensions et de volumes très variables.

Toutes ces théories ne sont que des hypothèses qui trahissent notre ignorance, l'impuissance où nous sommes de déceler l'origine et la nature exactes de cette affection.

ANATOMIE PATHOLOGIQUE

Le **nombre**, comme le volume des fibromes, est très variable : certains utérus sont criblés d'une infinité de petits noyaux interstitiels ou pédiculés, et présentent ce qu'on pourrait appeler une véritable **dégénérescence myomateuse**. On a rapporté des exemples d'utérus renfermant dans l'épaisseur des parois 20, 30, 40 et même 50 myomes de dimensions diverses.

Le plus souvent il y a trois ou quatre tumeurs distinctes ; parfois une seule : mais alors même qu'il n'existe *cliniquement* qu'une tumeur, il est rare qu'il n'y ait pas dans l'épaisseur ou à la surface de l'organe un autre petit noyau qui

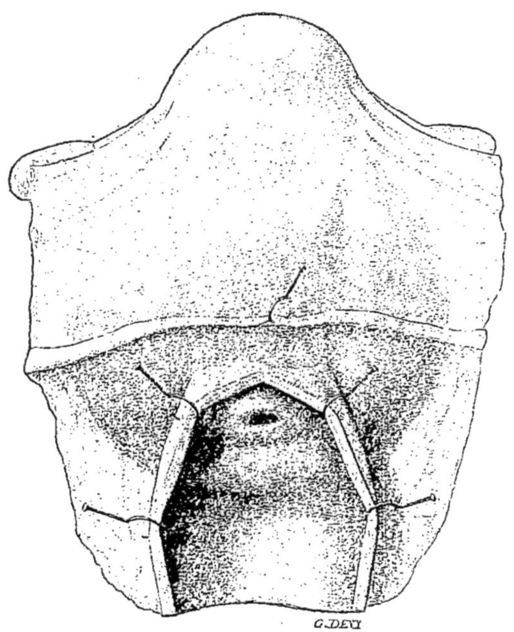

Fig. 277. — Utérus, ligaments larges, ligaments ronds et annexes vus par leur face antérieure, revêtus du péritoine pelvien. Le péritoine est sectionné transversalement au niveau du cul-de-sac vésico-utérin. Le vagin est ouvert sur la ligne médiane antérieure et écarté sur les côtés, de façon à percevoir sa cavité, le col de l'utérus et le fibrome développé dans la paroi utérine postérieure effaçant le cul-de-sac vaginal postérieur (Dartigues).

peut, soit demeurer indéfiniment latent, soit prendre un développement ultérieur : on constate fréquemment ce fait pendant les laparotomies.

Le **volume** des corps fibreux peut atteindre des proportion considérables. C'est surtout dans les cas de tumeurs fibro-kystiques qu'on a constaté des poids énormes. Stockard[1] a enlevé chez une négresse une tumeur semblable qui pesait cent trente-cinq livres (américaines). Même des fibromes solides peuvent acquérir un poids analogue. Ainsi Hunter (de New-York)[2] a observé un *fibroïde* pesant cent quarante livres,

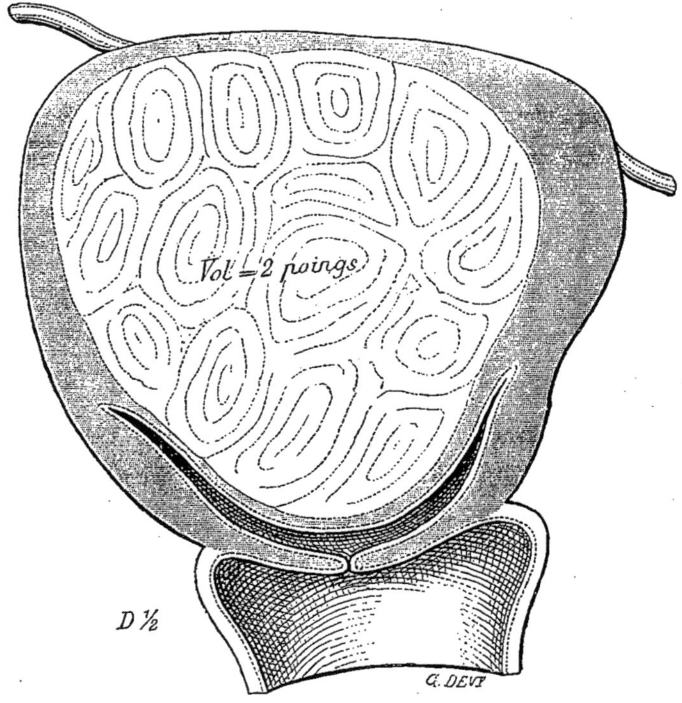

Fig. 278. — Gros fibrome sous-muqueux interstitiel du fond de l'utérus (coupe verticale et transversale).

tandis que le cadavre débarrassé de la tumeur ne pesait plus que quatre-vingt-quinze livres.

Corps fibreux du corps de l'utérus. — Le corps de l'utérus est plus souvent atteint que le col. La situation du néoplasme relativement aux tuniques diverses de l'organe permet de distinguer les

[1] C. C. Stockard. *Med. Record*, New-York, 16 août 1884, t. XXVI, p. 177.
[2] Hunter. *Obstet. Society of New-York*, 15 nov. 1887 (*Amer. Journ. of Obstet.*, 1888, t. XXI, p. 62). Le tour de l'abdomen mesurait six pieds deux pouces. — Jamais d'hémorragie; symptômes de compression. Morte d'épuisement à cinquante-trois ans. La tumeur avait été reconnue depuis vingt et un ans.
Freeman, à cette occasion, rapporta qu'il avait enlevé une tumeur fibreuse du poids de cinquante et une livres; la malade mourut de *shock*.

variétés suivantes : 1° corps fibreux-**interstitiels**, occupant l'épaisseur (généralement accrue) du parenchyme musculaire; 2° corps fibreux **sous-muqueux**, immédiatement ou presque immédiatement recouverts par la muqueuse; 5° **polypes**, ou corps fibreux **pédiculés** du côté de la muqueuse, retenus seulement à l'utérus par un pédicule[1] formé à la fois par un repli muqueux, des fibres musculaires et des vaisseaux :

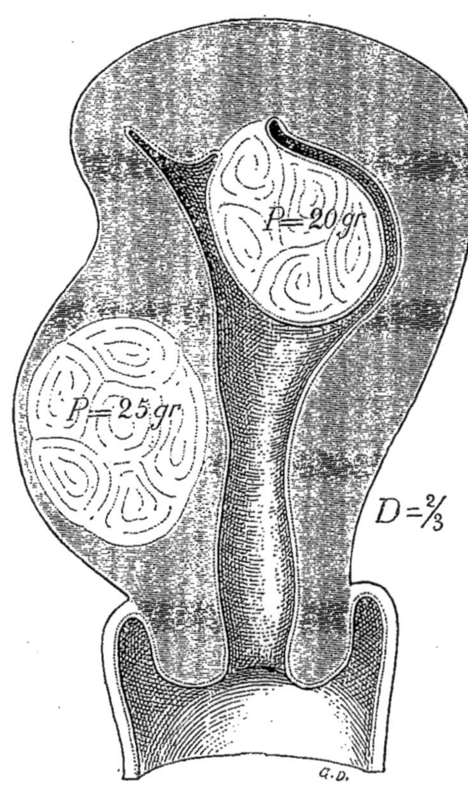

Fig. 279. — Utérus présentant un fibrome interstitiel développé dans le bord droit et un petit polype implanté sur le fond. Coupe verticale et transversale (Dartigues).

4° corps fibreux **sous-péritonéaux** à base large ou à pédicule plus ou moins étroit; on est convenu, même quand ceux-ci affectent la forme de *polypes*, de ne pas leur donner ce nom, qu'on réserve aux tumeurs pédiculées du côté de la cavité utérine. — Une variété importante des corps fibreux sous-péritonéaux sessiles est celle qui se développe dans l'épaisseur des ligaments larges : **corps fibreux intra-ligamentaires**.

Quel que soit le siège des corps fibreux, ils provoquent dans l'utérus une hypertrophie concomitante constante, qui s'accentue à des degrés divers. La paroi musculaire s'y épaissit parfois de manière à enchâsser, dans une sorte de gangue épaisse, des tumeurs multiples dont elle fait une seule masse; les nappes musculaires de l'utérus ressemblent alors aux couches de l'utérus gravide, et se continuent au loin dans les ligaments larges, épaissis et charnus[2]. Un grand développement vasculaire accompagne généralement cette hypertrophie en masse ou *globale*.

---

[1] Terrier a observé un polype de la cavité utérine, fixé principalement au fond de l'organe, mais ayant contracté avec les parois cavitaires des adhérences pourvues de vaisseaux et de glandes (*Revue de Chirurgie*, 1900, p. 489).

[2] Charles Labbé. *De l'hypertrophie totale de l'utérus* (*Arch. génér. de méd.*, 1885, 7e sér., t. XV, p. 257).

L'augmentation de volume de l'utérus, provoquée par l'excitation

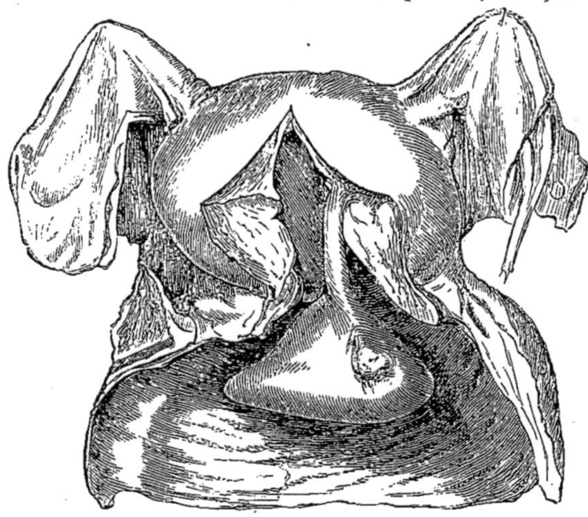

Fig. 280. — Polype utérin devenu vaginal, ayant conservé la forme triangulaire de la cavité utérine.

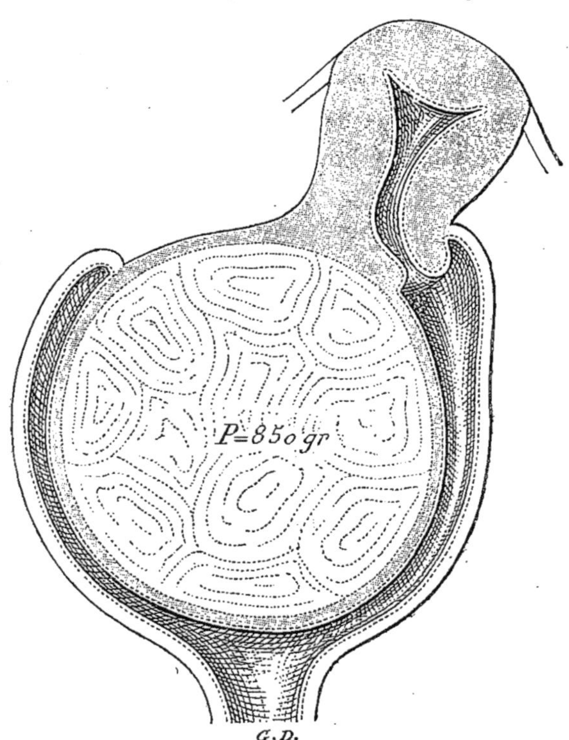

Fig. 281. — Fibrome du col emplissant le vagin (coupe sagittale) (Dartigues).

perpétuelle dont le néoplasme est le point de départ, peut être comparée à celle de l'organe dans les premiers mois qui suivent la

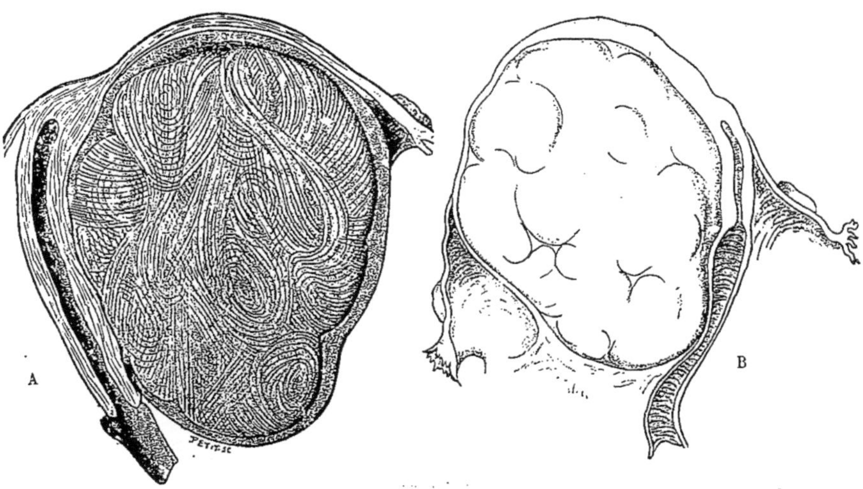

Fig. 282. — Corps fibreux intra-ligamentaires. — A. Corps fibreux intra-ligamentaire, variété abdominale. — B. Variété pelvienne; la tumeur a déprimé le plancher pelvien et fait saillie dans le vagin.

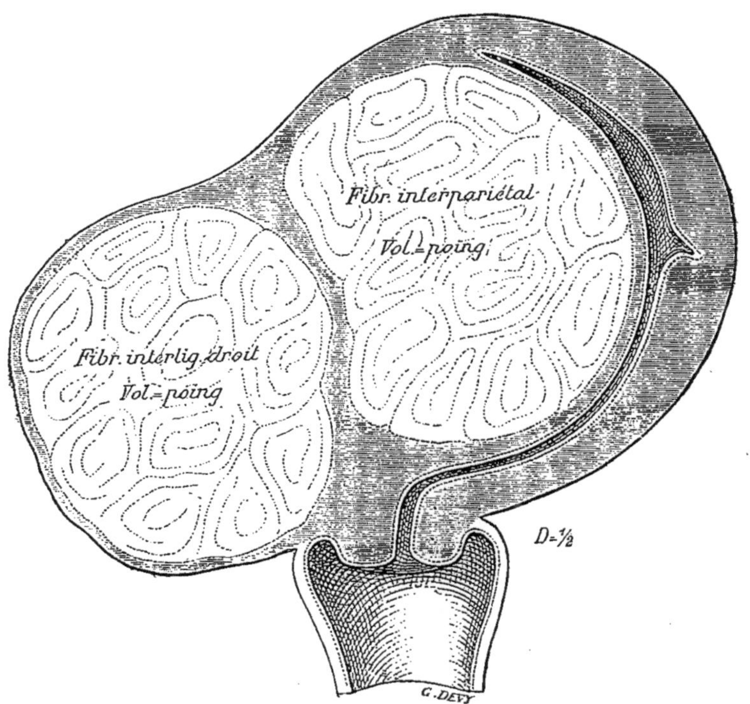

Fig. 283. — Utérus présentant deux fibromes : l'un interstitiel, l'autre inclus dans le ligament large droit (Coupe verticale et transversale) (Dartigues).

fécondation : de là, le nom à la fois pittoresque et judicieux de *grossesse fibreuse* qu'a proposé le professeur Guyon[1] pour désigner cet état. De très petits fibromes suffisent à le produire[2]. La cavité utérine se trouve agrandie par le fait de cette dilatation excentrique, et souvent aussi par la traction qu'opère sur le fond de l'organe une masse pesante et parfois adhérente.

Corps fibreux du col. — Les **corps fibreux du col** méritent un paragraphe spécial ; ils peuvent aussi occuper les divers sièges que j'ai indiqués, et on pourrait leur appliquer les mêmes divisions. Mais la séparation du col en deux régions très distinctes : **portion sus-vaginale** et **portion sous-vaginale**, ou **museau de tanche**, impose une autre classification.

A. **Corps fibreux du museau de tanche.** — Qu'ils soient interstitiels ou sous-muqueux, ils donnent généralement à la lèvre où ils se développent une forme plus ou moins cylindrique et allongée. Ils peuvent ainsi remplir tout le vagin (fig. 281). Les fibromes sous-muqueux nés dans la cavité cervicale affectent parfois une disposition polypeuse spéciale dont j'ai observé des exemples ; ils descendent dans le vagin sous forme d'un bouquet de sta-

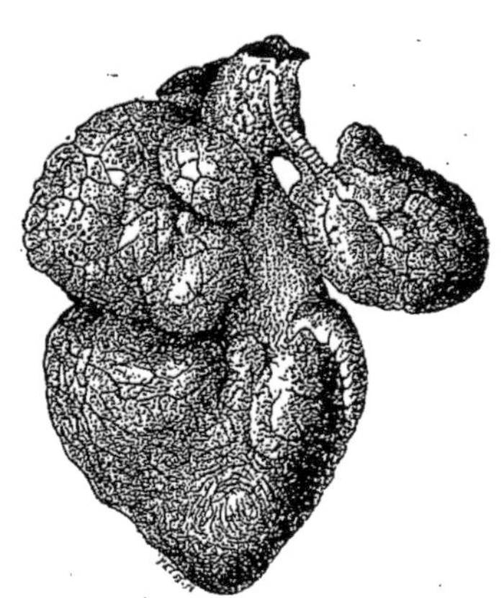

Fig. 284. — Petit polype du museau de tanche d'aspect múriforme (fibrome papillaire avec hypertrophie des glandes, Ackermann).

lactites grêles ou comme les traînées de cire d'un flambeau, formant une sorte de gerbe qui émerge du museau de tanche et s'attache par une base demi-circulaire ou circulaire soit au niveau de l'isthme, soit plus bas. J'ai vu un corps fibreux sous-muqueux intra-cervical faire saillie dans l'intérieur du col dilaté, comme une sorte de collerette godronnée au niveau de l'orifice interne. D'autres fois ces petits polypes fibreux du col contiennent une couche de néo-formations glandulaires et présentent un aspect papillaire ou múriforme[3] (fig. 284).

Exceptionnellement, les corps fibreux nés dans l'épaisseur du corps peuvent se prolonger dans une lèvre du col et la dédoubler[4].

B. **Corps fibreux de la portion sus-vaginale du col.** — Les seuls qui

[1] F. Guyon. *Des tumeurs fibreuses de l'utérus.* Thèse d'agrég., Paris, 1860.

[2] Tillaux (*Gaz. des hôpit.*, 1867, n° 144) en cite un curieux exemple.

[3] Ackermann. *Virchow's Arch.*, 1868, t. XLIII, p. 88. — Tridondani. *Annali di ost. e gin.*, 1900, p. 553. — Löhlein. *Deut. med. Wochenschrift*, 1899, n° 16.

[4] Duchemin. *Quelques considérations sur les tumeurs fibreuses de l'utérus.* Strasbourg, 1863.

doivent être distingués sont ceux qui naissent à la surface externe de cette région et se trouvent ainsi d'emblée dans l'épaisseur même du plancher pelvien, au niveau d'interstices nombreux où ils peuvent se glisser et se développer, tout en restant bridés et incarcérés dans la cavité du petit bassin. C'est le plus souvent en arrière du col qu'ils se développent: ils soulèvent le cul-de-sac de Douglas[1] pour se mettre en contact immédiat avec la paroi postérieure du vagin et avec le rectum. Ils débordent souvent sur les côtés, entre les feuillets des ligaments larges' qu'ils dédoublent, constituant ainsi une des variétés les plus graves de corps fibreux intra-ligamentaires[2]. Ils peuvent même dépasser cette région, cheminer en avant entre la vessie et l'utérus et pousser des prolongements jusque dans le mésocôlon iliaque. Emprisonnés à leur point de départ même, dans l'enceinte inextensible du petit bassin, ils sont l'origine des accidents de compression les plus redoutables. On les a appelés parfois **rétro-péritonéaux**; j'ai proposé de les appeler **corps fibreux pelviens**[3].

Connexions des corps fibreux avec le tissu utérin. — Le plus souvent les corps fibreux sont séparés du parenchyme même de l'utérus par une zone lamelleuse de tissu cellulaire lâche, leur formant une sorte de *capsule* ou de *lit*, d'où on peut les énucléer ou les décortiquer sans grand effort. Cette disposition est parfois si marquée qu'il suffit d'inciser la capsule pour voir le fibrome, sous l'influence des contractions musculaires, sortir de lui-même, sur le vivant. Mais, le plus souvent, cette indépendance n'est pas complète, et le fibrome, au lieu d'être enchâssé dans le parenchyme utérin, comme un simple corps étranger, y est retenu par des tractus fibreux plus ou moins épais, par où s'établissent aussi les connexions vasculaires. Enfin, il est des cas, rares à la vérité, où il n'existe plus de démarcation appréciable entre le fibrome et la paroi utérine sur une très grande étendue de sa périphérie. En général, moins un corps fibreux est dur, plus ses connexions avec le tissu voisin sont étroites.

Structure des corps fibreux. — A l'œil nu, les corps fibreux sont constitués par un tissu dense, blanc éclatant ou blanc rosé, élastique, offrant à la coupe une surface nette, ou inégale, légèrement convexe, comme si le tissu du centre était comprimé par les couches superficielles généralement plus serrées. On peut parfois distinguer à la surface, sans le secours d'une loupe, des fibres entre-croisées et des

---

[1] Rosenstein. *Monats. f. Geb. u. Gyn.*, 1901, t. XIV, n° 4. — Schwartz. *Bull. et Mém. de la Soc. de chir. de Paris*, 1900, 26 décembre.

[2] Mangin. *La Gynécologie*, 1897, p. 585.

[3] S. Pozzi. *De la valeur de l'hystérotomie dans le traitement des corps fibreux de l'utérus*. Thèse d'agrégation, Paris, 1875.

espèces de tourbillons, comme si les fibres étaient enroulées autour d'axes fictifs multiples (fig. 285).

Les vaisseaux sont relativement peu nombreux : toutefois, dans les énormes fibromes, on en voit de très gros ramper à la superficie, sous le péritoine ou dans la capsule, et j'ai observé, dans un cas, un vaisseau du ligament large qui offrait le calibre de l'humérale et donnait lieu à un bruit de souffle très net, accompagné de *thrill*. Les veines périphériques peuvent alors offrir le volume de la jugulaire et de toutes parts adhérer aux nappes de fibres musculaires qui les maintiennent béantes. Quand cette disposition est très accusée et que le néoplasme est, en outre, creusé de lacunes vasculaires dues à la dilatation des capillaires, il rentre dans la variété décrite par Virchow[1] sous le nom de **myomes télangiectasiques, myoma telangiectodes seu cavernosum**; les portions dégénérées ainsi ressemblent à une éponge gorgée de sang (fig. 287).

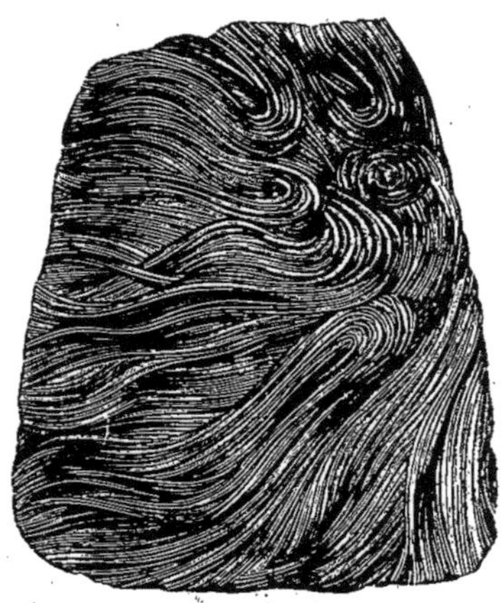

Fig. 285. — Corps fibreux de l'utérus. Coupe montrant la disposition des fibres à l'œil nu (Gusserow).

Dans les polypes, le pédicule contient rarement de gros vaisseaux artériels; lors même qu'il en existe[2], ils présentent un épaississement de leurs parois et jouissent d'une rétractilité qui, jointe à la contractilité du pédicule lui-même, assure rapidement l'hémostase spontanée, lorsqu'on vient à les sectionner.

Les espaces qui séparent les pelotons ou les nappes de fibres sont considérés par Klebs comme des espaces lymphatiques.

Des nerfs ont été suivis dans ces tumeurs par Astruc et Dupuytren : Bidder en a de nouveau démontré l'existence, et Hertz[5] a même décrit leur mode de terminaison dans les noyaux de fibres lisses.

Les corps fibreux, examinés au microscope, présentent des fibres musculaires lisses et des fibres conjonctives en proportion variable. D'après Ch. Robin[4], les fibres musculaires ne figurent jamais pour plus de moitié et n'y sont parfois que dans la proportion d'un dixième. Suivant que l'une ou l'autre espèce d'éléments prédomine ou s'équilibre, on a divisé ces tumeurs en **fibromes**, en **myomes** ou en **fibro-myomes**. Cette dernière dénomination seule est vraiment exacte, car presque toujours

---

[1] R. Virchow. *Traité des tumeurs*, trad. franç., Paris, 1871, t. III, p. 385.
[2] Turner. *Edimb. med. Journ.*, 1861, t. VI, p. 706.
[5] Hertz. *Virchow's Arch.*, 1869, t. XLVI, p. 255.
[4] Ch. Rob   *Dict. de Nysten*, 14e édition, Paris, 1878.

les éléments y sont mélangés. Gusserow[1] propose de distinguer les fibromes **durs**, où prédominent les fibres connectives, des fibromes **mous**, qui sont surtout musculaires; ces derniers sont moins nettement encapsulés et plus vasculaires.

Généralement, sur une coupe, on voit les faisceaux musculaires et fibreux sectionnés tantôt transversalement, tantôt obliquement, ou même en long. Les premiers se distinguent facilement par l'aspect fusiforme des éléments et par leurs noyaux caractéristiques, dont la coupe transversale figure une mosaïque. Il faut se garder de confondre cette section horizontale des fibres et de leur noyau avec la projection d'une cellule ronde. Entre ces faisceaux, existent des nappes fibreuses inégalement épaisses et entre-croisées en divers sens, formant une

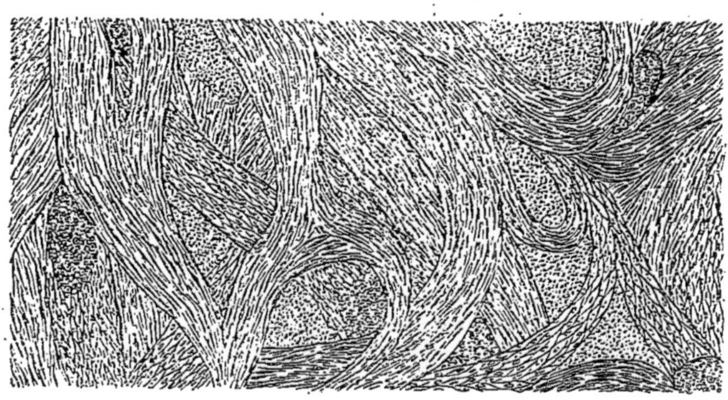

Fig. 286. — Fibro-myome de l'utérus. Coupe vue au microscope.

sorte de système unissant; elles sont composées en partie de faisceaux de fibres conjonctives, pauvres en cellules, en partie de faisceaux de corps fusiformes, à longs prolongements (fig. 286).

Altérations et dégénérescences des fibromes. — Assez souvent les fibromes subissent une **induration** progressive, à partir de la ménopause; ils diminuent en même temps de volume, et suivent l'involution sénile et l'atrophie de l'utérus; la tumeur persiste encore, mais sans éveiller aucune réaction morbide : telle est la terminaison de beaucoup de fibromes, méconnus pendant la vie, qu'on trouve à l'autopsie chez les vieilles femmes. Mais cette évolution est loin d'être la règle.

La **calcification** (qui n'est pas une ossification, comme le croyaient les anciens auteurs) est une altération assez rare; les dépôts de phosphate et de carbonate de chaux se montrent surtout vers le centre des tumeurs et forment, soit une trame incomplète, soit parfois de vérita-

[1] Gusserow. *Die Neubildungen des Uterus*, 1886, p. 5.

bles *pierres utérines*[1]. On ne les observe guère que dans les fibromes sous-séreux pédiculés, ou dans les polypes ; elles peuvent devenir libres et être expulsées spontanément. On connaît des faits de ce genre depuis Hippocrate, et l'Académie de chirurgie en a autrefois réuni de nombreux exemples[2].

Le **ramollissement** peut reconnaître diverses causes. Pendant la gros-

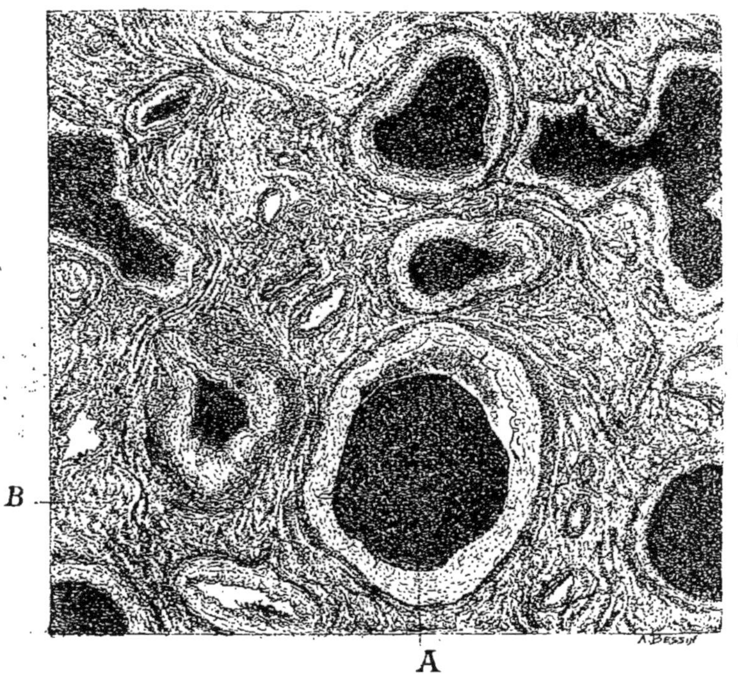

Fig. 287. — Fibrome télangiectasique de l'utérus. — A. Vaisseau dilaté. B. Tissu fibreux (X. Bender).

sesse, les corps fibreux acquièrent un volume considérable, comme s'ils participaient à la nutrition exagérée de l'utérus. Ainsi gonflés de sucs, ils sont généralement plus mous[3] (fig. 288) ; après l'accouchement, ils peuvent, par un processus qui a été attribué un peu hypothétiquement à la **dégénérescence graisseuse**, disparaître peu à peu, entraînés aussi dans le mouvement d'involution de l'utérus. Divers auteurs ont cité de nombreuses observations de cette régression et j'en ai moi-

[1] J. T. EVERETT (*Amer. Journ. of Obstet.*, 1879, vol. XII, p. 700) a rassemblé 53 cas de calcification de corps fibreux ; un lui est personnel et a été enlevé par laparo-élytrotomie. — Voir aussi un travail de J.-N. USPHUR, *ibid.*, vol. XIV, p. 108, et une observation de BRIGGS, *ibid.*, vol. XX, p. 105.

Consulter sur le même sujet LENHARDT. *Zeitschr. f. Geb. und. Gyn.*, 1878., t. III, p. 359.

[2] LOUIS. *Mém. de l'Acad. de chir.*, 1753, t. II, p. 120.

[3] DOLÉRIS (*Arch. de tocol.*, janv. et fév. 1885, p. 1 et 364) admet une prolifération de tissu conjonctif, devenant colloïde.

même observé un cas des plus remarquables, celui d'un gros fibrome qui, ayant nécessité un traitement thermal, avait presque triplé de volume par le fait d'une grossesse, survenue au cours de ce traitement; l'accouchement eut lieu sans accident et le néoplasme disparut ensuite sans laisser de traces.

La dégénérescence graisseuse, comme le fait remarquer Gusserow, invoquée par nombre d'auteurs, n'a été constatée microscopiquement

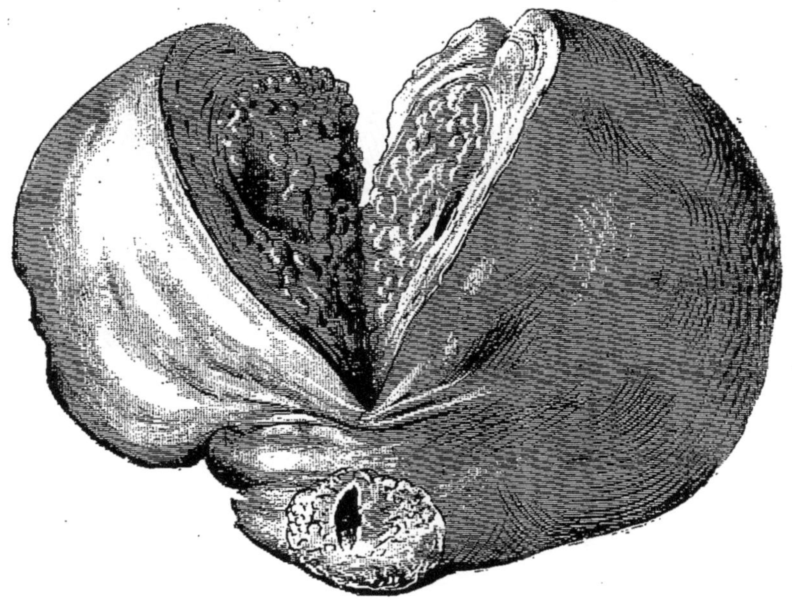

Fig. 288. — Corps fibreux sous-muqueux (œdémateux) avec hypertrophie des parois de l'utérus.

que dans trois cas où la diminution de la tumeur n'en était pas résultée[1].

La **dégénérescence amyloïde** a été observée par Stratz[2] dans un polype; ce cas est jusqu'ici unique.

L'**œdème**, qui est parfois le premier stade de la mortification, peut amener le ramollissement des fibromes.

La **dégénérescence colloïde** ou **myxomateuse** serait caractérisée, d'après Virchow[3], par l'effusion d'une matière muqueuse entre les faisceaux musculaires; ce qui la distinguerait de l'œdème simple serait la

---

[1] FREUND. *Klin. Beiträge zur Gyn.*, t. III, p. 152. — A. MARTIN. *Beiträge zur Geb.*, etc., Berlin, 1874, p. 34. — *Centr. f. Gyn.*, 1895, p. 212. — BRÜNINGS. *Congrès de gyn. de Berlin*, 1899, 26 mai.

[2] C. H. STRATZ. *Zeitschr. f. Geb. und. Gyn.*, 1889 t. XVII, n° 1, p. 80.

[3] VIRCHOW. *Traité des tumeurs*, trad. franç. par P. ARONSSOHN, Paris, 1871, t. III, p. 597. — J'ai présenté un cas de ce genre à la Soc. de chirurgie (*Bull. et Mém.*, 1887, p. 489).

présence de la mucine et la prolifération de noyaux et de cellules rondes dans le tissu interstitiel.

La formation de **tumeurs fibro-kystiques** peut succéder à l'une et à l'autre de ces infiltrations [1], lorsque les travées qui séparaient les petites cellules de l'œdème se sont détruites. Il n'y a pas alors de parois dis-

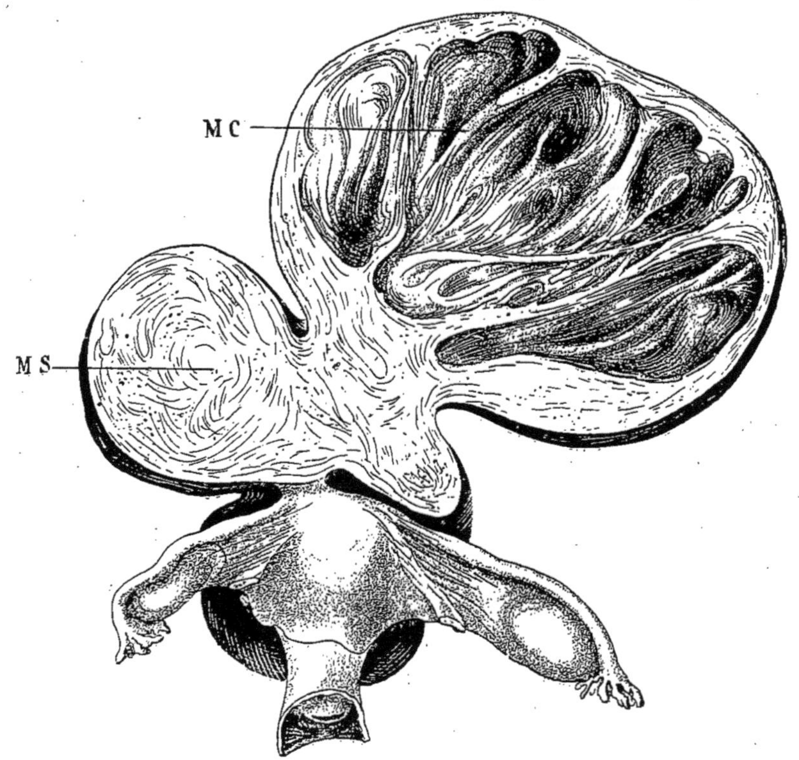

Fig. 289. — Corps fibreux pédiculé à évolution abdominale.
M S. lobe fibreux ; M C. lobe fibro-kystique (Schröder).

tinctes à ces kystes, simplement constitués par des lacunes, au sein du tissu de la tumeur (fig. 289).

D'autres tumeurs fibro-kystiques ont une origine très différente et appartiennent à une espèce anatomo-pathologique spéciale. Les kystes ont pour origine des cavités préformées, dilatations des vaisseaux lymphatiques, comparables à celles qui atteignent parfois les vaisseaux sanguins. Le liquide qu'elles contiennent est limpide et se coagule au contact de l'air. C'est ce que Leopold a appelé les **myomes lymphangiectasiques** [2]. Il faut noter que cette origine lymphatique de certaines

---

[1] Oskar Schröder. *Ueber Cysto-Fibroide des Uterus*, Strasbourg, 1873. — Lepec. *Étude sur les tumeurs fibro-kystiques de l'utérus*. Thèse de Paris, 1880.

[2] Fehling et Leopold. *Arch. f. Gyn.*, 1875, t. VII, p. 531.

tumeurs kystiques de l'utérus avait déjà été nettement formulée par Kœberlé[1]. Leur formation semble résulter du développement d'une partie de la tumeur sur le trajet des vaisseaux lymphatiques, qu'elle comprime dans le ligament large. On a pu démontrer, à la surface interne des kystes lymphangiectasiques, un revêtement endothélial qui les distingue de simples cavités ou géodes, formées dans son épaisseur par ramollissement du néoplasme ou par apoplexie. On a observé des formes mixtes, à la fois télangiectasiques et lymphangiectasiques[2].

Il faut se garder de confondre avec les tumeurs fibro-kystiques de l'utérus, soit des kystes ovariens intra-ligamentaires très adhérents à cet organe, soit les accumulations de sérosité qu'on trouve parfois autour de la matrice dans certains cas de pelvi-péritonite. L'erreur paraît avoir été commise plus d'une fois.

Enfin certains **pseudo-kystes** sont formés par des foyers de désintégration moléculaire granulo-graisseuse, qui peuvent se produire au centre de grosses tumeurs, où la nutrition est entravée. La mortification ne peut pas y être suivie de gangrène, à cause de l'absence de germes : c'est donc une *nécrobiose* qui se produit, avec formation de masses molles, phymatoïdes, qui, plus tard, tombent en déliquescence et constituent des cavités ou géodes, pleines d'une bouillie plus ou moins liquide. Des épanchements sanguins viennent souvent augmenter les dimensions de ces faux kystes et en délayer le contenu[5]. On a pu voir la rupture de ces foyers se faire dans l'utérus. Dans des cas rares, l'oblitération de l'orifice utérin se produit sous l'influence de [l'élongation du col, de la rotation partielle, ou d'un certain degré d'inflammation, et l'on se trouve en présence d'une hématométrie spéciale. Meredith[4] en a rapporté un exemple remarquable, guéri par l'hystérectomie supra-vaginale; la masse morbide pesait 15 livres et contenait 5 livres de sang. Dubreuil[5] a ponctionné et drainé, chez une femme de 65 ans, une hématométrie simulant un corps fibro-kystique, due à l'oblitération du col d'un utérus, contenant des corps fibreux. Cette opération incomplète a été suivie de mort. Tillaux[6] a publié, sous le nom d'*utérus kystique*, un fait très analogue, guéri par l'hystérectomie abdominale. Il s'agit généralement, dans ces cas-là, de femmes âgées, le col ayant une tendance à se rétrécir et même à s'oblitérer, sous l'influence de l'atrophie sénile.

---

[1] Kœberlé. *Gaz. hebdom.*, fév. 1869, p. 120, 135 et 163.

[2] W. Müller. Beitrag zur Kenntniss der cystoiden Uterustumoren (*Arch. f. Gyn.*, 1887, t. XXX, n° 2, p. 249).

[3] L.-Championnière (*Bull. et Mém. de la Soc. de Chir.*, 1889, p. 196) a observé un corps fibreux, au centre duquel il s'était produit de la sorte une collection qu'il compare à une hématocèle.

[4] W. A. Meredith. *Trans. of the Obstetr. Soc. of London*, 2 nov. 1887, p. 422.

[5] Dubreuil. Hématométrie (*Revue de chir.*, août 1889, p. 677).

[6] P. Tillaux. Utérus kystique, etc. (*Annal. de Gyn.*, juill. 1889, t. XXXII, p. 1). — Druon. *Thèse de Paris*, 1899.

En résumé, on voit qu'au point de vue anatomique les tumeurs *myo*
ou *fibro-kystiques* ne constituent pas un groupe naturel. Elles peuvent
avoir pour origine : 1° des espaces clos, résultant de la dilatation des
lymphatiques, ou lymphangiectasies (Kœberlé, Léopold) ; 2° des infiltrations œdémateuses (Oskar Schröder) et myxomateuses (Virchow), arrivées à leur dernier terme ; 3° des lacunes ou géodes formées, au
centre des tumeurs, par la désintégration des tissus, myomes ou sarcomes. — Des foyers apoplectiques peuvent compliquer ces diverses
variétés.

Suppuration, mortification aseptique ou septique[1]. — La mortification et la suppuration
des fibro-myomes sont des
accidents que l'on observe rarement.

Les causes prédisposantes
de la suppuration sont les dégénérescences des myomes
(surtout la calcaire et l'œdémateuse), les modifications
nutritives engendrant l'isché-
mie et la nécrose, et enfin la
grossesse.

La cause déterminante est
soit un traumatisme septique
direct (exploration à l'hystéromètre, dilatation, curettage), soit un processus infectieux parti de la cavité et de
la muqueuse utérine et ga-

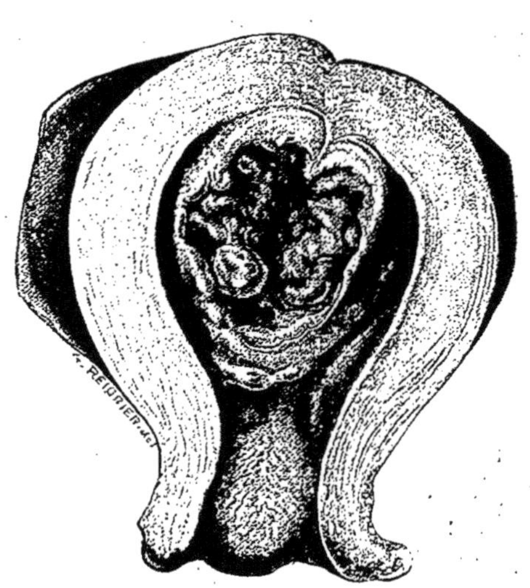

Fig. 290. — Fibrome sphacélé, sous-muqueux,
du fond de l'utérus.

gnant la tumeur par la voie lymphatique ou par la voie sanguine.

Quant à la mortification, elle peut survenir rarement par torsion[2]
de l'utérus autour de son axe au-dessous de la tumeur, ou bien succéder
à l'oblitération des vaisseaux nourriciers d'un territoire plus ou moins
étendu de la néoplasie. C'est ce qui s'observe surtout pour les polypes
lorsque leur pédicule est comprimé. Le mécanisme de la mortification
des tumeurs interstitielles ou sous-péritonéales est plus obscur : il est

---

[1] Bisch. *Thèse de Paris*, 1901. — Guéry. *Thèse de Paris*, 1901. — Mignot et Hartmann.
Annales de gynécologie, 1896, n° de juin. — Schanaud. *Centralbl. f. Gyn.*, 1902, n° 44. —
O. von Weiss. *Centralbl. f. Gyn.*, 1900, n° 26. — Freund. *Réun. des nat. et méd. allem. à
Aix-la-Chapelle*, 1900. — Schwartz. *Soc. d'obs., de gyn. et de péd.*, 1903, 6 juillet.

[2] Johannowsky. *Monats. f. Geb. u. Gyn.*, 1898, t. VIII, n° 4. — Frommel. *Centralblatt f.
Gyn.*, 1898, n° 22. — Schultze. *Zeits. f. Geb. u. Gyn.*, 1898, t. XXXVIII, n° 2. — Ferroni.
Annal. di ost. e gin., 1899, n° 4. — Micholitz. *Zeits. f. Geb. u. Gyn.*, 1899, t. XL, n° 2,
p. 276. — Planque. *Thèse de Paris*, 1897.

vraisemblable que la thrombose d'un gros vaisseau nourricier y joue le principal rôle. Cette mortification peut rester aseptique ou bien s'infecter et suppurer soit par un traumatisme direct, soit par l'intervention de germes charriés par le sang ou par la lymphe.

Les fibromes qui ont subi la mortification aseptique ont une couleur livide ou *jambonnée* très spéciale, mais sans aucune odeur. Ils peuvent être tolérés fort longtemps avant de s'infecter. A ce moment, les parties sphacélées (fig. 290) s'éliminent spontanément ou réclament une intervention pour éviter les suites de l'infection. On a vu alors le pus se répandre dans le tissu cellulaire pelvien. G. Braun a rapporté un cas où le pus, après avoir distendu la cavité utérine, s'était fait jour à la fois par le museau de tanche et par la région inguinale[1]. Orthmann a pratiqué, sans succès, la laparotomie à une femme chez laquelle un corps fibreux suppuré avait perforé la paroi postérieure de l'utérus et provoqué une péritonite[2].

Dégénérescence maligne. — Un corps fibreux peut-il devenir le point de départ d'un cancer? Simpson avait soutenu que l'irritation causée par la présence d'un fibrome faisait une sorte d'appel à la néoplasie maligne.

Il s'agit de s'entendre sur la signification du mot *malignité*. S'agit-il d'une dégénérescence sarcomateuse, ou bien d'une transformation épithéliale? En ce qui concerne le premier point, la dégénérescence sarcomateuse, tout le monde sait aujourd'hui qu'elle est possible; elle a été même observée dans un certain nombre de cas par beaucoup de chirurgiens, notamment par Fehling[3] et par Otto von Franqué[4]. Je reviendrai sur cette importante question en décrivant le sarcome de l'utérus.

Quant à la dégénérescence épithéliale, épithéliomateuse, carcinomateuse, Virchow[5] l'admettait en principe. Liebmann[6] et Ehrendorfer[7] en ont rapporté des observations soi-disant concluantes; nous savons aujourd'hui qu'il n'en est rien, car le fibrome et le carcinome sont deux tumeurs de lignées histologiques différentes, incapables de se transformer l'une dans l'autre. Mais si les fibromes utérins ne peuvent se transformer directement en épithéliomes, il est démontré en revanche, et par des observations assez nombreuses, qu'ils peuvent être envahis

---

[1] Braun. *Wiener med. Zeitschr*, 1877, n° 100 et 101. Voyez aussi : Timmers. *Thèse de Leyden*, 1891. — Demarquay et St-Vel. *Mal. de l'utérus*, Paris 1876, p. 158. — F. Lange. *Ann. of Surg.*, oct. 1886, t. IV, p. 505.

[2] Orthmann. *Centralbl. f. Gyn.*, 1886, p. 737.

[3] Fehling. *Beiträge zur Geb. und Gyn.*, 1899, t. I, n° 5.

[4] O. von Franqué. *Zeitsch. f. Geb. und Gyn.*, 1899, t. XL, n° 2.

[5] Virchow. *Krankhafte Geschwülste*, t. III, p. 121.

[6] Liebmann. *Centralbl. f. Gyn.*, 1889, n° 17, p. 291.

[7] Ehrendorfer. *Ibid.*, 1882, n° 27, p. 513. — Schroeder. *Mal. des femmes, trad. franç.*, 1886, p. 238. — E. Wahrendorff. *Fibromyome und Carcinome des Uterus*. Thèse de Berlin, 1887. — Alban Doran. *Transac. path. Soc.*, 1890, mai.

par des éléments épithéliomateux. C'est le plus souvent un épithéliome
du corps de l'utérus, coexistant accidentellement avec le fibro-myome
et qui détruit plus ou moins profondément le tissu fibreux. Dans d'autres cas le fibro-myome contenait inclus dans son épaisseur des éléments glandulaires, dérivés des canaux de Muller ou de Wolff ou bien
d'un prolongement de la muqueuse utérine isolé par une sorte d'étranglement ; il n'y a rien de surprenant à ce que les formations glandu-

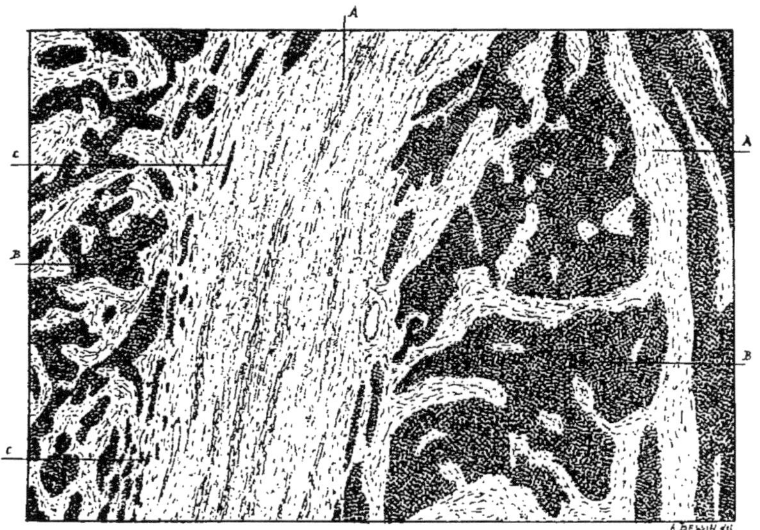

Fig. 291. — Épithélioma secondaire, consécutif à un cancer du sein, dans un fibrome de l'utérus.
A, tissu fibreux. B, lobules épithéliomateux. C, traînées de cellules épithéliales (X. Bender).

laires de cet adéno-myome puissent être le siège d'une transformation
carcinomateuse. Enfin, tout récemment, mes élèves Bender et Lardennois[1] ont montré que les fibro-myomes utérins pouvaient être envahis
par des noyaux métastatiques à la suite d'un cancer développé dans un
organe éloigné (fig. 291).

Métastase. — Schlagenhaufer[2] vient de publier un fait jusqu'ici isolé

---

[1] X. BENDER et G. LARDENNOIS. De la dégénérescence épithéliomateuse des fibro-myomes de
l'utérus. *Bull. Soc. Anat.*, 1904, n° 8, octobre. — Voir : IWANOFF. *Monatsschr. f. G. u. G.*,
1898, t. VII, n° 3. — HAUSEN. Ueber das Vorkommen von Drüsenschläuchen in einem Fibromyom des Uterus. — MÜNCHENER, *med. Wochenschrift*, 1893, n° 10, p. 189. — V. RECKLINGHAU-
SEN. Die Adenomyome und Cytadenome des Uterus und der Tubenwandung, Berlin, 1896. —
HEGAR. Zur sogenannten carcinomatösen Degeneration der Uterusmyome, *Beiträge zur G. u.
und Gyn.*, 1901, t. IV, p. 303. — LEGUEU et MARION. Des éléments glandulaires dans le fibro-
myome de l'utérus. *Annales de gynécologie*, 1897, 2ᵉ semestre, p. 154. — R. MUND. Ueber Car-
cinomentwickelung in Fibromyomen des Uterus. — Arbeiten aus dem Gebiete der path. Anat.
und Bak., 1901, t. III, n° 2, p. 254. — PILLIET et COSTES. *Société de Biologie.* 1894. —
G. SWITALSKI. *Przegl. Lekarsk.*, 1898, n° 6, 7, 8. — WALTHER. *Gazette des hôpitaux*, 1902, n° 7.
[2] SCHLAGENHAUFER. *Wiener klin. Wochenschrift*, 1902, n° 20.

qui ne doit être accepté que sous les plus expresses réserves. Il s'agit d'un cas de myome utérin ayant donné lieu à des **métastases viscérales bénignes**. Par la laparotomie pratiquée 15 jours avant la mort, on avait enlevé une tumeur utérine grosse comme un œuf et qui fut reconnue être un *myome pur* au microscope. A l'autopsie, Schlagenhaufer trouva, dans le poumon et dans le foie, des noyaux qui, examinés au microscope, se révélèrent comme étant constitués par des éléments musculaires sans adjonction de tissu fibreux. On peut rapprocher de ce fait les conclusions d'un travail publié par Ulesko-Stroganowa[1] (de St-Pétersbourg), qui affirme la réalité du *myome malin*, caractérisé : histologiquement, par la présence d'éléments musculaires jeunes multinucléés et polymorphes ; cliniquement, par la rapidité de la récidive et les généralisations viscérales.

Connexions avec les organes voisins. — Quand un fibrome naît par une large base, au niveau d'une partie libre de l'utérus, telle que le fond, la face postérieure ou antérieure, il prend son extension dans la cavité abdominale, au-dessus du détroit supérieur et flotte au milieu de la masse intestinale. L'utérus est alors soulevé et parfois comme étiré en haut, le col est aminci, sa cavité allongée.

Si le point d'implantation du fibrome est étroit, l'utérus ne lui sert plus de support ni, pour ainsi dire, de piédestal ; il peut tomber en arrière dans le cul-de-sac de Douglas et s'y enclaver, avec ou sans adhérences. S'il est devenu volumineux sans se fixer, il ballottera dans la cavité abdominale, irritant le péritoine, et il pourra provoquer un exsudat très exceptionnellement liquide, ascite, ou plus souvent plastique, adhérences.

L'ascite est généralement peu abondante et formée de liquide citrin, très rarement teinté de sang : cette dernière circonstance se rencontre, on le sait, de préférence dans les tumeurs malignes. On a parfois observé l'ascite dite *chyleuse*[2], qui est probablement due à la transformation granulo-graisseuse d'exsudats fibrineux.

Les **adhérences** s'établissent généralement avec le grand épiploon ou l'intestin : des anses intestinales sont parfois presque fusionnées avec la surface d'un corps fibreux et dans des cas, il est vrai, très exceptionnels, peuvent ne pas être détachées et doivent être réséquées. Ces adhérences deviennent alors la principale source d'où le néoplasme tire sa nutrition. S'il s'agit d'un fibrome pédiculé, le pédicule peut devenir d'une gracilité extrême, sans que le fibrome cesse de croître. Il peut même se rompre, sous l'influence de la distension produite par une

---

[1] ULESKO-STROGANOWA. *Monats f. Geb. und Gyn..* 1905, t. XVIII, nᵒˢ 3 et 4.

[2] TERRILLON. *Bull. et Mém. de la Soc. Chir.*, juillet 1888, p. 626 ; voir la discussion consécutive, entre TERRIER et QUÉNU. — Sur la pathogénie des ascites chyleuses en général, consulter : LETULLE. *Revue de méd.*, 1884, p. 722, et 1885, p. 973.

grossesse, et laisser le corps fibreux indépendant de l'utérus et greffé sur un point quelconque de l'enceinte pelvienne. Huguier[1] et Nélaton[2] ont vu des cas de ce genre. Depaul[3] a même trouvé un corps fibreux, entièrement *libre* dans le cul-de-sac de Douglas. On ne peut expliquer ce fait que par la rupture du pédicule, en l'absence d'adhérences.

L'**élongation** et surtout la **torsion du pédicule** peuvent enfin entrer pour une grande part dans les dégénérescences consécutives et même amener la mortification des corps fibreux, comme nous l'avons dit plus haut (p. 345).

Lésions utérines. — Wyder et v. Campe[4] ont avancé que, dans presque tous les cas où il existe un corps fibreux, on trouve les lésions de l'endométrite, la muqueuse de l'utérus subissant une hyperplasie interstitielle ou glandulaire. Wyder[5] a observé que celle-ci se rencontre presque exclusivement dans les fibromes assez éloignés de la cavité utérine, tandis que la forme interstitielle accompagne les fibromes à proximité de la muqueuse ; on observe parfois dans ce cas la forme mixte (*endometritis fungosa*, de Olshausen). Ces lésions paraissent rendre compte des hémorragies symptomatiques des corps fibreux. D'après O. Semb[6], à une période avancée de l'évolution du myome, certaines altérations secondaires (pression occasionnée par le néoplasme, inflammations concomitantes) peuvent faire disparaître complètement l'hypertrophie du début. Pour cet auteur, il est de règle que, dans le cas de myome sous-muqueux, la muqueuse s'atrophie au niveau de la tumeur.

Lésions annexielles. — Les annexes sont fréquemment le siège de tumeurs inflammatoires ou néoplasiques qui viennent compliquer les fibromes utérins (fig. 292). Depuis longtemps, différents auteurs ont attiré l'attention sur ce point[7].

Daniel[8] a fait le relevé de 209 observations dont 70 appartiennent à

[1] Huguier. *Gaz. des hôpit.*, 1860, p. 411.

[2] Nélaton. *Ibid.*, 1862, p. 77.

[3] Depaul. *Bull. de la Soc. anat.*, 1844, t. XIX, p. 13.

[4] Wyder. Beiträge zur normalen und path. Histol. der Uterusschleimhaut (*Arch. f. Gyn.*, 1878, t. XIII, p. 35). — V. Campe. Verhandl. der Berlin. Gesellsch. f. Geb. und Gyn., janv. 1884 (*Zeitschr. f. Geb. und Gynäk.*, 1884, t. X, p. 351).

[5] Wyder. Die Mucosa Uteri bei Myomen (*Arch. f. Gynäk.*, 1887, t. XXIX, p. 58).

[6] O. Semb. *Arch. f. Gyn.*, 1893, t. XXXIV, fasc. 2, p. 200.

[7] Jones. *Annal. of gyn. and ped.*, Boston, 1901, t. XIV, p. 457. — Monod. *Archiv. clin. de Bordeaux*, 1892, p. 483. — Pompe van Meerdervoort. *Nederl. Tijschr. Verl. en Gyn.*, Harlem, 1897, t. VIII, p. 52. — Kossmann. *Arch. f. Gyn.*, Berlin, 1897, p. 359. — Zalides. *Thèse de Bordeaux*, 1899. — Hundt. *Inaug. Diss.*, 1901, Erlangen. — Popow. *Centralbl. f. Gyn.*, 1890, t. XIV, p. 881. — Bulius. *Zeitsch. f. Geb. u. Gyn.*, 1892, t. XXIII, p. 358. — Fabricius (*Ueber Myome und Fibrome des Uterus und deren Einfluss auf die Umgebung*), Wien, 1895. — D'Anna. *Policlinico*, Roma, 1896, t. III, p. 455. — Greco. *Archiv. ital. di gin.*, 1900, n° 2.

[8] C. Daniel. *Rev. de Gyn. et de Chir. abd.*, 1903, p. 25 et 193.

mon service. Dans la majorité des cas, il s'agit d'altérations des ovaires isolées ou associées aux altérations des trompes. Beaucóup plus rarement les trompes seules sont atteintes. Sur 70 cas de mon service on a pu constater : 7 fois des lésions des trompes seules ; 27 fois des lésions des ovaires seuls et 36 fois des lésions tubo-ovariennes.

Sur 139 cas recueillis par Daniel dans la littérature, on trouve :

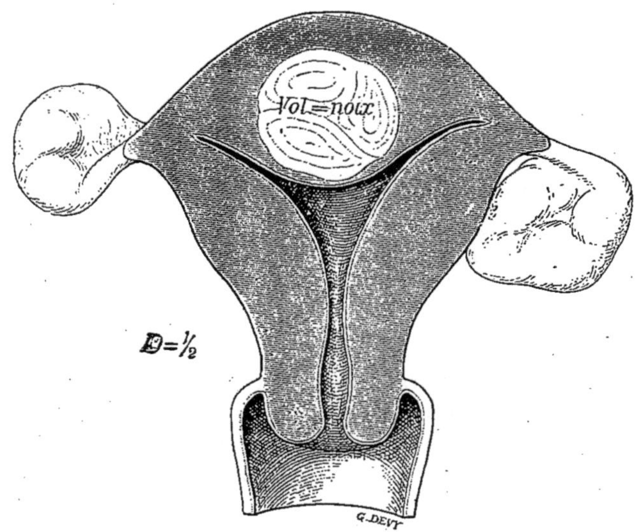

Fig. 292 — Coupe vertico-transversale d'un utérus contenant un fibrome interstitiel du fond, accompagné d'une annexite bilatérale (Dartigues).

32 fois des altérations des trompes seules, 79 fois des altérations des ovaires seuls et 28 fois association du fibrome et des lésions tubo-ovariennes.

Parmi les lésions des trompes, sur 70 cas, la salpingite catarrhale a été constatée 18 fois (2 fois la salpingite catarrhale simple, isolée) ; la salpingite chronique parenchymateuse, 13 fois ; la salpingite purulente, aiguë, non kystique, 2 fois ; le pyosalpinx, 8 fois ; l'hydrosalpinx, 10 fois ; l'hématosalpinx, 2 fois.

Parmi les lésions de l'ovaire, l'ovarite chronique et la dégénérescence scléro-kystique sont le plus fréquemment observées. Les autres lésions rencontrées sont : l'altération du corps jaune (1 cas sur 70), la tuberculose ovarienne (1 cas sur 70), des tumeurs liquides (2 cas sur 70), des tumeurs solides (1 cas sur 70).

Quant aux altérations du ligament large au cours du fibrome de l'utérus, sur 70 cas, on a relevé des kystes dans 2 cas, et, dans 4 cas, il s'agissait de varicocèle pelvien.

Lésions viscérales. — Bantock[1] a souvent rencontré le **foie** gras chez les malades affectées de gros corps fibreux, et il attribue cette lésion à la présence de la tumeur ; il y a là, d'après lui, une cause fréquente d'insuccès après les laparotomies.

Les corps fibreux, en comprimant les uretères, produisent souvent de graves désordres du côté des **reins** : pyélite, pyélo-néphrite, hydronéphrose[2]. J'insisterai plus loin sur ces accidents, très comparables à ceux qui se rencontrent dans les cas de cancer. On les observe surtout lorsque le fibrome présente un développement pelvien.

Les lésions du **cœur**, qui surviennent dans toutes les tumeurs abdominales volumineuses[3], se rencontrent très souvent comme complication des fibromes utérins. Elles paraissent parfois liées à l'altération rénale (selon le mécanisme indiqué par Traube), mais souvent on ne peut invoquer cette corrélation. L'hypertrophie, avec ou sans dilatation des cavités ou altération consécutive de la fibre, se produit alors, sans doute, par processus analogue à celui qui amène l'hypertrophie, durant la grossesse. Quant à la dégénérescence ultérieure du cœur, elle est grandement favorisée par l'état d'anémie et de cachexie de certains sujets. On a signalé deux sortes de dégénérescence de la fibre cardiaque : l'*altération graisseuse* et l'*atrophie brune* du myocarde (Hofmeier). Sébileau[4] a insisté sur la dilatation ou l'hypertrophie du cœur gauche, et plus rarement du cœur droit, dans les grosses tumeurs de l'abdomen. Nous reviendrons un peu plus loin sur ce sujet. Strassmann et Lehmann[5] ont constaté aussi des altérations cardiaques dans 29 cas sur 71 femmes atteintes de corps fibreux utérins ; ils inclinent à penser que les myomes, les altérations vasculaires et myocardiques, etc., sont l'expression d'une seule et même affection. Dans ces cas complexes, l'intervention serait donc contre-indiquée.

SYMPTOMES ET DIAGNOSTIC

Symptômes. — Les signes des corps fibreux sont de deux sortes : 1° les signes rationnels, qui reproduisent le *syndrome utérin*, tel que

---

[1] Bantock. *Brit. Gynec. Journ.*, 1887, vol. II, p. 84.

[2] S. Pozzi. De la valeur des altérat. des reins pour les indications de l'hystérectomie (*Ann. de gynéc.*, juill. 1884, t. XXII, p. 1).

[3] Hofmeier. Zur Lehre von Shock. *Zeitschr. f. Geb. und Gyn.*, 1885, t. XI, p. 366. — Bedford Fenwick. On intra-abdominal tumours as a cause of cardiac degeneration (*Brit. Gynec. Journ.*, mai 1887, vol. II, p. 72).

[4] Sébileau. Le cœur et les grosses tumeurs de l'abdomen. *Revue de chirurgie*, 1888, p. 284 et 369.

[5] Strassmann et Lehmann. *Archiv f. Gyn.*, 1898, t. LVI, n° 3. — Voy. aussi : Pollak. *Beitr. zur Geb. u. Gyn.*, 1898, t. I, n° 3.

je l'ai décrit précédemment (Voir p. 261), avec quelques particularités
spéciales et avec prédominance du symptôme hémorragie ; 2° les signes
physiques provenant de la tumeur.

1° *Signes rationnels.* – Les développements dans lesquels je suis
déjà entré (p. 261) sur le **syndrome utérin** me permettent d'abréger
ce qui a trait à cette description.

Les **hémorragies** deviennent le symptôme prédominant dans la majorité des cas. Elles revêtent la forme *ménorragique* ou *métrorragique*,
c'est-à-dire surviennent au moment des règles ou dans l'intervalle.
Elles paraissent intimement liées, comme Wyder l'a soutenu, aux
lésions de métrite interstitielle qui accompagnent toujours les corps
fibreux peu éloignés de la muqueuse ; la métrite glandulaire, qui
coexiste avec les fibromes qui en sont plus distants, ne donne lieu
qu'à de la leucorrhée. En général, le symptôme hémorragie est d'autant plus accusé que le néoplasme est plus rapproché de la cavité : il
atteint son maximum dans les polypes. Ces pertes de sang affaiblissent
beaucoup les malades, mais les cas de mort sont tout à fait exceptionnels. M. Duncan[1] en a rapporté un exemple : on trouva, à l'autopsie,
une rupture d'un gros sinus utérin.

La **leucorrhée** est ordinaire. Parfois ont lieu de véritables pertes
séreuses très abondantes, **hydrorrhée,** qui se distinguent de celles du
cancer par l'absence d'odeur et par leur intermittence.

Les **douleurs** sont de divers ordres. Il existe le plus souvent un sentiment pénible de pesanteur, de tiraillement lombaire, et des névralgies
réflexes, lombo-abdominales, si fréquentes dans toute affection utérine.
Les tumeurs qui font saillie dans la cavité utérine s'accompagnent, en
plus, de coliques ou douleurs expultrices, parfois très vives au moment
des pertes. Enfin certaines tumeurs volumineuses donnent lieu, par la
pression sur les plexus sacrés, à des douleurs de sciatique atroces : ces
douleurs, comme l'a remarqué Kidd[2], sont intermittentes, et particulièrement tenaces au moment des règles. Jude Hüe[3] a observé deux
cas analogues, où le soulèvement produit par un pessaire en aluminium
d'une forme particulière fit cesser les douleurs sciatiques. Mais, en
général, le symptôme douleur est remarquable par son peu d'intensité.

Les **phénomènes de compression** sont très fréquents du côté de la
vessie : West a noté la **dysurie** trente-cinq fois sur quatre-vingt-seize
observations. Gallard[4] se refuse à voir dans ces faits un simple phénomène mécanique, sans émettre d'autre hypothèse ; il est probable

---

[1] Matthews Duncan. *Edimb. med Journ.*, 1867, t. XII, 2ᵉ part., p. 654.
[2] G. G. Kidd. *Dublin med. Journ.*, 1872. — Galvani. *Revue de Gyn. et de Chirurgie abd.*,
1900, n° 3. — Vermullen. *Thèse de Lyon, 1902.*
[3] Jude Hüe. *Annal. de gynéc.*, 1875, t. IV, p. 247 et suiv.
[4] Gallard. *Leçons cliniques sur les maladies des femmes*, 2ᵉ édit., Paris, 1879, p. 887.

qu'ils sont relatifs à de très petits fibromes situés sur la face antérieure
de la matrice, en arrière du pubis, en rapport immédiat avec le col de
la vessie[1]. C'est surtout au moment de la congestion périodique résultant de la menstruation que ces troubles vésicaux sont prononcés, et
acquièrent parfois l'importance de véritables cystites, tant par la stagnation permanente de l'urine que par les cathétérismes répétés qui
s'imposent et deviennent parfois, faute de précautions antiseptiques
rigoureuses, une véritable cause d'infection. La compression du col de
la vessie a pu produire une distension chronique de l'organe qui en a
imposé pour un kyste ovarique[2].

La **compression du rectum**, plus rare que la précédente, cause parfois des hémorroïdes et vient joindre son action à celle de la dyspepsie
habituelle pour produire la constipation. Barnes[3] attribue une grande
importance à la résorption des matières excrémentielles qui suit la constipation opiniâtre, et il croit qu'une véritable toxémie, qu'il propose d'appeler **coprémie**, peut résulter de cet état. Les recherches récentes sur les
ptomaïnes et leucomaïnes donnent un certain poids à cette opinion,
qui a paru fort hasardée quand elle a été formulée pour la première fois.

Dans les corps fibreux enclavés dans le petit bassin, ou *pelviens*, la
compression du rectum peut donner lieu à l'étranglement interne et
amener la mort[4].

La **compression des uretères** et les **troubles rénaux** graves qu'elle
entraîne a été signalée, depuis longtemps, par Murphy[5]. Depuis lors,
de nombreuses observations étaient éparses dans la science. J'en ai
réuni quelques-unes[6] et j'ai montré que la crainte de cette redoutable
complication, considérée à tort comme très rare par Gallard[7] et par la
généralité des auteurs, devait, au contraire, constituer une puissante
indication opératoire.

Quelques morts attribuées aux hystérectomies ou aux castrations
reconnaissent pour cause des **lésions rénales**, souvent méconnues, aux-

---

[1] J. R. Hardie. *Edimb. med. Journ.*, janv. 1874, t. XIX, 2e partie, p. 402.

[2] P. Budin. *Arch. de tocol.*, 1875, t. II, p. 60.

[3] Robert Barnes. *Traité clinique des malad. des femmes*, trad. franç. de Cordès, Paris,
1876, p. 646.

[4] Holthouse. *Lond. path. Transact.*, 1852, t. III, p. 571. — Duchaussoy, cité par Jude Hüe.
Annal. de gynéc., 1875, t. IV, p. 239.

[5] Murphy. *London Journ. of med.*, oct. 1849, cité par Gusserow, *loco cit.* p. 52.

[6] S. Pozzi. *Annal. de gynéc.*, juill. 1884, t. XXII, p. 1. — Consulter, en outre, sur les
complications rénales dans les corps fibreux : Hanot. *Soc. anat.*, 28 fév. 1873, p. 181. —
Jude Hüe. *Loco cit.* — Milliot. *Sur les complications des tumeurs fibreuses de l'utérus.*
Thèse de Paris, 1875 (cas de Dolbeau). — Fourestié. *Gaz. méd. de Paris*, 1875, p. 69 et 82.
Lee et Skene. Société obstétr. de New-York, 20 avril 1886 (*Amer. Journ. of Obstetr.*, juin
1886, p. 606). — Salin et Wallis. *Hygiea*, 1887, t. XLIX, n° 2, anal. in *Centr. f. Gyn.*,
1887, n° 25, p. 407. — Porak. *Société de gynéc. de Paris*, 15 janv. 1887 (*Ann. de gynéc.*,
fév. 1887, t. XXVII, p. 140). — A. T. Cabot. *Boston med. and surg. Journ.*, 2 juin 1887,
t. CXVI, p. 517.

[7] Gallard. *Loco cit.*, p. 888.

quelles l'intervention chirurgicale et la longue inhalation des anesthésiques ont donné une gravité subite (observations de Lee, Skene, Salin et Wallis[1]). On a pu voir, par contre, des accidents de pyélite suppurée (observation de Cabot), ou d'albuminurie avec menace de phénomènes urémiques (observation de Porak) disparaître, après l'ablation d'un corps fibreux qui comprimait les uretères[2]. On ne devra donc jamais négliger de faire l'examen chimique et microscopique des urines, pour y chercher la proportion d'urée, la présence de l'albumine, le pus, les cylindres hyalins ou granuleux caractéristiques.

Toute tumeur abdominale cause une augmentation de pression vasculaire, et réagit, par suite, sur le muscle cardiaque. Il n'est donc pas étonnant que toute lésion du cœur, même légère, soit fort aggravée par la présence d'un gros corps fibreux ; pareil phénomène se produit chez les cardiaques sous l'influence de la grossesse[3]. Une partie des maladies du cœur observées chez les malades atteintes de fibromes volumineux n'a souvent pas d'autre origine. Quelques observations isolées avaient seules été publiées[4], lorsque Hofmeier[5], dès 1884, dans un article remarquable sur la physiologie pathologique du *shock*, a insisté sur la fréquence des maladies du cœur dans les tumeurs abdominales et, en particulier, dans les gros fibromes. Il a relaté une série de dix-huit observations provenant du service de Schröder, où la mort subite, par arrêt du cœur, avait été provoquée par une tumeur abdominale physiologique ou pathologique. Dans trois cas (deux myomes et un

---

[1] LEE rapporte le fait d'une grossesse de quatre mois et demi, compliquée de trois corps fibreux de la grosseur d'une pomme qui comprimaient la vessie dont le fond était enclavé, et le col au-dessus de la symphyse : tentatives infructueuses de dégagement; mort. A l'autopsie, pyélo-néphrite. — SKENE, à cette occasion, dit que c'est la troisième fois qu'il voit une pyélo-néphrite mortelle être la conséquence de la pression d'un fibrome sur le col vésical. Il croit ce cas plus fréquent qu'on ne pense. (*Société obst. de New-York*, 20 avril 1896, in *Amer. Journ. of Obstet.*, juin 1886, p. 607.)— SALIN et WALLIS (de Stockholm). Cas de castration suivie de mort par hydronéphrose double, due à un gros myome utérin : il s'agissait d'une femme de quarante ans, chez laquelle le décubitus dorsal provoquait des douleurs très vives. La castration fut suivie d'oligurie, de phénomènes d'urémie et d'albuminurie légère; la mort survint au bout de sept jours. A l'autopsie, on trouva les uretères comprimés et épaissis, les bassinets dilatés (*Hygiea*, 1887, t. XLIX, n° 2. Anal. in *Centr. f. Gyn.*, 1887, n° 25, p. 407). — v. ROSTHORN. Cas d'hystérectomie abdominale totale avec arrachement de l'uretère droit complètement aplati contre la tumeur ; à l'autopsie on trouva une hydronéphrose double (*Prager med. Wochen.*, 1893, n° 10).

[2] A. T. CABOT a cité un cas remarquable de pyélite suppurée causée par un corps fibreux dont la guérison a été obtenue par l'hystérectomie abdominale (*Boston med. and surg. Journ.*, 2 juin 1887). — PORAK a publié une observation où l'on voit l'albuminurie et la dyspnée, sans doute urémique, disparaître après l'opération d'un polype utérin qui comprimait probablement les uretères (*Soc. de gynéc. de Paris*, 15 janv. 1887, in *Annal. de gynéc.*, févr. 1887, t. XXVII, p. 140).

[3] JACCOUD. *Gaz. des hôp.*, 1886, n° 116.

[4] KASPERZIK (élève de Hegar), *Centr. f. Gyn.*, 1881, n° 11, p. 252. — ROSE. (*Deutsche Zeitschr. f. Chir.*, 1884, t. XIX, p. 24. — SÄNGER. Soc. gyn. de Leipzig (*Centr. f. Gyn.*, 1884, n° 37, p. 589).

[5] HOFMEIER. Zur Lehre vom Shock, über Erkrankungen der Circulationsorgane bei Unterleibsgeschwülsten (*Soc. de gynécol. de Berlin*, 24 oct. 1884. — In *Zeitschr. f. Geb. und Gyn.*, 1884, t. XI, n° 2, p. 366). — KESSLER. *Zeitschrift f. Geb. u. Gyn.*, 1901, t. XLVII, n° 1.

kyste de l'ovaire) il y avait dégénérescence graisseuse avancée de la
fibre cardiaque; dans quinze cas (cinq tumeurs de l'ovaire, cinq
myomes, cinq grossesses), atrophie brune du myocarde. Cinq morts
survinrent avant toute opération, neuf après une opération et cinq
après l'accouchement[1].

Cette intéressante question a été ensuite reprise par d'autres auteurs.
Fehling[2], dans une série de quatorze hystérectomies, a étudié toutes
ses malades à ce point de vue, et a trouvé dans quatre cas des signes
manifestes d'altération cardiaque. Il a, en outre, observé à la même
époque trois cas de tumeurs fibreuses de moyen volume coïncidant
avec des signes de maladies de cœur; deux de ces malades moururent,
l'une d'elles subitement. En Amérique, Dower[3] a publié une observation de ce genre. En Angleterre, B. Fenwick a présenté, à la Société gynécologique de Londres, un mémoire sur ce sujet[4]. En France, Sébileau[5]
a fait connaître des faits confirmatifs. Parmi 18 tumeurs de l'abdomen
qu'il a observées à ce point de vue, 17 fois il y avait des troubles
cardiaques indiqués par des bruits de souffle; mais sur les 3 seuls
cas de myomes de l'utérus qu'il cite, il n'y a pas une seule autopsie.

On devra donc ausculter avec soin toute malade atteinte de fibrome,
donnant lieu à une tumeur d'un certain volume : la faiblesse des battements du cœur, le caractère sourd des bruits, l'essoufflement, la débilité générale, feront craindre une dégénérescence graisseuse du myocarde. L'atrophie brune n'a donné lieu à aucun symptôme spécial ; on
la rencontre surtout chez les malades débilitées par les hémorragies.

Je partage l'opinion des chirurgiens qui voient dans cette lésion une
nouvelle indication opératoire, en même temps qu'une aggravation du
pronostic.

2° **Signes physiques.** — Parmi les **signes fournis par l'examen
local**, celui qu'il convient de placer en première ligne, comme le plus
fixe, celui qui est commun aux grosses et aux petites tumeurs, c'est
l'allongement de la cavité utérine. Il est constant dans tous les cas de
tumeurs en voie d'évolution, c'est-à-dire donnant lieu à des phénomènes morbides. L'utérus est même dilaté, lorsqu'il existe des corps
fibreux interstitiels, ou des polypes de petit volume, parce qu'il est hypertrophié, sous l'influence de ce que Guyon a appelé la **grossesse fibreuse.**
Dans les gros fibromes, l'utérus est, de plus, allongé, par le dévelop-

---

[1] L'auteur se trompe, car il y a là une erreur de calcul évidente.

[2] H. FEHLING. Beiträge zur oper. Behandl. der Uterusmyome (*Würtemb. med. Corresp.-Blatt*, 1887, n°⁵ 1-3).

[3] A. J. DOWER. Fibroid disease of the uterus with marked disease of the heart (*The New-York med. Journ.*, 1884, t. XXXIX, p. 505).

[4] BEDFORD FENWICK. *Brit. gynec. Journ.*, mai 1887, vol. II, p. 72.

[5] SÉBILEAU. *Loc. cit.*

pement excentrique de la tumeur et la traction qu'elle opère sur le col. La sonde exploratrice peut alors pénétrer jusqu'à 20 centimètres.

Ce cathétérisme doit toujours être fait avec grand soin ; il est généralement possible d'employer l'hystéromètre en argent malléable, que l'on courbe selon le besoin.

La cavité utérine peut être tellement effacée par la saillie du corps fibreux qu'il devient difficile d'y faire pénétrer l'instrument ; en pareil cas, il faut se garder d'insister, de peur de blesser la muqueuse et de pénétrer dans la capsule qui environne le fibrome, ce qui provoquerait son infection ultérieure.

La recherche de la **tumeur** doit être faite par la palpation bimanuelle aidée du toucher. Dans les cas difficiles, il peut être utile d'avoir recours à l'anesthésie pour relâcher la paroi abdominale. Une remarque générale s'applique à tous ces examens : ils fournissent toujours des renseignements très variables, selon qu'on les fait pendant ou après une période fluxionnaire et hémorragique. Dans ce dernier cas, on constate souvent une très grande diminution de volume des tumeurs, attribuée, à tort, à un traitement interne quelconque suivi par la malade. Il faut aussi être mis en garde contre les prétendues contractions qu'on a cru sentir dans certaines tumeurs ; un mouvement fibrillaire des parois abdominales ou le déplacement d'une anse intestinale peuvent faire naître cette illusion.

Quand la tumeur a effacé ou déplacé le col, elle devient accessible par le toucher vaginal.

Avant de terminer cette description clinique, je signalerai quelques **symptômes plus rarement observés.**

Il est un phénomène commun à toutes les tumeurs solides qui compriment les gros vaisseaux de l'abdomen : le bruit de souffle intermittent, dit **souffle utérin** dans la grossesse ; il n'a aucune valeur pour le diagnostic. S'il manque dans les tumeurs ovariques, c'est lorsque la fluctuation de celles-ci ne permet pas de doute : on le rencontre, au contraire, dans les tumeurs solides de l'ovaire.

Dans les fibromes télangiectasiques, il peut y avoir du côté des ligaments larges un foyer distinct de bruit de souffle doux, continu, à redoublements, ressemblant à celui d'un anévrisme artérioso-veineux, et, comme lui, accompagné de *thrill.* J'en ai observé un exemple.

L'ascite est rare dans les corps fibreux. Toutefois, elle peut se montrer dans les cas de tumeurs très mobiles et aussi dans ceux où elles subissent une dégénérescence par torsion du pédicule ; enfin, on peut l'observer chez les sujets cachectiques, présentant des tumeurs qui chez d'autres malades ne l'auraient pas produite. Je l'ai constatée plusieurs fois et notamment chez une aliénée ; l'hystérectomie fut suivie de succès et l'état mental fut, du même coup, amélioré.

L'ascite hémorragique est un symptôme presque constant de tumeur maligne, et sa présence devrait faire formuler des réserves sur la nature de la tumeur. J'ai signalé plus haut (p. 548) l'ascite chyleuse, à titre de rareté.

J'ai remarqué la très fréquente, **coexistence des kystes séreux du ligament large** avec les gros fibromes à évolution abdominale; il y a là je crois, plus qu'une rencontre fortuite, et le mouvement nutritif exagéré résultant de la grossesse fibreuse doit favoriser le développement de ces kystes, aux dépens des vestiges du corps de Wolff qui sommeillent dans le paramétrium.

L'abaissement de l'organe que produisent certaines grosses tumeurs utérines peut donner lieu à un **prolapsus génital**. Le même fait s'observe, du reste, avec quelques tumeurs ovariennes.

L'inversion de l'utérus peut être exceptionnellement produite par des polypes ou des corps fibreux sous-séreux.

Un accident assez rare, mais dont j'ai vu un exemple et qui a été l'objet d'une thèse inédite de Düll, dont Schröder[1] a donné l'analyse, est l'écartement de la ligne blanche et l'**éventration**, poussée au point de permettre la formation d'une sorte de sac herniaire, en forme de besace, où le gros corps fibreux, généralement pédiculé, se trouve logé. Dans le cas que j'ai observé, il s'agissait d'une femme âgée, qui portait depuis plusieurs années cette singulière hernie, plus grosse que la tête. Elle offrait un véritable collet, si bien que toute réduction était impossible; la poche était amincie et reposait sur les cuisses. Dans un cas mentionné par Düll, la mort survint par mortification de la poche.

Diagnostic. — Au point de vue clinique, on doit diviser les corps fibreux en trois grandes classes, qui se prêtent elles-mêmes à quelques subdivisions, selon 1° que la tumeur, très peu développée, constitue un symptôme médiocre, ou 2° et 3° que celle-ci est bien caractérisée et poursuit son évolution vers le vagin ou vers la cavité péritonéale[2].

Dans le premier cas, les symptômes prédominants sont ceux de la métrite symptomatique, **type métritique**.

Dans le second cas, **type à évolution vaginale**, il faut distinguer les variétés secondaires formées par : A, les fibromes du corps, sous-muqueux; B, les corps fibreux pédiculés, ou polypes; C, les corps fibreux du museau de tanche ou de la portion sous-vaginale du col.

Dans le troisième cas, **type à évolution abdominale**, on peut distinguer : A, les fibromes pédiculés; B, ceux qui se sont développés dans

---

[1] Düll. *Thèse d'Erlangen*, 1872, anal. dans Schröder. *Mal. des org. gén.*, trad. franç., p. 244.

[2] Cette division est celle que j'ai adoptée dans mes cours, à l'hôpital Broca, depuis 1883. Elle a été suivie par Vautrin, dans son excellente thèse d'agrégation (*Du traitement chirurgical des myomes utérins*. Paris, 1886, p. 18), d'après mes indications.

le fond de l'utérus, au-dessus du point d'attache des ligaments larges; C, ceux qui se sont développés dans le corps de l'organe au-dessous de l'implantation des ligaments larges; et, parmi ces derniers, C, ceux qui, nés au-dessous du péritoine dans la portion sus-vaginale du col, ont pris un développement *pelvien* dans le tissu cellulaire du petit bassin.

Le tableau suivant rendra cette division plus saisissante :

I. Type métritique (petit fibrome interstitiel).

II. Type à évolution vaginale.
- A, fibromes du museau de tanche { sessiles, pédiculés.
- B, fibromes (du corps) sous-muqueux.
- C, fibromes du corps (pédiculés ou polypes)
  - *a*) intra-utérins,
  - *b*) à apparitions intermittentes,
  - *c*) intra-vaginaux,
  - — *var.*) énormes polypes.

III. Type à évolution abdominale (corps fibreux sous-péritonéaux ou interstitiels). . . . .
- A, fibromes pédiculés.
- B, fibromes sessiles.
- C, fibromes sessiles inclus dans les ligaments larges { abdominaux, pelviens.

Tel est l'ordre que j'adopterai dans l'exposé du diagnostic.

I. *Diagnostic des corps fibreux du type métritique* (petit corps fibreux interstitiel). — Lorsque la tumeur est très peu prononcée et n'a pas encore de tendance à se dégager des parois de l'utérus (fig. 272), il est parfois très difficile de reconnaître la véritable origine des phénomènes morbides observés. Les symptômes directeurs en seront alors : la persistance des hémorragies, coïncidant avec une augmentation du volume de l'utérus et l'agrandissement de sa cavité; mais la constatation de la petite tumeur est parfois possible.

On éliminera ainsi la **métrite hémorragique**. Le commencement de **grossesse** s'accompagne d'abolition des règles. L'avortement, avec retard dans l'involution utérine causée par une rétention partielle du placenta, se distinguera par sa marche spéciale, autant que par l'étude des produits expulsés ou des parcelles extraites par la curette.

Le **cancer du corps de l'utérus** donne lieu aussi à des hémorragies et à une augmentation de volume de l'organe : mais les pertes s'accompagnent de leucorrée fétide, et, dans le doute, la curette ramènerait un fragment dont le microscope déterminerait la nature.

Les **inflammations des trompes et des ovaires** sont une cause bien plus fréquente d'erreur; beaucoup d'indices trompeurs peuvent donner le change. En particulier, des trompes suppurées volumineuses, à parois épaisses, paraissent souvent faire partie de l'utérus, auquel elles sont soudées, soit sur les côtés, soit en arrière dans le cul-de-sac de Douglas ; il y a là un type clinique spécial de **tumeurs (salpingiennes) pseudo-néoplasiques**, difficile à diagnostiquer, et qui mérite d'être signalé.

Il ne faut pas compter sur la recherche de la fluctuation pour éclairer le diagnostic; elle manque généralement dans les petites tumeurs tendues, et, de plus, il est dangereux de la rechercher avec trop d'insistance. La formation très rapide de la tumeur, les anamnestiques, les signes rationnels, l'examen local minutieux, l'absence d'augmentation du diamètre de l'utérus, seront des signes précieux pour reconnaître une affection des annexes.

L'**antéflexion** et la **rétroflexion de l'utérus**, même lorsqu'elles s'accompagnent de pertes, ne tromperont pas longtemps; la nature de la tumeur qu'on sent dans l'un des culs-de-sac du vagin sera vite reconnue par la palpation bimanuelle et le cathétérisme.

Je ne parle que pour mémoire des petites **tumeurs fécales**, accumulées dans le rectum et senties par le toucher vaginal; elles ont pourtant parfois trompé les cliniciens novices. Il suffit de remarquer qu'elles sont dépressibles sous le doigt et qu'un purgatif les fait disparaître.

II. *Diagnostic des corps fibreux à évolution vaginale.* A. **Du museau de tanche.** — L'existence d'une tumeur dépendant d'une lèvre du col est ici d'indice capital. Cette tumeur est lisse, élastique, ordinairement non ulcérée. En promenant l'index à sa base, on peut sentir l'orifice du col en avant ou en arrière, selon qu'elle siège sur la lèvre antérieure ou postérieure; la lèvre saine est généralement amincie et un peu effacée. Cette circonstance a pu causer des erreurs et faire prendre le corps fibreux pour le corps de l'**utérus inversé** ou encore pour un **polype**, venu de l'intérieur de la cavité. La recherche attentive des deux lèvres par le toucher, celle de la cavité utérine par le cathétérisme, et celle du siège de l'utérus par la palpation bimanuelle, donneront des garanties suffisantes. Les corps fibreux du museau de tanche peuvent, du reste, eux-mêmes être pédiculés, on ne doit pas l'oublier; ils peuvent aussi, quand ils sont nés au niveau de l'insertion du vagin, s'accroître en dédoublant la cloison rectovaginale, et alors simuler une **tumeur du vagin**[1]; enfin ils peuvent se développer en partie vers la cavité utérine[2].

B. **Corps fibreux (du corps) sous-muqueux.** — Les accidents hémorragiques et l'augmentation de la cavité utérine sont ici particulièrement marqués : la présence de la tumeur qui les cause est aussi facile à constater. Le toucher doit être pratiqué pour cela pendant les hémorragies, alors que les contractions utérines ramollissent et entr'ouvrent le col. Pour préciser le diagnostic par le toucher intra-utérin, on en activerait au besoin la dilatation, par les moyens que j'ai décrits plus haut. On sent alors, au niveau d'une des faces de l'utérus, une tumeur qui proémine dans la cavité et la réduit à une fente linéaire latéralement déjetée. La surface du corps fibreux, recouverte

---

[1] Müller. *Scanzoni's Beiträge*, vol. IV, p. 65.
[2] Friedr. Schauta. *Wien. med. Woch.*, 1882, n° 35, p. 995.

par la muqueuse hypertrophiée, est lisse et tomenteuse. Il n'y a pas de pédicule, mais une large base d'implantation, ce qui exclut l'idée de polype.

Extérieurement, l'utérus a, dans ces cas-là, une forme globuleuse qui pourrait faire penser aux premiers mois de la **grossesse**; on doit soigneusement rechercher les signes de cette dernière.

C'est quand la surface de ces myomes est atteinte de sphacèle que des erreurs de diagnostic sont possibles; l'écoulement sanieux, la surface irrégulière et putride, la cachexie de la malade, feraient croire à une tumeur de mauvaise nature, à un **cancer du corps de l'utérus**, si l'on n'était averti de la possibilité de cette erreur.

C. Corps fibreux pédiculés ou polypes du corps. — On peut diviser en trois périodes l'évolution des polypes, et chacune d'elles correspond à une variété de ces productions. Dans une première, le corps fibreux pédiculé est encore enfermé dans la cavité de la matrice, souvent très dilatée : il est **intra-utérin**. Dans une deuxième période, il a de la tendance à entr'ouvrir le col, qu'il franchit à peine au moment des règles, pour disparaître dans les intervalles : c'est la variété des **polypes à apparitions intermittentes**. Enfin, dans une troisième période, dernier terme de leur évolution, les polypes, complètement sortis de l'utérus, sont devenus **intra-vaginaux**, et peuvent prendre un très grand développement, devenir **énormes**[1], ce qui constitue encore une nouvelle variété, au point de vue clinique et opératoire.

Les polypes intra-utérins ne peuvent être distingués des **corps fibreux sessiles sous-muqueux** que par l'exploration directe, après dilatation du col. La présence du pédicule est caractéristique.

Les polypes à apparitions intermittentes, lesquelles coïncident habituellement avec la période des règles, pourraient être méconnus, si on n'observait pas la maladie au moment opportun; là encore, la dilatation artificielle du col s'impose, tant pour compléter le diagnostic que pour permettre l'ablation.

On ne pourrait guère confondre un polype intra-vaginal du corps qu'avec un **fibrome sessile** ou **pédiculé du col**; le toucher bien fait précisera les connexions. On pourrait croire à un **utérus en inversion**: l'erreur est facile, surtout si l'utérus inversé contient lui-même un corps fibreux sous-muqueux; elle a été commise plus d'une fois, même par des chirurgiens distingués. Cette inversion peut, du reste, être méconnue dans deux conditions. Ou bien elle complique un polype ou un corps fibreux sous-muqueux, qui seul attire l'attention[2]; ou bien elle existe seule, et l'étranglement de l'organe, inversé au

---

[1] S. Pozzi. Étude sur une variété clinique de polypes fibreux de l'utérus (*polypes énormes*). (*Revue de chir.*, févr. 1885, p. 113.)

[2] Tillaux. *Bull. et Mém. de la Soc. de chir.*, 1874, p. 653.

niveau du col, simule le pédicule[1]. On a expressément noté, comme pouvant mettre l'opérateur en garde, la très grande sensibilité de la tumeur formée par l'utérus; mais c'est un symptôme inconstant. Du reste, le cathétérisme utérin, le toucher rectal combiné avec le cathétérisme vésical, la palpation bimanuelle pendant l'anesthésie permettront de reconnaître l'inversion de l'utérus, si elle existe.

Cette recherche sera, toutefois, difficile pour les polypes énormes remplissant tout le vagin, dépassant même la vulve et ayant occasionné une sorte de dislocation de l'utérus. Ces polypes peuvent parfois contracter des adhérences avec les parois vaginales, y provoquer des ulcérations, se sphacéler eux-mêmes en partie; enfin, par la rétention des liquides décomposés qui se fait au-dessus d'eux, dans le vagin obturé, ils provoquent une résorption putride continue qui altère l'état général et aggrave considérablement le pronostic. Aussi l'interrogatoire et les signes rationnels pourraient-ils, au début, faire confondre ces cas avec un **cancer**, erreur que rectifiera bien vite l'examen local.

III. *Diagnostic des corps fibreux à évolution abdominale.* — A. **Sous-péritonéaux pédiculés.** — L'utérus est ici entièrement distinct de la tumeur dont les mouvements peuvent ne pas se transmettre au doigt placé sur le col (fig. 275). Celui-ci est généralement élevé. Il n'y a ordinairement pas de métrorragie; la cavité utérine peut rester normale.

Les **kystes de l'ovaire** sont les productions qu'on peut le plus facilement confondre avec ces corps fibreux. La fluctuation du kyste serait pathognomonique; on ne devra pas la confondre pourtant avec la mollesse de certains fibromes œdématiés. En outre, dans les kystes petits et très tendus ou multiloculaires, à petites cavités aréolaires, elle peut être fort difficile à apprécier; il suffit souvent, pour lever les doutes, d'un examen très attentif. Dans les cas de **tumeurs fibro-kystiques**, on trouve généralement des parties dures et bosselées, à côté des points fluctuants.

Une autre considération importante est celle de la lenteur du développement d'un corps fibreux, comparée à la rapidité de celui des tumeurs kystiques. Toutefois il y a, selon la remarque de Thornton[2], certains corps fibreux pédiculés qui se développent si rapidement et donnent lieu à si peu de réaction du côté de l'utérus, que la confusion est facile et que « dans toute ovariotomie, on doit être préparé à faire une hystérectomie ».

La *ponction exploratrice* dont on abusait, il y a quelques années,

[1] Gosselin. *Clin. de l'hôpital de la Charité*, 1879, t. III, p. 105.
[2] Knowsley Thornton. *Lancet*, 1886, t. II, p. 211, 811, 859.

doit être radicalement proscrite. Elle expose à des accidents sérieux : épanchement dans la cavité abdominale en cas de kyste, hémorragie interne, thrombose ou embolie en cas de fibrome ; parfois, péritonite plus ou moins étendue.

Harsha[1], d'après un cas de tumeur fibro-kystique de l'utérus où il a observé nettement des contractions de la paroi musculaire du kyste, a proposé, pour faire le diagnostic, d'endormir la malade au moment de ses règles — période la plus propice à cette exploration — et de constater alors les contractions de la tumeur, sous l'influence de la percussion.

Jones[2] a signalé une condition exceptionnelle où l'**utérus gravide** peut simuler un corps fibreux pédiculé. Dans quatre observations, qui font la base de son mémoire, l'utérus formait une tumeur du volume du poing, ronde, dure, mobile, située entre la symphyse et l'ombilic, et donnait la sensation d'une masse reliée, par un long pédicule, à un organe pelvien. La pression exercée sur la tumeur n'agissait que faiblement sur le col ; pas de fluctuation ; le cathétérisme utérin, fait avant d'avoir reconnu la grossesse, donnait une hauteur de 12 centimètres environ. L'auteur attribue cet état spécial de l'utérus gravide à l'absence de sécrétion du liquide amniotique ; le fond de l'utérus, siège habituel de l'insertion de l'œuf, serait alors devenu globuleux, tandis que le segment inférieur serait resté flasque ; de là, une fausse sensation de pédiculisation. Il est bien plus probable qu'il s'agissait d'un début de grossesse chez des femmes ayant une **hypertrophie de la portion sus-vaginale du col.** Une courte expectation permettrait, du reste, aux doutes de se dissiper.

Les **reins flottants** seront reconnus à leur forme et à l'absence totale de connexions avec l'utérus.

Les masses cancéreuses, en gâteaux, formées par la dégénérescence du grand épiploon, dans les cas de **cancer du péritoine,** peuvent égarer le diagnostic, si certaines connexions paraissent les relier à l'utérus. Mais l'ascite sanguinolente, la forme et la dissémination des tumeurs, la cachexie, les phénomènes concomitants, l'intégrité de l'utérus révélée par le cathétérisme et la palpation bimanuelle, seront des garanties contre une longue hésitation.

B. **Corps fibreux sous-péritonéaux sessiles (non inclus dans le ligament large).** — Le diagnostic différentiel est le même que pour les cas précédents, avec les autres tumeurs abdominales. Un diagnostic souvent très difficile est celui de la **grossesse,** compliquant un corps

---

[1] W. M. Harsha. Interstitial fibrocyst of the uterus, laparotomy (*Amer. Journ. of Osbtel.,* 1887, t. XX, p. 52).

[2] H. Jones. An unusual condition of the uterus in the early months of pregnancy (*Edinb. med. Journ.,* mars 1888, vol. XXXIII, 2e part., p. 790).

fibreux sous-péritonéal sessile. L'analyse exacte des symptômes, la recherche attentive de ceux qui caractérisent la présence d'un fœtus, ne pourraient rester sans résultat que pendant les premiers mois.

On distinguera les fibromes de cette variété des **corps fibreux pédiculés**, par leur plus grande solidarité avec l'utérus. On sentira par la palpation bimanuelle que la tumeur et la matrice ne font qu'une seule et même masse. Il sera en même temps facile de se rendre compte du degré d'envahissement de la partie inférieure de l'utérus : intacte, quand le développement s'est fait au-dessus de l'insertion des annexes, elle est englobée dans la tumeur, dans le cas contraire. La masse est alors tout à fait immobilisée, au milieu du petit bassin, et on ne peut lui imprimer aucun mouvement de latéralité; mais on sent, par la palpation bimanuelle, que les fosses iliaques sont libres, ce qui distingue cette variété de la suivante.

C. **Corps fibreux inclus dans le ligament large ou intra-ligamentaires.** — **Variété abdominale.** — Ici, le développement de la tumeur a été surtout latéral, et elle a dédoublé les feuillets du ligament large. Ordinairement la tumeur est déjetée dans une des fosses iliaques qu'elle remplit et où elle est immobilisée. Par le toucher et la palpation combinés, on parvient à en déterminer plus ou moins facilement les connexions avec l'utérus; du reste, ce n'est généralement qu'un des lobes du fibrome qui est intra-ligamentaire, une portion étant entre les ligaments et une autre restant encore au-dessus d'eux (fig. 282, A).

Il est exceptionnel que ces fibromes donnent lieu à des incertitudes de diagnostic, au point de vue de leur existence. Tout au plus, avant un examen complet, pourrait-on songer parfois à une **tumeur de l'os iliaque.** Mais l'hésitation ne sera pas de longue durée.

Les **kystes parovariens** et **inclus dans le ligament large** seront reconnus à leur fluctuation.

Les **tumeurs enkystées des trompes**, la **grossesse extra-utérine**, sont souvent d'un diagnostic très difficile à cause de l'adhérence de la tumeur à la face postérieure ou aux côtés de l'utérus. L'étude des anamnestiques et le cathétérisme utérin, montrant qu'il n'y a pas de *grossesse fibreuse*, sont les principaux éléments de diagnostic. Toutefois on doit se souvenir que dans la grossesse extra-utérine l'utérus est toujours hypertrophié; on n'oubliera pas d'autre part que dans cette affection la tumeur est unilatérale.

C'. **Variété pelvienne.** — La caractéristique de cette variété est son développement sous le péritoine, pour ainsi dire, dans l'épaisseur du plancher pelvien, entre les organes qui y sont attachés, avec tendance à s'infiltrer entre les interstices qui les séparent plutôt qu'à se détacher du corps de l'utérus, pour s'élever dans la cavité abdominale (fig. 282, B).

Il en résulte, cliniquement, des accidents graves de compression, et, au point de vue opératoire, des difficultés extrêmes.

Le point de départ de ces tumeurs est toujours dans la portion *sous-séreuse* de la surface de l'utérus, c'est-à-dire dans la partie sus-vaginale du col. Quand ils naissent antérieurement, dès leur début, et alors qu'ils n'ont encore qu'un volume très médiocre, à peine appréciable à l'exploration, ils peuvent déterminer des troubles graves du côté de la vessie : dysurie, rétention d'urine. C'est aussi dans cette variété qu'on observe surtout les douleurs intenses dues à des compressions nerveuses et les accidents d'obstruction intestinale.

Le toucher vaginal et rectal, combinés à la palpation, indiquent leurs connexions étroites avec les organes du petit bassin. Les culs-de-sac vaginaux sont effacés, parfois déprimés : le col lui-même, absorbé, pour ainsi dire, par la néoplasie, peut avoir presque disparu. Tout autour de l'orifice qui, dans les cas extrêmes, représente désormais seul le museau de tanche, on sent des masses dures, mamelonnées, dépendant de l'utérus, et que la pression ne peut déplacer. Ce dernier signe différencie le corps fibreux pelvien initial du corps fibreux à immigration pelvienne par **rétroflexion** de l'utérus. Cette dernière variété, qui peut produire les mêmes accidents de compression et donner des sensations analogues au toucher, n'est pas invinciblement enclavée (à moins d'adhérences consécutives) dans l'excavation. En faisant placer la femme dans la situation génu-pectorale ou dans la position déclive et en exerçant par le vagin et par le rectum une pression sur la masse morbide, on sent qu'elle se déplace et on parvient généralement à la refouler au-dessus du détroit supérieur.

L'hématocèle rétro-utérine, la **grossesse extra-utérine**, les tumeurs **salpingiennes** seront reconnues par les commémoratifs du début et la marche de la maladie. Ce diagnostic, parfois très difficile, a donné lieu à de nombreuses erreurs. Le traitement dit *médical* des corps fibreux lui est redevable d'une notable partie de ses succès.

Marche et pronostic. — La grande majorité des corps fibreux ne donne lieu qu'à des phénomènes vagues et sont souvent méconnus. Alors même qu'ils ont causé des troubles sérieux durant la période de l'existence génitale de la femme, la plupart ont une tendance naturelle à s'atrophier ou tout au moins à diminuer de volume par une sorte de travail d'involution et d'induration, au moment de la ménopause ; le même effet peut être produit par une grossesse. Cette règle est loin d'être absolue [1]. Fehling[2], Otto de Franqué[3], Landau[4] ont insisté,

---

[1] T. Johnson. *Journ. of the Am. med. Ass.*, 5 déc. 1891, p. 382.
[2] Fehling. *Beitr. z. G. und Gyn.*, 1899, t. I, n° 3.
[3] O. de Franqué. *Zeit. f. G. u. Gyn.*, 1899, t. XL, n° 2.
[4] Landau. *Berl. kl. Woch.*, 1899, n° 27.

avec une exagération évidente, sur la dégénérescence sarcomateuse des myomes au moment de la ménopause, ou un peu plus tôt, et d'après eux, cette transformation serait beaucoup plus fréquente qu'on ne l'a cru jusqu'à présent. D'autre part, il est un certain nombre de tumeurs dont la marche vraiment **galopante**, ainsi que je l'ai qualifiée[1], amène la mort de la malade, non pas tant par l'hémorragie que par le développement excessif de la masse morbide et par les phénomènes de compression et de dénutrition qui en résultent. Il en est ainsi de la généralité des tumeurs fibro-kystiques, et aussi de quelques simples fibro-myomes. Enfin quelques tumeurs à marche moins rapide n'en continuent pas moins à croître indéfiniment après l'âge critique[2]; cette époque se trouve alors, du reste, le plus souvent, notablement rétardée[3].

On pourrait dire que l'évolution naturelle des fibromes tend à en amener **l'expulsion** hors des parois de l'utérus, soit vers l'extérieur, soit vers la cavité péritonéale; cet effort est traduit par la pédiculisation qui se produit dans ces deux sens. A la vérité, le but est parfois atteint, quoique de pareils faits soient la grande exception. On observe encore assez souvent, toutefois, l'**accouchement** d'un polype, après rupture du pédicule, sous l'influence de fortes contractions utérines[4], ou même par l'effet de la pesanteur et de l'amincissement des liens d'attache. Un effort de défécation ou de vomissement suffit alors pour amener l'expulsion du polype[5]. La rupture de la capsule d'un corps sous-muqueux peut s'accomplir dans des conditions analogues et donner lieu à une véritable **énucléation spontanée**. Elle est parfois précédée d'une période de douleurs et d'hémorragies[6], d'autres fois elle se fait subitement, pendant un effort ou même une exploration[7]; on l'a vue succéder à l'accouchement et au retrait consécutif de l'utérus[8].

Un processus analogue à celui qui amène la rupture du pédicule des polypes sous-muqueux peut libérer aussi les corps fibreux pédiculés sous-séreux[9]. La tumeur reste alors greffée en un point où elle avait

---

[1] S. Pozzi. *De la valeur de l'hystérotomie*, etc., 1875, p. 20.

[2] E. Rose. Ueber die Nothwendigkeit der Myomoperationen (*Deutsche Zeitschr. f. Chir.*, 1887, t. XXV, n° 4, p. 456.)

[3] C. Schroeder. Ueber Fibromyome des Uterus (*Zeitschr. f. Geb. und Gyn.*, 1881, t. XI, p. 153).

[4] Whitefort. *Glasgow med. Journ.*, août 1872.

[5] Routh. *Brit. med. Journ.*, 1864, t. II, p. 29 et suiv. — Marchant. *Virchow's Arch.*, 1876, t. LXVII, p. 206.

[6] Berdinel. *Arch. de tocol.*, 1876, t. III, p. 249.

[7] Munde (*Soc. obst. de New-York*, 6 juin 1886) a présenté une pièce provenant de l'énucléation spontanée d'un fibrome qui ne pesait pas moins de deux livres. — Swiecicki a rapporté deux observations d'élimination de myomes par l'intestin, avec guérison des malades (*Archiv für Gynäkologie*, t. XIII, n° 1).

[8] Anderson a observé l'élimination spontanée d'un corps fibreux de la grosseur d'un œuf, sans hémorragie, trois jours après l'accouchement (*Hygiea*, Stockholm, août 1887).

[9] Simpson. *Obstétrical works*, t. I, p. 716. — Turner. *Edinb. Med. Journ.*, janv. 1861, t. VI, 2e part., p. 698.

primitivement contracté des adhérences, ou bien elle demeure libre dans le péritoine et y subit une sorte de momification.

Un autre mode d'expulsion spontanée, beaucoup plus grave, se produit par la mortification du fibrome : la tumeur sphacélée tend à se faire jour à l'extérieur. Parfois, elle s'élimine vers la cavité utérine. Tantôt elle perfore un organe voisin, la vessie[1], ou le cul-de-sac de Douglas[2], ou même la paroi abdominale. Ces processus prétendus curateurs peuvent, si l'on n'intervient pas, amener la mort. Dumesnil a toutefois observé une guérison extraordinaire dans un cas de ce genre[3].

La torsion de l'utérus fibromateux peut survenir dans deux conditions bien différentes. Le plus souvent elle se produit aux dépens du pédicule, plus ou moins long, d'un myome sous-péritonéal : c'est l'analogue de ce qui se passe pour les kystes de l'ovaire. Mais, dans certains cas, c'est le corps de l'utérus lui-même qui se tord sur son propre axe, et cela sous l'influence de tumeurs fibreuses sessiles ou même interstitielles. Chez la malade observée par Ehrendörfer[4]; l'organe était tordu sur son axe de 180° et offrait une face antérieure devenue presque postérieure et vice-versa ; et, chez la malade de Frommel[5], la torsion siégeait au ras de l'insertion vaginale. Dans le cas rapporté par Stratz[6], la matrice s'était tordue juste au niveau de l'orifice interne du col ; enfin dans celui de Semmelink[7], la torsion était si serrée que le corps de l'utérus et le col ne tenaient plus l'un à l'autre que par une très mince bande de tissu.

Quel est le mécanisme de cet accident? On a incriminé, mais sans preuves suffisantes, la mobilité extrême de l'organe surmonté de ses tumeurs, les adhérences péritonéales, le déplacement brusque sous l'influence d'un effort considérable, etc.

Qu'il s'agisse d'une tumeur pédiculée ou non, la torsion éclate brusquement ou bien évolue d'une façon lente et sournoise. Dans le premier cas, la malade éprouve une douleur soudaine, atroce, parfois même syncopale, l'abdomen ballonne, le facies se grippe, les extrémités se refroidissent : on a le tableau de l'étranglement interne. Quant à la torsion lente, elle s'accuse par des phénomènes infiniment moins alarmants : douleurs progressivement croissantes, augmentation de volume du ventre, rétention d'urine, difficulté de la défécation, vomissements, etc.

[1] F. Guyon. Des tumeurs fibreuses de l'utérus, 1860, p. 65.
[2] Demarquay. Bull. et Mém. de la Soc. de chir., 22 juin 1859, t. IX, p. 526. — Orthmann. Centr. f. Gyn., 1886, p. 737.
[3] Dumesnil. Gaz. des hôp., 1869, n° 6, p. 22. — Loir. Bull. et Mém. de la Soc. de chir., 1851, t. II, p. 1.
[4] Ehrendörfer. — Monats. f. Geb. u. Gyn., 1899, t. IX, p. 301.
[5] Frommel. Centralb. f. Gyn., 1898, n° 22.
[6] Stratz. — Zeitschrift f. Geb. u. Gyn., 1902, t. XLVII, n° 3.
[7] Semmelink. Beitr. z. Geb. u. Gyn., 1901, t. V, n° 3.

Les conséquences de la torsion sont toujours à peu près les mêmes : la tumeur, plus ou moins ischémiée, suivant le degré de la constriction, se ramollit, s'infiltre, s'œdématie et finit par se nécrobioser ; elle peut même s'infecter et amener la mort[1].

Enfin, la **résorption** ou régression de la tumeur peut se produire exceptionnellement, comme je l'ai dit plus haut, après une grossesse[2] ou même après la ménopause[3]. Mais, dans cette dernière circonstance, il y a plutôt induration et diminution considérable que disparition véritable.

Les **lésions annexielles** jouent un rôle important dans la tolérance des fibromes. Elles augmentent les phénomènes douloureux et quand elles aboutissent à la suppuration, le pronostic devient grave, l'existence de poches suppurées rendant l'intervention plus dificile et plus périlleuse. Aussi doit-on toujours chercher à depister leur existence pour permettre de mieux établir l'indication et préciser la gravité de l'opération.

Les corps fibreux sont certainement une cause de **stérilité** : toutefois la fécondation peut avoir lieu et même la grossesse suivre son cours normal.

La **terminaison mortelle** peut être amenée lentement, par l'anémie profonde que produisent des hémorragies répétées, par des poussées successives de **péritonite chronique**, par des lésions rénales et l'**urémie** qu'elles entraînent, par une complication cardiaque et l'**asystolie**. Elle peut aussi survenir rapidement, par une **péritonite aiguë** due à la rupture d'un kyste ou causée par la gangrène et l'inflammation de la tumeur, propagée, avec ou sans perforation, à la séreuse voisine. Une **septicémie** mortelle peut avoir pour origine l'infection d'un corps fibreux sous-muqueux. Enfin, la mort subite a été observée à la suite d'**embolies**[4] ; c'est surtout dans les tumeurs fibro-kystiques avec télangiectasie que cette terminaison est à redouter. Il faut noter que des ponctions exploratrices, toujours intempestives, semblent la favoriser, en provoquant des thromboses dans les gros sinus veineux. On a aussi observé la mort presque immédiate, par **shock**, à la suite de la rupture intra-abdominale de tumeurs fibro-kystiques[5].

[1] Consulter : PLANQUE. *Thèse de Paris*, 1897. — SCHWARTZ. Bull. de l'Académie de méd., 1896, 8 décembre . — ERSILIO FERRONI. *Annal. di ost. e gin.*, 1899, n° 4, — MICHOLITSCH. *Zeits. f. Geb. u. Gyn.*, 1899, t. XL, p. 276. — SCHULTZE. *Zeits. f. Geb. u. Gyn.*, 1898, t. XXXVIII, p. 157. — JOHANNOWSKY. *Mon. für Geb. u. Gyn.*, 1898, t. VIII, n° 4. — SKUTSCH. *Cent. f. Gyn.*, 1887, n° 41.

[2] GUÉNIOT. *Bull. gén. de thérap.*, 30 mars 1872, t. LXXXII, p. 254.

[3] BOINET. *Gaz. hebd.*, 1873, n° 18, p. 287.

[4] R. DOHRN. Todesfälle an Embolie bei Unterleibstumoren. *Zeitschr. f. Geb. und Gynäk.*, 1885, t. XI, p. 136 (observ. 1 et 3). — R. ROSE. *Deut. Zeit. f. Chir.*, 1884, t. XIX, n° 1, p. 24.

[5] G. D. HOLSTON et DAVID MYERLE. Brooklyn path. soc. (*New-York med. Journ.*, 1884, t. II, p. 425)

TRAITEMENT MÉDICAL

Le traitement médical n'est, le plus souvent, que symptomatique. Les diverses substances qui ont été préconisées dans le but d'agir directement sur la tumeur, soit pour resserrer les vaisseaux (ergot), soit pour obtenir la dégénérescence graisseuse (arsenic, phosphore), paraissent, en réalité, surtout agir par un mécanisme différent : les premières, en faisant contracter la fibre utérine et modérant ainsi les hémorragies; les secondes (du moins l'arsenic), en relevant la nutrition générale des malades. Restent, comme agents spécifiques, l'électricité à laquelle certains auteurs attribuent une influence considérable pour la résorption des tumeurs fibreuses, et les eaux minérales chlorurées sodiques, dont l'action, dans ce sens, paraît efficace.

L'ergot de seigle a été méthodiquement employé en injections hypodermiques depuis les travaux de Hildebrandt[1], dont cette méthode a gardé le nom. Il faut, d'après cet auteur, en user avec persistance, pendant des mois. On peut formuler la solution suivante :

Ergotine (d'Yvon)	5 gr.
Hydrate de chloral.	1 —
Eau distillée	100 —

et en injecter douze gouttes par jour, ce qui fait environ 25 centigrammes. Si l'on devait garder la solution longtemps, on y ajouterait, outre le chloral qui est déjà destiné à la conserver, quelques gouttes de liqueur de van Swieten. Il faut avoir soin de se servir d'une seringue stérilisée, de toujours maintenir un fil métallique dans la canule pour en assurer la perméabilité, de la flamber à la lampe à alcool, après chaque injection, pour la sécher, et avant toute nouvelle piqûre, pour la stériliser; on évitera ainsi les abcès. Enfin on doit toujours faire la piqûre dans une masse charnue, le grand fessier ou le deltoïde, et pour cela enfoncer l'aiguille perpendiculairement de 2 à 3 centimètres, après l'avoir bien purgée d'air; pour que l'injection ne soit pas douloureuse, Bumm[2] conseille de neutraliser la solution à la soude et de filtrer. Les malades peuvent apprendre à se faire elles-mêmes les injections. Winckel parle d'une femme qui s'en était fait quinze cents.

Malgré le très grand nombre d'observations soi-disant démonstratives qui ont été publiées, l'effet de cette méthode sur le développement

---

[1] HILDEBRANDT. *Berlin. klin. Woch.*, 1872, n° 25, et *Beiträge zur Geburtsh.*, etc., *von der Berl. Gesellsch. für Geburtsh.*, t. III, p. 261. — Voir un résumé des résultats signalés par les divers auteurs dans SCHORLER (*Zeitsch. für Geb. u. Gyn.*, 1884, t. IX, p. 160).

[2] BUMM. Zur Technik der Ergotininjectionem (*Centr. f. Gyn.*, 1878, t. XIII, p. 182).

des fibromes n'a jamais été démontré. Schröder[1] a vu des tumeurs ne présenter quelque diminution qu'après quatre cents injections, bien que la dose employée fût plus forte que celle ci-dessus indiquée : toutefois il a souvent constaté que des tumeurs, jusque-là en plein développement, étaient restées stationnaires. Leopold[2], Byford, en Amérique, en ont été partisans. Par contre, beaucoup d'observateurs prétendent n'en avoir retiré aucun effet.

En l'employant suivant la méthode indiquée, on n'aura pas d'accidents. Si l'on dépassait notablement cette dose, on pourrait voir survenir des crampes des extrémités, des vomissements, de la fièvre. On a même signalé la suppuration de la tumeur et une attaque d'aphasie[3].

Un des effets favorables qu'on a attribués à ce traitement est de favoriser l'expulsion spontanée des fibromes. Mais il est douteux qu'il suffise pour provoquer la pédiculisation des corps sous-muqueux, et quant aux polypes déjà constitués, ils ne relèvent aucunement d'un traitement médical.

Churchill et Mac-Clintock vantent beaucoup la teinture de **cannabis indica** à la dose de dix gouttes, donnée trois fois par jour, pour arrêter les hémorragies. On a essayé l'**antipyrine**[4] dans le même but.

L'**extrait fluide d'hydrastis canadensis**[5] paraît agir, en faisant contracter les vaisseaux, comme hémostatique; son goût amer en fait aussi un stomachique. La dose est de vingt-cinq gouttes, deux à trois fois par jour. Schatz[6] a hautement prôné ce médicament; il prétend avoir vu un fibrome qui atteignait l'ombilic rentrer dans la cavité pelvienne, au bout de deux ans d'usage de l'*hydrastis canadensis*. Les insuccès, d'après lui, proviendraient de la difficulté qu'il y a de se procurer en Europe ce médicament, à l'état de pureté. J'en ai retiré moi-même quelques bons effets.

D'autres auteurs ont conseillé l'*hamamelis virginica*, le *viburnum prunifolium*, la *piscidia erythrina*. La *stypticine*, très vantée par Zweifel[7], a complètement échoué entre les mains de Breitenberg[8].

---

[1] Schröder. *Loc. cit.*, p. 279. — Léopold. *Archiv f. Gyn.*, 1878, t. XIII, p. 182.

[2] Byford. *Address.*, etc., in *Obstet. Transact. of the Amer. med. Assoc.*, Philadelphie 1875.

[3] Schorler. *Loc. cit.*, p. 175.

[4] Chouppe a eu un succès avec l'antipyrine, administrée sous forme de lavement à la dose de 1 gramme, dans un cas de métrorragie (*Soc. de biol.*, 19 nov. 1887, p. 676).

[5] E. Falk (*loc. cit.*) a récemment prôné l'hydrastinine dans les hémorragies dues aux corps fibreux. Il l'emploie en injections sous-cutanées (de 5 à 10 centigrammes) qu'il répète tous les jours.

[6] Schatz. Congrès gynéc. de Halle, 1888 (*Centr. f. Gyn.*, 1888, p. 594). — Voir, sur ce sujet, la thèse de Cadanès, Paris, 1889. — Toutefois G. Heinricius (*Centr. f. Gyn.*, 1889, n° 55, p. 618) conclut, d'études expérimentales sur les animaux, que ce médicament n'a aucune action sur les contractions de l'utérus; c'est, par contre, un poison cardiaque.

[7] Zweifel. *Congrès de gynécol. de Berlin*, 1899.

[8] Breitenberg. *Wiener med. Presse*, 1898, p. 1378

Il convient aussi de citer des tentatives de **médication thyroïdienne.** Jouin[1] affirme en avoir obtenu de bons effets en prescrivant la thyroïdine à la dose quotidienne de 1 gramme (cessation des hémorragies et des troubles de compression, souvent régression notable de la tumeur). On n'oubliera pas que ce médicament doit être manié avec la plus grande prudence.

Le **bromure de potassium** a été recommandé par S.-J. Simpson à doses faibles et longtemps continuées. Il ne paraît agir que comme sédatif contre les douleurs, et son usage prolongé pourrait altérer les fonctions digestives, qu'il est si précieux de conserver intactes.

Par contre, l'**arsenic**, vanté par Guéniot, s'il n'a peut-être pas l'action élective qu'on espérait, a, du moins, une action reconstituante qui peut être utile. Je n'en dirai pas autant du **phosphore.**

Nous devons également une mention, au moins pour sa singularité, à la méthode imaginée par Howitz[2]; cet auteur propose d'appliquer systématiquement la **succion, l'aspiration des seins,** au traitement des fibromes utérins; celle-ci agirait en provoquant les contractions réflexes de la matrice, à peu près de la même manière que le seigle ergoté.

Les **eaux minérales chlorurées sodiques,** telles que celles de Salies-de-Béarn[3] (Basses-Pyrénées), Salins (Jura), Kreuznach[4] (Allemagne), Rheinfelden (Suisse), etc., ont une action indéniable sur les corps fibreux. Elles agissent, en outre, en relevant la nutrition générale. Les cas où j'en ai obtenu une notable amélioration sont nombreux.

De toutes ces médications symptomatiques, il en est deux qui méritent surtout l'attention du praticien : les **irrigations vaginales chaudes** et l'**électrisation,** toutes les deux associées au repos prolongé.

Les injections doivent être administrées dans le décubitus dorsal; elles doivent être très abondantes et peuvent être renouvelées plusieurs fois par jour; on se servira d'eau très chaude (à 45° et même 50°), pure ou rendue faiblement antiseptique par addition de sublimé, d'eau oxygénée ou de permanganate de potasse.

Au lieu d'irrigations pures et simples, quelques praticiens allemands ont préconisé l'**atmocausis** ou **ébouillantement de la muqueuse utérine;**

---

[1] Jouin. *Soc. d'obst. de Paris*, 1895, juillet.

[2] Howitz. *Annal. de gyn. et d'obst.*, 1896, p. 687.

[3] On doit se souvenir que les *eaux mères*, résidu de la cristallisation du chlorure de sodium, sont surtout riches en bromures et iodures alcalins (l'eau mère de Salies-de-Béarn contient 60 grammes de bromure de sodium par litre), ce qui leur donne une action sédative particulière. Selon qu'on voudra produire une action plus particulièrement excitante ou calmante, on s'abstiendra d'employer ces eaux mères ou on s'en servira, en addition aux bains salés ou aux bains simples. On peut obtenir loin de la station thermale, une partie de ses effets, en mêlant les eaux mères à des bains préparés artificiellement avec le sel de cuisine.

[4] F. Engelmann. Beitrag zur Behandlung der Fibromyome der Gebärmutter (*Deutsche med. Woch.*, 1891, n° 20).

mais, jusqu'ici, les résultats enregistrés sont peu encourageants. La description de cette méthode a été donnée dans le chapitre consacré à la métrite (voy. page 298)[1].

Enfin, chez trois femmes atteintes de myomes compliqués d'hémorragie, Lachâtre[2] a vu cesser les pertes de sang sous l'influence d'injections intra-utérines de solution aqueuse de **gélatine**, tandis que Bertino[3], qui s'est servi du même moyen, n'en a retiré aucun profit.

L'**électricité** a joui, il y a quelques années, surtout en Angleterre et en Amérique, d'une vogue excessive, due en grande partie aux travaux de notre compatriote Apostoli, qui a poursuivi la voie ouverte par son maître Tripier[4].

Le traitement électrique des fibromes date surtout de 1869, année où Ciniselli (de Crémone)[5] publia les résultats qu'il avait obtenus au moyen de sa méthode « électro-chimique ». Deux aiguilles conduites à travers le vagin étaient implantées dans la tumeur et reliées au pôle d'une pile voltaïque.

En Amérique, vers la même époque, Cutter[6] faisait connaître l'amélioration considérable qu'il avait acquise dans plusieurs cas de fibromes par la galvano-puncture abdominale.

En France, les premières tentatives furent faites par Aimé Martin[7] et Chéron.

Aimé Martin, renonçant aux procédés de ses devanciers, rejeta les aiguilles pénétrantes et introduisit dans le col de l'utérus une sonde reliée au pôle positif de la pile. Les résultats qu'il obtint furent assez encourageants, particulièrement au point de vue des hémorragies qui presque toujours cessèrent très rapidement. Chéron[8] dont les recherches sont contemporaines de celles d'Aimé Martin, et qui, depuis plusieurs années, faisait aux femmes atteintes de fibromes des applications galvaniques avec un tampon relié au pôle positif et porté sur le col, publia une modification de son procédé qui lui avait fourni plusieurs succès :

[1] Pincus. *Atmocausis und Zestocausis.* Wiesbaden, 1905.

[2] Lachâtre. *Thèse de Paris*, 1898.

[3] Bertino. *Annali di ost. e gin.*, 1899, p. 858.

[4] Tripier. Hyperplasies conjonctives des organes contractiles : De la faradisation dans le traitement des engorgements et des déviations de l'utérus et de l'hypertrophie prostatique (*Comptes rendus de l'Acad. des Sciences*, août, 1859 et *Leç. clin. sur les mal. des femmes*, 1883). — Pour l'historique de la question, voir : Carlet. Du trait. élect. des tum. fibreuses de l'utérus d'après la méthode du Dr Apostoli (*Th. de Paris*, 1884). — Egbert Grandin. *Cyclop. of obst. and gyn.*, New-York, 1888, Vol. 5. — Hor. Bigelow. *Gyn. electro-therapeutics*, Londres, 1889.

[5] Ciniselli (de Crémone). *Mém. présenté à la Soc. de Chir. de Paris*, 1869.

[6] Cutter. *Cong. méd. de Chicago*, 1871. — *Med. and Surg. Reports*, 8 février 1873. — The galvanic treatment of uterine fibroid (*Amer. Journ. of Obstet.*, 1878, p. 113). — Electrolysis of myomata (*Amer. Journ. of Obstet.*, 1890, p. 1083).

[7] A. Martin. Sur les fibromyomes de l'utérus et leur traitement par l'action électro-atrophique du courant continu (*Ann. de gyn.*, février, mars, avril, 1879).

[8] Chéron. *Rev. des malad. des femmes*, 1879 et 1880. — *Gaz. des hôp.*, 11, 13, 18 mars 1879.

le courant continu qui traversait l'utérus était interrompu d'une façon rythmée.

Le choc électrique déterminé par ce moyen devait, d'après Chéron, agir sur la matrice en favorisant la contraction des fibres lisses et des parois vasculaires. La diminution du calibre des vaisseaux dégorgeait l'utérus, empêchait les liquides de s'y accumuler, « toutes conditions qui diminuent la nutrition du fibroïde et arrêtent les hémorragies. Il s'agit en somme d'une sorte de massage périphérique ».

Les premières applications furent des galvano-punctures faites par la voie vaginale. Un trocart en platine était enfoncé dans le parenchyme utérin. Mais dans la suite, Apostoli, convaincu des dangers de la galvano-puncture, y renonça presque complètement, et la remplaça par la galvano-caustique chimique intra-utérine.

Voici actuellement quelle est la technique d'Apostoli :

Une électrode formée par une sonde en platine, recouverte d'un manchon isolant de celluloïde ou de caoutchouc dans toute la portion qui ne plonge pas dans l'utérus, est introduite dans le canal utérin aussi haut que possible, et on applique sur le ventre une électrode spéciale, sorte de galette en terre glaise, qui dissémine le courant sur une large surface et évite toute action chimique. Les deux électrodes sont reliées aux deux pôles de la pile. On fait passer le courant à une intensité élevée.

Contre les fibromes hémorragiques, Apostoli utilisait de préférence le pôle positif comme pôle intra-utérin, et réservait le pôle négatif aux cas où il cherchait à obtenir une réduction du néoplasme.

L'une des particularités de sa méthode est l'emploi d'intensités élevées[1]. En 1884, Apostoli ne dépassait pas 100 milliampères; plus tard, il monta dans certains cas jusqu'à 200 milliampères et même davantage[2].

On mesure cette intensité avec un galvanomètre.

Apostoli affirmait que « bien appliquée et assez longtemps continuée (de 3 à 9 mois en moyenne), cette méthode est le plus souvent souveraine et conduit 95 fois sur 100 aux résultats anatomiques suivants : régression anatomique du fibrome variant de 1/5 à 1/3 et quelquefois 1/2, mais jamais disparition totale; — arrêt très rapide et durable des hémorragies; — disparition des phénomènes de compression. »

Les réformes et les innovations apportées par Apostoli à la technique de l'électrothérapie suscitèrent l'attention du monde entier et valurent à leur auteur de voir son nom définitivement attaché à la méthode du traitement des fibromes par l'électricité.

---

[1] Apostoli. *Comptes rendus du Congrès français de Chir.*, 1889.

[2] L'ampère est l'intensité d'un courant développée par une force électromotrice de 1 volt, dans un circuit dont la résistance totale est de 1 ohm. Le volt est une force électromotrice qui diffère très peu de celle d'une pile de Daniel; l'ohm est la résistance égale à celle d'une colonne de mercure de 1 millim. carré de section et de 1 m. 06 de longueur.

Prônée par les uns, discutée et discréditée par les autres, la méthode d'Apostoli fut pendant plusieurs années l'objet de luttes oratoires et épistolaires dans les différents congrès d'Europe et d'Amérique. Actuellement, elle reste la méthode fondamentale du traitement électrique des fibromes autour de laquelle gravitent de nombreux procédés de second ordre.

En 1889, Danion[1], qualifiant la méthode d'Apostoli d' « erreur scientifique de premier ordre », chercha à lui substituer une modalité électrique basée sur le renversement fréquent du courant, modalité qui, du reste, avait déjà été indiquée par Mundé, et il l'expérimenta dans le service de Lucas-Championnière. La communication de ses résultats fut l'origine de violentes discussions à la Société de chirurgie (1889) sur l'emploi de l'électricité en gynécologie. La technique de Danion ne prévalut pas et tomba dans l'oubli.

Les progrès de la chirurgie ont été la cause principale du déclin rapide de cette méthode palliative du traitement des fibromes. L'électrolyse ne peut aujourd'hui être considérée que comme un pis aller et encore a-t-elle, dans nombre de cas, des contre-indications absolues qui doivent lui faire préférer un autre traitement.

La majorité des cliniciens reconnaît cependant que l'électricité diminue les hémorragies et les douleurs d'une façon manifeste et améliore ainsi l'état général.

Les statistiques, un peu optimistes, de Bergonié et Boursier[2], de La Torre[3] donnent les moyennes suivantes :

Arrêt ou diminution notable des hémorragies .	70 à 90 %
Diminution ou disparition des douleurs	50 à 60 %
Régression de la tumeur.	10 %
Amélioration de l'état général	60 à 80 %

D'après ces données, on constate que le principal bénéfice de l'électrisation est l'action hémostatique.

On a signalé au cours du traitement quelques accidents que l'on a voulu mettre sur le compte de la méthode elle-même. La plupart cependant paraissent avoir été provoqués par des erreurs de diagnostic, des fautes de technique ou, plus souvent, par l'usage irraisonné de l'électricité dans des cas constituant des contre-indications absolues à son emploi.

Les *contre-indications* dépendent : 1° de l'état général ou local; 2° de la tumeur elle-même[4].

[1] L. Danion et Lucas-Championnière. [*Bull. et Mém. de la Soc. de Chir.*, 5 juin 1889, p. 470.
[2] Bergonié et Boursier. *Arch. d'élect. méd.*, 1893, p. 181.
[3] La Torre. *Società lancisiana degli ospedali*, Rome, 9 décembre 1899.
[4] Zimmern. *Revue de gynécologie et de chirurgie abdom.*, mai-juin 1900.

1º Les maladies du cœur à un stade avancé ou à la période d'asystolie, l'hémophilie, les diarrhées chroniques, la grossesse, l'hystérie, sont autant de circonstances défavorables. Mais la contre-indication la plus formelle est fournie par la présence du pus, ou l'existence d'une lésion inflammatoire aiguë ou subaiguë dans les annexes. Or, comme il est assez fréquent de voir semblables lésions évoluer à côté du fibrome, il en résulte que cette contre-indication restreint d'une façon assez sensible le nombre des fibromes auxquels l'électricité est applicable.

2º La variété, la nature du fibrome doivent être prises en considération. C'est ainsi que les tumeurs à évolution rapide (fibromes à forme galopante), les tumeurs très molles, très hémorragiques, s'accompagnant d'un état général grave, les fibromes de gros volume déterminant des accidents de compression, ne tireront de l'électricité aucun bénéfice. De même les fibromes kystiques, les tumeurs anciennes et dures ou qui auront subi la dégénérescence calcaire, sur lesquelles le courant ne paraît avoir aucune action.

Le siège de la tumeur importe également, et l'on devra renoncer à l'électricité toutes les fois qu'on se trouvera en présence de fibromes du col, de fibromes pelviens avec signes de compression ou de fibromes pédiculés soit du côté de la cavité péritonéale, soit du côté de la cavité utérine.

Les *indications* découlent des symptômes cliniques, de la nature de la tumeur, de l'âge de la malade.

L'hémorragie est l'indication la plus importante de l'emploi de l'électricité.

La tumeur elle-même doit répondre aux conditions suivantes : elle doit être unique, de consistance plutôt molle, de petit volume, ne pas dépasser les dimensions de la cavité pelvienne, et répondre par sa situation à la variété interstitielle.

Enfin, l'approche de la ménopause constituera une circonstance tout à fait favorable.

Bref, une tumeur petite, intra-murale, de consistance molle, donnant lieu à des hémorragies abondantes et répétées chez une femme aux environs de la ménopause sera le type le plus parfait du fibrome qu'on peut électriser avec succès.

Ajoutons que l'électricité convient surtout lorsque l'âge avancé du sujet, un état général mauvais, ou la présence de lésions cardiaques graves s'opposent absolument à une intervention chirurgicale[1].

___

[1] Voir, pour plus de détails, les communications qui ont été faites au Congrès international des sciences médicales de Berlin (1890), par Apostoli, Zweifel, Bröse, Cutter, Danion, Spanton, Meyer et Gauthier (*Centr. f. Gyn.*, 1890, p. 114 et 125, supplément). — BEJOU. Contribution à l'étude du traitement électrique des fibromes utérins (*Thèse de Bordeaux*, 1890). — MIETTE. Traitement électrique des fibromes utérins, méthode de Danion (*Thèse de Paris*,

On voit donc, d'après le petit nombre des indications, que le traitement électrique, si ardemment préconisé par certains auteurs, ne s'applique, en définitive, qu'à un groupe restreint de tumeurs fibreuses.

TRAITEMENT CHIRURGICAL PALLIATIF

Avant d'aborder l'exposé des grandes opérations qu'on peut être appelé à pratiquer pour les fibromes de l'utérus, je dois parler d'opérations qui ont été faites contre la compression ou l'hémorragie, souvent très grave, et qui se rangent, par leur relative simplicité, entre le traitement médical et le traitement chirurgical proprement dit.

1° *Réduction de la tumeur enclavée.* — Certaines tumeurs fibreuses, nées dans le petit bassin ou rétrofléchies dans sa cavité, peuvent donner lieu à de graves accidents, résultant de la compression du rectum, de la vessie ou des nerfs : l'iléus, l'urémie ou la paraplégie. On a pu parfois faire cesser ces phénomènes de compression, en repoussant les tumeurs au delà du promontoire ou même en fixant l'utérus soulevé à la paroi abdominale, comme je l'ai fait moi-même avec succès dans un cas[1].

Pour réduire la tumeur, on fait placer la femme dans la position de Sims ou dans la position dorsa-sacro-déclive, ou mieux dans la position genu-pectorale, et on agit sur la tumeur tantôt par le vagin, tantôt par le rectum. S'il y a beaucoup de contracture musculaire et d'hyperesthésie, le chloroforme sera administré. Cette manœuvre a pu aussi rendre des services, au moment du travail, dans les cas de fibromes compliqués de grossesse.

2° *Dilatation hémostatique du col.* — Préconisée d'abord par Baker Brown, par Mac-Clintock et Nélaton, elle a été reprise par Kaltenbach[2], qui employait les bougies de Hegar, en allant jusqu'à 16 et

1890). — Jakubowska. Des résultats immédiats et éloignés du traitement électrique des fibromes utérins par la méthode d'Apostoli (*Thèse de Paris*, 1890). — Kleinwächter. *Die Grundlinien der Gynäko-Electrotherapie*, Vienne, 1892. — Les discussions au congrès de Bruxelles en 1892 (*Cong. intern. de gyn. et d'obst.*, Bruxelles, 1894, p. 849 et suiv.) — Celles du Congrès de chirurgie de Paris (*Septième congrès de chirurgie*, Paris, 1893, p. 112). — Schaeffer. Résultats du traitement électrique des myomes (*Deut. med. Wochens.*, 1892, n° 15). — Spencer Wells. Remarks on Electricity in Gynaecol. (*Brit. med. Journ.*, 1896). — Fredericq. *Loc. cit.* — Laguerrière. Étude clinique sur le traitement des fibromes utérins par la méthode d'Apostoli et en particulier sur ses résultats éloignés (*Thèse Paris*, 1900). — Louart. Influence du courant continu dans les métrorragies (*Thèse, Lille*, 1896). — La Torre. — Fibromes utérins. Traitement par l'électrolyse. Leur élimination fréquente sous-muqueuse par l'électricité (*Cong. internat. d'élect.*, tenu à Côme, 1899). — Zimmern. Hémorragies utérines, leur traitement électrique. Action excito-motrice de l'électricité (*Thèse, Paris*, 1901).

[1] S. Pozzi. *Septième Congrès de chirurgie*, Paris, 1893, p. 44.

[2] Kaltenbach. *Central. f. Gyn.*, 1888, p. 729.

18 millimètres. Il a obtenu dans trois cas des succès remarquables. Kaltenbach est, du reste, porté à attribuer une grande influence à l'étroitesse du canal cervical dans la production des douleurs pendant les hémorragies consécutives aux myomes. Il recommande surtout ce moyen palliatif dans les cas de petite tumeur chez les femmes approchant de la ménopause, où il s'agit surtout de gagner du temps.

La dilatation du col paraît agir en provoquant des contractions réflexes du corps utérin qui rétrécissent le calibre des vaisseaux. Cette petite opération ne peut jamais être qu'un expédient temporaire.

3° *Curettage et injections intra-utérines*[1]. — Ce moyen a souvent été employé, sans doute par suite d'une erreur de diagnostic et alors que l'on croyait à une métrite hémorragique. Les recherches récentes sur l'état de la muqueuse dans les cas de fibromes montrent toutefois qu'il a quelque chose de rationnel. Il peut réussir quand la cavité utérine n'est pas trop déformée et lorsque, par suite, la curette peut agir efficacement. L'injection intra-utérine au perchlorure de fer sera ensuite faite avec la seringue de Braun, et suivie d'un grand lavage à la sonde à double courant, comme il a été indiqué à propos de la métrite. Il faut toutefois faire ces injections et ces lavages avec une prudence particulière, en se souvenant que les trompes peuvent être, dans ces cas, notablement dilatées.

Parmi les liquides caustiques employés en injections intra-utérines, outre le perchlorure de fer, déjà cité, il faut mentionner la *teinture d'iode*, l'*acide chromique*, le *chlorure de zinc*, etc.

Tous ces moyens sont ordinairement infidèles, souvent dangereux; il vaut mieux s'en passer.

4° **Ligatures atrophiantes**. — Hofmeier[2] et von Antal[3] paraissent avoir été les premiers à conseiller la ligature des vaisseaux utérins dans le but de provoquer la régression et l'atrophie des tumeurs fibreuses. Mais ce sont surtout les travaux de Rydygier[4], de Franklin H. Martin[5] (de Chicago) et de Sig. Gottschalk[6] (de Berlin), qui ont attiré l'attention des chirurgiens sur ce mode de traitement. En France, il

[1] Coc. *Med. Record*, 1888, t. XXXV, p. 90. — Runge. *Zur Therapie der Uterusmyomen* (*Arch. f. Gyn.*, 1889, t. XXXIV, n° 3).
[2] Hofmeier. *Zeitschrift für Geb. und Gyn.*, 1880, t. V, p. 96.
[3] Von Antal. *Centralbl. für Gyn.*, 1882, p. 465.
[4] Rydygier. *Wiener med. Woch.*, 1890, n° 10. — *Centralbl. f. Gyn.*, 1894, p. 296.
[5] Franklin H. Martin. *Am. journal of obst.*, avril 1893, p. 481. — *British med. journal*, 1897, 23 octobre, p. 1141. — *Annales de gynécologie et d'obstétrique de Paris*, 1898.
[6] S. Gottschalk. *Berl. klin. Woch.*, 1898, n° 10. — *Centralbl. für Gyn.*, 1893, p. 352. — *Congrès international de 1900. Comptes rendus de la Sect. de Gyn.*, p. 123.

faut citer les tentatives de Tuffier[1], et les recherches anatomiques de Hartmann et Frédet[2].

Pour lier les pédicules vasculaires de l'utérus on a eu recours à la voie abdominale ou à la voie vaginale. La première est recommandée par Gubarow, par Sneguireff, par Rydygier, qui ont soin de lier tous les vaisseaux, utérins et utéro-ovariens, tandis que Fritsch, Gottschalk et

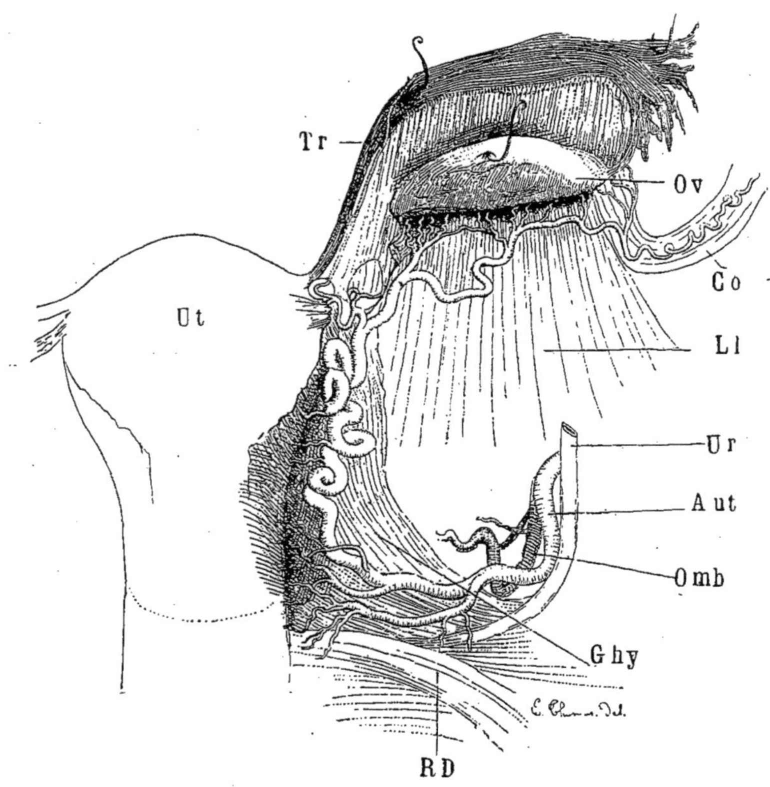

Fig. 295. — Artère utérine et ses branches longues cervico-vaginales (P. Fredet).

L'utérus *Ut*, l'utérine *Aut* et l'uretère *Ur* sont dans leurs rapports normaux. La trompe *Tr*, l'ovaire *Ov* et son cordon vasculaire *Co* ont été déplacés. (L'artère utérine chez ce sujet naissait par un tronc commun avec l'ombilicale *Omb*). On voit le croisement avec l'uretère, les branches longues cervico-vaginales et les sinuosités décrites par le tronc principal. L'artère se termine d'une façon typique par une branche antérieure salpingienne et une branche postérieure ovarienne anastomotique.

F. H. Martin s'adressent plus volontiers à la voie basse. Cette dernière méthode paraît être la plus rationnelle. Hartmann et Frédet ont, en effet, démontré que, dans la majorité des cas, la matrice est exclusivement irriguée par les artères utérines, tandis que les vaisseaux dits

[1] TUFFIER. *Congrès de chirurgie de Paris*, 1897 et 1898.
[2] HARTMANN et FRÉDET. *Bull. et Mém. de la Soc. de chirurgie de Paris*, 1898, 18 février. — FRÉDET. *Thèse de Paris*, 1899.

utéro-ovariens aboutissent aux annexes sans fournir de branches au tissu utérin. On s'est même demandé si, dans ces conditions, il ne valait pas mieux substituer la ligature de l'hypogastrique à celle de l'utérine, conduite plusieurs fois suivie par Bier, Pryor, Polk, dans des cas de cancer inopérable. Théoriquement, l'idée est excellente; mais Hartmann et Frédet, qui ont fait d'importantes recherches et expériences sur ce sujet, viennent de démontrer l'inefficacité de ce moyen : dans presque toutes leurs observations, la circulation s'est rétablie par les artères de la fesse. Jusqu'à nouvel ordre, il faut donc s'en tenir à la ligature des utérines seules.

Le manuel opératoire varie, suivant que l'opération est pratiquée par l'abdomen, ou par le vagin. Dans le premier cas, la technique la plus employée est celle de Rumpf, qui a été modifiée en France par Hartmann et Frédet. La malade est placée dans la position déclive; laparotomie médiane sous-ombilicale; après avoir repoussé le paquet intestinal, on attire les annexes en avant et en bas pour découvrir l'uretère. Le péritoine pariétal est alors incisé parallèlement au bord antérieur de ce conduit, ce qui permet de trouver la fossette ovarique, c'est au niveau de cette fossette qu'il faut rechercher, isoler et lier l'artère utérine. En général, on tombe sur deux vaisseaux qui sont l'ombilicale et l'utérine; pour éviter toute erreur, on fera bien de les lier séparément. On termine l'opération par la ligature en masse des cordons tubo-ovariens et des ligaments ronds.

La ligature de l'utérine par la voie abdominale constitue une opération délicate, parfois difficile; aussi a-t-on préféré exécuter la même opération par la voie vaginale.

La malade est installée dans la position dorso-sacrée; après avoir abaissé le col et incisé le vagin autour du col, comme dans le premier temps de l'hystérectomie vaginale, il faut décoller et refouler la vessie en avant, le rectum en arrière, puis pénétrer, avec le doigt, en pleine base des ligaments larges pour y rechercher les battements de l'artère utérine ou de ses branches. On aurait tort de se borner à placer une seule ligature sur le vaisseau que l'on suppose être le tronc de l'artère, car on risquerait de ne lier qu'une branche principale. Il est beaucoup plus sûr d'imiter l'exemple de Gottschalk, et de lier par petits paquets tous les vaisseaux, au fur et à mesure de leur découverte. On termine l'opération en fermant la plaie vaginale par des sutures au catgut.

Les observations publiées, avec résultat éloigné, ne sont pas nombreuses.

Frederick[1] (de Chicago) a obtenu 3 succès opératoires chez 3 malades atteintes de gros myomes dépassant l'ombilic. Tuffier[2] a vu les métrorragies s'arrêter dans 3 cas où il s'agissait de petits fibromes, mais les

<hr>

[1] FREDERICK. *Journ. Am. méd. Ass.* 1895, t. XXV.
[2] TUFFIER. *Congrès de chirurgie de Paris*, 1898.

tumeurs ne s'étaient pas modifiées. Delagenière[1] déclare aussi avoir constaté de très beaux résultats sur 5 femmes traitées par la seule ligature des utérines. Enfin sur 20 cas opérés par Gottschalk, 14 malades ont été très sérieusement améliorées par l'intervention, en ce sens que les douleurs et les métrorragies avaient disparu, et que, chez 7 d'entre elles, la matrice avait recouvré son volume physiologique.

Quoi qu'en disent ses partisans, la méthode des ligatures atrophiantes ne semble pas devoir devenir un traitement de choix ; on doit la considérer comme une intervention exceptionnelle, applicable, tout au plus, chez les femmes réfractaires à une thérapeutique plus radicale[2], ou à laquelle on peut se résoudre pour terminer rapidement une opération entreprise chez un sujet que des conditions locales ou générales mettent hors d'état de supporter une opération longue. Pour ma part, je n'y ai eu recours qu'une seule fois dans un cas de cet ordre.

5° *Castration ovarienne*. — La clinique a, depuis longtemps, appris que la cessation de la vie sexuelle chez la femme amène assez souvent une sédation remarquable dans les accidents causés par les corps fibreux : les hémorragies cessent et la tumeur elle-même diminue et s'atrophie dans quelques cas. De là est venue l'idée de hâter l'apparition de cette période favorable, en provoquant une *ménopause artificielle* par l'ablation des ovaires.

La castration[3] avait déjà été pratiquée en 1872, presque en même temps, par Battey[4] et par Hegar, pour des dysménorrées douloureuses, et les chirurgiens commençaient à se familiariser avec cette

[1] DELAGENIÈRE. *Congrès de gyn. d'Amsterdam*, 1899.

[2] GOUILLIOUD (*Congrès international de Paris*, 1900) a remplacé, en pareil cas, la ligature par la forcipressure par la voie vaginale. — Voy. aussi RECUNER. Thèse de Paris, 1897.

[3] Le mot de *castration*, qui a donné lieu à de nombreuses discussions, doit être exclusivement réservé à l'ablation des ovaires sains ou supposés sains, faite en vue d'une modification fonctionnelle. Telle est la manière de voir de SCHRÖDER et de HOFMEIER (*Grundriss der gyn. Oper.*, p. 315), tandis que HEGAR applique ce mot à l'ablation de tout ovaire sain ou malade, « ne formant pas une notable tumeur » (*Centr. f. Gyn.*, 1878, n° 2, p. 25, *ibidem*, 1887, n° 44, p. 698, et *Operative Gyn.*, 5e édit., p. 341). Cette définition n'est évidemment pas suffisante, car, alors, l'ablation d'un petit kyste devra être appelée tour à tour castration, s'il est du volume du poing, ovariotomie, s'il est du volume de la tête. BATTEY et les Américains désignent la castration sous le nom d'*ovariotomie normale*. On l'a encore appelée *oophorectomie*. Il ne faut pourtant pas confondre les opérations de cet ordre, où l'ovaire et la trompe sont enlevés comme centres producteurs de réflexes, soit hémorragiques, soit douloureux, avec les opérations où l'on enlève ces annexes pour une altération morbide, diagnostiquée avant l'ouverture du ventre : c'est, dans ce dernier cas, la *salpingo-oophorectomie* qu'a surtout vulgarisée LAWSON TAIT. Peut-être serait-il bon de distinguer, mieux qu'on ne le fait d'ordinaire, des catégories aussi différentes. On réserverait alors le nom de *castration* à l'ablation des annexes réputées saines, en distinguant la *castration hémostatique* (TRENHOLME, HEGAR), et la *castration analgésique* (BATTEY) ; le nom d'*oophorectomie* ou de *salpingo-oophorectomie* (L. TAIT) désignerait l'extirpation des annexes enflammées (salpingites, ovarites). On éviterait ainsi bien des confusions. Une tentative de nomenclature dans ce sens a été faite par MUNDÉ. *A year's work in laparatomy* (*Amer. Jour. of Obstet.*, 1888, t. XXI, p. 25).

[4] BATTEY. *Atlanta med. and surg. Journ.*, sept. 1872, et *Amer. practit.*, 1875.

opération, lorsque Trenholme[1] publia, en 1876, le premier exemple connu de castration pour myome utérin; Hegar la pratiqua dans le même but, peu de mois après. Il n'est pas douteux que Hegar ignorait à la fois les expériences de Battey et de Trenholme quand il conçut et exécuta les siennes, mais il n'est pas contestable que les publications de ces auteurs sont antérieures[2]. Hegar n'en demeure pas moins le grand propagateur de cette opération, que ses travaux et ceux de son élève Wiedow[3] ont contribué à vulgariser. En Angleterre, c'est Lawson Tait[4] qui lui a donné la plus vive impulsion. En France, il faut spécialement noter les travaux de Duplay[5], Tissier[6] et P. Segond[7].

Il y a une dizaine d'années, la castration était acceptée et même préconisée par un grand nombre de chirurgiens. Hegar la conseillait dans la plupart des cas, de préférence à l'hystérectomie, qu'il considérait comme plus grave, quitte à faire cette dernière, si la castration n'avait pas suffi. Thorton en avait retiré de bons effets, même dans un cas de tumeur fibro-kystique.

Aujourd'hui que l'hystérectomie abdominale et la myomectomie sont devenues des opérations bien réglées et presque bénignes, la castration est reléguée au dernier rang. Landau, A. Martin, Baldy, Wertheim, n'hésitent pas à la proscrire formellement; mais elle compte encore quelques partisans en Allemagne, parmi lesquels Schülein[8], Sippel[9], etc. Il est plus juste de la considérer comme un palliatif auquel, dans certains cas, on peut avoir recours lorsque l'état général ou local rend une intervention plus radicale trop dangereuse; mais, pour ma part, j'y ai complètement renoncé.

Technique opératoire. — Le moment le plus favorable pour pratiquer l'opération est la semaine qui suit les règles. Les préparatifs de l'opération, les préceptes pour l'ouverture du ventre sont les mêmes que dans toute laparotomie[10].

L'incision médiane sur la ligne blanche est le procédé de choix, bien qu'on ait préconisé également l'incision latérale (*Flankenschnitt*)

---

[1] TRENHOLME. *Amer. Journ. of Obstet.*, 1876, p. 702. — L'opération de TRENHOLME est de janvier 1876; celle de HEGAR du mois d'août de la même année. LAWSON TAIT (*Brit. med. Journ.*, 15 août 1885) a affirmé qu'il avait fait la castration pour un fibrome utérin, en août 1872. Malheureusement, sa revendication est trop tardive pour qu'on en tienne compte.

[2] HEGAR. Die Castration der Frauen (*Volk. Samml. klin. Vort.*, 1878, p. 42). — Ueber Castration (*Centralbl. f. Gyn.*, 1879, p. 529). — *Operative Gynäkologie*, 1886, 2e édition, p. 341.

[3] WIEDOW. *Centralbl. f. Gyn.*, 1882, n° 6, p. 81. — *Archiv f. Gyn.*, 1885, t. XXV, n° 2, p. 209.

[4] LAWSON TAIT. *Brit. med. journal*, 1880, t. II, p. 48 et *Transact. of the obs. society of London*, 1885, t. XXV, p. 39 et 205.

[5] DUPLAY. *Archives gén. de médecine*, 1885, t. XVI, p. 1.

[6] TISSIER. *Thèse de Paris*, 1885.

[7] SEGOND. *Annal. de Gyn.*, 1888, t. XXVI, p. 416.

[8] SCHÜLEIN. *Berl. klin. Wochens.*, 1899, n° 38 et *Cent. f. Gyn.*, 1900, p. 541.

[9] SIPPEL. *Volkm. Samml. klin. Vorträge*, 1899, n° 259 et *Cent. f. Gyn.*, 1900, p. 453.

[10] WINTER. *Zeits. f. Geb. u. Gyn.*, 1888, t. XIV, n° 2, p. 443.

et même l'opération par le vagin, lorsque l'utérus n'est pas trop développé. On la fera plus ou moins au-dessous de l'ombilic, selon la hauteur à laquelle on suppose que le corps fibreux a porté les annexes. On ne devra pas faire tout d'abord une incision de plus de 8 centimètres, suffisante pour passer deux ou trois doigts.

Une compresse aseptique est introduite par un de ses angles dans la plaie et sert à refouler l'intestin et l'épiploon. L'index et le médius de la main droite sont enfoncés profondément et s'orientent sur le fond de l'utérus, pour aller à la recherche de l'ovaire qu'on saisit, ainsi que le pavillon de la trompe, entre les deux doigts, et qu'on attire hors de la plaie. Une aiguille mousse armée d'un fil double traverse alors l'aileron de l'ovaire et de la trompe. On peut, dans l'ablation des annexes, lier le pédicule par le nœud de Lawson Tait (p. 111, fig. 105), qui est expéditif et ne laisse qu'un seul nœud dans le péritoine. Mais, pour peu que le pédicule soit large et tendu, il vaut mieux le lier avec deux fils entre-croisés.

Il est rationnel et pratique de comprendre la trompe dans l'ablation de l'ovaire, d'autant plus que celle-ci est souvent atteinte d'inflammation chronique et que son ablation contribue beaucoup à la disparition des douleurs et des hémorragies.

Si le pédicule est très court, on pourra ajouter à la ligature en masse (qui pourrait glisser) des ligatures complémentaires sur les vaisseaux, dont la lumière sera soigneusement recherchée, sur la surface de la section. Dans ce cas-là, il faut aussi s'assurer avec soin que la ligature a été placée au-dessous de l'ovaire, et qu'une portion de cet organe, plus ou moins étirée, ne lui a pas échappé. Cette forme aplatie et comme écrasée de l'organe, qui le fait ressembler à une poire tapée, est très remarquable dans certains cas de fibromes.

Je préférerais pratiquer alors, pour plus de sûreté, à l'exemple de Hegar, la cautérisation du pédicule avec le thermocautère, de façon à détruire profondément les tissus. S'il y reste quelque vestige d'ovaire, il sera ainsi anéanti ou suffisamment modifié pour être ensuite résorbé. Il est très compromettant pour le succès opératoire de laisser subsister de pareils vestiges; en outre, comme P. Müller[1] l'a montré, ils peuvent eux-mêmes devenir le siège de néoformations kystiques.

On procédera de même à l'ablation du second ovaire.

Il peut se faire qu'une incision aussi petite que celle que j'ai recommandée ne permette pas de manœuvrer assez à l'aise ; il vaut alors beaucoup mieux l'agrandir que d'user de force : on l'agrandira soit en haut, soit en bas. Si l'on est gêné par les intestins, on les refoulera plus aisément, en donnant à la malade une position très déclive.

_____

[1] Müller. *Deut. Zeitsch. f. Chirurgie*, 1884, t. XX, p. 1.

Les adhérences de l'ovaire et de la trompe aux parties voisines ne devront être rompues qu'avec de grandes précautions et le plus possible sous le contrôle de la vue, à cause du développement considérable de la circulation veineuse qui accompagne parfois les fibromes.

La brièveté des ligaments larges, et, en particulier, de l'aileron ovarien, peut constituer une difficulté insurmontable : les ligatures glissent, on ne peut pas constituer de pédicule, ou bien on a, au cours des manœuvres, lésé des vaisseaux qui saignent d'une manière inquiétante, accident très fréquent dans les myomes télangiectasiques : il faut alors procéder sans retard à l'hystérectomie totale ou subtotale.

La toilette du péritoine est, généralement, très rapidement faite, à moins qu'il n'y ait eu rupture d'une collection annexielle ; de même le drainage n'est indiqué que s'il y a eu effusion de pus, ou encore si les manœuvres ont été exceptionnellement longues et pénibles.

A titre de renseignement, je consignerai ici les **résultats** obtenus par les opérateurs qui ont le plus préconisé cette méthode au moment, encore peu éloigné, où l'hystérectomie n'occupait pas la première place qu'elle a conquise actuellement dans le traitement des fibromes.

Hegar[1], sur 55 opérations, a observé 6 morts, soit près de 11 p. 100, dont 5 par septicémie (un cas provenant d'une infection antérieure à l'opération) et un autre, par altération des reins ; 16 malades, soit 29 pour 100, présentèrent des accidents plus ou moins graves (3 péritonites légères, 7 abcès, 4 thromboses du membre inférieur, 1 pneumonie, 1 catarrhe de la vessie).

33 malades guérirent sans le moindre trouble, soit 60 pour 100[2].

En déduisant des 55 opérées les 6 morts, 12 cas encore trop récents, et 9 cas où l'extirpation d'un gros fibrome pédiculé a été faite simultanément, il reste 28 cas de castration, opérés depuis plus d'un an et demi. Voici les résultats au point de vue curatif :

a. — *Résultats relatifs à l'hémorragie* : 20 fois, cessation immédiate des hémorragies ; — 4 fois, cessation après quelques pertes de sang irrégulières ; — 1 fois, persistance des métrorragies irrégulières ; — 1 fois, ménopause, puis métrorragies irrégulières ; — 1 fois, ménopause temporaire, puis hémorragies et développement kystique de la tumeur ; — 1 fois, ménopause, puis hémorragies, énucléation commençante de la tumeur, qui est finalement extirpée par Fehling.

b. — *Résultats relatifs à la tumeur* (sur la même série de 28 cas) : 22 fois, diminution marquée, et le plus souvent très importante ; — 3 fois, pas de diminution ; — 1 fois, diminution douteuse ; — 1 fois, apparition d'une tumeur fibro-kystique ; — 1 fois, énucléation.

Donc, on le voit, la ménopause et l'atrophie de la tumeur ne mar-

---

[1] Hegar et Kaltenbach. *Loc. cit.*, 3ᵉ édit., p. 405 et suiv.
[2] Hegar indique 70 pour 100, mais il y a là une erreur de calcul évidente.

chent pas de pair. Il peut se faire que l'hémorragie cesse entièrement, sans que le corps fibreux diminue. Toutefois, cela est exceptionnel ; le plus souvent Hegar a vu l'atrophie suivre l'aménorrhée.

Deux des opérées de Hegar sont devenues obèses; une autre a présenté, cinq ans après l'opération (qui avait été suivie de ménopause et de rétraction de la tumeur), un double foyer de paramétrite suppurée, provenant à coup sûr du pédicule. Enfin, une malade fut délivrée par l'opération d'une toux sèche excessivement invétérée[1].

Le soin avec lequel ces faits ont été observés, la garantie absolue que donne le nom de Hegar, prêtent à ces chiffres un intérêt particulier. Il est nécessaire toutefois de connaître les résultats d'ensemble, réunis dans des statistiques provenant d'opérations de divers auteurs.

Voici ceux qu'avait rassemblés Tissier, un peu moins récemment :

Sur 171 opérations il y eut 25 morts, soit 14,6 pour 100 de mortalité. Les causes de la mort se répartissent ainsi : 12 fois, septicémie; — 1 fois, hémorragie secondaire et septicémie; — 1, embolie de l'artère pulmonaire; — 1, pyélo-néphrite; — 1, débilité cardiaque (onze jours après l'opération)[2]; — 9, causes indéterminées.

a. — *Résultats relatifs à l'hémorragie*, constatés dans 146 cas . 89 fois, cessation complète; — 21 fois, ménopause survenue après une période plus ou moins longue d'hémorragies irrégulières; — 10 fois, retour des règles après un court répit. Dans cette catégorie se trouvent un cas d'extirpation unilatérale et un cas de ligature d'un ovaire; dans trois cas, on note que les pertes de sang ne sont pas visées dans l'observation, qui porte simplement que la malade est guérie.

b. — *Résultats relatifs à la tumeur* (sur 146 cas) : 9 fois, aucun changement; — 66 fois, diminution rapide; — 71 fois, aucun renseignement (la malade est portée guérie).

Wiedow[3] a publié une statistique faite avec grand soin, où il s'est astreint à ne consigner que les résultats observés sur des femmes opérées depuis un an au moins. Elle porte sur 56 faits, dont beaucoup se confondent avec ceux de la statistique précédente de Hegar : 39 fois, l'opération a été suivie à la fois de la ménopause et de la régression de la tumeur; — 5 fois, la ménopause est seule notée, sans renseignements sur le volume de la tumeur; — 5 fois, pertes irrégulières peu abondantes, diminution de la tumeur; — 1 fois, ménopause durant trois mois, après quoi la tumeur commence spontanément à s'énucléer et finit de l'être par le chirurgien; — 1 fois, [d'abord aménorrée, puis retour des règles, avec atrophie de la tumeur; — 1 fois, légères pertes

---

[1] Ce cas intéressant, au point de vue des réflexes utéro-ovariens, a été décrit en détail par H. Schnyder. Ein Beiträg zur Lehre vom Husten (*Corresp.-Blatt f. schw. Aerzte*, 1882).

[2] Tissier (*loc. cit.*, p. 74) attribue à tort ce cas à Hegar; il est de Freund.

[3] Wiedow. *Loc. cit.*, p. 501.

durant un jour, après des intervalles d'aménorrée de trois mois, pas
de renseignements sur la tumeur ; — 3 fois, ménopause et diminution
du fibrome, durant deux ans, puis retour des hémorragies et développement de la tumeur (dans un de ces cas, le néoplasme devint fibro-
kystique) ; — 1 fois, hémorragies irrégulières et importantes, sans diminution de la tumeur.

Lawson Tait[1] a fait 262 fois la castration pour des fibromes avec une
mortalité qu'il évalue à 1,23 pour 100. Nous manquons de renseignements précis sur tous les effets curateurs de ses opérations.

Je citerai encore des résultats portant sur quelques séries moins
nombreuses, mais qui n'empruntent pas moins un grand intérêt au
nom de leurs auteurs : Fehling[2] a fait 8 fois la castration pour des
fibromes, sans une mort ; 5 fois la ménopause est survenue et ne s'est
pas démentie ; 2 fois, au bout de la première et de la seconde année,
sont survenues des hémorragies irrégulières. Dans tous les cas la
tumeur a diminué de volume.

Prochownick[3], sur 12 cas, n'a pas perdu de malades, a vu toutes les
fois la tumeur diminuer, et n'a observé qu'exceptionnellement le retour
d'hémorragies irrégulières.

Fehling et Kaltenbach[4], sur 68 cas de myomes utérins traités par la
castration, ont eu 4 morts. 50 fois, c'est-à-dire dans 78 pour 100 des
cas, la ménopause est survenue à la suite de l'opération : 14 fois la
menstruation a persisté. Dans 94 pour 100 des cas on a observé une
régression notable de la tumeur. Chez 4 femmes, la tumeur a continué
à progresser. La castration a paru échouer dans les cas de fibromes
sous-muqueux et donner de bons résultats dans les cas de fibromes
interstitiels à évolution abdominale.

Segond[5] a obtenu 4 succès, sans aucun revers. Chez deux de ses malades,
ménopause immédiate et atrophie rapide. Chez une opérée, où la castration
a été unilatérale, les règles sont devenues normales et la malade ne souffrait plus ; le fibrome est resté stationnaire. Chez une femme opérée
depuis huit mois seulement, quelques hématémèses se sont produites.

Terrillon[6], sur 5 castrations pour fibromes, a perdu une malade au
bout de deux mois, par continuation des phénomènes de compression
intestinale. Il est bien évident que, dans ce cas-là, l'hystérectomie eût
été faite, si elle n'eût présenté des dangers excessifs, et qu'on n'a eu

---

[1] Lawson Tait. *Brit. Med. Journ.*, 1889, t. II, p. 299. Le chiffre de la fraction (1,23) est
évidemment dû à une erreur de calcul et non à une erreur typographique, car il a souvent
été reproduit par L. Tait, dans ses publications.

[2] Fehling. *Würt. med. Corresp.-Blatt*, 1887, n° 3.

[3] Prochownick. *Arch. f. Gyn.*, 1886, t. XXIX, p. 183.

[4] Fehling et Kaltenbach. *Arch. f. Gyn.*, 1893, t. XLVIII, p. 230.

[5] Segond. *Ann. de Gyn.*, 1888, t. XXIX, p. 416.

[6] O. Terrillon. *Annal. de gyn. et d'obstétr.*, 1888, p. 340.

recours à la castration que comme pis aller. La mort n'est pas imputable à l'opération et prouve seulement que la castration est impuissante à amener la diminution rapide de tumeurs volumineuses dans tous les cas. Les hémorragies cessèrent chez les 4 opérées.

Bouilly [1] a fait 26 fois la castration pour tumeurs fibreuses : il a eu 3 décès. Dans 18 cas, il a obtenu la suppression des hémorragies et des douleurs et la diminution de la tumeur ; dans 3 cas, les malades furent seulement améliorées ; dans 1 cas, l'insuccès fut complet [2].

TRAITEMENT CHIRURGICAL CURATIF

Le traitement de choix de tout corps fibreux qui donne lieu à des accidents est l'ablation. Celle-ci peut être faite à l'aide de diverses opérations dont les unes sont commandées par le siège du fibrome et les autres laissées au choix du chirurgien. Ainsi, un corps fibreux de la portion vaginale du col imposera évidemment une opération exécutée par le vagin, tandis qu'un gros fibrome sous-péritonéal pédiculé ne saurait comporter que la laparotomie. En revanche, un corps fibreux interstitiel de moyen volume (sous-ombilical) peut être enlevé soit par la voie vaginale, soit par la voie abdominale ; il peut encore soit être extirpé seul (myomectomie), soit exiger en même temps l'ablation de l'utérus (hystérectomie). Il résulte de ces diverses considérations qu'un fibrome de l'utérus peut tantôt, par son siège ou son volume, imposer une ligne de conduite opératoire unique et acceptée de tous, et tantôt laisser le choix entre des procédés d'exérèse divers et, dans ce dernier cas, les chirurgiens suivent plus leurs inspirations personnelles que des règles invariablement établies.

Je passerai successivement en revue les opérations pratiquées par la voie vaginale, puis les opérations pratiquées par la voie abdominale, tout en faisant connaître pour chacune d'entre elles les indications auxquelles je me suis arrêté.

OPÉRATIONS PAR LA VOIE VAGINALE

Les corps fibreux que l'on peut aborder par la voie vaginale sont ceux que leur évolution pousse vers le vagin. Ils peuvent siéger : 1° dans la

[1] Bouilly. *Congrès français de chirurgie* (7e session), 1893, p. 56.
[2] Voici les statistiques les plus récentes : Schwarzenbach annonce 5 morts sur 19 femmes traitées par l'opération de Battey ; il a pu revoir cinq de ces opérées et a constaté que leur tumeur, qui, avant la castration, était grosse comme une tête d'enfant, atteignait à peine le volume du poing (*Beiträge zur Geb. u. Gyn.*, 1902, t. VI, p. 122). — Schülein n'a eu qu'une mort

portion **vaginale du col**; 2° dans la cavité utérine, et être **pédiculés**; 5° dans l'épaisseur du parenchyme du corps, mais si voisins de la muqueuse qu'on peut leur donner le nom de **sous-muqueux**; 4° dans l'épaisseur de la paroi utérine, mais si bien **accessibles par le vagin** qu'on peut facilement les atteindre par une colpotomie.

Pour tous ces fibromes les indications opératoires se tirent des hémorragies, des douleurs, des phénomènes de compression. Une pressante indication d'intervention active est l'infection.

Polypectomie.

La polypectomie est une opération qui consiste à extirper les corps fibreux pédiculés de la cavité utérine. Lorsque le polype est intra-utérin, il faut faire une opération préliminaire pour le rendre accessible. Ce qui est préférable, c'est l'incision bilatérale du col, qu'on pratiquera avec de forts ciseaux, jusqu'à l'insertion vaginale. La portion sus-vaginale du col est généralement dilatée par la tension même du polype; s'il en était autrement, on se servirait de la laminaire pour la ramollir, puis des bougies de Hegar pour la dilater. Enfin, on ferait au besoin le débridement bilatéral du museau de tanche (fig. 299, p. 397).

L'ablation d'un polype est ordinairement très simple. La malade est anesthésiée, placée en position dorso-sacrée, et toutes les précautions d'asepsie prises comme s'il s'agissait d'une hystérectomie; le vagin est dilaté par des valves et des écarteurs; le polype étant saisi avec des pinces à griffes (fig. 294 et 295), on l'abaissera le plus possible; au besoin, la main appliquée au-dessus du pubis s'assure qu'il n'y a pas inversion de l'utérus. On imprime au polype un mouvement de rotation sur son axe, de façon à tordre le pédicule.

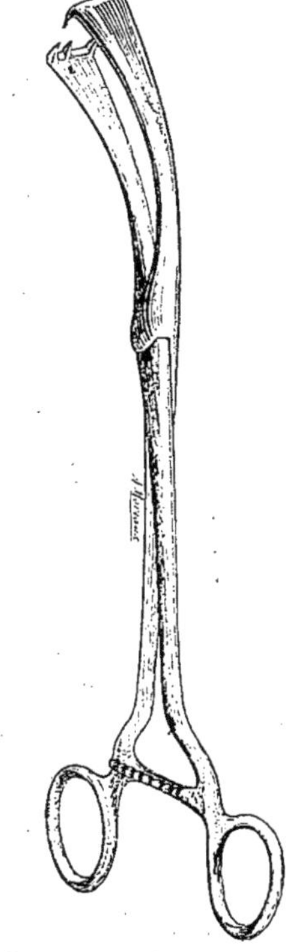

Fig. 294. — Pince courbe, à griffes, de Howard A. Kelly.

Au bout de deux ou trois tours, on fait glisser sur le polype, jusqu'à l'insertion du pédicule, de forts ciseaux, courbés sur le plat, et on commence à inciser le pédicule à petits coups,

à déplorer sur 9 cas de castration; il affirme avoir obtenu sur les 8 cas qui ont guéri, 3 succès complets et 3 améliorations notables (*Berl. klin. Woch.*, 1899, n° 58). — SIPPEL rapporte 20 cas de Battey sans une seule mort; il avait obtenu des succès réels chez 15 de ces opérées (*Volk. Samml. klin. Vort.*, 1889, n° 259). — SCHAUTA cite 3 morts sur 45 cas de Battey (*Congrès de gynécologie d'Amsterdam*, 1899).

en continuant la torsion. Celle-ci a un double effet : elle aide au détachement du pédicule et elle favorise l'hémostase.

On conseille généralement de sectionner le pédicule le plus haut possible. En agissant inversement, on se met, je crois, beaucoup plus en garde contre les chances (très problématiques, du reste) d'hémorragie secondaire. Le pédicule sectionné se rétracte dans la cavité utérine, et la portion qui n'est pas éliminée par suite de la torsion qu'elle a subie s'étale et s'efface rapidement.

Tous les moyens d'exérèse employés par crainte d'hémorragie doivent

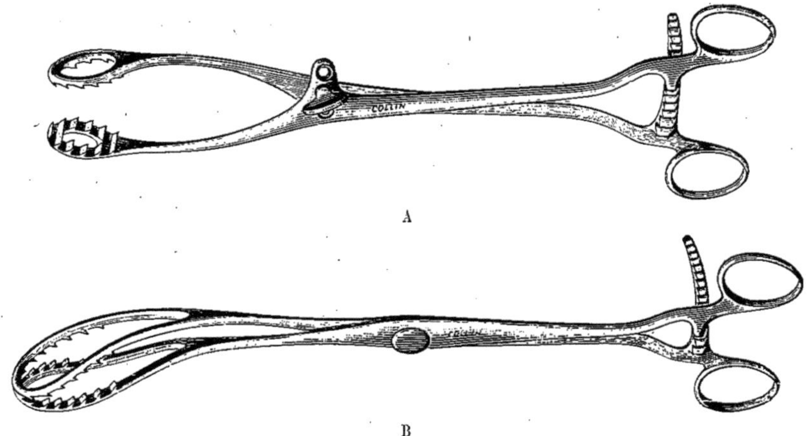

Fig. 295. — Pinces pour l'extraction des gros polypes.
A. Pince à tumeur à articulation mobile (Jeannel). *B*. Forceps à dents de brochet.

être résolument abandonnés. Ils ont causé plus de victimes qu'ils n'ont sauvé de malades : tels l'anse galvano-caustique, le serre-nœud, l'écraseur, la ligature, qui prolongent et compliquent infiniment une opération qui doit être rapide, pour rester bénigne. Déjà Dupuytren s'élevait contre la crainte chimérique de l'hémorragie et préconisait l'instrument tranchant. Il faut suivre sa pratique. Dans les cas, assurément très rares, où le pédicule contient de gros vaisseaux[1], si on les reconnaissait à la palpation, on placerait sur le pédicule, avant de le sectionner, de longues pinces à forcipressure, qu'on remplacerait immédiatement par des ligatures ou qu'on laisserait quelques heures.

Si une perte de sang se produisait, une injection intra-utérine d'eau chaude, suivie du tamponnement de la cavité utérine à la gaze aseptique ou antiseptique, en viendrait facilement à bout.

J'ai proposé[2] d'appeler **énormes polypes** ceux qui, remplissant la

[1] Trélat. *Bull. de l'Acad. de méd.*, 1881, p. 1208.
[2] S. Pozzi. *Revue de chir.*, fév. 1885, p. 113.

cavité du vagin, ne laissent pas arriver le doigt au pédicule et ne peuvent ordinairement franchir la vulve qu'au prix de certaines manœuvres. Les énormes polypes donnent lieu à des indications opératoires spéciales. On ne peut pas essayer de sectionner le pédicule, sans avoir auparavant diminué le volume du fibrome. Ce résultat s'obtient très simplement, en combinant des moyens divers qui ont été prônés à tour de rôle. Ce qu'on a appelé l'*allongement opératoire* est obtenu par de profondes incisions faites *en escalier* dans la tumeur, tandis qu'on l'attire au dehors (Simon[1]). On atteint le même but en pratiquant des incisions *spiroïdes* (Hegar[2]) sur la coque de la tumeur, qui est sa partie la plus résistante. Mais le *morcellement* par l'ablation de *tranches* ou de *fragments conoïdes* qui évident progressivement le polype[3] est, sans contredit, le moyen le plus rationnel et le plus commode pour venir à bout de ces grosses masses fibreuses. Il est bien préférable de s'attaquer à la tumeur que de faire des *débridements* à la fourchette, comme cela a d'abord été conseillé par Dupuytren et, depuis[4], souvent exécuté. Dès que la tumeur a suffisamment diminué de volume, on la saisit entre les branches de pinces à larges mors; la compression en réduit encore le volume, et on procède à la section du pédicule à petits coups de ciseaux et en tordant simultanément.

Le morcellement est encore indiqué contre les polypes en sablier contenus mi-partie dans l'utérus, mi-partie dans le vagin; enfin, contre les grosses tumeurs pédiculées prenant leur insertion dans la cavité cervicale, mais dont le volume est tel qu'elles encombrent tout le vagin.

Après l'ablation des polypes, il est bon de faire, soit séance tenante, soit quelques jours après, un curettage suivi de cautérisations pour guérir la métrite, qui est constante, et précipiter, en outre, l'involution de l'utérus qui, par le séjour du néoplasme, a augmenté de volume.

L'ablation des petits et moyens polypes, facilement abordables, comporte un **pronostic** des plus bénins, si l'intervention a été faite aseptiquement. Il n'en est pas de même des « énormes » polypes, surtout lorsqu'ils s'accompagnent de suppuration et de sphacèle : on en a comme preuve les faits que j'ai cités dans mon mémoire et ceux publiés, plus récemment, par Longuet[5].

---

[1] SIMON. *Monatsschrift*, t. XX, p. 25.

[2] HEGAR ET KALTENBACH. *Loc. cit.*, p. 414.

[3] VELPEAU et CHASSAIGNAC. *Bull. de la Soc. anat.*, 1835, p. 115.

[4] HEYWOOD SMITH et BARNES. *Trans. of Obst. Society of London*, 1881, t. XXIII, p. 233. — KŒBERLÉ. *Gaz. méd. de Strasbourg*, 1888, n° 4, p. 57.

[5] LONGUET. *Semaine gynécol.*, 1899, n° 41.

Myomectomie vaginale.

(Énucléation simple ou avec morcellement.)

La myomectomie vaginale a pour but l'extirpation des corps fibreux sous-muqueux et interstitiels avec conservation de l'utérus et des annexes.

Il convient de distinguer deux phases dans l'histoire de cette opération. Pendant la première, on se borne à *énucléer* les myomes, petits ou moyens, mais presque toujours sous-muqueux; Amussat, qui a laissé son nom à cette méthode, décortiquait la tumeur après incision de la capsule. Dans la seconde période, les chirurgiens, devenus plus hardis, se décident à fragmenter, à *morceler* les masses fibreuses trop volumineuses pour pouvoir être énucléées, en blocs intacts, à travers la filière génitale.

L'idée de l'énucléation appartient à Velpeau[1], mais c'est, nous venons de le dire, Amussat[2] qui exécuta la première opération de ce genre; l'ardeur qu'il mit à la défendre lui fit donner son nom. Cette opération séduisante fut depuis lors plusieurs fois répétée par L. Boyer, A. Bérard[3], Maisonneuve, Lisfranc, etc. Elle eut alors, en France, une vogue momentanée, mais bientôt de nombreuses et funestes déceptions vinrent diminuer le nombre de ses partisans. Elle finit par tomber dans le discrédit, et ne fut plus pratiquée que de loin en loin et d'une façon isolée : les critiques contenues dans les thèses de concours de Jarjavay et de Guyon[4] contribuèrent puissamment à ce résultat. Mais, pendant que la fortune de l'énucléation déclinait en France, elle s'élevait à l'étranger. Atlee[5] propagea en Amérique le moyen « de guérir des tumeurs, considérées jusqu'ici comme au-dessus des ressources de l'art ». En Angleterre et en Allemagne on pratiqua aussi l'opération d'Amussat[6], qui cependant continua longtemps à avoir ses principaux

[1] Velpeau et Chassaignac. *Bull de la Soc. anatomique*, 1833, p. 113.

[2] Amussat. *Revue médicale*, 1840, août, et *Mémoire sur l'anatomie pathologique des tumeurs fibreuses de la matrice et de la possibilité de les extirper lorsqu'elles sont encore contenues dans les parois de cet organe*, Paris, 1842.

[3] Bérard. *Gaz. des hôp.*, 1842, p. 18. — S. Pozzi. *Thèse d'agr.*, Paris, 1875.

[4] Jarjavay. *Des opérations applicables aux corps fibreux de l'utérus*. Thèse de concours, Paris, 1850. — Guyon. *Thèse d'agrégat.*, 1860.

[5] W. L. Atlee. *The surgical treatment of certain fibroid tumours of the uterus heretofore considered beyond the resources of art*, Philadelphie, 1853.

[6] Baker Brown. *Obstetrical Transactions*, Londres, 1862, t. III, p. 67, 79. — Duncan. *Edimb. med. Journ.*, févr. 1867, t. XII, 2e part., p. 706. — Maennel. *Prag. Vierteljahrsch.*, 1874, t. II, p. 29. — C. Braun. *Wien. med. Woch.*, 1874, nᵒˢ 39-41. — Un des travaux les plus complets sur ce sujet a été publié par R. Lomer. *Zeitsch. f. Gebursth.*, 1885, t. IX, p. 277; on en trouvera l'analyse dans l'*Union méd.*, 9 oct. 1885. — Consulter aussi : Chrobak. Ueber die vaginale Enucleation der Uterusfibr. (*Med. Jahrb. der k. k. Gesellschaft*, Vienne, 1888, t. III, p. 531). — Nebel. Zur vaginalen Enucleation der Uterusmyome (*Münchn. med. Woch.*, nᵒ 3).

partisans en Amérique[1]. Elle n'était presque plus employée en France, quand ma thèse d'agrégation parut attirer, de nouveau, l'attention sur elle, et provoqua quelques observations nouvelles[2]. Mais les progrès de la laparotomie ont, il faut l'avouer, presque exclusivement dirigé la plupart des chirurgiens vers les opérations intra-péritonéales, jusqu'à la réaction tentée avec succès en faveur de la voie vaginale, par Péan[3]. Cette réaction fit presque complètement disparaître l'opération de l'énucléation qui fut, en France, pendant une dizaine d'années, à peu près toujours remplacée par l'hystérectomie vaginale avec ou sans morcellement. Actuellement la laparotomie a repris tous ses droits. Cependant, la myomectomie vaginale peut comporter encore quelques indications.

En l'absence de la dilatation spontanée du col, on se fera un passage avec des tiges de laminaire et les bougies de Hegar pour pratiquer l'incision bilatérale du col. Chrobak préfère des incisions multiples, radiées, qu'il suture avec soin, après l'opération. Du reste, pour peu que la tumeur dépasse le volume du poing, on ne tentera pas d'énucléer le néoplasme en totalité, mais on s'adressera au morcellement.

L'opération varie considérablement selon le volume, la consistance et les connexions du corps fibreux. Avant de donner les règles de la technique opératoire, je ferai remarquer, encore une fois, qu'il est bien rare actuellement de faire l'énucléation telle qu'on la pratiquait jadis, depuis qu'une plus grande hardiesse a rendu le morcellement familier à la plupart des chirurgiens.

Myomectomie par énucléation simple. — Cette opération ne s'adresse qu'aux corps fibreux de petit volume.

Les fibromes sous-muqueux et interstitiels du col sont ordinairement faciles à détacher des tissus voisins. On peut donc, comme Lisfranc l'a fait autrefois[4], et à sa suite tous les chirurgiens, essayer de les énucléer à l'aide du doigt et d'une spatule, après en avoir enlevé, s'il y a lieu, la portion inférieure et en avoir suffisamment diminué le volume par l'ablation d'une tranche de tissu ou par l'évidement conoïde, afin de rendre la manœuvre plus facile.

La position la plus commode est, sans contredit, la position dorso-sacrée; cependant quelques opérateurs préfèrent celle de Sims ou décubitus latéral. L'anesthésie est indispensable. Deux aides sont nécessaires. Il est bon d'avoir un aide de rechange, l'assistance étant particulièrement fatigante.

---

[1] Marion Sims. *New-York med. Journ.*, avril 1874, t. XIX, p. 337.

[2] Dezanneau. *Bull. et Mém. de la Soc. de chir.*, 11 janv. 1882, p. 7. — Duret. *Journ. des Sc. méd. de Lille*, août 1889.

[3] Péan. *Gaz. des hôp.*, 1886, p. 445 et p. 1169, et *Ablation des petites tumeurs fibreuses par le vagin*, Paris, 1883. — Sécheyron. *Traité d'hystérotomie et d'hystérectomie par la voie vaginale*. Paris, 1889, p. 157 et suiv.

[4] Lisfranc. *Clinique de l'hôpital de la Pitié*, 1843, t. III, p. 172, 178, 179.

Quand le col n'est pas assez dilaté, on n'hésitera pas à l'inciser, jusqu'à l'insertion vaginale, après avoir fait la ligature préventive des branches inférieures de l'artère utérine (fig. 295). C'est un **temps préliminaire.**

Si la tumeur est petite, et si le col n'est pas trop aminci pour qu'on puisse le saisir et le maintenir, une pince fixatrice sur l'une et l'autre lèvre rendra des services, en facilitant l'abaissement et en donnant un point d'appui pour les manœuvres d'énucléation.

Le **premier temps** consiste à ouvrir la capsule. On saisit fortement, avec des pinces de Museux, la portion la plus saillante de la tumeur, et dans le point où la muqueuse se réfléchit sur l'utérus, on fait avec le bistouri ou les ciseaux une incision aussi étendue que possible.

Dans un **deuxième temps,** on décortique la tumeur avec les doigts introduits dans la capsule. Une spatule montée est nécessaire dans la plupart des cas. Elle doit être mousse et légèrement concave; j'ai fait construire un énucléateur qui m'a rendu de grands services : il a la forme et la cambrure du manche d'une grande cuiller à potage (fig. 296). Je le préfère à l'énucléateur de Sims et à la cuiller dentée de G. Thomas.

A mesure qu'on a détruit dans une certaine étendue les adhérences du fibrome, on l'attire en bas à l'aide d'une ou de plusieurs pinces de Museux. Des érignes doubles peuvent aussi être utiles. On fait ainsi rouler le fibrome sur son axe; s'il était nécessaire, on couperait avec des ciseaux courbes les tractus fibreux qui ne céderaient pas à l'énucléateur.

Le **troisième temps,** ou accouchement de la tumeur, n'est laborieux que si celle-ci est volumineuse; alors le morcellement et la réduction avec un petit forceps peuvent s'imposer de même que pour les énormes polypes. J'ai pu, avec une pince à faux germe, accoucher d'un bloc un fibrome intra-utérin plus gros que le poing que j'avais dû énucléer, non de sa capsule, mais de la cavité utérine elle-même avec laquelle il avait contracté des adhérences. Il s'agissait d'un cas très curieux de polype à apparitions intermittentes qu'on avait négligé d'enlever après de fréquentes migrations vaginales, et qui finalement avait rétrocédé dans l'utérus où il s'était secondairement fixé[1].

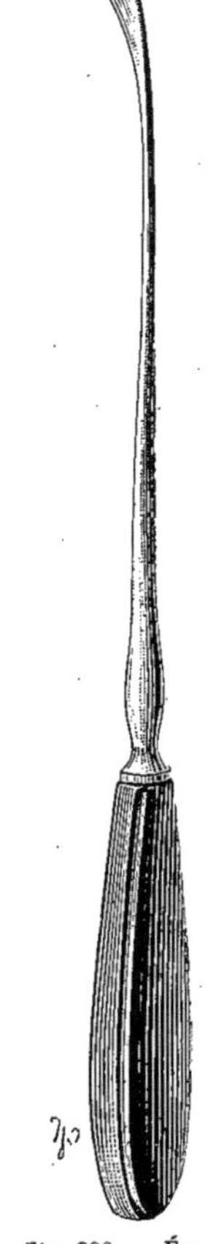

Fig. 296. — Énucléateur.

------

[1] S. Pozzi. *Bull. et Mém. de la Soc. de chirurgie,* 1884, p. 779.

Frankenhauser a inventé, pour l'extraction des tumeurs volumineuses, un instrument spécial ressemblant à un céphalotribe; Martin, des
pinces articulées comme le forceps; P. Segond a imaginé un instrument
permettant de les égruger; C. Braun, pour broyer les tumeurs volumineuses, s'est servi du cranioclaste. On peut simplifier l'arsenal et s'en
tenir aux instruments que j'ai indiqués.

Autrefois, quand la fatigue de l'opérateur ou l'épuisement de la
malade venaient interrompre l'extirpation, on s'arrêtait et l'opération
demeurait incomplète; on a vu quelquefois l'élimination du reste de
la tumeur se faire spontanément au bout de quelques jours; ou bien
une seconde opération était pratiquée, qui s'effectuait plus facilement
par suite de l'infiltration de la capsule et du relâchement des
adhérences.

Cette dernière circonstance donna l'idée à quelques opérateurs
d'ériger en principe l'**opération en plusieurs temps** (Matthews Duncan[1],
Marion Sims, Küstner[2]). Mais c'est transformer en condition de choix
une condition de nécessité : on s'expose, en effet, à la septicémie qui a
suivi beaucoup de cas traités de cette façon. Il est une autre variété de
l'opération en deux temps : au lieu de faire deux séances d'énucléation,
on fait seulement dans la première, à l'exemple d'Atlee[3], une profonde
incision de la capsule. On attend ensuite quelques jours, et, quand on
suppose que les contractions utérines ont produit la déhiscence de l'incision et un certain relâchement de la tumeur, on procède à l'énucléation; Vulliet[4] a repris et perfectionné le procédé d'Atlee. D'abord, il
essaye, un peu théoriquement peut-être, de diriger le fibrome, dès les
premières phases de son apparition, vers la cavité utérine plutôt que
vers la cavité abdominale, à l'aide de l'électricité (courant galvanique).
Puis, le fibrome, devenu sous-muqueux, est traité par l'incision de la
capsule; enfin, l'ergotine et l'électricité faciliteraient singulièrement
l'énucléation spontanée de la tumeur que favoriserait encore l'excitation causée par le tamponnement intra-utérin avec la gaze iodoformée,
renouvelé toutes les quarante-huit heures. On intervient en dernier
lieu, pour compléter et terminer le travail spontané d'expulsion, qui
se fait tantôt sous forme de polype, tantôt par lambeaux.

On doit reprocher à cette méthode sa lenteur extrême, la multiplicité
des manœuvres auxquelles elle expose l'utérus, enfin l'inutilité d'une
aussi longue temporisation, dès que la tumeur est devenue accessible à
l'opérateur.

[1] M. Duncan. *Edimb. med. Journ.*, janv. et févr. 1867, t. XII, 2e partie, p. 628 et 706.
[2] O. Küstner. Die zweizeitige vaginale Enukleation grosser Uterusmyome (*Deutsche med.
Woch.*, 1893, no 4).
[3] W. L. Atlee. *Amer. Journ. of med. sciences*, avril 1845, 2e sér., t. IX, p. 509 et oct.
1856, t. XXXII, p. 565 (opération par F. Hinkle).
[4] Vulliet. Contribution à l'étude du traitement des fibro-myomes intra-pariétaux (*Arch.
de toc.*, 1885, p. 556).

S'il est impossible d'enlever toute la tumeur, à moins d'user d'une violence dangereuse, on peut se résigner à en abandonner une partie dans l'utérus, pourvu que, par un traitement antiseptique convenable (tamponnement iodoformé, injections intra-utérines, etc.), on se mette en garde contre la septicémie que pourrait provoquer la gangrène du fragment laissé en place. Il n'y a rien d'étonnant si ces **ablations incomplètes** de fibrome ont donné lieu à des désastres, lorsque les précautions aseptiques n'étaient pas prises ou n'avaient pas été suffisantes[1]. Quoique l'événement soit toujours très fâcheux, on peut, en pareil cas, espérer voir se réaliser l'une ou l'autre des éventualités suivantes dont on possède plusieurs observations : expulsion spontanée plus ou moins tardive des restes du fibrome[2], ou rétraction et atrophie du moignon intra-utérin[3]. J'estime cependant qu'il est préférable de terminer l'opération par une hystérectomie vaginale.

Après l'énucléation d'un fibrome intra-utérin, on se trouve en présence d'une cavité souvent très grande, saignante, déchiquetée de toutes parts, et d'un utérus en état de relâchement plus ou moins complet. On doit régulariser la plaie, en excisant tous les lambeaux flottants de muqueuse et essayer de pratiquer une suture complète ou partielle. Une injection antiseptique chaude sera ensuite indispensable. Il vaut mieux se servir d'une solution de permanganate ou même d'eau bouillie que de sublimé, vu la grande surface d'absorption qui pourrait donner lieu à des accidents. La température de l'injection sera élevée à 50 degrés, s'il y a un suintement de sang notable. On pourra aussi alors tamponner la cavité utérine avec la gaze iodoformée. Enfin, dans certains cas, une injection hypodermique d'ergotine jointe à des malaxations du bas-ventre pourrait être recommandée afin d'amener les contractions de l'utérus. On placera un bandage de corps serré sur une épaisse couche d'ouate et un pansement ouaté au-devant de la vulve.

Les **accidents et les complications de l'énucléation** sont exceptionnels aujourd'hui. L'**hémorragie** est un accident fort rare et dont il est toujours facile de triompher; il suffira d'abaisser le col avec une pince à traction et de bourrer la cavité utérine avec des mèches de gaze imbibée d'eau oxygénée ou d'une solution concentrée d'antipyrine; bien fait, ce tamponnement est un moyen, pour ainsi dire, infaillible.

Un accident plus grave est la **perforation de la paroi utérine**; il en

---

[1] P. Broca. *Traité des tumeurs*, Paris, 1869, t. II, p. 272. — L. Merner. *De la terminaison par gangrène des corps fibreux intra-utérins, des dangers de leur extirpation partielle.* Thèse de Paris, 1883, n° 77 (contient une observation inédite de M. Dumontpallier).

[2] Frankenhauser. *Corrésp.-Blatt für Schw. Aerzte*, 1875, p. 225. — Tillaux, Duplay, Guéniot, Guyon, Polaillon. *Bull. et mém. de la Soc. de chirurgie*, 1874, p. 651.

[3] Muller. *Archiv für Gyn.*, 1874, t. VI, p. 125. — Chiari. *Klin. der Geburtsh.*, p. 408. — Chrobak. *Med. chirurg. Rundschau*, p. 874. — P. Walter. *Dorpat. med. Zeitschrift*, 1878, t. IV, p. 401. — J. Browkillo. *Thèse de Paris*, 1881.

existe quelques observations publiées par Polaillon[1], par Woerth et par Sänger[2], etc. Les auteurs ne sont pas d'accord sur la conduite à suivre dans ces sortes de cas; il faudrait se guider suivant les circonstances : si le milieu est aseptique, la fermeture de la brèche est un moyen recommandable; dans le cas contraire, l'hystérectomie totale paraît indiquée; mais sous aucun prétexte il n'est sage d'administrer des injections intra-utérines.

L'**inversion utérine** a été signalée, mais elle est, en réalité, fort rare et presque toujours facile à réduire.

Une autre complication, également peu fréquente, ce sont les **adhérences vaginales** dues à des pédicules secondaires multiples survenant dans des cas de polypes ayant séjourné très longtemps dans le vagin. M. Terrier a publié un travail intéressant sur ce sujet[3]. Le traitement de ces formes bizarres réclame beaucoup de précautions pour éviter de trop grands délabrements vaginaux.

De toutes les complications qui peuvent survenir au cours ou à la suite de la polypectomie, la plus grave est l'**infection**[4]. Depuis que l'on sait opérer aseptiquement, cet accident ne s'observe plus que chez les porteuses de polypes en voie de sphacélisation au moment où le chirurgien est appelé à intervenir. Faudrait-il, dans ces cas, pratiquer d'emblée l'hystérectomie totale? Cette conduite ne paraît pas à l'abri de toute critique, car, dans ces conditions, la contamination du péritoine est à peu près inévitable. Le parti le plus sage consisterait, à mon sens, dans l'excision aussi complète que possible de tous les tissus mortifiés, suivie d'une désinfection énergique de la cavité utérine et du vagin; lavages à l'eau oxygénée, drainage avec des mèches iodoformées, renouvellement du pansement plusieurs fois par jour, etc. L'hystérectomie ne serait de mise que quelques jours plus tard.

Enfin, il est bon de noter que tous les polypes ne sont pas des tumeurs bénignes : Morestin[5], en effet, a publié l'observation fort intéressante d'un polype que l'examen histologique révéla être un sarcome. L'hystérectomie secondaire s'impose alors formellement.

Myomectomie par énucléation et morcellement combinés. — Dans le cas de gros fibrome, l'idée de réduire le volume de la tumeur par une fragmentation préalable avait d'abord été réalisée par Velpeau, Chassaignac, Dupuytren, qui avaient ainsi extirpé de grosses tumeurs pédiculées; mais c'est à Emmet[6] que revient l'honneur d'avoir appliqué,

---

[1] POLAILLON. *Bull. et Mém. de la Soc. de chirurgie*, 1884.
[2] SÄNGER. *Centr. f. Gyn.*, 1892, p. 748.
[3] TERRIER et REYMOND. *Revue de chirurgie*. 1900, p. 489.
[4] LEJARS. *Bull. et Mém. de la Soc. de chir.*, 1898, séance du 30 mars.
[5] MORESTIN. *Bull. de la Soc. anatomique*, 1900, séance du 9 mars.
[6] EMMET. *The principles and practice of gynecology*, 5e édition; Londres 1885, p. 587.

systématiquement, le morcellement à la cure des corps fibreux interstitiels. C'est en 1874 qu'il décrivit son opération sous le titre d'*Extraction des corps fibreux par traction*. Mais il exposa sa technique d'une façon si incomplète qu'on ne peut s'en faire une idée très

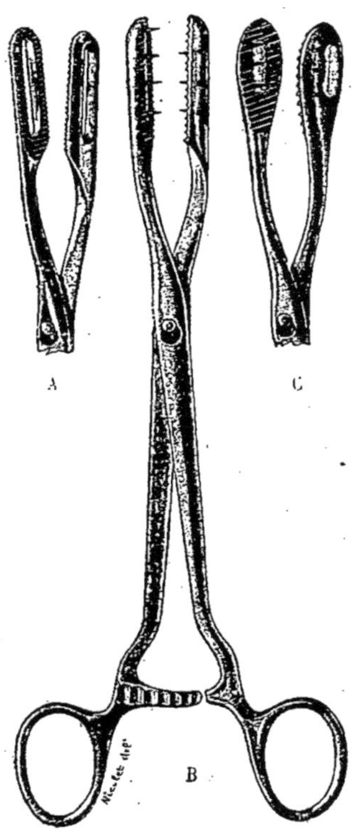

Fig. 297. — Pinces plates et à pointes, pour le morcellement des corps fibreux (Péan). A. Pince plate à plateau fenêtré allongé. — B. Même pince, avec pointe. — C. Pince à plateau fenêtré rond, avec pointe.

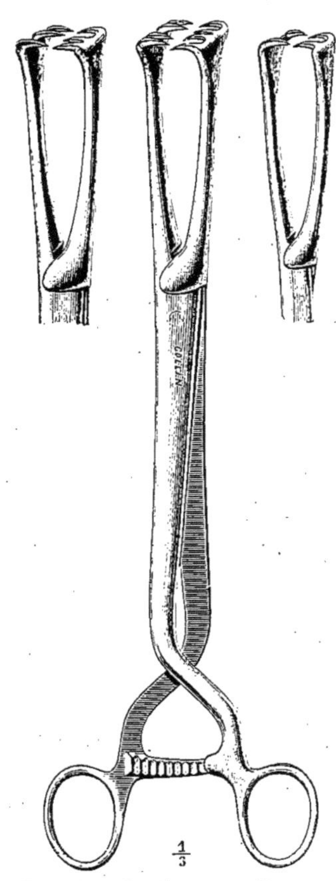

Fig. 298. — Pinces à morcellement.

précise. Les faits isolés de Czerny et d'autres chirurgiens allemands n'ont pas été non plus synthétisés en une méthode définie.

On ne peut, au contraire, refuser ce caractère à la technique que Péan a fait connaître jusqu'en ses moindres détails par une série de publications[1] qui ont été bien résumées dans la thèse, puis dans le

---

[1] PÉAN. De l'intervention chirurg. dans les petites tumeurs de l'ovaire et de l'utérus (*Gaz. des hôp.*, 1883, p. 636). — Du morcellement appliqué à l'ablation totale de l'utérus dans certains cas de tumeurs fibreuses ou cancéreuses (*Ibid.*, 1886, p. 66). — Ablation des tumeurs fibreuses ou myomes de l'utérus par la voie vaginale (*Ibid.*, 1886, p. 250). — Ablation par morcellement, etc. (*Ibid.*, 5, 28 mars et 11 avril 1889, p. 546, 541, 595). — SÉGUEYRON. *De l'hystérotomie vaginale, étude sur le traitement chirurgical des fibromes et*

livre de Sécheyron. L'idée maîtresse de ce procédé consiste à employer le morcellement d'emblée, comme *manœuvre initiale* et non comme adjuvant de l'énucléation. Au lieu d'attaquer la tumeur à la périphérie, ce chirurgien entre immédiatement en plein fibrome et n'arrive à la coque fibreuse que lorsque toute la tumeur est déjà évidée. Cette méthode comprend de plus une opération préliminaire, assez spéciale, de libération, de discision et même d'excision du col, pour donner libre accès vers le fibrome.

Les cas auxquels ce chirurgien appliquait primitivement le morcellement vaginal comprennent non seulement des tumeurs sous-muqueuses du volume d'une tête d'enfant ou d'adulte, mais encore des cas de tumeurs interstitielles et sous-péritonéales, ce qui entraîne fatalement la large ouverture de la séreuse. Aussi, dans ces cas-là, Péan a-t-il dû souvent terminer l'opération par l'ablation totale de l'utérus, soit par la voie vaginale, soit par la voie abdominale[1]. Il y avait là une extension exagérée du procédé. Mieux vaudrait, en pareil cas, faire d'emblée, et de propos délibéré, l'hystérectomie au lieu d'être amené à la pratiquer après des manœuvres déjà laborieuses.

L'opération se divise en plusieurs temps : 1° libération du col des insertions vaginales ; 2° section du col et du segment de l'utérus jusqu'au niveau de la tumeur ; 3° morcellement de la tumeur, suivi ou non de son énucléation partielle ; 4° excision ou suture des lèvres du col.

Pour cette opération, Péan employait toute une série de pinces droites et courbes, à mors longs, plats, dentés et non dentés, avec ou sans pointes, ronds ou carrés, destinées spécialement au morcellement (fig. 297 et 298) ; enfin, il faut être amplement muni de pinces à forcipressure, du modèle ordinaire et à long manche.

Les soins préliminaires sont analogues à ceux de toute opération gynécologique.

La malade est placée dans la position dorso-sacrée[2].

Le **premier temps** consiste dans la **libération du col.** — Deux ou trois écarteurs coudés, tenus par deux aides, découvrent le col au fond du vagin : le col est saisi, immobilisé avec une forte pince de Museux ; une incision circulaire est pratiquée avec le bistouri au niveau des insertions vaginales ; des pinces hémostatiques, selon le besoin, sont placées sur les vaisseaux saignants de la surface vaginale. C'est le moment de l'opération où ces pinces sont le plus nécessaires, car, avant de la poursuivre, il faut obtenir une hémostase complète. La désinsertion se poursuit assez haut, au pourtour du col, avec le doigt qui

---

des kystes de l'utérus par la voie vaginale. Thèse de Paris, 1888, et *Traité d'hystérectomie par la voie vaginale*, Paris, 1889.

[1] Sécheyron, *loc. cit.*, p. 76 et 77.

[2] La position dorso-sacrée est aujourd'hui préférée par tous les chirurgiens.

repousse avec soin la vessie et les uretères. Le col devient ainsi fort mobile, libre comme un battant de cloche.

Dans ce temps de l'opération, il n'est pas rare d'ouvrir le péritoine.

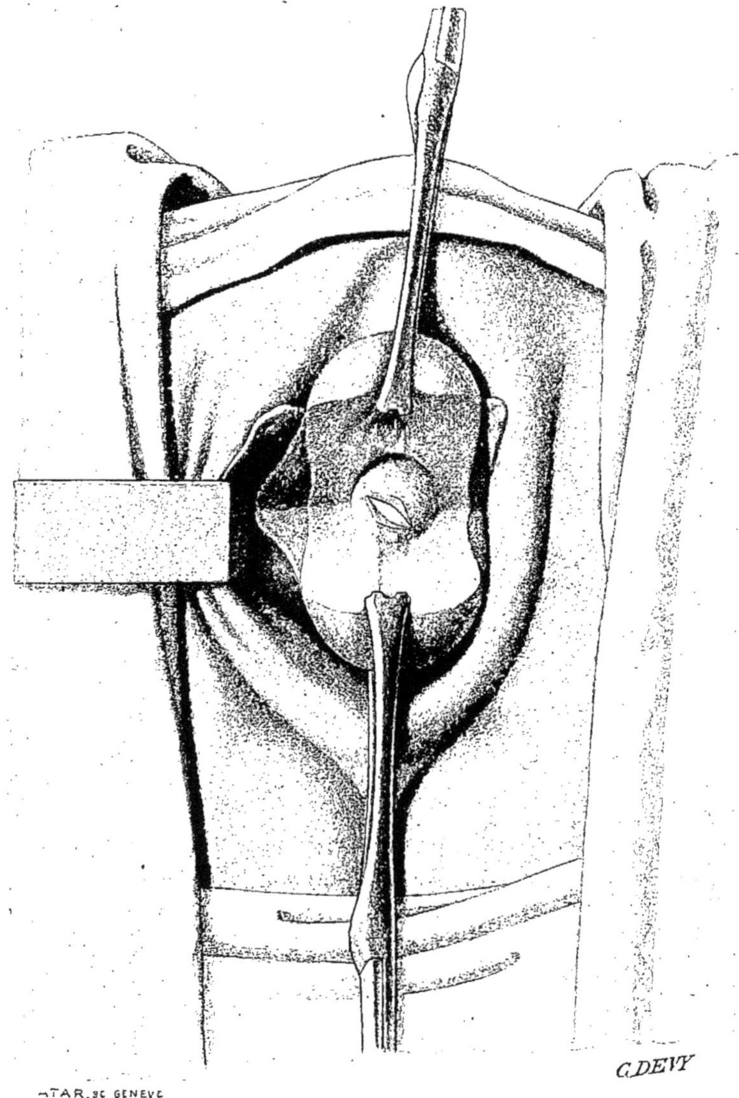

Fig. 299. — Incision bilatérale du col; on aperçoit le fibrome revêtu de la muqueuse utérine ouverte par un coup d'ongle (Dartigues).

Cet accident n'a cependant pas la gravité qu'on pourrait lui supposer; dans certains cas même, il est indiqué de faire cette perforation, pour atteindre un corps fibreux faisant saillie dans les culs-de-sac.

Dans un **deuxième temps** on pratique **l'incision du col et du segment inférieur de l'utérus jusqu'au corps fibreux**. De longs ciseaux droits, à bouts mousses, sont introduits ouverts dans la cavité cervicale, et l'on fait une section bilatérale nette, de manière à transformer le col en deux valves, l'une antérieure et l'autre postérieure (fig. 299).

Une pince de Museux est placée sur chacune de ces valves. Le doigt, introduit dans le vagin et dans la cavité utérine, indique le siège exact de la tumeur, le point où elle sera le plus facilement accessible. Elle se distingue des parois utérines, grâce à son aspect plus blanc, moins violacé, et surtout grâce à sa consistance plus dense. Pendant cette exploration, il est facile de s'aider de la traction et de l'abaissement de l'utérus.

Le **troisième temps** comporte le **morcellement de la tumeur**. La tumeur est abaissée par une traction soutenue, avec une pince de Museux, ou avec des pinces longues, à mors dentés, plats et fenêtrés ou munis de pointes (fig. 297 et 298). Avec ces pinces, la tumeur ne se déchire pas aussi vite, la prise étant plus solide. Des écarteurs coudés introduits, les uns, grands, dans le vagin, les autres, petits, dans l'utérus, découvrent le champ opératoire aussi largement que possible. Ces écarteurs ne servent pas seulement à donner du jour, ils constituent en même temps un précieux moyen d'hémostase par la pression et les tractions qu'ils exercent. Si besoin en est, une lampe électrique vient jeter une vive lumière sur le champ opératoire.

La tumeur fibreuse est découverte ou sentie avec le doigt : elle est saisie avec des pinces et fortement tirée en bas. Elle peut d'abord être prise, en partie, par une forte pince dentée ; une incision profonde, perpendiculaire au grand axe de la tumeur, est pratiquée : chacune des lèvres de la section, ou au moins l'une des lèvres, est saisie aussi haut que possible avec une forte pince à dents ou à pointes ; la partie sous-jacente à la pince est excisée. Avant d'enlever la première pince, une seconde est glissée au-dessus de la première ; une nouvelle partie du myome se trouve enserrée ; les ciseaux, le bistouri, coupent les parties sous-jacentes à la pince précédente. Ainsi, avec l'aide des pinces, du bistouri et des ciseaux, on extirpe, morceau par morceau, une partie de la tumeur.

Les bistouris dont se servait Péan étaient d'une très grande force, d'une forme toute spéciale, ressemblant à de petits *couteaux à méta-carpiens*, droits ou courbés sur le plat, à longs manches, plutôt qu'à des bistouris à avivement.

Très souvent la manœuvre est simplifiée ; le myome ne saigne pas ; aussi l'emploi des pinces peut-il se borner à saisir et à abaisser des parties de la tumeur. Les ciseaux, le bistouri, coupent le myome au-dessus du fragment, saisi entre les mors des pinces. L'évidement se continue alternativement sur l'une ou l'autre partie de la tumeur. A mesure que l'opération progresse, les tractions opérées à chaque pin-

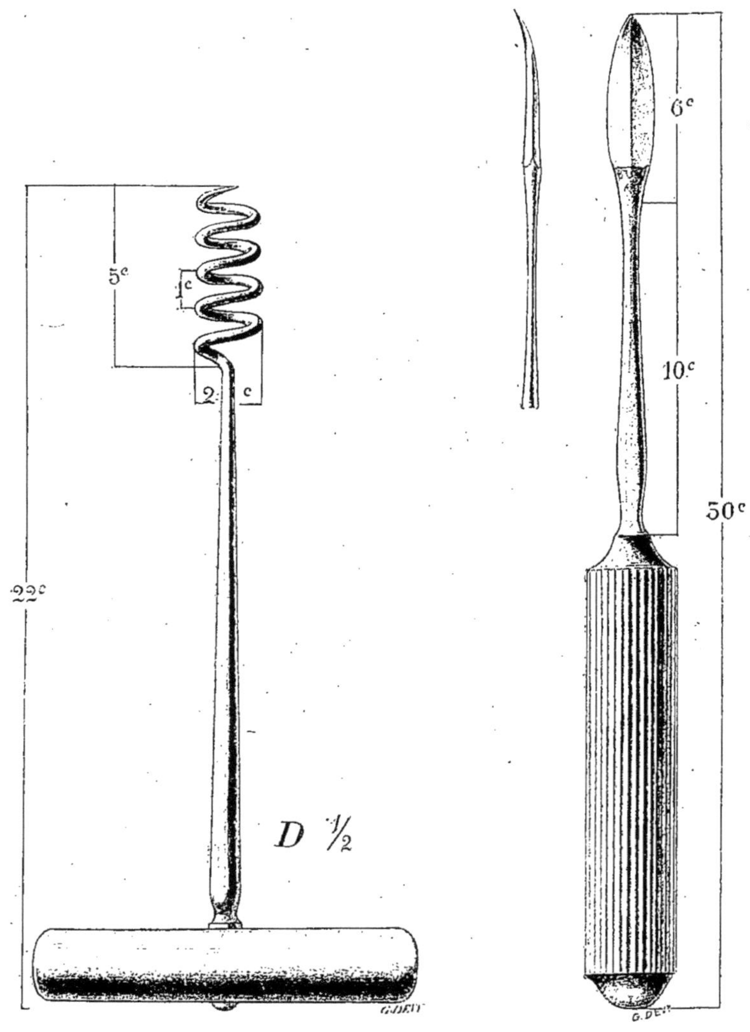

Fig. 500.
;Tire-bouchon de Spencer-Wells, modèle de Segond.

Fig. 501.
Couteau à double tranchant de Segond

cement, avec des pinces (fig. 294 et fig. 298), permettent d'enlever des fragments plus gros. Ceux-ci sont parfois du volume d'une noix ou d'une pomme. L'évidement de certains myomes est simple; chaque traction permettant l'ablation d'un gros fragment formé d'un tissu dur, absolument exsangue, l'opération se ferait *à blanc*, si l'on n'avait été obligé de libérer et de sectionner le col de l'utérus. Quatre ou cinq pinces courbes, introduites et incessamment retirées, permettent d'extraire ainsi des fragments successifs, dont l'ensemble dépasse quelquefois les deux poings. Ces manœuvres exigent souvent une heure.

Lorsque les parties inférieures de la tumeur ont été enlevées, il est parfois possible d'obtenir, par des tractions aidées de mouvements de

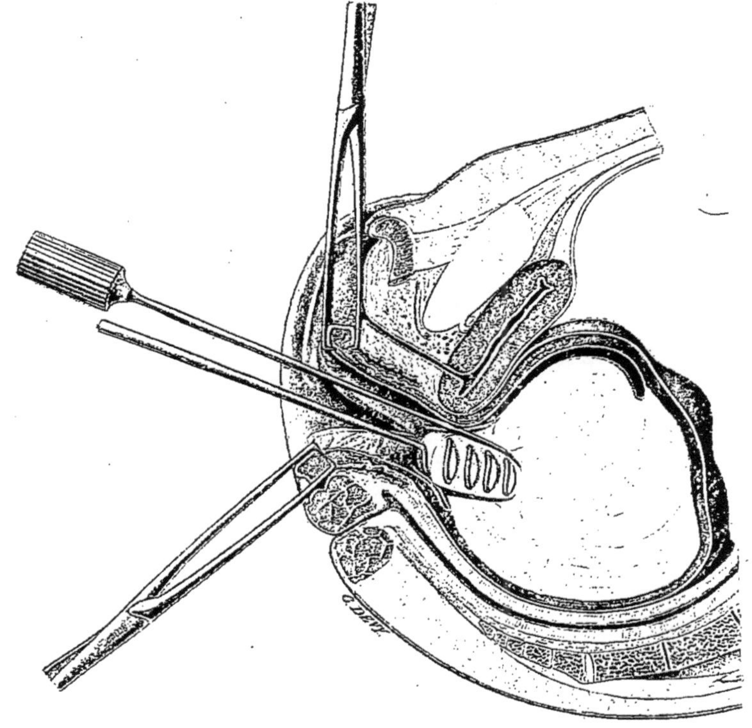

Fig. 302. — Le couteau décrit autour des spires du tire-bouchon un mouvement de circumduction (Segond, d'après Dartigues).

rotation, la décortication spontanée de la partie supérieure de la tumeur. Cette particularité abrège le temps de l'opération d'une manière considérable. Quelques efforts enlèvent alors les dernières parties formant la calotte supérieure de la tumeur. Le volume de la masse énucléée par la traction simple peut dépasser celui de la masse enlevée au préalable.

P. Segond a simplifié toutes ces manœuvres par l'utilisation d'un tire-bouchon (fig. 300) qu'il plonge dans la tumeur et d'un couteau à double tranchant (fig. 301). A l'aide de ce tire-bouchon et de ce

couteau, on morcelle la tumeur comme l'expliquent les figures 502,
et 503. Il faut avoir soin au cours de ce morcellement de ne pas
plonger le bistouri de manière que la lame vienne heurter dans les
tours de spire du tire-bouchon.

Le morcellement aidé de l'énucléation permet, d'après Péan, l'abla-

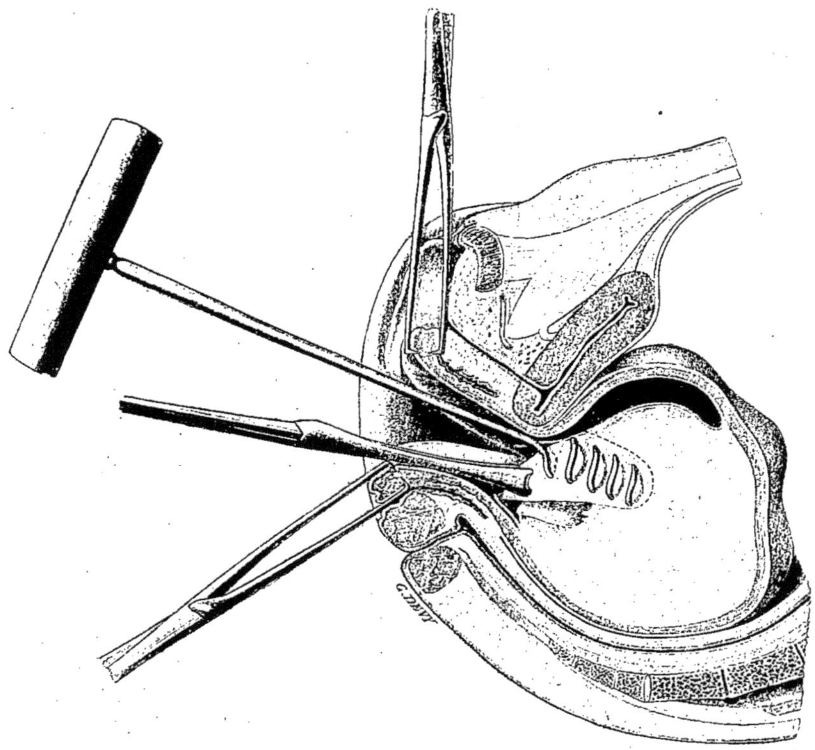

Fig. 503. — Un cône fibreux a été détaché, et, grâce à une pince qui sert d'amarre,
on a revissé le tire-bouchon (Segond, d'après Dartigues).

tion de tumeurs dont l'ensemble atteint et dépasse le volume d'une tête
de fœtus à terme. Lorsque le corps fibreux présente une pareille grosseur, presque toujours la loge intra-musculaire qui le contenait se
trouve largement ouverte, communique avec l'intérieur de l'utérus et
du péritoine et saigne assez abondamment pour qu'il soit utile de pincer
des vaisseaux assez importants. Ce temps de l'opération nécessite alors
la dissection de toute la partie inférieure de l'utérus, de manière à
mobiliser cet organe et à l'attirer près de la vulve. Pour le faciliter,
Péan excisait, au besoin, les deux lèvres du col et suturait ensuite la
surface de section aux bords de la plaie faite à la muqueuse des culs-
de-sac vaginaux. Il faisait cette suture avec des fils métalliques. Quant

à la communication qui existe avec la cavité péritonéale, Péan la laissait intacte, si elle était trop contuse, quitte à la rétrécir par quelques points de suture à points séparés[1].

Il est très facile de se rendre compte de l'ablation complète du myome; les dernières parties extraites par traction et énucléation offrent une surface convexe, lisse, plus rouge, recouverte de petits débris celluleux. Ce temps de l'opération n'est terminé que si l'opérateur s'est rendu compte, avec le doigt, de l'état du tissu utérin voisin. S'il reconnaît un nouveau myome au voisinage du premier, il doit sur-le-champ procéder à son extraction. Il aura recours, s'il est nécessaire, à un débridement de l'utérus avec le bistouri; il arrivera ainsi au niveau du myome. Celui-ci sera fortement saisi, et, à l'aide de pinces et de ciseaux, on en effectuera le morcellement. L'opérateur pourra ainsi se trouver dans la nécessité d'enlever des séries de petits fibromes, échelonnés dans le parenchyme.

Il est indiqué de recourir à l'hystérectomie totale dans le cas où les délabrements ainsi produits sont trop considérables. On doit toujours avoir en vue l'idée de faire une opération complète. L'opération en une seule séance est bien préférable à plusieurs séances successives.

Enfin, dans un **quatrième temps**, le chirurgien procède à la **toilette de l'utérus** et à la **suture du col**. Dès que la tumeur est enlevée, il en résulte une vaste poche qui communique largement avec la cavité utérine. Des pinces hémostatiques à longs manches saisissent les points saignants et sont laissées à demeure au nombre de 12, 15 ou même 20. La pose des pinces ne s'effectue pas à l'aveugle. Pendant toute l'opération, il faut éponger avec des compresses aseptiques montées sur des pinces, découvrir les points qui saignent, et pincer à mesure. On procède ensuite à la toilette du champ opératoire; elle doit être exécutée avec soin. Les plus petits caillots seront enlevés. Entre les pinces laissées à demeure en nombre variable, suivant l'importance de l'hémorragie (de 10 à 15), on place quelques tampons de gaze iodoformée. Une irrigation intra-utérine de solution antiseptique chaude doit précéder l'application de ces tampons. Les pinces seront enlevées 36 à 48 heures après l'opération. Dans les cas où la tumeur est petite, et sa loge peu étendue, on peut terminer l'opération en suturant les lèvres du col. Il peut être bon, durant les premiers jours qui suivent, de donner aux malades de petites doses de seigle ergoté.

Tel était le manuel opératoire adopté et vulgarisé par Péan.

Malgré les succès obtenus par ce chirurgien, la myomectomie vaginale ne tarda pas à tomber en désuétude, et l'on n'en parlait pour ainsi

---

[1] Péan, *cité par* Sécheyron. *Loc. cit.*, p. 172.

dire plus, lorsque Segond[1] entreprit de la réhabiliter par une instrumentation nouvelle et une technique simplifiée (figures 299 à 303).

Les principaux **accidents de la myomectomie par morcellement**
sont : l'*hémorragie*, la *blessure des parois utérines*, l'*inversion de
l'utérus* et la *septicémie*.

Au cours de l'opération, l'**hémorragie** est un accident assez rare;
contre elle, le meilleur remède paraît être d'achever rapidement l'énucléation et le morcellement : le retrait des parois utérines amène l'hémostase; il est, d'ailleurs, presque toujours possible de pincer les gros
vaisseaux qui donnent du sang. Contre l'hémorragie en nappe, on peut
recourir aux applications d'eau oxygénée et, surtout, au tamponnement
intra-utérin. Les injections hypodermiques d'ergotine rendent aussi des
services. D'après Segond, cet écoulement ne saurait jamais être bien
sérieux. Quant aux pertes de sang qui se manifestent secondairement,
après l'application du tamponnement intra-utérin, elles ne sont pas
graves non plus; il faut enlever rapidement les mèches, injecter de
l'eau stérilisée très chaude, au besoin pincer un vaisseau qui saigne et
compléter l'hémostase par un second tamponnement mieux fait.

La **perforation digitale ou instrumentale** a été signalée dans un certain nombre de cas. Péan ne s'en inquiétait pas autrement, et il lui est
arrivé plus d'une fois d'ouvrir involontairement une loge fibreuse éva-
cuée; il la fermait par quelques points de suture. Chez quelques opérées
il survient une péritonite adhésive qui ferme la plaie. Mais est-il prudent
de compter sur cette éventualité? Vaut-il mieux imiter la conduite de
Péan et suturer la brèche ainsi faite? Tel n'est pas l'avis de Segond :
dans deux cas de perforation involontaire au cours de la myomectomie
vaginale, ce chirurgien estima qu'il était plus prudent de recourir d'emblée à l'hystérectomie vaginale totale. Ses deux opérées ont, d'ailleurs,
guéri. Cette conduite paraît être la plus sage.

Quant aux perforations tardives, spontanées, consécutives au sphacèle
de la paroi utérine amincie par les manœuvres de l'énucléation, elles
sont excessivement rares, mais elles existent, et il faut en tenir compte.

L'**inversion de l'utérus** peut se produire pendant l'opération sous l'influence des tractions excessives, et peut même faciliter la tâche du chirurgien en rendant la tumeur plus accessible; mais il est dangereux
alors de la méconnaître, car elle pourrait égarer l'opérateur. Après
l'opération, la minceur de la coque a parfois favorisé une inversion
consécutive. Bischoff[2], dans un cas semblable, obtint la réduction pro-

---

[1] Segond. *Comptes rendus de la Société d'obst., de gyn. et de pédiatrie,* 1900, 4 mai. *Congrès international de médecine. Section de Gynécologie,* Paris, 1900. — Dartigues. *Chirurgie
conservatrice de l'utérus et des annexes dans le traitement des fibromes.* Thèse de Paris,
1901, p. 225.

[2] Bischoff. *Corresp.-Blatt für Schw. Aerzte,* 1878, p. 481 et 522.

gressive au moyen du tamponnement. Pour Segond, l'inversion n'est pas une complication, mais un temps de l'opération ; « il la sollicite et cherche toujours à la réaliser pour faciliter les manœuvres d'extirpation[1] ». La myomectomie terminée, l'utérus se réduit sans difficulté ; dans le cas d'irréductibilité, on en pratiquerait l'ablation par le vagin.

La **septicémie** était, autrefois, très fréquente ; c'est elle qui tuait la plupart, sinon toutes les opérées qui succombaient à cette intervention. Aujourd'hui, elle tend de plus en plus à disparaître des statistiques ; néanmoins, il faut toujours la craindre lorsque les manœuvres ont été trop laborieuses. Il est utile, alors, de faire des injections et des pansements antiseptiques intra-utérins répétés, et, au besoin, de procéder à l'ablation secondaire de l'utérus.

Une complication toujours possible, dans la myomectomie vaginale, c'est l'impossibilité d'aller jusqu'au bout du morcellement. Doit-on laisser les choses en place et compter sur l'élimination spontanée du reste de la tumeur? Cela a été fait autrefois, mais n'est plus de mise aujourd'hui, et il faut sur-le-champ procéder à l'ablation de l'utérus.

Pronostic. — En consultant les statistiques anciennes, on comprend que la myomectomie vaginale soit restée pendant longtemps dans l'oubli. J'avais, en 1875, réuni 64 cas comprenant 16 morts, soit 25 pour 100 de mortalité[2]. Gusserow[3] a pu rassembler 154 opérations, faites depuis Amussat jusqu'en 1877, et suivies de 51 morts, soit 33 pour 100 de mortalité; Lomer[4], qui a restreint son enquête à la période que l'on pourrait appeler antiseptique, de 1873 à 1885, a trouvé sur 112 cas 18 morts, soit 16 pour 100 de mortalité. Enfin, en ajoutant à la statistique de Lomer quelques autres faits, Gusserow arrive au chiffre de 153 cas, dont 23 morts, soit 15 pour 100 de mortalité.

Mais, depuis, les résultats se sont très sensiblement améliorés, grâce à une asepsie mieux comprise et à une technique plus perfectionnée. Les statistiques suivantes en font foi :

Ascher[5]	18 cas	1 mort.
Leopold[6]	28 —	0 —
Braun[7]	15 —	0 —
Segond[8]	25 —	1 —
Chrobak[9]	97 —	4 morts.

[1] DARTIGUES. *Thèse de Paris*, 1901, p. 274.
[2] POZZI. *Valeur de l'hystérotomie*, etc., 1875, p. 131.
[3] GUSSEROW. *Neubildungen des Uterus*, 1885, p. 90.
[4] LOMER. *Zeitschrift f. Geb. u. Gyn.*, 1883, t. IX, p. 295.
[5] ASCHER. *Zeits. f. Geb. u. Gyn.*, 1890, t. XX, n° 2, p, 307.
[6] LEOPOLD. *Archiv f. Gyn.*, 1890, t. XXXVIII, n° 1.
[7] BRAUN. *Beit. zur Lehre der Lap.*, Vienne, 1880, p. 12.
[8] SEGOND *in* Thèse DARTIGUES et *Revue de Gyn. et de Ch. abd.*, 1901, t. V, p. 780.
[9] CHROBAK. *Soc. de gyn. de Berlin*, 1899, mai. — *Cent. f. Gyn.*, 1899, p. 650.

Kaiser [1]	10 cas.	1 mort.
Thorn [2]	28 —	0 —
A. Martin [3]	52 —	2 morts.
Wertheim [4]	20 —	1 mort.

La fréquence de la *récidive* fibreuse est très mal connue, parce qu'elle a été très peu recherchée jusqu'ici. Segond [5], qui ne l'a observée qu'une fois sur 25 cas, la considère comme rare et négligeable, tandis que Doléris [6] estime qu'elle constitue un des gros inconvénients de la myomectomie : il l'a signalée 4 fois sur 17 observations. Thorn [7] rapporte aussi 8 récidives sur 28 cas.

Indications de la myomectomie vaginale. — Il me paraît certain que la myomectomie des fibromes du corps utérin donne des résultats excellents toutes les fois que la tumeur est petite, nettement pelvienne, bombant vers le vagin, qu'elle est sous-muqueuse ou franchement interstitielle, munie d'une capsule qui permette de terminer l'opération par une véritable énucléation avec ou sans morcellement. Mais si l'on attaque d'emblée ou secondairement une tumeur sous-péritonéale ou intimement fusionnée au parenchyme utérin, de telle sorte que rien n'indique la démarcation entre le tissu pathologique et le tissu normal et que l'on courre quelque danger de blesser l'intestin, l'on peut être conduit à compléter l'ablation du fibrome par une hystérectomie totale. Je crois cette dernière bien moins grave que la conduite de Mikulicz qui, après inversion opératoire irréductible, a réséqué une portion de la paroi utérine pour enlever une tumeur de ce genre, puis suturé au catgut la plaie péritonéale de 10 centimètres, et enfin réduit la matrice au fond du vagin : la malade guérit.

La multiplicité des fibromes devrait aussi passer pour une contre-indication formelle. J'en dirai autant de l'âge relativement avancé de la malade qui doit faire préférer l'hystérectomie, moins longue et plus simple. Une lésion soupçonnée des annexes est une autre contre-indication.

Cette opération conservatrice doit, me semble-t-il, être réservée aux femmes encore suffisamment jeunes et susceptibles d'avoir des enfants. Il importe toutefois de remarquer que sur le grand nombre

---

[1] KAISER. (Clin. Gyn. de Leiden.) *Thèse de Leyden*, 1901.
[2] THORN. *Réunion des nat. et méd. allem.*, 1901, Hambourg.
[3] MARTIN. *Centralb. f. Gyn.*, 1902, n° 14.
[4] WERTHEIM. Voy. KNAPP. *Prag. med. Woch.*, 1903, n° 12.
[5] SEGOND, *in* DARTIGUES. *Loc. cit.*
[6] DOLÉRIS. *La Gynécologie*, 1900, p. 481.
[7] THORN. *Loc. cit.*

d'opérations pratiquées on a très rarement observé des grossesses consécutives, par suite des délabrements que cause cette opération laborieuse. Elle est donc moins conservatrice en réalité qu'en apparence, et je crois que ses indications sont, par suite, fort restreintes.

Myomectomie transvaginale. — On doit désigner sous ce nom une opération qui a pour but d'énucléer ou de morceler les corps fibreux de l'utérus à travers une incision pratiquée au niveau des culs-de-sac vaginaux. Cette opération réclame le plus souvent l'incision sagittale du col et d'une hauteur plus ou moins grande du corps utérin.

Elle aurait été pratiquée pour la première fois par Ljocis[1] en 1878; mais c'est à Czerny[2] que l'on doit d'avoir montré le parti que l'on pouvait tirer de la colpotomie appliquée à la cure de certains myomes (1881); celle-ci avait été longtemps dédaignée, ou simplement utilisée comme moyen d'explorer la cavité pelvienne.

La myomectomie transvaginale a été reprise en Allemagne, depuis quelques années, par Martin[3], Dührssen[4], etc.[5]

La **technique** varie nécessairement avec le siège antérieur, postérieur ou latéral de la tumeur; aussi convient-il de distinguer trois variantes de cette opération.

Pour aborder un myome antérieur, Dührssen conseille l'élytrotomie antérieure transversale pratiquée au niveau de l'insertion vaginale du col, et suivie du décollement de la vessie, comme dans le premier temps de l'hystérectomie vaginale; si la tumeur est peu volumineuse et bas située, il est inutile d'ouvrir le péritoine : on se contente d'inciser le tissu utérin jusque sur le myome et d'énucléer celui-ci; on réunit ensuite les lèvres de la plaie utérine par un surjet de catgut. L'intervention reste alors extra-péritonéale.

Mais les choses ne se passent pas toujours ainsi; la tumeur peut être volumineuse et remonter jusque près du fond de l'organe. L'ouverture du péritoine s'impose : il faut inciser le cul-de-sac vésico-utérin, attirer le myome dans l'aire de la plaie vaginale et pratiquer l'énucléation comme précédemment. On terminera en suturant successivement le péritoine et le vagin, par un surjet de catgut sur un drainage que je conseille de laisser en place pendant 24 heures.

[1] Ljocis. *Thèse de Zürich*, 1878.

[2] Czerny. *Wiener med. Woch.*, 1881, p. 501 et 525.

[3] A. Martin. *Monatsschrift für Geb. u. Gyn.*, 1895, t. II, p. 109.

[4] Dührssen. *Centralblatt fur Chirurgie*, 1899, p. 571.

[5] D'herbécourt. *Thèse de Paris*, 1900. — Voy. Segond. *Ann. de gyn. et d'obst.*, 1892, t. I, p. 202. — Bouilly. *Congrès de chirurgie de Paris*, 1895. — Péan. *Congrès de chir. de Paris*, 1897. — Doyen. *Congrès de Moscou*, 1897. — Noble. *Am. journal of obst.*, 1896, t. XXXIV, p. 664. — Sarwey. *Congrès de gyn. de Berlin*, 1899. — Dmitri de Ott. *Comptes rendus du Congrès intern. de Paris*, 1900. Section de Gynécologie, p. 117.

Dans les cas de myomes postérieurs, l'élytrotomie postérieure transversale suffit, si la tumeur est peu volumineuse[1] : on procède exactement comme pour la colpotomie antérieure, sauf qu'il n'y a pas d'organe
à décoller et à refouler. Lorsque le fibrome est très gros et inclus dans
le cul-de-sac de Douglas, il faut recourir à une incision sagittale de la
face postérieure de l'utérus intéressant toute la saillie formée par le
néoplasme. Dans ces conditions, l'énucléation d'emblée est presque toujours irréalisable, il faut commencer par faire le morcellement: on
profite de l'ouverture de la séreuse pour bien explorer l'excavation
pelvienne et se rendre compte des connexions du néoplasme, de l'état
des annexes, etc.

Si la tumeur est latérale, on abaisse le col et on le tire du côté
opposé au cul-de-sac latéral que l'on doit ouvrir; Stratz[2] conseille de
mener une incision transversale longue de 8 centimètres, parallèle à la
direction de l'artère utérine, commençant à la partie postéro-latérale
du col et se portant en dehors. Le doigt arrive facilement dans le paramètre, qu'il dissocie pour dégager la tumeur et l'attirer autant que
possible dans l'aire de la plaie vaginale. Il est toujours nécessaire d'élargir la brèche au moyen d'écarteurs; on mettra le plus grand soin à
éviter le tronc de l'artère utérine et surtout l'uretère. Quelle que soit
l'attention que l'on apporte à l'exécution de toutes ces manœuvres, il
est bien rare de ne pas léser des branches collatérales artérielles ou
veineuses; on arrêtera l'hémorragie par le pincement des vaisseaux qui
donnent du sang, mais la plus grande prudence est nécessaire pour
éviter l'uretère. Aussi, en pareil cas, mieux vaudrait, à mon avis, abandonner la voie vaginale pour recourir à la voie abdominale.

Dans tous les cas, et quel que soit le siège du fibrome, il faut après
son ablation débarrasser la loge de ses débris, rétrécir la plaie vaginale
et drainer avec soin; si des pinces ont été appliquées sur des vaisseaux ouverts au cours des manœuvres, il vaut mieux les laisser à
demeure pendant 36 ou 48 heures, que prolonger l'acte opératoire
pour faire des ligatures.

Quoi qu'en disent des partisans enthousiastes, les **indications** de la
myomectomie transvaginale sont rares. Cette intervention est une opération d'exception, bonne dans quelques cas bien déterminés, tels que
les petits fibromes du segment inférieur, chez des femmes jeunes qui
refusent de se soumettre à une intervention par la voie abdominale,
laquelle me paraît presque toujours préférable.

*Myomectomie par la voie périnéale ou périnéotomie
transversale.* — Cette opération consiste à pratiquer, au niveau du

---

[1] Le premier cas de ce genre que j'ai rencontré a été publié par Eug. Bœckel (*Gaz. méd.
de Strasbourg*, 1885, n° 3, p. 51).

[2] Stratz. *Centralblatt für Gynäk.*, 1899, n° 58, p. 1166.

périnée, une incision transversale, puis à dédoubler la cloison recto-vaginale pour aborder des fibromes pelviens qui, en se développant, se sont insinués entre la paroi postérieure du vagin et la paroi antérieure du rectum. Cette disposition étant exceptionnelle, cette opération a des indications très restreintes et on pourra presque toujours lui préférer l'intervention par la voie abdominale.

Elle a été surtout préconisée par Sänger[1] qui a utilisé pour l'ablation de tumeurs pelviennes l'incision proposée par Otto Zuckerkandl[2] pour pratiquer l'hystérectomie dans le cas de cancer.

La *technique* est la suivante : La malade étant placée dans la position dorso-sacrée, les cuisses fortement fléchies sur l'abdomen, on fait une incision transversale allant d'un ischion à l'autre, longue de 8 à 12 centimètres. Les deux lèvres de la plaie sont ensuite disséquées ; on arrive sur la cloison recto-vaginale, qui est dédoublée avec précaution pour éviter de déchirer le rectum ; dans ce but, il vaut mieux déposer le bistouri pour ne se servir que des doigts, surtout de l'index. Le décollement s'opère, d'ailleurs, avec facilité, et l'on ne tarde pas à découvrir la tumeur. Presque toujours on devra recourir au morcellement.

Je ne préférerais cette opération à l'intervention par l'abdomen que s'il s'agissait d'un fibrome infecté. Dans un cas, où un gros fibrome sphacélé dédoublait partiellement la cloison recto-vaginale, j'ai pratiqué facilement le morcellement et l'ablation de la tumeur grosse comme la tête d'un adulte, après avoir dissocié cette cloison à l'aide d'une incision allant d'un ischion à l'autre.

Hystérectomie vaginale.

La première hystérectomie vaginale pour corps fibreux fut exécutée par Kottmann[3] (de Soleure) le 9 mai 1881 ; mais c'est Péan[4] qui, le premier, l'a pratiquée en France contre la même affection, et qui, grâce à l'extension qu'il lui a donnée et à la technique qu'il en a fixée, peut être considéré comme le véritable fondateur[5].

[1] M. Sänger. *Archiv f. Gyn.*, 1890, t. XXXVII, n° 1, p. 100.

[2] Otto Zuckerkandl. *Wiener med. Wochenschrift*, 1888, n° 11 et 16,

[3] Kottmann. *Corresp.-Blatt für Schw. Aerzte*, janvier 1882, n° 2, p. 42.

[4] Péan. *Bull. de l'Acad. de médecine*, 1882, et *Gaz. des Hôpitaux*, janv. 1886. — Gomet. *Thèse de Paris*, 1886.

[5] Péan (*Bull. de l'Académie de médecine*, 1892, 3e série, t. XXVIII, p. 665) a vivement revendiqué la priorité de cette opération dans la cure du fibrome utérin, et il m'a sévèrement reproché de l'en avoir dépossédé. Il n'y a qu'à se reporter à l'article de Kottmann pour trancher la question. Kottmann dit formellement, dans les réflexions qui accompagnent son opération : « dans les cas de petites tumeurs dont les dimensions permettent encore le passage de l'utérus à travers le bassin, la question de l'hystérectomie inférieure se pose. Elle paraît moins dangereuse que l'hystérectomie abdominale, parce qu'elle expose moins les opérées au choc et aux péritonites aiguës infectieuses. » On ne peut donc refuser à Kott-

Demons[1] l'a aussi préconisée. Des observations heureuses furent publiées par Sänger[2], Mandach[3], Leopold[4], Richelot[5], Terrier, Spaeth[6], Martin[7], Doyen[8], Segond[9]. Dès lors l'opération était entrée dans la pratique courante. Péan, de 1890 à 1895, pratiquait 248 hystérectomies vaginales pour fibromes, avec 4 morts : soit 1,6 pour 100. Richelot, sur 76 cas, avait 3 morts, soit 3,9 pour 100. Segond, sur 66 cas de très gros fibromes atteignant l'ombilic, avait 7 morts, soit 10 pour 100. Depuis 1895, au fur et mesure du perfectionnement de la technique de l'hystérectomie abdominale, l'hystérectomie vaginale a vu ses indications se restreindre de plus en plus et tendre actuellement à disparaître de la pratique courante de la majorité des opérateurs.

La technique en a été fixée par Péan, pour l'opération avec forcipressure ; elle a été perfectionnée par Doyen qui a proposé l'incision sagittale de la paroi antérieure pour amener la bascule en avant de l'utérus et son extériorisation avant le placement de toute pince hémostatique ; pour l'opération avec ligatures les règles ont été bien posées par Martin.

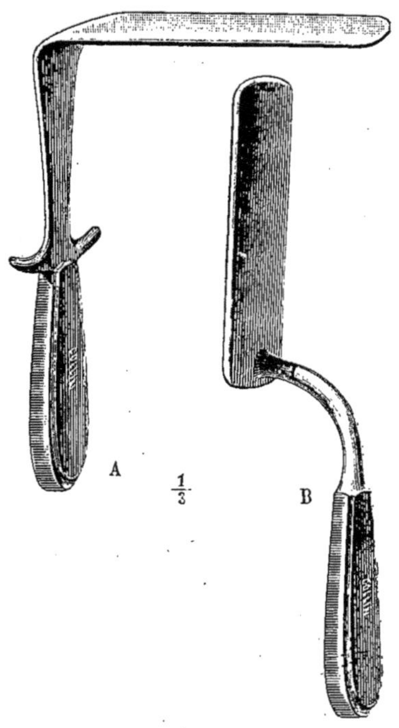

Fig. 304. — Écarteurs vaginaux de Péan.
A. Coudé (écarteur postérieur),
B. Contre-coudé (écarteur antérieur).

mann d'avoir pratiqué la première opération en mai 1881, et de l'avoir publiée en janvier 1882, en posant nettement certaines indications. Quant à Péan, sa première observation porte la date du 15 octobre 1882, elle est donc postérieure de 1 an et demi ; elle a été publiée pour la première fois le 10 juillet 1883 dans une brochure présentée à l'Académie de médecine, et reproduite en 1886, dans la thèse de Gomet. Péan, qui s'était sans doute adressé à des traducteurs incompétents, dénature complètement la portée de l'observation et des remarques du chirurgien de Soleure ; elles n'en subsistent pas moins.

[1] DEMONS. Revue de Chir., 1884, p. 652.
[2] SÄNGER. Arch.f. Gyn., 1883, t, XXI, p. 99.
[3] MANDACH. Correspond.-Bl. f. Schw. Aerzte, 1882, n° 10, p. 289.
[4] LEOPOLD. Centr. f. Gyn., 1888, p, 472 ; in MUNCHMEYER. Arch. f. Gyn., 1889, t. XXVI, n° 3; Arch. f. Gyn., 1890, t. XXXVIII, n° 1.
[5] RICHELOT, TERRIER in. A. P. GAVILAN. Thèse de Paris, 1888.
[6] SPAETH. Centr. f. Gyn., 1889, n° 35, p. 609.
[7] MARTIN. Centr. f. Gyn., 1890, p. 797.
[8] DOYEN. Congrès intern. de gyn. et d'obst., 1892, p. 449 ; Arch. prov. de Chir., 1892, décembre.
[9] SEGOND, PÉAN, RICHELOT. Neuvième Congrès français de chirurgie (Sem. méd., 1895, p. 475 et suiv.).

Technique. — La malade est placée dans la position dorso-sacrée, la vessie vidée par le cathétérisme, les parois vaginales étalées par quatre valves, une antérieure, bicoudée (fig. 304, B); une postérieure, courte, et deux valves latérales (fig. 305).

Premier temps. — Le col est saisi par deux pinces à traction au niveau des commissures; à l'aide du bistouri ou des ciseaux on procède à la circoncision du vagin. On libère ensuite les faces antérieure et postérieure en refoulant les tissus avec le doigt, en s'aidant parfois de la pointe des ciseaux pour sectionner des brides musculaires ou conjonctives. En avant, le décollement de la vessie demande la plus grande attention; en arrière, c'est le rectum qu'il faut éviter de déchirer, etc. Lorsque le dégagement des deux faces et des bords de l'organe est jugé suffisant, on peut ouvrir les culs-de-sac péritonéaux avant de procéder à l'hémisection médiane antérieure, ou bien commencer immédiatement celle-ci.

Deuxième temps. — Tandis qu'un aide protège la vessie avec la valve antérieure bicoudée, le chirurgien, au moyen d'une forte paire de ciseaux, pratique de bas en haut et sur la ligne médiane une section sagittale intéressant la paroi

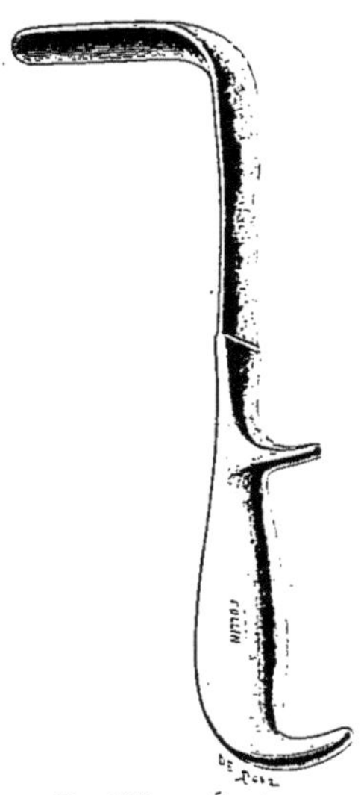

Fig. 305. — Écarteur vaginal latéral.

antérieure seule. A mesure que les ciseaux ouvrent la matrice, de bas en haut, une pince à traction est appliquée sur chaque lèvre de la plaie utérine; le chirurgien avec la main gauche tire sur ces deux pinces pour forcer l'organe à descendre; puis il poursuit l'incision, tandis que deux autres pinces sont placées plus haut sur les lèvres utérines, et ainsi de suite jusqu'à ce que le fond de la matrice apparaisse à la vulve, au-dessous de la valve antérieure. L'hémisection médiane antérieure est alors complète, l'utérus a basculé et s'est extériorisé, les ligaments larges se montrent à la vulve.

Mais les choses ne se passent pas avec cette simplicité lorsqu'il s'agit d'un utérus fibromateux un peu volumineux. La descente de l'organe est des plus pénibles; à un moment donné, souvent même dès que l'hémisection est commencée, la matrice refuse de descendre, empêchée par sa masse qui obstrue la filière génitale.

Il faut alors recourir au morcellement du fibrome. Tandis que de fortes pinces à griffes, confiées à des aides, maintiennent écartées les lèvres de l'hémisection, le chirurgien, armé d'une pince à griffes puissantes, et parfois d'un tire-bouchon (fig. 300), s'aidant de bistouris à long manche et de forts et longs ciseaux (fig. 306 et 307), s'applique à évider la tumeur ; il arrache les noyaux énucléables, fragmente les masses trop volumineuses pour passer en entier ; il faut du temps et de la patience pour mener à bien cette opération, pour arriver à débarrasser les parois utérines des tumeurs qui les farcissent et

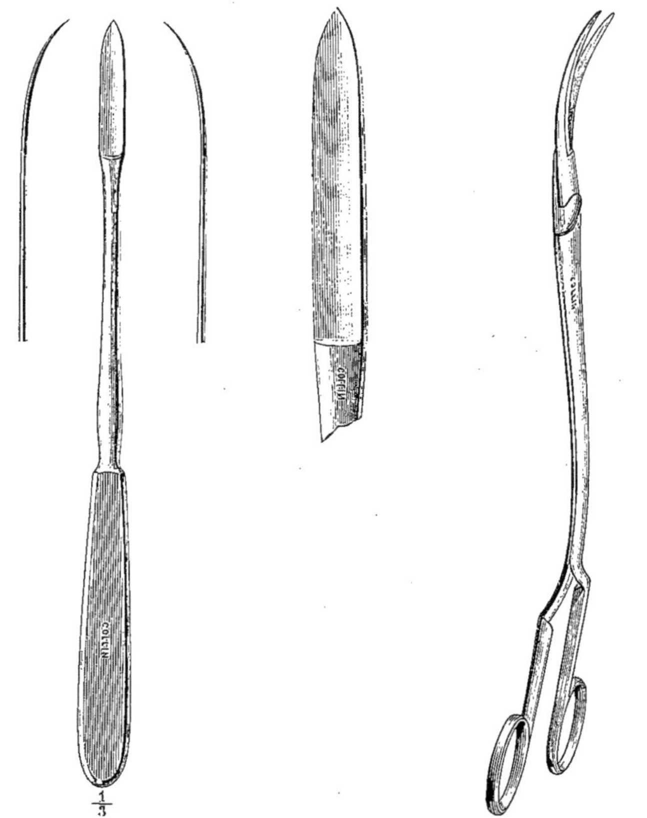

Fig. 506. — Longs bistouris droits et courbes.   Fig. 507. — Longs ciseaux courbes.

mettent obstacle à l'abaissement. Mais la brutalité n'est jamais de mise, la précipitation non plus ; on devra veiller, avec la plus grande attention, à éviter la vessie, le rectum, l'uretère ; il faut autant que possible ménager les parois utérines, se bien garder de les perforer par une prise trop profonde ou un coup de ciseaux trop rapidement donné ; en un mot, on procédera comme s'il s'agissait d'une myomectomie vaginale, de l'opération d'Amussat-Péan.

Au bout d'un temps parfois très long et que j'ai vu durer entre les mains de Péan jusqu'à une heure, une heure et demie et même davantage, le travail est achevé ; on voit la matrice, débarrassée de ses tumeurs, céder aux tractions des pinces, son fond apparaît, bascule en avant entraînant avec lui les bords supérieurs des ligaments larges.

Troisième temps. — On passe ensuite à la forcipressure des vaisseaux. Des pinces-clamps, à mors courts et puissants (fig. 508), sont étagées de haut en bas sur chaque ligament large, et l'utérus est détaché. Il faut généralement placer de chaque côté deux ou trois pinces, empiétant légèrement les unes sur les autres. On a ainsi beaucoup plus de sécurité que par l'application d'une seule longue pince qui peut déraper et qui serre toujours inégalement dans toute sa longueur.

Quatrième temps.— La matrice enlevée, on recherche les annexes, et on les résèque, s'il y a lieu, c'est-à-dire seulement si elles sont altérées.

L'opération terminée, on écarte les pinces, en deux faisceaux latéraux, et on regarde au fond de la plaie s'il n'y a pas de

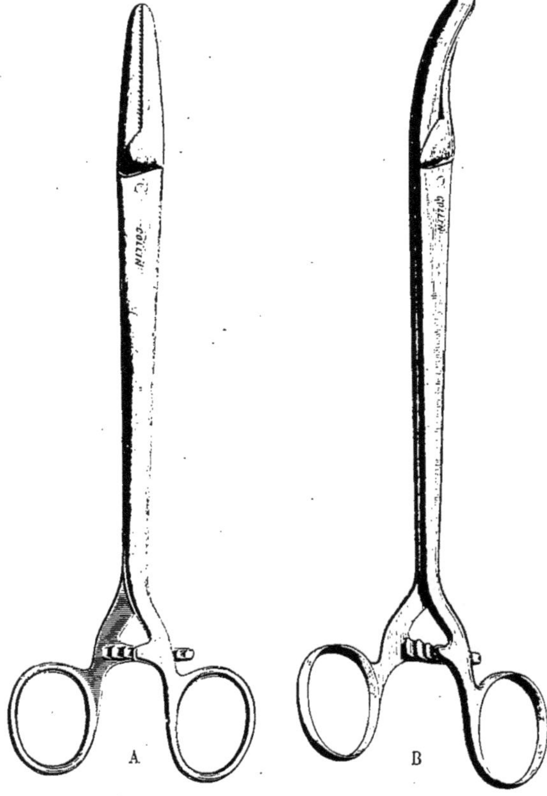

Fig. 508. — Pinces-clamps pour l'hémostase des ligaments larges dans l'hystérectomie vaginale.
A, pince-clamp à mors courts et droits (modèle Péan).
B, Pince-clamp à mors courts et courbes (modèle Pozzi).

suintement nécessitant le placement d'une ou plusieurs autres pinces hémostatiques ordinaires ou en T (fig. 126, 3), notamment sur la tranche vaginale postérieure. Une lanière assez épaisse de gaze iodoformée ou stérilisée est alors introduite dans le vagin entre les deux groupes de pinces; enfin, on protège les parois de ce canal contre l'action contusive des instruments en tassant doucement des mèches de gaze stérilisée autour du faisceau des pinces et on met une sonde à demeure (fig. 509).

Il va sans dire que la forcipressure à demeure peut être remplacée par des ligatures (au catgut) isolées ou disposées en chaînes sur chaque ligament large; mais cette pratique, encore en honneur à l'étranger, n'a jamais obtenu grande faveur auprès des chirurgiens français.

Soins consécutifs. — Les pinces des ligaments larges seront enlevées au bout de 48 heures ainsi que la sonde. Les mèches vaginales seront

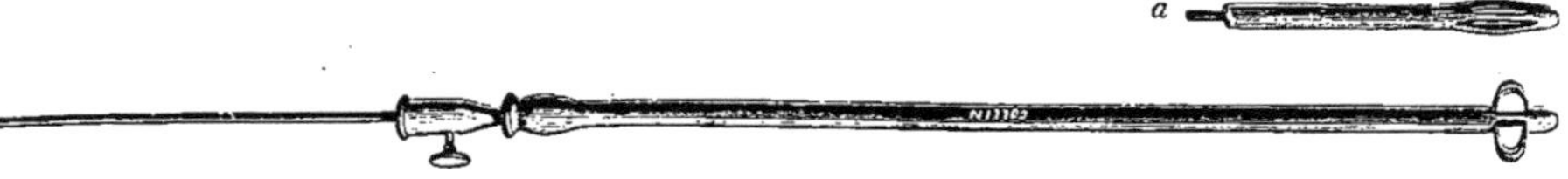

Fig. 309. — Sonde à demeure, à fixation automatique, de Malécot.
a, extrémité de la sonde étirée sur le mandrin pour faciliter l'introduction.

renouvelées dès le quatrième jour, quotidiennement, et parfois deux fois par jour, si l'état de la plaie paraît le nécessiter. On ne fera d'injections vaginales faiblement antiseptiques qu'à partir du huitième jour et

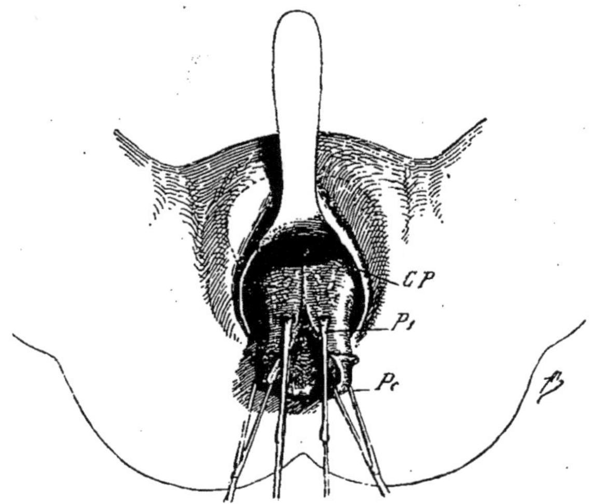

Fig. 310. — Hystérectomie vaginale, hémisection antérieure (d'après Doyen).
Pc., pinces appliquées sur les commissures latérales du col, où elles resteront fixées jusqu'à la fin de l'opération. — *Pi.*; nouvelles pinces à griffes qui serviront, par des poses successives, à renverser l'utérus. — *CP.*, cul-de-sac péritonéal vésico-utérin.

avec de grandes précautions pour ne pas risquer de rompre les adhérences qui protègent en haut la cavité péritonéale. La cicatrisation complète demande environ quatre semaines.

Techniques diverses. — Péan commençait par libérer le col en avant et en arrière, puis faisait la forcipressure de la base des ligaments larges de manière à pincer l'utérine. Ensuite le col était divisé avec les ciseaux en deux valves, une antérieure et une postérieure ; celles-ci étaient, ensuite, sectionnées avec le bistouri, de sorte que le col était supprimé dès le début de l'opération. Cela fait, on abaissait fortement l'utérus au moyen de pinces à traction appliquées sur le moignon cervical, puis on plaçait sur les ligaments larges deux autres pinces-clamps de bas en haut; nouvelles sections entre ces pinces et les bords de l'utérus, nouvelles incisions latérales des bords utérins de façon à transformer la partie isolée en deux nouvelles valves, qui

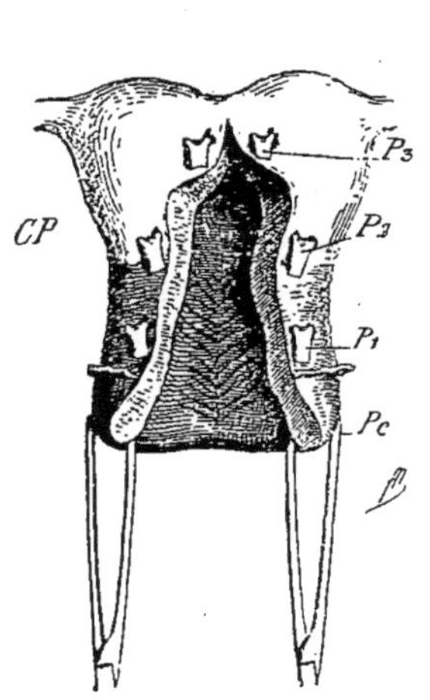

Fig. 311. — Schéma de la section sagittale d'un utérus de volume moyen enlevé par le vagin (d'après Doyen).
Pc, pinces maintenant le col. — P₁, P₂, P₃, poses successives de la seconde paire de pinces. — CP, cul-de-sac péritonéal antérieur.

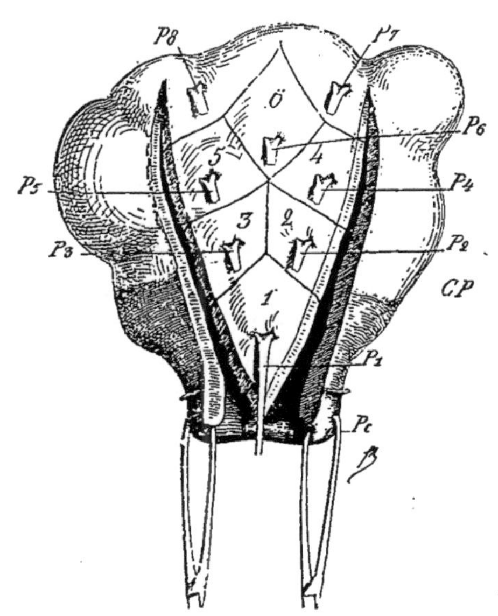

Fig. 312. — Schéma représentant le morcellement d'un gros fibrome grâce à une double incision longitudinale en V de la partie antérieure de l'utérus (d'après Doyen).
Pc, pinces maintenant le col. — P₁, P₂, etc., pinces appliquées successivement sur la tumeur en 1, 2, etc., afin d'en réduire le volume par ablation successive de fragments cunéiformes.

étaient également réséquées, et ainsi de suite jusqu'à ce que la matrice, complètement abaissée, ait été enlevée en totalité sans bascule préalable.

Lorsqu'il avait affaire à un gros utérus fibromateux, Péan, après avoir excisé le col comme précédemment, ouvrait largement la cavité utérine par des débridements latéraux, la faisait maintenir béante, puis il procédait à l'énucléation ou au morcellement des masses fibreuses, en employant la technique que j'ai déjà exposée. Lorsque la matrice était vidée de ses tumeurs, Péan l'attirait fortement en bas et l'enlevait en recourant à son procédé habituel.

Doyen[1] repousse la résection du col et l'hémostase préventive des vaisseaux utérins. Sur la face antérieure de l'organe, il pratique l'incision sagittale (fig. 311) et fait basculer l'utérus en avant, suivant la manœuvre décrite plus haut (p. 410 et 411); dans les cas de grosse tumeur il a recours à des incisions en V et en Y, de manière à obtenir la réduction de la masse par des résections successives; puis, comme dans le cas précédent, il fait basculer l'utérus (fig. 312). Pour morceler les gros fibromes, il emploie des cylindres creux, dont le bord est tranchant, sorte d'*emporte-pièces* qu'il enfonce dans la tumeur en leur imprimant des mouvements de rotation de façon à tailler des rondelles cylindriques faciles à enlever et laissant des cavités dont les bords donnent une bonne prise aux pinces.

Doyen pratiqua d'abord l'hémostase en plaçant de chaque côté de l'utérus sa longue et forte pince cintrée qui étreint le ligament large dans toute sa hauteur; puis une seconde pince moins forte, mais à mors aussi longs, est placée de la même façon, en *dehors* de la première, sur chaque ligament large; c'est la pince dite *de sûreté*.

Plus tard, il substitua à la forcipressure à demeure l'écrasement des ligaments larges au moyen d'une forte pince à levier et la ligature à la soie des pédicules vasculaires ainsi réduits[2]. Dans cette voie de la simplification de l'hémostase, Tuffier[3] alla encore plus loin et proposa, après l'écrasement des ligaments larges, la suppression de toute pince et de toute ligature.

Accidents opératoires. — Au cours de l'opération, on évitera l'**hémorragie** en suivant exactement la technique que j'ai exposée.

La **blessure** de la **vessie** et du **rectum** ne peut guère survenir que dans des cas particuliers où des fibromes se sont développés dans l'épaisseur de la paroi vagino-rectale ou vagino-vésicale.

La **blessure de l'uretère** est toujours évitée si l'on a soin de bien placer les pinces au ras du tissu utérin, après avoir bien libéré le col; cependant, dans des cas où des nodules fibromateux ont profondément modifié tous les rapports normaux, il faudra redoubler de précaution pour éviter la blessure de ce conduit.

Lors de l'ablation des pinces peut survenir une hémorragie qui, dans des cas exceptionnels, peut être assez grave et nécessiter la recherche du vaisseau cause de l'hémorragie.

Enfin, on a signalé des **hémorragies tardives**, légères, survenant lors de la chute de l'escarre.

Les principales causes de mort après l'hystérectomie vaginale sont :

---

[1] E. Doyen. *Congrès périodique internat. de gyn. et d'obst.* de Bruxelles, 1892, p. 442.

[2] E. Doyen. *Revue de Gyn. et de Chir. abd.*, 1898, p. 755.

[3] Th. Tuffier. *Rev. de Gyn. et de Chir. abd.*, 1898, p. 563.

l'infection, l'hémorragie et le shock opératoire qui n'est, la plupart du temps, que de la septicémie compliquée ou non d'hémorragie.

Résultats opératoires. — Les principales statistiques des chirurgiens français et étrangers permettent d'apprécier la bénignité relative de l'hystérectomie vaginale pour fibromes (il convient toutefois de faire remarquer que les opérations ne sont pas comparables quand il s'agit d'une série de petites ou d'une série de grosses tumeurs; les statistiques globales, comprenant des cas forcément disparates, ne sauraient avoir par conséquent une valeur absolue).

Péan [1]	248 cas	4	morts.
Segond [2]	160 —	24	—
Bouilly [3]	22 —	1	mort.
Richelot [4]	159 —	5	morts.
Schwartz [5]	27 —	1	mort.
Schauta [6]	191 —	8	morts.
Dœderlein [7]	53 —	0	mort.
Zweifel [8]	19 —	1	—
Leopold [9]	100 —	5	morts.
Bumm [10]	24 —	0	mort.
Czempin [11]	17 —	1	—
A. Martin [12]	35 —	0	—
M. Simon [13]	28 —	0	—

OPÉRATIONS PAR LA VOIE ABDOMINALE

Myomectomie abdominale.

La myomectomie abdominale, à laquelle nous donnons encore le nom de *myomotomie abdominale* ou *énucléation sous-péritonéale* ou *intrapéritonéale, opération de Martin*, a pour but l'extirpation, par la voie

[1] PÉAN. *Congrès français de Chir.*, 1895, p. 926.
[2] SEGOND. *Bull. et Mém. Soc. de Chirurgie*, 1898, p. 596.
[3] BOUILLY. *Congrès fr. de chir.*, 1901, p. 620.
[4] RICHELOT. *Chirurgie de l'utérus*, p. 572.
[5] SCHWARTZ. *Annal. de gyn.*, 1897, p. 175.
[6] SCHAUTA. *Wiener klin. Woch.*, 1900, t. XIII, n° 5, p 101.
[7] DŒDERLEIN. *Beitr. z. Geb. u. Gyn.*, 1899, t. II, p. 1.
[8] ZWEIFEL. *VIII° Congrès de la soc. all. de gyn.*, Berlin, 1899 (*Centr. f. Gyn.*, 1899, n° 21, p. 618).
[9] BUSCHBECK-LEOPOLD. *Archiv. f. Gyn.*, 1898, t. LVI, p. 169.
[10] BUMM. *Beitr. z. Geb. u. Gyn.*, 1898, t. I, n° 1, p. 1.
[11] CZEMPIN. *Zeit. f. Geb. u. Gyn.*, 1903, t. XLIX, p. 565.
[12] A. MARTIN. *Centralb. f. Gyn.*, 1902, n° 14, p. 353.
[13] SIMON. *Centralb. f. Gyn.*, 1903, p. 415.

transpéritonéale. des corps fibreux interstitiels et sous-péritonéaux, avec conservation de l'utérus.

Les deux premières myomectomies abdominales auraient été exécutées par Spencer Wells[1] en 1863 et par Spiegelberg[2] en 1874. Mais c'est à A. Martin (de Berlin)[3] que revient le mérite d'avoir bien réglé la technique opératoire de cette intervention et de l'avoir vulgarisée. Sa première communication sur ce sujet fut présentée en 1878, au Congrès des médecins allemands tenu à Cassel; les suivantes portent les dates de 1880, 1884, 1890, 1893, 1900.

En Allemagne, il faut citer, à la suite de Martin, les observations de Schrœder[4], de Hager[5], de Küstner[6], de Czempin[7], de Freund[8], d'Olshausen[9]; en Autriche, celles d'Albert[10], de Chrobak[11], de Schauta[12]; en Suisse, celles de Kroenlein[13].

En Amérique, elle fut également pratiquée avec succès par Howard A. Kelly[14], Polk[15], Mann[16], Noble[17], Dudley[18].

En France, l'opération de Martin rencontra, tout d'abord, peu de partisans: elle fut pratiquée, sans grand enthousiasme, par Vautrin[19], Jaboulay[20], Bouilly[21], Chevrier[22], Témoin[23], qui publièrent des résultats encourageants, mais sans retentissement. En somme, jusqu'en 1899, cette méthode tenta peu les chirurgiens français, et on ne relève à son actif que des cas épars rapportés par Monprofit[24], par Blanc[25], par Ricard[26], etc.

---

[1] S. WELLS. Voy. ZWEIFEL. *Die Stielbehandlung bei Myomectomie*, p. 52. L'opération de Spencer Wells date du 12 janvier 1863.

[2] SPIEGELBERG. *Archiv f. Gyn.*, 1874, t. IV p. 340.

[3] A. MARTIN. *Naturforscher-Versammlung in Cassel*, 1878. — *Deut. med. Woch.*, 1880, n° 27. — *Naturforscher-Versammlung in Magdeburg*, 1884. — *Centralblatt f. Gyn.*, 1890, p. 457. — *Zeitsch. für Geb. und. Gyn.*, 1890, t. XX, p. 12. - *Congrès de gyn. de Breslau*, 1893.

[4] SCHRŒDER. *Soc. de gyn. de Berlin*, 1893.

[5] HAGER. *Centralblatt für Gyn.*, 1886, n° 40, p. 649.

[6] KÜSTNER. *Centralblatt f. Gyn.*, 1884, n° 1.

[7] CZEMPIN. *Zeit. f. Geb. u. Gyn.*, 1888, t. XIV, p. 225. — *Soc. de gyn. de Berlin*, 1886, octobre.

[8] FREUND. *Centralblatt für Gyn.*, 1888, n° 49, p. 801.

[9] OLSHAUSEN. *Hand. der Gyn.* de VEIT, 1897, t. II, p. 607.

[10] ALBERT. *Wiener med. Presse*, 1888, n° 16.

[11] CHROBAK. *Wiener klin. Woch.* 1894, n° 52.

[12] SCHAUTA. *Comptes rendus du Congrès gyn.*, 1895. Vienne.

[13] KROENLEIN. *Centralblatt f. Gyn.*, 1890, n° 48.

[14] HOWARD A. KELLY. *Journ. of am. med. assoc.*, 1897, octobre.

[15] POLK. *Congrès de Washington* 1894.

[16] MANN. Ibid.

[17] NOBLE. *Journ. of am. med. assoc.*, 1897, octobre.

[18] DUDLEY. *Bost. med. and surg. journ.*, 1894, n° 12.

[19] VAUTRIN. *Thèse d'agr. de Paris*, 1886.

[20] JABOULAY. *Lyon médical*, 1891, p. 574.

[21] BOUILLY. *Mercredi médical*, 1890, n° 18.

[22] CHEVRIER. *Nouv. Arch. d'Obst. et de Gyn.*, 1891, Avril.

[23] TÉMOIN. *Arch. prov. de chir.*, 1896.

[24] MONPROFIT. *Congrès de chirurgie de Paris*, 1897.

[25] BLANC. *Loire médicale*, 1899, 15 avril.

[26] RICARD. *Gazette des hôp.*, 1898, n° 85, p. 769. — *Congrès de chirurgie de Paris*, 1899.

Au Congrès de gynécologie tenu à Amsterdam en août 1899, la question de la myomectomie abdominale fut mise à l'ordre du jour : H. Treub, Engström, Alexander, Gillet, Sinclair la défendirent avec talent et en s'appuyant sur des statistiques intéressantes.

L'année suivante, à la Société de chirurgie de Paris, Tuffier[1] soutint la cause de la myomectomie abdominale. Quelques mois plus tard, au Congrès international de 1900, Tuffier rouvrit le débat à la section de gynécologie, et il fut soutenu par Monprofit (d'Angers), Témoin (de Bourges) et Mac-Cullen. Depuis, les interventions se sont multipliées et la myomectomie abdominale apparaît comme une méthode bien réglée, ayant des indications précises[2].

Technique. — Lorsqu'il s'agit d'enlever un myome sous-péritonéal

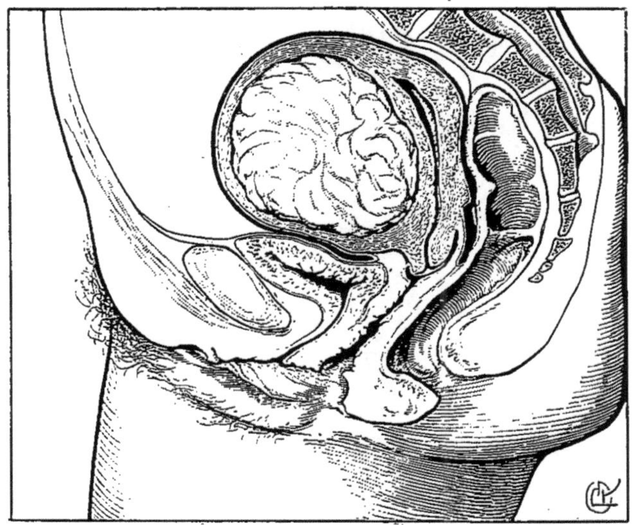

Fig. 315. — Coupe sagittale d'un utérus dont la paroi antérieure est occupée par un fibrome (Loubet).

pédiculé, la technique est d'une grande simplicité. Après l'incision médiane sous-ombilicale classique, on procède de la manière suivante. Si le pédicule est mince et le myome peu volumineux, il suffit d'appliquer une solide ligature au catgut et de sectionner le pédicule à un centimètre environ au-dessus du fil. Si le pédicule est large ou épais, il vaut mieux circonscrire sa base par une incision elliptique

[1] Tuffier. *Bull. et Mém. Soc. de chirurgie,* 18 juillet 1900, p.840.
[2] Ferendinos, Zwibel, Gunsburg. *Thèses de Paris,* 1900. — Loubet. *Thèse de Paris,* 1902. — Voy. aussi : Burrage. *Bost. med. and surg. journal,* 1900, CXLII, n° 14. — Bingmann, *ibidem.* — *Congrès des méd. et nat. allemands tenu à Hambourg* en 1901. Disc. de Hofmeier, Thorn, Martin, Küstner, Bröse, Fränkel. — Olshausen. *Congrès de la soc. all. de chirurgie,* Berlin, 1900, avril.

en plein tissu utérin, et pratiquer ainsi une sorte de résection cunéiforme de la paroi utérine. On termine l'opération en réunissant les
lèvres de la plaie par deux étages de sutures au catgut : un étage
musculaire et un étage péritonéal.

Toute autre est la myomectomie appliquée aux corps fibreux sessiles
ou interstitiels. Si le fibrome est médian, il faut faire une incision

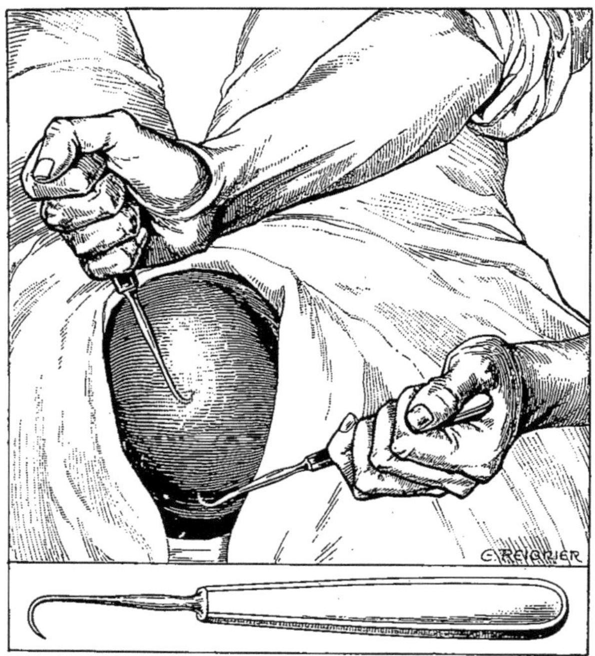

Fig. 514. — Extraction de l'utérus avec des crochets (Loubet).

directe sur la saillie, incision médiane, parallèle au grand axe de la
matrice, comprenant toute l'épaisseur du tissu utérin jusqu'au fibrome.
On sait que cette incision est presque toujours exsangue. Cela fait,
le chirurgien isole, avec le doigt, la tumeur de sa capsule conjonctive,
puis il s'efforce de l'énucléer, en tirant sur elle au moyen d'une forte
pince à griffes, et en s'aidant, au besoin, d'une grande spatule mousse
qu'il manœuvre comme un levier. Si le myome est peu volumineux et
bien encapsulé, l'énucléation s'opère, pour ainsi dire, instantanément.
Dans le cas contraire, le morcellement s'impose : avec une bonne pince
à traction et une forte paire de ciseaux, rien de plus aisé que de fragmenter un myome qui résiste à la décortication.

Lorsque la tumeur est latérale, on tâchera de faire encore, si l'on

peut, l'incision médiane ; le fibrome est ensuite attaqué de dedans en
dehors, dégagé de sa zone conjonctive et enfin énucléé avec ou sans
morcelle ment. Néanmoins, dans certains cas, l'incision médiane n'est
pas praticable ; c'est lorsqu'il existe un grand nombre de petits
myomes superficiellement placés ; on fait alors autant. d'incisions
qu'il y a de noyaux fibreux, mais en évitant, autant que possible,

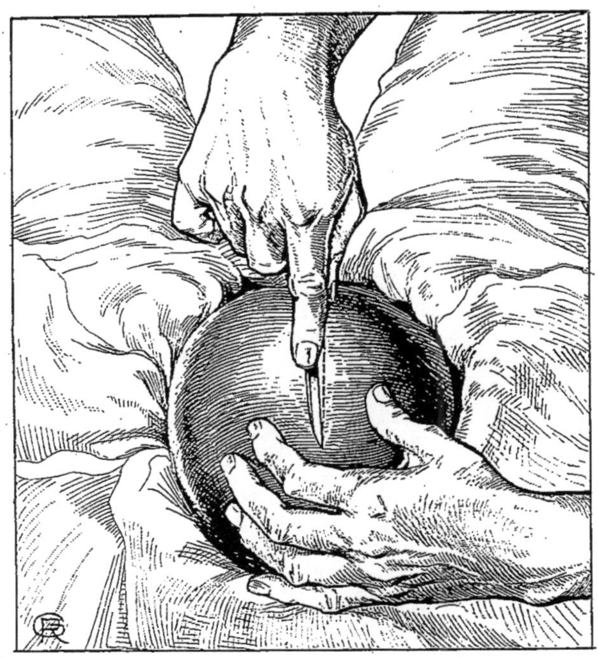

Fig. 515. — Incision de l'utérus sur la ligne médiane (Loubet)

d'ouvrir les vaisseaux un peu volumineux, que l'on apercevrait à la
surface de la matrice.

Après l'énucléation, il reste des cavités, dont quelques-unes peuvent
être considérables ; il faut les débarrasser avec soin de tous les débris
fibreux qui les remplissent, et, au besoin, pincer les vaisseaux qui
donnent du sang. Cette précaution n'est pas toujours nécessaire, car le
muscle utérin subit une involution rapide, l'utérus se contracte, se
ratatine, de sorte qu'il n'est pas toujours utile de réséquer la coque où
se trouvait logé le fibrome, dans le but de diminuer la béance de la
cavité ; celle-ci se comble d'elle-même en vertu de la tonicité de ses parois.

Lorsque les parois de la loge sont très exubérantes et peu rétractiles,
on doit conseiller la résection de la partie inutilisable de la capsule.

Il ne reste plus qu'à fermer chaque plaie par des sutures aussi soignées que possible. Je recommande de faire toujours un ou deux surjets profonds au catgut et un surjet superficiel. Si l'on redoute l'hémorragie, on pourra placer, au préalable, quelques points profonds séparés, au catgut, qui seront serrés en dernier lieu.

Dans certains cas, et quelles que soient les précautions observées,

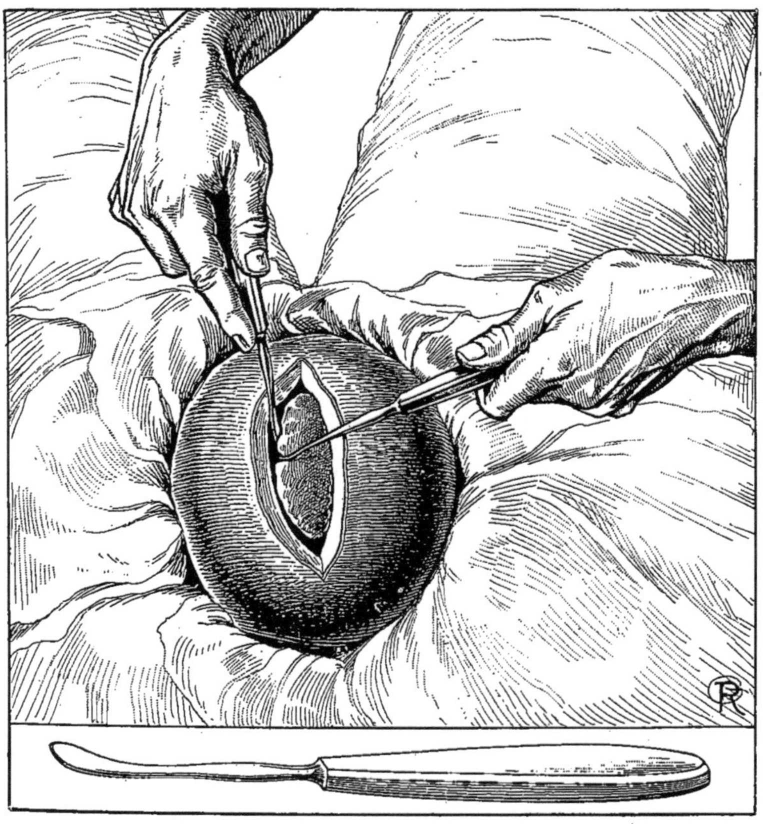

Fig. 516. — Isolement et énucléation du fibrome avec un crochet et une spatule (Loubet).

l'énucléation d'un fibrome à la fois interstitiel et sous-muqueux peut entraîner un fragment de la muqueuse : il y a alors ouverture de la cavité utérine du côté de l'abdomen. C'est un accident dénué de gravité, si la cavité de la matrice est aseptique.

Mais, comme on ne peut jamais en être sûr, on pourra profiter de la brèche pour introduire une mèche de gaze iodoformée dans la cavité utérine et la faire ressortir par le col avant de procéder à la suture par étages de la muqueuse, puis du tissu utérin. Je crois inutile et plutôt nuisible toute tentative de désinfection ou de stérilisation de la cavité utérine ouverte, par les injections antiseptiques fortes ou par le thermo-cautère.

Si l'on craint enfin une infection par la cavité utérine, on terminera par l'hystérectomie immédiate.

Résultats et pronostic. — Grâce aux progrès de l'asepsie et aux perfectionnements apportés à la technique, la myomectomie abdomi-

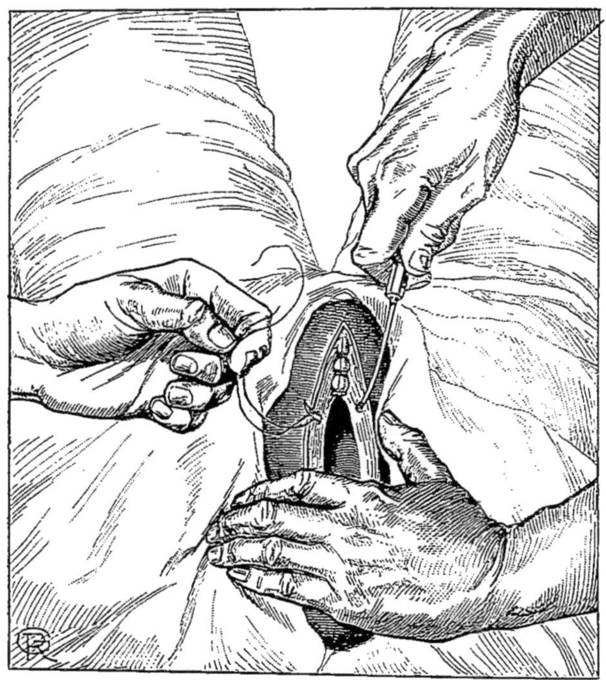

Fig. 517. — Suture profonde en surjet (Loubet).

nale est devenue une opération relativement bénigne. Il n'en était pas ainsi autrefois, témoin la statistique publiée par A. Martin[1] en 1890, et qui révèle 18 morts sur 96 interventions, soit 19 pour 100 de morta-lité. Celle-ci était, pourtant, bien inférieure à celle de l'hystérectomie

[1] Th. Landau. Berl. klin. Woch., 1899, n° 2. — Martin. Path. der Frauenkr., p. 290. — Hegar et Kaltenbach. Loc. cit., p. 498. — Sänger. Cent. f. Gyn., 1889, p. 207. — Pozzi. Bull. et Mém. de la Soc. de chir. de Paris, 1889, p. 756. — Petroff. Vratsch, 1899, n° 15. — Goullioud. Ann. de gyn. et d'obst., 1899, p. 151.

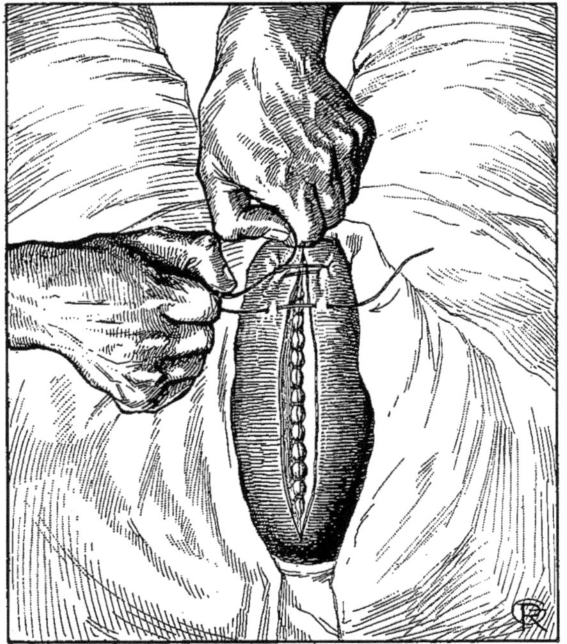

Fig. 318. — Suture superficielle (Loubet).

totale par l'abdomen. Depuis, le pronostic s'est considérablement amélioré; on peut en juger par le tableau suivant :

Olshausen [1]	38	cas	3	morts.
Ricard [2]	4	—	0	—
Engström [3]	180	—	8	—
Treub [4]	11	—	0	—
Heinricius [5]	65	—	2	—
Alexander [6]	23	—	0	—
Chrobak [7]	9	—	0	—
Schauta [8]	29	—	5	—
Rein [9]	15	—	1	—
Tuffier [10]	34	—	0	—
Schwarzenbach [11]	87	—	13	—

[1] OLSHAUSEN. *Handbuch der Gyn.*, 1897, t. II.
[2] RICARD. *Gazette des hôp.*, 1898, n° 83.
[3] ENGSTRÖM. *Compte rendu du Congrès de gyn. d'Amsterdam*, 1899, p. 528.
[4] TREUB. *Ibid.*, p. 436.
[5] HEINRICIUS. *Ibid.*, p. 543.
[6] ALEXANDER. *Ibid.*, p. 520.
[7] CHROBAK. *Wien. klin. Woch.*, 1894, n° 52.
[8] SCHAUTA. *Wien. klin. Woch.*, 1900, XIII, 5.
[9] REIN. *Journ. akusch. ijensk. bol,*, 1901, n° 7.
[10] TUFFIER. In *Thèse* LOUBET, 1902.
[11] SCHWARZENBACH. *Beitr. z. Geb. u. Gyn.*, 1902, t. VI, n° 1, p. 122.

Indications. — Cette opération a le grand avantage de conserver l'utérus, et, par suite, la menstruation et la possibilité de la fécondation. Son pronostic (si on ne l'applique qu'à des cas judicieusement déterminés) n'est pas plus grave que celui de l'hystérectomie. Elle sera donc préférée à cette opération toutes les fois que cela sera possible.

Mais, il faut bien l'avouer, ces cas sont relativement restreints. On ne saurait songer à pratiquer l'énucléation de tumeurs très volumineuses, après l'ablation desquelles on aurait à refermer une large plaie utérine saignante et susceptible de s'infecter par une érosion de la muqueuse. A plus forte raison reculera-t-on devant l'énucléation de tumeurs multiples, surtout lorsque leur situation latérale rendra l'incision de l'utérus particulièrement saignante. Il sera encore inutile d'entreprendre une énucléation laborieuse, au lieu d'une hystérectomie expéditive, si la femme est près de la ménopause ou l'a dépassée.

Enfin, il faut dire que si les annexes sont malades et doivent être sacrifiées, il n'y a aucune raison de conserver l'utérus.

D'après ces considérations, on réservera l'énucléation aux cas suivants : femme jeune, annexes saines, au moins d'un côté ; tumeur principale de moyen volume (ne dépassant guère le poing) ; tumeurs accessoires en nombre restreint (deux ou trois, du volume d'une noix ou d'une noisette), pourvu qu'elles soient facilement accessibles et dans une région peu vasculaire.

Si, malgré toutes les précautions précédemment décrites, l'hémostase n'était pas suffisamment assurée, il vaudrait mieux terminer l'opération par une hystérectomie que de s'exposer à une hémorragie secondaire, toujours redoutable.

Hystérectomie abdominale.

L'hystérectomie[1] abdominale est fille de l'ovariotomie. Cette opération, à ses débuts, n'a pas été préméditée ; elle fut le produit d'erreurs de diagnostic. Après avoir ouvert le ventre pour enlever une tumeur présumée ovarique, il est arrivé à des chirurgiens de se trouver en présence de corps fibreux de l'utérus. Les premiers qui commirent cette méprise reculèrent devant les dangers d'une opération inconnue ; ils se hâtèrent de refermer le ventre sans achever l'opération. Tels furent les cas de Lizars en 1825, de Dieffenbach en 1826 et, plus récemment, ceux de Atlee (1849-51), de Baker Brown, de Cutter, de Deane, de Mussey, de Smith. On compte 14 faits de ce genre à cette

---

[1] Le mot *hystérectomie* a été proposé par Tillaux dans une communication à l'Académie de médecine, en 1879, pour remplacer le terme *hystérotomie* jusqu'alors employé et qui ne comporte pas l'idée d'exérèse. Il a été rapidement adopté. Le terme d'*hystérectomie subtotale* est de Longuet (*Sem. Gyn.*, 1899, mai, juin, n⁰ˢ 22 et 23).

époque, dont 5 ont été suivis de mort[1]. Quelques chirurgiens s'enhardirent jusqu'à extirper des fibromes sous-séreux pédiculés. Granville, en 1837, eut un insuccès ; Atlee et Lane réussirent.

Heath[2] serait le premier chirurgien qui aurait, de propos délibéré, en 1843, fait l'hystérectomie abdominale subtotale pour un fibrome occasionnant des hémorragies abondantes, et Clay[3] le premier qui ait pratiqué l'hystérectomie totale, en 1844. Viennent ensuite les cas rapportés par Bellinger (1846)[4], par Burnham (1853)[5], par Kimball (1853)[6] et par Clay (1863)[7]. En lisant la description des opérations pratiquées par ces chirurgiens, on constate qu'il s'agissait de véritables hystérectomies supra-vaginales à pédicule interne et que l'hémostase était assurée, tantôt par des ligatures en masse (Heath, Kimball), tantôt par la *ligature isolée* des utérines (Bellinger, Burnham, Clay).

Par ces exemples, on voit que Kœberlé[8] n'est pas l'auteur de la première hystérectomie abdominale pratiquée d'une manière raisonnée et méthodique, mais cependant c'est au travail qu'il publia à la suite de son hystérectomie de 1863, et dont le retentissement fut considérable, que cette opération dut sa mise définitive à l'ordre du jour.

Kœberlé faisait l'hystérectomie *supra-vaginale basse* ; il taillait un pédicule *intra-péritonéal* (et non un *pédicule externe*) ; mais il n'utilisait pas les ligatures perdues, « leur innocuité étant très suspecte ». D'après la description qu'il en donne, les fils à ligature devaient sortir par l'angle inférieur de la plaie, de manière à pouvoir se détacher et être éliminés. Les fils de soie ou de chanvre ne lui paraissaient pas recommandables, parce que la constriction ne pouvait pas être graduée à volonté. C'est de fils *métalliques*, serrés par un *serre nœud* spécial qui restait en place et sortait par la plaie, que Kœberlé se servait constamment : fils métalliques et serre-nœud tombaient ensemble vers le dixième jour, en même temps que la portion sphacélée du pédicule étreint par la ligature.

Kœberlé fut l'initiateur de la ligature du pédicule avec une anse

---

[1] Voir pour les indications bibliographiques : S. Pozzi. *De la valeur de l'hystérotomie*, etc., Paris, Thèse d'agrég., 1875, p. 5. — HEGAR et KALTENBACH. *Traité de gynéc. opératoire*, trad. franç., 1885, p. 344. — P. ZWEIFEL. *Die Stielbehandlung bei der Myomectomie*, Stuttgart, 1888. — CATERNAULT. *Essai sur la gastrotomie dans les cas de tumeurs fibreuses péri-utérines*, Thèse de Strasbourg, 1866. — F. JAYLE. L'Hystérectomie abdominale subtotale (*Rev. de Gyn. et de Chir. abd.*, 1904, p. 3).

[2] HEATH. *The London medical gazette*, 1843, p. 309.

[3] CLAY. *Trans. of the Obs. Soc. of London*, t. V., p. 66, 4 mars 1863. Cité par NOBLE (*Am. journal of obst.*, 1899, p. 171).

[4] BELLINGER. Cité par Noble in *Amer. journal of obst. and diseases of women and children*, 1899, p. 171.

[5] BURNHAM. Cité par PÉAN et URDY (L'hystérotomie, Paris, 1873, p. 5).

[6] KIMBALL. *Boston med. and surg. Journal*, 1853, t. LII, p. 240.

[7] CLAY. Cité par KŒBERLÉ. Voy. aussi NOBLE. *Loc. cit.*

[8] KŒBERLÉ. *Gazette médicale de Strasbourg*, 1863, nº 10, p. 153 et *idem*, 1865, pp. 79 et 121.

métallique et un serre-nœud, ce qui établissait un progrès considérable
sur la ligature en masse avec des fils, qui avait été jusque-là presque
uniquement pratiquée, et qui exposait tout particulièrement aux hémorragies; une première étape était ainsi franchie. A partir de ce moment
les faits isolés se multiplièrent. Dès 1866, Caternault, élève de Kœberlé,
publiait 42 observations d'amputation de la matrice et 20 cas de gastrotomie avec extirpation de tumeurs pédiculées. Beaucoup d'auteurs, au
lieu du serre-nœud, employaient alors l'écraseur et le *clamp*, sorte d'étau
laissé à demeure sur le pédicule, mais ce procédé était bien inférieur
au serre-nœud de Kœberlé.

L'éminent chirurgien de Strasbourg avait à peine fait connaître ses
opérations, que Péan[1] se lançait, avec un rare bonheur, dans la même
voie. Le retentissement de ses succès fut grand; ils étaient obtenus à
Paris, dans ce milieu réputé malsain, impropre aux grandes opérations
abdominales, où l'ovariotomie elle-même paraissait encore une singulière audace. La présentation d'une malade guérie, à l'Académie de
médecine (août 1870), puis, la publication, trois ans plus tard, d'un
important travail, où les règles de l'opération perfectionnée étaient
établies avec une précision jusqu'alors inconnue, achevèrent de lier
indissolublement le nom de Péan à celui de l'hystérectomie.

Avec Péan[2], l'hystérectomie se transforme et une modification très
importante, bien que non heureuse, fut introduite dans la technique de
l'opération : le *pédicule fut fixé dans la plaie de la paroi abdominale,
le pédicule devint externe*. Sa technique consistait surtout dans l'emploi
constant de la forcipressure (dont Kœberlé était alors le seul à se servir
avec la même profusion), dans le morcellement des grosses tumeurs,
après ligature métallique, pour ne pas exagérer l'ouverture de l'abdomen, et dans la fixation, en dehors, du pédicule traversé d'aiguilles lan-
céolées et étreint par une anse de fil de fer appliquée avec l'ingénieux
serre-nœud de Cintrat. Cette technique, dont les perfectionnements
ultérieurs ont laissé subsister les lignes générales, fut longtemps adoptée par tous les opérateurs, en France et à l'étranger. C'est donc à deux
chirurgiens français, Kœberlé et Péan, que « revient le mérite d'avoir
établi cette opération sur des bases scientifiques » (Hegar[3]).

Après cette première étape dans les progrès de l'hystérectomie abdominale, marquée par l'adoption de moyens de compression métallique

---

[1] Péan. *Union med.*, déc. 1869, 3ᵉ sér. t. VIII, p. 874, etc. Lorsque Péan fit sa première
hystérectomie (tumeur fibro-kystique, extirpation complète de l'utérus et des ovaires), Kœberlé avait déjà fait 9 hystérectomies suivies de 4 guérisons.

[2] Péan et Urdy. *Hystérotomie, de l'ablation partielle ou totale de l'utérus par la gastrotomie*, Paris, 1873. — Voir encore Péan. *Leçons de clinique chir.*, 1876, t. I, p. 674-704 et 1879,
t. II, p. 808-830.

[3] Hegar et Kaltenbach, *loc cit.*, trad. franç., p. 545. Hegar a le tort de ne pas associer Kœberlé au légitime hommage qu'il rend à Péan. Zweifel (*loc. cit.*, p. 8-10) ne commet pas la
même injustice.

du pédicule (serre-nœud ou clamp), étape signalée aussi par des luttes très vives[1], il convient d'en distinguer une seconde. Elle est caractérisée par l'application des procédés antiseptiques à cette opération, comme à toutes celles de la chirurgie.

Une troisième phase a été inaugurée par les nouveaux perfectionnements apportés à la technique : ce fut en particulier l'introduction de la *ligature élastique* pour l'hémostase temporaire ou définitive, méthode imaginée par Kleberg[2] (d'Odessa) en 1876, recommandée par Martin[3], puis par Hegar[4]. Je l'ai fait connaître en France, à la Société de Chirurgie, en 1885[5].

[1] L'hystérotomie abdominale fut formellement condamnée par l'Académie de médecine de Paris, à la suite d'un rapport de DEMARQUAY présenté sur les travaux de Kœberlé et de Péan. Le professeur RICHET seul fit quelques réserves (*Bull. de l'Acad. de méd.*, 1872, p. 1062-1075). — Voir aussi BOINET. De la gastrotomie dans les cas de tumeurs fibreuses utérines, etc. (*Gaz. hebd.*, 1875, p. 117.) — En 1875, le jury d'agrégation en chirurgie, présidé par le professeur Richet, donna, parmi les sujets de thèse, celui-ci qui m'échut : *De la valeur de l'hystérotomie dans le traitement des corps fibreux de l'utérus.* — « L'hystérotomie abdominale est une opération qui, bien que très grave, est parfaitement justifiable dans certains cas et mérite de prendre définitivement rang dans la chirurgie. » Cette affirmation, que je crus pouvoir émettre en tête de mes conclusions, paraissait encore très audacieuse, au moment où elle était formulée (1875).

[2] KLEBERG (*Saint-Pétersburg med. Woch.*, 1877, 24 sept. et 6 oct., p. 535). Sa première opération a été faite le 8 juillet 1876.

[3] MARTIN a, d'une manière systématique, recommandé la ligature classique provisoire en 1878, au Congrès des naturalistes et des médecins allemands à Cassel.

[4] HEGAR l'a ensuite appliquée à la ligature définitive du pédicule (DORFF. *Centralb. f. Gyn.*, 1880, p. 265). — Voici, en quelques mots, la technique de l'hystérectomie abdominale à pédicule externe ou *procédé de Hegar* (fig. 319). Laparotomie médiane sous-ombilicale ; [extériorisation de la tumeur. Section des deux ligaments larges, après avoir assuré leur hémostase par des

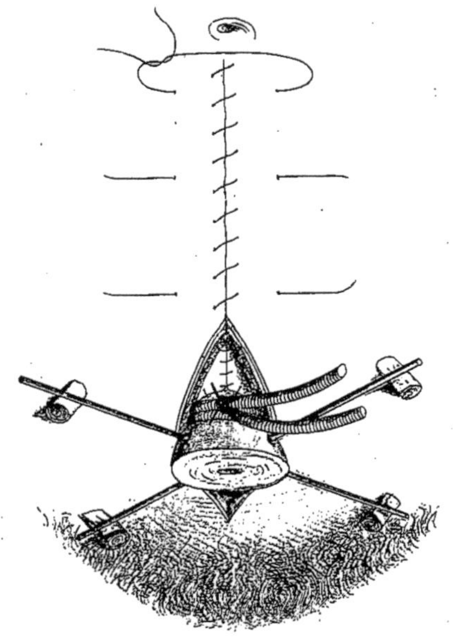

Fig. 319. — Hystérectomie abdominale avec pédicule extra-péritonéal, hémostasié par une ligature élastique, maintenu à l'extérieur par quatre broches ; le péritoine a été suturé en collerette au pourtour du pédicule, au-dessous de la ligature élastique (Procédé de Hegar).

ligatures en chaînes. Quand l'utérus est ainsi suffisamment libéré de ses attaches périphériques, on place sur le col le cordon élastique et l'on sectionne la tumeur à 2 ou 3 centimètres au-dessus. Mais, pour éviter que le pédicule ne descende outre mesure dans le pelvis et en même temps pour empêcher le glissement de la ligature élastique, on traverse le pédicule, au-dessus de la ligature, avec deux broches croisées en X, dont on coupe aussitôt les extrémités avec les cisailles. Le pédicule est ensuite fixé dans l'angle inférieur de la plaie abdominale ; enfin, suture du péritoine autour du pédicule en formant une sorte de collerette. — KOCHER (de Berne) substitue à un lien élastique temporaire un double fil de soie qui traverse le moignon d'avant en arrière et dont les deux chefs, après entre-croisement, sont noués à droite et à gauche ; le cordon élastique est ensuite retiré.

[5] S. POZZI. *Bull. et Mém. de la Société de chirurgie de Paris*, 1883, 28 novembre.

Jusqu'en 1878, sous l'influence des succès de Kœberlé et de Péan, les chirurgiens pratiquèrent l'hystérectomie supra-vaginale avec ligature en masse et, depuis Péan, avec pédicule externe. C'est alors que Mikulicz et Schrœder, reprenant, en somme, la technique de Kimball et de Bellinger, essayèrent la ligature isolée des artères utérines. Mikulicz[1], en 1878, jeta une triple ligature sur les ligaments larges, puis alla à la recherche des artères utérines et les lia séparément. Schrœder[2], au Congrès des naturalistes allemands, tenu à Baden-Baden en 1879, recommanda la ligature des quatre principaux vaisseaux utérins et des ligaments ronds au cours de la myomectomie.

Cependant, malgré la ligature élastique, le procédé du pédicule externe laissait beaucoup à désirer; la momification était souvent fort longue à obtenir et il arrivait à la ligature de dépasser le niveau de la bande élastique, d'où hémorragies secondaires, accidents infectieux suivis de péritonite, création d'un point faible au niveau de la paroi, etc.

C'est pour parer à tous ces inconvénients que Schrœder imagina, en 1878, l'hystérectomie abdominale à pédicule perdu ou pédicule interne. Il importe de remarquer que Schrœder[3] a décrit *deux types de pédicules perdus* : 1° l'hystérectomie abdominale supra-vaginale à *long pédicule interne* ; c'est la technique exposée au Congrès de Baden- Baden en 1879, et qui se trouve décrite dans tous les livres classiques; 2° l'hystérectomie abdominale supra-vaginale à *pédicule interne court*, qui est une véritable *rétro-péritonéale ou subtotale* et se caractérise par les perfectionnements suivants : *ligature isolée des utérines, confection de deux petits lambeaux sur le col, suture du col, réfection du péritoine par-dessus le moignon.* Il suffit de lire attentivement la description du procédé dans la *Zeitschrift für Gynäkologie* de 1881[4], pour admet-

---

[1] Mikulicz. *Wiener med. Woch.*, 1880, n° 47, 48, 52.

[2] Schrœder. *Tageblatt der 52 Versamml. deut. Naturf. und Aerzte in Baden-Baden,* 1879, n° 8, p. 508 et *Arch. f. Gyn.*, 1880, t. XV, p. 271.

[3] Voici la technique du procédé à *long pédicule interne* connu sous le nom de *procédé d'hystérectomie abdominale de Schrœder* (je parlerai plus loin du pédicule dit rétro-périto-néal) tel qu'il a été exposé par Hofmeier (*Manuel de Gynécologie opératoire*, traduit par Lauwers, Paris. 1889, p. 255.

Après avoir lié et sectionné les ligaments larges et placé une *ligature élastique provisoire*, on fait, à trois ou quatre centimètres au-dessus, une incision circulaire n'intéressant que le péritoine. On laisse la séreuse se rétracter, puis on continue la section circulaire de la tumeur. On obtient ainsi un pédicule long que l'on évide à son centre de manière à constituer un moignon creux dont les parois soient adossables d'avant en arrière ou de droite à gauche. Cette sorte d'entonnoir est ensuite touché avec le thermocautère dans le but de détruire la muqueuse. On suture alors, sur plusieurs plans, les parois internes de cette plaie utérine, par points séparés ou en surjet au catgut et à la soie. La suture peut être consolidée par plusieurs points profonds à la soie, puis on assure l'affrontement du péritoine par une suture superficielle à points séparés. Martin (*Path. und Chirurgie der Frauenkr.*, 1887, p. 286) a proposé, après enlèvement du lien élastique, de faire une constriction en masse du pédicule par une ligature en chaîne avec de la soie très forte qui traverse le pédicule d'avant en arrière et, après entre-croisement, étreint chaque moitié du moignon.

[4] Schrœder. *Zeitschrift für Geb und Gyn.*, 1881, t. VI, p. 213.

tre que le procédé de l'hystérectomie subtotale, avec ligature isolée des utérines et enfouissement du moignon sous le péritoine, appartient de droit à Schrœder. Mais il faut reconnaître que Schrœder appliquait aux fibromes l'amputation *élevée* de l'utérus et qu'il réservait l'amputation *basse* aux tumeurs malignes du corps utérin.

Spencer Wells [1], vers la même époque, pratiquait des hystérectomies abdominales supra-vaginales à peu près de la même manière, mais il ne donne pas toutefois de technique précise.

Hofmeier[2] en 1888 et Chrobak[3] en 1891 ont successivement recommandé un procédé analogue dans ses grandes lignes à celui de Schrœder.

A titre historique, on peut citer encore le procédé de la *ligature élastique perdue* ou procédé d'Olshausen. Quoiqu'il ait été précédé dans cette voie par quelques faits isolés de Czerny[4] et de Kaltenbach[5], c'est

---

[1] Spencer Wells. *The Brit. med. journ.*, 1878, II, p. 129 ; 1880, II, p. 315 ; 1881, I, p. 303.

[2] Hofmeier. *Verhandl. der deutschen Gesell. f. Gyn.*, 1888, p. 144 et *Ann. de gyn. et d'obst.*, 1898, p. 97.

[3] Chrobak. *Cent. f. Gyn.*, 1891, n° 55, p. 713. — C'est bien à tort que l'on a regardé Chrobak comme l'auteur du pédicule *rétro-péritonéal*. La priorité de cette technique appartient, je l'ai dit, à Schrœder ; elle a été vulgarisée par Hofmeier, qui la décrivit en 1888. Voici la description qu'il en donne : « La méthode si ingénieuse de Schrœder n'a jamais fourni de résultats uniformément irréprochables. Pour parer aux difficultés et aux dangers inhérents au pédicule, j'ai fait connaître, au IIe Congrès gynécologique de Halle, une méthode basée sur un autre principe que celle de Schrœder. Au lieu de fermer le canal cervical par des sutures à étages, je le laisse largement ouvert, et je me borne à ourler les parois de ce canal pour arrêter l'hémorragie. Le sang et les sécrétions du moignon peuvent ainsi s'écouler dans le vagin. Sur ce pédicule ouvert, je conseillais de ramener un lambeau péritonéal de manière à mettre le moignon hors de la cavité du péritoine. Par cette méthode, on évite les ennuis d'une longue suture unissant les lambeaux pédiculaires. Les points qui saignent sur les surfaces de section du moignon sont fermés directement, les sécrétions s'écoulent aisément par le canal cervical et toute la plaie du moignon devient extra-péritonéale, ou, comme Chrobak l'a dénommée plus tard, rétro-péritonéale. Plus tard encore, j'ai simplifié mon procédé en supprimant le lien élastique ; je me suis abstenu d'ourler les parois du canal cervical et je me suis borné, après ligature des artères utérines et ablation de l'utérus, à ramener mes lambeaux péritonéaux sur le moignon et à les y fixer par des sutures au catgut. » (*Mal. des organes génit. de la femme*, p. 524. Trad. fr. de Lauwers sur la 12e édition allem. Bruxelles, 1899. — (*Centralb. für Gyn.*, 1895, n° 44). En somme, avant d'enlever la tumeur, Hofmeier dissèque près du col deux lambeaux péritonéaux égaux, un antérieur et un postérieur ; il lie ensuite les artères utérines en passant deux gros fils à travers le tissu cervical, qu'il étreint en même temps que les vaisseaux. Après section transversale de l'utérus au-dessus des ligatures, les lambeaux péritonéaux sont rabattus sur la surface de la plaie et solidement suturés avec du catgut. Les deux lambeaux séreux doivent être assez longs pour se recouvrir réciproquement. Le procédé de Chrobak est aussi un procédé rétro-péritonéal. Après avoir lié les ligaments larges, on taille sur la tumeur deux lambeaux péritonéaux de dimensions inégales, et on les décolle jusqu'au voisinage de l'insertion vaginale. L'utérus est alors enlevé en totalité, moins une rondelle de 1 à 2 centimètres de hauteur. Cautérisation de la plaie avec le Paquelin. Si le moignon donne du sang, on l'étreint d'avant en arrière avec des fils à ligature. Les ligaments larges sont fixés au-dessus du moignon par des sutures séro-séreuses et par-dessus le tout on adosse avec soin les lambeaux péritonéaux. En somme, et nous avons déjà insisté sur ce point, Hofmeier et Chrobak ne sont que les vulgarisateurs, tandis que Schrœder est le véritable *créateur* de la méthode rétro-péritonéale.

[4] Czerny. *Centr. f. Gyn.*, 1879, p. 519.

[5] Hegar et Kaltenbach. *Die operative Gynäk.*, 1881, p. 441.

Olshausen[1] qui a particulièrement recommandé la ligature élastique perdue. Il la nouait d'abord, puis la suturait autour du pédicule par des fils de soie, pour l'empêcher de glisser. Ce procédé n'a été employé par Olshausen que dans des cas exceptionnels où l'hémostase présentait de grandes difficultés.

On doit encore une mention aux procédés de Zweifel[2], de Sänger[3], de Wölfler et de von Hacker[4].

[1] OLSHAUSEN. *Deutsche Zeitschr. f. Chir.*, 1882, t. XVI, p. 171, et *Klin. Beitr. zur Gyn.*, 1884, p. 86. Voir les intéressantes expériences faites par HEGAR sur les animaux, in KASPRZIK. Zur intraperitonealen Stielversorgung bei Uterusfibromen, und zur partiellen Extirpation von Organen und Geschwülste der Unterleibshöhle, mittelst elastischen Ligaturen (*Berlin. klin. Woch.*, 1882, n° 12, p. 177). — Le procédé de Olshausen a été repris en Italie par A. MARTINETTI. *Annali di Ost. e Gin.*, 1888, n° 5, et en France par G. RICHELOT. *Bull. et Mém. Soc. chir.*, 1890. n° 9, p. 656.

[2] Le procédé de Zweifel porte encore le nom de procédé d'hystérectomie avec ligatures partielles juxtaposées (*Fortlaufende Partienligatur*). Zweifel lie d'abord les ligaments larges par deux sutures partielles, puis il coupe ces ligaments ; mais il a eu préalablement soin de laisser aux fils une longueur suffisante pour pouvoir les utiliser pour la ligature en chaîne des moignons. Il excise alors la tumeur utérine de façon à ménager un lambeau musculo-péritonéal en avant. Enfin, avec une aiguille montée, il procède à une série de ligatures partielles formant une suite continue. Il termine par des sutures superficielles au catgut du revêtement péritonéal. (*Die Stielbehandlung bei der Myomectomie*, 1888, p. 65. Stuttgart. — *Centralb. f. Gyn.*, 1894, n° 14, p. 521.)

[3] Sänger a donné à son procédé le nom de séquestration intra-péritonéale du pédicule (*Intra-peritoneale Abkapselung*).—SÄNGER désigne ainsi une manœuvre qui consiste à suturer très largement le péritoine au-dessus du pédicule, en attirant pour cela le péritoine pariétal et le fixant le long de la face postérieure du moignon utérin coudé en avant. On sépare ainsi de la cavité abdominale la loge inférieure où le pédicule se trouve séquestré. (*Centralb. f. Gyn.*, 1886, n° 44. p. 718).—Voy. aussi H. A. KELLY. *Amer. journ. of obs.*, 1889, t. XXII, p. 575. Ce chirurgien décrit, sous le nom de *nouvelle méthode d'hystéro-myomectomie*, un procédé qui se rapproche beaucoup de ceux de Wölfler, Hacker et de Sänger.

[4] Dans le procédé de Wölfler-Hacker le pédicule est fixé à la paroi abdominale C'est von HACKER qui eut la première conception du procédé, inspirée sans doute par une observation de BILLROTH (von HACKER. *Wiener med. Wochenschrift*, 1885, n° 48, p. 1466. — BILLROTH. *Langenbeck's Archiv*, 1877, t. XXI, n° 4, p. 860) ; mais c'est WÖLFLER qui le premier

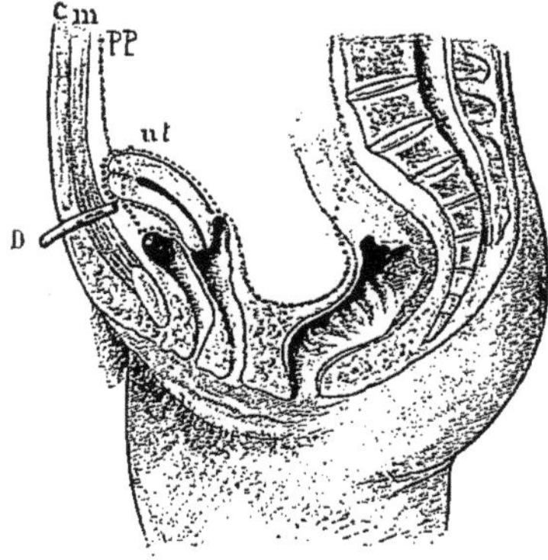

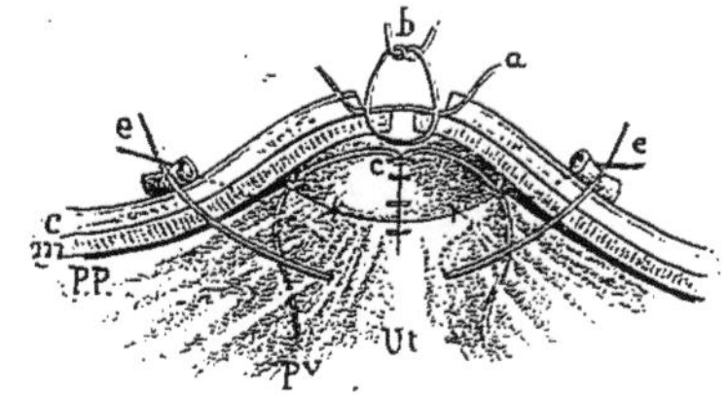

Fig. 520.

Fig. 521.

Fig. 520. — Hystérectomie abdominale avec fixation du pédicule à la paroi abdominale. (Procédé de Wölfler-Hacker.) c. peau ; m. couche musculaire ; pp. péritoine ; ut. pédicule utérin ; D, drain.

Fig. 521. — Même procédé vu sur une coupe transversale schématique. c, peau ; m, couche musculaire ; pp, péritoine pariétal ; pv, péritoine viscéral : ut, pédicule utérin ; a. suture cutanée ; b, suture musculo-aponévrotique ; c, suture du péritoine au catgut ; e, suture enchevillée du pédicule sur des rouleaux de gaze iodoformée.

La période moderne de l'histoire de l'hystérectomie abdominale est caractérisée par ce fait que les chirurgiens ont complètement renoncé aux gros pédicules, source d'hémorragies, origine d'infections trop souvent mortelles. Ils sont revenus à la pratique des premiers opérateurs qui avaient simplement lié au fur et à mesure de leur section les artères qu'ils rencontraient et avaient laissé le pédicule utérin à sa place naturelle, c'est-à-dire dans le pelvis [1]. C'est particulièrement de 1888 à 1896 que paraissent les principaux mémoires dans lesquels l'hystérectomie abdominale subtotale est définitivement établie et vulgarisée. C'est surtout en Amérique que la question a été étudiée par Eastman [2], Stimson [3], Goffe et Dudley [4], Baer [5], Noble [6] et Howard A. Kelly [7].

En France, l'opération a été principalement vulgarisée par le professeur Terrier [8]. Je m'y suis également rallié et je l'ai défendue à la Société de chirurgie.

Mais le pédicule, même réduit au segment inférieur du col, a été et est encore pour quelques-uns considéré comme une cause de complication post-opératoire. De là, l'idée de le supprimer en procédant à l'hystérectomie abdominale totale. La première opération de ce genre a été pratiquée le 16 janvier 1844 par Clay, en Angleterre.

En 1881, Bardenheuer [9] proposa l'ablation totale en commençant par

l'a exécuté (*Wiener med. Wochenschrift*, 1885, n° 25, p. 793). Le pédicule est suturé suivant le procédé Schrœder, puis on le laisse descendre de sorte que son sommet soit au niveau de la surface profonde de la paroi abdominale. Pour le fixer en cet endroit, affleurant l'incision du péritoine pariétal, on passe de droite à gauche une aiguille armée d'un fil de soie qui traverse les couches superficielles du pédicule, puis les parois abdominales ; on lie ces anses de fil sur de petits rouleaux de gaze de façon à attirer la surface du moignon utérin entre les lèvres de la plaie péritonéale. Cette plaie est laissée béante à ce niveau, mais au-dessus elle est fermée avec soin, et le péritoine pariétal est suturé au moignon, de sorte que la cavité abdominale se trouve close au-dessus de lui, et qu'il est devenu vraiment extra-péritonéal en même temps que juxta-pariétal (fig. 320 et 321). — Voy. encore sur cette question : FRITSCH. Bericht über den zweiten Congress f. Gyn. in Halle (*Centralb. f. Gyn.*, 1888, p. 389); Ueber die Myomoperationen (*Centralb. f. Gyn.*, 1890, p. 60) et Ueber intra-peritoneale Stielversorgung nach Myomotomie (*Centralb. f. Gyn.*, 1891, n° 18, p. 361). — FREUND *in* HOMBURGER (*Centralb. f. Gyn.*, 1882, p. 481).

[1] Pour tout cet historique voir l'important mémoire de JAYLE, *Revue de Gyn. et de Chirurgie abd.*, 1904, n° 1.

[2] EASTMAN. *Trans. Indian. Stat. med. Soc* ., 1887, pp. 198 et 227.

[3] STIMSON. *The New-York med. Journ*, 1889, XLIX, 277 et *Med. News*, 1889, LV, p. 93.

[4] GOFFE et DUDLEY. *Am. journ. of Obst.*, 1890, XXIII, p. 372.

[5] BAER. *Trans. Am. Gyn. Soc.*, 1892, XVIII, p. 255.

[6] NOBLE. *Int. Med. Mag.*, 1893, II, p. 985 ; *Trans. Pensylv. St. med. Soc.*, 1894 ; *The med. and surg. Rep.*, 1894, LXX, p. 771 et *The Amer. Journ. of Obst.*, 1899, p. 171.

[7] HOWARD A. KELLY. *Johns Hopkins Hosp. Bull.*, 1896. t. VII, n° 53 et 60, p. 27.

[8] F. TERRIER. *Congrès français de chirurgie de Paris*, 1896, p. 852 à 857 ; 1897, p. 786 ; 1898, p. 654 ; 1899, p. 54.

[9] BARDENHEUER (*Centralbl. f. Gyn.*, 1881, n° 22, p. 519) a le premier pratiqué l'hystérectomie par la voie abdominale et la voie vaginale combinées.

L'hystérectomie par les deux voies s'exécute suivant deux procédés principaux : *vagino-abdominal* ou *abdomino-vaginal*.

A. *Procédés vagino-abdominaux.* — Le premier en date est celui de BARDENHEUER qui recommandait de libérer le col par un premier temps, dit vaginal, et d'extirper ensuite, par la voie abdominale, l'utérus et ses fibromes. Comme Bardenheuer, ROUFFART libère le col dans

libérer le col de ses insertions vaginales et extirpant ensuite par l'abdomen l'utérus dans sa totalité.

un premier temps vaginal et place des pinces hémostatiques à la base des ligaments larges qu'il sectionne, puis il ouvre l'abdomen et lie toute la portion des ligaments qui a échappé au pincement. (*Bull. Société obst. et gynécol. de Bruxelles*, 1891, 9 mai.)

Jacobs procède comme Rouffart, mais, au lieu de lier la portion supérieure des ligaments, il la pince. Quand la tumeur est extirpée, il substitue aux pinces par l'abdomen de nouvelles pinces introduites par le vagin. Pour éviter cette manœuvre, il a imaginé des pinces dont les manches mobiles se réarticulent par le vagin sur les mors laissés en place (*Bull. Soc. obst. et gynécologique de Bruxelles*, 1893, séance du 30 avril).

Après avoir dégagé le col, Routier ouvre le cul-de-sac postérieur, puis le cul-de-sac antérieur, après quoi il tamponne le vagin. Il passe ensuite à l'ouverture de l'abdomen, place un fil de soie double en dehors des annexes pour prendre la partie supérieure des ligaments larges. Avec ce fil, il fait deux ligatures et sectionne les tissus entre les deux (Voy. *Thèse* de Diriart, Paris, 1897).

Enfin Chaput enlève aussi d'abord le col, par le vagin, puis le reste de l'utérus par l'abdomen. (*Bull. Soc. d'obst. et de gynécol. de Paris*, 1893, p. 59.)

B. *Procédés abdomino-vaginaux.* — D'après Séchevron, la première hystérectomie abdomino-vaginale connue aurait été pratiquée par Péan en 1886 (Séchevron. *Traité de l'hystérotomie*, p. 775) ; mais pour Longuet (*Semaine gynécol.*, 1899, p. 193), la priorité de cette opération reviendrait à l'Américain Dixon Jones, et elle ne serait pas antérieure à 1888 (*New-York med. Journal*, 1888, p. 198). Quoi qu'il en soit, c'est à Péan que ce procédé doit la vogue dont il a joui pendant quatre ou cinq ans. — Péan. *Acad. de médecine de Paris*, 1892, t. XXVII, p. 785. — *Annales de gyn. et d'obst.*, 1893, p. 465. — *Gazette des hôpitaux*, 1895, p. 1287.

Après avoir extériorisé la tumeur, Péan plaçait un lien de caoutchouc au-dessous d'elle et la réséquait ; il étreignait ensuite le pédicule par un fil métallique maintenu au moyen du ligateur de Cintrat. Cela fait, il refermait l'abdomen et enlevait ensuite immédiatement, par le vagin, le moignon en recourant au morcellement et au pincement des ligaments larges.

Doyen procédait de la manière suivante : la tumeur étant sortie du ventre et rabattue en avant sur le pubis, le péritoine qui la recouvre est incisé d'un seul coup dans le plan médian depuis le Douglas jusque sur le point le plus saillant. Le vagin est ouvert en arrière du col, sur une pince introduite par la vulve. Le péritoine est alors vivement sectionné en forme de raquette, et de telle sorte que l'incision, partant, pour y revenir, de la section longitudinale postérieure de la séreuse, suive à peu près l'équateur de la tumeur, passe latéralement au-dessus des annexes et, en avant, très loin de la vessie. Le chirurgien détache alors le ligament large gauche avec les ciseaux ou avec le bistouri, et jette une ligature en dedans des annexes. La séreuse est ensuite décollée avec les doigts ou avec les ciseaux mousses des faces antérieure et postérieure de la tumeur, et le deuxième ligament large est, à son tour, détaché et lié. Il est aisé alors, en rasant le tissu utérin, de détacher d'un seul coup, en complétant la décortication sous-péritonéale, la totalité de la tumeur y compris le col. Les fils qui assurent l'hémostase des pédicules latéraux sont passés dans le vagin, ainsi que la vaste collerette péritonéale qui entoure la tumeur. Le ventre est momentanément fermé à l'aide de pinces à griffes, et l'hémostase définitive des ligaments larges est pratiquée au moyen de deux pinces de Doyen placées à la vulve. On fait alors la toilette du péritoine et on le ferme en surjet ou en bourse (*Archives provinciales de chirurgie*, 1892, n° de décembre).

Lanphear, après l'ouverture abdominale, lie et sectionne les annexes, puis, inclinant le fond de l'utérus en arrière, fait une incision transversale du péritoine et détache méthodiquement la vessie de l'utérus ; ensuite il passe un doigt dans le vagin et perfore le cul-de-sac antérieur aux ciseaux. L'utérus fortement attiré en avant, on procède de même pour le cul-de-sac postérieur. Quand celui-ci est ouvert, l'utérus est confié à un assistant qui le tire en haut et latéralement ; on introduit alors une pince à forcipressure par le vagin, en guidant de la main, par l'abdomen, les mors de l'instrument. Lorsqu'on s'est assuré que toutes les parties molles, formant en quelque sorte le pédicule latéral de l'utérus, sont bien saisies, on serre la pince. Mêmes manœuvres du côté opposé, puis section au ras des pinces et ablation de l'utérus (Lanphear. *Med. Record*, 1893, 1er juillet).

Richelot a autrefois préconisé un procédé qu'il appliquait à tous les cas et qui se rapproche des précédents. Il repose sur l'emploi exclusif de la pince à demeure, sans ligatures

En 1886, Péan[1] pratiquait en France la première ablation de l'utérus par la voie abdominale et la voie vaginale combinées ; il commençait par l'abdomen et terminait en enlevant le pédicule par le vagin.

En 1890, Martin[2] décrivit son procédé de l'hystérectomie abdominale totale et fut suivi par Chrobak[3] et par Lennander[4], en Allemagne, par Polk[5], Edebolhs[6], Pryor[7], en Amérique.

En 1894, Delagenière[8] préconisa l'hystérectomie abdominale totale pour fibromes ; en 1896, Doyen[9] publia le procédé qui porte son nom et

et sans occlusion du vagin. Le double but qu'il se proposait d'atteindre était la rapidité d'exécution et la suppression absolue de tout corps étranger dans l'abdomen.

Le premier point essentiel, quand la masse utérine est sortie de la plaie abdominale, c'est de faire, si la situation l'exige, l'*énucléation préliminaire* de tous les fibromes qui gênent le début de l'opération, en voilant le petit bassin, immobilisant l'utérus et déformant les ligaments larges. Les grosses tumeurs incluses dans le segment inférieur et remplissant l'excavation pelvienne sont attaquées hardiment par une incision médiane de leur loge, et enlevées d'un seul bloc ou par morcellement. L'utérus vidé devient flasque, les bords supérieurs des ligaments larges s'abaissent et ne sont jamais trop élevés pour la pince qui doit les saisir. On taille ensuite un lambeau péritonéal antérieur pour récliner vers le pubis la vessie et les uretères ; puis on ouvre avec les ciseaux le cul-de-sac antérieur seul pour n'avoir pas à rabattre en avant la masse utérine, à disséquer en arrière et à faire saigner déjà la tranche vaginale postérieure.

Après l'ouverture du cul-de-sac, le moyen de passer en arrière du ligament large le mors postérieur de la pince, c'est d'embrasser ce ligament avec la main gauche, et de pratiquer, avec la pointe des ciseaux mousses, un *étroit orifice au ras du col, immédiatement au-dessus de l'insertion vaginale*. Cet orifice est en dedans de l'utérine et bien au-dessus de l'uretère, qui ne peut être atteint. Alors la pince, courbe sur le champ, ayant des mors de 9 à 10 centimètres et beaucoup de « bande », afin de serrer à son extrémité aussi bien qu'à sa base, est introduite par le vagin, son mors postérieur est passé dans l'orifice, et rien n'est plus facile que de la faire glisser de bas en haut pour saisir le ligament dans toute sa hauteur.

L'ouverture du cul-de-sac antérieur seul, la perforation du ligament à sa base et la manière de placer la pince longue, voilà ce qui caractérise ce procédé et le distingue de tous les autres.

Quand les deux ligaments sont pincés, on détache rapidement l'utérus par deux sections latérales, et on coupe le cul-de-sac postérieur en dernier lieu. La tranche postérieure du vagin saigne toujours ; Richelot, qui tient à ne laisser ni drain ni tamponnement dans la plaie sus-pubienne, achève soigneusement l'hémostase en introduisant par le vagin deux ou trois pinces longuettes qui viennent saisir les points saignants. Puis il place dans le vagin un écarteur antérieur, il glisse entre lui et les pinces un tampon d'ouate iodoformée qui vient affleurer la plaie vaginale et la bouche exactement, puis un second et un troisième au-dessous du premier. Quand la plaie abdominale est fermée, le résultat immédiat est celui d'une hystérectomie vaginale, et l'opération a duré de 25 à 50 minutes (*Bull. de la société de chirurgie*, 1895, t. XXI, p. 529).

Voy. encore : Boldt (*Centralb. f. Gyn.*, 1890, n° 58 et 41). — Bouilly (*Annales de Gyn.*, 1891, t. XXXV, p. 514). — Goullioud (*Septième congrès de chirurgie de Paris*, 1895, p. 85). — Guermonprez (*Bull. de l'Acad. de méd.*, 1891, t. XXVI, p. 344). — Guermonprez. (*Documents sur l'hyst. abd. totale pour fibr.-myomes utérins. Lille, 1896*). — Camelot (*Nouvelles Arch. d'Obst. et de Gyn.*, 1892, p. 581). — Chaput (*Bull. de la Soc. Obst. et Gyn.*, 1893, p. 59).

[1] Péan in Séchevron. *Traité d'hystérotomie*, p. 735.

[2] A. Martin. *Zeitschrift f. Geb. u. Gyn.*, 1890, t. XX, p. 1.

[3] Chrobak. *Centralb. f. Gyn.*, 1891, n° 9, p. 169-175 et 1893, n° 20.

[4] Lennander. *Centralb. f. Gyn.*, 1892, n° 12, p. 242-243 ; 1893, n° 56, p. 851.

[5] Polk. *Am. journ. of Obst.*, 1893, XXVI, p. 726.

[6] Edebohls. *Am. jour. of Obst.*, novembre 1893, p. 606-611.

[7] Pryor. *Med. News*, 1894, LXV. p. 603.

[8] Delagenière. *Arch. prov. de Chir.*, 1894.

[9] Doyen. *Comptes rendus du Congrès de gyn. et d'obst. tenu à Genève*, 1896, II vol., p. 113 et *Arch. prov. de chir.*, 1896, p. 625.

mit bien en relief la valeur de l'hystérectomie abdominale totale. Richelot[1], Segond[2], Terrier[3], Quénu, etc., ont contribué à leur tour à la
vulgarisation de cette opération.

Enfin, dans ces dernières années, sont nés trois nouveaux procédés
dus à Howard A. Kelly et à J.-L. Faure.

Howard A. Kelly[4] a décrit, en 1896, un procédé d'hystérectomie que

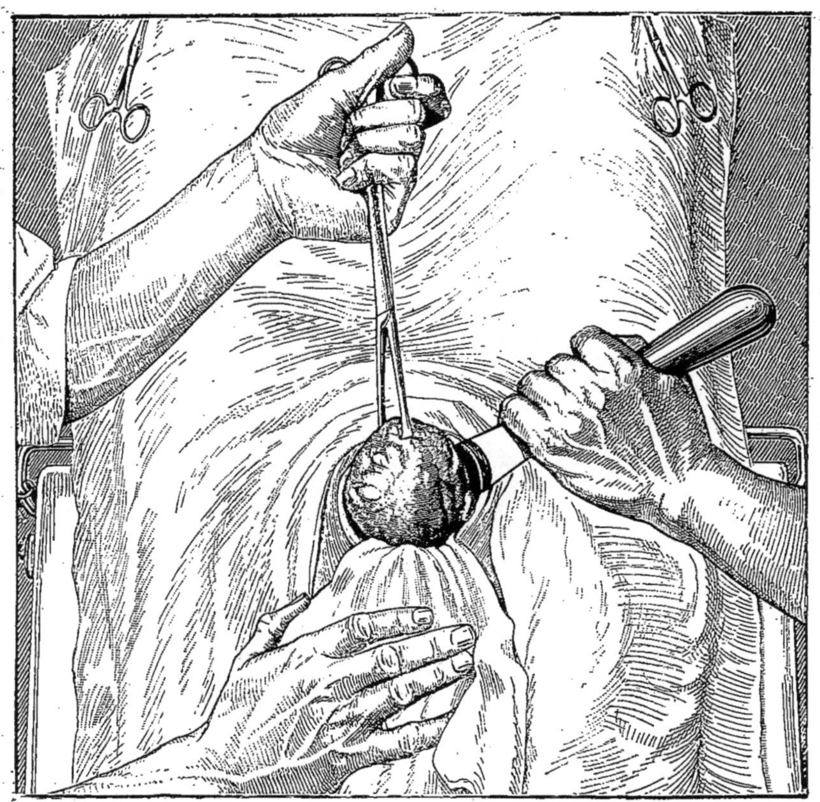

Fig. 522. — Hystérectomie abdominale subtotale. Extraction de l'utérus.

Segond surtout a bien fait connaître en France[5] et qui consiste essentiellement, comme nous le verrons plus loin, dans l'ablation de l'organe, par une *section continue* allant d'un côté à l'autre, sans interruption.

[1] RICHELOT. *Rev. de Gyn. et de Chir. abd.*, 1897, p. 195.
[2] SEGOND. *Rev. de Gyn. et de Chir. abd.*, 1897, p. 605.
[3] TERRIER. *Loc. cit.*
[4] HOWARD A. KELLY. *Johns Hopkins Hosp. Bull.*, 1896, VII, n° 59 et 60, p. 27.
[5] SECOND. *Revue de Gyn. et de Chir. abd.*, 1897, p. 605.

J.-L. Faure[1], en 1897, et Howard A. Kelly[2], en 1900, ont décrit un procédé d'hystérectomie par *section sagittale* de l'organe.

Enfin Howard A. Kelly, en mars 1900[3], et J.-L. Faure[4], en novembre 1900, ont chacun de leur côté décrit un procédé d'hystérectomie que j'appellerai par *section coronale et initiale* du col.

Manuel opératoire. — Au cours du long historique qui précède,

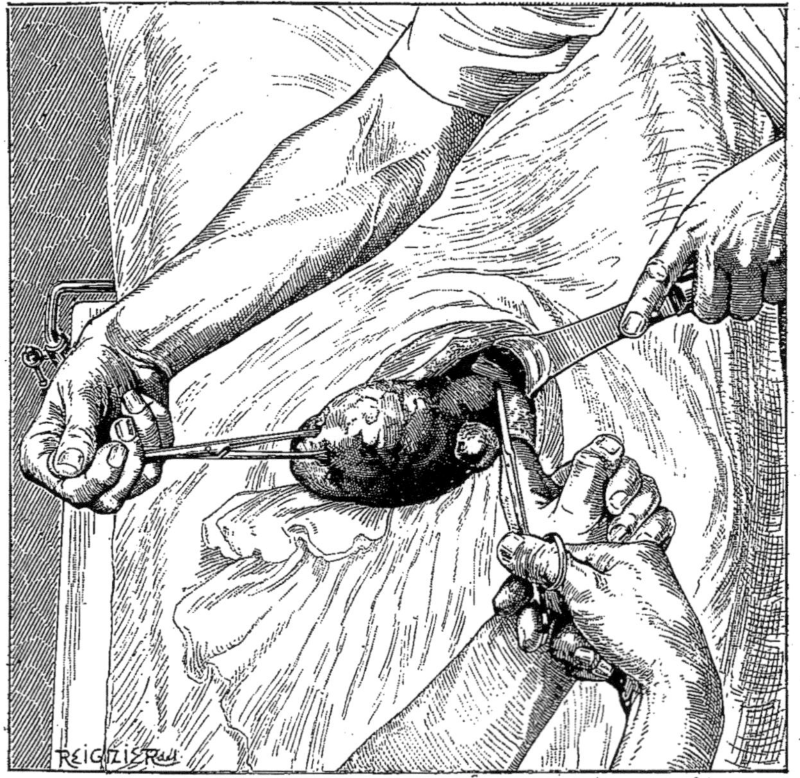

Fig. 325. — Hystérectomie abdominale subtotale. Placement d'une pince-clamp sur le ligament large droit, jusqu'au cul-de-sac vésico-utérin.

j'ai indiqué brièvement, en note, et pour n'y plus revenir, la technique des anciennes méthodes, aujourd'hui presque complètement abandonnées. Seules l'*hystérectomie abdominale subtotale* et l'*hystérectomie totale* seront décrites avec détails.

[1] J.-L. Faure. *La Presse méd.*, 1897, n° 86, t. II, p. 237.
[2] Howard. A. Kelly. *Amer. journ. of obst.*, 1900, n° 6.
[3] Howard A. Kelly. *J. Hopkins. Hosp. Bull.*, mars 1900, p. 56.
[4] J.-L. Faure. *Bull. méd.*, 7 novembre 1900.

I. **Technique de l'hystérectomie abdominale subtotale.** — Cette hystérectomie est encore désignée sous le nom de *supra-vaginale basse*. La technique que j'ai adoptée et que je vais exposer diffère en quelques points de celle suivie par d'autres chirurgiens, quoique, dans ses traits généraux, elle s'inspire du procédé inauguré par Schrœder et perfectionné en Amérique.

1° *Incision.* — La malade étant mise en position déclive, on pratique une incision médiane dont la longueur, aussi petite que possible, sera pourtant proportionnée au volume du fibrome. A moins de circonstances exceptionnelles, l'ombilic ne sera pas atteint. La très grande majorité des tumeurs peuvent, en effet, être attirées hors du ventre par une

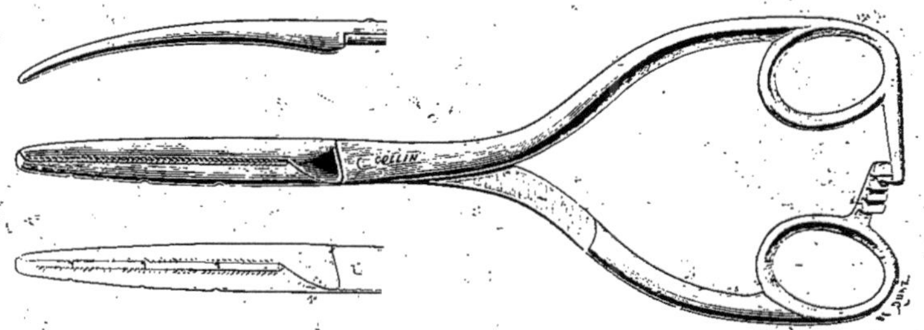

Fig. 521. — Pince-clamp droite et courbe, avec branches cintrées et mors garnis de pointes (Pozzi).

ouverture de moyenne étendue, si l'on a soin d'orienter la tumeur de manière que son plus petit diamètre réponde à la ligne d'incision, et de solliciter modérément l'élasticité des lèvres de la plaie.

La peau est d'abord incisée, puis la graisse sous-cutanée, puis la ligne blanche aponévrotique; on a soin d'ouvrir sur toute son étendue la gaine de chacun des muscles droits pour permettre, à la fin de l'opération, la suture des deux muscles qui ne doivent plus en constituer qu'un seul. Le péritoine est ensuite ouvert; l'air pénètre avec un léger bruit, et l'on voit tomber aussitôt sur le diaphragme les anses intestinales que le vide intra-abdominal plaquait contre la paroi.

Une grande compresse de gaze, préalablement trempée dans de l'eau stérilisée tiède et bien exprimée, est introduite dans la cavité abdominale, de manière à bien protéger les anses intestinales. Souvent, il y a intérêt à ne protéger les anses intestinales par la grande compresse stérilisée qu'après l'extraction de la tumeur; en effet, la compresse tient une certaine place dans l'incision et peut, par son volume, gêner l'extraction de la tumeur.

2° *Extraction de l'utérus.* — La tumeur ou le fond de l'utérus est alors saisi par une forte pince à deux dents; ou bien on introduit dans la tumeur un tire-bouchon. Pince ou tire-bouchon servent à la traction hors du ventre de l'utérus (fig. 522).

3° *Pincement et suture des ligaments larges.* — L'aide tire l'utérus
d'un côté, de manière à bien présenter le ligament large à l'opérateur,
qui pince ce ligament entre ses doigts, se rend bien compte de son état,
se méfiant de la présence d'une anse intestinale en arrière, cherchant
en avant le cul-de-sac vésico-utérin. Entre le bord de l'utérus et les

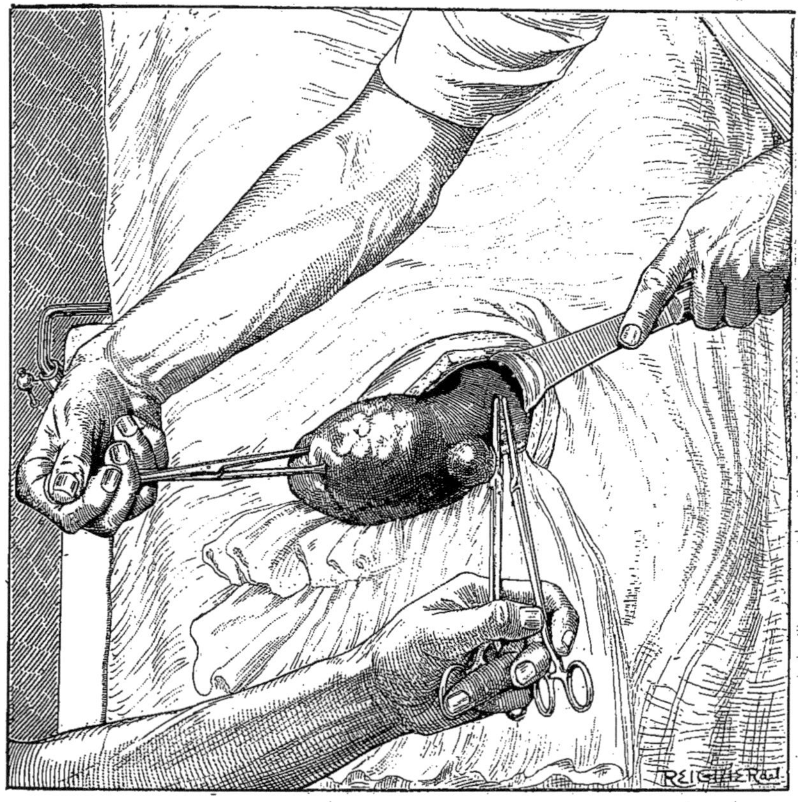

Fig. 523. — Placement des deux pinces-clamps (pinces de Kocher) sur le ligament large droit.

annexes, tout près de l'utérus, on place une pince-clamp droite ou légèrement courbe jusqu'au cul-de-sac vésico-utérin (fig. 323). Cette pince
sera avec avantage une pince de Kocher longue de 22 centimètres avec
des mors de 6 centimètres, ou mieux encore ma pince à crémaillère
avec branches cintrées permettant d'exercer une forte pression et avec
mors garnis de pointes de manière à empêcher tout dérapage (pince-
clamp de mon modèle, fig. 324).

Tout près de cette pince, si possible, entre cette pince et le bord
utérin, on place une seconde pince de même modèle, et l'on sectionne

aux ciseaux entre les deux pinces le ligament large dont tous les vaisseaux sont ainsi temporairement hémostasiés (fig. 325 et 326). Il ne
s'écoule pas une goutte de sang. Du côté opposé, même manœuvre.

4° *Confection du lambeau péritonéal antérieur et refoulement de la
vessie.* — L'utérus, libéré à droite et à gauche, est attiré dans le haut

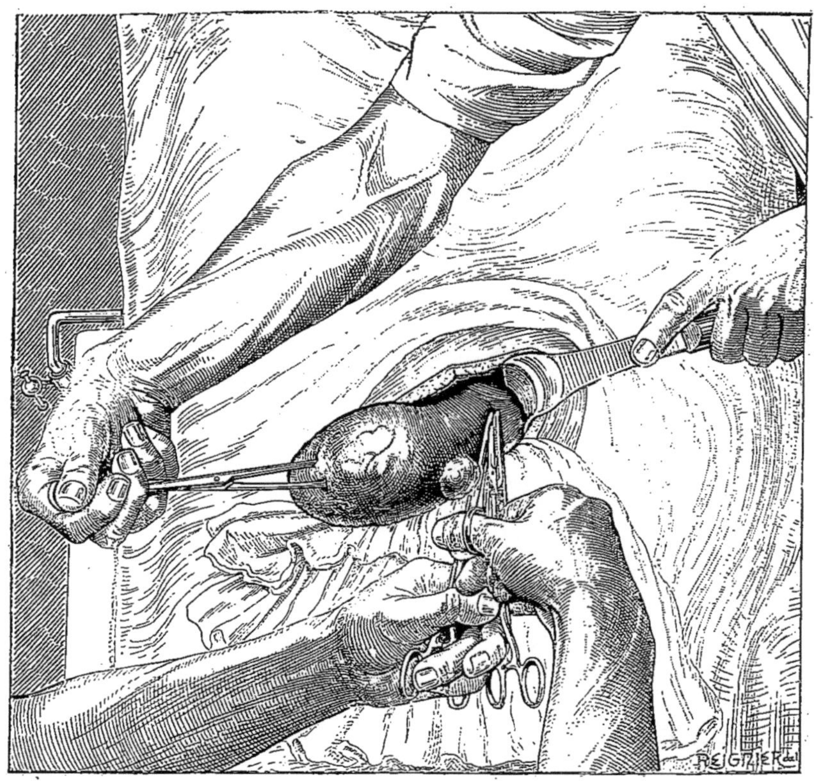

Fig. 326. — Section aux ciseaux du ligament large droit entre les deux pinces-clamps.

de la plaie pendant qu'un écarteur expose bien largement la région
vésico-utérine.

Avec un bistouri droit, l'opérateur incise transversalement le péritoine, juste au-dessus du cul-de-sac vésico-utérin et de l'extrémité de la
pince-clamp utérine d'un côté à celle de l'autre côté (fig. 327).

Puis, de l'index coiffé d'une compresse, l'opérateur refoule le péritoine sectionné et la vessie qu'il recouvre, de manière à bien dégager la
portion sus-vaginale du col (fig. 328).

5° *Pincement et section des utérines.* — La section des ligaments
larges et le refoulement du péritoine permettent le dégagement de la

région de l'utérine. Soit à la vue, soit au toucher, on reconnaît aisément l'artère que l'on dégage et que l'on pince, autant que possible, *isolément* (fig. 329). Pour s'aider dans cette manœuvre, on fait tirer l'utérus du côté opposé.

6° *Section du col.* — Les deux utérines liées, l'utérus ne tient plus

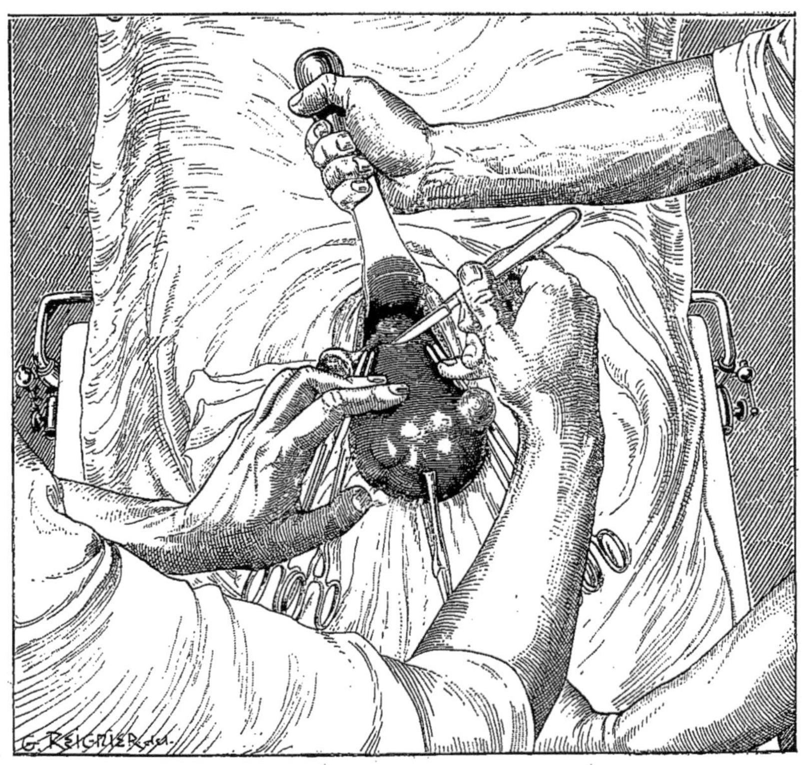

Fig. 327. — Confection du lambeau péritonéal antérieur. (Un pointillé indique la fin de l'incision.)

que par le col. L'aide expose bien la région supra-vaginale antérieure; l'opérateur explore le col, en recherche les limites entre le pouce et l'index; puis, armé d'un bistouri droit, il le sectionne *le plus bas possible*, juste au-dessus de la ligature des artères utérines, obliquement, de haut en bas et d'avant en arrière. La section du col se fait en deux reprises ordinairement. Dès la première entaille, l'aide saisit avec une petite pince de Kocher la lèvre inférieure et la tend pour faciliter la section qui doit aller jusqu'au canal cervical (fig. 330).

Puis l'utérus est rejeté en avant, contre la symphyse, de manière à bien dégager la face postérieure de la portion sus-vaginale du col (fig. 331).

De sa main gauche, relevant le plus possible l'utérus, l'opérateur incise le col en arrière comme il l'a fait en avant, et l'aide saisit, dès qu'il le peut, la lèvre inférieure cervicale pour la tendre (fig. 332).

Dès que la section postérieure rejoint l'antérieure, l'utérus se détache et le moignon cervical paraît sous forme de deux petits lambeaux,

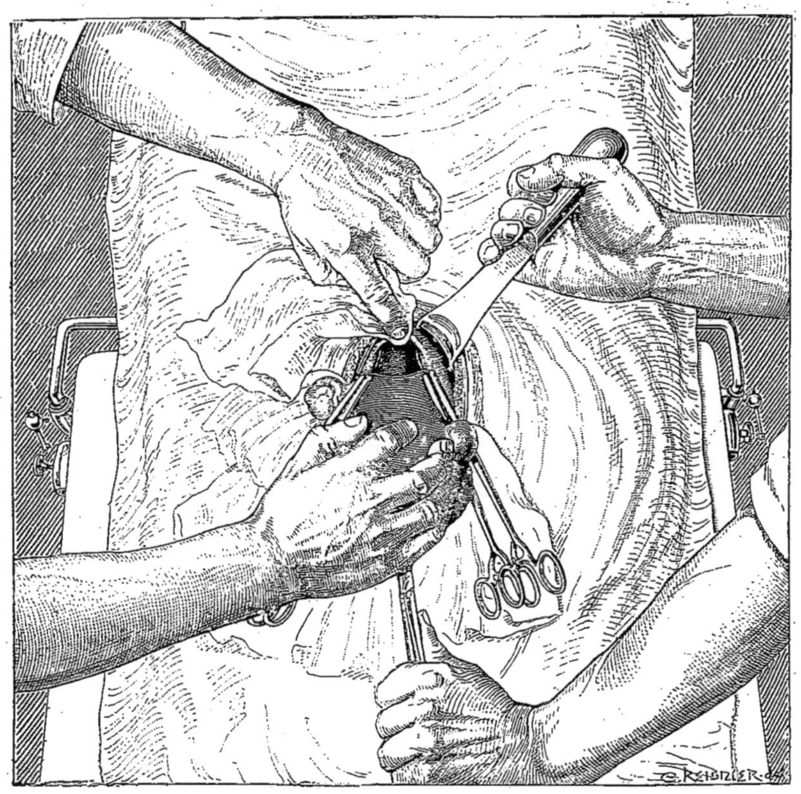

Fig. 328. — Refoulement du péritoine et de la vessie, pour dégager la portion sus-vaginale du col.

comme il est indiqué fig. 333. Si l'opération a été parfaitement conduite, il ne reste que quatre pinces dans la plaie : deux sur les ligaments larges et deux sur les utérines.

7° *Suture du col.* — On peut, dès maintenant, suturer le col ou bien le refermer temporairement au moyen de pinces tire-balle et procéder à l'hémostase. Si l'on continue l'opération par la suture du col, on procède ainsi : le col présente deux lambeaux, un antérieur et un postérieur (fig. 335, *a* et *b*). On place rapidement un surjet profond, au catgut n° 1 (fig. 335, *c*) de préférence avec une aiguille de

Hagedorn, immédiatement au-dessus de la muqueuse et sans la traverser, puis on complète l'affrontement des lambeaux cervicaux par un
second surjet ne comprenant pas en avant le péritoine (fig. 335, *d*),
mais amenant une oblitération complète de la plaie du moignon
(fig. 335, *e*). Cette oblitération complète avec enfouissement profond de

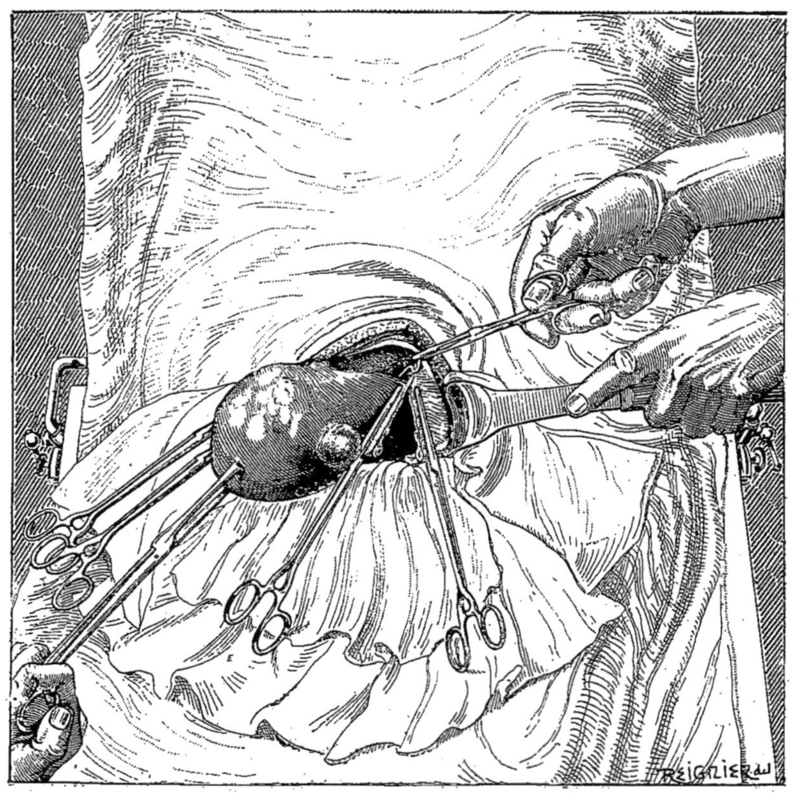

Fig. 329. — Pincement de l'artère utérine.

la muqueuse du col dispense de la cautérisation au thermocautère du
canal cervical. Je pense même que cette cautérisation serait, dans
ces conditions, plus nuisible qu'utile, en altérant la vitalité des tissus
qui doivent se réunir promptement afin d'assurer la suture contre
toute chance d'infection [1].

8° *Hémostase.* — Les ligatures sont d'abord substituées aux pinces
sur les utérines, puis on complète l'hémostase des tissus para-cervi-

----

[1] S. Pozzi. *Bull. et Mém. de la Soc. de Chir. de Paris,* décembre 1903, p. 1101.

caux par des ligatures complémentaires, s'il y a lieu. Reste l'hémostase des ligaments larges et des ligaments ronds compris dans les
pinces-clamps.

Sur les ligaments ronds on met une ligature isolée, perpendiculaire à leur direction. Pour les ligaments larges on se comportera dif-

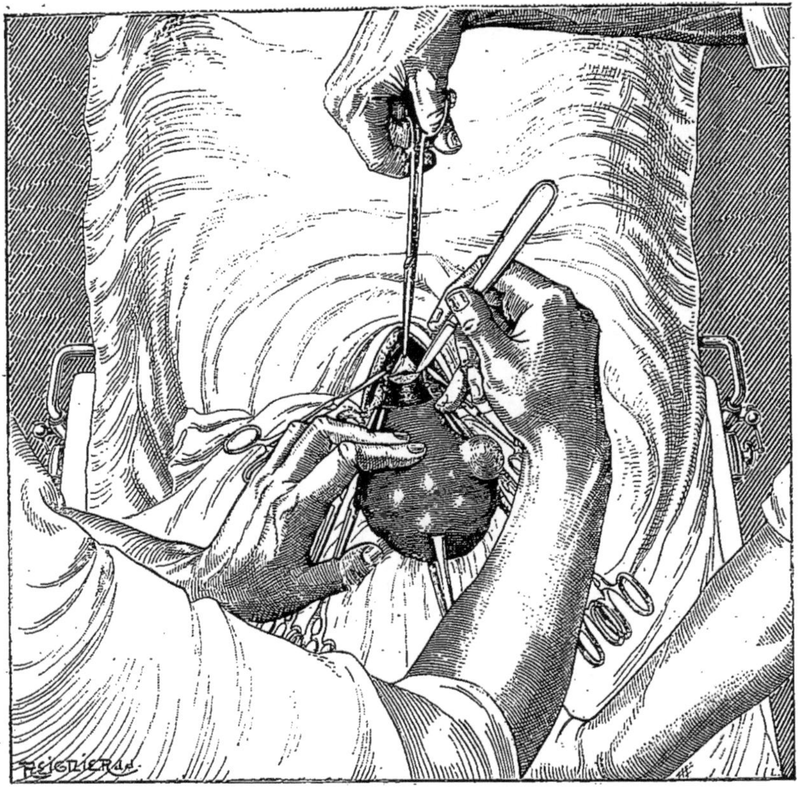

Fig. 350. — La section du col en avant.

féremment suivant qu'on enlève les annexes ou qu'on les conserve. Si
elles sont saines, on les conserve et on lie le bord libre du ligament large par une ligature en chaîne passée au-dessous de la pince-
clamp. Si elles sont dégénérées ou enflammées, on les enlève, et on se
comporte comme dans tout cas d'ablation annexielle, sans aucune
manœuvre spéciale.

9° - *Péritonéoplastie.* — A moins d'indications particulières, qui
s'opposeront à la péritonéoplastie, on aura toujours recours à cette dernière. Avec un catgut fin (n° 0), on réunit les deux feuillets péritonéaux

du ligament large d'un côté par une suture continue qui partie d'un ligament large se continue sur le col, puis sur le ligament large de l'autre côté.

10° Le péritoine pelvien étant reconstitué, il ne reste plus qu'à fermer la cavité abdominale par trois plans de suture au catgut, comprenant

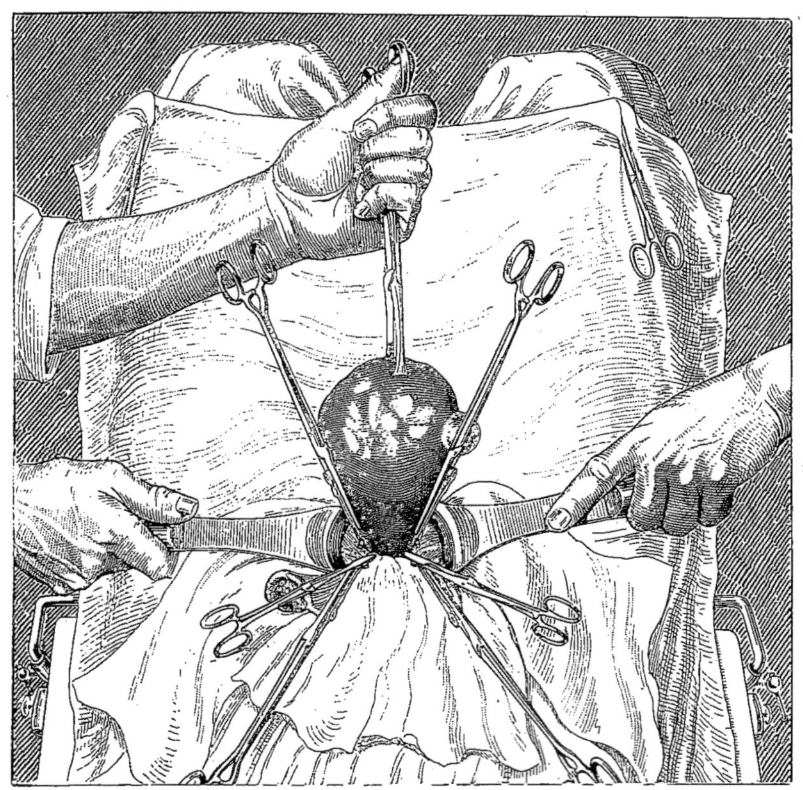

Fig. 331. — Rejet de l'utérus en avant pour bien montrer la face postérieure de la portion sus-vaginale du col.

successivement le péritoine, les muscles et la peau. Un point de suture enchevillée au fil d'argent est placé sur le milieu de l'incision et comprend la peau, le tissu cellulaire sous-cutané et l'aponévrose. Si l'incision est longue, un second point semblable, de soutien, vient renforcer ce premier.

Tels sont les temps principaux de ma technique dans l'hystérectomie abdominale subtotale type, pour fibrome utérin ordinaire.

Énucléation de fibromes au cours de l'hystérectomie abdominale. — Sans vouloir entrer dans l'exposé de toutes les complications qui peuvent se rencontrer au cours de cette opération, il est utile d'indiquer la conduite à tenir en présence de fibromes développés soit en avant, soit en arrière, à la partie inférieure du corps, près du col et empêchant, dès le début de l'opération, tout accès sur ce dernier. Il faut toujours, dans les cas de ce genre, inciser hardiment, sur la ligne

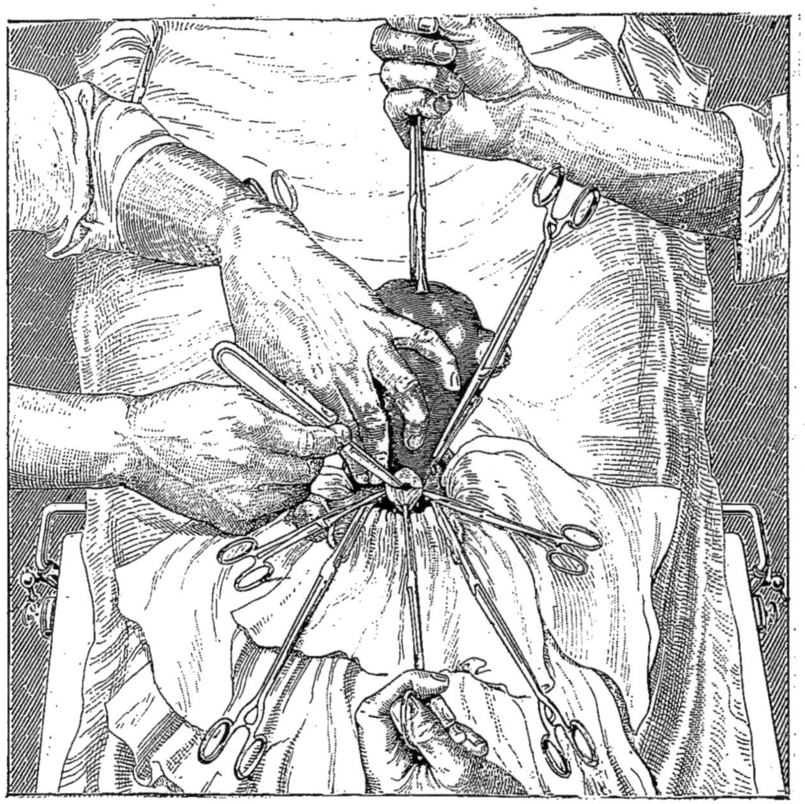

Fig. 552. — Section du col en arrière.

médiane, l'utérus au niveau du fibrome et énucléer ce dernier rapidement, puis avec des pinces tire-balle ou à deux dents obturer temporairement la loge vidée, pour arrêter le suintement sanguin; ce dernier peut être assez abondant, mais aucune hémorragie incoercible n'est à redouter; au besoin, quelques pinces hémostatiques saisiront des vaisseaux importants ouverts.

De cette manière, on ramène l'opération à celle d'un cas ordinaire et l'on n'a plus qu'à effectuer les différents temps précédemment indiqués.

Procédé d'hystérectomie subtotale par section continue (Howard A. Kelly[1]). — Howard A. Kelly a décrit en 1896 un nouveau procédé d'hystérectomie subtotale qu'il avait pratiqué dans 200 cas, et qui, en effet, présentait des particularités absolument originales. Il consiste dans les temps suivants :

1° Chercher le bord supérieur du ligament large d'un côté, en

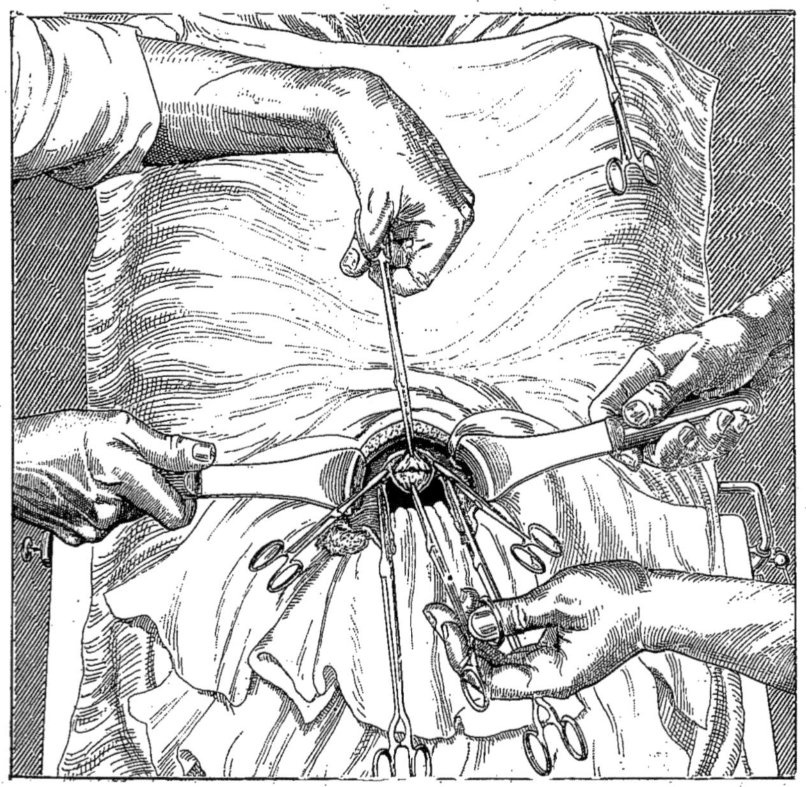

Fig. 535. — Le moignon cervical avant la suture.

dehors des annexes, et lier l'artère utéro-ovarienne, puis l'artère du ligament rond ;

2° Pratiquer une incision transversale du péritoine vésico-utérin, allant du ligament rond sectionné à celui du côté opposé, en libérant la vessie que l'on refoule en bas de manière à découvrir la portion supra-vaginale du col ;

1. Howard A. Kelly. *Johns Hopkins Hospital Bulletins*, 1896, n°s 59 et 60, p. 27.

3° Rechercher l'artère utérine et la lier avec soin, puis la sectionner;

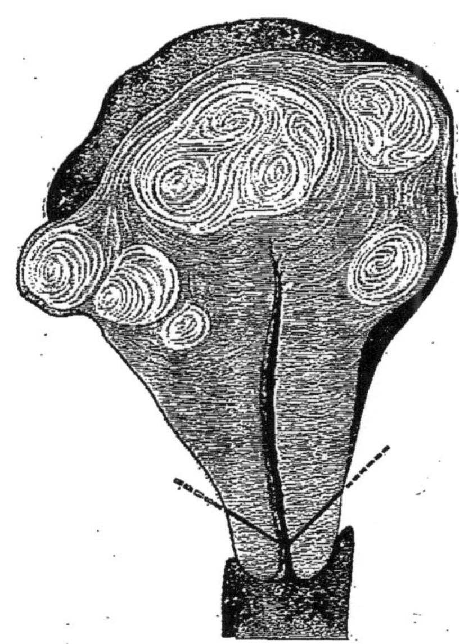

Fig. 334. — Tracé de la double incision du col sur une coupe antéro-postérieure de l'utérus.

4° Sectionner le col en travers, au ras du vagin, sans ouvrir ce dernier;

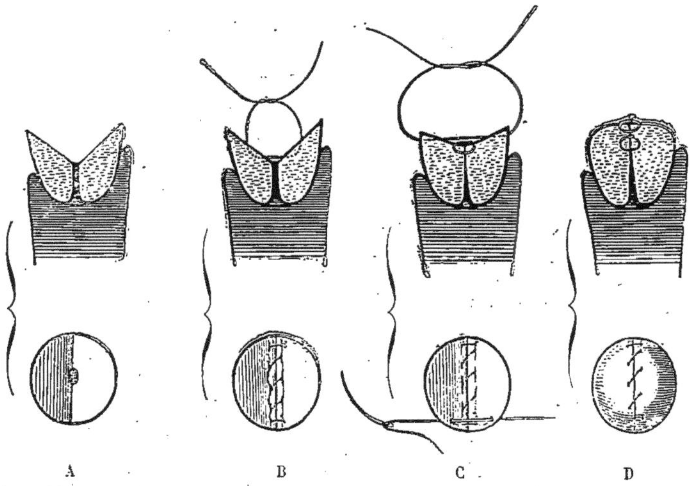

Fig. 335. — Schémas montrant le pédicule cervical, après l amputation subtotale, avant, pendant et après la suture; A, aspect du moignon cervical avant la suture; B, surjet profond; C, surjet superficiel; D, surjets terminés (coupe et face). — Le dernier surjet péritonéal n'est pas indiqué sur la figure.

5° Basculer l'utérus sur le ligament large du côté opposé; recher-

cher, pincer et couper l'utérine correspondante à environ 5 centimètres
au-dessus du moignon cervical ;

6° Continuer le mouvement de bascule de l'utérus, de bas en haut,

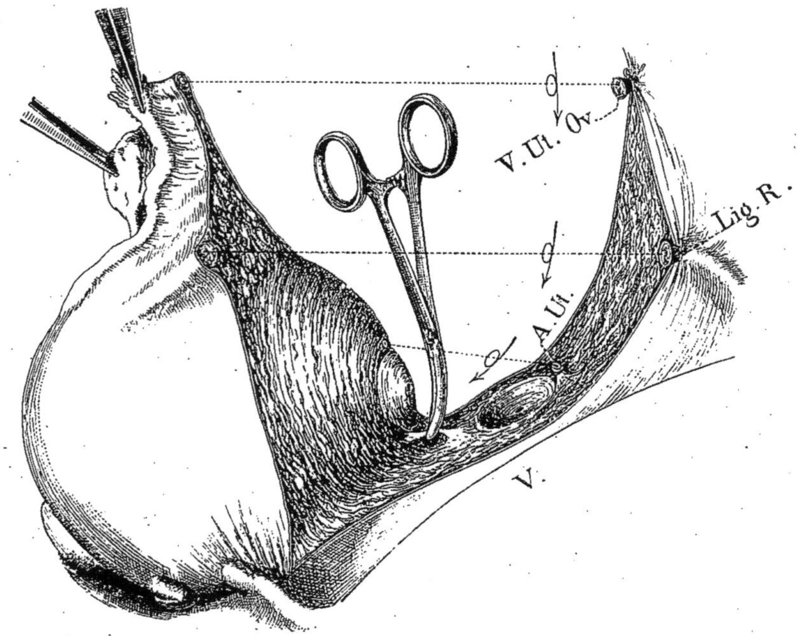

Fig. 556. — Hystérectomie abdominale subtotale, par section continue. (Procédé de Howard A. Kelly.

en le soulevant ; le ligament rond paraît et on le pince ; enfin se dégage
le pédicule utéro-ovarien que l'on pince également ;

7° Remplacer par des ligatures les pinces de l'utérine, du ligament
rond, de l'artère utéro-ovarienne ;

8° Suture du col et péritonéoplastie par une suture continue au
catgut.

**Procédé d'hystérectomie subtotale par hémisection sagittale
(J.-L. Faure et H. A. Kelly).** — J.-L. Faure[1], en 1897, et H. A. Kelly[2],
en 1900, publièrent un nouveau procédé d'hystérectomie par hémisection sagittale auquel ils eurent recours spontanément chacun de
leur côté, avec cette remarque que Kelly l'appliqua d'abord pour un cas
de fibrome et Faure pour l'ablation des annexes suppurées. La technique
en est la suivante :

Le fond de l'utérus est saisi avec deux pinces à griffes placées à
droite et à gauche de la ligne médiane. On fait alors, entre les deux

[1] J.-L. Faure. *La Presse médicale*, 1897, n° 86, t. II, p. 237.
[2] Howard A. Kelly. *Amer. Journ. of Obst.*, 1900, n° 6.

pinces, une section médiane qui va du fond de la matrice vers le col. L'utérus est divisé en deux moitiés, une droite et une gauche, que l'on enlève successivement après avoir sectionné le col et pincé l'artère utérine. (V. Hystérectomie dans les salpingoovarites.)

II. **Procédé d'hystérectomie subtotale par section coronale et initiale ou par décollation (Kelly-Faure).** — Howard A. Kelly[1] en mars 1900 et J. L. Faure[2] en novembre 1900 ont décrit, chacun de leur côté, un nouveau procédé auquel Faure a donné récemment le nom d'hystérectomie par décollation.

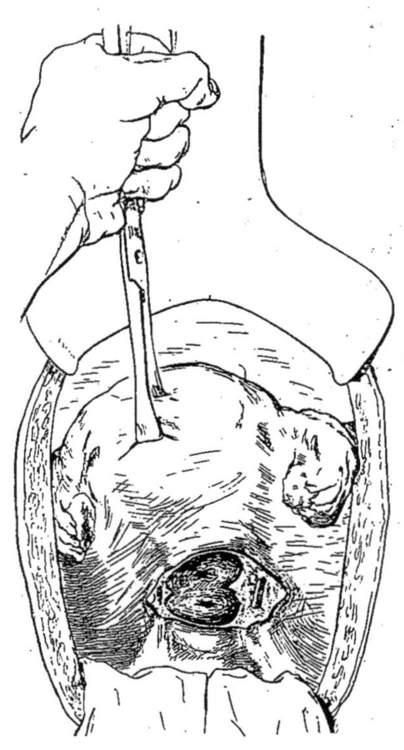

Fig. 537. — Hystérectomie abdominale subtotale par section coronale et initiale. Le col est sectionné d'arrière en avant, transversalement, et l'utérus ne tient plus que par les ligaments larges. (Procédé de Kelly-Faure.)

La technique en est la suivante : 1° l'utérus est attiré en avant, contre la symphyse, de manière à mettre en pleine lumière le cul-de-sac de Douglas et la face postérieure de l'isthme utérin; 2° aux ciseaux, on sectionne le col derrière, d'arrière en avant jusqu'au cul-de-sac vésico-utérin; l'utérus ne tient plus que par les ligaments larges; 3° pendant qu'on soulève l'utérus d'une main, de l'autre, passée d'arrière en avant, on effondre le cul-de-sac vésico-utérin; on pédiculise alors entre les doigts le ligament large d'un côté et on le pince; on bascule ensuite l'utérus sur le ligament large opposé que l'on pince à son tour et que l'on coupe; l'utérus est enlevé avec ou sans les annexes, suivant les indications; 4° hémostase, ligatures et péritonéoplastie. Il est à remarquer qu'on peut ne pas lier les utérines; en effet, quand l'opération est parfaitement réussie, elles ne sont pas atteintes, l'anse utéro-ovarienne étant sectionnée seulement près de son anastomose avec l'utéro-ovarienne ou même complètement épargnée.

[1] Howard A. Kelly. *Johns Hopkins Hospital Bulletins*, Mars 1900, p. 56.
[2] J.-L. Faure. *Bull. méd.*, 7 nov. 1900.

B. **Technique de l'hystérectomie abdominale totale.** — La connaissance de la technique de l'hystérectomie subtotale simplifie beaucoup la description de la technique de l'hystérectomie totale.

On procède tout d'abord comme s'il s'agissait d'une hystérectomie subtotale et tous les temps opératoires sont identiques jusqu'à la section du col. Au lieu d'avoir recours à cette section, on isole la portion sus-vaginale du col, en ayant grand soin, en particulier, de bien refouler la vessie en avant..

Avec le doigt on cherche à sentir le museau de tanche à travers les parois vaginales, de façon à repérer en quelque sorte le cul-de-sac vaginal que l'on veut ouvrir.

Le vagin peut être ouvert latéralement ou en avant, ou en arrière, d'un coup de ciseaux. Dans ce dernier cas, on peut inciser sur une forte pince courbe qu'un aide pousse par le vagin dans le cul-de-sac postérieur pour le faire saillir.

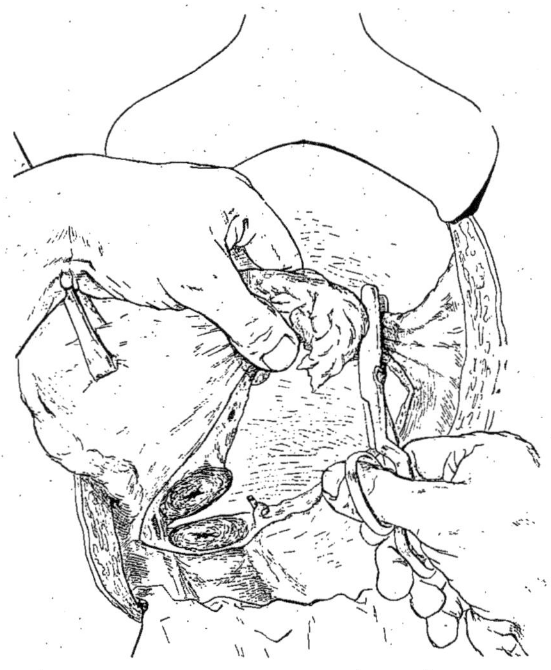

Fig. 538. — Hystérectomie abdominale subtotale par section coronale. L'utérine est sectionnée et tout le ligament large droit pédiculisé dans une seule pince-clamp. (Procédé de Kelly-Faure.)

Le point capital est d'inciser le vagin au ras du col, afin de réduire l'hémorragie au minimum; à une certaine distance on s'expose, en effet, à blesser des artères assez importantes.

Le vagin ouvert, on le débride suffisamment pour pouvoir saisir avec une pince à griffes une des lèvres du col: on tire sur elle et on continue l'incision circulaire. Puis on saisit l'autre lèvre du col et on achève la section du vagin; l'utérus est enlevé.

Les annexes sont conservées si elles sont saines, enlevées si elles sont malades.

L'hémostase de la tranche vaginale sera toujours faite avec le plus grand soin. On pourra même l'ourler par une suture en surjet de manière à tarir tout suintement sanguin.

Suivant les cas, on fermera complètement le vagin ou bien on le laissera ouvert pour établir le drainage vaginal.

Il existe à cette technique générale nombre de **variantes** que je signalerai simplement.

Richelot [1] taille d'abord un large lambeau péritonéal antérieur avant

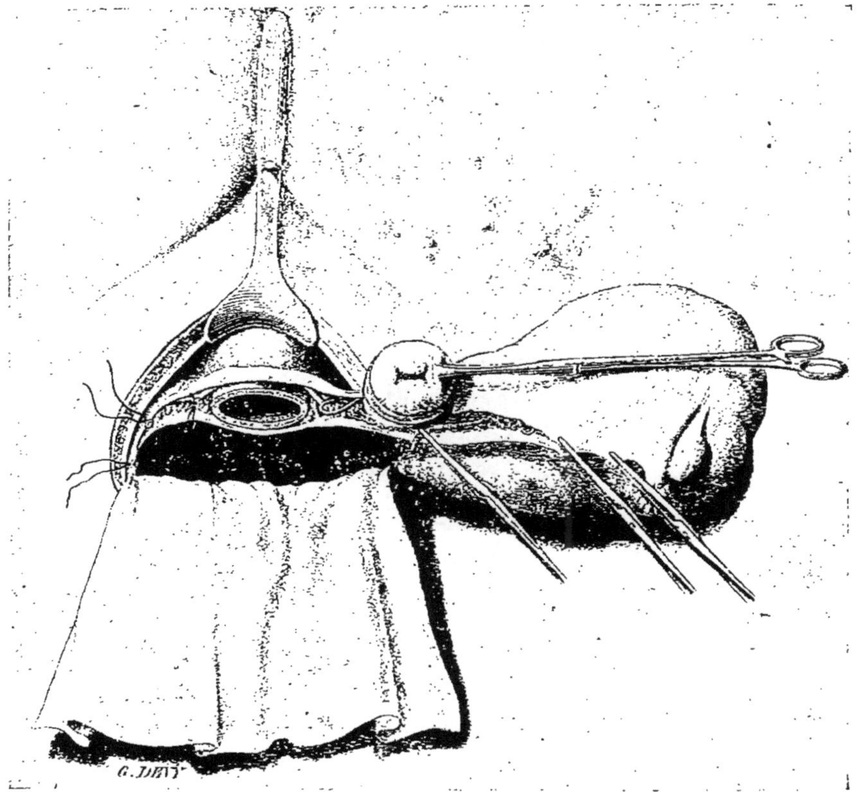

Fig. 539. — Hystérectomie abdominale totale pratiquée suivant le procédé de Howard A. Kelly pour l'hystérectomie subtotale (d'après Segond).

de faire la section de haut en bas des ligaments larges, et il ouvre de préférence le vagin en avant.

Segond [2] applique à l'hystérectomie totale le procédé de Howard A. Kelly pour la subtotale.

Doyen [3] a indiqué une technique spéciale qui se caractérise surtout :

[1] Richelot. Revue de Gyn. et de Chirurgie abd., 1897, n° 2. p. 195.
[2] Paul Segond. Revue de Gyn. et de Chir. abd.. 1897. n° 4. p. 605.
[3] E. Doyen. Comptes rendus du Congrès de Genève. Section de Gynécologie, 1896, p. 115.

1° par l'absence de toute hémostase préventive ; 2° par la bascule de l'utérus en avant. Après avoir ouvert le ventre, Doyen attire la tumeur en dehors et la rabat, en même temps que l'utérus, sur le pubis, avec force, de manière à découvrir le cul-de-sac de Douglas, puis, à l'aide d'une pince introduite dans le vagin par la vulve, il perfore le cul-de-sac vaginal postérieur. La boutonnière ainsi créée est agrandie à coups de ciseaux ; le museau de tanche, saisi à travers la brèche vaginale avec une pince-érigne spéciale ou une forte pince à griffes ordinaire, est

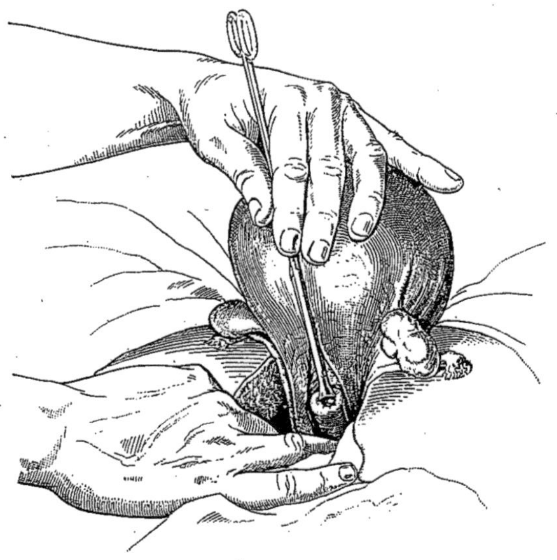

Fig. 340. — Hystérectomie abdominale totale par le procédé de Doyen. La tumeur est relevée contre le pubis, et le cul-de-sac vaginal postérieur ouvert. Préhension du col.

fortement tiré en haut du côté de la plaie abdominale (fig. 340). Au fur et à mesure que le col est libéré de ses attaches latérales à l'étage inférieur des ligaments larges, il devient plus mobile ; on peut, à ce moment, prendre dans une seconde pince sa lèvre antérieure. Le col est alors fortement attiré en arrière et en haut, et par arrachement se sépare de la vessie (fig. 341). Quand l'utérus n'a plus à ce moment que ses connexions vasculaires latérales, l'index de la main gauche remplace l'index droit entre la vessie et l'utérus, perfore aussi haut que possible le péritoine vésico-utérin et achève le décollement du ligament large droit. La tumeur, qui, jusque-là, a été renversée en avant, est attirée en haut, pour tendre les ligaments larges. L'aide saisit fortement entre le pouce et l'index le ligament large droit que l'opérateur coupe entre les annexes et l'utérus aussi près que possible du tissu utérin. La tumeur bascule d'elle-même à gauche en se débarrassant de son péritoine antérieur (fig. 342). Le ligament large gauche est sectionné pareillement après avoir été saisi par l'opérateur entre le pouce et l'index gauches; l'utérus est enlevé.

On pratique alors l'hémostase. « Quatre ligatures suffisent d'habitude, y compris la ligature des pédicules tubo-ovariens qui sont attirés, après résection des annexes, dans le vagin.

« La tranche péritonéo-vaginale qui, parfois, saigne un peu est réduite

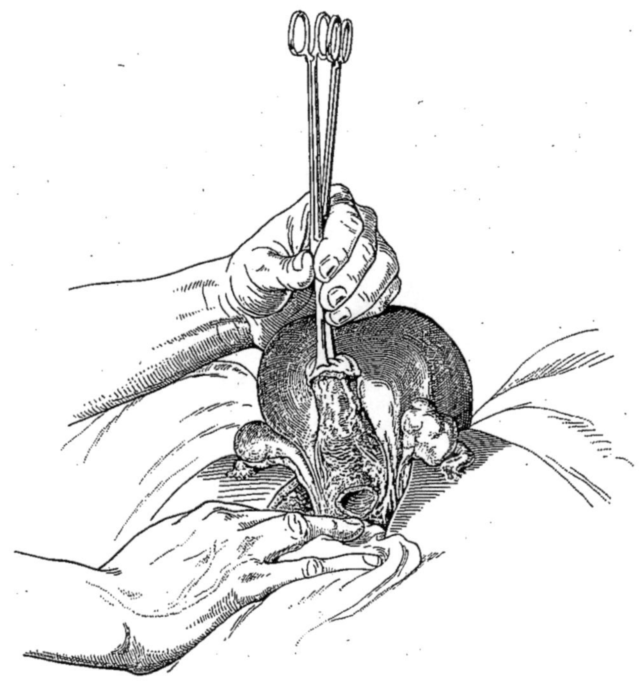

Fig. 341. — Hystérectomie abdominale totale par le procédé de Doyen. Arrachement du col qui se détache sans difficulté de la vessie après section de ses attaches vaginales et juxta-vaginales latérales et antérieures.

à une simple lèvre par une suture en surjet et le péritoine fermé par une double suture en bourse.

« La cavité péritonéale est ainsi plus nette qu'après l'ovariotomie, car elle ne renferme aucun pédicule, ceux-ci se trouvant dans le vagin[1] ».

Accidents et complications de l'hystérectomie abdominale. — L'hémorragie immédiate constituait, autrefois, un des dangers les plus redoutables, et nombre de malades en sont mortes sur la table

[1] E. DOYEN. *Comptes rendus du Congrès internat. de Gynécologie et d'Obst.*, Genève, 1896. *Section de Gynécologie*, p. 114. — CAUOCHE. *Thèse de Paris*, 1897.

d'opération. On ne savait pas encore rechercher et lier les artères utérines.

Les **hémorragies tardives** étaient encore plus fréquentes; malgré l'étreinte d'un gros fil de soie ou d'un lien élastique solide, les pédicules n'étaient que trop souvent la source de suintements sanguins

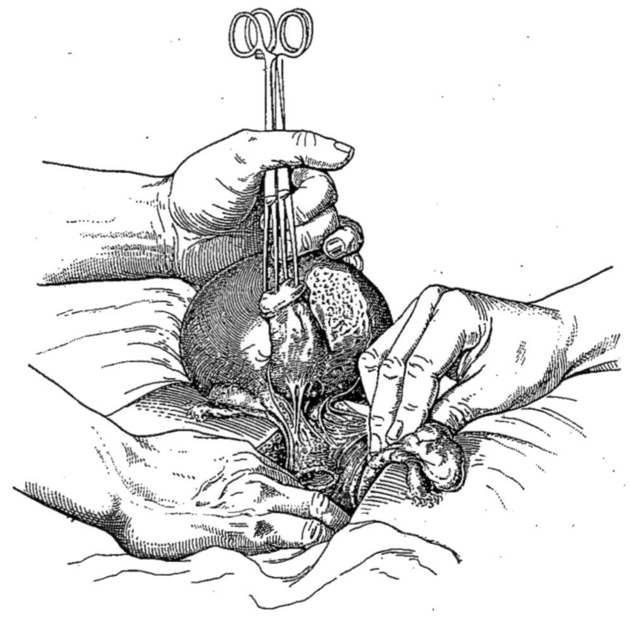

Fig. 512. — Hystérectomie abdominale totale par le procédé de Doyen. Section entre les annexes et l'utérus du premier ligament large, celui du côté droit, qui est maintenu, s'il y a lieu, pincé entre les doigts, et décortication sous-péritonéale de la tumeur par rotation vers la gauche. Il ne reste plus qu'à sectionner le ligament large du côté de l'opérateur, c'est-à-dire sur la gauche.

qui ne s'arrêtaient qu'avec la vie de l'opérée. Cet accident s'observait surtout dans les cas de pédicule intra-péritonéal avec la ligature du moignon à la soie ou au catgut. Aujourd'hui, grâce au perfectionnement de la technique — recherche méthodique et ligature isolée des vaisseaux — à la simplification des manœuvres, à la suppression complète ou presque complète de tout moignon utérin, les morts par hémorragie ont pour ainsi dire disparu de nos statistiques.

Cependant on peut encore observer de petits épanchements sanguins pelviens dus à un suintement veineux ou capillaire, en particulier dans les cas où la situation des fibromes dans l'épaisseur des ligaments larges a nécessité une décortication étendue, ou même dans des cas plus simples, chez des sujets particulièrement hémophiles.

On est averti d'une hémorragie interne grave par l'agitation extrême des malades, l'accélération, l'affolement et la petitesse du pouls, le gonflement du ventre, la pâleur du visage et des muqueuses. Certaines opérées ont eu la sensation très nette d'un jet chaud coulant dans l'abdomen; chez d'autres, on a pu voir de la sérosité sanglante suinter à travers la suture de la peau. Le sang peut aussi s'épancher en grande abondance sous le péritoine, entre les ligaments larges, et former une hématocèle rétro-péritonéale, ou encore s'accumuler dans la loge d'une tumeur énucléée du tissu cellulaire pelvien, et faire alors une saillie qui déprime fortement le vagin.

Si l'on soupçonnait une hémorragie interne, il ne faudrait pas hésiter à rouvrir le ventre, à la fois pour lier les vaisseaux et pour enlever le sang liquide et les caillots. En outre, il faut se hâter d'injecter environ 1 litre d'eau stérilisée à 38 degrés, contenant 6 pour 1000 de chlorure de sodium, dans le tissu cellulaire sous-cutané, ou même, et exceptionnellement, dans une veine, la céphalique de préférence, si l'urgence est extrême et si l'on craint que l'absorption par le tissu cellulaire ne soit pas assez rapide.

La possibilité de la **blessure de la vessie** doit être toujours présente à l'esprit. Nombreux sont les cas où elle a été ouverte ou déchirée. Aussi doit-on, avant toute manœuvre opératoire sur la face antérieure de l'utérus, se rendre compte d'une façon précise de la limite supérieure de la vessie, et, au moindre doute, s'en assurer par l'introduction d'une longue sonde d'homme dans la vessie.

Dans les plaies, même très étendues, de la vessie[1], on doit tenter la réunion immédiate avec une suture continue au catgut, à deux ou trois étages superposés. Une sonde à demeure, molle, munie d'un tube formant siphon, sera maintenue dans la vessie pendant dix jours. Leopold a eu un succès complet de la sorte; j'ai moi-même appliqué ce traitement à une plaie de la vessie de 12 centimètres qui a parfaitement guéri, quoique la malade indocile eût retiré la sonde à demeure le sixième jour, ce qui a provoqué une désunion partielle et momentanée de la suture vésicale, rendue inoffensive par le tamponnement iodoformé placé au-devant d'elle. Dans un cas antérieur, survenu au cours d'une ovariotomie, et où la plaie était très grande (20 centimètres),

---

[1] Olshausen. *Handb. der Frauenkrankh.*, t. II, p. 586, 751. — S. Pozzi. Suture de la vessie pour une très grande plaie intra et extra-péritonéale. Réparation en deux actes opératoires éloignés; guérison. (*Annal. des mal. des org. génito-urin.*, 1er mai 1885). — J. Reverdin. *Ibid.*, janv. 1886. — Sänger. 2e Congrès de la Soc. all. de gynéc., Halle, 25 mai 1888. (*Centr. f. Gyn.*, 1888, n° 26, p. 418.) — Leopold. *Ibid.*, p. 419. — Ricard. Réunion immédiate des plaies chirurgicales de la vessie (*Gaz. des hôp.*, 2 mars 1889, p. 241) rapporte trois observations de Lucas-Championnière, deux relatives à des plaies faites pendant l'opération de la cure radicale d'une hernie, une taille hypogastrique. — S. Pozzi. Gros calcul vésical chez un vieillard de 80 ans ; taille hypogastrique; suture complète de la vessie; drainage prévésical; guérison. (*Bull. et Mém. de la Soc. de chir.*, 10 avril 1889, p. 515.) — Enorme corps fibreux intra-ligamentaire; grande plaie de la vessie suturée immédiatement. (*Bull. et Mém. de la Soc. de chir.*, 18 déc., 1889, p. 786.)

j'avais suturé la partie intra-péritonéale et conservé une *boutonnière abdominale*, comme soupape de sûreté. La malade guérit après une période de *fistulisation préalable*; il suffit d'un petit avivement pour oblitérer facilement la fistule.

Sänger a mis en usage un procédé différent, imposé par les circonstances, dans un cas où la vessie allongée avait été prise pour le pédicule même d'une tumeur de l'ovaire et traversée par des sutures; il conserva celles-ci et se contenta de fermer exactement le péritoine autour et au-dessus du pédicule vésical. Il y eut guérison sans fistule.

Depuis quelques années, les blessures de la vessie sont devenues très rares mais elles sont encore possibles et excusables, en particulier dans les cas de fibromes du segment inférieur.

L'**ouraque**, resté perméable et divisé pendant l'opération, a très rarement causé des fistules. Elles ont, du reste, une tendance à guérir spontanément (Atlec, Sänger). Il est bon, toutefois, pour se mettre en garde contre cet accident possible, de faire porter l'incision péritonéale en dehors de ce cordon, lorsqu'on le rencontrera.

La ligature, la section, le pincement de l'**uretère** est un accident qui a été assez souvent signalé dans les cas difficiles. Il est surtout survenu au cours de la décortication des gros corps fibreux intra-ligamentaires, ou lorsqu'on essaye de pincer l'artère utérine sur des tumeurs intéressant la portion sus-vaginale et latérale du col. En présence de cette très grave complication, il faut tenter la réunion immédiate de la plaie, si la section n'est pas complète; dans le cas contraire l'**urétéro-cystonéostomie** est indiquée, pourvu que le bout supérieur soit assez long pour être amené à la vessie. Si ces deux procédés sont irréalisables, on sera bien forcé de fixer le conduit dans la plaie abdominale, et de pratiquer plus tard la néphrectomie.

L'**intestin** peut être simplement appliqué sur la surface d'un corps fibreux qui a dédoublé le mésocôlon; on l'en sépare alors facilement avec les doigts. Mais il peut aussi être tout à fait fusionné avec une tumeur qui tire de lui ses vaisseaux nourriciers. J'ai observé ce fait dans un fibrome sous-péritonéal volumineux, à pédicule étroit et peu vasculaire. Il faut alors se résoudre à laisser une couche mince de la tumeur adhérente à l'intestin qu'on détachera par une dissection attentive. Cette lamelle fibreuse, si elle n'est pas trop étendue, pourra être repliée sur elle-même et suturée. Si, au contraire, une notable surface de l'intestin était ainsi lésée, on risquerait, par un pareil affrontement de la partie cruentée, de rétrécir le calibre du tube digestif; mieux vaudrait toucher alors très légèrement cette surface au thermocautère et faire isolément l'hémostase des petits vaisseaux qui continueraient à saigner.

L'embolie[1] a causé la mort de quelques opérées, même en convalescence. On ne saurait donc trop insister sur le repos absolu, surtout si la tumeur était très vasculaire ou si les ligaments larges étaient variqueux.

L'**occlusion intestinale** a été observée après l'hystérectomie comme après toutes les opérations abdominales. Mais il ne faut pas se dissimuler que quelques-uns des cas publiés sous cette rubrique n'étaient que des pseudo-étranglements dus à la paralysie intestinale, causée elle-même par une péritonite infectieuse.

La **dégénérescence du cœur**, bien étudiée par Hofmeier[2] et sur laquelle je me suis déjà étendu (p. 254), doit être incriminée dans quelques cas. Ces myocardites sont plus fréquentes qu'on ne le suppose chez les femmes affaiblies. Cohnheim[3] a montré que les hémorragies persistantes suffisent seules à amener l'altération graisseuse du muscle cardiaque. Ungar et Strassmann[4] ont précisé l'action particulièrement nuisible du chloroforme dans ces cas-là.

Divers auteurs[5] ont enfin montré que l'**action des antiseptiques** sur le cœur n'était pas négligeable.

On a compris à l'étranger d'abord, puis en France, sous le nom de **shock** un ensemble de symptômes dépressifs de causes très diverses, au milieu desquels la mort survient après les opérations graves ou de longue durée. Il n'est pas douteux que quelques-uns de ces cas ne soient imputables à l'hémorragie ; d'autres ne sont peut-être que de l'urémie aiguë provenant de la ligature accidentelle des deux uretères, ou de l'abolition complète des fonctions des reins depuis longtemps altérés, sous l'influence du traumatisme et de l'absorption des anesthésiques.

Mais la majeure partie de ces morts de shock doivent être considérées comme dues à une **septicémie péritonéale aiguë**. Jayle[6] a pu déceler le streptocoque dans le sang du cœur de malades mortes avec tous les symptômes du shock.

Néanmoins, l'exposition prolongée des viscères, leur manipulation, en particulier l'éviscération[7], peuvent, en dehors de toute infection, provo-

---

[1] Péan. *Leçons de clinique chirurgicale*, 1879, p. 309. — Martinet. *Thèse de Bordeaux*, 1900. — Michel (*Revue de Gynécol. et de Chirurgie abdominale*, 1900, n° 40, p. 627.) a publié sur cette question une étude complète surtout au point de vue bibliographique. — Chevreux. *Thèse de Paris*, 1902.

[2] Hofmeier. Zur Lehre von Shock (*Zeit. f. G. u. Gyn.*, 1885, t. XI, n° 2, p. 366).

[3] Cohnheim. *Vorlesungen über allg. Path.*, Berlin, 1882, t. I, p. 473.

[4] Ungar. *Viert. für gerichtl. Medicin*, 1887, N. F., t. XLVII, p. 98.

[5] Oberländer. *Deut. Zeits. f. prak. Med.*, 1878, n° 37. — Küster. *Berl. klin. Woch.*, 1878, n° 48. — König. *Centr. f. Chir.*, 1882, n° 7, p. 101, et n° 8, p. 117. — Sänger. *Berl. klin. Woch.*, 1888, n° 22, p. 450.

[6] F. Jayle. *La septicémie péritonéale post-opératoire*. Thèse, Paris, 1895.

[7] Olshausen. *Centr. f. Gyn.*, 1888, p. 10. — L. Tixier. *La pratique de l'éviscération en chirurgie abdominale*. Paris, 1898.

quer des phénomènes graves de shock abdominal. Aussi ne saurait-on trop recommander la rapidité opératoire; l'action dépressive de toute laparotomie qui dure plus d'une heure est aggravée dans des proportions considérables. On aura soin aussi d'éviter absolument l'exposition à l'air des intestins, ce qu'il est possible de faire, en les protégeant avec des compresses-éponges chaudes et en maintenant la malade en position déclive.

Résultats opératoires. — Les derniers perfectionnements de la technique ont permis d'abaisser la mortalité opératoire de l'hystérectomie abdominale pour fibrome à un faible pourcentage, ainsi qu'en témoignent les statistiques suivantes. Il faut d'ailleurs faire remarquer que ces statistiques brutes ont le tort de ne pas faire entrer en ligne de compte un des facteurs les plus importants au point de vue du pronostic opératoire : l'état de l'opérée. L'emploi régulier de la meilleure technique et la pratique de l'asepsie la plus rigoureuse ne permettront jamais de réduire à néant, même entre les mains d'un opérateur habile et très exercé, la mortalité opératoire chez des femmes épuisées par des hémorragies répétées, atteintes souvent de dégénérescence du cœur et des reins, surtout lorsqu'il s'agira de fibromes très volumineux ou intraligamentaires, ou compliqués d'adhérences intestinales. Au contraire, s'il s'agit de fibrome de moyen volume, développé sur un sujet en bon état de santé général, la guérison opératoire sera la règle absolue.

Il reste à faire le choix entre l'hystérectomie abdominale totale et l'hystérectomie abdominale subtotale. Les avantages de la subtotale consistent essentiellement dans la plus grande simplicité, la plus grande rapidité et la moindre gravité de l'opération. Aussi je la préfère à la totale, partageant ainsi l'opinion autorisée du professeur Terrier.

Richelot[1] a récemment combattu l'hystérectomie subtotale parce que, dans cette opération, on laisse le col qui peut devenir cancéreux, cela d'autant mieux que les malades atteintes de fibrome seraient prédisposées au cancer. Cette vue théorique ne paraît pas devoir entrer en balance avec les avantages incontestables de l'hystérectomie subtotale au point de vue de la rapidité de l'opération et de la facilité de l'hémostase.

HYSTÉRECTOMIE ABDOMINALE TOTALE

S. Pozzi[2]	46 cas	4	morts.
Terrier[3]	93 —	6	—
Delagénière[4]	30 —	2	—
Nélaton[5]	20 —	2	—

[1] Richelot. *Bull. et Mém. de la Soc. de Chir.*, décembre 1903.
[2] S. Pozzi. *Bull. et Mém. de la Soc. de Chir.*, 1903, p. 1100.
[3] Terrier. *Congrès intern. Paris, Sect. Gyn.*, 1900, p. 332. *Rev. Chir.*, 1897, 1898 et 1899.
[4] Delagénière. *Arch. prov. de Chir.*, 1896, p. 197.
[5] Nélaton. *Thèse de* Caboche, 1897, p. 44.

Richelot [1]	135 cas	8 morts.	
Gross [2]	71 —	13 —	
Ricard [3]	49 —	7 —	
Schauta [4]	106 —	16 —	
Czempin [5]	44 —	6 —	
Mackenrodt [6]	7 —	0 —	
Doederlein [7]	31 —	1 —	
Zweifel [8]	16 —	2 —	
Wertheim [9]	14 —	1 —	
Doyen [10]	55 —	3 —	
Martin [11]	26 —	5 —	
Herzfeld [12]	20 —	2 —	
Schwarzenbach [13]	46 —	11 —	
Hartmann [14]	51 —	3 —	
Redlich [15]	231 —	16 —	

HYSTÉRECTOMIE ABDOMINALE SUBTOTALE

S. Pozzi [16]	57 cas	3 morts.	
Terrier [17]	19 —	4 —	
Brook H. Wells [18]	99 —	2 —	
Herzfeld [19]	24 —	3 —	
D. de Ott [20]	189 —	20 —	
Bouilly [21]	90 —	5 —	
Duncan [22]	127 —	4 —	
Hofmeier [23]	118 —	5 —	
Schwarzenbach [24]	77 —	6 —	

[1] Richelot. *Chirurgie de l'utérus*, 1902. Doin, éditeur, p. 412.

[2] Gross. *Congrès de chirurgie de Paris*, 1899, p. 120.

[3] Ricard. *Thèse d'Angelesco*, 1897.

[4] Schauta. *Congrès de gyn. d'Amsterdam*, 1899, p. 445.

[5] Czempin. *Mon. f. Geb. u. Gyn.*, 1903, t. XVII, p. 703 et *Z. f. G. u. G.*, 1903, t. XLIX, p. 365.

[6] Mackenrodt. *Mon. f. G. u. G.*, 1903, t. XVIII, p. 543.

[7] Doederlein. *Beit. z. Geb. u. Gyn.*, 1899, t. II, p. 1.

[8] Zweifel. Breitkopf und Hartel, édit., 1899.

[9] Wertheim. *Wiener klin. Woch.*, 1899, n° 21, p. 559.

[10] Doyen. *Annales de Gyn. et d'Obst.*, 1899, t. LII, 197.

[11] Martin. *Centr. f. Gyn.*, 1902, n° 14, p. 353.

[12] Herzfeld. *Wiener med. Woch.*, 1902, n°s 27 et 28, p. 1290 et 1346.

[13] Schwarzenbach. *Beit. z. Geb. u. Gyn.*, 1902, t. VI, 1, p. 122.

[14] Hartmann. *Congrès franç. de chir.*, 1899, p. 193.

[15] Redlich. *Statistique générale russe de 1885 à 1900. Thèse de St-Pétersbourg*, 1901.

[16] S. Pozzi. *Bull. et Mém. de la Soc. de chir.*, 1903, p. 1100.

[17] Terrier. *Compte rendu du Congrès intern. de Paris*, Section de Gynécologie, 1900, p. 332 et *Revue de chirurgie* 1897, p. 882 et p. 1100; 1898, décembre, p. 1143; 1899, décembre, t. II, p. 617.

[18] B. H. Wells. *Acad. méd. de New-York. Section de Gynécologie*, 1903, 22 janvier.

[19] Herzfeld. *Loc. cit.*, p. 1350.

[20] D. de Ott. *Congrès intern. de Paris*, 1900, p. 117.

[21] Bouilly. *Congrès de chirurgie de Paris*, 1901, p. 626.

[22] W. Duncan. *Brit. med. journal*, 1901, t. II, p. 341.

[23] Hofmeier. *Würzburg*, 1902.

[24] Schwarzenbach. *Beitr. z. Geb. u. Gyn.*, 1902, t. VI, n° 1, p. 122.

Czempin[1] . . . . 19 cas 4 morts.
Vorwinkel[2] . . . . 101 — 9 —
Lauwers[3] . . . . 200 — 6 —

FIBROMES ET GROSSESSE

Avant d'étudier l'influence des fibromes sur la grossesse et l'accouchement, il convient de discuter les conditions dans lesquelles un utérus fibromateux peut devenir gravide.

Louis[4] considérait que l'existence d'une tumeur fibreuse excluait la possibilité d'une grossesse. Cette opinion était évidemment excessive et se trouve journellement démentie par les faits. Mais, il est certain, néanmoins, que si les fibromes ne constituent pas un obstacle absolu à la fécondation, ils n'en sont pas moins une cause fréquente de stérilité. C'est ainsi que, sur 45 femmes mariées, atteintes de cette affection, West signale 7 cas de stérilité, Röhrig 31 cas sur 106 femmes, Beigel 21 sur 86, Schuhmacher 24 sur 114, Scanzoni 55 sur 69, Michels 26 sur 127, von Winckel 134 sur 415, Schroeder 201 sur 604, Hofmeier 38 sur 167. En additionnant toutes ces statistiques[5], Olshausen[6] trouve que, sur 1731 femmes atteintes de fibromes, 520 sont demeurées stériles, soit une proportion de 30 pour 100.

Olshausen considère, d'ailleurs, que ce chiffre est trop élevé. Pour lui, certaines femmes atteintes de fibrome, ne viennent consulter le médecin que si elles sont stériles. Celles qui deviennent enceintes échappent souvent à l'observation, et les statistiques se trouvent ainsi faussées. Le nombre des malades affectées de fibromes qui demeurent stériles est certainement assez considérable, mais il n'atteint pas 30 pour 100 des cas.

Cette opinion est à peu près généralement admise. On s'explique d'ailleurs très aisément que la présence des corps fibreux soit fréquemment un obstacle à la fécondation. Les déviations utérines que déterminent les fibromes, l'allongement, l'étalement, les déformations de la cavité de l'utérus, les altérations de la muqueuse, qui se traduisent par des hémorragies ou un écoulement séreux abondant, sont des causes amplement suffisantes pour expliquer la stérilité.

---

[1] Czempin. *Monat. f. Geb. u. Gyn.*, 1903, t. XVII, p. 703 et *Z. f. G. u. G.*, 1903, p. 565.

[2] Vorwinkel. *Centr. f. Gyn..* 1903, n° 25, p. 782.

[3] Lauwers. *Bull. de la Soc. belge de Gyn.*, 1903-1904, n° 2.

[4] Louis. *Mém. à l'Acad. de Chirurgie*, 1748, t. II.

[5] West, Röhrig, etc., in J. Veit. *Handbuch der Gyn.*, t. II, p. 765-814.

[6] Olshausen. Myom und Schwangerschaft. In J. Veit. *Handbuch der Gynäkologie*, t. II, p. 765-814.

Hofmeier[1], cependant, s'est élevé contre cette manière de voir. Il pense que l'examen attentif des faits ne conduit nullement à admettre un lien de cause à effet entre les myomes et la stérilité. Il admet que la plupart de ces cas se rapportent à des femmes frappées de stérilité longtemps avant le développement de la tumeur incriminée. Il en conclut que la stérilité n'est nullement liée à l'existence d'un fibrome, qu'elle est toujours préexistante au développement de la tumeur qu'elle favorise, même, dans certains cas.

Hofmeier va plus loin encore. Il est d'avis que, chez les femmes atteintes de myomes, l'activité des organes génitaux, la menstruation et l'ovulation, se maintiennent plus longtemps que d'ordinaire, et que, par suite, l'aptitude à la conception se trouve augmentée et étendue à un âge plus avancé. Il cite, à l'appui de sa théorie, des observations assez nombreuses.

D'autre part, Pinard[2] a bien mis en lumière ce fait, que l'absence de fécondation est fréquemment une cause prédisposante au développement des fibromes utérins.

Cette assertion est à rapprocher des faits constatés par Virchow[3] au cours de ses autopsies : fréquence des fibromes dans les utérus appartenant à des célibataires âgées, absence à peu près complète sur les cadavres de femmes ayant eu des enfants.

Mais il n'en demeure pas moins avéré que les corps fibreux, surtout lorsqu'ils ont atteint un certain volume, constituent une entrave sérieuse, sinon un obstacle absolu à la conception, puis à la grossesse. Il est difficile d'énoncer, en cette matière, une règle générale ; c'est affaire de cas particuliers. Ainsi un fibrome sous-péritonéal, même volumineux, pourra être parfaitement compatible avec la conception, puis la grossesse et l'accouchement, tandis qu'un petit fibrome sous-muqueux, obstruant le canal cervical, constituera un obstacle beaucoup plus sérieux.

En résumé, les corps fibreux peuvent être cause de stérilité en raison de leur siège ou des accidents qu'ils déterminent.

Influence de la grossesse sur les fibromes. — Sous l'influence de la gravidité, les corps fibreux subissent quelques modifications importantes. En général, il se produit un accroissement notable de la tumeur ; en même temps celle-ci devient plus molle, plus dépressible, modification qui est due, en grande partie, à une sorte d'infiltration œdémateuse,

---

[1] HOFMEIER. Die Myomotomie, Stuttgart, 1884. — Ueber Operationen am schwangeren Uterus. *Deutsche med. Wochenschr.*, 1887, n° 19. — Ueber den Einfluss der Myome des Uterus auf Conception, Schwangerschaft und Geburt. *Zeitschrift für Geb. u. Gyn.*, 1894, t. 30, p. 199.

[2] PINARD. *Bull. de la Soc. d'Obst., de Gyn. et de Pœd.*, avril-décembre, 1901.

[3] VIRCHOW. *Pathologie des tumeurs*, t. III, p. 151.

d'où production de foyers de ramollissement avec cavités pseudo-kystiques, etc. La grossesse passée, le fibrome reprend lentement son volume et sa consistance d'autrefois. Ces tumeurs, disent Ribemont-Dessaigne et Lepage, augmentent de volume pendant le cours de la grossesse, pour subir pendant les suites de couches une sorte de régression ; toutefois, il est de règle qu'après l'accouchement, les tumeurs fibreuses conservent un volume un peu plus considérable qu'avant la conception ; quant aux faits exceptionnels dans lesquels on a signalé la disparition des fibromes pendant la grossesse, il y a lieu de se demander si ces tumeurs n'auraient point subi un aplatissement tel qu'elles fussent difficilement appréciables à la palpation. En effet, pendant la grossesse, les tumeurs fibreuses participent aux phénomènes de ramollissement que l'on observe du côté des organes génitaux : elles subissent une sorte de ramollissement physiologique dû à une vascularisation plus intense. Dans certains cas, il y a plus que du ramollissement ; il existe une sorte de dégénérescence provenant de lésions qui se développent dans le fibrome, mais qui ne semblent pas être causées directement par la grossesse. Au fur et à mesure que la grossesse évolue, le ramollissement est de plus en plus marqué ; le fibrome s'assouplit (Depaul), s'aplatit, de telle sorte que son augmentation de volume se trouve ainsi en partie compensée[1].

L'augmentation de volume du corps fibreux, pendant la grossesse, résulte surtout de l'infiltration œdémateuse de la tumeur. On observe parfois cependant une hypertrophie véritable qui, d'après Cornil[2], porterait sur les fibres musculaires lisses et serait absolument comparable à celle qui intéresse le muscle utérin lui-même. Pour Doléris[3], il s'agirait surtout d'une hyperplasie des éléments conjonctifs, se traduisant par un épaississement des cloisons fibreuses et une lobulation plus nette du fibrome. Ces modifications sont ordinairement d'autant plus accusées que le fibrome est en rapport plus direct avec l'utérus et que sa structure se rapproche davantage de celle du muscle utérin ; les fibromes interstitiels présenteront, en conséquence, des modifications beaucoup plus importantes que les fibromes sous-péritonéaux.

On observe aussi, avec une moindre fréquence, des lésions régressives, nécrotiques, pouvant aboutir à une véritable mortification aseptique du fibrome, dont l'aboutissant peut être le ramollissement central du corps fibreux et sa transformation kystique[4]. Ces modifications peuvent avoir pour conséquence l'atrophie notable du fibrome et même

---

[1] Ribemont-Dessaigne et Lepage. *Précis d'Obstétrique*, 1897, p. 982.

[2] Cornil. Sur les altérations anatomiques des myomes pendant la grossesse. *Annales de Gyn. et d'Obst.*, 1893, vol. 39, p. 228.

[3] Doléris. *Archives de Tocologie*, janvier 1883.

[4] Kaltenbach. *In* Vogel. *Thèse Giessen*, 1886. — Mackenrodt. *Zeitschrift für Geb. und Gyn.*, 1895, t. 31, p. 452.

sa disparition plus ou moins complète après l'accouchement. On a signalé enfin la suppuration et la gangrène du fibrome[1], pouvant aboutir à une péritonite mortelle. Ces accidents paraissent devoir être exceptionnels au cours de la grossesse; on ne les observe guère que dans les suites de couches.

A côté de ces modifications intrinsèques des corps fibreux, il convient d'attacher une grande importance aux modifications qui peuvent survenir dans leur situation du fait de l'augmentation de volume de l'utérus. — D'une manière générale, au cours de la grossesse, les fibromes subissent un mouvement ascensionnel dans l'abdomen. Cela n'a guère d'importance pour les fibromes développés au voisinage du fond de l'utérus et qui ne peuvent apporter aucun obstacle essentiel à l'accouchement. Mais il en est tout autrement en ce qui concerne les corps fibreux bas situés et qui, par ce fait même, peuvent être une cause de dystocie grave. Or, il advient assez souvent que, dans leur mouvement d'ascension, des fibromes qui étaient et paraissaient devoir rester des fibromes pelviens, arrivent à franchir le détroit supérieur et cessent, dès lors, de constituer un danger sérieux. C'est là un fait dont il y a lieu de tenir compte au point de vue du traitement.

Influence des corps fibreux sur la grossesse. — Nombreux sont les exemples de grossesses ayant évolué jusqu'à terme chez des femmes atteintes de corps fibreux. Il est fréquent de voir de petits fibromes, siégeant dans l'utérus, ne gêner en aucune façon la marche et le développement de la gestation; ce n'est que lorsqu'on examine la malade dans les derniers temps de la grossesse et surtout au cours du travail, quand l'utérus se contractant se dessine en relief, que l'on reconnaît l'existence de ces petites tumeurs qui n'avaient donné lieu à aucun symptôme particulier pendant le cours de la gestation (Ribemont-Dessaigne et Lepage). Cela est également vrai des tumeurs sous-séreuses sessiles ou pédiculées, implantées sur le fond de l'utérus, pourvu que leur volume ne soit pas excessif, car, dans ce dernier cas, il se produirait des phénomènes de compression.

Malheureusement, les choses ne se passent pas toujours d'une manière aussi simple. Si le corps fibreux est pelvien, c'est-à-dire développé au-dessous du détroit supérieur, ayant pris naissance dans la portion sus-vaginale du col ou inférieure du corps, les accidents de compression[2] sont rapides et redoutables[3] : ils peuvent porter sur la vessie, sur les uretères, sur le rectum, sur les nerfs, sur les vaisseaux. On a même noté des complications de péritonite[4].

---

[1] KRUKENBERG. *Archiv für Gynäkol.*, 1883, t. 21, p. 166.
[2] LEFOUR. *Thèse d'agrég. de Paris*, 1880. — LORIMER. *Edinb. med. Journal*, 1866, t. XII, 1re partie, p. 71.
[3] DEPAUL. *Union méd.*, 1857, p. 548.
[4] J. LUCAS WORSHIP. *Obst. trans.*, London, 1872, t. XIV, p. 305.

Mais l'accident le plus commun et non le moins grave, en pareil cas, c'est l'avortement. La contraction utérine étant entravée, le danger d'hémorragie immédiate est grand et les accidents septicémiques sont favorisés.

Ainsi Lefour[1], sur 307 cas de grossesse compliquée de fibrome, a noté 39 avortements et 14 fois la mort de la mère. Nauss[2], sur 241 cas, a relevé 47 avortements. L'expulsion prématurée du produit de la conception contenu dans un utérus myomateux résulte soit de l'action réflexe produite sur le muscle utérin par le corps étranger, soit, encore plus, des lésions de la caduque causées par la présence de la tumeur.

Flammerdinghe[3] pense que les myomes sous-muqueux voisins des orifices tubaires gênent l'arrivée de l'œuf dans la cavité utérine et favorisent ainsi la **grossesse ectopique**, fait qui n'a jamais été bien démontré.

Enfin, quelques auteurs considèrent comme bien établie la relation entre la présence d'un corps fibreux et l'insertion vicieuse du placenta; dans des cas exceptionnels, dit Ribemont[4], on a signalé l'insertion du placenta sur le fibrome.

Les métrorragies ne sont pas très fréquentes, mais quand elles se produisent, la grossesse se trouve presque toujours — mais pas toujours[5] — interrompue. Dans la majorité des cas, les pertes de sang sont extrêmement abondantes et peuvent amener des syncopes, et même la mort.

Parmi les autres complications, je signalerai encore la **torsion** de la tumeur, les accidents **d'infection**, et surtout la **rétroversion**[6] qui peut amener des symptômes d'étranglement interne.

Influence des corps fibreux sur la présentation et sur le travail. — Elle est nulle si les tumeurs sont petites et bien placées, c'est-à-dire situées loin de la filière pelvienne. Dans le cas contraire, on voit souvent des désordres dont la gravité est très variable. Les myomes qu'il faut surtout craindre sont ceux du segment inférieur de la matrice, car, d'une part, ils peuvent amener des présentations vicieuses, et, d'autre part, barrer le chemin au fœtus d'une manière absolue. La présence de fibromes dans la cavité utérine ou dans l'épaisseur des parois empêche plus ou moins l'accommodation du fœtus, ce qui explique la fréquence des présentations vicieuses. Le fœtus, par suite de sa non-accommodation, peut même conserver une mobilité assez grande qui facilite des mutations de présentation au cours de la grossesse et même

---

[1] Lefour. *Loc. cit.*

[2] Nauss. *Thèse de Halle*, 1882.

[3] Flammerdinghe. *Thèse de Würtzburg*, 1887.

[4] Ribemont-Dessaigne et Lepage. *Loc. cit.*, p. 984.

[5] Olshausen. *Loc. cit.*, p. 777.

[6] Lorimer, *Edinb. med. J.*, 1866, XII, part. I, p. 70.

au début du travail. Sur 307 observations réunies par Lefour, 53 fois il y avait présentation de la face, 35 fois présentation du siège, 17 fois présentation du tronc. Sur 68 cas de présentations vicieuses rapportés par Süsserott[1], il y avait 40 présentations de la face, 16 présentations du siège et 12 transverses. Dans les grossesses compliquées de fibromes, les présentations de la face, de l'épaule, du siège sont fréquentes.

Pendant le travail, la présence d'un fibrome placé sur le passage du fœtus peut amener les complications les plus graves, et, parfois même, si l'on n'intervient pas, la mort de la malade, qui succombe, épuisée, à la longue durée du travail. Cependant, il est digne de remarque que, dans un certain nombre de cas, on a vu la tumeur se réduire de volume, ou plutôt s'effacer pour livrer passage au produit de la conception. Comment s'opère cette issue favorable ? On a fait intervenir l'action de la contraction utérine, la mollesse et la ductilité de la tumeur influencée par la grossesse, etc.

On a cité encore des exemples de fibro-myomes changeant de consistance, passant d'une dureté presque ligneuse à une dépressibilité extrême en l'espace de quelques heures seulement.

Influence des corps fibreux sur les suites de couches. — La délivrance est généralement un peu retardée et se trouve assez souvent compliquée d'hémorragies. Ces hémorragies ne sont pas, en général, très considérables, mais elles peuvent être assez abondantes pour déterminer la mort. Ribemont-Dessaignes et Lepage ont observé une femme dont l'utérus était farci de fibromes; après la délivrance artificielle et le tamponnement, un suintement sanguin persista et la femme mourut. A l'autopsie, on trouva à la surface interne de l'utérus des orifices vasculaires béants; le tissu musculaire était tellement altéré par la dégénérescence fibromateuse qu'il n'avait pu oblitérer les vaisseaux. Des hémorragies assez abondantes, mais moins menaçantes pour la vie de la malade, peuvent survenir également pendant les jours qui suivent l'accouchement. Il sera donc indispensable de surveiller avec le plus grand soin la régression de l'utérus.

Les accidents les plus à redouter, pendant les suites de couches, seront les accidents d'infection. Ils ont pour conséquence presque fatale la gangrène et la suppuration du fibrome, lorsqu'il s'agit d'un corps fibreux sous-muqueux. On devra donc veiller, d'une façon très minutieuse, à l'asepsie pendant et après l'accouchement.

On a observé, beaucoup plus rarement, l'inversion utérine et l'expulsion spontanée de fibromes par le vagin.

Diagnostic. — Dans la plupart des cas, il est facile de reconnaître qu'un utérus gravide est le siège de fibromes. La paroi utérine paraît,

---

[1] Süsserott. *Thèse inaug.*, Rostock, 1870.

à la palpation, irrégulière et bosselée, et les bosselures deviennent plus apparentes au moment de la contraction utérine.

Mais quelquefois, et surtout pendant les premiers mois, le diagnostic peut être très difficile. On méconnaîtra assez souvent l'existence d'une grossesse au début chez une femme portant un fibrome assez volumineux, surtout si la tumeur s'accompagne de métrorragies.

Les cas sont assez nombreux dans lesquels le diagnostic n'a été fait qu'au cours de l'opération ou même seulement à l'examen des pièces, après incision de la paroi utérine.

On a signalé également les difficultés du diagnostic avec la grossesse extra-utérine. La saillie formée par un fibrome sous-péritonéal ou surtout par un fibrome intraligamentaire a pu être prise pour un kyste fœtal accolé à l'utérus.

Pendant les derniers mois de la grossesse, on a pu prendre des fibromes pour des parties fœtales, et, dans le cas de fibrome volumineux, conclure à une grossesse double.

L'erreur inverse peut également être commise. Les petites parties fœtales, la tête même peuvent déterminer à la surface de l'utérus des saillies anormales que l'on prendra pour des corps fibreux. Ahlfeld[1] a montré, d'autre part, qu'il peut se faire, dans la paroi de l'utérus gravide, des contractions partielles qui simulent, à s'y méprendre, l'existence d'un fibrome.

Traitement. — Le traitement des fibromes compliqués de grossesse doit être envisagé à trois périodes différentes : pendant la grossesse, pendant le travail et pendant les suites des couches.

I. **Traitement pendant la grossesse.** — La plupart des auteurs, tant en France qu'à l'étranger, sont d'accord pour repousser toute intervention pendant la grossesse, lorsqu'elle évolue sans accidents. C'est la conclusion à laquelle s'est arrêtée, en 1901, la Société de Gynécologie et d'Obstétrique[2]. Toutes les observations qui ont été apportées, au cours de la discussion, sont nettement en faveur de cette manière de voir. La statistique personnelle de M. Pinard est, à cet endroit, particulièrement démonstrative : sur 84 cas de grossesse compliquée de fibromes, 64 fois la grossesse évolua jusqu'au terme, ou près du terme ; 15 fois, il y eut accouchement prématuré ; 5 fois, il y eut avortement. L'accouchement s'effectua spontanément 54 fois ; 30 fois, il fallut intervenir : l'intervention fut jugée nécessaire 4 fois pendant la grossesse, et 26 fois pendant le travail. — Purefoy, Carton et Lloyd[3] rapportent 11 cas de grossesse à terme avec fibromes.

[1] Ahlfeld. *Zeit. f. Geb. u. Gyn.*, t. XLVII, n° 2.
[2] Voir la discussion in *Bulletin de la Société d'obstétrique, de gynécologie et de pédiatrie.* 1901, avril à décembre.
[3] Purefoy, Carton et Lloyd. *Dublin Journ. of med. Sciences*, 1901, mars et avril.

Ces faits sont amplement suffisants pour montrer que, dans un bon nombre de cas, une femme enceinte ayant un fibrome peut aller à terme sans encombre. L'expectation devra donc être une règle à peu près absolue. Alors même que, durant la grossesse, le volume, la situation, l'immobilité de la tumeur donneraient l'assurance que l'accouchement sera laborieux, voire même impossible, on ne sera pas autorisé à sacrifier l'enfant. Il faudra attendre le terme de la grossesse ou le début du travail: c'est seulement alors que, suivant les circonstances, on se décidera à intervenir.

L'intervention n'est légitimée, pendant la grossesse, que lorsque surviennent des **accidents graves**, pouvant compromettre la vie de la malade. C'est la conclusion à laquelle s'arrêtent également Hofmeier[1], Olshausen[2], Wertheim[3]. Ces accidents menaçants, capables de conduire à une intervention rapide, sont le plus souvent des troubles de compression du côté de la vessie et du rectum ; des douleurs violentes qui, quelquefois, ne laissent pas à la malade un moment de repos ou de sommeil ; une gêne circulatoire se traduisant par des œdèmes étendus ; l'insuffisance cardiaque avec les palpitations, les étouffements pénibles qui l'accompagnent. Ce seront enfin les vomissements répétés pouvant devenir incoercibles, les hémorragies abondantes, les phénomènes d'irritation péritonéale ou encore une rapide augmentation du volume du fibrome, qui peut affecter une marche véritablement galopante.

Ces accidents présentent, au point de vue de l'intervention, une importance très inégale. Les troubles de compression, les hémorragies sont ceux qui, le plus souvent, ont conduit à l'opération. Les autres ne sont importants qu'en raison de leur retentissement sur l'état général. Quoi qu'il en soit, lorsque la situation paraît dangereuse, lorsque la vie de la malade semble directement menacée, il ne faut plus temporiser; il faut intervenir d'urgence.

On aura à choisir, à cette période de la grossesse, entre plusieurs procédés opératoires.

Je ne parlerai que pour mémoire de l'**avortement provoqué**. Cette opération ne dégage que très peu les organes comprimés et elle expose à deux complications graves : l'hémorragie et l'infection utérine. Kirchheimer[4] signale une mortalité de 40 pour 100. Cette intervention a donc donné des résultats déplorables. On peut en dire autant de

---

[1] Hofmeier. *Zeitschrift für Geb. und Gyn.*, t. 42, 1900, p. 585, et *Comptes rendus du Congrès internat. de Paris*, 1900, *Section d'obstétrique*, p. 156.

[2] Olshausen. *Loc. cit.*, p.

[3] Wertheim. *Schwangerschaft und Geburt bei Myom des Uterus*, in von Winckel., *Handbuch der Geburtshülfe*, t. II, I part., p. 444.

[4] Kirchheimer. *Thèse de Halle*, 1895.

l'accouchement **prématuré provoqué** qui expose aux mêmes accidents, sans compter que les difficultés d'extraction de l'enfant seront presque aussi grandes à 7 mois 1/2 ou à 8 mois, qu'à terme.

Lefour, sur une série de 23 accouchements provoqués, note 3 morts. Tarnier [1], sur 7 cas où le travail a été normal, a vu la mère mourir dans un cas, l'enfant dans 3 cas; sur 6 cas terminés par le forceps, 4 mères

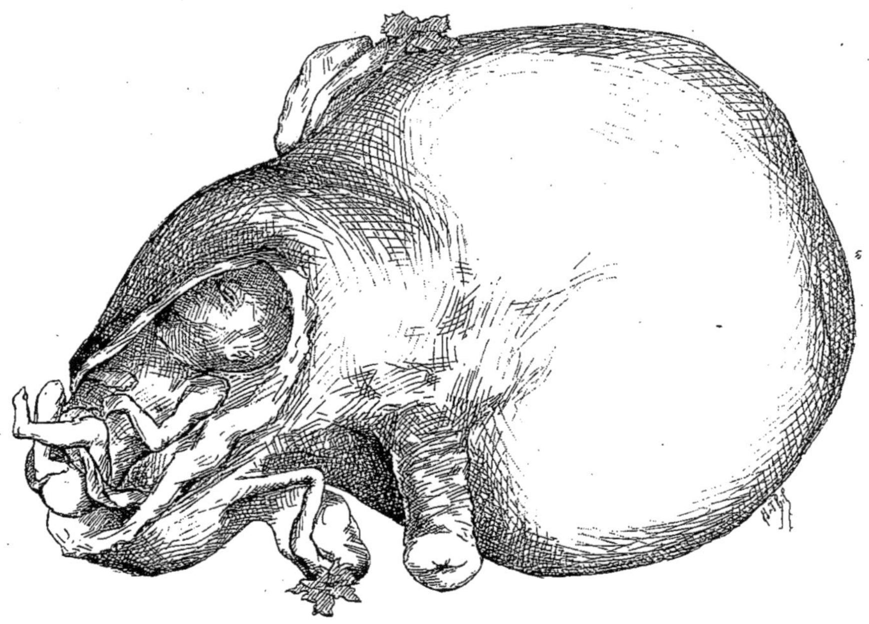

Fig. 343. — Utérus contenant un volumineux fibrome et un fœtus de trois mois enlevé par l'abdomen. (Monprofit) [2].

et 4 enfants moururent; sur 6 versions, 5 femmes et 3 enfants succombèrent; enfin 5 femmes, atteintes de fibromes, moururent avant l'accouchement; une fois l'avortement provoqué fut suivi de succès; une fois l'embryotomie amena la mort de la femme.

La **myomectomie** est évidemment l'opération idéale. En supprimant la tumeur elle pare aux accidents immédiats et elle permet, d'autre part, d'espérer la continuation de la grossesse. Elle devra être tentée chaque fois qu'elle sera possible. Elle est aisément praticable dans le cas de gros polypes du col et sera rarement suivie d'avortement. Dans le cas

[1] Tarnier. *Gaz. des hôp.*, 1869, p. 175.
[2] A. Monprofit. *Rev. de Gyn. et de Chir abd.*, 1899, p. 396.

de fibromes interstitiels du col ou de polypes à large surface d'implantation, les difficultés seront plus grandes et l'avortement plus à craindre.

Lorsque les tumeurs ne seront pas accessibles par le vagin, on aura recours à la myomectomie abdominale. Les difficultés et la gravité de l'intervention seront très différentes suivant les cas. S'il s'agit d'un fibrome sous-péritonéal à pédicule étroit, rien ne sera plus simple que de lier et de sectionner ce pédicule. Mais s'il s'agit d'un fibrome interstitiel ou d'un fibrome intraligamentaire, les difficultés seront beaucoup plus grandes, le pronostic plus réservé pour la malade et, d'autre part, le traumatisme utérin entraînera plus souvent l'avortement.

Les résultats de ces opérations, s'ils ne sont pas absolument bons, sont cependant encourageants. C'est ainsi que, sur 44 observations réunies par Turner [1], on compte 4 cas de mort de la mère et 40 guérisons. Sur ces 40 femmes guéries, 7 ont avorté, 26 ont accouché à terme ou près du terme, 2 ont accouché à 7 mois 1/2. La statistique de Thumim [2] est encore meilleure. Sur 40 cas de myomectomie abdominale, il note 2 morts et 38 guérisons. Sur les 38 femmes guéries, 10 ont avorté ou accouché prématurément et 28 ont mené leur grossesse à terme. Ces résultats autorisent donc à tenter la myomectomie chaque fois qu'elle paraîtra praticable.

On ne devra recourir à l'**hystérectomie** que lorsqu'il sera impossible de faire autrement. Dans un certain nombre de cas on sera conduit à la pratiquer après une tentative infructueuse d'énucléation, lorsqu'on ne peut arriver à faire une hémostase complète ou lorsque la cavité de l'œuf a été ouverte. Plus souvent on s'y décidera d'emblée, en raison de la multiplicité des corps fibreux, de leur volume, tous faits rendant l'énucléation à peu près impossible. On fera, suivant les circonstances, l'hystérectomie abdominale subtotale ou totale.

Le pronostic opératoire, dans ces interventions, est assez sérieux. Les statistiques de Turner et de Thumim accusent respectivement une mortalité de 18 pour 100 et de 11 pour 100. Cette mortalité est plus considérable que celle que l'on observe en dehors de la grossesse. Elle s'explique par la plus grande difficulté opératoire, tenant en particulier au développement de tout l'appareil vasculaire, d'une part, et, d'autre part, par la moindre résistance des malades chez lesquelles on n'intervient que lorsque les troubles sont sérieux et l'état général gravement menacé.

---

[1] TURNER. Des interventions chirurgicales dans les fibromes gravidiques. *Thèse de Paris,* 1900.

[2] THUMIM. Chirurgische Eingriffe bei Myomen der Gebärmutter. *Archiv für Gynäkologie,* 1901, t. 44, p. 457.

II. Traitement, à terme ou pendant le travail. — Le traitement varie suivant la nature des accidents et le siège de la tumeur. A-t-on affaire à un **corps fibreux (pédiculé ou sessile) sous-séreux** du fond de l'utérus, on peut espérer qu'il ne gênera pas la parturition. On pourra donc s'en tenir à l'expectation. Celle-ci paraît plus périlleuse s'il s'agit de **fibromes pelviens**; toutefois, on a pu les voir remonter dans le détroit supérieur après la rupture des membranes; quelques-uns s'aplatissent, pour ainsi dire, au-devant de la tête fœtale. En pareil cas, on peut tenter de réduire la tumeur avec la main introduite toute entière dans le vagin[1]. Mais souvent l'accouchement ne se fait qu'après un travail d'une durée si longue que la femme meurt d'épuisement, si elle ne succombe pas à l'hémorragie. L'expectation a donc des limites qu'on doit franchir d'autant plus facilement que le corps fibreux est plus accessible et que son extirpation présente, par suite, moins de danger.

Les **corps fibreux du col** sont dans ce cas. Aussi en a-t-on souvent fait l'énucléation, soit avant, soit pendant l'accouchement. Danyau[2] en a enlevé un qui pesait 650 grammes et mesurait 15 centimètres de diamètre. B. Hicks[3] a fait suivre immédiatement l'énucléation d'une application de forceps et l'accouchement s'est terminé sans difficulté. J. Farrant Fry[4] a rapporté l'observation curieuse d'une femme ayant eu 9 enfants chez laquelle existait un fibrome de la lèvre antérieure qui, à chaque grossesse, avait compliqué l'accouchement. Au huitième, une portion de la tumeur avait été enlevée par l'écraseur. Au neuvième, on provoqua l'accouchement prématuré et, immédiatement après l'extraction du fœtus presque à terme et vivant, on énucléa le fibrome dont la base avait 3 pouces de diamètre; enfin, on fit la délivrance. Les suites furent normales.

Mundé[5] recommande de faire l'énucléation par le vagin toutes les fois que cela est possible. Sur les 16 cas qu'il cite, la mère n'a succombé que dans 2 cas, et, pour la plupart, les enfants sont nés vivants. Un de ces cas lui est personnel.

Même lorsque l'opération est faite à la fin de la grossesse, celle-ci peut ne pas être interrompue. Mayo Robson[6] a enlevé, au septième mois, un fibrome ayant le volume d'une noix de coco. L'opération pratiquée avec le galvano-cautère n'en fut pas moins suivie d'hémorragie assez

---

[1] Voir Guéniot, Depaul, Blot, Tarnier. *Bull. de la Soc. de Chir.*, 1868, t. IX, p. 292 et 312 et 1869, t. X, p. 42, 56, 65, 91, 111 et 140. — Porak. *Répert. univ. d'Obstét. et de gyn.*, juillet 1888, p. 294

[2] Danyau. *Bull. Acad. de Méd.*, 1851, t. XVI, p. 591.

[3] B. Hicks. *Obst. Trans.*, Londres, 1870, t. XII, p. 273.

[4] F. Farrant Fry. *Lancet*, 8 mars 1884, t. I, p. 423.

[5] Mundé. *Amer. Journ. of Obst.*, mars 1888, p. 506.

[6] A. W. Mayo Robson. *Brit. med. Journ.*, 9 nov. 1889, t. II, p. 1034.

abondante, nécessitant plusieurs ligatures. Il n'y eut aucune complication et l'accouchement se fit à terme.

Les polypes peuvent être expulsés au-devant de la tête fœtale et leur pédicule peut alors se rompre. Dubois et Depaul[1], ainsi que divers auteurs, en ont cité des exemples. Il est, du reste, facile de couper ce pédicule pour faciliter l'accouchement[2]. Il ne faudrait pas commettre l'erreur faite par Fergusson[3], qui appliqua le forceps sur un gros polype, croyant que c'était la tête fœtale et vit sa malade succomber à une déchirure.

Si le polype est reconnu avant le travail, on peut l'extirper aussitôt, sans que, pour cela, la grossesse soit interrompue. Felsenreich[4] en a publié un exemple : la tumeur était du volume d'un citron.

Les corps fibreux interstitiels peuvent tantôt ne gêner en rien l'accouchement et se comporter comme les corps fibreux sous-séreux du fond de l'utérus, tantôt au contraire, gêner l'accommodation du fœtus, s'opposer à son engagement pelvien et arrêter le travail.

Ils deviennent ainsi tributaires, soit d'une intervention purement obstétricale, soit d'une intervention chirurgicale.

Les interventions obstétricales donnent, en général, de mauvais résultats. La symphyséotomie ne sera indiquée que très exceptionnellement.

Le forceps et la version, d'après les statistiques de Tarnier, de Süsserott et de Lefour ont fourni une grosse proportion d'insuccès. En réunissant les chiffres fournis par ces auteurs, Grosse[5] trouve que, sur 52 applications de forceps, 19 femmes sont mortes, soit 36,5 pour 100. La version a donné une mortalité plus forte encore, 54 pour 100. Les résultats obtenus pour l'enfant sont tout aussi défavorables. Avec le forceps, sur 52 cas on a eu 23 morts ; avec la version, sur 61 cas, 34 morts.

Tous ces faits montrent à l'évidence que, lorsque le forceps ou la version paraissent devoir rencontrer des difficultés sérieuses, il vaut mieux recourir à l'intervention chirurgicale. On devra la pratiquer d'emblée lorsque l'obstruction pelvienne est complète et qu'il semble impossible, ou trop dangereux pour la mère et pour l'enfant, de chercher à pratiquer l'accouchement par les voies naturelles. Dans ces conditions, il vaudra mieux intervenir avant le travail ou bien dès le début de celui-ci. On se trouve, en effet, dans des conditions opéra-

---

[1] DEMARQUAY et SAINT-VEL. *Traité clin. des maladies de l'utérus*, Paris, 1876.

[2] J. BELL. *Edinb. med. and surg. journ.*, 1820, t. XVI, p. 365.

[3] FERGUSSON, cité par R. LAMBERT. *Des grossesses compliquées de myomes utérins.* Thèse de Paris, 1870, p. 119.

[4] FELSENREICH. *Wien. med. Woch.*, 1887, n° 52, p. 1693.

[5] GROSSE. Les grossesses compliquées de fibromes. *Thèse de Paris*, 1903.

toires meilleures ; les membranes sont intactes, le liquide amniotique n'est pas infecté, la gravité de l'intervention sera moindre.

Il est exceptionnel qu'à l'époque de l'accouchement, une simple myomectomie suffise à désobstruer la filière pelvienne. En règle générale, il faudra pratiquer l'**opération césarienne**. Certains opérateurs ont fait la césarienne conservatrice, laissant en place l'utérus et les fibromes après l'extirpation du fœtus. Cette conduite ne me paraît pas recommandable, car la femme reste exposée aux mêmes accidents à l'occasion d'une grossesse ultérieure et, d'autre part, le pronostic opératoire est aussi grave que pour une intervention radicale. C'est, d'ailleurs, l'opinion exprimée par M. Pinard[1], dans son rapport à l'Académie de médecine, à propos de l'observation de Lecerf : « Je crois, dit-il, que l'opération césarienne conservatrice, pratiquée sur un utérus fibromateux, chez une femme en travail depuis un certain temps, avec un œuf ouvert, et chez laquelle plusieurs examens ont été pratiqués, sera toujours chose hasardeuse. Aussi, pour ma part, dans des cas semblables, je préfère pratiquer l'hystérectomie abdominale totale, méthode qui, en sauvegardant aussi bien, sinon mieux, les jours de la femme, a pour résultat la guérison complète, c'est-à-dire la disparition de la tumeur. »

Quelques auteurs, renonçant à enlever l'utérus après la césarienne, se sont bornés à faire la **castration bilatérale** pour éviter une grossesse ultérieure.

L'intervention idéale serait, ici encore, la **myomectomie** comme complément de l'opération césarienne. On aurait ainsi un enfant vivant et on laisserait l'utérus intact. Malheureusement, cette opération de choix ne sera réalisable que très exceptionnellement. D'après Boursier[2], elle n'a été pratiquée que deux fois, par Monprofit en 1895 et par Macleod en 1901.

Le plus souvent on devra se résigner à faire suivre l'opération césarienne d'une **hystérectomie**. Parmi les procédés qui ont été employés, le plus ancien en date est le procédé de Porro, avec pédicule externe.

C'est une opération facile et rapide, ne nécessitant pas une grande expérience chirurgicale et recommandable, en tant qu'opération d'urgence, lorsque l'état de la malade ne permet pas une anesthésie prolongée ou lorsqu'on se trouve dans des conditions d'asepsie douteuse. En revanche cette méthode présente tous les inconvénients des procédés à pédicule externe dont le principal est la possibilité de l'infection du

---

[1] Pinard. *Annales de Gynécologie*, 1897, juillet, p. 77.

[2] Boursier. Interventions chirurgicales dans les dystocies par fibromes. *Congrès national de gynécologie et d'obstétrique.* Nantes, 1901.

moignon. Elle donne une mortalité assez élevée, 20 pour 100 d'après Apfelstedt[1], 8 pour 100 seulement d'après Boursier[2]. C'est pourquoi on tend de plus en plus, aujourd'hui, à substituer à l'opération de Porro l'hystérectomie abdominale subtotale ou totale; l'hystérectomie subtotale est plus rapide. L'hémostase sera faite avec le plus grand soin, spécialement au niveau des tranches vaginales, si l'on se décide à l'hystérectomie totale.

Certains auteurs (Varnier et Delbet[3], Vautrin et Schull[4], etc.) ont enlevé à terme l'utérus avec le fœtus, sans césarienne préalable. Cette conduite est recommandable lorsque l'enfant est mort; mais il n'en est pas de même si l'enfant est vivant. Avec Pinard et Lepage, je pense que l'hystérectomie d'emblée sans l'extraction préalable du fœtus n'est pas à conseiller. Si vite que l'on opère, en effet, la circulation utéro-placentaire sera interrompue pendant quelque temps et l'enfant aura de grandes chances de succomber.

III. Traitement pendant les suites de couches. — On a longuement discuté sur le moment où il était opportun d'opérer les corps fibreux après l'accouchement. En règle générale, si aucun accident ne force à intervenir d'urgence, il vaut mieux attendre que l'involution utérine soit complètement achevée. L'opération en sera beaucoup facilitée. Mais deux sortes d'accidents peuvent conduire à une intervention immédiate : les hémorragies et l'infection. Les hémorragies postpartum peuvent être très abondantes; elles cèdent parfois à l'ablation d'un polype, au tamponnement intra-utérin, aux injections d'ergotine; mais il ne faudra pas s'attarder à ces méthodes palliatives, lorsque l'hémorragie présentera un caractère menaçant; l'hystérectomie sera alors le seul traitement efficace[5].

---

[1] Apfelsteut. *Archiv für Gynäkologie*, 1895, t. 48, p. 131.

[2] Boursier. *Loc. cit.*

[3] Varnier et Delbet. *Annales de Gynécologie*, 1897, février, p. 101.

[4] Vautrin et Schull. *Semaine gynécologique*, 1898, p. 510. — *L'Obstétrique*, mars 1899.

[5] Voir aussi : Bayer. *Archiv für Gyn.*, 1897, t. 54, p. 13. — Boldt. *Amer Journ. of obst.*, july 1896. — Buisseret. *Le Scalpel*, Liège, 1892-93, p. 20. — Chahdazian. *Thèse de Paris*, 1882. — Charles. *Journal de méd. de Liège*, 1898, p. 467. — Croom. *Edinburgh med. Journ.*, 1892-1893, p. 316. — Doléris. *La Gynécologie*, 15 février 1900. — Downes. *Americ. Gyn. and obst. Journ.*, 1898, p. 583. — Fieux. *Bulletin médical*, 18 avril 1897. — Flaischlen. *Centralb. für Gyn.*, 1892, p. 185. — Fochier. *L'Obstétrique*, 1897, p. 242. — Guinard. *Congrès français de Chirurgie*, 7 avril 1893. — Haultain. *Practitioner*, 1896, p. 58. — Hofmeier. *Zeitschrift für Geb. und Gyn.*, 1894, t. 30, p. 199. — Kraut. *Inaug. Dissert.*, Bonn, 1903. — Kempe. *Brit. med. Journ.*, 1903, 11 avril. — Kleinwächter. *Zeitschrift für Geb. una Gyn.*, 1895, t. 52, p. 206. — Landau. *Berl. klin. Wochenschr.*, 1890, n° 52. — Von Marckthurn. *Wiener klin. Wochenschr.*, 1897, p. 716. — Morestin. *Soc. anat.*, novembre 1900. — Méheut. *Thèse de Paris*, 1902. — De Ott. *Arch. für Gynäk.*, 1890, t. 27, p. 88. — Marcopoulos. *Thèse de Paris*, 1893. — Pujol. *Thèse de Montpellier*, 1896. — Poitevin de Fontguyon. *Thèse de Bordeaux*, 1898-1899. — Ridemont-Dessaigne et Lepage. *Précis d'obstétrique*, 1900.

Quant aux accidents infectieux, ils sont graves surtout parce qu'ils peuvent avoir pour conséquence la suppuration et la gangrène des corps fibreux. Aussi le **curettage** devra-t-il être sévèrement proscrit, car un coup de curette malencontreux risque d'entamer la capsule d'un fibrome et d'y semer des germes septiques. Le seul traitement de l'infection utérine sera l'**hystérectomie totale**, pratiquée soit par le vagin, soit par l'abdomen, selon le cas, opération grave dans ces conditions, mais dont les suites ont été favorables dans un bon nombre d'observations.

— Séguineau. *Thèse de Lyon*, 1897. — Richelot. *Chirurgie de l'utérus*, Paris, 1902. — Treub. *Arch. de tocol.*, 1894, p. 806. — Vogel. *Inaug. Dissert.*, Giessen, 1887. — Zaborowski. *Thèse de Paris*, 1891.

TABLEAUX DES OPÉRATIONS PRATIQUÉES POUR LES FIBROMES COMPLIQUÉS DE GROSSESSE[1]

I. — Opérations conservatrices pratiquées pendant la grossesse . (MYOMECTOMIES)

OPÉRATEUR	DATE DE L'OPÉRATION OU DE LA PUBLICATION	ÉPOQUE de LA GROSSESSE	ÉTAT ANATOMIQUE OBSERVATIONS	RÉSULTAT	
				MÈRE	ENFANT
1. Péan. . .	1874. *Clin. Chir.*, t. I, p. 679.	5 mois.	Tumeur fibro-kys-tique.	Guérison.	Avortement le lendemain.
2. Thornton .	*Obst. Transact.*, 4 juin 1879.	7 mois.	Tumeur pédiculée.	Mort le 7e jour.	
3. Schroeder.	1879. Cité par Hegar, *loc. cit.*	16 semaines.	Tumeurs pédiculées multiples.	Guérison.	Accouchement à terme.
4. Hegar . .	1880. *Operat. Gynäk.*, 3e édit., p. 476.	3 mois.	Tumeur pédiculée ra-mollie.	Mort le 3e jour. Péritonîte	
5. Studgaard.	1882. Cité par Hegar, *loc. cit.*	3 mois 1/2.	Tumeur pédiculée.	Guérison.	Accouchement à terme.
6. Frommel .	*Münchner med. Wochenschr.*, 1886,	5 mois.	Fibrome mou gros comme une tête de fœtus. Signes de péritonite.	Guérison.	Accouchement à terme.
7. Martin . .	*Berliner klin. Wochenschr.*, 1885, n° 3, p. 59.	6 mois.	Myomectomie avec ex-cision cunéiforme du fond de l'utérus.	Mort le 7e jour. Hémorra-gie post abortum.	Avortement le 7e jour.
8. Landau. .	1885. *Berliner klin. Wochenschr.*, n° 15, p. 195.	3 mois.	Myome de la grosseur d'une tête d'enfant à droite, de la gros-seur d'un œuf à gauche.	Guérison.	Accouchement normal.
9. Ogden . .	*Canad. Pract.*, avril 1885. Cité par Van-deveer, *loc. cit.*	?	Myome interstitiel. Énucléation. Gros-sesse non diagnos-tiquée.	Guérison.	Avortement le 12e jour.
10. Barnes . .	1885. Cité par Rou-tier. *Ann de Gyn.*, 1890.	3 mois.	Myome pédiculé.	Mort.	
11. Martin . .	*Berliner klin. Wochenschr.*, 1886, n° 29.	5 mois.	Grosse tumeur à large pédicule.	Guérison.	Accouchement à terme.
12. Martin . .	*Ibid.*	4 mois.	Grosse tumeur de la face ant. et autres petites tumeurs.	Guérison.	Accouchement à terme.
13. Martin . .	*Ibid.*	3 mois 1/2	Tumeur du fond de l'utérus à large pé-dicule.	Guérison.	Accouchement à terme.

[1] Les éléments de ces tableaux sont empruntés en parties aux statistiques réunies par Turner (*Thèse de Paris*, 1900) et par Olshausen (*J. Veit. Handbuch der Gynäkologie*, t. II, p. 765).

OPÉRATEUR	DATE DE L'OPÉRATION OU DE LA PUBLICATION	ÉPOQUE de LA GROSSESSE	ÉTAT ANATOMIQUE OBSERVATIONS	RÉSULTATS MÈRE	RÉSULTATS ENFANT
14. Hofmeier .	Deutsche med. Wochenschr., 1887, n° 19.	5 mois.	—	Guérison.	Accouchement à terme.
15. Bidder . .	Centralb. für Gyn., 1889, p. 517.	4 à 5 mois.	Fibrome adhérent du poids de 20 livres.	Mort. Péritonite.	
16. Gordon. .	Boston Med. Journ., oct. 1889.	3 mois.	Fibrome.	Guérison.	Accouchement à terme.
17. Routier .	Soc. de Chir., nov. 1889. — Ann. de Gyn., 1890, t. 63, p. 161.	3 mois.	Myome sous-séreux à base large. Poids 2 415 grammes.	Guérison.	Accouchement à terme.
18. Homann. .	Boston Soc. for med. improv. in Bull. Med., 30 déc. 1889.	3 mois.	Fibrome pesant 15 livres.	Guérison.	Avortement.
19. Bergh . .	Hygiea, n° 5, 1889, t. 51, p. 292.	4 mois.	Deux tumeurs, la plus grosse du volume des deux poings.	Guérison.	Accouchement à terme.
20. Hedenburgh et Packard.	New England Med., Gazette, 1890, XXV, p. 506.	3 mois.	Myome sous-péritonéal, vives douleurs.	Guérison.	Accouchement à terme.
21. Engström .	Finska Lekarsellsk. Handl., 1891, t. XXXIII, p. 362.	3 mois.	Myome de 1700 gr. implanté sur le fond par le pédicule gros et court.	Mort. Septicémie.	
22. Von Braun.	Centralb. für Gyn., 1890, p. 52.	4 mois.	Myome de 4800 gr.	Guérison.	Accouchement normal.
23. Netzel. .	Hygiea, 1890, t. 52, n° 1, p. 1.	4 mois.	Tumeur du volume d'une tête d'adulte.	Guérison.	Avortement.
24. Netzel . .	Ibid.	5 mois.	Myome du poids de 20 livres.	Guérison.	Avortement.
25. Netzel . .	Ibid.	5 à 6 mois.	Myome du poids de 7 kilos.	Guérison.	Accouchement normal.
26. Pernice. .	Cité par Plesch. Dissert. Greifswald, 1890.	?	Myome sous-séreux du poids de 2 livres et demie.	Guérison.	Accouchement à terme.
27. Calderini.	10e Congrès int. de Méd. in Centralb. für Gyn., 1890.	Pendant l'accouchement.	Myome du col.	Guérison.	Accouchement normal.
28. Phenomenoff.	Frommel's Jahresbericht, 1891, p. 157.	5 mois.	Fibrome pédiculé du fond. Poids : 1700 grammes.	Mort le 4e jour. Septicémie.	
29. Terrier. .	Cité par Zaborowski. Thèse Paris, 1891.	4 mois 1/2.	Fibrome sous-péritonéal de 3500 gr.	Guérison.	Accouchement à terme.
30. Leopold .	1891. Cité par Turner. Thèse de Paris, 1900.	4 mois.	Myome interstitiel.	Guérison.	Accouchement à terme.
31. Harden. .	Transact. Americ. Obst. Soc., 1891, XII.	4 mois.	Myome.	Guérison.	Accouchement à terme.
32. Frommel .	1891. Cité par Turner, loc. cit.	4 mois.	Myomes nombreux.	Mort le 6e jour. Hémorragie	Avortement.

OPÉRATEUR	DATE DE L'OPÉRATION OU DE LA PUBLICATION	ÉPOQUE de LA GROSSESSE	ÉTAT ANATOMIQUE OBSERVATIONS	RÉSULTATS	
				MÈRE	ENFANT
33. FLAISCHLEN.	*Centralb. für Gynäk*, 1892, p. 185.	3 mois 1/2.	Myome pédiculé.	Guérison.	Accouchement à terme.
34. V. ROSTHORN.	1892. Cité par Turner, *loc. cit.*	3 mois 1/2.	Fibrome de 4750 gr.	Guérison.	Accouchement à terme.
35. V. RÓSTHORN.	1892. Cité par Turner, *loc. cit.*	3 mois.	Tumeur implantée sur la corne utérine gauche. Péritonite.	Guérison.	Accouchement à terme.
36. TAYLOR . .	1892. Cité par Turner, *loc. cit.*	4 mois.	Fibrome intra-ligamentaire, 1850 gr.	Guérison.	Avortement le 6e jour et le 8e jour. 2 fœtus.
37. ROSNER. .	1892. Cité par Turner, *loc. cit.*	?	Myome interstitiel.	Guérison.	Avortement.
38. STRAUCH .	*St-Petersb. med. Wochenschr.*, 1892, n° 10.	4 mois.	Fibrome gros comme un œuf d'oie.	Guérison.	Accouchement à terme.
39. KELLY . .	1892. Cité par Turner, *loc. cit.*	3 mois.	Myome sessile du volume d'un œuf.	Guérison.	Accouchement à terme.
40. PRICE . .	1292. Cité par Turner, *loc. cit.*	5 mois.	Fibrome gros comme une tête de fœtus.	Guérison.	Accouchement à terme.
41. CROOM . .	*Edinburgh Med., Journ.*, oct. 1892.	2 mois 1/2.	Fibrome gros comme une tête de fœtus.	Guérison.	Accouchement à 8 mois 1/2.
42. CROOM . .	*Ibid.*	2 mois.	Tumeur pédiculée grosse comme une noix de coco.	Mort aortite choniq.	
43. CROOM . .	*Ibid.*	5 mois.	Grosse tumeur pédiculée.	Guérison.	Accouchement à terme.
44. DELBET . .	*Archives gén. de méd.*, 1892, I, p. 209.	4 mois 1/2.	Fibrome sous-péritonéal adhérent à la paroi.	Guérison.	Accouchement à terme.
45. FROMMEL .	1892. Cité par Turner, *loc. cit.*	4 mois.	Fibrome pédiculé.	Guérison.	Accouchement à terme.
46. GUINARD .	*Congrès français de Chirurgie*, avril 1893.	3 mois.	Fibrome gros comme une tête de fœtus inclus dans le ligament large.	Guérison.	Accouchement à terme.
47. AIMÉ . . .	*Annales de Gyn. et d'Obst.*, 1893, p. 490.	?	Myome inclus dans le ligament large.	Guérison.	Accouchement à terme.
48. KÜSTNER .	*St-Petersb. med. Wochenschr.*, 1893, n° 13.	4 mois.		Guérison.	Avortement 4 semaines après.
49. VAUTRIN.	*Congrès franç. de Chirurgie*, avril 1893.	4 mois.	Fibrome.	Guérison.	Accouchement à terme.
50. FROMMEL .	1893. Cité par Turner, *loc. cit.*	3 mois.	Fibrome du lig. large.	Guérison.	Accouchement à terme.
51. LÖHLEIN. .	*Deutsche med. Wochenschr.*, 1893, 1134.	2 mois.	Fibrome kystique.	Guérison.	Avortement.
52. LUNDSGAARD	1893. Cité par Turner, *loc. cit.*	2 mois.	Tumeur pédiculée du volume des deux poings.	Guérison.	Accouchement à terme.

OPÉRATEUR	DATE DE L'OPÉRATION OU DE LA PUBLICATION	ÉPOQUE de LA GROSSESSE	ÉTAT ANATOMIQUE OBSERVATIONS	RÉSULTAT	
				MÈRE	ENFANT
53. Mackenrodt.	*Centralb. für Gyn.*, 1893, p. 211.	2 mois.	Fibrome pédiculé.	Guérison.	Accouchement à terme.
54. Treub . .	*Archives de tocologie*, 1894, p. 806.	1 mois 1/2.	Fibrome intraliga-mentaire.	Guérison.	Accouchement à 8 mois 1/2.
55. Becking. .	Cité par Treub, *loc. cit.*	5 mois.	Tumeur du volume de deux poings.	Guérison.	Accouchement 7 mois 1/2.
56. Stavely. .	*New-York Gyn. and Obst. Journ.*, 1894, IV, p. 667.	?	Volumineux fibrome de la corne utérine droite.	Guérison.	Accouchement à terme.
57. Engström .	1894. Cité par Turner, *loc. cit.*	3 mois 1/2.	—	Guérison.	Accouchement à terme.
58. Everke. .	*Centralb. für Gyn.*, 1894, n° 24.	?	Fibrome sessile.	Guérison.	Avortement 4 semaines après.
59. Everke. .	*Ibid.*	?	Fibrome volumineux.	Guérison.	Accouchement à terme.
60. Murphy. .	*Int. med. Magaz., Philad.*, 1896, V, p. 200.	3 mois.	Fibrome du poids de 3 kilogr.	Guérison.	?
61. Engström .	1895. Cité par Turner, *loc. cit.*	5 mois.	—	Guérison.	Avortement
62. Cheney. .	*Am. Journ. of Obst.*, 1896, vol. 55, p. 265.	?	Fibrome à large pédi-cule.	Guérison.	Accouchement à 7 mois 1/2.
63. Engström .	1896. Cité par Turner, *loc. cit.*	5 mois.	—	Guérison.	Grossesse évo-lue.
64. Olshausen.	1897. *Veit's Hand-buch der Gynäko-logie*, t. II, p. 784, obs. I.	3 mois.	Deux moymes pesant 650 et 960 grammes.	Guérison.	Accouchement à terme.
65. Olshausen.	*Ibid.*, obs. VI.	4 mois.	Tumeur 430 grammes.	Guérison.	Accouchement à terme.
66. Olshausen.	*Ibid.*, obs. VIII.	Pendant le travail.	Tumeur 410 grammes.	Guérison.	Accouchement normal.
67. Olshausen.	*Ibid.*, obs. VII.	4 à 5 mois.	Fibrome du poids de 2360 grammes.	Guérison.	Accouchement à terme.
68. Wallace .	*Brit. med. Journ.*, 1898, I, p. 1131.	2 mois.	Fibrome calcifié, 2 fi-bromes sous-sé-reux.	Guérison.	?
69. Smith . .	*Montreal med. Journ.*, 1898, XXVII, p. 386.	2 mois 1/2.	Masse nodulaire.	Guérison.	Grossesse con-tinue.
70. Downes. .	*Americ. Gyn. and Obst. Journ.*, 1898, XIII, p. 583.	2 mois 1/2.	Ablation de 10 fibro-mes sous-séreux.	Guérison.	Avortement.
71. O'Shea . .	*Boston med. and Surg. J.*, 1899., p. 139.	5 mois.	Fibrome du volume d'une orange.	Guérison.	Accouchement à terme.
72. Delagé-nière . .	1899. *Obs. communi-quée à Turner. Thèse* 1900.	2 mois 1/2.	Tumeur grosse comme une tête de fœtus. Gêne circulatoire.	Mort.	
73. Verhoeve.	*Ann. de la Soc. belge de Chir.*, 1901, n° 6, p. 550.	2 mois 1/2.	Gros fibrome sous-pé-ritonéal.	Guérison.	Avortement le 24e jour.

OPÉRATEUR	DATE DE L'OPÉRATION OU DE LA PUBLICATION	ÉPOQUE de LA GROSSESSE	ÉTAT ANATOMIQUE OBSERVATIONS	RÉSULTAT	
				MÈRE	ENFANT
74. Bland-Sutton.	*The Lancet*, 1901, 10 février.	4 mois.	Fibrome de la face antérieure. Énucléation.	Guérison.	Accouchement à terme.
75. Maygrier .	*Soc. d'obstétrique*, 21 février 1901.	?	Fibrome utérin tordu pris pour une appendicite.	Guérison.	Continuation de la grossesse
76. Landau . .	1901. In Thumim. *Arch. für Gyn.*, t. 44, p. 457.	3 mois.	Myome sous-péritonéal du volume d'une tête d'adulte. Pédicule large.	Guérison.	Grossesse continue.
77. Landau . .	*Ibid.*	3 mois.	Gros fibrome sous péritonéal.	Guérison.	Accouchement à terme.
78. Landau . .	*Ibid.*	6 mois.	Deux corps fibreux gros, l'un comme une noix, l'autre comme le poing.	Guérison.	Accouchement à terme.
79. Routier .	*Soc. d'Obst., de Gyn. et de Péd.*, 10 nov. 1901.	6 mois.	Fibrome pédiculé tordu. Myomectomie.	Mort le 5e jour. Embolie.	Avortement le 5e jour.
80. Delbet . .	*Soc. de Chirurgie*, 21 mai 1902.	4 mois.	Fibrome sous-péritonéal. Myomectomie.	Guérison.	Continuation de la grossesse
81. Bouilly . .	Obs. inédite. *Thèse de Grosse*, 1905.	?	Fibrome pédiculé et grossesse. Myomectomie.	Mort.	

II. — Hystérectomies subtotales pratiquées pendant la grossesse (fœtus non viable).

OPÉRATEUR	DATE DE L'OPÉRATION OU DE LA PUBLICATION	ÉPOQUE de LA GROSSESSE	ETAT ANATOMIQUE OBSERVATIONS	RÉSULTAT
1. Barnes. .	*St-George Hosp. Reports*, 1874-76. t. VIII, p. 91.	3 mois.	Corps fibreux masquant une grossesse.	Mort.
2. Kaltenbach	1880. Cité par Hegar, *Opér. Gyn.*, 3e édit., p. 476.	5 mois.	Myome interstitiel du fond de l'utérus.	Guérison.
3. Wasseige .	Cité par Hegar, *loc. cit.*	5 mois.	Myome interstitiel du fond de l'utérus.	Mort le 6e jour.
4. Niebereing	1882. Cité par Hegar, *loc. cit.*	4 mois.	—	Mort en 48 heures
5. Savage.. .	1882. Cité par Hegar, *loc. cit.*	4 mois.	Myome interstitiel. 9 livres.	Guérison.
6. Schröder .	1883. Cité par Hegar, *loc. cit.*	3 mois.	Myome interstitiel de la grosseur d'une tête d'adulte.	Guérison.
7. Walter. .	1883. *Brit. med. Assoc.*, Liverpool, 1883.	4 mois.	Tumeur colossale.	Mort. le 9e jour.
8. Schröder .	1884. Cité par Hegar, *loc. cit.*	3 mois.	—	Guérison.
9. Agnew . .	*Brit. med. Journ.* 1884, vol. I, p. 458.	6 mois.	Fibrome remplissant le bassin.	Mort le 3e jour.
10. Paterson .	*Glasgov. med. Journ.*, avril 1885.	4 mois.	Corps fibreux masquant une grossesse.	Guérison.
11. A. Martin.	Cité par Gördes, *Zeitschrift f. G. u. G.*, 1890, t. 20, p. 107.	4 mois.	—	Mort Péritonite
12. Kaltenbach	1885. Cité par Vogel, *Dissert.* Giessen, 1886.	5 mois.	—	Guérison.
13. Kaltenbach	1886. Cité par Vogel, *loc. cit.*	3 mois.	—	Guérison.
14. Karstroem.	*Hygiea*, Avril 1887.	5 mois.	Fibrome intraligamentaire.	Guérison.
15. Hofmeier .	*Deutsche med, Wochenschr.*, 1887, n° 18.	2 mois.	—	Guérison.
16. Hofmeier .	*Ibid.*	3 mois.	—	Guérison.
17. Etheridge.	*Americ. Journ. of. obst.*, 1887, t. 20, p. 69.	5 mois.	Tumeur fibro-kystique. — On avait essayé en vain de provoquer l'avortement.	Mort de péritonite le 11e jour
18. Freund. .	Cité par Vanderveer, *loc. cit.*	8 mois.	Corps fibreux masquant une grossesse.	Guérison.
19. Granville-Bantock.	*Brit. gyn. Journ.*, 1887, vol. II. p. 63.	3 mois.	Corps fibreux masquant une grossesse.	Guérison.
20. Granville-Bantock.	*Ibid.*, p. 211.	4 mois.	Fibromes interstitiels.	Guérison.
21. Granville-Bantock.	*Brit. gyn. Journ.*, 1888, p. 1331.	—	Fibromes multiples.	Guérison.
22. Tauffer. .	*Centralb. für Gyn.*, 1887, p. 119.	2 mois.	Corps fibreux. Fœtus macéré.	Guérison.
23. Kaltenbach	*Centralb. für Gyn.*, 1887, p. 435.	2 mois.	Corps fibreux en voie de désintégration. Fœtus macéré.	Guérison.
24. Kn. Thornton.	*Brit. med. Journ.*, juin 1888, p. 1331.	5 mois.	Myome de 16 livres.	Guérison.

OPÉRATEUR	DATE DE L'OPÉRATION OU DE LA PUBLICATION	ÉPOQUE de LA GROSSESSE	ÉTAT ANATOMIQUE OBSERVATIONS	RÉSULTAT
25. Meredith .	*Brit. med. Journ.*, 1888, p. 1331.	5 mois.	Enorme fibrome. Grossesse gémellaire.	Mort le 3e jour.
26. Meredith .	*Ibid.*	2 mois.	Fibrome gros comme une tête d'adulte.	Mort le 6e jour.
27. Fritsch. .	1889. *Samml. klin. Vorträge*, n° 339.	—	Fibrome à évolution rapide.	Guérison.
28. More Madden.	1889. *The Lancet*, p. 271.	4 mois.	Très gros fibrome. Pédicule perdu.	Mort.
29. Barnes . .	*Brit. gynecol. Journ.*, 1889, nov., p. 315.	5 mois.	Enorme fibrome.	Guérison.
50. A. Martin.	*Centralb. für Gyn.*, 1890, p. 67.	4 mois.	Tumeur de la partie inférieure de l'utérus.	Guérison.
31. Delétrez .	*Bull. de la Soc. belge de Gyn.*, 1891, I, p. 215.	5 mois.	—	Guérison.
52. Kaschkaroff.	*Centralb. für Gyn.*, 1890, n° 49, p. 890.	3 mois.	Fibrome sous-péritonéal.	Guérison.
53. Lauwers .	*Bull. de la Soc. belge de Gyn.*, 1891, II, p. 109.	3 mois.	Tumeur pédiculée.	Guérison.
54. Lauwers .	*Ibid.*	3 mois.	—	Guérison.
55. Lauwers .	*Ibid.*	3 mois.	Fibrome. Laparotomie secondaire pour occlusion intestinale.	Mort.
36. Wyder . .	*Archiv für Gyn.*, 1891, t. 16., p. 222.	3 mois.	Fibromes multiples.	Guérison.
37. Hauser . .	*Archiv für Gyn.*, 1891, t. 16, p. 111.	3 mois.	Ventre énorme. Fibro-myomes multiples.	Guérison.
38. Pilcher. .	*Brooklyn. med. Journ.*, 1892, VI, p. 489.	5 mois.	Tumeur atteignant l'ombilic. Douleurs vives. Fœtus macéré.	Guérison.
39. Ehrendorfer.	*Int. klin. Rundschau*, 1892, n° 29 et 30.	4 mois.	—	Guérison.
40. Chrobak. .	*Centralb. für Gyn.*, 1893, p. 345.	6 mois.	Enorme fibrome. Pédicule perdu.	Guérison.
41. Fochier. .	1893. Cité par Turner, *loc. cit.*	4 mois.	Grosse tumeur mobile et fluctuante prise pour une tumeur maligne des ovaires.	Guérison
42. Vautrin. .	*Congrès français de .Chir.*, avril 1893.	4 mois 1/2.	Fibrome dans le cul-de-sac post. Phén. de compression et pelvipéritonite.	Mort. Péritonite
43. von Rosthorn.	*Wiener klin. Wochenschr.*, 1893, n° 41. *Obs.* 10.	5 mois.	Fibrome.	Guérison.
44. von Rosthorn.	*Ibid. Obs.* 21.	4 mois.	—	Guérison.
45. Ludlam . .	1894. Cité par Turner, *loc. cit.*	4 mois.	Tumeur pelvienne, 8 kil.	Mort le 4e jour.
46. Smith. . .	*Amer. Journ. of Obst.*, 1894, p. 355.	—	Fibrome, 3400 gr.	Guérison.
47. Louy. . .	1894. Cité par Turner, *loc. cit.*	3 mois.	Fibromes utérins.	Guérison.
48. V. Rosthorn.	Cité par Kleinhans, *Prager med. Wochenschr.*, 1894.	2 mois.	Tumeur du poids de 4750 gr.	Guérison.

OPÉRATEUR	DATE DE L'OPÉRATION OU DE LA PUBLICATION	ÉPOQUE de LA GROSSESSE	ÉTAT ANATOMIQUE OBSERVATIONS	RÉSULTAT
49. Delagé-nière.	*Arch. prov. de Chir.*, 1895, p. 507.	4 mois.	Tumeur dépassant l'ombilic. Fœtus macéré.	Guérison.
50. Cameron. .	*Brit. med. Journ.*, 1895, p. 1414.	5 mois.	Myome interstitiel. Fœtus mort depuis peu.	Guérison.
51. Stehmann.	*Chicago Pathol. Soc.*, 9 déc. 1895.	2 mois 1/2.	Tumeur volumineuse à développement rapide.	Guérison.
52. Malthews.	1896. *In* Turner, *loc. cit.*	5 mois 1/2.	Grosse tumeur.	Mort infection.
53. Bennett. .	1896. *In* Turner, *loc. cit.*	6 mois.	Tumeur pelvienne.	Guérison.
54. Chrobak. .	1896. *In* Turner, *loc. cit.*	5 mois.	Hystérectomie. Pédicule perdu.	—
55. Ruth. . .	1896. *In* Turner, *loc. cit.*	3 mois 1/2.	Tumeur atteignant l'ombilic.	Mort.
56. Murphy. .	1896. *In* Turner, *loc. cit.*	5 mois.	Tumeur développée à droite.	Guérison.
57. D. Allen .	*Cleveland med. Journ.*, 1896, I, p. 259.	—	Masse allant jusqu'à l'ombilic.	Mort.
58. Vander-veer.	*Trans. med. Soc. New-York*, t. 69, p. 659, 1896.	4 mois.	Fibrome volumineux.	Guérison.
59. Vander-veer.	*Ibid.*	4 mois.	Fibromes multiples.	Guérison.
60. Ricketts .	1897. *In* Turner, *loc. cit.*	6 mois.	Petit fibrome du col. Rétention d'urine absolue.	Guérison.
61. Chénieux .	*Limousin médical*, 1897, p. 98.	5 mois.	Tumeur pelvienne. Anémie.	Guérison.
62. Coe . . .	1897. *In* Turner, *loc. cit.*	—	—	Guérison.
63. Von Marck-thurn.	*Wiener klin. Wochenschr.*, 1897, p. 716.	5 mois.	Fibromes multiples.	Guérison.
64. Von Marck-thurn.	*Ibid.*	6 mois.	Myomes du col.	Guérison.
65. Fry. . . .	1897. *In* Turner, *loc. cit.*	5 mois.	Grosse masse nodulaire.	Guérison.
66. Mikhine. .	1898. *In* Turner, *loc. cit.*	5 mois.	Tumeur volumineuse dépassant l'ombilic.	Guérison.
67. Elischer. .	*Orvosi Hetilap.*, 1898, p. 121.	—	Grossesse gémellaire.	—
68. Tédenat. .	1898. *In* Thèse Poitevin de Fontguyon, Bordeaux, 1898-99.	4 mois.	Fibrome enclavé. Troubles de compression. Albuminurie.	Mort le 39ᵉ jour Embolie.
69. Tédenat. .	*Ibid.*	5 mois.	Myome de 200 gr. Pyosalpinx droit. Grossesse soupçonnée.	Guérison.
70. Seeligmann	*Geb. Ges.*, *Hamburg*, 10 oct. 1899.	5 mois.	Augmentation de volume rapide. Enucléation tentée, mais impossible.	Guérison.
71. Monprofit.	*Rev. de Gyn. et de Chir. abd.* 1899, nº 5, p. 393.	2 mois 1/2.	Tumeur remontant jusqu'à l'ombilic. Douleurs, vomissements.	Guérison.
72. Monprofit.	*Ibid.*	2 mois.	Fibrome du poids de 1500 gr.	Guérison.
73. Guillaume et Keiffer.	*In* *Semaine gyn.*, 1900, p. 536.	5 mois.	Fibrome pelvien volumineux.	Guérison.
74. Morestin .	*Bull. de la Soc. anat.*, 1900.	4 mois.	Fibrome pelvien.	Guérison.
75. Schröder .	*Centralb. für Gyn.*, 1901, nº 42, p. 1128.	1 mois.	Myome sous-péritonéal du volume du poing.	—
76. Jacobs . .	*In Semaine gyn.*, 1901, p. 148.	5 mois.	Hemorragies abondantes.	Guérison.

OPÉRATEUR.	DATE DE L'OPÉRATION OU DE LA PUBLICATION	ÉPOQUE de LA GROSSESSE	ÉTAT ANATOMIQUE OBSERVATIONS	RÉSULTAT
77. Jacobs . .	*In Semaine gyn.*, 1901, p. 48.	—	Fibromes multiples douloureux.	Guérison.
78. Schwartz.	Soc. d'obst., de gyn. et de péd., 22 avril 1901.	4 mois 1/2.	Fibromes multiples. Compression vésicale.	Guérison.
79. Bange . .	*Americ. Journ. of Obst.*, mars 1901, p. 388.	—	Fibrome volumineux.	Guérison.
80. Schaeffer.	*Centralb. für Gyn.*, 1901, n° 25, p. 754.	4 à 5 semaines.	Augmentation de volume rapide.	Guérison.
81. Quénu . .	*Bull. et Mém. Soc. de Chir.*, avril 1902.	5 mois.	Fibromes, métrorragies. Troubles de compression.	Guérison.
82. Quénu.. .	*Ibid.*	2 mois.	Troubles de compression. Mauvais état général.	Guérison.
83. Cottin . .	*Ibid.*	—	Fibrome enclavé douloureux.	Guérison.
84. Bäcker . .	*Centralb. für Gynäk.*, 1902, p. 985 (Obs. II).	5 mois 1/2.	Fibrome sous-péritonéal développé à gauche.	Guérison.
85. Bäcker . .	*Ibid.* (Obs. III).	7 mois.	Fibrome interstitiel du col. Dyspnée. Amaigrissement.	Mort. Infection.
86. Michin . .	*Centralb. für Gynäk.*, 1902, n° 25, p. 659.	5 mois.	Fibrome. Albuminurie.	Guérison.
87. Bouilly. .	*In* Thèse de Grosse, Paris, 1903.	—	Fibrome utérin. Grossesse méconnue.	Mort.
88. Bouilly. .	*Ibid.*	5 mois.	Fibrome. Accidents de compression.	Guérison.

III. — Hystérectomies abdominales totales pratiquées pendant la grossesse. Fœtus non viable.

OPÉRATEUR	DATE DE L'OPÉRATION OU DE LA PUBLICATION	ÉPOQUE de LA GROSSESSE	ÉTAT ANATOMIQUE OBSERVATIONS	RÉSULTAT
1. Lannelongue.	*Journal de Méd. de Bordeaux*, 1892, p. 449.	3 mois.	Fibrome de 9600 gr. inséré sur le fond de l'utérus.	Guérison.
2. Martin . .	1893. Cité par von Marckthurn, *loc. cit.*	1 mois.	—	Guérison.
3. Ross. . .	1893. Cité par von Marckthurn.	5 mois.	—	Mort. le 28ᵉ jour. Occlusion intestinale.
4. Dittel . .	*Wiener klin. Wochenschr.*, 1894, p. 609.	3 mois.	—	Guérison.
5. Macks . .	1894. Cité par von Marckthurn.	5 mois.	—	Guérison.
6. Jessett. .	*Brit. gyn. Journ.*, 1894-95, t. X, p. 517.	3 mois.	Gros corps fibreux.	Guérison.
7. Ricard . .	1895. Cité par Turner, communic. orale.	2 mois.	Fibrome de l'utérus, hémorragies.	Guérison.
8. Delagénière.	*Arch. prov. de Chir.*, 1895, p. 507.	4 mois.	Fibrome plus gros qu'une tête d'adulte. Fœtus macéré.	Guérison.
9. Lee. . . .	*Transact. Am. [Inst. Homeopath.*, Philad., 1895, t. LI, p. 450.	?	Tumeur pelvienne.	Guérison.
10. Toth. . .	*Orvosi Hetilap.*, 1897, vol. XLI, p. 232.	3 mois 1/2.	—	Guérison.
11. Toth. . .	*Ibid.*	3 mois.	—	Guérison.
12. Toth. . .	*Ibid.*	2 à 3 mois.	—	Guérison.
13. Crowell..	*Langdalis Lancet Kansas City*, 1896, t. II, p. 95.	3 mois 1/2.	Masse volumineuse à gauche.	Guérison.
14. Moxon . .	*Ann. de gynécologie*, 1897.	4 mois.	Tumeur fibreuse.	Guérison.
15. Von Marckthurn.	*Wiener klin. Wochenschr.*, 1897, p. 716.	5 mois.	Myomes multiples.	Guérison.
16. Bruwis. .	*Edinburgh Obst. Soc.*, 1897-98, t. XXIII, p. 137.	4 mois.	Tumeur augmentant rapidement.	?
17. Tissier . .	*Bull. de la Soc. d'Obst.*, 1898, février, p. 3.	1 mois 1/2.	Tumeur enclavée. Poids 3155 gr. Hémorragies répétées.	Guérison.
18. Jessett. .	*Lancet*, 1898, t. II, p. 802.	4 mois.	Gros fibrome. Col presque inaccessible. Fœtus mort.	Guérison.
19. Jessett. .	*Ibid.*	2 mois 1/2.	Vagin rempli par les tumeurs. Hystérectomie sous-péritonéale.	Guérison.
20. Jessett. .	*Ibid.*	3 à 4 mois.	Tumeur pelvienne.	Guérison.

OPÉRATEUR	DATE DE L'OPÉRATION OU DE LA PUBLICATION	ÉPOQUE de LA GROSSESSE	ÉTAT ANATOMIQUE OBSERVATIONS	RÉSULTAT
21. Finet. . .	Bull. de la Soc. Anat., 1898, p. 128.		Fibrome. Douleurs et troubles de compression. Grossesse méconnue.	Guérison.
22. Demons. .	1898. In thèse Boucaud, Bordeaux, 1898.	5 mois.	Douleurs très vives. Troubles de compression. Amaigrissement. Ascite.	Guérison.
23. Demons. .	Ibid.	5 mois.	Tumeur siégeant à droite.	Guérison.
24. Chavannaz.	In thèse Poitevin de Fontguyon, Bordeaux, 1898-99.	Grossesse au début.	Fibrome. Rétention d'urine.	Guérison.
25. Boursier..	Revue d'Obst., de Gyn. et de Pédiatrie de Bordeaux, 1900, p. 587.	3 mois.	Fibromes interstitiels. Grossesse méconnue.	Guérison.
26. Bland-Sutton.	The Lancet, 16 fév. 1901.	4 mois.	Fibrome volumineux.	Guérison.
27. Bland-Sutton.	Ibid.	4 mois 1/2.	Tumeur volumineuse à développement rapide.	Guérison.
28. Landau . .	1901. In Thumim, loc. cit., Obs. IV.	?	Myomes multiples.	Mort le 9e jour. Embolie.
29. Landau . .	1901. In Thumim, Obs. V.	3 mois.	Tumeur atteignant l'ombilic. Douleurs violentes.	Guérison.
30. Landau . .	Ibid. Obs. VI.	4 mois.	Tumeur dépassant l'ombilic. Myomes nombreux.	Guérison.
31. Landau . .	Ibid. Obs. VII.	3 mois.	Fibrome gros comme une tête d'enfant.	Guérison.
32. Landau. .	Ibid. Obs. VIII.	3 mois 1/2.	—	Guérison.
33. Landau . .	Ibid. Obs. IX.	2 mois.	Fibrome gros comme une tête d'enfant.	Guérison.
34. Routier. .	Société d'Obst., de Gyn. et de Pédiatrie, 11 nov. 1901.	2 mois.	Fibrome remontant à l'ombilic. Vives douleurs.	Guérison.

IV. — Grossesse à terme. Opérations césariennes conservatrices.

OPÉRATEUR	DATE DE L'OPÉRATION OU DE LA PUBLICATION	ÉPOQUE de LA GROSSESSE	ÉTAT ANATOMIQUE OBSERVATIONS	RÉSULTAT	
				MÈRE	ENFANT
R. Fawell . .	*Brit. med. Journal,* Nov. 1892, p. 1061,	Terme.	Fibrome adhérent obstruant le bassin. Op. césarienne.	Mort.	Enfant vivant.
Orloff. . . .	1894. Cité par Grosse. *Thèse de Paris,* 1903.	Terme.	Fibro-myome de la face post. de l'utérus enclavé dans le bassin. Op. césarienne au cours du travail, suivie de castration bilatérale.	Guérison.	Enfant vivant.
Bouilly. . . .	Obs. inédite citée par Grosse, *loc. cit.*	Terme.	Fibromes multiples. Op. césarienne suivie de castration bilatérale.	Guérison.	Enfant vivant.
Charles.. . .	*Journ. d'accouch. de Liège,* 1898, p. 467.	Terme.	Primipare. 46 ans. Fibrome du segment postéro - inférieur. Op. césarienne au bout de 48 h. de travail inutile.	Guérison.	Enfant vivant.
Backer. . . .	*Centralbl. für Gyn.,* 1902, n° 38, p. 985. (Obs. I.)	Terme.	Fibrome du segment inférieur. Op. césarienne conservatrice pendant le travail. Castration bilatérale.	Guérison.	Enfant vivant.

V. — Grossesse à terme. Opérations césariennes suivies d'hystérectomie abdominale subtotale.

OPÉRATEUR	DATE DE L'OPÉRATION OU DE LA PUBLICATION	ÉPOQUE de LA GROSSESSE	ÉTAT ANATOMIQUE OBSERVATIONS	RÉSULTAT	
				MÈRE	ENFANT
Pryor	*Amer.Journ.of Obst.*, 1890. Cité par Grosse. *Loc. cit.*	Terme.	Primipare. 42 ans. Fibromes multiples. Op. de Porro.	Mort.	Enfant mort.
D. de Ott.. .	*Arch. für Gynäk.*, 1890, t. 27, p. 88.	Terme.	Fibrome dystocique de la partie sus-vaginale du col. Op. de Porro.	Guérison.	Enfant vivant.
Price.. . . .	*Transact. College Physic.* Philad., 1891, 3ᵉ s., p. 118.	Terme.	Fibrome dystocique. Op. de Porro.	Guérison.	Enfant mort.
Delagénière. .	C. R. du Congrès intern. de gynécologie.Bruxelles,1892, p. 586.	Terme.	Fibrome utérin enclavé. Op. de Porro.	Guérison.	Enfant vivant.
Black.. . . .	*Brit. med. Journ.*, Juillet 1892, p. 128.	1 semaine avant le terme.	Fibrome empêchant l'extraction. Op. de Porro.	Guérison.	Enfant vivant.
Herman. . . .	1893. Cité par Turner, *loc. cit.*	Terme.	Fibrome de la paroi postérieure. Op. de Porro.	Mort.	Enfant putréfié.
Mayo Robson..	*The Lancet*, 1893, p. 414.	Terme.	Gros fibrome remplissant le bassin. Op. de Porro.	Guérison.	Enfant vivant.
Fernandez.. .	*Archives de tocologie*, 1893, p. 92.	Terme.	Fibrome pelvien. Gros fibromes sous-péritonéaux. Op. de Porro.	Guérison.	Enfant déjà mort.
Kelly.. . . .	*Johns Hopkins Hosp. Bullet.*, 1894, vol. 80.	Terme.	Fibrome dystocique. Op. césarienne suivie d'hystérectomie supravaginale.	Guérison.	Enfant mort.
Elder.. . . .	*The Lancet*, nov. 1895, p. 1305.	Pendant le travail.	Fibrome obstruant le pelvis. Op. de Porro.	Guérison.	Enfant vivant.
Mayo (W). . .	*Americ. Journ. of obst.*, 1896, vol. 33, p. 54.	Terme.	Fibrome pelvien. Op. de Porro.	Guérison.	Enfant vivant.
Spencer.. . .	1896. Cité par Turner, *loc. cit.*	Terme.	Tumeur pelvienne. Op. de Porro.	Guérison.	Enfant vivant.
Worden.. . .	*Yale med. Journ.*, New-Haven. 1895-96, II, p. 225.	Terme.	Énorme tumeur. Op. de Porro.	Guérison.	Enfant mort.
Douglas.. . .	*Journ. amer. med. Assoc.*, Chicago, 1896, t. XXVII, p. 906.	Terme.	Tumeur à gauche.	Guérison.	?
Pollosson.. .	1896. *In* Thèse Séguineau. Lyon, 1896-97.	Terme.	Fibrome gros comme une tête de fœtus refoulant le col en avant et en haut. Op. de Porro.	Guérison.	Enfant mort.

OPÉRATEUR	DATE DE L'OPÉRATION OU DE LA PUBLICATION	ÉPOQUE de LA GROSSESSE	ÉTAT ANATOMIQUE OBSERVATIONS	RÉSULTAT	
				MÈRE	ENFANT
Pollosson. . .	1896. *Ibid.*	Terme.	Fibrome enclavé. Op. de Porro.	Guérison.	Enfant vivant.
Adenot. . . .	Cong. de la Soc. Obst. de France, 1897.	Pendant le travail.	Fibrome enclavé dans le bassin. Op. Porro.	Guérison.	Enfant vivant.
Doléris. . . .	*In* thèse Turner, Paris, 1900 (Obs. V).	7e mois.	Fibromes. Douleurs. Mauvais état général. Op. de Porro.	Guérison.	Enfant mort.
Lepage. . . .	*Soc. d'obst., de gyn. et de péd.*, 12 janvier 1900.	Terme.	Utérus fibromateux. Hémorragies dues à une insertion vicieuse du placenta. Op. de Porro au début du travail.	Guérison.	Enfant vivant.
Delagénière. .	*Soc. d'obst., de gyn. et de péd.*, 12 janvier 1900.	Terme.	Fibrome enclavé. Op. de Porro après application de forceps sans succès.	Guérison.	Enfant vivant.
Ferré	*Rev. mens. d'obst., de gyn. et de péd. de Bordeaux*, 1901, p. 269.	Terme.	Fibrome du segment inférieur. Enfant mort depuis 8 jours. Op. de Porro.	Guérison.	Enfant déjà mort.
Smith.	*Americ. med. Journ.*, 1901, *in Frommel's Jahresber.*, 1901, p. 711, n° 53.	8e mois.	Fibrome pelvien. Op. césarienne suivie d'hystérectomie subtotale.	Mort le 8e jour.	Enfant vivant.
Varnier. . . .	*Soc. d'obst., de gyn. et de péd.*, 13 mai 1901.	Terme.	Fœtus mort et putréfié. Physométrie. Op. de Porro.	Mort.	»
Varnier. . .	*Ibid.*	Pendant le travail.	Fibrome pelvien. Op. de Porro.	Guérison.	Enfant vivant.

VI. — Grossesse à terme. Opérations césariennes suivies d'hystérectomie abdominale totale.

OPÉRATEUR	DATE DE L'OPÉRATION OU DE LA PUBLICATION	ÉPOQUE de LA GROSSESSE	ÉTAT ANATOMIQUE OBSERVATIONS	RÉSULTAT	
				MÈRE	ENFANT
LANDAU. . . .	*Berl. klin. Wochenschrift,* 1890 n° 52.	Terme.	Tumeur pelvienne. Opération césarienne suivie d'hystérectomie abdominale totale.	Guérison.	Enfant vivant.
FRITSCH. . . .	*Centralb. für Gyn.,* 1891, p. 362.	Terme.	Volumineux fibromyome du col. Maladie de Bright. Eclampsie. Césarienne suivie d'hystérectomie totale.	Mort le 6ᵉ jour.	—
SMYLY	*Lancet,* 1894, 9 juin, p. 1450.	Terme.	I-pare, 40 ans. Tumeur fibreuse de l'excavation. Césarienne. Hystérectomie abdomino-vaginale.	Guérison.	Enfant vivant.
MACKS	*Festschrift für A. Martin,* 1894, p. 196.	7ᵉ mois.	—	Mort le 3ᵉ jour. Péritonite	—
GUERMONPREZ .	*Bull. de l'Acad. de Méd.,* 1895, t. 54, p. 204.	Terme.	Nombreux fibromes.	Guérison.	Enfant vivant.
DOUGLAS . . .	*Journ. am. med. Ass.,Chicago,*1896, t. 27, p. 906.	Terme.	Fibrome intraligamentaire du côté droit.	Guérison.	Mort après une inspiration.
MOUCHET . . .	*Annales de Gynécologie,* juillet, 1897, p. 80.	Terme.	Tumeur pelvienne. Opération après rupture des membranes.	Guérison.	Enfant mort.
BOLDT	*Amer. journ. of obst.,* juillet, 1898.	Terme.	Fibro-sarcome.	Guérison.	Enfant mort.
JEWETT. . . .	*Amer. Gyn. and Obst. Journ.,* 1897, XI, p. 705.	Terme.	Tumeur remplissant les deux tiers inférieurs de l'utérus. Fœtus en position transversale.	Mort.	Enfant vivant.
GUTIERREZ. . .	*Rev. de Gyn. et de Chir. abd.,* 1898, p. 615.	Terme.	Fibrome enclavé. Opération avant le travail.	Guérison.	Enfant vivant.
GUTIERREZ. . .	*Ibid.*	Terme.	Fibrome enclavé.	Guérison.	Enfant vivant.
WERTHEIM. . .	*Wiener klin. Wochenschr.,* 1899, n° 25, p. 681.	Terme.	Primipare de 22 ans en travail depuis trois jours. Placenta gangrené. Tumeur pelvienne volumineuse.	Guérison.	Enfant déjà mort.
RIBEMONT-DESSAIGNES et BAZY	Cité par Rudaux, *Soc. d'obst., de Gynéc. et de Pédiatrie,* 6 juillet 1900.	Terme.	Fibrome du segment inférieur.	Guérison.	Enfant vivant.
ROUTH	*Lancet,*1902, 15 fév., p. 448.	Terme.	Fibrome dystocique.	Guérison.	Enfant vivant.

CHAPITRE VII

ADÉNOMES ET ADÉNO-MYOMES DE L'UTÉRUS

1° **Adénomes.** — Que faut-il entendre par adénome de l'utérus?
Les tumeurs ainsi désignées sont-elles de simples productions inflammatoires, ou bien résultent-elles, au contraire, d'un véritable processus
néoplasique? Il est probable que l'infection ne joue aucun rôle direct
dans leur genèse et qu'il s'agit d'une hyperplasie de la muqueuse utérine, d'ordre bénin, et n'ayant aucune tendance à l'envahissement et à
la destruction des tissus sous-jacents.

D'après Fritsch [1], on doit réserver le nom d'adénomes aux polypes
mous qui prennent naissance dans la muqueuse utérine et dont la
masse principale est constituée par des glandes proliférées. Le tissu
conjonctif interglandulaire a disparu ou bien n'existe que sous la forme
d'une couche très mince qui isole les tubes glandulaires. Ceux-ci sont
très flexueux, tassés les uns contre les autres et ne présentent plus ni
leur forme normale, ni leurs rapports physiologiques. Dans la plupart
des cas, ces adénomes forment comme des polypes plus ou moins
saillants dans la cavité utérine; il en existe qui remplissent complètement cette cavité et qui ont pour conséquence une augmentation de
volume de l'organe. Les examens histologiques pratiqués par Fritsch
ont montré que ces adénomes étaient composés de tubes glandulaires
présentant un épithélium disposé sur une seule couche et dont les
cellules avaient conservé leurs caractères normaux; on ne rencontrait,
en aucun point, des cellules polyédriques ni des alvéoles remplies de
cellules épithéliales néoformées.

Pour Schroeder [2] et Hofmeier [3], il faudrait distinguer deux variétés
d'adénome utérin : une **forme diffuse** et une **forme circonscrite**. L'adénome diffus se rattache à certaines formes d'endométrite chronique;

---

[1] Fritsch. *Maladies des femmes*. Trad. Stas, Maloine, éditeur, 1902.

[2] Schroeder. *Maladies des organes génitaux de la femme.* Traduction française de Lauwers
et Hertoghe, Bruxelles, 1886, p. 380.

[3] Hofmeier. *Manuel de gynécologie opératoire.* Traduct. franç. par Lauwers, Paris, 1889,
p. 255.

mais, dans l'adénome, les formations glandulaires sont extrêmement abondantes, absolument accolées et souvent enchevêtrées les unes dans les autres ; les glandes, dans ce cas, ne sont pas dilatées et ne subissent pas la transformation kystique. Dans la forme circonscrite, l'adénome affecte absolument la forme d'un polype ; un grand nombre de glandes sont distendues et transformées en kystes ; le polype adénomateux est souvent rattaché à la paroi utérine par un pédicule plus ferme et presque fibreux.

Les faits que j'ai personnellement observés concordent absolument

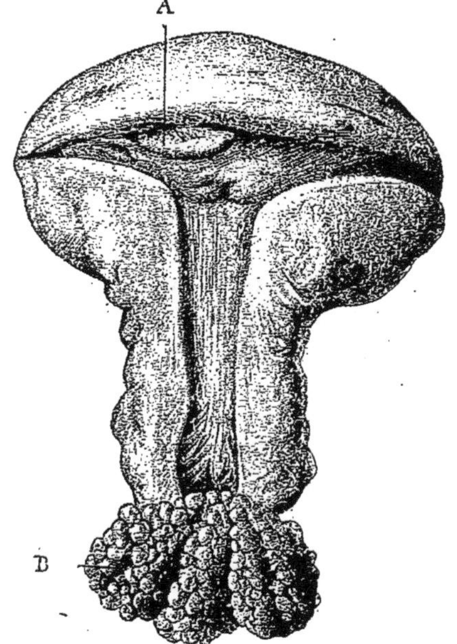

Fig. 344. — Polype racémeux du col de nature adénomateuse (B). Hypertrophie glandulaire du fond de
l'utérus (A), de même nature histologique que le
polype (B).

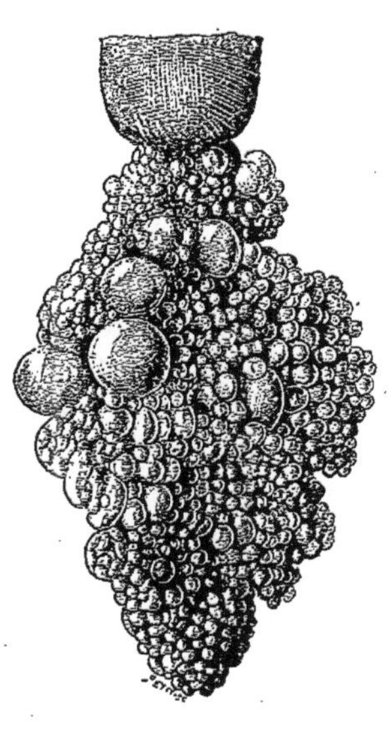

Fig. 345. — Fibro-adénome du col
de l'utérus (Thomas).

avec la description donnée par Schroeder et Hofmeier. J'ajouterai que les adénomes pédiculés se développent parfois, quoique plus rarement, aux dépens de la muqueuse du canal cervical et viennent faire saillie dans le vagin. La tumeur, dans un cas d'Ackermann[1], présentait une apparence mûriforme. Parfois les culs-de-sac glandulaires sont très dilatés et la tumeur offre l'aspect d'une grappe. J'ai observé un **polype racémeux** de cette variété chez une jeune fille atteinte d'hémorragies incoercibles pour lesquelles j'ai pratiqué l'hystérectomie avec succès.

[1] ACKERMANN. *Virchow's Archiv*, 1868, t. XLIII, p. 88.

L'examen histologique a montré qu'il s'agissait d'une hypertrophie adénomateuse de nature bénigne (fig. 344). Une autre production analogue existait au fond de l'utérus. Thomas[1] a publié une observation tout à fait comparable de fibro-adénome en grappe chez une jeune femme dont le vagin était entièrement rempli par le néoplasme qui prenait naissance à la partie interne du col (fig. 345).

L'**étiologie** des adénomes de l'utérus, diffus ou circonscrits, est encore obscure; ils s'observent à un âge très variable, mais, de préférence, vers l'époque de la ménopause.

Les **symptômes** sont ceux d'une métrite à type catarrhale ou hémorragique, pour la forme diffuse, et de polype muqueux, pour la forme circonscrite.

2° Adéno-myomes. — On désigne sous le nom d'adéno-myomes des tumeurs constituées par un stroma conjonctif ou musculaire renfermant à son intérieur des éléments glandulaires. Ces tumeurs sont bien connues depuis les remarquables travaux de von Recklinghausen[2]; elles ont fait l'objet, depuis cette époque, d'un très grand nombre de publications.

Les adéno-myomes sont habituellement de petit volume, mais ils peuvent acquérir d'assez grandes dimensions. Ils se développent dans l'épaisseur des parois de l'utérus et le plus souvent dans les couches externes; ces tumeurs se distinguent par une absence complète de capsule d'enveloppe, à l'encontre des fibro-myomes purs qui sont, d'ordinaire, nettement encapsulés. Les adéno-myomes siègent quelquefois au niveau des cornes utérines et y constituent de petites masses nodulaires, arrondies, qui peuvent être bilatérales et à peu près symétriques[3].

Au point de vue de l'**histologie**, il faut distinguer dans les adénomyomes les îlots glandulaires qui forment le centre de la tumeur et le stroma musculaire environnant. Le nombre des îlots glandulaires est assez variable ainsi que leurs dimensions. On y trouve un ou plusieurs culs-de-sac glandulaires tapissés régulièrement par une assise de cellules épithéliales qui peuvent être des cellules cylindriques simples ou ciliées, suivant les cas (fig. 346 et 347). Assez fréquemment cet épithélium prolifère et la couche unique est remplacée par une superposition de plusieurs rangs de cellules qui sont alors moins régulièrement cylindriques, arrondies ou polyédriques. Lorsque la glande est dilatée, l'épithélium subit, au contraire, un certain aplatissement.

---

[1] Thomas. *Diseases of women*, 1880, p. 560.

[2] Von Recklinghausen. *Die Adenome und Cystadenome der Uterus und Tubenwandung*, Berlin, 1896.

[3] F. Jayle et Th. Cohn. Des nodosités des cornes utérines. *Revue de Gynécologie et de Chir. abd.*, 1901, n° 3, p. 381.

Les dimensions des cavités glandulaires sont très variables. Elles
sont habituellement très étroites et peuvent même disparaître à peu
près complètement par suite de la prolifération des cellules épithéliales. Dans d'autres cas, les cavités glandulaires sont dilatées, remplies d'un liquide muqueux, et peuvent même former de petits

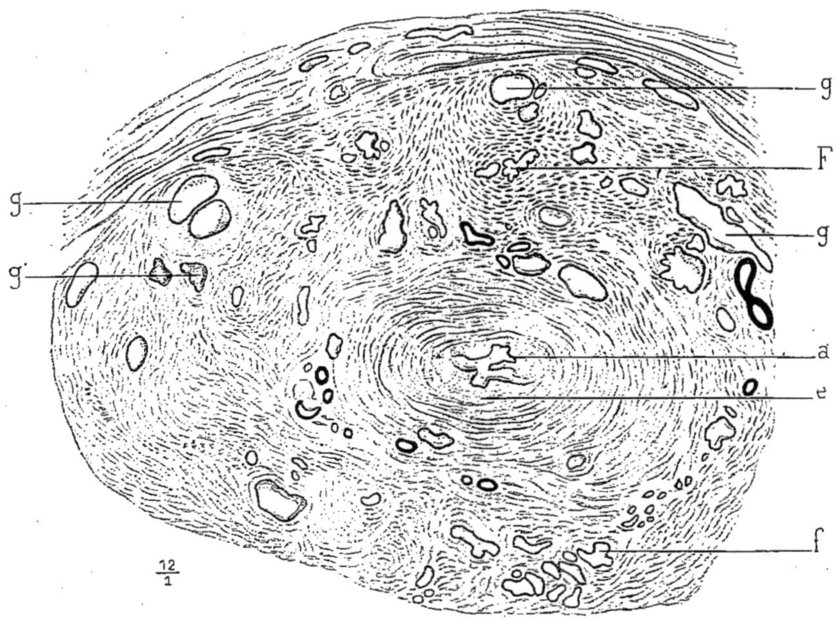

Fig. 546. — Coupe d'un nodule adéno-myomateux situé dans une corne utérine.
(F. Jayle et Cohn.)

Au milieu, un peu à droite et en bas, coupe de la trompe avec sa muqueuse (*a*) et sa couche musculaire circulaire (*e*). Plus en dehors, au milieu des faisceaux longitudinaux coupés dans des sens
différents, on voit des culs-de-sac glandulaires (*f*) et des cavités kystiques (*g*) ; *f*, glande coupée
obliquement. — F, point dont la figure 547 est l'agrandissement.

kystes visibles à l'œil nu. Autour des centres épithéliaux se disposent les éléments musculaires, plus ou moins hyperplasiés et formant,
en général, une couche assez épaisse. Aux limites du noyau adéno-
myomateux, la musculature utérine reprend progressivement son
aspect normal.

Ces adéno-myomes présentent une consistance très variable. Certains
sont très durs, en raison, sans doute, de la plus grande abondance du
tissu fibreux. D'autres sont beaucoup plus mous; ce sont alors des
tumeurs qui ont subi une transformation télangiectasique (Reckling-
ghausen).

On a beaucoup discuté au sujet de la **pathogénie** de ces adéno-myomes.

Recklinghausen pense que ces tumeurs reconnaissent le plus souvent une origine wolffienne; les tubes épithéliaux des adéno-myomes rappellent, en effet, beaucoup les canaux glandulaires des reins primitifs. C'est surtout l'aspect pectiniforme, organoïde, de certains îlots qui a frappé Recklinghausen. Il se base encore sur ce fait que les culs-de-sac glandulaires ou les cavités kystiques des adéno-myomes ne communiquent pas avec la cavité utérine, et que l'on trouve chez le fœtus et chez le nouveau-né, dans les parois de l'utérus, des culs-de-sac glandulaires aberrants qui n'ont aucune connexion avec la lumière centrale.

D'autres auteurs, et en particulier Kossmann[1] et- Lockstaedt[2], se sont faits les défenseurs d'une autre théorie; pour eux les adéno-myomes naissent aux dépens d'inclusions embryonnaires du canal de Müller. Quoi qu'il en soit, il semble que, dans la plupart des cas, les adéno-myomes de l'utérus reconnaissent une origine congénitale.

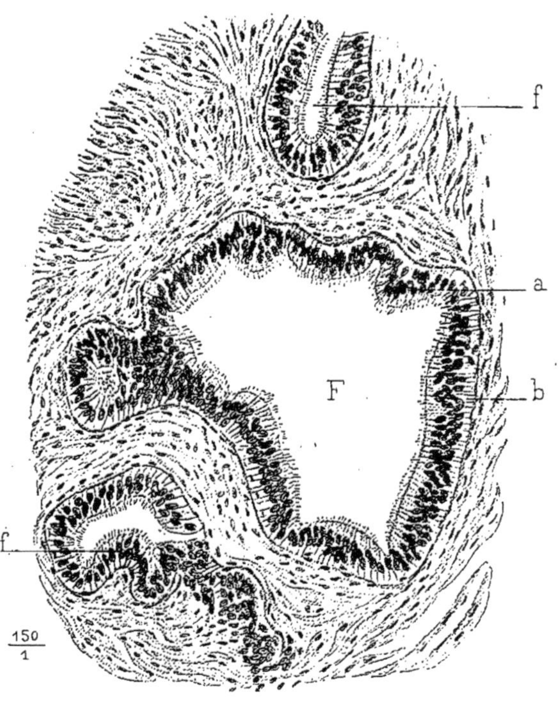

Fig. 547. — Agrandissement d'un cul-de-sac glandulaire de la figure précédente (fig. 546, F). (F. Jayle et Cohn.)

F. coupe d'un cul-de-sac glandulaire avec son épithélium cylindrique à cils vibratiles (*a*), sa couche fibrillaire formant comme une membrane basale (*b*); *f, f*, autres culs-de-sac glandulaires.

Mais ce n'est pas une règle absolue, et il semble que certains adéno-myomes ont une origine tout à fait différente et dérivent de la muqueuse utérine. Le tissu myomateux se développerait, au début, autour d'un ou de plusieurs culs-de-sac glandulaires proliférés. La tumeur est primitivement sous-muqueuse; en se développant, elle s'éloigne de la muqueuse, perd contact avec elle et emporte, plus ou moins profondément, les éléments glandulaires qu'elle a puisés dans la muqueuse et qui pourront subir, dans l'avenir, diverses transformations. Recklinghausen

[1] Kossmann. *Archiv für Gynäkologie*, 1897, t. LIV, p. 359.
[2] Lockstaedt. *Monatsschrift für Geb. und Gyn.*, 1898, t. VII, p. 188.

avait déjà signalé la possibilité de ce mode d'origine des adéno-myomes. Legueu et Marien[1], Claisse[2], ont insisté sur ce point et ont publié des observations très intéressantes.

En réalité, il est infiniment probable que la pathogénie des adéno-myomes n'est pas univoque et varie au contraire suivant les cas considérés. Les tumeurs situées superficiellement, dans les couches externes de la musculature utérine, reconnaissent sans doute une origine congénitale, wolffienne; celles qui siègent, au contraire, au voisinage de la cavité de l'utérus, dérivent ou peuvent dériver d'un bourgeonnement actif des glandes de la muqueuse.

Comme **symptômes**, les adéno-myomes ne présentent aucun caractère permettant de les distinguer des corps fibreux du type habituel. L'examen histologique seul permettra d'en faire le diagnostic.

Le **pronostic** de ces tumeurs est bénin. Recklinghausen avait déjà invoqué, à l'appui de cette bénignité, les caractères de l'épithélium qui est habituellement disposé en une seule couche ou ne présente qu'une prolifération légère, d'apparence inflammatoire. Mais cette tumeur bénigne peut se transformer en cancer comme un fibroadénome du sein peut se transformer en épithéliome: l'épithélium végète alors irrégulièrement et infiltre peu à peu toute la masse fibromateuse. Les observations de Hyenne[3], de Legueu et de Marien, etc., constituent des exemples typiques de cette dégénérescence cancéreuse secondaire des adéno-myomes utérins[4]

---

[1] Legueu et Marien. Des éléments glandulaires dans les fibro-myomes de l'utérus. *Annales de gyn. et d'obst.*, 1897, vol. XLVII, p. 154.

[2] Claisse. *Recherches sur le développement des fibro-myomes et des adéno-myomes de l'utérus*. Thèse de Paris, 1900.

[3] Hyenne. *Étude des principales dégénérescences des myomes de l'utérus*. Thèse de Paris, 1898.

[4] Consulter aussi sur cette question : Babès. Ueber epitheliale Geschwülste in Uterusmyomen. *All. Wiener med. Zeit.*, 1882. — Camnitzer. *Zur Kenntniss der epithelführenden Cystenbildung in Uterusmyomen. Thèse*, Berlin, 1895. — Eipper. *Thèse*, Tubingen, 1899. — Vox Franqué. Salpingitis nodosa isthmica und adenomyoma tubae. *Zeitschrift für Geb. und Gyn.*, 1900, t. XLII. — Heine. *Ein Beitrag zur Entstehung der Adenomyome der weiblichen Genitalien. Thèse*, Berlin, 1905. — Landau et Pick. *Archiv für Gynäkologie*, 1901, t. XLIV. — Kossmann. Die Abstammung der Drüseneinschlüsse in den Adenomyomen des Uterus und der Tuben. *Arch. für Gynäkologie*, 1897, t. LIV. — Lichtenstern. Beitrag zur Lehre von Adenomyoma Uteri. *Monats. für Geb. und Gyn.*, t. XIV, p. 508. — R. Meyer. Ueber Drüsencysten und Adenome in Myometrium bei Erwachsenen. *Zeitschrift für Geb. und Gyn.*, 1900-1901, t. XLII, XLIII, XLIV. — Murdoch Cameron et Taylor. On adenomyoma of the uterus. *Journal of obst. and gyn. of the brit. empire*, 1904, vol. V, n° 5, p. 248. — Neumann. *Archiv für Gyn.*, 1899, t. LVIII, p. 593. — Pick. Ueber die epithelialen Keime der Adenomyome des Uterus und ihre histologische Differentialdiagnose. *Archiv für Gyn.*, 1900, t. LX, p. 174. — Schickele. Die Lehre von den mesonephrischen Geschwülster. *Centralblatt für allg. Path. Anat.*, 1904, t. XV, p. 261 ; Weitere Beiträge zur Lehre der mesonephrischen Tumoren. *Hegar's Beiträge zur Geb. und Gyn.*, t. VI. — Thumm. *Archiv für Gyn.*, 1900, t. LXI, p.15. — Wiener. *Monatsschrift für Geb. und Gyn.*, 1902. t. XVI, p. 151.

CHAPITRE VIII

CANCER DE L'UTÉRUS

Le mot **cancer** a généralement une signification essentiellement clinique ; il est synonyme de *néoplasme malin*. La malignité, caractérisée par l'envahissement incoercible, la récidive et la généralisation, se rencontre dans plusieurs espèces anatomiques distinctes dont l'étude approfondie intéresse plutôt l'anatomiste que le chirurgien.

Cependant les cancers de beaucoup les plus fréquents sont ceux qui prennent naissance aux dépens des éléments épithéliaux, si bien que par le terme cancer on désigne presque exclusivement aujourd'hui les *épithéliomas*, les autres tumeurs malignes ayant conservé leur dénomination propre (*sarcome, endothéliome,* etc.).

Le corps et le col de l'utérus peuvent être isolément envahis. J'étudierai d'abord le cancer du col.

CANCER OU ÉPITHÉLIOMA DU COL

Anatomie pathologique. — La grande prédisposition du col aux néoplasmes malins a frappé tous les observateurs. Mais on ne trouve dans la pathologie générale aucune donnée qui puisse nous expliquer ce fait. Cohnheim a bien émis l'idée que les cellules embryonnaires (cellules embryoplastiques de Ch. Robin), qui n'ont pas disparu dans la formation des organes et qu'on trouve, soit disséminées dans le tissu conjonctif, soit accumulées en certains points, sont le tissu matriculaire des carcinomes. Le siège de prédilection de ces nids de cellules embryonnaires serait précisément les orifices naturels où s'est faite une involution plus ou moins irrégulière des feuillets blastodermiques ; le col utérin, développé relativement tard aux dépens des tubes de Müller, rentrerait dans cette sorte de régions congénitalement vulnérables. Mais ce n'est là qu'une hypothèse, qui ne cadre plus d'ailleurs avec les données nouvellement acquises sur l'histogenèse des tumeurs.

Quant à la cause efficiente du néoplasme, elle demeure toujours inconnue : les afflux sanguins répétés, auxquels Cohnheim attribue tant d'importance, ne sauraient servir d'explication suffisante.

Formes anatomiques. — Au point de vue clinique, lorsqu'on peut observer le cancer à ses débuts et avant que sa propagation aux parties voisines en ait altéré l'aspect primitif, on doit établir quatre formes : 1° papillaire, 2° nodulaire, 3° cavitaire, 4° liminaire ou **vaginale**.

1° **Forme papillaire** (syn. : *cancroïde superficiel de la partie vaginale du col, forme végétante, en chou-fleur*). Elle débute par la partie du col située au-dessous des insertions vaginales, et reste longtemps

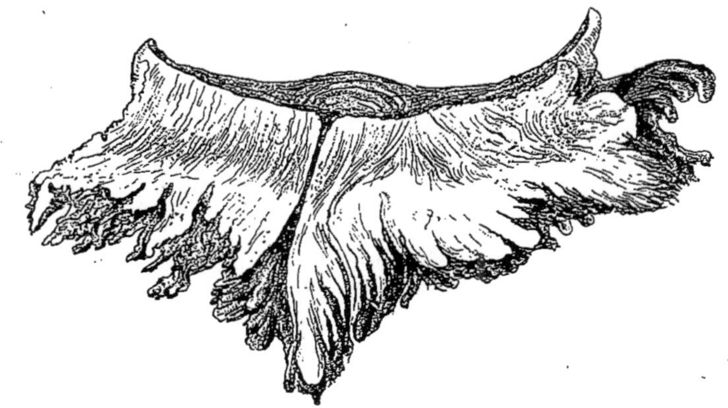

Fig. 348. — Cancer du col, forme papillaire.
Épithélioma pavimenteux du museau de tanche. (Coupe, grandeur naturelle.)

localisée à la surface. La néoplasie prend souvent naissance dans l'épithélium cylindrique qui recouvre la surface externe du col, comme nous l'avons vu à propos des métrites. Ainsi, sans doute, l'*ulcération*, d'abord bénigne, se transformerait en épithélioma. Elle prend bientôt l'apparence papillaire et fongueuse, et la lèvre envahie est recouverte d'une sorte de champignon sous lequel peuvent être ensevelis l'orifice et la lèvre saine. Longtemps l'affection peut évoluer *in situ*; mais il arrive un moment où elle atteint le cul-de-sac vaginal, l'envahit superficiellement et profondément, et de là se propage aux tissus péri-utérins. Plus rarement la propagation se fait dans l'intérieur du canal cervical.

Il est toutefois une lésion concomitante de la muqueuse du corps utérin qui serait très fréquente d'après les recherches de K. Abel[1].

---

[1] ABEL. Ueber das Verhalten der Schleimhaut des Uteruskörpers bei Carcinom der Portio vaginalis (*Arch. f. Gyn.*, 1888, t. XXXII, n° 2, p. 271). — LANDAU et ABEL. Beiträge zur pathologischen Anatomie des Endometriums (*Arch. f. Gyn.*, 1889, t. XXXIV, n° 2, p. 165). — K. ABEL et LANDAU. Ueber das Verhalten, etc. (*Arch. f. Gyn.*, 1889, t. XXXV, n° 2, p. 214). — Eigenartige interstitielle Endometritis oder sarkomatöse Degeneration der Uterusschleimhaut (*Centr. f. Gyn.*, 1890, n° 38, p. 675). — L. LANDAU. Zur microscopischen Diagnose des Gebärmutterkrebses (*Ibid.*, p. 675). — ABEL et LANDAU. Sarcoma Endometrii und Stückchendiagnose (*Ibid.*, p. 845). Discussion : WALDEYER (*Ibid.*, p. 845) et HOFMEIER (*Ibid.*, p. 850).

Dans sept cas appartenant à cette catégorie, étudiés à la clinique de Landau, Abel aurait trois fois trouvé une dégénérescence sarcomateuse de la muqueuse du corps, et, dans deux autres cas, des lésions d'endométrite interstitielle douteuse, paraissant évoluer vers le sarcome. D'après lui, la dégénérescence maligne se produirait alors d'une façon concomitante, quoique sous des formes histologiques différentes, dans le col et dans le corps. Je dois dire que ces assertions de Abel ont été fortement controversées et ne sont pas admises[1].

2° **Forme nodulaire** (syn. : *forme parenchymateuse, carcinome du col, nodosités cancéreuses, circonscrites ou infiltrées*). Elle débute par un ou plusieurs noyaux, situés sous la muqueuse du col, soit à sa surface externe, soit à sa surface interne, n'arrivant que tard à l'ulcération ; des îlots méconnus peuvent exister au loin, alors même que la lésion paraît très limitée.

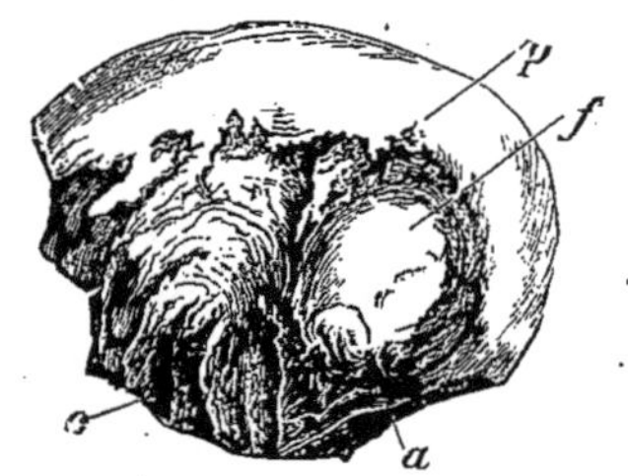

Fig. 349.—Cancer du col, forme nodulaire
p, zone épithéliale pavimenteuse intacte ; *f*, nodule cancéreux ; *a*, orifice externe du col ; *c*, col.

Par le progrès du mal, le nodule détruit la muqueuse et l'ulcération cancéreuse est constituée. Des noyaux semblables, formés dans le col et dans le corps, se fusionnent avec le premier, et bientôt tout l'organe et les tissus avoisinants se trouvent parfois envahis.

3° **Forme cavitaire** (syn. : *cancer de la muqueuse du col, cancer térébrant*). Elle se développe d'emblée dans la muqueuse du canal cervical, ou immédiatement au-dessous d'elle, par une infiltration qui s'ulcère bientôt et amène la destruction lente du col par une sorte d'érosion ; il est des cas où le col, dévoré ainsi par sa surface interne, a presque disparu. Il y a là quelque chose d'analogue à la rétraction du mamelon dans le cancer du sein. Le

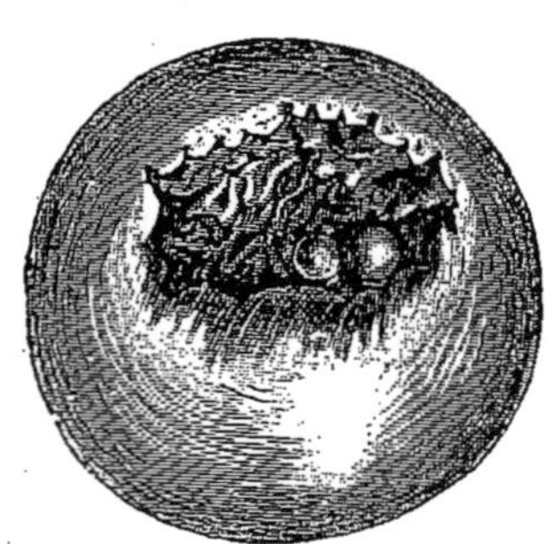

Fig. 350. — Cancer du col, forme cavitaire, au début.

corps de l'utérus se prend très vite dans cette forme de cancer qui

<hr>

[1] E. Fraenkel. *Arch. f. Gyn.*, 1888, t. XXXIII, n° 1, p. 146. — Eckardt (cité par Landau et Abel), *loc. cit.*, p. 173. — E. Saurenhaus. Das Verhalten des Endometrium bei Carcinom der Portio vaginalis oder des Cervix (*Zeitschr. f. Geb. und. Gyn.*, 1890, t. XVIII, p. 9). — Leopold. Zur Diagnose des Carcinoma Corporis Uteri (*Arch. f. Gyn.*, 1891, t. XL, n° 2, p. 314-324). — Bienfreund. Ueber das Verhalten des Endometriums bei Carcinoma Portionis et Cervicis Uteri. *Dissert. inaug.*, Königsberg, 1891. — Elischer. Ueber Veränderungen der Schleimhaut des Uterus bei Carcinom der Portio vaginalis (*Zeitschr. f. Geb. und Gyn.*, 1891, t. XXIX, p. 15). — Curatulo. Ricerche istologiche e considerazioni cliniche sulle alterazioni della mucosa uterina nei tumori della matrice, etc. (*Ann. di Ost.*, 1891, p. 1 et 73). — Ortmann. *Soc. de Gyn. de Berlin*, 1888, 13 juillet.

Pozzi. — 4ᵉ édit.   32

détruit ensuite le tissu conjonctif péri-utérin et, très tardivement, le vagin, souvent même pas du tout.

4° **Forme liminaire** (de *limen*, seuil) ou **vaginale**. — Elle est infini-

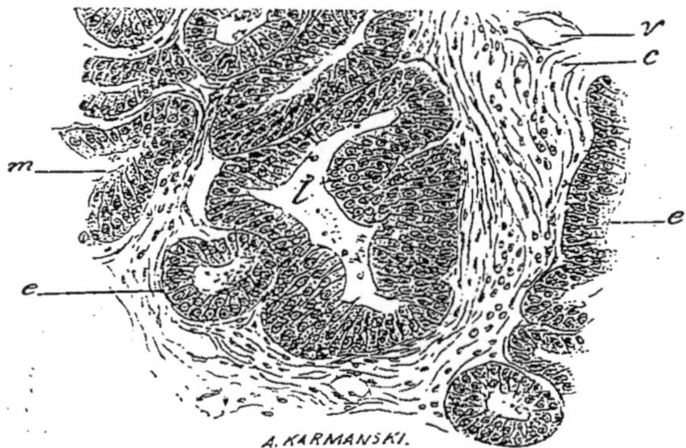

Fig. 551. — Épithélioma cylindrique ayant débuté par la partie supérieure du col de l'utérus et ayant envahi le corps (grossissement de 150 diamètres).

m, e, glandes du corps de l'utérus hypertrophiées semblables à celles qu'on observe dans l'endométrite chronique; *i,* cavité glandulaire agrandie: les parois de la glande montrent plusieurs couches d'épithélium; *e,* paroi d'une glande analogue, avec plusieurs couches de cellules; *v,* vaisseau; *c,* tissu conjonctif (Cornil).

ment plus rare que les précédentes, mais on ne saurait la méconnaître. Le mal prend naissance dans le cul-de-sac postérieur, de même qu'on

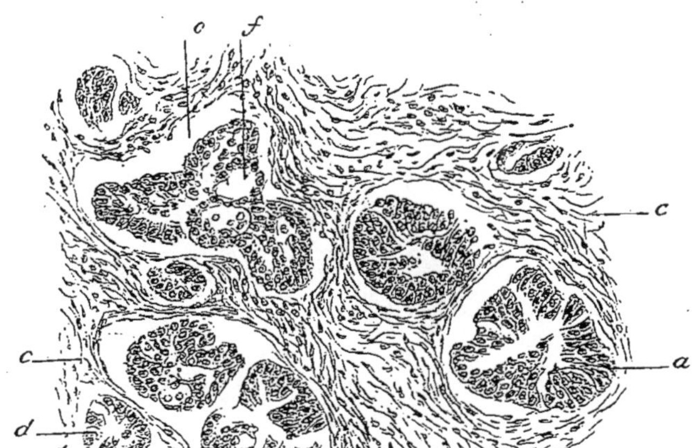

Fig. 552. — Épithélioma cylindrique du corps de l'utérus ayant débuté par le col (grossissement de 150 diamètres).

c, c, tissu conjonctif. — *a,* cavité remplie de cellules dont les plus externes sont cylindriques. Ces cellules ont une tendance à se détacher de la paroi. Cette séparation est très nette en *o,* au milieu des îlots d'épithélium: on constate souvent des cavités *f,* remplies de cellules muqueuses ou de grandes cellules en dégénérescence muqueuse (Cornil).

voit certains cancers de la langue avoir leur point de départ dans le plancher de la bouche. Elle envahit dans sa marche à la fois le col et

les parties voisines du vagin, où elle provoque des ulcérations très
étendues.

Variétés histologiques. — Les cancers du col de l'utérus peuvent
être, suivant leur point de départ, des **épithéliomas pavimenteux** ou
des **épithéliomas cylindriques**. Les épithéliomas pavimenteux prennent
naissance aux dépens de l'épithélium de revêtement de la portion vaginale du col ; ce sont les cancers du museau de tanche. Les épithéliomas
cylindriques dérivent de l'épithélium de revêtement ou de l'épithélium
glandulaire du canal cervical. Cette division schématique correspond à
la majorité des cas. Parfois cependant, dans les cas d'érosions congénitales ou acquises ou dans les cas d'ectropion, l'épithélium cylindrique
peut déborder l'orifice externe et s'étendre plus ou moins loin sur le museau de tanche. Dans d'autres cas, au contraire, c'est l'épithélium pavimenteux qui remonte plus ou moins haut dans le canal cervical. C'est
ainsi que, très exceptionnellement, des épithéliomas, nés sur le museau
de tanche, pourront être des épithéliomas cylindriques et que des épithéliomas à point de départ intra-cervical pourront être des épithéliomas pavimenteux.

L'**épithélioma pavimenteux** peut se présenter sous deux formes : une
forme *tubulée* et une
forme *lobulée*, qui sont,
d'ailleurs, souvent as-
sociées.

La forme *tubulée* est
constituée par des tra-
vées ou des boyaux de
cellules épithéliales
anastomosés et infil-
trant en tous sens le
stroma musculo-con-
jonctif avoisinant. La
forme *lobulée* est ca-
ractérisée par des ag-
glomérations cellulaires
plus ou moins arron-
dies, séparées par des
cloisons musculo-con-
jonctives assez épaisses ;
ces amas épithéliaux
peuvent subir la dé-
générescence colloïde ou former des globes épidermiques.

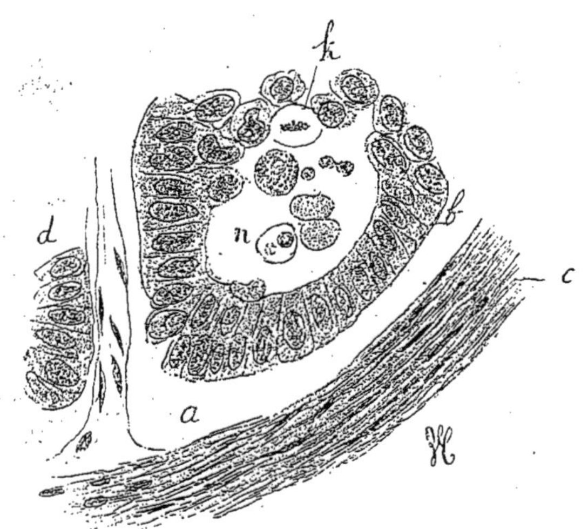

Fig. 535. — Épithélioma cylindrique du corps de l'utérus, ayant
débuté par le col. (Grossissement de 400 diamètres.)
b, revêtement épithélial formé d'une couche unique de cellules
cylindriques. — k, cellules en karyokinèse. — n, cellule libre
en dégénérescence. — c, tissu conjonctif. — d, cellules cylindriques, appartenant à un alvéole voisin (Cornil).

Dans tous ces cas, les cellules épithéliales présentent les formes et les dimensions les plus variées. Les figures de karyokinèse sont très nombreuses. On observe très fréquemment des phénomènes anormaux de division nucléaire, au cours desquels le noyau se fragmente irrégulièrement, donnant naissance à des corpuscules que certains auteurs ont considéré, à tort, comme des coccidies et dont ils ont voulu faire les parasites du cancer.

L'**épithélioma cylindrique**, qu'il naisse de l'épithélium de revêtement ou de l'épithélium glandulaire du canal cervical, offre les plus grandes analogies avec l'épithélioma du corps. Je l'étudierai donc avec cette dernière affection.

Dans l'épithélioma pavimenteux, comme dans l'épithélioma cylin-

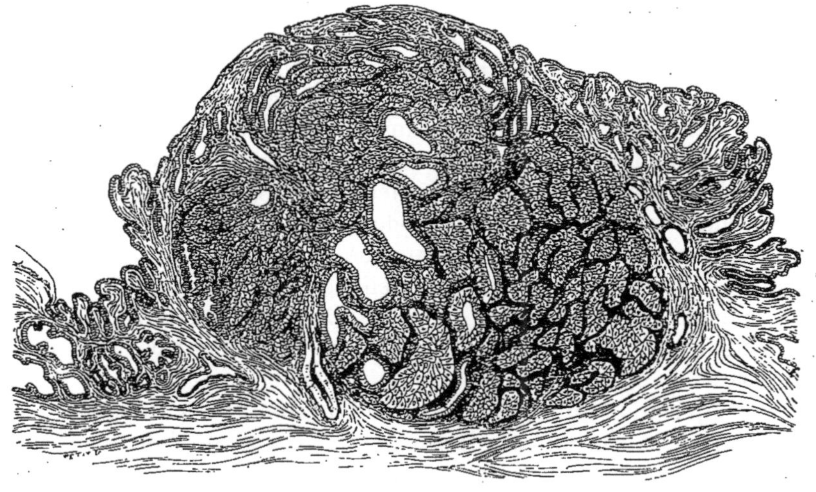

Fig. 354. — Carcinome, ou épithéliome atypique. (Coupe d'un des nodules de la figure 349.)

On voit, sur la coupe médiane, le point où cesse l'épithélium pavimenteux et où il est remplacé par une érosion offrant une structure presque papillaire et présentant des glandes plus ou moins ramifiées. Le stroma du néoplasme est formé de travées fibreuses qui le divisent en alvéoles de diverses grosseurs, subdivisés encore par d'autres cloisons conjonctives secondaires. Ces alvéoles sont remplis par des éléments cellulaires polymorphes; l'origine exacte de ces nids d'éléments cancéreux est difficile à déterminer : il semble cependant qu'ils proviennent de cavités glandulaires distinctement reconnaissables, dont quelques-unes sont tapissées par une couche unique d'épithélium cylindrique. Ces cavités, par la prolifération des masses épithéliales, ont été transformées en cordons pleins. Les glandes normales sont bien conservées à la surface, on peut les suivre jusqu'au milieu du nodule cancéreux (Wyder).

drique, le stroma est plus ou moins abondant, plus ou moins dense. Quand la trame fibreuse est lâche, l'élément cellulaire prédominant et chargé de suc, la tumeur est dite *encéphaloïde*; si elle est dure et sèche, c'est un *squirrhe*[1].

---

[1] Voir, pour la structure histologique, Gebhard. *Path. Anat. der weiblichen Sexualorgane*, p. 141. — Amann. *Kurzgefasstes Lehrbuch der mikroskopisch. gynäkologischen Diagnostik*. — Cullen. *The Cancer of the Uterus*, 1900. — Cornil. Histologie de l'épith. du col de l'utérus. *Journal des Connaiss. méd.*, 1889, p. 44. — Barraud. *Thèse de Paris*, 1889. — Winter. Carcinoma Uteri *in* J. Veit. *Handbuch der Gynäkologie*, t. II, p. 195.

A. Hengge a observé chez une femme de 53 ans, atteinte d'un cancer cervical d'aspect

Voies d'extension. — A la période ultime de la maladie, les caractères propres à chaque forme s'effacent au milieu des énormes lésions auxquelles aboutit le cancer par son extension. Celle-ci se fait dans plusieurs directions : 1° le **vagin**, 2° le **corps**, 3° le **tissu conjonctif pelvien** et les **ligaments larges**, 4° les **uretères** et la **vessie**, 5° le **rectum**, 6° le **péritoine**, 7° les **ganglions**.

L'extension au vagin[1] se fait, pour ainsi dire, d'emblée dans la forme que j'ai appelée liminaire ; elle est très rapide dans la forme papillaire ; on peut voir l'épithélioma descendre alors jusque près de la vulve (fig. 364).

L'envahissement du corps paraît plus tardif dans la forme papillaire ; mais il ne faut pas oublier que sa muqueuse peut alors subir, sinon une dégénérescence (Abel), tout au moins une prolifération inflammatoire intense qui la met en état d'*imminence morbide*, au point de vue de la propagation. Le corps est très vite atteint dans la forme cavitaire (fig. 358) : il peut l'être d'emblée dans la forme nodulaire.

Parfois, quand on examine un corps envahi par le cancer du col, on voit une ligne de démarcation très nette au niveau du tissu morbide, alors même que celui-ci n'a laissé au-dessus de lui qu'une courte calotte de parenchyme utérin. Sur un utérus que j'ai enlevé, par la voie vaginale, il y avait coexistence d'épithélioma cylindrique du corps et d'épithélioma pavimenteux du col (fig. 354) ; à l'œil nu, on apercevait nettement une large bande de tissu sain qui séparait les deux néoplasies[2].

Une complication du côté du corps de l'utérus survient assez souvent dans le cas de cancer du col : la **pyométrie**[3]. La quantité de pus retenu est variable ; elle peut atteindre 200 à 300 grammes et davantage. C'est une complication qui aggrave le pronostic opératoire et qui n'est pas très rare.

Les **annexes**[4] peuvent être envahies secondairement dans les cas avancés.

framboisé, une variété histologique qui n'avait pas encore été décrite sur cet organe : le *carcinoma uvaeformis de Klein*. Il s'agirait d'un type très analogue au papillome vésical ; l'épithélium était disposé sur plusieurs couches, et, dans l'épaisseur de la paroi cervicale, au point d'implantation de la tumeur, on trouvait du carcinome envoyant des traînées épithéliales dans la profondeur des tissus (*Monats. f. Geb. und Gyn.*, t. XV, 1902, n°1, p. 41).

[1] Czempin (*Zeitschr. f. Geb. u. Gyn.*, 1891, t. XXII, p. 2) a vu, à l'occasion d'une hystérectomie totale pour un cancer de la lèvre antérieure du col, un noyau carcinomateux circonscrit de la paroi postérieure du vagin, au point même où le col venait s'appuyer ; il s'agissait évidemment d'une infection par contact.

[2] Abel. *Centr. f. Gyn.*, 1899, n° 1, et *Arch. f. Gyn.*, t. XXXII, n° 2. — F. Legueu et P. Rebreyend. *Rev. de Gyn. et de Chir. abd.*, 1889, septembre, n° 5, p. 783.

[3] Charrier. *Bull. Soc. anat.*, octobre 1890, p. 431.

[4] F. Jayle et X. Bender ont rapporté l'observation d'une tumeur cancéreuse de l'ovaire survenue chez une femme qui avait subi antérieurement l'hystérectomie abdominale pour un cancer du col utérin et dont les ovaires avaient été laissés en place. Il ne s'agissait pas

Le **tissu conjonctif pelvien** peut être atteint par propagation venue des culs-de-sac vaginaux du col ou de l'utérus; l'organe est alors emprisonné dans une gangue, comme si une matière solidifiable avait été coulée autour de lui : les ligaments larges sont épaissis et raccourcis, ce qui les rend tout à fait inextensibles.

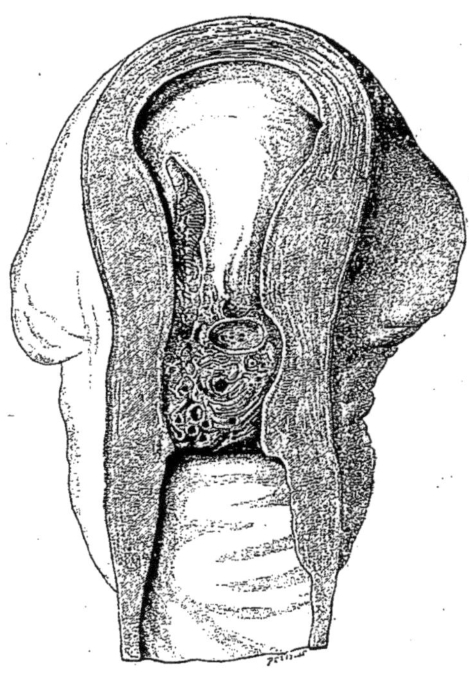

Fig. 555. — Épithélioma du col, forme cavitaire (on voit, à gauche, une propagation en fusée vers le corps).

Les vaisseaux et nerfs qui traversent le tissu cellulaire du petit bassin, et notamment les branches d'origine des nerfs sciatiques, peuvent aussi être atteints, d'où les œdèmes et les douleurs intolérables qu'on observe à la période ultime.

Même dans les cas de cancer encore peu avancé, le tissu conjonctif des ligaments larges peut être envahi par le néoplasme. Wertheim[1] a examiné, à ce point de vue spécial, 80 cas et il a constaté que le paramètre était cancéreux 45 fois: 26 fois de deux côtés, 19 fois d'un seul côté. Bien plus, il ne s'agissait pas de parties directement en rapport avec le col de l'utérus; la dégénérescence cancéreuse avait envahi la partie externe des ligaments larges, et, dans 11 cas, formait un foyer tout à fait indépendant du cancer primitif.

L'envahissement ganglionnaire dans le cancer du col a fait l'objet de recherches fort intéressantes, surtout au point de vue chirurgical. C'est à Peiser[2] que l'on doit d'avoir publié les premiers travaux importants sur ce point. D'après lui, les ganglions seraient pris dans 50 pour 100 des cas au moment où la malade vient consulter le chirurgien; de plus, il admet que l'infection cancéreuse des voies lymphatiques se fait en plusieurs étapes; les premiers touchés seraient

d'une tumeur métastatique secondaire, mais bien d'une tumeur primitive de l'ovaire développée postérieurement, après l'ablation de l'utérus cancéreux (*Bull. de la Société anatomique*, 1902, 7 mars, p. 284).

[1] Wertheim. *Rapport au Congrès de Rome*, 1902, *in Rev. de Gyn. et de Chir. abd.*, 1902, p. 848.

[2] E. Peiser *Zeitsch. f. Geb. und Gyn.*, 1888, t. XXXIX, p. 259.

les ganglions iliaques internes ou hypogastriques seuls ou en même temps que les ganglions sacrés; puis viennent les ganglions iliaques externes, et, en dernier lieu, les ganglions lombaires. Sur un ensemble de 80 sujets examinés par Wertheim[1], l'adénopathie manquait 31 fois; parmi les 49 autres malades, 27 seulement présentaient des ganglions cancéreux; dans les 22 autres cas, il s'agissait d'une hypertrophie inflammatoire. Von Rosthorn[2] donne la proportion suivante : 5 pour 100 pour les ganglions hypogastriques et iliaques externes, 9 pour 100 pour les ganglions lombaires inférieurs. D'après Kleinhans[3] l'adénopathie n'existerait que dans 28 pour 100 des cas. Legueu[4] sur 10 cas a trouvé 4 fois les ganglions infiltrés. Roger Williams[5] a noté l'infiltration de ganglions 56 fois sur 78 cas et Jacobs[6] dans un tiers des cas. Funke[7] estime que l'adénopathie est très inconstante et qu'elle peut manquer même dans des cas avancés. D'autres chirurgiens, avec Winter[8], Cullen[9], Flaischlen[10], soutiennent que l'adénopathie est une complication tardive du cancer utérin, et que le paramètre est presque toujours envahi avant les ganglions lymphatiques. En somme, cette importante question est encore à l'étude.

Il est également intéressant de savoir si l'infection du paramètre implique l'infection des ganglions, et inversement. Wertheim a fait sur ce point la constatation suivante : dans 22 cas, le paramètre était cancéreux et les ganglions sains; dans 4 cas, les ganglions étaient cancéreux et le paramètre sain; dans 22 cas, le cancer avait envahi et le paramètre et les ganglions, et enfin, dans 32 cas, les uns et les autres étaient sains.

Troisier[11] a attiré l'attention sur l'adénopathie sus-claviculaire

---

[1] WERTHEIM. *Centralb. für Gyn.*, 1902, p. 249.

[2] ROSTHORN. *Centralb. f. Gyn.*, 1901, n° 4.

[3] KLEINHANS. *Prager med. Wochenschr.*, 1902, n° 48,

[4] LABADIE-LAGRAVE et LEGUEU. *Traité médico-chirurgical de gynécologie*, Paris, 3° édition 1904, p. 932.

[5] R. WILLIAMS. *Brit. Gyn. Journal*, 1891, janvier.

[6] JACOBS. *Congrès de Gyn. et d'Obst. de Rome*, 1902.

[7] FUNKE. *Zeit. f. Geb. und Gyn.*, 1898, t. XXXIX, n° 3.

[8] WINTER. *Zeitschrift f. Geb. und Gyn.*, 1893, t. XXXVI et *Verhandl. der deut. Gesell. f. Gyn.*, 1901, t. IX, p. 89.

[9] CULLEN. *Cancer utérin*, chez Appleton, 1900.

[10] FLAISCHLEN. *Centralb. f. Gyn.*, 1903, n° 52.

Consulter encore : PICQUÉ et MAUCLAIRE. *Annal. de gyn. et d'obst.*, 1899, mai. — OTTO DE FRANQUÉ. *Monat. f. Geb. und Gyn.*, 1901, t. XIV, p. 76. — DOEDERLEIN. *Congrès de Giessen*, 1901. — IRISH. *Boston med. and surg. Journal*, 1899, janvier. — RICARD. *Congrès de chirurgie de Paris*, 1899. — MANGIAGALLI. *Congrès de Rome*, 1902. — JORDAN. *Congrès all. de chirurgie*, 1901, avril. — ZWEIFEL. *Centr. f. Gyn.*, 1902, p. 1212. — BELLŒUF. *Thèse de Paris*, 1900. — AMANN. *Monats. f. Geb. und Gyn.*, 1902, t. XV. — BOURSIER. *Précis de gynécologie*, Paris, 1902.

[11] TROISIER. L'adénopathie sus-claviculaire gauche dans le cancer abdominal. Rapport sur une observ. de ANDRÉ PETIT (*Bull. et Mém. de la Soc. méd. des hôpit.*, 15 janv. 1888, p. 21). — L'adénopathie sus-clavic. dans les cancers de l'abdomen (*Arch. gén. de méd.*, fév.-mars 1889, 7° sér., t. XXIII, p. 129, 297).

gauche qui se produit parfois, indépendamment même de l'envahissement des poumons ou des ganglions prévertébraux, dans le cancer
abdominal en général, et, en particulier, dans le cancer utérin. Il est
probable, ainsi que Troisier l'a supposé, que cette manifestation isolée
est due à l'infection directe des ganglions par le reflux de la lymphe
contaminée, au niveau du coude du canal thoracique où ces ganglions
s'abouchent par des troncs extrêmement courts. Il y a là un fait curieux

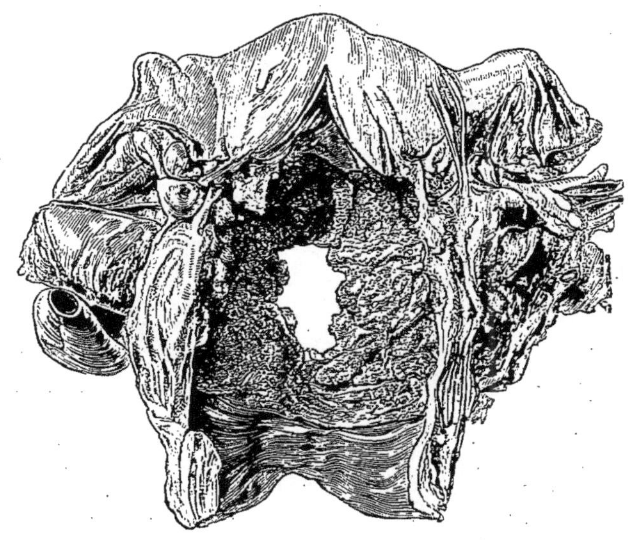

Fig. 556. — Cancer du col propagé au vagin et à la vessie, qui est perforée.

d'anatomie pathologique en même temps qu'une donnée clinique précieuse pour les contre-indications opératoires.

Les urètères, à cause de leur voisinage, sont très vite comprimés
par le développement du cancer. En effet, au lieu de les refouler simplement, comme le fait un corps fibreux, la néoplasie maligne s'assi-
mile, pour ainsi dire, les tissus de proche en proche. La paroi de ces
conduits est rarement ulcérée et une fistule urétérale produite. Le plus
souvent, c'est d'un rétrécissement qu'il s'agit : le calibre des uretères
étant diminué, près de leur embouchure, ces canaux se distendent jusqu'aux bassinets par une accumulation constante d'urine, soumise à
une haute pression.

L'extrême fréquence des lésions rénales dans le cancer du col utérin,
signalée depuis très longtemps, a été de nouveau étudiée avec plus de
soin, dans ces dernières années. Lancereaux[1] n'hésite pas à déclarer

[1] LANCEREAUX. De la néphrite consécutive à l'épithélioma utérin (*Annal. des mal. des org.
génito-urin.*, 1884, pp. 417, 482, 540).

que cette néphrite ascendante est constante, pour peu que la maladie
soit avancée; il ne l'a jamais vue manquer sur toutes les autopsies qu'il
a faites depuis vingt-cinq ans, sauf dans quelques cas où la terminaison

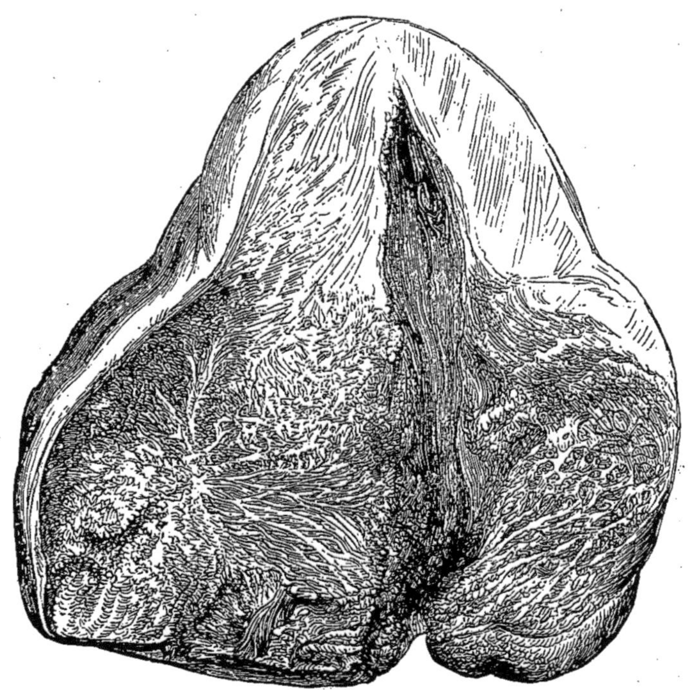

Fig. 557. — Épithélioma du col ayant envahi le corps (variété encéphaloïde).

mortelle s'est prématurément produite à la suite de métrorragies
abondantes.

Les expériences de Straus et de Germont [1] sur les effets de la ligature
des uretères chez les animaux, qui confirment et précisent les observations plus anciennes de Aufrecht en Allemagne, de Charcot et Gom-
bault en France, éclairent vivement la pathogénie des lésions; ils ont
constaté l'atrophie progressive du rein, qui rend bientôt la distinction
entre les deux substances rénales impossible, la disparition de la papille
(unique chez le cobaye) et l'effacement de la pyramide. Or les lésions
qu'on rencontre à l'autopsie des femmes qui ont succombé au cancer
du col sont très comparables [2]. Les uretères sont dilatés au point d'ac-

---

[1] STRAUS et GERMONT. Des lésions histologiques du rein chez le cobaye, à la suite de la ligature de l'uretère (*Arch. de phys.*, 1882, 2e sér., t. IX, p. 586). — ALBARRAN ET LEGUEU. *Cong.
franç de Chir.*, 1892, p. 561.
[2] L. LECA. *Des lésions secondaires du cancer de l'utérus.* (Thèse de Paris, 1888.)

quérir le calibre de l'iliaque externe, de l'aorte, ou même de l'intestin grêle; leur paroi est plus épaisse, leur direction parfois sinueuse. Le bassinet est distendu, surtout vers sa partie moyenne; il est conique, piriforme. Quand ses dimensions sont excessives et dépassent le volume du poing, il forme une véritable tumeur, coiffée par le moignon rénal à la façon d'un casque, suivant la comparaison de Rayer.

La caractéristique de la lésion est, comme dans les expériences de Straus et Germont, la modification des papilles et des pyramides. Les papilles s'aplatissent d'abord; leur sommet est refoulé; à chaque saillie

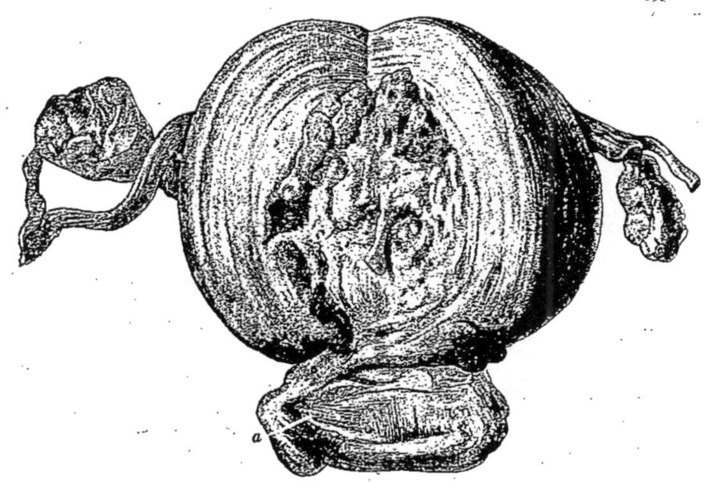

Fig. 558. — Épithéliomas pavimenteux du col et cylindrique du corps séparés par une zone de tissu sain.

a, point où a été enlevé un cube de tissu pour l'examen histologique.

papillaire peut même correspondre une dépression. Plus tard encore, il ne reste plus rien de la substance sécrétoire du rein, et, à sa place, il existe une membrane fibreuse, limitant une cavité bridée par les colonnes de Bertin, qui restent longtemps intactes. De là l'aspect multilobé et polykystique du rein.

Le tissu cellulaire qui unit la **vessie** au col utérin étant envahi, la vessie ne tarde pas à l'être, et de l'inflammation catarrhale se produit; des îlots de muqueuse peuvent se sphacéler ou être rongés par le tissu morbide qui pénètre dans la cavité vésicale, en établissant une fistule (fig. 556).

L'urétérite et la pyélo-néphrite septique sont une des premières et des plus graves conséquences de l'envahissement de la vessie. Elle aboutit aux abcès miliaires du rein. Cette altération est toutefois bien plus rare que la néphrite interstitielle. Dans leur statistique, portant sur 51 cas, Caron et Féré[1] n'ont noté que 7 fois la pyélite suppurée et les abcès miliaires des reins ; dans tous les autres cas, il n'existait que des lésions d'ordre mécanique, à savoir la dilatation urétérale et l'hydronéphrose avec néphrite conjonctive. Lancereaux, sur 25 observations, n'indique pas une seule fois la suppuration des reins.

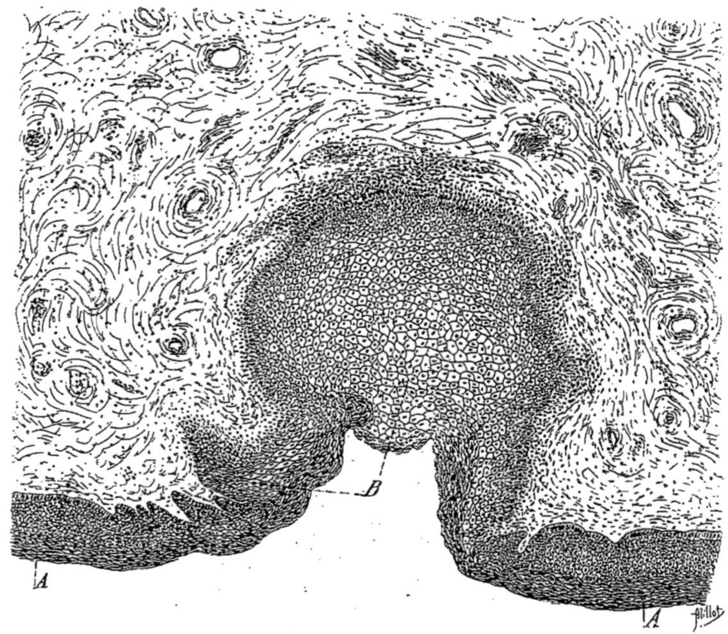

Fig. 359. — Noyau d'épithélioma pavimenteux (fragment *a* du col, figure 358).
A, revêtement pavimenteux normal. — B, bourgeon d'épithélioma pavimenteux.

L'état du **cœur** n'est-il pas influencé par cette néphrite interstitielle, et, conformément à la théorie de Traube[2], y a-t-il hypertrophie du ventricule gauche ? Certaines autopsies démontrent explicitement l'existence de cette lésion. Straus[3], dans un travail consacré à la confirmation de la loi de Traube, a cité deux observations de cancer du col, avec néphrite secondaire et hypertrophie considérable du cœur. Quatre faits

---

[1] C. Féré et Caron. Étude statistique sur les complications du cancer de l'utérus, d'après 51 autopsies, faites à la Salpêtrière (*Progrès méd.*, 1884, p. 1049).

[2] Cette théorie est la suivante : l'altération du rein, en détruisant un certain nombre d'artérioles, rétrécit le champ circulatoire, et augmente, par conséquent, la tension intra-artérielle. Celle-ci est encore accrue par l'insuffisance fonctionnelle du rein, le sang restant chargé d'une proportion anormale d'eau et de principes excrémentitiels. L'hypertrophie du cœur est la conséquence directe et nécessaire de cette augmentation de la pression vasculaire.

[3] I. Straus. Des lésions rénales dans leurs rapports avec l'hypertrophie cardiaque (*Arch. gén. de méd.*, 1882, 7ᵉ sér., t. IX, p. 5).

analogues ont été publiés par Artaud[1]; d'autres encore ont été étudiés dans les thèses de Weill et de Thouvenet[2]. Cependant, en 1884, Lancereaux, dans son mémoire basé sur vingt-trois observations personnelles avec autopsie, est arrivé à une conclusion opposée. Dans ces vingt-trois

autopsies, le cœur a été chaque fois soigneusement pesé et tous les détails de l'examen nécroscopique ont été relevés avec le plus grand soin. Or, vingt et une fois le cœur fut trouvé anormal, ou petit, ou atrophié. Sou-

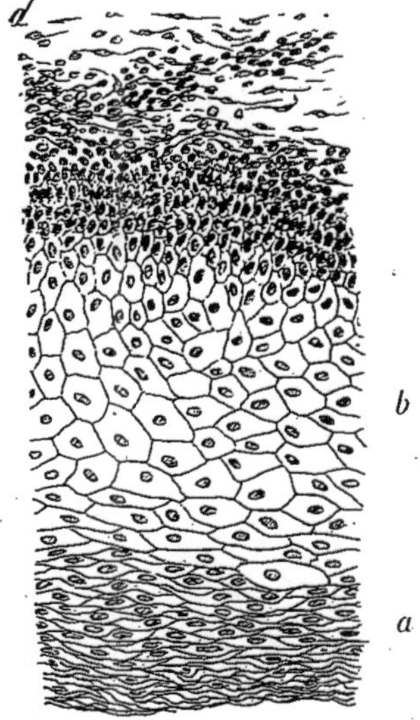

Fig. 561. — Portion B de la figure 559, très grossie.

a, cellules plates de la couche superficielle. — b, cellules muqueuses à protoplasma énorme. — c, cellules à l'état indifférent. — d, tissu conjonctif.

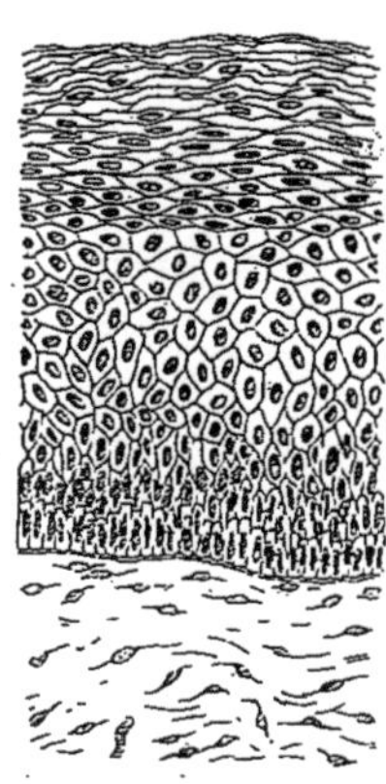

Fig. 560. — Portion A de la figure 559, très grossie.

vent il était mou, flasque, recouvert de graisse à la face antérieure et au niveau de la base. Dans deux observations seulement, on trouva le cœur augmenté de poids et de volume, et alors il existait des lésions artérielles (endartérite aortique, insuffisance aortique), pouvant expliquer l'hypertrophie. Cette importante série paraît démonstrative. Il semble évident que la lésion cardiaque n'accompagne qu'exceptionnellement la néphrite du cancer; cela tient, sans doute, à ce que cette dernière évolue trop rapidement. Letulle[3] a donc pu dire que « l'idée de l'hypertrophie cardiaque d'origine rénale, si féconde en

[1] G. ARTAUD. De la néphrite déterminée par la compression des uretères dans le cancer du col de l'utérus et de l'hypertrophie du cœur consécutive (*Revue de méd.*, nov. 1885, p. 905).

[2] WEILL. Hypertrophie cardiaque dans les néphrites consécutives aux affections des voies excrétoires de l'urine. (*Thèse de Lyon*, 1882.) — THOUVENET. Contribution à l'étude des maladies du cœur dans les maladies de l'appareil urinaire. (*Thèse de Paris*, 1888.)

[3] LETULLE. Note à propos d'une observation de cancer du col utérin terminée par des accidents urémiques (*Progrès méd.*, 1886, p. 757).

pathologie, si puissamment défendue à divers points de vue par Traube,
Potain, Charcot, Straus et tant d'autres observateurs, a été plutôt com-

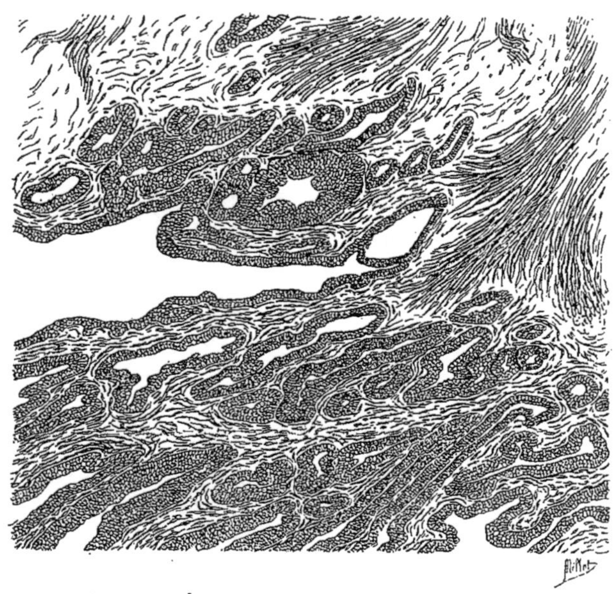

Fig. 562. — Épithélioma à cellules cylindriques du corps
(coupe au niveau du corps, fig. 558).

promise le jour où la clinique s'est adressée au cancer de l'utérus pour
lui demander un argument favorable ».

Il est encore une lésion cardiaque qu'on rencontre à l'autopsie des
cancers utérins, et qu'a constatée Lan-
cereaux : c'est l'**endocardite verru-**
queuse. Lancereaux l'a retrouvée dans
deux de ses vingt-trois observations. Il
désigne, sous ce nom, une variété
spéciale d'endocardite végétante, qu'il
sépare absolument de l'endocardite végétante ulcéreuse ordinaire, qu'on observe, en général, à la période terminale de certaines affections cachecti-
santes (tuberculose ou cancer). On
n'est pas encore fixé sur la nature de
ces végétations; il est vraisemblable
qu'elles ont une origine microbienne.

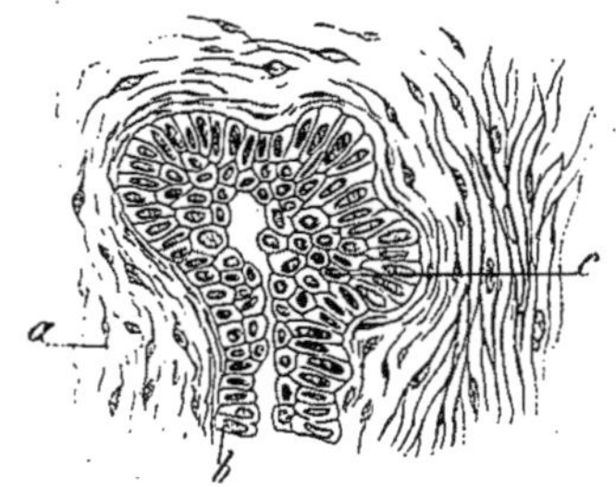

Fig. 563. — Épithélioma à cellules cylindriques du corps.
(Un point de la figure 562, très grossi.)
a, tissu conjonctif. — b, cellules cylindriques. — c, cellules polymorphes
centrales.

Le **rectum** est bien plus rarement atteint et les fistules stercorales
sont rares.

Le péritoine se défend contre l'approche du néoplasme par la production d'adhérences qui suppriment sa cavité sur les limites du mal. De là vient que le cul-de-sac de Douglas paraît parfois, quand on pratique l'hystérectomie vaginale, si éloigné du cul-de-sac postérieur.

Dans les cancers très avancés, on peut voir le vagin transformé en une sorte de cloaque où s'ouvrent à la fois la vessie et le rectum. Au-dessus, le petit bassin est rempli par une masse cancéreuse où l'on reconnaît difficilement le fond de l'utérus et les annexes sous l'agglutination protectrice des anses intestinales qui recouvrent et enkystent le foyer. Celles-ci, à leur tour, peuvent même être perforées.

Au nombre des lésions éloignées et deutéropathiques, il faut encore noter la **dégénérescence graisseuse du foie**, fréquente dans les autopsies de

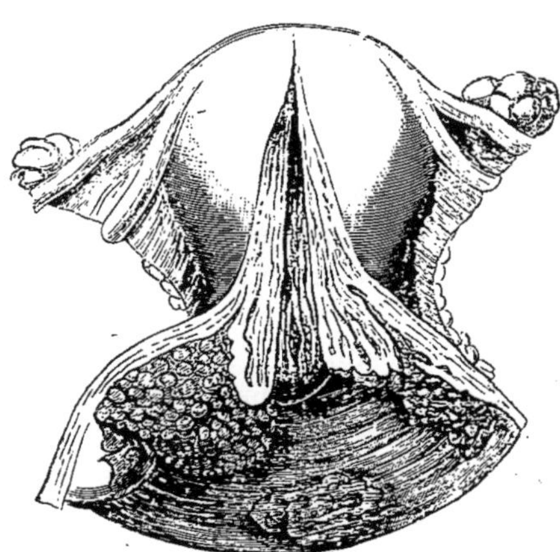
Fig. 364. — Épithélioma du col, forme papillaire, propagé au vagin.

cancer utérin, ainsi que l'a signalé Leca[1]. Il semble que les matériaux septiques résorbés par l'organisme à la surface des cavités ulcérées et sphacélées agissent sur le foie, à la manière de certains poisons stéatogènes, l'alcool ou le phosphore, par exemple. Cette dégénérescence du foie, du reste, est, depuis longtemps, signalée dans d'autres formes de septicémie chirurgicale (Verneuil).

Enfin, on y observe parfois des productions métastatiques, ainsi que du côté des viscères éloignés, **poumon, estomac, reins.**

Symptômes. — Le début est insidieux, et l'on pourrait dire qu'il existe d'abord une **période latente**, pendant laquelle les malades conservent toutes les apparences de la santé, même avec des lésions assez avancées. C'est pourquoi il est si rare d'observer les altérations initiales. L'attention est généralement attirée pour la première fois par une perte de sang, souvent minime, en dehors de l'époque menstruelle, après une fatigue, fréquemment après le coït ou un effort de garde-robe. Mais cet accident, survenant souvent chez des femmes qui approchent de la ménopause, est pris pour une irrégularité sans importance et passe inaperçu ; ce n'est que par sa répétition qu'il inquiète

[1] Leca, *loc. cit.*, p. 55.

finalement. Parfois même, les **hémorragies**, apparaissant assez régulièrement tous les mois, sont prises pour une restauration de la menstruation et sont plutôt accueillies avec satisfaction par les femmes, qui y voient l'indice d'une sorte de retour de jeunesse.

Ces premières hémorragies ne sont pas fournies par une surface ulcérée; elles sont dues à la métrite concomitante, ou simplement à la fluxion provoquée par la présence du néoplasme, jouant le rôle d'épine irritative; on peut comparer ce processus à celui des hémoptysies dans la première période de la tuberculose pulmonaire.

La **leucorrhée** se montre aussi à ce moment, mais sans caractère spécial. Enfin des **douleurs**, des **phénomènes réflexes** du côté du tube digestif, de la circulation, du système nerveux, reproduisent le cycle pathologique que j'ai caractérisé dans le chapitre des métrites sous le nom de **syndrome utérin**.

On ne saurait, du reste, faire de diagnostic sans le concours de l'examen local. Le toucher fait reconnaître l'**induration**, l'**état papillaire** ou **ulcéreux** du col; l'examen au spéculum montre l'aspect livide des tuméfactions, ou la teinte jaunâtre des surfaces ulcérées, et les végétations en chou-fleur ou en champignon. J'ai décrit, à propos de l'anatomie pathologique, les formes diverses qu'on peut observer au début.

Bientôt après survient une seconde période, qu'on pourrait appeler **période d'état**. Tous les phénomènes se sont accusés; l'hémorragie revient plus fréquemment; l'**écoulement** est devenu rosé ou roussâtre, comme de la *raclure de boyaux*, de la *lavure de chair*, selon l'expression des malades d'hôpital; il a pris une **odeur** fade, écœurante, ou fétide et repoussante; son abondance et son âcreté provoquent un érythème des cuisses et un prurit vulvaire des plus pénibles. En même temps les **douleurs**, surtout lombaires, sont devenues plus fortes et il s'y joint des irradiations névralgiques diverses, plus particulièrement dans les cuisses; ces douleurs se caractérisent par des élancements, des brûlures ou par des engourdissements. Elles sont tenaces et les hypnotiques ne les calment que temporairement.

A ce moment, on peut encore, au toucher, trouver les culs-de-sac du vagin libres; mais souvent ils sont déjà envahis; l'utérus reste encore mobile, ou est immobilisé plus ou moins complètement par la propagation au tissu cellulaire pelvien.

J'insiste beaucoup, relativement à l'examen local, sur la supériorité des renseignements donnés par le toucher et la palpation bimanuelle par rapport à ceux que fournit le spéculum. On est surpris, si l'on a interverti l'ordre naturel de ces explorations, de constater avec le doigt des altérations incomparablement plus étendues que celles que pouvait faire prévoir la vue. Parfois, un col qui paraît à peine tuméfié et légèrement ulcéré au spéculum, apparaît au toucher comme une grosse **tumeur** fixée profondément par une propagation avancée.

Les **troubles digestifs**, anorexie, constipation, ballonnement du ventre, ont pris, à cette période, une grande importance et compromettent la nutrition générale.

Bientôt s'ouvre une troisième phase, ou période de **cachexie cancéreuse**; la peau prend une teinte jaune paille, que Barnes a depuis longtemps attribuée à l'absorption d'une partie des matières fécales décomposées, retenues par la constipation opiniâtre (**coprémie**). Elle offre, en outre, une sécheresse et une rudesse particulières. C'est à cette période que se placent les phénomènes douloureux de **cystite**, les **névralgies** intolérables produites par la compression ou l'envahissement des nerfs, les **phlegmatia alba dolens**, les **fistules**.

L'examen local révèle la **propagation** du néoplasme aux parties voisines.

A ce moment déjà, un autre accident est sournoisement entré en scène : l'**urémie**; on peut se convaincre par l'analyse des urines du faible taux auquel est tombée l'élimination de l'urée, ce qui n'est pas dû seulement à la débilitation générale, mais aussi à l'insuffisance du filtre rénal.

L'exaspération des symptômes gastriques, les **vomissements**, sont sans doute l'indice de petites attaques successives d'urémie subaiguë.

Mais, peu à peu, l'**urémie** devient chronique, et alors elle constitue un véritable bienfait pour les malades, dont elle émousse à la fois l'intelligence et la sensibilité. Elles survivent quelques jours encore dans un état de somnolence demi-comateuse, répondant à peine aux questions, immobiles et indifférentes à ce qui les entoure. Puis elles s'éteignent doucement : c'est ainsi que meurent la plupart des malades. Il est fort rare d'observer les convulsions de la forme éclamptique; j'ai vu un exemple de la forme dyspnéique de l'urémie.

La **péritonite** par propagation ou par perforation ou l'**embolie** peuvent hâter l'issue fatale. Il est évident que la **septicémie** due à la résorption des matériaux putrides entre pour une grande part dans les accidents ultimes, surtout si un traitement convenable n'est pas institué; elle peut alors à elle seule entraîner la mort.

Diagnostic. — J'ai exposé ailleurs (p. 277) le diagnostic différentiel entre le cancer à ses débuts, avant la période d'ulcération, et la **métrite** chronique, et entre le cancer, après l'ulcération, avec la métrite catarrhale du col. Stratz[1] insiste beaucoup sur la couleur jaunâtre, l'aspect granuleux et brillant du cancer non ulcéré. Dans les cas douteux, on devra toujours avoir recours à l'examen microscopique d'un

---

[1] C. H. Stratz. *Zeitschr. f. Geb. und Gyn.*, 1886, t. XIII, n° 1, p. 89.

lambeau excisé (Schröder). Si l'on était forcé d'attendre, il suffirait bientôt, pour lever le doute, d'étudier la marche de la maladie. Du reste, j'ai souvent remarqué que, presque toutes les fois que le doute existe, il ne s'agit pas d'un cancer.

Les végétations formées par le **papillome** bénin, que l'on observe dans les vaginites ou au niveau de plaques muqueuses, ne seront pas confondues avec les fongosités du cancer, leur multiplicité, leur dissémination, leur aspect caractéristique de crêtes de coq, éviteront toute erreur. Enfin, l'écoulement roussâtre et fétide, très différent de l'écoulement purulent de la vaginite, n'accompagne guère que l'épithélioma.

Une nodosité cancéreuse circonscrite du col pourra être facilement confondue avec un petit **myome**. Cependant, ce dernier est plus nettement limité et il n'y a aucun signe d'infiltration ou d'inflammation autour de lui; la muqueuse n'est pas adhérente au corps fibreux comme au cancer (Spiegelberg[1]).

Certains épithéliomas cylindriques du col présentent une apparence polypeuse qui pourrait les faire confondre avec des **polypes muqueux** et **adénomes** de nature bénigne[2]. Il peut s'agir alors de bourgeons cancéreux de la muqueuse du corps et du col, faisant saillie à l'extérieur. On devra s'en assurer par la dilatation et le toucher intra-utérin, au besoin par un curettage explorateur, suivi de biopsie.

Toutes ces considérations sont relatives au cancer à ses débuts. Plus tard l'envahissement des parties voisines, les progrès de l'ulcération, la fréquence des métrorragies et l'abondance d'une sécrétion fétide rendront le diagnostic facile. Il est cependant une affection avec laquelle on a pu le confondre, du moins à cette période : c'est un **corps fibreux du col**, ou un **polype du corps** arrêté par un étranglement ou des adhérences au niveau du museau de tanche dilaté et effacé, lorsque ce corps fibreux a été altéré par une décomposition spontanée ou par des applications intempestives de caustiques. Hémorragies, écoulement fétide, aspect fongueux et sphacélé du néoplasme, tout concourt alors à la confusion; la malade, épuisée par une anémie profonde, paraît même atteinte de cachexie cancéreuse. Il n'est qu'un signe qui puisse faire éviter l'erreur, mais il est pathognomonique : on doit toujours rechercher l'orifice externe du col; dans le cas de corps fibreux dégénéré, on le sent comme une collerette mince mais continue autour de la tumeur, et l'on peut introduire l'extrémité de l'index entre ce diaphragme et la masse morbide; fréquemment aussi cette dernière est, dans sa partie marginale, lisse, ferme et exempte d'ulcération. J'ai pu dans un cas de ce genre opérer et guérir, par l'énucléation d'un fibrome intra-cervical

---

[1] SPIEGELBERG. Die Diagnose des ersten Stadium's des Carcinoma Colli Uteri (*Arch. f. Gyn.*, 1872, t. III, p. 255).

[2] MONTFUMAT. Thèse de Paris, 1867. — A. RICHET. *Gaz. des Hôp.*, 25 août 1885, p. 770.

sphacélé, une malade qui m'avait été envoyée de province par un médecin distingué, comme atteinte de cancer inopérable.

Enfin, je dois rappeler que certaines **métrites séniles** s'accompagnent d'un écoulement dont la fétidité peut donner lieu à une erreur de diagnostic. La difficulté se trouve accrue s'il existe en même temps un rétrécissement du tiers supérieur du vagin — comme il n'est pas rare d'en trouver chez les femmes âgées — car, dans ces cas, on ne peut ni voir, ni toucher le col. S'il ne s'agit pas d'un cancer, des soins de propreté, quelques injections antiseptiques suffisent ordinairement à amener la guérison. Parfois on sera obligé de sectionner le rétrécissement et de procéder à un curettage de la cavité utérine[1].

A propos du diagnostic, je donnerai quelques indications sur certaines **formes exceptionnelles** de tumeur maligne du col.

Hegar[2] a observé une forme très rare, chez une vieille femme; le col était **hypertrophié** et dépassait la vulve sans présenter la moindre ulcération.

C. Th. Eckardt[3] a, chez une jeune fille de dix-neuf ans, constaté une **hypertrophie** considérable du col paraissant avoir été immédiatement précédée de la dégénérescence carcinomateuse.

Schröder[4] a rencontré, dans une autopsie, un cancer de la **partie supérieure du col, intra-cervical**, que rien ne révélait à l'extérieur.

Une partie très importante du diagnostic est le **diagnostic de la propagation**. La palpation bi-manuelle, le toucher vaginal et rectal combinés à l'abaissement méthodique de l'utérus, donneront des notions précises à ce sujet; on aura recours, au besoin, à l'anesthésie pour faire plus commodément cette exploration, capitale au point de vue de la décision opératoire.

Pronostic. — Le cancer, sous toutes ses formes, a une marche fatale. Mais certaines d'entre elles évoluent plus lentement, par exemple, la variété dure ou squirrheuse de la forme cavitaire.

La durée moyenne de la maladie serait de 16 à 17 mois d'après Courty, de 12 mois selon Gusserow. Simpson donne une moyenne de 2 ans à 2 ans et demi. Fardy O. Barker va jusqu'à 3 ans et 8 mois. Arnott, qui donne une statistique peu étendue, mais très étudiée (57 cas), assigne pour durée au carcinome (forme cavitaire?) 53 à 54 semaines, et à l'épithélioma (forme papillaire?) 82 à 83 semaines. On a cité des cas exceptionnels par leur durée. Courty[5] parle de femmes

---

[1] Delbet. *Traité de chirurgie, Duplay et Reclus*, t. VIII.
[2] Hegar. *Virchow's Arch.*, 1872, t. LV, p. 245.
[3] Eckardt. Ein Fall von Cervixcarcinom bei einer 19 jährigen Jungfrau (*Arch. f. Gyn.*, 1887, t. XXX, n° 3, p. 471).
[4] Schröder, *loc. cit.*, p. 512.
[5] Courty, *loc. cit.*, p. 1160.

ayant survécu 7 à 8 ans. F. Barker a observé une femme vivant encore 11 ans après le début constaté du mal. Emmet[1] affirme avoir vu la vie se prolonger 5, 6 et 8 ans. Ces cas peuvent être rapprochés de certains squirrhes atrophiques de la mamelle.

L'**âge** des malades a une sérieuse importance; généralement le cancer des femmes de vingt à trente ans évolue beaucoup plus vite que celui des femmes atteintes vers l'époque de la ménopause; dans les cancers à marche galopante où l'on a observé la récidive rapide, même après l'hystérectomie faite dans les meilleures conditions, il s'agissait généralement de femmes très jeunes. Mais ce n'est pas une règle absolue.

La **forme** du cancer doit être également considérée pour le pronostic. Il y a des cancers peu saignants, peu végétants (de la forme cavitaire, variété dure), qui peuvent mettre plusieurs années à évoluer, surtout si la malade est déjà d'un certain âge.

L'**anurie**[2] est une des complications qui assombrissent le plus le pronostic. C'est aussi une des terminaisons les plus fréquentes du cancer du col de l'utérus et elle amène rapidement la mort des malades qui, sans cet accident, auraient pu vivre encore assez longtemps. Tantôt elle survient d'emblée et peut même être le premier symptôme révélateur d'un cancer utérin, tantôt elle apparaît après une période d'oligurie; les cas d'anurie d'emblée sont rares[3], plus fréquents sont les cas d'anurie suite d'oligurie. La durée de l'anurie est en moyenne de 5 à 8 jours, mais elle peut persister deux et trois semaines. Les périodes de rémission que l'on observe parfois ont une durée toujours courte et ne prolongent guère la vie des malades.

Étiologie. — Les femmes sont plus sujettes au cancer que l'homme, et c'est l'utérus qui est le plus souvent atteint. Ce fait est mis hors de doute par l'importante statistique dressée par T. Y. Simpson, d'après les *Annual Reports of the Registrar general for England* de 1847 à 1861. C'est pendant la période de ce qu'on pourrait appeler la vie utérine chez la femme, de la puberté à la ménopause (où elle atteint son maximum) que cette fréquence du cancer se manifeste. Après l'utérus, c'est le sein qu'attaque surtout le cancer.

La race, l'hérédité, l'âge et la misère physiologique sont trois causes générales prédisposantes dont l'action ne peut être niée.

L'influence de la **race**, qu'on peut facilement étudier aux États-Unis, est au profit des négresses, chez lesquelles le cancer de l'utérus est très rare, tandis que les corps fibreux sont très fréquents chez elles. Du

[1] Emmet, *loç. cit.*, p. 513.
[2] F. Jayle et M. Laubé. *La Presse médicale*, 5 septembre 1895.
[3] Merklen, *Thèse, Paris*, 1881. — Warschawskaya. *Thèse, Paris*, 1891.

reste, d'après les statistiques de Chisolm, presque 1 sur 100 blancs, hommes et femmes, meurt de cancer, et seulement 1 sur 500 nègres des deux sexes y succombe.

L'hérédité a été contestée. En réunissant les statistiques publiées antérieurement, Schröder trouve que sur 948 cas cette cause a été constatée 78 fois. J'en ai vu plusieurs exemples indéniables.

L'âge le plus favorable est de quarante à cinquante ans[1]. Les principales statistiques sont résumées dans le tableau suivant par Gusserow[2], qui a ajouté, pour cela, à ses propres résultats ceux de Lever, Kiwisch, Chiari, Scanzoni, Säxinger (de la clinique de Seyfert), Tanner, Hough, Blau, Dittrich, Lothar Meyer, Lebert, Glatter, Beigel, Schröder, Schatz, Winckel, Champneys, total 5585 cas.

```
          17 ans  . . . . . . . . . . . . .      1 cas (Glatter).
          19   —   . . . . . . . . . . . . .      1 cas (Beigel).
    20 à 50   —   . . . . . . . . . . . . .    114
    30 à 40   —   . . . . . . . . . . . . .    770
    40 à 50   —   . . . . . . . . . . . . .   1169
    50 à 60   —   . . . . . . . . . . . . .    856
    60 à 70   —   . . . . . . . . . . . . .    540
Au-dessus de 70   —   . . . . . . . . . . . . .    193
```

La **misère physiologique**, les privations, favoriseraient le développement du cancer; aussi est-ce surtout dans les classes inférieures de la société qu'on l'observe fréquemment. C'est le contraire pour les myomes.

Schröder a, d'après sa propre expérience, établi une petite statistique comparative très intéressante des cas observés par lui à l'hôpital et dans sa clientèle.

	Myomes.	Cancers.
Sur 14 000 consultations à l'hôpital.	285 (2,5 pour 100)[3]	—
11 800 — —	—	605 (5,1 pour 100)
9 400 de la clientèle privée.	557 (5,7 pour 100)	209 (2,2 pour 100)

Martin a fait un travail analogue, et a trouvé à sa consultation d'hôpital 5 pour 100 de malades atteintes de carcinome, et un peu plus pour le myome; les résultats de sa clientèle privée sont analogues à ceux de Schröder.

---

[1] On connaît des exemples de développement très précoce du cancer du col. Je citerai parmi ces cas exceptionnels celui qui a été publié par GANGHOFNER (*Zeitsch. f. Heilk.*, 1888, t. IX, p. 357) chez une fillette de neuf ans. L'enfant depuis deux ans avait des pertes sanguines; une tumeur papillaire distendait le vagin; elle était ulcérée : excision et cautérisation; l'enfant meurt, peu de jours après, de la variole. L'examen histologique, fait par le professeur Chiari, montra qu'il s'agissait d'un carcinome médullaire né probablement des glandes du col. Voy. aussi : BLUMENFELD. *Münch. med. Woch.*, 1899, n° 13.

Je mentionne plus haut, à propos des formes rares, les cas de SPIEGELBERG chez une jeune fille de dix-sept ans, et de C. Th. ECKARDT chez une jeune fille de dix-neuf ans.

[2] GUSSEROW. *Die Neubildungen des Uterus*, Stuttgart, 1886.

[3] C'est probablement par erreur de calcul que l'auteur indique 1,9 pour 100.

Les causes locales prédisposantes qu'on a invoquées sont surtout la **déchirure du col**, et la **métrite cervicale** qu'elle entretient (Emmet, Breisky); Mangin[1] a fait, sur ce point, des recherches histologiques de beaucoup d'intérêt. On a aussi incriminé les **accouchements répétés** (Gusserow), mais il est possible que les parturitions fréquentes agissent seulement par les déchirures et les inflammations du col qui en sont souvent la conséquence.

Traitement du cancer du col.

On doit diviser la thérapeutique du cancer utérin en deux parties, selon qu'une cure radicale peut être tentée, ou qu'on doit s'en tenir à un traitement purement palliatif.

La cure radicale n'est possible que dans les cas de cancer limité à l'organe, sans envahissement voisin; le traitement palliatif s'adresse aux tumeurs propagées au delà des limites utérines, dans lesquelles l'ablation totale serait impossible, trop dangereuse ou inutile.

A. **Traitement palliatif.** — À quels signes pourra-t-on reconnaître que l'exérèse totale est contre-indiquée et qu'il faut se contenter d'une intervention palliative?

Plusieurs cas sont à considérer :

1° **Cancer limité au col avec certitude ou soupçon de propagation profonde.** — Quand la recherche de la mobilité utérine a montré que l'organe s'abaisse difficilement, et que la palpation bi-manuelle a fait constater de la tuméfaction, de l'empâtément sur ses côtés, deux hypothèses sont possibles : périmétrite avec adhérences ou propagation du cancer au tissu cellulaire pelvien et aux ligaments larges. Dans le premier cas, l'opération sera difficile, d'un pronostic grave, mais sera à discuter; dans le second, elle est dangereuse et inutile. En effet, le pronostic opératoire est deux fois plus grave dans les cancers propagés. Martin[2] a noté 32 pour 100 de morts en pareil cas; ce qui grève encore la plupart de nos statistiques, c'est assurément le grand nombre de faits de ce genre. On a eu tort de décorer du nom d'**hystérectomie palliative**[3] l'ablation de l'utérus au milieu d'un foyer cancéreux profond; de même, il est mauvais d'avoir appelé **amputations sus-vaginales**

---

[1] Mangin. *Marseille méd.*, 1888, p. 513. — Ruge. *Krebs der Gebärm.*, 1881, Stuttgart. — Leopold. *Centralb. f. Gyn.*, 1896, p. 1121. — Freund. *Virchow's Archiv*, t. LXIV, p. 1. — Smith. *Americ. journal of obst.*, 1902, p. 175.

[2] A. Martin. Zur Statistik der vaginalen Totalextirpation bei Carcinom (*Berl. klin. Woch.*, 1887, n° 5, p. 69).

[3] De Madec. *Traitement chirurgical du cancer de l'utérus*. Thèse de Paris, 1887, p. 90.

irrégulières [1] des hystérectomies inachevées, après une sorte de dissection exploratrice. C'est un regrettable abus du langage scientifique qui semble justifier l'opération dans des cas où elle est formellement contre-indiquée. Une opération de ce genre, quand elle ne tue pas la malade (ce qui est fréquent), est un palliatif beaucoup moins efficace qu'un simple curage suivi de cautérisation.

2° **Cancer du col ayant envahi le vagin primitivement ou consécutivement.** — Cet envahissement est à mes yeux une contre-indication formelle de l'opération radicale ; en effet, ou elle est l'indice de la propagation d'un cancer avancé, qui a probablement déjà infecté les lymphatiques, ou bien elle résulte de la forme dite *vaginale* (que j'ai proposé d'appeler *liminaire*) du cancer du col, qui a une tendance invincible à s'étendre au vagin et à récidiver fatalement sur place : rationnellement c'est alors tout le vagin, plutôt que tout l'utérus, qu'il faudrait enlever. Là encore, le curage et la cautérisation sont les meilleurs palliatifs. Il en est de même des cancers de la mamelle (cancers pustuleux, cancers en cuirasse de Velpeau), devant lesquels il faut savoir s'abstenir, même quand ils sont *anatomiquement* opérables ; la chirurgie n'est pas la médecine opératoire.

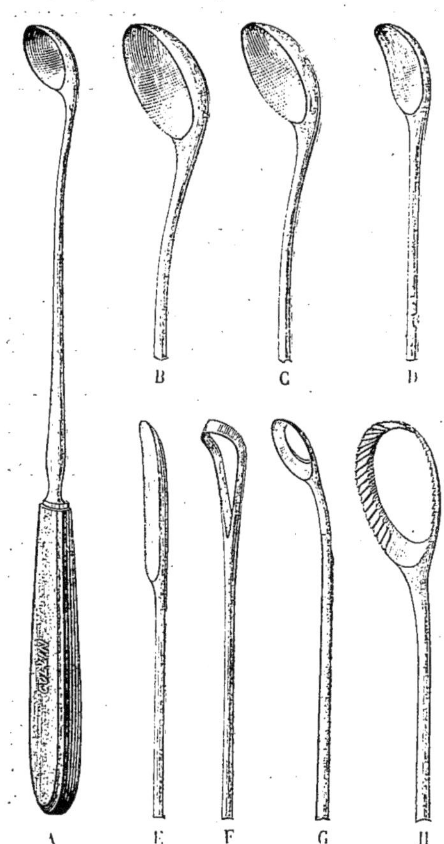

Fig. 565. — Curettes tranchantes.
A. B. C. D. Cuillers tranchantes de Simon. — E. Curette tranchante de Récamier. — F. Curette de Sims. — G. Curette fenêtrée à tige malléable. — H. Curette de Thomas taillée en scie.

3° **Cancer du col propagé non seulement au vagin, mais encore à la vessie ou au rectum.** — Malgré l'avis contraire de quelques chirurgiens distingués [2], tenter une opération curative dans ces conditions et, pour

---

[1] Voir les critiques que j'ai formulées à ce sujet (*Ann. de Gyn.*, août 1888, t. XXX, p. 92).
[2] Mikulicz, cité par Schwartz (*Revue de chir.*, 1882, p. 497), s'exprime ainsi sur ce point : « Tant que l'on regardera la vessie et le rectum comme des *noli me tangere*, aussi long-

cela, enlever l'utérus et les parties envahies du rectum et de la vessie, me paraît une illusion funeste. Certes, l'opération est faisable et peut réussir immédiatement; mais la récidive, ou, pour mieux dire, la repullulation sur place, est fatale à bref délai, car un cancer aussi avancé a sûrement déjà infecté les lymphatiques. Enfin, la gravité de l'hystérectomie étant considérablement augmentée en pareil cas, on peut se demander s'il est sage d'exposer les malades à de si gros dangers pour un bénéfice si précaire.

Dans les trois dernières catégories que je viens de passer en revue, on doit s'adresser à une **opération palliative**, susceptible de supprimer les deux grandes causes d'affaiblissement des malades, hémorragie et écoulement fétide. Pour cela, il faut rapidement détruire les fongosités qui se désagrègent avec lenteur et qui entraînent par ce travail d'élimination spontanée les symptômes précédents. L'instrument de choix est la **curette**, et plus spécialement la **cuiller tranchante** de Simon, qui attaque très facilement les masses cancéreuses (fig. 365); on évide rapidement, avec l'instrument de gros modèle, les fongus volumineux, puis on poursuit les végétations dans les anfractuosités avec les curettes plus petites. Il faut toutefois manœuvrer avec la plus grande prudence dans les régions dangereuses et notamment en avant (vessie, uretères). Si l'on pénètre dans la cavité utérine envahie, on aura soin de n'attaquer les surfaces qu'obliquement et non perpendiculairement, afin d'éviter les perforations.

Le nettoyage des surfaces terminé, Martin [1] n'a pas hésité à réunir les surfaces avivées pour provoquer leur cicatrisation par première intention; il me semble que les cas favorables à l'application de cette méthode ingénieuse sont très rares, et qu'elle offre plus d'un inconvénient. Je préfère de beaucoup faire suivre le curettage d'une énergique **cautérisation avec le cautère actuel** qui poursuit au loin par son rayonnement les traînées néoplasiques et les frappe de mort, au milieu des tissus sains, plus résistants. Ce procédé est sensiblement celui qui a donné de si bons résultats à Kœberlé et à Baker; Schröder le recommande également. J'en ai retiré les plus grands bénéfices [2]. On doit avoir soin de bien protéger le vagin contre les irradiations du fer rouge par

temps l'extirpation de l'utérus ne donnera pas les résultats désirables; il ne faut pas craindre d'attaquer franchement le rectum et la vessie, qui ne sont pas des organes essentiels à la vie. » — TERRIER (cité par GOMET, *Thèse citée*, 1886) s'est évidemment inspiré de ces paroles quand il a dit « qu'il n'hésitera pas à opérer tant que l'extirpation de la portion envahie du rectum et de la vessie ne sera pas incompatible avec l'existence ».

[1] MARTIN, *loc. cit.*, p. 99, et v. RADENAU. *Berl. klin. Woch.*, 1883, n° 13, p. 188.

[2] KŒBERLE. *Gaz. hebd.*, 26 fév., 1886, n° 9, p. 140. — W. H. BAKER. *Amer. Journ. of Obstet.*, 1882, p. 265, et 1886, p. 184. — SCHRÖDER, *loc. cit.*, p. 525. — DESPRÉAUX. *Du curettage utérin* (Thèse de Paris, 1887). — ADRIEN POZZI. *Le traitement du cancer de l'utérus* (Thèse de Paris, 1888). — J. MONTAIGNE. *Traitement du cancer de l'utérus en dehors de la grossesse : curettage et cautérisation ignée* (Thèse de Lille, 1894).

des valves de bois; le métal est trop bon conducteur de la chaleur.

On peut renouveler plusieurs fois ce traitement à quelques semaines ou quelques mois d'intervalle. A moins d'une contre-indication formelle tirée de l'état général de la malade, il est préférable de recourir à l'anesthésie.

Après le curettage, un tampon de gaze iodoformée est placé dans la cupule ou la caverne produite par l'évidement, et renouvelé au bout de deux jours. On peut ensuite s'en tenir aux injections avec le permanganate de potasse à 1/2000, l'eau oxygénée dédoublée, le sublimé à 1/5000, etc. Dès que les granulations du fond du vagin recommencent à sécréter avec quelque abondance, j'y applique un petit tampon discoïde imbibé de chlorure de zinc au dixième, solidement maintenu et isolé par un plus gros tampon de gaze iodoformée, trempé dans le bicarbonate de soude. On fera, au-dessous, un tamponnement complet du vagin, au coton, pour éviter tout déplacement. Ce pansement peut être renouvelé et devrait être précédé chaque fois d'une injection antiseptique.

Au lieu de la cautérisation ignée, que je préfère dans tous les cas, on a employé, à l'étranger[1], les solutions alcooliques de **brome** (à 1/5) : il faut alors protéger le vagin par un tampon imbibé d'une solution de bicarbonate de soude. La **pâte de Canquoin**, le **caustique de Filhos**, le perchlorure de fer, l'acide acétique, l'acide nitrique, l'acide chromique, etc., ont eu des défenseurs ardents; mais les très nombreux accidents (perforations, péritonites, etc.), dus en particulier à l'emploi des **flèches**, en ont presque fait abandonner l'emploi : cependant il faut reconnaître que le **chlorure de zinc**, manié avec prudence, peut rendre de réels services. C'est Maisonneuve et Demarquay qui ont les premiers appliqué ce caustique au traitement du cancer du col. Marion Sims[2], auquel beaucoup d'auteurs étrangers rapportent le mérite de ce procédé, n'est venu qu'après eux : van de Warker[3] a imité ce dernier dans sa technique spéciale, sans le citer. Fränkel[4] a encore recommandé cet agent. Voici comment il procède : il nettoie le col avec la curette et fait l'hémostase avec le thermocautère, sans insister sur cette première cautérisation; puis il place sur le col de petits tampons d'ouate, imbibés de la solution à 2/3 de chlorure de zinc. Il les laisse en place de douze à vingt-quatre heures. Pour neutraliser les effets du caustique sur le vagin, Fränkel, à l'exemple de Sims, superposait des

---

[1] C.-H.-F. Routh. *Brit. med. Journ.*, févr. et mars 1870, t. I, p. 178 et 230. — Schröder, *loc. cit.*, p. 525. — Veit. *Handbuch der Gyn.*, 1899, t. III.

[2] Marion Sims. *Amer. Journ. of Obstet.*, 1879, t. XII, p. 451.

[3] E. van de Warker. *Ibid.*, 1884, t. XVII, p. 225.

[4] Fraenkel. *Centr. f. Gyn.*, sept. 1888, n° 37, p. 593. — Voir sur ce sujet une discussion à la *Soc. gyn. de Berlin*, 22 juin 1888 (*ibid.*), où Martin condamne les caustiques, qu'il accuse d'agir aveuglement et d'être dangereux.

tampons imbibés d'une solution concentrée de bicarbonate de soude et oignait la vulve de vaseline au bicarbonate de soude (à 1/3) ; l'escarre tannée se détachait vers le dixième jour.

Pour en finir avec les caustiques, je dois une mention à la cautérisation par le **carbure de calcium** conseillée et appliquée pour la première fois par Guinard[1] en 1896. On introduit dans le vagin, contre le champignon néoplasique, de petits fragments de cette substance qu'on maintient en place avec un tampon de gaze ou de coton hydrophile. Sous l'influence des sécrétions liquides qui se produisent à la surface de la tumeur, le carbure se décompose en acétylène et en oxyde de calcium. Au bout de 48 heures on enlève le tampon et l'on administre une injection. Il s'est formé une eschare qui, en tombant, entraîne les parties exubérantes du néoplasme. D'après Guinard, ces applications auraient pour résultat de supprimer la fétidité, les pertes sanieuses, et de faire cesser la douleur, pendant un certain temps. Von Herff, qui a employé la méthode de Guinard, en Allemagne, dit aussi en avoir obtenu d'assez bons résultats.

Comme injection désinfectante dans les cas de cancers trop fétides, on se trouvera bien de solutions de **permanganate de potasse** à 1 pour 1 000 (la solution doit avoir une couleur rouge cerise foncée) ou de solutions très diluées de **liqueur de Labarraque**. Mais je ne saurais trop conseiller de ne pas s'en tenir là, ainsi que cela est l'habitude de la plupart des praticiens, mais de joindre à leur usage un **curage destructeur** des fongosités putrides, qui ne constitue vraiment pas une véritable *opération* ; ceux qui reculeraient devant l'emploi du fer rouge obtiendront déjà de bons résultats par l'application de rondelles imbibées de chlorure de zinc, après le râclage[2].

Contre les hémorragies, qui seront très diminuées par les soins précédents, on peut recourir à l'application locale de tampons faits avec de la gaze ou du coton légèrement imbibés de **perchlorure de fer**, de **gélatine**, d'**adrénaline**, de **ferripyrine**, etc. Le thermo-cautère ou mieux le **cautère actuel** énergiquement manié est le moyen le plus efficace, l'*ultima ratio*. L'ergot de seigle est à peu près sans effets ; mais on se trouvera quelquefois bien de la **digitale**.

Je dois citer aussi les **ligatures atrophiantes** préconisées dans l'espoir de faire cesser les hémorragies en amenant la régression atro-

---

[1] Guinard. *Bull. de l'Acad. de méd.*, 1896, 7 avril.

[2] Schultz (*Centr. f. Gyn.*, 1892, p. 255) et Bernhardt (*ibid.*, 1893, p. 900) ont prétendu obtenir sinon des guérisons, du moins des améliorations notables par les injections interstitielles d'alcool à 90 degrés. — J. Schramm (*ibid.*, 1892, p. 621), qui a expérimenté la méthode de Schultz, la condamne comme très douloureuse et inefficace. — Thiersch a préconisé le nitrate d'argent et Mosetig-Moorhof, la pyoctanine, également en injections interstitielles. — Voy. aussi · Cucca et Ungaro (de Naples) (*Rassegna d'Ost. e Gin.*, 1901, janvier).

phique du tissu utérin[1]. Cette méthode n'a pas donné de résultats durables.

L'érythème de la vulve cédera à des soins de propreté minutieux, à des bains de siège fréquents, à des lotions d'eau blanche, à des onctions de vaseline boriquée formant enduit protecteur contre le suintement vaginal.

Les phénomènes gastriques seront traités par les toniques et les amers (vin de quinquina, vin de Colombo, macération aqueuse de quinquina, teinture amère de Baumé à la dose de 2 à 5 gouttes avant chaque repas ou teinture de noix vomique 10 à 15 gouttes) ; la quassine amorphe en pilules de 1 centigramme, une à deux par jour ; enfin, le régime lacté, s'ils sont liés à des altérations rénales.

Contre les vomissements répétés d'origine urémique, Winker s'est bien trouvé de l'administration d'une goutte de teinture d'iode dans de l'eau, à chaque repas.

La constipation sera combattue avec soin, car elle est une cause de métrorragies par les efforts qu'elle nécessite. Le mieux est de faire prendre aux malades une nourriture rafraîchissante, beaucoup de légumes verts, des fruits, des pruneaux, etc. Un grand lavement quotidien d'eau chaude avec addition de deux cuillerées de gros miel, et au besoin de miel de mercuriale, dispense de l'emploi toujours nuisible de purgatifs répétés. On pourra cependant, s'il est nécessaire, donner de petits paquets de rhubarbe associés à la belladone pour éviter les coliques (90 centigrammes de poudre de rhubarbe avec 1 centigramme de poudre de belladone dans un cachet). Enfin, si ces moyens échouent, on aura recours aux drastiques dont l'un des meilleurs est le podophyllin (une pilule contenant : podophyllin, 5 centigrammes ; extrait de belladone, 1 centigramme).

Les douleurs sont rarement soulagées par l'intervention chirurgicale ; mais les injections et les pansements fréquents les diminuent sensiblement. On ne pourrait, sans cruauté, refuser les injections de morphine à des malades condamnées ; on devra seulement s'efforcer d'en limiter l'emploi et d'éviter les abus qui achèvent d'altérer les fonctions digestives et de déprimer les forces.

On a vanté comme **spécifiques** : la **ciguë**, qui n'a d'autre effet que d'aggraver les troubles gastriques ; le **condurango** (en décoction, 15 grammes pour 200 grammes d'eau), qui agit seulement comme stomachique ; la **térébenthine de Chio** ($0^{gr},5$ à 1 gramme en pilules), qui paraît n'avoir aucune action nuisible, si son pouvoir n'est pas démontré[2].

---

[1] BAUMGARTNER. *Verhandl. der. Deut. Ges. f. Gyn.*, Leipzig, 1888. — HOWARD A. KELLY. *Johns Hopkins Hosp. Bull.*, avril 1894. — PRYOR. *Am. Journ. of Obst.*, 1807, t. I. — TUFFIER. *Congrès français de chirurgie*, Paris, 1897. — HARTMANN ET FREDET. *Ann. de gyn.*, 1898, t. 49. — ROUX. *Congrès français de chirurgie*, Paris, 1897.

[2] A mentionner aussi, pour mémoire : *l'extrait de grande chélidoine* vanté par DENISSENKO

B. **Traitement curatif.** — Le traitement curatif a pour but l'exérèse aussi complète que possible de tous les tissus infiltrés par le néoplasme.

Deux méthodes chirurgicales ont été mises en œuvre pour obtenir ce résultat : 1° **les amputations élevées du col**; 2° **les hystérectomies totales.**

I. **Amputations du col.** — L'amputation **sous-vaginale** du col, c'est-à-dire pratiquée au-dessous des insertions du vagin, aujourd'hui complètement délaissée, a eu son heure de vogue; elle aurait procuré de bons résultats à Verneuil, qui préconisait l'emploi de l'écraseur, à Ch. Braun, qui employait l'anse galvano-caustique, à J. Byrne, qui conseillait le galvano-cautère [1].

Schröder [2] donna ensuite plus d'extension à ce procédé en reportant la section du col au-dessus de l'insertion vaginale; il créa ainsi l'amputation **élevée ou supra-vaginale** du col. D'après lui, il y aurait une différence fondamentale entre le *cancroïde* du museau de tanche et les autres formes d'épithélioma; le cancroïde serait une affection locale, n'ayant que peu ou pas de tendance à se propager vers le corps de l'utérus, si l'on extirpe largement le col, en dépassant les limites du

(*Wratsch*, 1898, n° 30) ; toute la série des *sérums spécifiques*. Voy. Adamkiewicz (*Berlin. klin. Wochenschrift*, 1901, n° 23), Kugel (*Therapeutische Monatshefte*, 1901, août) ; l'*extrait de glande thyroïde*, très vanté par Beaver (*Brit. med. journal*, 1902, p. 266) ; l'action des *rayons de Rœntgen* expérimentée par T. Scully (*Ann. of Gyn. and Ped.*, 1903, p. 286), etc., et, pour terminer, la singulière pratique proposée par Otto Küstner, *le colpocleisis rectal* : occlusion de la vulve et établissement d'une fistule vagino-rectale permanente (*Centralblatt für Gyn.*, 1900, n° 14). — A consulter encore sur le traitement palliatif du cancer utérin : Lemasson. Thèse de Paris, 1902.

[1] De très brillants résultats obtenus par ces divers procédés ont été publiés; le point délicat pour beaucoup de ces faits anciens est la sûreté du diagnostic histologique. La statistique de Pawlik, recueillie dans la clinique de C. Braun, donne les résultats d'une période d'environ 20 ans : sur 136 opérées d'amputation intra-vaginale du col à l'anse galvano-caustique, 9 moururent de l'opération, soit 6,6 pour 100 de mortalité. La survie fut de plus de 1 an pour 35, soit 26 pour 100, de plus de 2 ans pour 26, soit 20 pour 100. Deux étaient encore exemptes de récidive au bout de douze ans, une après dix-neuf ans et demi. Karl Pawlik. (*Wien. Klin.*, déc. 1882, t. VIII, p. 405.) — Verneuil, dans une discussion à la Société de chirurgie (octobre 1888), a rapporté 22 amputations sous-vaginales du col, par son procédé, avec 1 mort. Polaillon, qui a employé l'anse galvanique, a constaté 1 mort (par chloroforme) sur 200 opérées. Marchand, sur 12 cas (dont 4 avec l'écraseur et 8 avec l'anse galvanique), a perdu une malade par péritonite consécutive. Terrillon compte 7 opérées guéries (galvano-cautère, ou thermo-cautère). En y ajoutant un cas de Schwartz, on relève 60 amputations sous-vaginales du col avec 2 morts opératoires, soit 3,35 pour 100. Dans cette série, Verneuil compte 1 cas de guérison datant de 7 ans ; 1, de 5 ans ; 1, de 3 ans. 2, datant de 6 ans et de 3 ans, ont présenté, à cette époque tardive, une récidive dans les ganglions pelviens. Polaillon observe un cas de guérison depuis 7 ans ; 1 depuis 5 ans. Marchand, 1 depuis 7 ans ; 1 depuis 5 ans ; et Schwartz, 1 cas depuis 4 ans (*Bull. et Mém. Soc. de Chir.*, 1888, p. 717 et suiv., et M. Barraud. *Hystérectomie vaginale totale ou partielle* (Thèse de Paris, 1889, p. 63 et 85). Voy. aussi : Kœberlé. *Gaz. hebd. de médecine*, 1886, p. 139. — W.-H. Baker. *Amer. journ. of obs.*, 1882, p. 265 et 1886, p. 184. — Van de Warker, *ibidem*, 1884, p. 225.

[2] Schroeder. *Zeitschrift für Geb. u. Gyn.*, 1879, t. III, p. 419 et 1881, t. VI, p. 213. — *Maladies des organes génitaux de la femme*, trad. franç. de Lauwers sur la 12ᵉ édit. allemande, Bruxelles, 1899.

mal de 1 centimètre à 1 centimètre et demi. Cette opération serait donc aussi efficace et moins dangereuse que l'hystérectomie totale.

Voici comment il la décrit :

On abaisse le col malade, au moyen de pinces de Museux, jusqu'à l'entrée de la vulve, puis on passe une anse de fil solide à travers et au-dessus de chaque cul-de-sac latéral (fig. 566). Ces anses servent à attirer les parties vers le bas; de plus, on peut par leur moyen comprimer l'artère utérine et ses branches; l'excision terminée, elles constituent des sutures solides au fond des culs-de-sac. On peut à la rigueur s'en passer.

Une incision jusque dans le tissu conjonctif sera faite alors, au-devant du bord de la lèvre antérieure, à 1 centimètre au moins des tissus malades; on sépare très facilement la vessie de la paroi antérieure du col sur une assez grande étendue, en déchirant le tissu conjonctif lâche qui les unit. On relève alors les pinces de Museux de façon à étaler le cul-de-sac postérieur et l'on incise transversalement la paroi postérieure du vagin, comme plus haut. On éprouve beaucoup plus de difficulté à séparer le péritoine de la paroi postérieure du vagin. Si, à cause de l'extension considérable de la néoplasie, on était obligé de faire son incision très haut dans le cul-de-sac postérieur, il pourrait se faire qu'on ouvrît le péritoine. A-t-on ouvert la séreuse (ce qui est assez indifférent quand on opère aseptiquement), on fermera la déchirure ou l'incision, au moyen d'une ou de plusieurs sutures. Le vagin étant ainsi divisé en avant et en arrière, on prolonge les incisions sur les côtés, jusqu'à ce qu'elles se rencontrent. Le col est alors dégagé de ses connexions conjonctives, au moyen du doigt, qui déchire les tissus et les refoule latéralement. Il est plus difficile à libérer sur les côtés; en cet endroit, le tissu cellulaire est plus ferme et des artères volumineuses pénètrent dans l'utérus. On coupe les vaisseaux après les avoir liés, et, une fois coupés, on y applique encore, au besoin, une seconde ligature. Dès qu'on juge que le col est assez dégagé, on incise la paroi antérieure, jusqu'à ce que le bistouri arrive dans le canal cervical. Alors, des fils sont passés à travers le cul-de-sac antérieur et le long de la paroi posté-

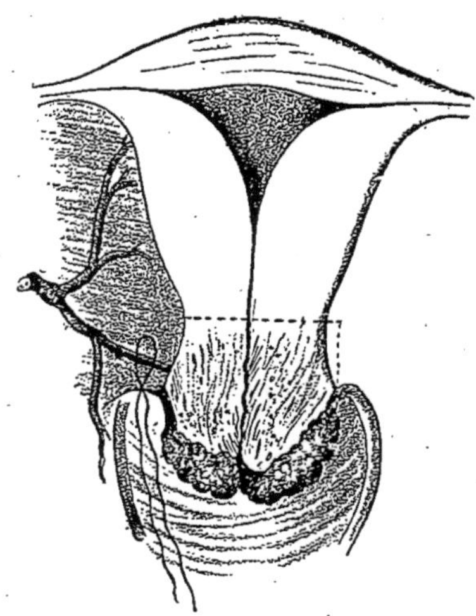

Fig. 566. — Amputation supra-vaginale du col. Figure montrant l'étendue de l'excision et la ligature de la branche inférieure de l'artère utérine.

rieure de la vessie, traversent la paroi utérine antérieure et ressortent finalement par le canal cervical (fig. 567, B). On noue, et la surface de section de la paroi vaginale antérieure s'applique sur la surface de section de la muqueuse cervicale; cette suture, qui embrasse profondément les parties, ferme aussi la plaie du tissu conjonctif.

Si l'on a déjà divisé à ce moment la paroi postérieure de l'utérus, ces sutures empêchent le moignon de remonter. On place de même des sutures postérieures embrassant les parties profondes et unissant la paroi vaginale à la partie postérieure de l'utérus. On consolide la

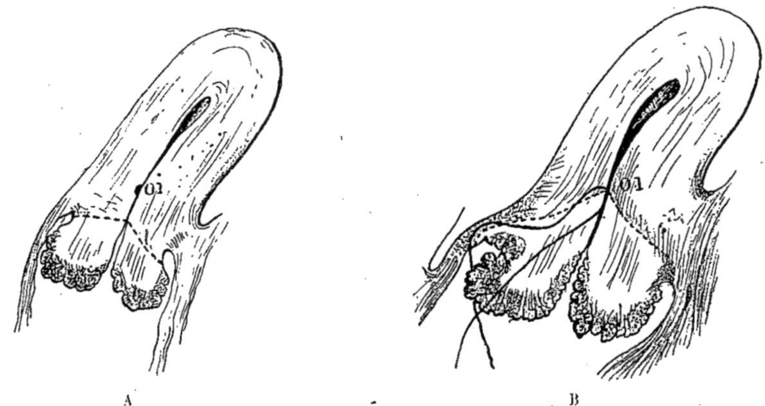

Fig. 567. — Amputations du col de l'utérus.

A. Amputation basse, sous- ou infra-vaginale, du col. — *oi*, Orifice interne du col. — B. Amputation élevée, sus- ou supra-vaginale, du col, trajet de l'incision et de la suture consécutive. — *oi*. Orifice interne du col.

réunion en plaçant de nouvelles sutures latérales et l'on termine en fermant par des ligatures aussi profondes que possible toutes les surfaces cruentées.

Cette opération permet d'enlever sûrement et en grande partie les culs-de-sac vaginaux (Schröder a une fois enlevé en même temps toute la moitié supérieure du canal vaginal), le col tout entier et même une petite portion du corps de la matrice.

Hofmeier a publié les résultats de la pratique de Schröder et de quelques-uns de ses assistants, du commencement de 1879 à la fin de 1884. 105 extirpations partielles ont donné 10 morts (soit 9,5 pour 100) et des résultats éloignés excellents[1]. Cette série a été complétée jusqu'en

[1] HOFMEIER. *Berl. klin. Woch*, 1886, n° 6, p. 91, et n° 7, p. 106. — Quant aux suites éloignées, voici le relevé de Hofmeier : 7 fois on n'a pu avoir de renseignements; parmi les opérées datant d'un an, 43 avaient une récidive et 45 n'en avaient pas; sur les 88 femmes opérées depuis plus de deux ans, 8 étaient mortes, 7 perdues de vue, et parmi les autres on comptait 37 récidives et 31 guérisons, soit, 45,5 pour 100 de guérisons. Des 49 femmes opérées depuis plus de trois ans, 4 étaient mortes, 6 perdues de vue, 26 avaient eu une récidive et 23 étaient guéries : soit 47 pour 100 de guérisons.

1891 par Winter[1]; elle comprend toutes les amputations supra-vaginales pratiquées pour cancer à la clinique gynécologique de l'Université de Berlin sous la direction de Schröder et d'Olshausen. Au nombre de 155, ces opérations ont donné 10 morts, soit une mortalité de 6,5 pour 100; les dernières 64 opérations n'ont donné aucun décès. En Allemagne, l'amputation supra-vaginale a été aussi pratiquée par Gusserow[2], en Amérique par Baker et Reamy[3], en Angleterre par Spencer Wells[4] et Wallace[5], et en France par Kœberlé[6], Marchand[7], Buffet[8], Tédenát[9], etc.

En réunissant les séries de Hofmeier et Winter, Gusserow, Baker, Reamy, Sp. Wells et Wallace, on obtient 287 amputations élevées du col avec 18 morts, soit une proportion de 6,2 pour 100. En réunissant celles de Hofmeier et de Baker, qui seules sont assez détaillées à ce point de vue, on a une série de guérisons après deux ans, qui dépasse 50 pour 100! Je trouve, avec Barraud[10], que cette proportion est « vrai-

---

[1] WINTER. Ueber die Schrœder'sche supra-vaginale Amputatio in Portiocarcinom. (*Zeitschr. f. Geb. u. Gyn.*, 1891, t. XXII, p. 196). Au point de vue des résultats éloignés, 80 malades ont eu des récidives, soit 57 pendant la première année, 10 pendant la seconde, 5 pendant la troisième, 5 pendant la quatrième et 5 pendant la cinquième; 52 malades sont citées sans récidive, et sur ces dernières 49 étaient opérées depuis plus de deux ans.

[2] GUSSEROW (*Die Neubildungen des Uterus*, 1886, p. 233) a eu 3 morts sur 33 cas, soit 9.9 pour 100.

[3] W.-H. BAKER, de Boston (*Amer. Journ. of Obstet.*, 1882, p. 265, et 1886, p. 484), fait une amputation supra-vaginale (*high amputation*) par un procédé analogue à celui de Schröder, et la fait suivre d'une forte cautérisation ignée. Il rapporte 10 cas sans mort opératoire. La survie a été longue : 2 récidives seulement après quelques mois; 1 guérison pendant 2 ans, puis récidive; 1, pendant 4 ans; 1, pendant 4 ans et 7 mois; 1, pendant 5 ans; 1, pendant 5 ans et 3 mois; 2, pendant 6 ans; 1, pendant 8 ans, puis récidive. Dans une nouvelle série (*New-York med. Journ.*, 1891, p. 54), relative aux amputations sus-vaginales pratiquées de 1882 à 1889, il rapporte 16 cas nouveaux, sans mort opératoire; 10 malades, opérées déjà depuis 3 à 8 ans, sont restées sans récidive; les autres ont eu une récidive au bout d'un laps de temps qui a varié entre 6 mois et 3 ans. — REAMY (*Amer. Journ. of Obstetr.*, 1888, t. XXI, p. 1028) a rapporté 57 amputations élevées, suivies de 2 décès opératoires. Il a constaté la récidive sur 29 malades dans une période variant de 1 à 14 ans. Les 26 autres, opérées depuis 1 à 15 ans, paraissaient guéries.

[4] SPENCER WELLS (*Brit. med. Journ.*, déc. 1888, p. 1267) fait suivre l'amputation élevée du col, au bistouri et aux ciseaux, de l'application du fer rouge. Il a noté 1 mort opératoire sur 6 cas.

[5] WALLACE (*Brit. med. Journ.*, 15 septembre 1883), sur 10 cas, a observé 2 morts, soit 20 pour 100.

[6] KŒBERLÉ (*Gaz. hebd. de méd.*, 26 fév. 1886, p. 159) préfère à l'hystérectomie totale l'excision élevée du col, suivie de cautérisations énergiques.

[7] MARCHAND (*Bull. et Mém. de la Soc. de Chir.*, oct. 1888, p. 832) a fait 6 fois l'opération sus-vaginale et a observé 1 mort (péritonite).

[8] BUFFET *Gaz. des Hôp.*, 1886 (cité par BARRAUD) : 2 opérations, 2 succès immédiats.

[9] TÉDENAT (cité par BARRAUD) : 1 opération, 1 guérison. — En réunissant les opérations pratiquées par ces trois chirurgiens, qui représentent à peu de chose près le bilan de la chirurgie française sur ce point en 1888, nous trouvons 9 amputations sus-vaginales avec 1 mort opératoire, soit 11,11 pour 100, chiffre analogue à celui de la statistique étrangère; au point de vue de la survie, voici les résultats : 2 femmes perdues de vue; 2 récidives précoces; 2, mortes au bout de 11 et de 30 mois; 2 sont guéries, l'une depuis 3 ans, l'autre depuis 4 ans (BARRAUD, *loc. cit.*, p. 74).

[10] BARRAUD (*loc. cit.*, p. 48) a obtenu le chiffre de 5,88 pour 100 de mortalité avec une petite

ment trop belle » et qu'elle est en désaccord complet avec le pronostic général des cancers. C'est, me semble-t-il, la meilleure démonstration des nombreuses erreurs de diagnostic que doivent recéler ces séries extraordinaires, sur lesquelles on a basé jadis le procès de l'hystérectomie précoce.

Comme je le disais plus haut, l'amputation du col a eu son heure de vogue, aujourd'hui elle n'est plus qu'un souvenir. La gravité de l'hystérectomie totale est tellement réduite qu'elle ne diffère plus sensiblement de l'exérèse cervicale : qu'il s'agisse d'un cancroïde du museau de tanche ou d'un épithéliome du canal cervical, c'est la suppression totale de l'organe malade qui est maintenant pratiquée[1].

B. — **Hystérectomie.**

L'hystérectomie pour cancer du col est pratiquée par la *voie vaginale* ou la *voie abdominale*; elle l'a été exceptionnellement par la *voie sacrée, parasacrée* et *paravaginale*.

Hystérectomie vaginale.

La première extirpation de l'utérus cancéreux par la voie vaginale[2] est due à Sauter, qui la pratiqua en 1822. Son exemple fut bientôt suivi par Siebold et Holscher, par Blündell en Angleterre en 1828 et, en France en 1829, par Récamier, qui, le premier, montra la nécessité de lier les artères utérines. Mais après avoir fourni quelques succès retentissants, la nouvelle opération fut presque aussitôt abandonnée, à cause du grand nombre de revers qu'elle avait ensuite occasionnés. Elle n'a été tirée de l'oubli qu'en 1878, par Czerny (de Heidelberg) qui en a été le véritable vulgarisateur.

série de 34 cas représentant les opérations faites par Péan, Bouilly, Terrier et Richelot, dans l'année 1888.

[1] Voy. S. Pozzi. *Bull. de la Soc. de Chirurgie*, 1888, p. 770. — L. Landau. *Samml. klin. Vorträge*, 1889, n° 338. — D. de Ott. *Annales de Gyn.*, 1889, t. XXXII, p. 267. — Le traitement du cancroïde cervical par l'amputation pure et simple du col compte encore quelques rares partisans : Hofmeier pense que pour obtenir une guérison durable il suffit, dans les cas de cancer limité, de pratiquer l'amputation supra-vaginale du col (Congrès de Giessen. 1901, in *Cent. f. Gyn.*, 1901, p. 674). O. de Franqué estime que, dans le cancroïde du col, l'amputation haute suffit, à condition que le canal cervical soit indemne (*Zeitschr. f. Geb. u. Gyn.*, 1901, t. XLIV, n° 2). — Lewers dit que jusqu'en 1899 il a pratiqué 33 amputations cervicales hautes : 8 de ces opérées sont restées sans récidive pendant 4 à 15 ans : à son avis, les résultats éloignés de cette opération ne sont pas inférieurs à ceux de l'hystérectomie vaginale (*Londres*, 1902, chez l'éditeur Lewis. — *The Practitionner*, 1902, juin). Voy. aussi Kermauer et Lameris. *Beitr. z. Geb. und Gyn.*, 1901, t. V, n° 1).

[2] Voir pour l'historique : Rochard. *Histoire de la chirurgie franç. au XIXe siècle*, p. 265-267. — Ch.-Gustave Hesse. *Mémoire pour servir à l'extirpation de l'utérus* (*Revue méd.*, 1827, t. II, p, 67). — Velpeau. *Nouveaux éléments de méd. opératoire*, Paris, 1838, t. IV, p. 421. — Gomet. *L'hystérectomie vaginale en France.* (Thèse de Paris, 1886.)

Consulter encore : Czerny. Ueber Ausrottung des Gebärmutterkrebses (*Wien. med. Woch.*, 1879, n°s 45 et 49). — Freund. Zur Totalextirpation des Uterus (*Zeitsch. f. Geb. und Gyn.*, 1881, t. VI, p. 558). — Demons. *Arch. gén. de méd.*, 1883, t. II, p. 257. — Jules Boeckel. *Bull. et Mém. de la Soc. de Chir.*, juin 1884, p. 448. — R. Pichevin. *De l'extirpation totale de l'utérus par voie vaginale.* Paris, 1897.

C'est ensuite Demons (de Bordeaux) et J. Boeckel (de Strasbourg), qui ont fait de nouveau connaître l'opération en France.

L'idée première d'appliquer d'une façon constante et comme procédé de choix de longues pinces et de les laisser à demeure sur les ligaments larges durant deux ou trois jours, appartient, au moins pour la publication, à Spencer Wells qui l'a catégoriquement exposée dès 1882[1]. Son élève E. Jennings, se trouvant aux prises avec des difficultés opératoires, se souvint simplement des règles du maître qu'avait, récemment encore, discutées A. Duncan[2]; il appliqua les longues pinces de Sp. Wells et les laissa à demeure; il y eut guérison[3]. En novembre 1885, Richelot[4] renouvelait devant la Société de chirurgie de Paris la proposition théorique de Spencer Wells, et, le 28 avril 1886, il mettait son projet à exécution et le décrivait comme un procédé de choix applicable à tous les cas. Péan, qui a revendiqué la priorité de cette pratique, et qui, très vraisemblablement, est le premier à l'avoir mise en usage, vu la grande extension qu'il a donnée, depuis longtemps, au pincement des vaisseaux, ne l'a publiée qu'en 1886, dans la thèse de Gomet[5]. Buffet (d'Elbeuf) a rapporté[6] une observation datant du 19 juin 1885, où Péan avait employé la forcipressure de nécessité dans une hystérectomie pour un myo-sarcome. Ce qui constitue l'originalité du procédé de Péan et Richelot, c'est essentiellement l'emploi systématique des pinces de préférence à la ligature, alors même que celle-ci est facile[7].

Technique. — Avant d'opérer on s'est assuré par l'examen approfondi de la malade que l'utérus est mobile et que les ligaments larges

---

[1] Sp. Wells (*Ovarian and uterine tumours,* Londres, 1882, p. 526) : « Je crois fort probable que l'opération serait très simple si l'on procédait ainsi : attirer l'utérus en bas, séparer les points d'attache du vagin le plus près possible de l'utérus ou dans les points exacts où se réfléchit le péritoine sur ses parois, saisir tous les vaisseaux saignants aussitôt qu'ils sont divisés avec des pinces à pression, ne pas se servir de ligatures, mais laisser les pinces pendre hors du vagin pendant 2 ou 5 jours, jusqu'à ce que tout danger d'hémorragie ait cessé. »

[2] Duncan. *Soc. obst. de Londres,* 1885, 50 oct.

[3] Voy. *The Lancet,* 1886, t. I, p. 682.

[4] Richelot. *Bull. et Mém. de la Soc. de chirurgie,* 1885, nov. p. 749. — *Bull. de l'Acad. de méd.,* 1886, 15 juillet.

[5] Gomet. Thèse de Paris, 1886.

[6] Buffet. *Gazette des hôp.,* 1886, n° 116.

[7] Sur la question de priorité soulevée entre Péan et Richelot relativement au pincement des ligaments larges, voir Péan. *Comptes rendus du Congrès franç. de chir.,* 1886, p. 388. — Richelot. *Nouv. Arch. d'obst. et de gyn.,* 25 oct. 1889, p. 449. — Divers modèles de pinces ont été proposés : pinces longues de Sp. Wells, pinces courbées sur le champ de Péan-Richelot, pinces démontables de Doléris, pinces de Doyen, cintrées de façon à agir par leur extrémité, pinces-clamps de Polk, etc. — Voir R. de Madec. *Traitement chirurgical du cancer de l'utérus.* Thèse de Paris, 1887. — Doléris. *Nouv. Arch. d'obst. et de gyn.,* 1887, p. 11. — Doyen. Nouv. pinces pour les ligaments larges (*Bull. et Mém. Soc. de Chir.,* mars 1888, p. 165). — Polk. Transact. of the Obstet. Soc. of New-York (*Amer. Journ. of Obstet.,* mars 1888, p. 502). Demons. — *Comptes rendus du Congr. franç. de chir.,* 5e session, 1888, p. 572. — S. Pozzi. *ibid.,* et Indicat. et techn. de l'hystérectomie vaginale pour cancer (*Annal. de gynéc.,* août 1888, p. 81).

sont souples. Pour cela, la palpation bimanuelle, le toucher rectal, l'abaissement de l'utérus saisi avec une pince fixatrice, sont indispensables. Parfois, dans les cas douteux, pour vaincre la contraction musculaire réflexe, assouplir l'abdomen ou triompher de la pusillanimité extrême d'un sujet nerveux, il est bon de faire cet examen préalable sous l'anesthésie.

Une autre précaution préliminaire consiste dans la désinfection aussi complète que possible du vagin, quelques jours avant l'opération, en faisant de larges irrigations au sublimé à 1/5000 ou au permanganate de potasse à 1/2000 deux fois par jour, avec application, dans l'intervalle, de tampons iodoformés.

La malade endormie est alors mise dans la position dorso-sacrée. La fourchette est déprimée avec une valve, les parties latérales réclinées avec des écarteurs. Le col est saisi avec des pinces à griffes (fig. 298).

Pour saisir le col, qui se déchire si facilement, on a inventé plusieurs modèles de pinces. Brennecke a imaginé un instrument ingénieux qui s'introduit désarmé assez haut dans le col, et dont on fait saillir ensuite les crochets qui s'implantent dans le tissu sain de façon qu'ils ne risquent pas de le déchirer. Des pinces à griffes et des érignes me paraissent suffire ; il est parfois utile de prendre un point d'appui dans l'intérieur de la cavité utérine avec des érignes et des crochets, quand il n'a pas été possible de bien dégager la surface.

A l'aide d'une curette tranchante, l'opérateur abrase s'il y a lieu toutes les fongosités, de façon à diminuer le plus possible les chances d'infection. Le col ainsi nettoyé est saisi plus solidement et attiré à la vulve.

1ᵉʳ Temps. Incision du vagin. — Le chirurgien incise circulairement la muqueuse autour du col aussi loin que possible des tissus malades ; l'hémorragie n'est jamais assez considérable pour nécessiter une hémostase spéciale.

2ᵉ Temps. Décollement de la vessie et refoulement du rectum. — On décolle avec soin la vessie du col utérin. Il est parfois nécessaire d'amorcer ce décollement à l'aide des ciseaux, qu'il faut manœuvrer prudemment en rasant le tissu utérin. Ce décollement doit être poussé aussi loin que possible. De la même façon, on décolle la muqueuse vaginale postérieure, et le cul-de-sac péritonéal postérieur est effondré avec un écarteur ou ouvert d'un coup de ciseaux.

3ᵉ Temps. Bascule du corps de l'utérus en avant. — On met largement à découvert le champ opératoire à l'aide de deux écarteurs spéciaux (fig. 504) dont l'un protège le rectum en arrière, l'autre la vessie en avant, et on cherche à faire basculer l'utérus intact en avant ; cette bascule est singulièrement facilitée par la section sagit-

tale de la paroi antérieure de l'utérus, comme l'a indiqué Doyen.
Mais cette section a l'inconvénient d'infecter le champ opératoire ; j'en
dirai autant du morcellement inutile ici et dont je conseille de s'abstenir.
Le cul-de-sac antérieur est ouvert et le fond de l'utérus apparaît avec
le bord supérieur des ligaments larges.

4ᵉ **Temps. Hémostase des ligaments larges et des vaisseaux utérins.** — Dès que le fond de l'utérus a basculé, on peut terminer l'opération par le placement des pinces-clamps sur les ligaments larges,
comme il a été décrit pour l'hystérectomie vaginale appliquée à la cure
des fibromes. L'utérus est ainsi seul détaché et les annexes restent
dans le pelvis. Cependant, il est préférable d'enlever ces annexes dans
tous les cas de cancer, qu'elles soient saines, enflammées ou dégénérées.
On peut les extirper secondairement après l'ablation de l'utérus ; mais
mieux vaut si cette manœuvre est facile, lors de la bascule du corps
utérin, aller les chercher à droite et à gauche dans le pelvis, les amee-
ner dans la plaie et placer en dehors d'elles, sur le ligament large, la
première pince-clamp ; on donnera avec avantage à cette pince, qu'on
choisira courbe (fig. 308, B), une direction oblique de manière que le
talon réponde à la partie externe du ligament large et que la pointe
vienne affleurer le bord externe correspondant de l'utérus.

Le pincement de la portion inférieure du ligament large contenant
l'artère utérine gagne à être fait spécialement de bas en haut par l'application d'une pince dont le bec doit dépasser l'extrémité inférieure de
celui de la pince supérieure placée de haut en bas. Grâce à ce chevau-
chement, on ne risque pas de laisser libre une partie du ligament large
par où un suintement sanguin pourrait se faire.

L'utérus et les annexes enlevés, on s'assure que l'hémostase est complète ; souvent, il est utile d'appliquer une ou deux pinces hémostatiques
longuettes sur la tranche vaginale postérieure qui peut saigner abondamment.

5ᵉ **Temps. Pansement.** — Les pinces placées sur les ligaments
larges sont réunies en deux faisceaux, droit et gauche. Entre eux on
met une mèche *axiale* de gaze stérilisée ou iodoformée dont l'extrémité est portée au delà des mors des pinces ; puis successivement, en
avant, en arrière et sur les côtés, on glisse une mèche *protectrice* de
gaze stérilisée entre les pinces et la paroi vaginale.

Une sonde à demeure en caoutchouc rouge (fig. 309) est mise et doit
rester en place 48 heures.

Soins consécutifs. — Les pinces sont enlevées au bout de 48 heures.
Les mèches *protectrices*, placées entre les pinces et la paroi, seront alors
renouvelées, mais la mèche *axiale*, en gaze iodoformée, doit rester
en place en moyenne 4 jours pour permettre aux adhérences de fermer
le péritoine au-dessus d'elles. Les mèches iodoformées sont renouvelées

jusque vers le huitième jour, moment où l'on commencera à faire des injections vaginales légèrement antiseptiques et aussi fréquentes que le nécessitera le détachement des eschares ; on aura soin de les pratiquer d'abord, avec beaucoup de douceur, matin et soir.

Autres procédés. — La technique que je viens de décrire et que je recommande est employée, avec quelques variantes, par la majorité des chirurgiens français. Il existe cependant quelques autres procédés qui peuvent être d'une application très utile dans quelques cas particuliers.

Au lieu de pratiquer la section sagittale de la paroi antérieure, on a recommandé l'**hémisection totale** de l'utérus. Ce procédé, imaginé par Müller en 1882, a été repris et perfectionné par Quénu en 1892. Après avoir saisi le col latéralement avec de grosses pinces à traction, et désinséré le vagin, on dénude le segment cervical en avant, en arrière et sur les côtés, après quoi on le sectionne sur la ligne médiane en avant et en arrière. On passe ensuite à la dénudation du reste de l'organe, et l'on poursuit l'incision du tissu utérin, de bas en haut, sur les deux parois, jusqu'au fond qui est lui-même sectionné ; l'utérus descend *en endoversion* à mesure qu'il s'ouvre en deux valves latérales. Chaque moitié utérine, appendue à son ligament large correspondant, est alors saisie, attirée dehors, et l'on assure l'hémostase en étageant des pinces de haut en bas. L'organe est ensuite excisé en dedans des pinces, au moyen de forts ciseaux.

Péan, et après lui Richelot et Segond, ont fait la **résection primitive du col** et l'**hémostase préventive des utérines**. Le corps est alors enlevé secondairement. L'utérus est donc extirpé en deux segments : le col d'abord, le corps ensuite.

Dœderlein[1] a recommandé un procédé d'hystérectomie qui se caractérise essentiellement par la **section primitive de la paroi cervicale postérieure** jusqu'au cul-de-sac de Douglas ; cette section est faite avec de forts ciseaux ; puis la plaie péritonéale est agrandie à droite et à gauche par des incisions transversales, qui ont pour but de donner du jour au chirurgien. Toujours avec les ciseaux, on prolonge l'incision cervicale sur la paroi postérieure de la matrice et on atteint le fond de l'organe, en ayant soin d'appliquer successivement des pinces à traction, en les étageant. Le fond est à son tour sectionné, puis les ciseaux attaquent la face antérieure de l'utérus, pendant ce temps, le chirurgien protège avec soin les organes pelviens, jusqu'à ce que l'on soit arrivé sur le cul-de-sac péritonéal antérieur ; c'est alors seulement qu'on abaisse le col et qu'on procède au décollement de la vessie. L'utérus est dès lors dégagé en arrière et en

---

[1] DŒDERLEIN. *Archiv f. Gynäk.*, 1901, t. LXIII, p. 14.

avant et il reste à faire la section et l'hémostase des ligaments larges. Doederlein met des pinces-clamps qu'il remplace, après l'ablation de l'organe, par des ligatures.

En France, l'**hémostase des ligaments larges** est généralement réalisée dans l'hystérectomie vaginale pour cancer, comme dans l'hystérectomie pour fibromes, par l'emploi des **pinces-clamps** laissées en place pendant 48 heures.

Doyen[1] a cherché à faciliter l'hémo-

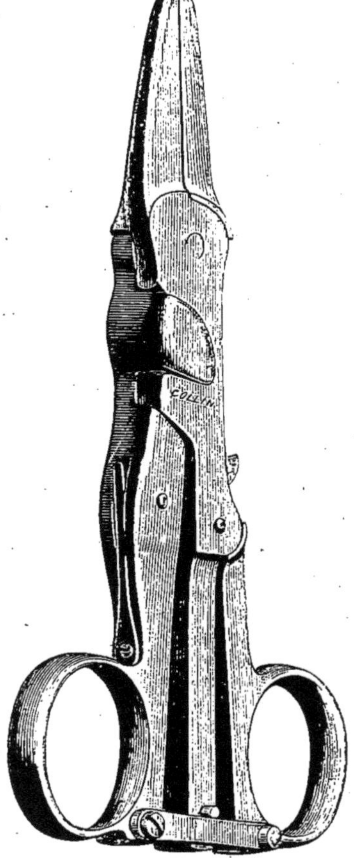

Fig. 568. — Pince vasotribe de Doyen.

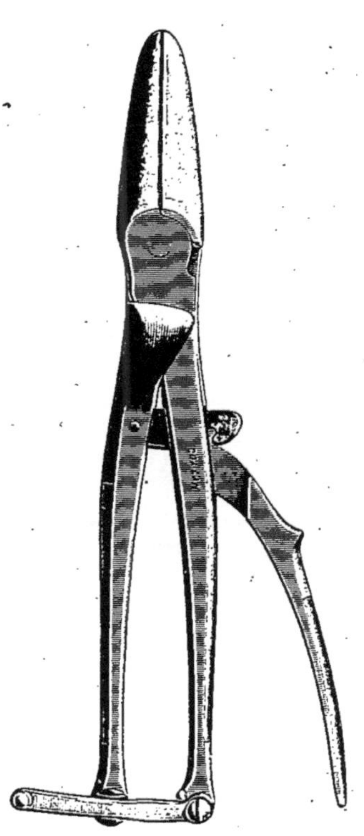

Fig. 569. — Pince angiotribe de Collin.

stase par le broiement des pédicules vasculaires ou **vasotripsie** avec une pince spéciale, dite pince vasotribe (fig. 568) ; il conseille ensuite de lier les pédicules, ainsi réduits, avec de la soie très fine.

Tuffier[2] a proposé également, comme moyen d'hémostase, l'écrasement

<hr>

[1] DOYEN. *Congrès de Moscou*, 1897 ; — *Technique chirurgicale*, Paris, 1897, p. 200; — *Revue de Gyn. et de Chir. abd.*, 1898, n° 5.

[2] TUFFIER. *Bull. et Mém. de la Société de chirurgie*, 1897-1898 ; — *Rev. de Gyn. et de Chir. abd.*, 1898, n° 4.

simple des pédicules vasculaires, qu'il dénomme **angiotripsie**, avec une forte pince, mais, il ne fait pas ensuite de ligature complémentaire. A l'étranger, cette technique a été étudiée par Thumim[1], par Amann[2], par Dœderlein[3], etc. Elle n'a pas prévalu, car elle a donné quelques mécomptes.

Au lieu de laisser les pinces-clamps à demeure sur les ligaments larges, certains auteurs leur substituent aussitôt des ligatures; d'autres

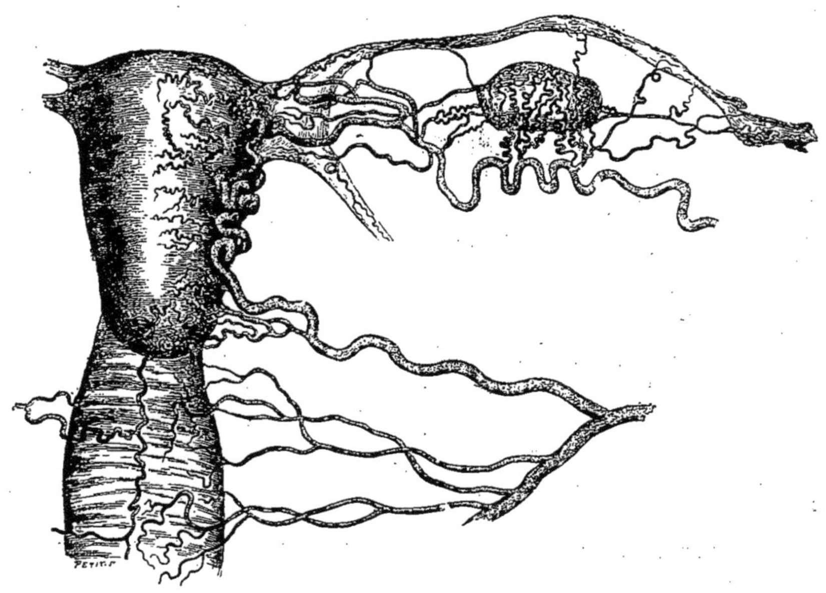

Fig. 570. — Vaisseaux de l'utérus; artères utérine et utéro-ovarienne.

combinent l'emploi des pinces et des ligatures surtout dans les cas difficiles où la substitution des ligatures à toutes les pinces pourrait devenir dangereuse. Enfin, la plupart des chirurgiens étrangers, surtout en Allemagne, pratiquent l'hystérectomie vaginale uniquement avec des ligatures.

Hystérectomie vaginale par la méthode des ligatures. (Procédé de Martin.) — L'hystérectomie vaginale par la méthode des ligatures a été particulièrement bien décrite par Martin[4], dont voici la technique.

[1] Thumim. *Centralbl. f. Gyn.*, 1899, p. 129 (99 cas, 5 morts).
[2] Amann. *Monats. f. Geb. u. Gyn.*, 1899, p. 59 (18 observations dont 2 avec hémorragies secondaires).
[3] Dœderlein. *Beit. z. Geb. u. Gyn.*, 1899, II, p. 1; et Winternitz. *Münchn. med. Woch..* 1900, n° 51 (plusieurs accidents mortels).
[4] A. Martin. *Pathol. und Therap. der Frauenkr.*, p. 568.

1er temps. Ouverture du cul-de-sac de Douglas et suture vagino-péritonéale. — Le chirurgien fait porter le col très fortement en avant, de manière à tendre le cul-de-sac postérieur, qu'il incise dans toute sa largeur jusqu'au péritoine.

L'index de la main gauche est insinué dans cette boutonnière, et avec une aiguille très fortement courbée on place une série de plans de suture tout le long de l'incision vaginale, en comprenant toute l'épaisseur des tissus jusqu'au péritoine inclusivement. En procédant ainsi, d'après Martin[1], on obtient une hémostase parfaite du côté des vaisseaux vaginaux qui sont souvent une cause de suintement persistant et, par là, inquiétant; de plus, on ferme les interstices cellulaires et l'on empêche les décollements de se produire dans les manœuvres ultérieures (fig. 371).

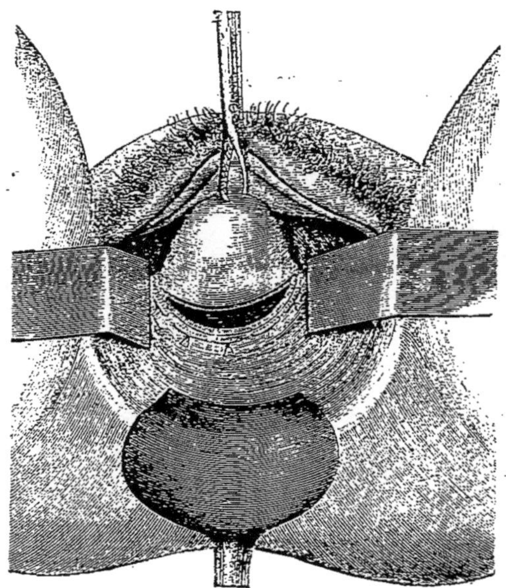

Fig. 371. — Hystérectomie vaginale.
1er temps. Ouverture du cul-de-sac postérieur et suture du vagin (d'après Martin).

Il peut arriver que l'insertion du vagin se fasse en arrière sur le col à une très grande hauteur, ou que le cul-de-sac de Douglas soit en partie comblé par des adhérences. On doit alors poursuivre assez longtemps la dissection et il peut être utile de mettre deux plans superposés de sutures.

2e temps. Suture hémostatique du plancher pelvien. — On change d'aiguille, pour en prendre une plus longue, plus forte et moins surbaissée (des aiguilles de Deschamps pointues sont ce qui convient le mieux pour ce temps spécial). Avec elle on place, de chaque côté de la boutonnière, deux grands points de suture prenant en masse la partie postérieure des culs-de-sac latéraux du vagin et allant profondément saisir, à la base des ligaments larges, les branches inférieures de l'artère utérine, sinon le tronc même de ce vaisseau. Pour cette manœuvre, il faut placer l'index dans un des angles de la boutonnière et fortement déprimer en avant la base du ligament large, que l'on porte, pour ainsi dire, au-devant du point de suture (fig. 372).

[1] A. MARTIN. *Path. und Ther. der Frauenkr.*, p. 368.

L'aiguille entre à 2 centimètres de distance de l'angle de la plaie, et (s'il ne s'agit pas d'une aiguille de Deschamps), dès que l'index sent sa pointe, on va à sa recherche avec le porte-aiguille; on l'attire et on la fait ressortir à 1 centimètre de son point d'entrée, de manière à étreindre à peu près 1 centimètre du cul-de-sac latéral du vagin. On doit se servir d'un fil très fort pour cette ligature et serrer beau-coup. On passe ensuite un ou deux autres points de suture de chaque côté, en avant du premier et plus près du col; de cette façon, tous les vais-seaux se trouvent oblitérés du côté du vagin avant qu'on ait terminé les premiers temps opératoires. On n'a pas à re-douter l'uretère, qui est situé plus en avant, et qui, du reste, est très remonté, grâce à la forte traction exercée sur le col utérin par l'abaissement.

3ᵉ temps. Circoncision com-plète du vagin; décollement de la vessie. — Le col de l'uté-rus est maintenant porté en arrière, de façon à tendre le cul-de-sac antérieur. On com-plète l'incision autour du va-

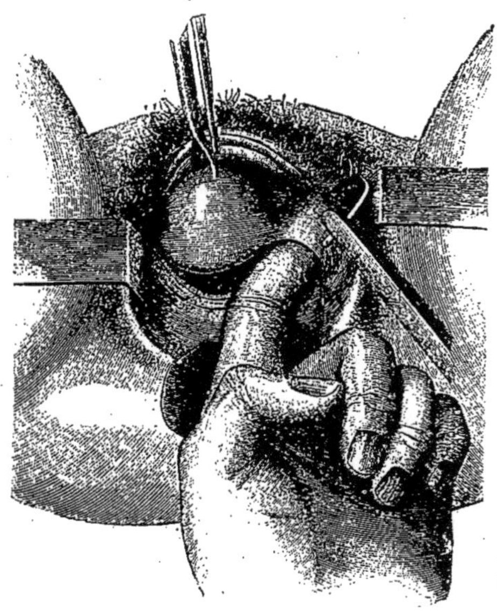

Fig. 572. — Hystérectomie vaginale.
2ᵉ temps. Suture du plancher pelvien (d'après Martin).

gin; il faut avoir grand soin de se tenir en avant, aussi près que pos-sible du col tout en s'éloignant suffisamment des tissus malades; on s'exposerait sans cela à blesser l'uretère; le tranchant du bistouri doit, pour la même raison, être plus ou moins obliquement dirigé vers le col. Dès que l'incision du vagin est terminée, on abandonne le bistouri, et c'est avec le doigt qu'on procède au décollement de la vessie; ce n'est qu'exceptionnellement qu'on peut employer les ciseaux. Il faut se souvenir que l'étendue et la résistance de l'adhérence vésicale sont assez variables, selon les sujets. Au bout d'un court trajet, le doigt sent un manque de résistance qui indique qu'on est arrivé à la limite des attaches de la vessie; on peut parfois apercevoir le cul-de-sac péri-tonéal et le reconnaître à son aspect bleuâtre. Beaucoup de chirurgiens l'incisent à ce moment. On ne doit pas aller plus loin, avant d'avoir, par des points de suture placés sur cette nouvelle boutonnière, arrêté l'hémorragie, très médiocre, d'ailleurs, qui peut alors se produire.

4ᵉ temps. Renversement de l'utérus en arrière; ligature des liga-

ments larges. — Le col de l'utérus est bien dégagé jusqu'à sa limite supérieure. On l'attire alors en avant, on déprime la partie postérieure de la plaie avec une valve ou un écarteur, et, à l'aide d'une pince de Museux courbe, on saisit en arrière le fond de l'utérus, qu'on fait basculer dans la plaie; la pince qui tenait le col est auparavant enlevée.

Dès que l'utérus est renversé, la partie supérieure des ligaments larges, pourvue de ses ailerons, se trouve en bas, et la base de ces ligaments en haut. On en fera la ligature en trois paquets, sans qu'il soit besoin alors d'entre-croiser les fils pour une suture en chaîne. On fait d'abord cette suture et cette section à gauche. Avant de détacher entièrement l'utérus, on place un point de suture réunissant le dernier paquet de ligament large lié à la commissure de la plaie vaginale. On procède ensuite de même du côté droit, et l'on termine, en sectionnant les derniers liens qui retiennent l'utérus, en particulier le cul-de-sac antérieur du péritoine qui a été ménagé, si cela a été possible, pour opposer une barrière à l'infection causée par le col renversé. On fait alors avec de petits tampons de coton aseptiques une toilette exacte de la plaie.

5ᵉ temps. Drainage et pansement. — Un point de suture placé à chaque commissure de la plaie vaginale la rétrécit suffisamment, sans la fermer. Avant de serrer les fils, Martin place dans le cul-de-sac de Douglas un tube de caoutchouc en croix et remplit le vagin avec des bandelettes de gaze iodoformée modérément tassées.

Accidents opératoires de l'hystérectomie vaginale. — L'hémorragie immédiate sera évitée par l'emploi rigoureux des techniques que j'ai précisées, soit que l'on utilise les ligatures ou les pinces pour l'hémostase.

Elle est toujours le résultat d'une faute opératoire; on l'évitera sûrement en pinçant ou en liant les tissus, par petites tranches, avant de les diviser.

Les hémorragies étaient autrefois fréquentes au début de la forcipressure, lorsqu'on se servait de pinces à mors très longs[1]; elles sont devenues aujourd'hui tout à fait exceptionnelles, grâce à l'emploi des pinces à mors courts.

L'hémorragie consécutive, ou plutôt continuée, a été observée après l'ablation de cancers ayant envahi les parties voisines de l'utérus et où tout n'avait pu être enlevé.

Après l'ablation des pinces on peut, dans certains cas rares, observer un peu d'écoulement sanguin ou même une hémorragie. Il suffit à peu près toujours de tamponner fortement le fond du vagin. Si toutefois l'hémorragie ne cessait pas, on chercherait, avec de grands écarteurs, à pincer le vaisseau qui saigne ou les tissus de la base du liga-

---

[1] RICHELOT. *Union méd.*, 3 avril 1888.

ment large ou de la tranche vaginale qui peuvent donner un suintement en nappe, abondant. Dans les cas bien improbables où l'on n'obtiendrait encore pas de résultat, il y aurait lieu de recourir à la laparotomie.

Quant aux **hémorragies tardives**, celles qui surviennent du dixième au quinzième jour, dues à la chute d'eschares, elles peuvent être sérieuses, mais elles ne sont jamais graves et cèdent au tamponnement.

L'**uretère** a été parfois blessé par le bistouri ou par une ligature ou les mors d'une pince. Cet accident est arrivé à divers opérateurs distingués[1]. Quand cet accident n'est pas mortel, il en résulte une fistule urétérale.

Pour éviter de blesser ou de lier l'uretère, il faut, comme je l'ai indiqué, libérer soigneusement le col et placer au ras du tissu utérin deux pinces à mors courts sur les utérines; enfin, il faut absolument s'abstenir de placer de longues pinces profondément sur le ligament large[2]. Pawlik[3] a recommandé de placer des sondes dans les uretères pour permettre de les reconnaître et de les éviter, mais cette pratique n'est pas suivie.

La **vessie** a été ouverte par le bistouri et même crevée par les doigts pendant le décollement. Cet accident est presque inévitable, si l'on opère des cancers à propagation antérieure. Il ne faut jamais oublier de sonder la malade sur la table d'opération pour vider le réservoir urinaire et le rendre moins accessible.

Quand la vessie sera sectionnée ou déchirée, on en fera immédiatement la suture : on a vu ces lésions se réparer alors sans fistule, et, si celle-ci se produisait, elle serait facilement guérie plus tard. On maintiendrait, en tout cas, une sonde molle à demeure pendant quelques jours.

D'après Max Henkel[4], sur 601 hystérectomies vaginales pour cancer, pratiquées en 8 ans et demi à la clinique de Berlin, on a relevé comme accidents opératoires : 19 fois la blessure de la vessie, 10 fois la blessure d'un uretère, 3 fois la blessure simultanée de la vessie et d'un uretère, 1 fois la blessure des deux uretères.

Le **rectum** ne peut être ouvert que par une véritable faute de l'opérateur, à moins d'envahissement par le mal, auquel cas l'opération

---

[1] J. Bœckel. *Bull. et Mém. de la Soc. de Chir.*, juin 1884, p. 448. — Richelot, *in* de Madec, *loc. cit.*, p. 80. — Lannelongue (de Bordeaux), cité par Demons. *Congrès franç. de chir.*, 5e année, 1888, p. 525. — Cestan. *Gaz. hebd.*, 1896, n° 23, février.

[2] Quelques auteurs (J. Bœckel, etc., et moi-même) ont, pour porter remède à la fistule urétérale consécutive à l'hystérectomie, pratiqué la néphrectomie ; on peut aussi, comme le préfère Kaltenbach, établir alors une large communication entre le vagin et la vessie, puis fermer le vagin inférieurement par l'opération dite du *colpocleisis*.

[3] C. Pawlik. *Cent. f. Gyn.*, 1890, n° 1, p. 22.

[4] M. Henkel. *Zeitschrift f. Geb. u. Gyn.*, 1901, t. XLV, n° 2.

radicale serait plus nuisible qu'utile. On a observé sa blessure par des pinces à. demeure[1], soit que les mors l'aient saisi, soit qu'elles aient produit une eschare par simple compression de voisinage.

Causes de la mort après l'hystérectomie vaginale. — On peut les ranger sous trois chefs principaux : l'**hémorragie**, le **shock opératoire**, la **septicémie.**

L'**hémorragie** est aujourd'hui une cause rare de mort. La précision de la technique et l'emploi des pinces à mors courts l'ont à peu près, complètement fait disparaître. Dans les cas bien exceptionnels où elle survient encore, il est d'ailleurs à peu près toujours possible de l'arrêter soit par le tamponnement, soit par la recherche du vaisseau.

Sous le nom vague et compréhensif de **shock** se groupent des facteurs très divers : en premier lieu, l'épuisement par une hémorragie dont l'importance a pu être méconnue par l'opérateur, si elle n'a pas eu les allures d'un accident, car, si l'on n'a pas soin de faire l'hémostase pas à pas, quelques vaisseaux donnent du sang durant presque toute la durée de l'opération : cela est très grave quand celle-ci se prolonge et que la malade est déjà épuisée.

Une autre cause du prétendu shock est l'urémie aiguë consécutive à l'**altération des reins.** On sait combien leurs lésions sont fréquentes, par suite de la compression des uretères. Beaucoup de cancéreuses vivent, on peut le dire, avec un minimum d'organes uropoiétiques, dans une sorte d'équilibre instable. Si l'on vient à rompre cet état précaire par une perturbation violente, l'urémie qui était proche ou imminente se produit rapidement. L'opération peut alors simplement agir par l'absorption du chloroforme dont l'élimination par les reins amène une congestion rénale mortelle; d'où la gravité des anesthésies prolongées. Elle agit aussi par la résorption des produits de la plaie, dont l'élimination encombre le filtre rénal et peut accaparer l'action de la petite portion du tissu sain qui suffisait à peine à la dépuration normale de l'économie. Très nombreuses sont les observations de malades, mortes soi-disant de shock, chez lesquelles il est facile de voir, d'après les détails cliniques et nécropsiques, qu'il s'agissait d'urémie, généralement à forme comateuse. Peut-être aussi celle-ci a-t-elle été causée plus souvent qu'on ne l'a cru, et sans qu'on s'en soit aperçu, par la ligature malheureuse des uretères.

Pour se mettre à l'abri de ces accidents, il faudrait ne jamais faire l'hystérectomie chez des malades présentant de l'albuminurie ou simplement une forte diminution des matières solides de l'urine. Si l'on passe outre, malgré ces conditions défavorables, on devra connaître la

---

[1] Duplouy (de Rochefort). *Congrès franç. de chir.*, 1886, p. 391. — Kuster, cité in *Union méd.*, mars 1886. — Wroblewski. *Union méd.*, 18 oct. 1888 (il s'agissait dans ce fait d'une hystérectomie pour un utérus non cancéreux).

gravité du pronostic, et tâcher d'opérer très vite, de façon à faire durer l'anesthésie le moins longtemps possible. J'ai l'habitude de mettre mes opérées au régime lacté dans les premiers jours qui suivent l'opération, pour faciliter la diurèse autant que pour faire tolérer l'alimentation.

Mais la plupart des accidents attribués au shock sont dus à la **septicémie** dont une des causes principales est la souillure du champ opératoire dans sa profondeur par les débris et le suc cancéreux. On se mettra le plus possible à l'abri de ce danger en pratiquant la désinfection préalable du col par la cautérisation (p. 519).

II. — Hystérectomie abdominale[1]. — L'historique de l'hystérectomie abdominale pour le cancer du col utérin peut être divisé en quatre périodes.

A la période initiale se rattache le nom de W.-A. Freund[2] qui, en 1878, conçut et pratiqua avec succès l'ablation de l'utérus par la voie abdominale. Cette opération fut répétée les années suivantes principalement en Allemagne. Hegar et Kaltenbach[3] purent, en 1881, en réunir 93 cas. Mais les résultats furent des plus défavorables, comme le prouvèrent les publications de Schink[4], Linkenheld[5], Baum[6], Schrœder[7], Mikulicz[8], Ahlfeld[9], Czerny[10], Kleinwächter[11], Olshausen[12], Bardenheuer[13], etc. Duncan[14], en 1885, relevait, sur 137 cas, une mortalité de 72 pour 100.

En présence de tant d'insuccès répétés, l'hystérectomie abdominale fut d'autant mieux abandonnée, que la technique de l'hystérectomie vaginale se perfectionnait sans cesse.

A cette période d'abandon de l'hystérectomie abdominale succéda

---

[1] « Si nous en croyons Velpeau, la première ablation de l'utérus cancéreux par l'abdomen aurait été pratiquée par Langenbeck en 1825, à l'instigation de Gutberlet ; mais il est probable que Delpech ignorait cette tentative lorsqu'il fit sa première hystérectomie vagino-abdominale en 1858. Les résultats de ces premiers essais furent déplorables, aussi la méthode tomba-t-elle dans l'oubli jusqu'en 1878, époque à laquelle Freund (de Strasbourg) osa la faire revivre en pratiquant chez des cancéreuses dix hystérectomies abdominales totales. Sept de ces opérées succombèrent rapidement ; mais, sans se décourager, le chirurgien de Strasbourg, adoptant les modifications proposées par Bardenheuer et par Rydygier, opéra, de 1880 à 1881, dix nouveaux cas. » (RICHELOT. *Chirurgie de l'utérus*, p. 291.)

[2] FREUND. Eine neue Methode der Exstirpation des ganzen Uterus. *Samml. klin. Vorträge*, n° 133, 1878. — Zu meinerMethode der totalen Uterusexstirpation. *Centr. f. Gyn.*, 1878, n° 12.

[3] HEGAR et KALTENBACH. *Operat. Gyn.*, 1881, p. 408.

[4] SCHINK. Thèse, Berlin, 1879.

[5] LINKENHELD. *Centr. f. Gyn.*, 1881, n° 8.

[6] BAUM. *Berl. klin. Wochensch.*, 1880, n° 46.

[7] SCHRŒDER. *Zeits. f. Geb. und Gyn.*, vol. 6.

[8] MIKULICZ. *Wien. med. Wochenschr.*, 1880, n° 47.

[9] AHLFELD. *Deut. med. Wochenschr.*, 1880, n° 1.

[10] CZERNY. *Wien. med. Wochenschr.*, 1879, n° 45-49.

[11] KLEINWÄCHTER. *Wien. med. Presse*, 1881, n° 3 et 4.

[12] OLSHAUSEN. *Berl. klin. Wochenschr.*, 1881, n° 35.

[13] BARDENHEUER. *Die Drainirung der Peritonealhöhle*, Stuttgart, 1881.

[14] DUNCAN. *Obstetr. Society*, London, 1885.

une période de renaissance, due en grande partie au progrès réalisé par la laparotomie en général. On conçut l'espoir de s'attaquer avec succès à des cas plus avancés et d'obtenir une cure plus radicale. Cette période s'étend de 1898 à ces derniers temps; elle est essentiellement caractérisée par l'ablation des ganglions tributaires de l'utérus et par l'extirpation de tout le tissu cellulaire de la base des ligaments larges et du pourtour des uretères de façon à pratiquer ce qui fut appelé « l'évidement pelvien ». Wertheim[1] a attaché son nom à cette pratique opératoire. Funke[2], Peiser[3], Mackenrodt[4], Krœnig[5], Dœderlein[6], etc., en Allemagne; Jonnesco[7], en Roumanie; Jacobs[8], en Belgique, etc., l'ont également préconisée.

Vient enfin la période actuelle. L'hystérectomie abdominale est adoptée pour elle-même comme méthode de choix, indépendamment de toute idée d'opération complémentaire sur les ganglions. Elle est regardée par la plupart des chirurgiens comme une méthode de technique plus sûre dans les cas où l'on peut tenter l'extirpation radicale, cas dont les indications opératoires ont d'ailleurs été considérablement restreintes.

Technique. — L'opération de l'hystérectomie abdominale diffère beaucoup dans son exécution suivant qu'on pratique, à l'exemple de Wertheim et de Jonnesco, l'ablation des ganglions tributaires proches ou éloignés de l'utérus, ou qu'on s'en tient à l'hystérectomie proprement dite.

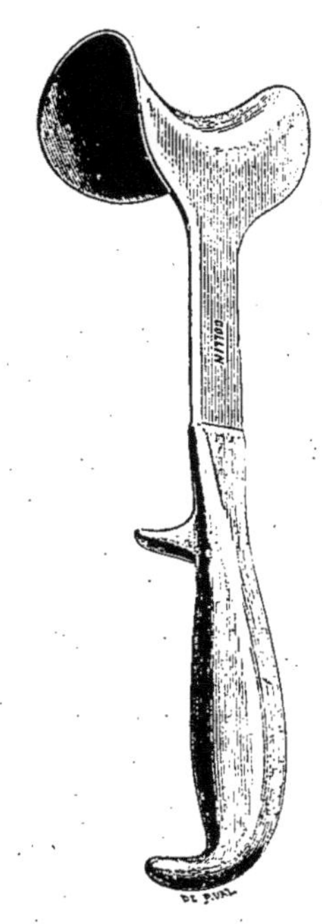

Fig. 575. — Large valve sus-pubienne de Doyen.

Dans l'un et l'autre cas, on fera la *désinfection préliminaire* du col, par un curage et la cautérisation au fer rouge du col, la veille de l'opération.

L'hystérectomie peut être pratiquée suivant le procédé que j'ai

[1] WERTHEIM. Zur Frage der Radicaloperation beim Uteruskrebs. *Arch. f. Gynäk.*, 1900, t. LXI, n° 3, p. 627. — *Rev. de Gyn. et de Chir. abd.*, 1902, p. 843.
[2] FUNKE. *Zeits. f. Geb. u. Gyn.*, 1898, t. XXXIX, p. 485.
[3] PEISER. *Zeits. f. Geb. u. Gyn.*, 1898, t. XXXIX, p. 259.
[4] MACKENRODT. *Congrès all. de Gyn. tenu à Giessen*, 1901. — *Centralblatt für Gynækologie.* 1901, n° 27, p. 669 et p. 789.
[5] KRŒNIG. *Monats. f. Geb. u. Gyn.*, 1902, t. XV, n° 6, et *Centralblatt für Gynækologie.* 1902, p. 1186.
[6] DŒDERLEIN. *Centralb. f. Gyn.*, 1902, p. 681.
[7] TH. JONNESCO. Traitement chirurgical du cancer de l'utérus. *Revue de Gynécologie et de Chirurgie abdominale*, 1902, p. 757.
[8] JACOBS. *Rev. de Gyn. et de Chir. abd.*, 1898, 10 février, p. 3. — *Comptes rendus du Congrès d'Amsterdam*, 1899, p. 43.

exposé pour l'ablation du fibrome. Mais il y a cependant deux modifications : l'une consiste à enlever toujours les annexes avec l'utérus,
l'autre à pincer le vagin au-dessous du col, avant de l'ouvrir, afin de
préserver le péritoine de tout contact avec l'ulcération cancéreuse. En

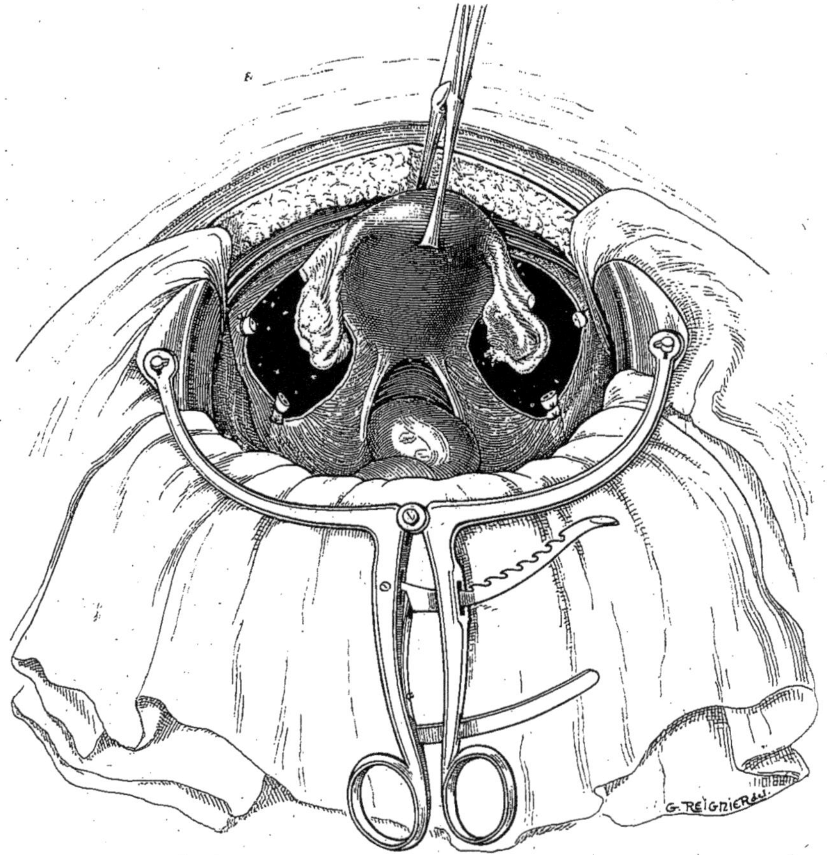

Fig. 374. — L'utérus est libéré de ses attaches supérieures. Les ligaments ronds et les pédicules
utéro-ovariens sont sectionnés.

outre, on pratiquera une incision longue, atteignant presque l'ombilic, de manière à mettre le pelvis en pleine lumière. La grande valve
sus-pubienne de Doyen (fig. 373), maintenue par un aide ou fixée sur
son support spécial, rend les plus grands services ; de même un large
écarteur bilatéral à crémaillère, tel que celui représenté fig. 374.
Voici la technique que je préconise et dont les différents temps ont été
décrits et figurés par F. Jayle[1] :

[1] F. JAYLE. Technique de l'hystérectomie abdominale pour cancer. *Presse médicale*,
1904, n° 54, 6 juillet.

L'utérus et les annexes étant attirés dans la plaie, on lie puis]on sectionne les pédicules utéro-ovariens et le ligament rond, à droite et à gauche (fig. 374); on incise ensuite le péritoine juste au-dessus de la vessie et on refoule celle-ci en bas; puis on libère avec soin

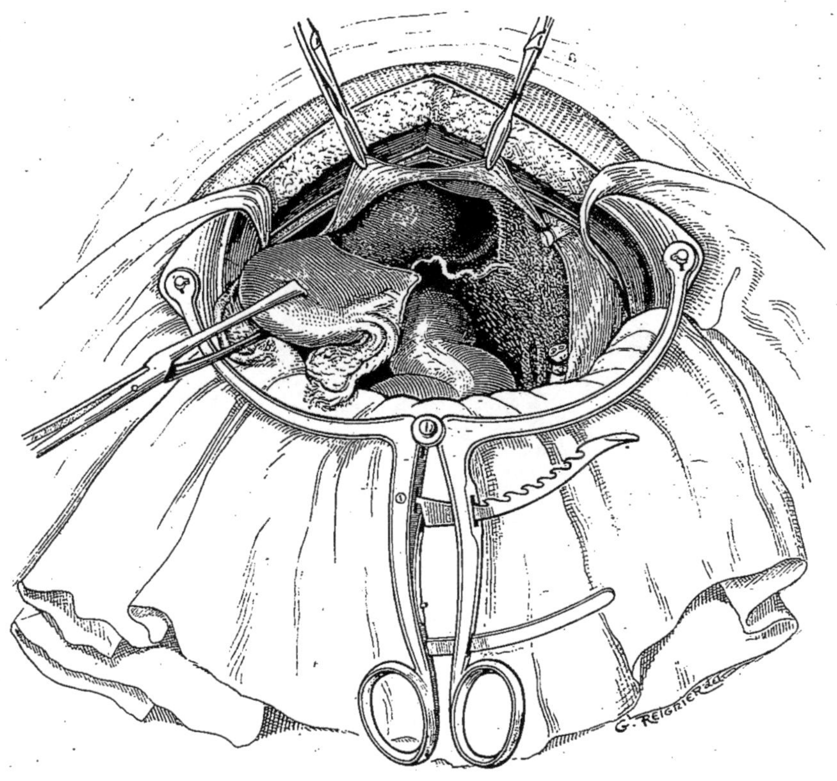

Fig. 375. — Vue de la base du ligament large avant la section de l'utérus. En dehors on voit l'uretère; en dedans on voit le col utérin grossi par le néoplasme qu'il contient; en avant le péritoine se soulève aisément si on le prend avec des pinces.

l'utérus sur les côtés, de manière à bien voir l'uretère et à nettement exposer l'utérine (fig. 375). On pince, ou on lie, et on sectionne l'artère utérine, à droite et à gauche. L'utérus tient encore par les ligaments utéro-sacrés (fig. 376) que l'on coupe à leur tour. Dès lors, on peut facilement dégager le vagin en avant, en arrière et sur les côtés. Le col, recouvert par le vagin, apparaît globuleux (fig. 377). Il reste à placer au-dessous du renflement du col, à droite et à gauche, une pince courbe, ou mieux en L, dont les mors viennent se rejoindre exactement sur la ligne médiane (fig. 378). On sectionne au ras des pinces et l'utérus est enlevé d'un bloc, avec les pinces (fig. 379).

Il ne reste plus qu'à faire l'hémostase et la péritonéoplastie. Le drainage vaginal sera toujours pratiqué.

La technique sera différente si on veut combiner à l'hystérectomie

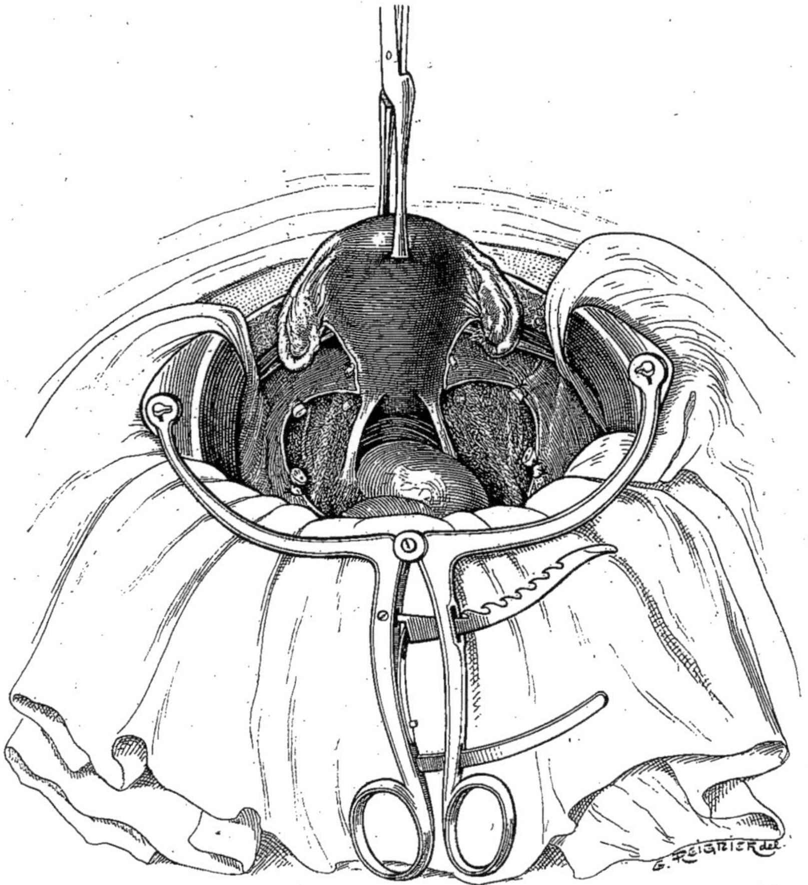

Fig. 376. — Vue des ligaments utéro-sacrés après la section des ligaments larges et des utérines. Ces ligaments retiennent l'utérus en bas.

abdominale l'extirpation des ganglions et pratiquer le « curage pelvien ». On aura alors recours au procédé de Wertheim[1] dont voici les différents temps : 1° laparotomie médiane sous-ombilicale; le fond de l'utérus est attiré en avant et en haut, de manière à tendre les ligaments larges, ce qui permet d'apercevoir, par transparence, le

1 WERTHEIM. *Archiv f. Gynäk.*, 1901, t. LXV. — Voy. aussi CRÉDÉ. *Archiv f. Gynäk.*, 1879, t. XIV, n° 5, p. 430.

trajet de l'uretère. L'uretère une fois reconnu, on incise le péritoine
à son niveau d'arrière en avant jusqu'à la base du ligament large; —
2° on pratique successivement le décollement de la vessie, la ligature
des ligaments ronds, celle des ligaments infundibulo-pelviens et de la

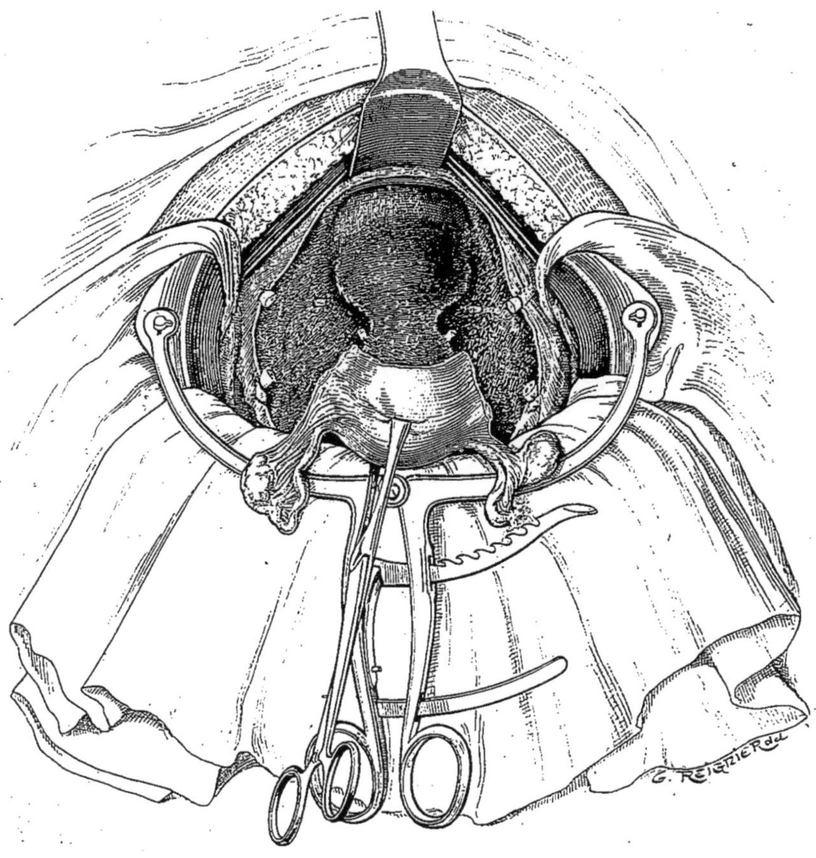

Fig. 577. — Bien dégagé en avant, en arrière et sur les côtés, l'utérus présente un aspect spécial :
un corps mou, peu volumineux, ou petit, un col gros, dur, en battant de cloche, recouvert en
majeure partie par le vagin.

partie supérieure des ligaments larges; — 3° on suit le trajet de l'uretère jusqu'à son abouchement dans la vessie, en disséquant avec le
doigt; on reconnaît les vaisseaux utérins, on les isole et on les lie; à
partir de ce moment, les uretères sont visibles dans tout leur trajet :
— 4° l'utérus est attiré par son fond vers la symphyse, ce qui fait saillir
les ligaments utéro-sacrés; on sectionne le péritoine au fond du cul-
de-sac de Douglas et on sépare le vagin du rectum puis on lie et on

sectionne les ligaments utéro-sacrés; — 5° on complète l'isolement de
la vessie en avant jusqu'au vagin; le vagin lui-même est isolé aussi
loin que possible, de sorte que l'on obtient un canal en entonnoir,
sur lequel on applique deux clamps à mors coudés à angle droit,

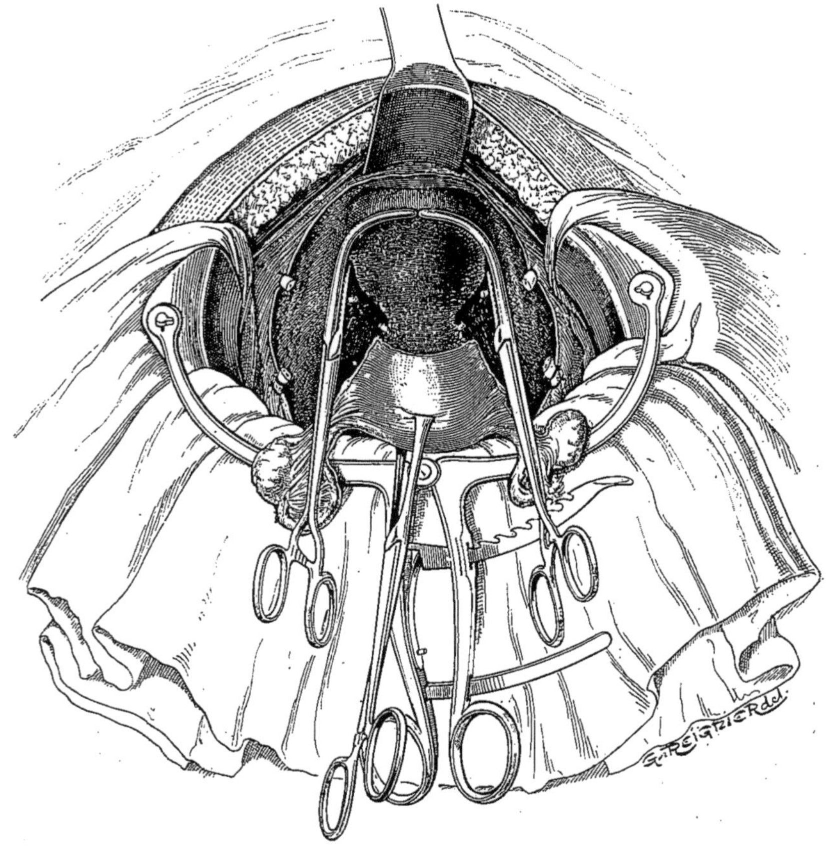

Fig. 578. — Placement des pinces sur le vagin, juste au ras du col.

aussi bas que possible, près de la vulve et, par conséquent, bien au-
dessous du niveau du col cancéreux; — 6° on sectionne alors le vagin
et on le ferme par des fils passés au-dessus des clamps ; — 7° on complète l'opération par la dénudation des gros vaisseaux iliaques, l'ablation des ganglions qui les longent, et l'excision du tissu cellulaire avec
les vaisseaux lymphatiques qu'il contient; — 8° on termine par la
suture du péritoine vésical au péritoine pelvien de manière à obtenir
la péritonisation de tout le plancher pelvien.

Jonnesco[1] recommande une opération encore plus étendue que Wertheim : il exécute tous les temps du procédé de Wertheim et, en plus, il pratique la **ligature préalable de l'artère hypogastrique** comme l'avait déjà fait Howard A. Kelly[2] ; il complète l'opération par l'« **évidement lombo-iléo-pelvien** », c'est-à-dire qu'il extirpe « tout le tissu cellulo-graisseux du pelvis, des fosses iliaques et des régions lombaires inférieures avec les vaisseaux et les ganglions qu'il renferme ».

La dénudation de l'uretère a eu assez fréquemment pour résultat d'amener la mortification de ce conduit ; le décollement de la vessie donne souvent lieu à des troubles rappelant les symptômes de la cystite : enfin, l'évidement du tissu cellulaire laisse après lui de vastes plaies qui peuvent être le point de départ de phlegmons graves.

C'est pour parer à ces inconvénients que Kroénig (de Leipzig)[3] a proposé les modifications suivantes : 1° incision du péritoine parallèle à la direction de l'uretère, mais à une certaine distance de ce conduit, de manière à conserver à l'uretère son revêtement péritonéal, qui suffit à assurer sa vascularisation ; — 2° suture du péritoine vésical au péritoine de la lèvre vaginale antérieure, ce qui donne un point d'appui à la vessie et prévient les acci-

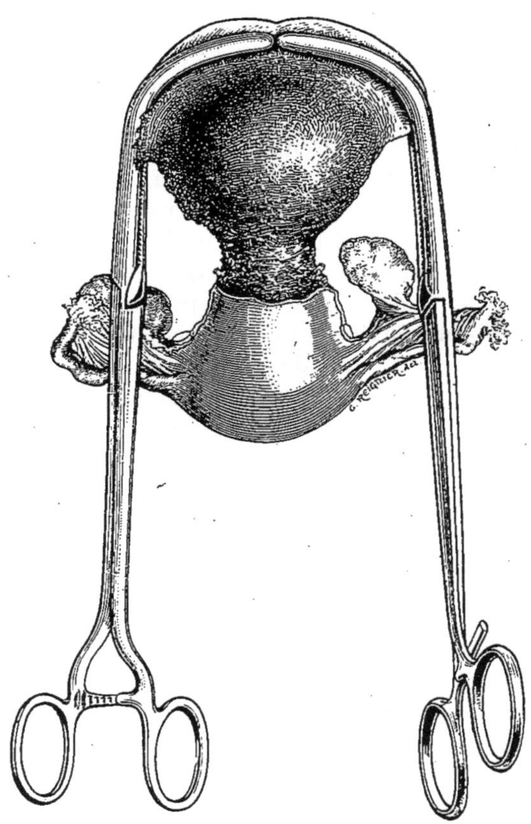

Fig. 579. — Vue de l'utérus enlevé d'un bloc avec une collerette vaginale, et avec les pinces. La lésion cancéreuse du col n'a pas été vue au cours de l'opération.

[1] Th. Jonnesco. *Rev. de Gynéc. et de Chir. abd.*, 1902, p. 757.

[2] Howard A. Kelly. Ligation of both internal iliac arteries for hemorrhage in hysterectomy for carcinoma uteri. Recovery. (*Annals of Surgery*, 1894, t. II, p. 248.)

[3] Kroenig. *Monatsschrift f. Geb. u. Gyn.*, t. XV, n° 6.

dents de cystite ; — 3° drainage de l'excavation au moyen de deux gros drains que l'on fait sortir par le vagin et sur lesquels on suture les feuillets péritonéaux.

Clark[1] et Peiser[2] ont recommandé tout particulièrement le **cathétérisme préalable des uretères** (conseillé d'abord par Pawlik dans l'hystérectomie vaginale), pour éviter la blessure de ces conduits. Avant de pratiquer l'ouverture de l'abdomen, on introduit dans les deux uretères une sonde rigide qui permet mieux de suivre et de sentir ces canaux lors de la dissection des tissus qui les entourent.

Amann (de Munich)[3], von Herff[4], Poten[5] ont préconisé, dans le but de réduire au minimum les chances d'infection de la séreuse, un procédé extra-péritonéal qui consiste essentiellement dans les temps suivants : Incision médiane sous-ombilicale, comprenant la peau, la couche musculo-aponévrotique, mais n'intéressant pas le péritoine pariétal; décollement du péritoine pariétal vers le pubis, en évitant de l'ouvrir, puis, après avoir sectionné entre deux ligatures le ligament rond, le long de la paroi latérale du pelvis, de manière à gagner l'uretère, que l'on dégage, et l'artère utérine, que l'on lie. Ensuite, on décolle la vessie de l'utérus. Ce n'est qu'alors qu'on incise le péritoine au niveau du cul-de-sac vésico-utérin sur une largeur de 3 à 4 centimètres. Par cette boutonnière, on fait passer le corps de l'utérus avec les annexes. On lie les ligaments infundibulo-pelviens et on les sectionne : l'utérus est dès lors dégagé. Aussitôt, on rabat sur la paroi postérieure du pelvis le lambeau péritonéal antérieur flottant et on l'y suture avec un surjet de catgut. Ainsi la cavité péritonéale n'est ouverte que durant quelques minutes. On continue à dégager l'utérus, ainsi extrapéritonéalisé, sur les côtés, on enlève les ganglions pelviens et il ne reste plus qu'à extirper l'utérus par le vagin.

Faure[6] a proposé d'adopter pour le cancer du col la technique qu'il a déjà recommandée dans les cas de suppuration pelvienne : c'est-à-dire l'hémisection médiane, dès le début de l'opération. Ce procédé a été rejeté par la plupart des chirurgiens à cause des dangers d'infection que l'on fait courir au péritoine.

Accidents et complications. — A l'époque encore récente où l'on croyait pouvoir entreprendre l'hystérectomie abdominale pour des cancers assez avancés, les accidents opératoires étaient fréquents, surtout du côté de l'uretère, de la vessie et du rectum. Mais, actuellement, l'opé-

---

[1] CLARK. *John Hopkins hosp. Bull.*, 1895, p. 120.
[2] PEISER. *Zeitschr. f. Geb. u. Gyn.*, 1898, t. XXXIX, p. 259.
[3] AMANN. *Centr. f. Gyn.*, 1901, p. 669, et *Monats. f. Geb. u. Gyn.*, 1902, t. XVI, p. 290.
[4] VON HERFF. *Beitr. zur Geb. u. Gyn.*, 1902, t. VI, p. 1.
[5] POTEN. *Centralb. f. Gyn.*, 1902, p. 750 et 1241.
[6] FAURE. *Journal des Praticiens*, 1900, 15 janvier. — Voy. aussi PÉTROX. *Thèse de Paris*, 1900.

ration n'étant guère plus entreprise que si les limites de l'utérus n'ont pas été dépassées, le danger de déchirure d'organes voisins a beaucoup diminué. Toutefois, il faut se défier de la possibilité de blessure des uretères qui peuvent être encastrés dans du tissu cellulaire épaissi.

Il faut aussi avoir soin de se mettre en garde contre l'infection du péritoine et on y parviendra généralement si l'on suit la technique que je préconise; cependant, dans certains cas, cette infection n'a pas toujours pu être évitée.

Une plaie de la vessie ou du rectum sera immédiatement suturée. Si l'uretère est déchiré, on pratiquera autant que possible l'urétéro-néo-cystostomie.

Si l'on procède à la recherche des ganglions pelviens iliaques et lombaires, les complications risquent d'être fréquentes. De gros vaisseaux peuvent être lésés et donner lieu à des hémorragies inquiétantes. De plus, l'ouverture large des espaces celluleux est une voie pour l'infection. La dissection étendue de l'uretère peut, d'autre part, déterminer une nécrose consécutive de ce conduit.

La dénudation des uretères, la recherche des ganglions, l'excision du tissu cellulaire qui les entoure sont donc des manœuvres dangereuses qui ont déjà occasionné nombre d'accidents. C'est ainsi que Rosthorn[1] a eu les complications suivantes : 1 déchirure de l'artère iliaque externe, 3 sections de l'uretère, 1 ligature de l'uretère, 2 blessures de la vessie. Clark a ouvert la vessie et le rectum chez la même malade; Winter, Wertheim, Schauta ont eu, chacun, à enregistrer 1 cas de nécrose de l'uretère survenue à la suite d'une dénudation trop complète, etc.

Les accidents sont donc d'autant plus fréquents et graves que, d'une part, les lésions cancéreuses sont plus avancées et que, d'autre part, on accompagne l'hystérectomie proprement dite de délabrements plus étendus. Appliquée à un cancer au début, à utérus parfaitement mobile, l'hystérectomie abdominale simple, non suivie d'ablation ganglionnaire, n'est actuellement qu'exceptionnellement suivie d'accidents et de complications graves.

Je n'insiste pas, après ce que j'ai dit plus haut à propos de l'hystérectomie vaginale, sur les autres accidents qui peuvent tenir à l'état du cœur, des reins, etc. (Voir p. 540.)

Hystérectomie par la voie sacrée, parasacrée, pararectale et paravaginale. — Dans le but d'éviter la voie abdominale dont la gravité était si grande jusqu'à ces dernières années, et pour se créer un accès plus large que celui que permet le vagin, on a cherché à aborder l'utérus soit directement en arrière, après la résection du sacrum, soit en pénétrant sur les côtés du rectum ou du vagin.

Voy. Schally. *Zeitschr. f. Heilkunde*, 1898, t. XIX, 2.

L'hystérectomie par la voie sacrée dérive de l'opération imaginée d'abord par Kraske pour arriver profondément dans le bassin sur le rectum cancéreux. Cette opération consiste à extirper non seulement le coccyx, comme l'avaient fait Verneuil et Kocher, mais encore la partie inférieure du sacrum, de façon à créer une très large brèche où l'on manœuvre à l'aise. Elle a été surtout pratiquée par Schede[1].

La malade est couchée dans le décubitus latéral droit; on fait, à partir de la pointe du coccyx, une incision qui longe le côté de cet os et remonte jusqu'à 10 centimètres environ, pour se recourber ensuite et se terminer vers le milieu de la symphyse sacro-iliaque (fig. 580).

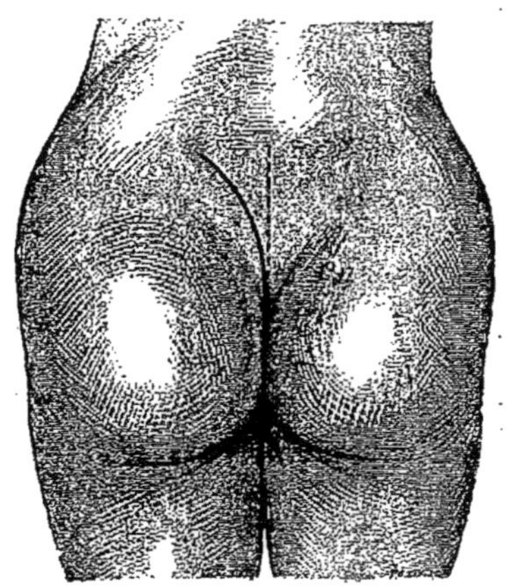

Fig. 580. — Hystérectomie par la voie sacrée.

Tracé de l'incision (la ligne pointillée marque seulement l'axe du corps).

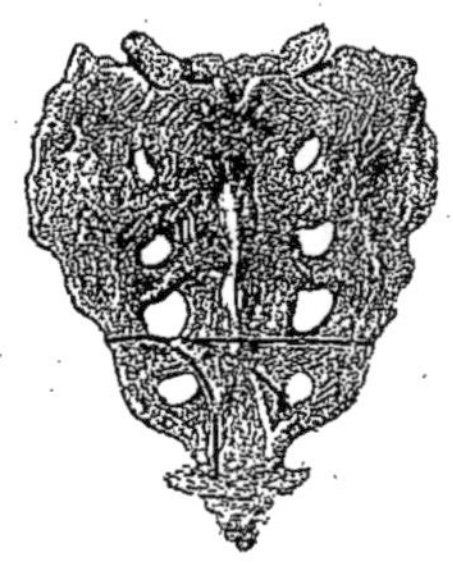

Fig. 581. — Hystérectomie par la voie sacrée.

Tracé des diverses sections du sacrum.

Le coccyx est décortiqué avec une rugine et extirpé ; on dégage de même la portion inférieure du sacrum, et on l'abat avec une forte pince coupante, d'abord latéralement, puis, s'il est nécessaire, transversalement ; il suffit de faire porter cette section au-dessous du troisième trou sacré pour avoir un espace suffisant, sans léser de branche nerveuse importante (fig. 581). — Le rectum (qu'on a conseillé de bourrer de gaze iodoformée pour faciliter la manœuvre) est alors déjeté latéralement ; on pénètre, en incisant le péritoine, dans le cul-de-sac de Douglas. On obtient ainsi une brèche énorme (fig. 582), par laquelle on a pu voir largement la paroi antérieure de l'abdomen, entre la symphyse et l'ombilic, par-dessus la vessie[2].

Les premières recherches anatomiques faites pour appliquer la méthode de Kraske à l'hystérectomie appartiennent à C. A. Herzfeld[3] (de

[1] Schede. *Jahrbuch d. Hamb. Staatskrankh.*, 1891, II, p. 190.
[2] Kraske. *Verhandl. des XIV*[ten] *Kongr. der deutsch. Gesell. f. Chir.*, 1885. — J. Hochenegg. Die sacrale Methode, etc. (*Arbeit. und Jahresb. der ersten chirurg. Universitäts-Klinik zu Wien*. Vienne, 1889, p. 13). — Roux. *Corr.-Blatt. f. schweiz. Aerzte*, 1889, t. XIX, p. 949.
[3] C. A. Herzfeld. Ueber die Anwendung des Kraske'schen Verfahrens in der Gynækologie

Vienne) ; mais c'est Hochenegg[1] qui a publié les premières opérations sur le vivant. L'une a pour auteur Gersuny, qui put ainsi extirper un utérus volumineux avec un ganglion cancéreux plongé dans le tissu cellulaire sous-péritonéal ; l'autre est une opération de Hochenegg lui-même ; il enleva en même temps que l'utérus un kyste de l'ovaire, gros comme le

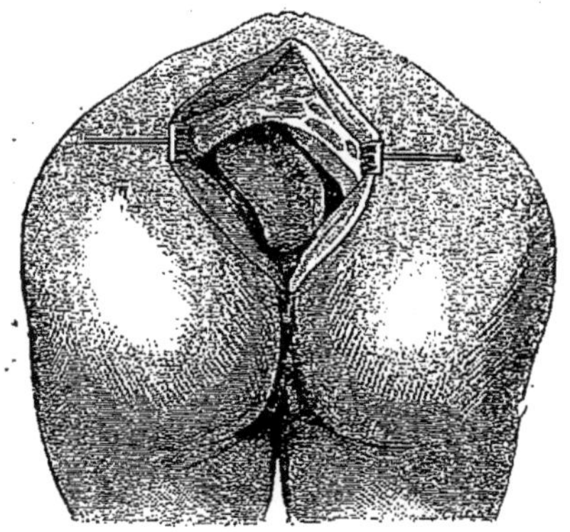

Fig. 582. — Hystérectomie par la voie sacrée.
Brèche obtenue par l'opération préliminaire.

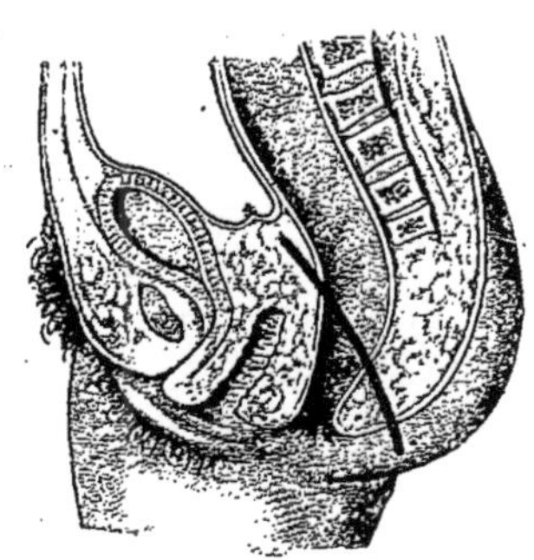

Fig. 583. — Hystérectomie par la voie sacrée.
Réunion et drainage de la plaie.

poing, qui lui adhérait. Guérison dans les deux cas, mais, dans le second, avec une fistule intestinale.

Une modification de la méthode précédente a été presque immédiatement inaugurée par Hegar[2]. Elle consiste à ne plus faire l'extirpation,

(*Allg. Wien. med. Zeit.*, 1888, p. 411). — Ueber eine neue Methode der Totalexstirpation des Uterus (*Centralbl. f. Gyn.*, 1893, p. 17).

[1] J. HOCHENEGG (de Vienne). Die sakrale Operat. in der Gyn. (*Wiener klin. Woch.*, 1889, n° 9, p. 171). Cet auteur avait déjà, du reste, incidemment émis l'idée que l'opération préliminaire de KRASKE pourrait être appliquée à l'extirpation de l'utérus et des annexes, dans un mémoire relatif à l'extirpation du rectum qui est un peu antérieur au travail de HERZFELD (J. HOCHENEGG. *Wien. med. Woch.*, août 1888, n° 19). — HOCHENEGG (Eine neue Methode der Uterusextirpation. *Wiener klin. Woch.*, 1892, n° 24) a modifié sa méthode primitive de la façon suivante : L'incision commence exactement sur la ligne médiane, à 1 centimètre au-dessus des bourrelets sacro-coccygiens, elle va jusqu'à l'anus, contourne ce dernier à gauche et se termine sur la ligne médiane du périnée. A sa partie supérieure, cette incision pénètre jusqu'à l'os ; plus bas, presque dans le tissu cellulaire péri-rectal ; au périnée, elle n'intéresse que la peau. Après énucléation du coccyx, on détache à gauche le rectum, qu'on laissera avec ses connexions à droite et en avant ; on contourne le rectum à gauche, et l'on arrive à la paroi vaginale postérieure, dont on isole la partie gauche, avec des ciseaux, au fond du vagin. A l'extrémité supérieure de la plaie, on isole le rectum de la paroi postérieure de l'utérus et l'on ouvre le Douglas. On a ainsi toute la face postérieure de l'appareil génital ; on a tout sous la main. On isole la vessie ; on voit les uretères, on voit les vaisseaux à lier. On lie les ligaments larges. On peut même enlever une partie du vagin. Après extirpation de l'utérus, on suture le péritoine.

[2] HEGAR, cité par WIEDOW. *Berl. klin. Woch.*, 1889, n° 10, p. 202. — WIEDOW. 5e Congrès des Gyn. all., Fribourg, 1889 (*Centr. f. Gyn.*, 1889, n° 29, p. 502). — BERNHARDT v. BECK. Die osteoplastische Resection des Kreuzbeines, etc. (*Zeitschr. f. Geb. und Gyn.*, 1890, t. XVIII, n° 1, p. 57) et Soc. obst. et gyn. de Vienne, 5 nov. 1889 (*Centr. f. Gyn.*, 1890, n° 3, p. 50). Sur 4 cas rapportés par von BECK, il y a 2 morts et 2 guérisons, suivies de consolidation

mais seulement la section et la réclinaison temporaire du coccyx et de la partie inférieure du sacrum. Quand l'hystérectomie est terminée, on remet en place le lambeau contenant les os; on fait ainsi une *opération préliminaire ostéoplastique*. Hegar a une fois constaté la nécrose de l'os déplacé; une autre fois, l'os réappliqué est resté mobile. Roux (de Lausanne)[1], Terrier[2] ont suivi l'exemple de Hegar pour extirper des cancers volumineux qu'on n'aurait pu extraire par la voie vaginale.

Hochenegg recommande, pendant l'opération, de ne procéder au détachement des culs-de-sac vaginaux qu'après avoir fermé la plaie du côté du péritoine, en suturant les lèvres de cette séreuse; de cette façon, on se met le plus possible à l'abri de son infection par la tumeur cancéreuse. Dans le même but et pour rendre cette occlusion plus parfaite. v. Beck dissèque et utilise un lambeau du péritoine sur la face antérieure de l'utérus.

Zinsmeister a signalé une certaine difficulté à trouver, au fond de la plaie, le cul-de-sac du péritoine; cela paraît tenir à une faute opératoire, à une incision insuffisamment prolongée par en bas; il faut que cette dernière atteigne presque l'anus.

Considérant les rapports du rectum, il est préférable de l'aborder du côté gauche et de le rejeter latéralement. Cet organe est rendu plus apparent et, par suite, on risque moins de le blesser, quand il a été d'abord modérément tamponné. Sa blessure constitue pourtant un des dangers de l'opération et nécessiterait une suture à étages immédiate. L'urètère peut être aussi sectionné; si cela arrivait, on l'aboucherait dans le rectum ou dans le vagin ou, mieux encore, on tenterait l'urétéro-cysto-néostomie. Après avoir exactement suturé le fond de la plaie d'abord du côté du péritoine (avant l'extirpation de l'utérus), puis du côté du vagin (une fois que cette extirpation est accomplie), on refermera la plaie extérieure, en laissant, toutefois, une assez large fenêtre qui permette le drainage et le tamponnement de la cavité ou espace mort, qui subsiste toujours. Il serait très dangereux de faire une occlusion complète, sans soupape de sûreté pour l'issue des liquides sécrétés.

rapide du sacrum. — ZINSMEISTER (*ibid.*) rapporte 1 cas où il y eut blessure du rectum et mort au bout de quatre heures.

HEGAR a fait sa première hystérectomie par la voie pelvienne en novembre 1888, tandis que GERSUNY a fait la sienne en décembre. Mais celle-ci a été publiée la première.

[1] Dans le second cas qu'il cite, il y avait, en outre, une grande étroitesse du vagin et l'on avait lieu de craindre des adhérences du côté de la vessie. ROUX a relevé le lambeau ostéo-cutané, comme on ouvre une porte, par une section transversale du sacrum avec une pince coupante, et l'a suturé momentanément à la fesse pour le maintenir facilement. Après l'ablation de l'utérus, le vagin a été suturé, le lambeau réappliqué, la plaie a été tamponnée à la gaze iodoformée et fermée à ses extrémités. Les deux malades ont guéri.

[2] TERRIER et HARTMANN. De l'extirpation de l'utérus par la voie sacrée (*Annal. de Gyn. et d'Obstét.*, 1891, t. XXXVI, p. 84 et 91). Ces auteurs ont réuni 23 cas d'hystérectomie par la voie sacrée, avec 7 morts. — N. SCHEDE (Die sacrale Methode der Totalexstirpation des carcinomatösen Uterus. *Jahrbuch der Hamburger Staatskrankenanstalten*, 1891, t. II, p. 1900.) rapporte 28 hystérectomies par la voie sacrée, avec 8 morts opératoires.

Après avoir joui d'une vogue éphémère, grâce au retentissement des premières opérations de Hochenegg et de Herzfeld, l'ablation de l'utérus cancéreux par la voie sacrée est une opération aujourd'hui oubliée. Rappelons seulement que cette hystérectomie avait la prétention d'être indispensable toutes les fois que le vagin était trop étroit, l'utérus peu mobile ou trop volumineux, ou bien encore lorsque le néoplasme avait déjà envahi la base des ligaments larges. Il est beaucoup plus rationnel de lui préférer l'hystérectomie abdominale.

Les résultats immédiats de cette opération n'ont, d'ailleurs, jamais été encourageants. Schauta[1] a eu 5 morts sur 16 cas; Westermark[2] a perdu 2 opérées sur 10, ce qui donne une mortalité de 20 pour 100; Terrier[3] a perdu 7 cas sur 25, Schede[4] 8 sur 28. D'après Morestin[5], la mortalité opératoire serait de 16 pour 100.

En somme, il s'agit d'une intervention extrêmement sérieuse, d'une exécution très difficile, et qui a fourni des résultats éloignés déplorables, car elle s'adressait à des cas avancés que nous jugeons actuellement inopérables. Je ne l'ai décrite qu'à cause de son intérêt historique[6].

De l'hystérectomie par la voie sacrée se rapproche beaucoup le procédé qu'ont recommandé E. Zuckerkandl[7] et Wölfler[8]. Pour se donner un jour suffisant dans les cas difficiles. Ces auteurs ont proposé l'incision parasacrée et pararectale, qui consiste en une profonde incision faite soit à gauche (E. Zuckerkandl), soit à droite (Wölfler). Wölfler la fait partir d'un peu plus haut que l'articulation du coccyx et du sacrum, à 1 ou 2 centimètres en dehors de ce point, et la dirige en bas, avec une légère concavité externe qui répond à la tubérosité ischiatique, jusqu'à 2 ou 3 centimètres de la fourchette. On pénètre ainsi inférieurement dans la fosse ischio-rectale; on désinsère et l'on réséque en partie le grand fessier (Wölfler extirpe le coccyx que respecte E. Zucker-

---

[1] Schauta. *Archiv für Gyn.*, 1901, t. LXI, p. 52.

[2] Westermark. *Hygiea*, 1894, juillet.

[3] Terrier et Hartmann. *Loc. cit.*

[4] Schede. *Loc. cit.* — Voy. aussi Veslin. *Thèse de Paris*, 1894. — Boursier. *Loc. cit.*, p. 625.

[5] Morestin. *Thèse de Paris*, 1894.

[6] Je mentionne encore, pour mémoire, *l'hystérectomie par périnéotomie transversale*. Otto Zuckerkandl (*Wien. med. Woch.*, 1888, n°s 11 et 16; 1889, n°s 12, 14, 15, 16 et 18; et *Wien. med. Presse*, 1889, n° 7, p. 249.) a proposé la voie périnéale par dédoublement de la cloison recto-vaginale, au moyen d'une incision transversale, de façon à se donner tout l'espace compris entre les tubérosités ischiatiques, au lieu d'être limité par les parois du vagin. Frommel (d'Erlangen), (3e Congrès des Gyn. all., Fribourg, 1889, *Centr. f. Gyn.*, 1889, n° 51, p. 542) a mis ce procédé à exécution avec succès, et prétend qu'il permet de reculer considérablement les bornes ordinaires de l'hystérectomie. Sänger (*Ibid.*, p. 433), au contraire, qui a répété l'opération sur le cadavre, la rejette complètement.

[7] E. Zuckerkandl (ne pas confondre avec Otto Zuckerkandl). Notiz über die Blosslegung der Beckenorgane (*Wien. klin. Woch.*, 1889, p. 276 et 356).

[8] A. Wölfler. Ueber den para-sacralen und para-rectalen Schnitt zur Blosslegung des Rectums, des Uterus und der Vagina (*Wien. klin. Woch.*, 1889, n° 15, p. 206).

kandl) ainsi que les ligaments sacro-sciatiques, on divise le releveur de l'anus, et l'on détache le rectum du vagin. On incise ensuite les culs-de-sac de ce canal, et l'on procède à l'hystérectomie, avec des ligatures successives. On doit terminer l'opération par l'occlusion exacte du péritoine et du vagin, et le drainage de la plaie parasacrée légèrement rétrécie par des sutures.

Wölfler a utilisé cette voie pour l'extirpation du rectum et pour celle de l'utérus sur le vivant, tandis que E. Zuckerkandl s'est borné à des recherches cadavériques.

Schuchardt[1], en 1893, a proposé une incision analogue, l'**incision paravaginale**, qui rappelle fort la *périnéotomie verticale*, recommandée par Hegar et Sänger[2], qui sera figurée plus loin (Voir PÉRIMÉTRO-SALPIN-GITE). On fait d'abord une incision cutanée partant du tiers moyen de la grande lèvre et aboutissant à l'articulation sacro-coccygienne après avoir contourné l'anus. Par cette brèche, on arrive dans la fosse ischio-rectale et on dénude la paroi vaginale correspondante. Dans un second temps, on sectionne complètement la paroi vaginale, depuis le col jusqu'à la vulve, pour établir une large communication entre la cavité du vagin et la plaie ischio-rectale. L'hystérectomie vaginale est alors pratiquée.

D'après Schuchardt[3], l'incision paravaginale présenterait les avantages suivants : 1° possibilité d'explorer plus complètement l'excavation pelvienne ; 2° facilité plus grande d'enlever plus radicalement tous les tissus infiltrés par le néoplasme ; 3° possibilité d'intervenir avec succès dans les cas avancés, contre lesquels l'hystérectomie vaginale ordinaire est insuffisante (excision du paramètre, ablations ganglionnaires, dissection de l'uretère).

Au point de vue de la mortalité post-opératoire, la statistique de Schuchardt est assez satisfaisante : sur 83 femmes atteintes de cancer, et chez la plupart d'entre elles les lésions étaient très avancées, on ne relève que 8 morts, soit 9,6 pour 100 de mortalité post-opératoire. Cependant, il faut ajouter que les accidents, au cours de l'intervention, ont été assez nombreux : 4 cas de blessure de la vessie, 1 cas de déchirure de l'uretère, 1 cas de nécrose de l'uretère, 2 cas de blessure du rectum. Schauta[4], qui a essayé le procédé de Schuchardt, s'en déclare partisan.

Staude (de Hambourg)[5], pour se donner encore plus de jour, n'a pas hésité à recourir à une **double incision paravaginale**, symétriquement

[1] SCHUCHARDT. *Centr. f. Gyn.*, 1893, p. 1121.
[2] HEGAR et KALTENBACH. *Loc. cit.*, p. 464. — M. SÄNGER, *Arch. f. Gyn.*, 1890, t. XXXVII, n° 1, p. 100.
[3] SCHUCHARDT. *Congrès allem. de chirurgie*, 1901, avril.
[4] SCHAUTA. *Monats. f. Geb. u. Gyn.*, 1902, XV, p. 133.
[5] STAUDE. *Monats. f. Geb. u. Gyn.*, 1902, XV, p. 863.

pratiquée à droite et à gauche de la ligne médiane. Il a opéré, par cette méthode, 51 cas de cancer utérin (47 du col et 4 du corps). Sur 4 cancers du corps, 2 sont sans récidive depuis 5 et 4 ans, 1 a récidivé au bout de 6 mois, 1 a été perdu de vue. Quant aux femmes opérées pour épithélioma cervical, 5 seulement sur 47 avaient une tumeur strictement limitée au col; chez toutes les autres, le cancer avait déjà envahi les ligaments larges. Parmi ces 44 cas, Staude en distingue 19 de moyenne gravité avec 2 morts opératoires, et 25 cas très graves avec 7 morts, d'où une léthalité de 20,6 pour 100. En ce qui concerne les résultats éloignés, l'auteur signale 19 récidives précoces, 10 femmes sans récidive depuis 2 et 5 ans, 6 femmes perdues de vue, 1 mort au bout de 6 mois. de cause inconnue. Comme accidents opératoires, il note, en particulier, 2 cas de blessure de la vessie, 1 ligature de l'uretère.

Indications de l'hystérectomie (en général). Choix de la méthode. — Accueillie d'abord avec enthousiasme, l'hystérectomie pour cancer n'a pas tenu ce qu'elle promettait. Pratiquée par la voie vaginale ou par la voie abdominale, l'ablation totale de l'utérus pour cancer ne constitue pas la cure radicale qu'on avait espérée, elle ne donne qu'une guérison temporaire. Les observations qui relatent des cures définitives ou dépassant un grand nombre d'années sont très sujettes à caution au point de vue du diagnostic initial. La règle est que la récidive a lieu au bout de deux ans en moyenne. Mais quelque temporaire qu'elle soit, la survie n'en est pas moins un grand bienfait pour la malade et pour son entourage; elle légitime une intervention, même grave, pouvant donner au moins l'illusion de la guérison. C'est en cela surtout que l'hystérectomie est supérieure au traitement palliatif par le curage suivi de cautérisation.

Au point de vue des indications opératoires, trois questions sont à résoudre : 1° quels sont les cas justiciables de l'hystérectomie? 2° par quelle voie doit-on pratiquer l'ablation de l'utérus? 3° l'hystérectomie doit-elle s'accompagner de l'évidement pelvien, de l'ablation des ganglions?

1° Quels sont les cas justiciables de l'hystérectomie? — Seuls relèvent de l'hystérectomie les cas dans lesquels les lésions n'ont pas dépassé les limites de l'utérus, soit extérieurement, du côté du vagin, soit intérieurement, du côté des ligaments larges. Tous les autres cas ne comportent pas l'hystérectomie parce que cette opération devient alors particulièrement grave, extrêmement difficile dans la région des uretères, qui peuvent être facilement lésés, et qu'enfin, dans ces cas, il existe à peu près toujours alors une infection *lointaine* par voie lymphatique qui rendra illusoire toute tentative d'extirpation totale.

2° *Par quelle voie doit-on pratiquer l'ablation de l'utérus ?* — Dans l'immense majorité des cas, l'hystérectomie sera pratiquée par la voie abdominale.

Il existe d'abord des indications formelles pour la voie haute : la laparotomie est indiquée quand l'opération par le vagin offre des difficultés par suite de l'étroitesse de ce canal, et, en particulier, dans les cas d'involution sénile. La disparition du col par une amputation faite antérieurement ou sa destruction profonde par le néoplasme empêchant toute prise sur lui est encore une indication précise de l'hystérectomie abdominale. J'en dirai autant de l'envahissement particulièrement avancé de la lèvre antérieure et de la paroi antérieure de l'utérus, faisant craindre une infiltration des tissus autour de la partie terminale des uretères, surtout lorsqu'il s'y joint un peu d'oligurie et des troubles stomacaux ou nerveux pouvant être attribués à un début d'urémie chronique par gêne dans l'élimination de l'urine. L'hystérectomie abdominale seule permet, par une dissection attentive, de dégager les uretères des indurations qui les compriment alors. L'envahissement par l'ulcération des culs-de-sac vaginaux est encore pour moi une indication d'intervenir par l'abdomen, car il est beaucoup plus facile de bien disséquer le vagin de haut en bas que de bas en haut. La laparotomie est encore préférable quand le corps de l'utérus est assez volumineux pour que son ablation par le vagin nécessite le morcellement, car on court alors le danger de produire des greffes, et, parfois aussi, d'infecter largement le champ opératoire par l'ouverture d'une cavité utérine septique. Dans cette catégorie de cas se rangent les cancers compliqués de corps fibreux, de grossesse, de pyométrite, de lésions des annexes, qui sont souvent des pyosalpinx. Je note à cette occasion la possibilité d'une erreur, rare à la vérité : on pourrait croire à l'immobilité de l'utérus cancéreux, par l'extension du néoplasme, tandis qu'elle est causée par des adhérences péri-salpingiennes inflammatoires : l'étude clinique attentive peut seule faire éviter cette faute[1].

Même dans les cas où les diverses indications que je viens de passer en revue n'existent pas, on choisira encore de préférence la voie abdominale, toutes les fois qu'il y aura le moindre doute sur l'infiltration de la base des ligaments larges. Or, comme les malades ne sont pour ainsi dire jamais vues à la période initiale du cancer, ce doute existe presque toujours.

---

[1] Sur les avantages respectifs de l'hystérectomie abdominale et de l'hystérectomie vaginale consulter encore : Richelot. *Chirurgie de l'utérus*, p. 510. — Boursier. *Précis de gynécologie*, 1903, p. 644. — Lauge. 1896, *Halle*, Marhold, éditeur. — Pryor. *Bost. med. and surg. Journal*, 1902, p. 403. — Cullen. *Congrès de Rome*, 1902. — Guttierez. *Congrès de Rome*, 1902. — Paoli. *Congrès de Rome*, 1902. — Sippel. *Münch. med. Woch.*, 1903, p. 32. — Labadie-Lagrave et Legueu. *Traité médico-chirurgical de Gynécologie*, 3° édition, 1904, p. 947.

Toutefois, dans certains cas où le cancer peut être observé tout à fait à son début et s'il est limité bien exactement à une partie seulement du museau de tanche, on peut choisir la voie vaginale qui garde pour elle alors sa plus grande simplicité, son asepsie relative et l'avantage de ne pas occasionner une cicatrice abdominale.

5° L'hystérectomie doit-elle être accompagnée de l'évidement pelvien, de l'ablation des ganglions ? — L'ablation des ganglions et du tissu cellulaire pelvien (évidement) a passé par deux périodes : l'une, initiale, où on le pratiquait, pour ainsi dire, comme complément obligatoire, dans des cas où l'hystérectomie était faite pour des cancers avancés : il s'agissait d'enlever les tissus manifestement lésés. Le but de l'opération était alors d'étendre les limites de l'intervention radicale. Dans une seconde période, l'hystérectomie étant faite pour des cancers au début, on enlevait les ganglions dans un but prophylactique autant que curateur : les ganglions étaient extirpés systématiquement à cause de leur dégénérescence actuelle ou future.

L'indication de l'ablation des ganglions, qui a correspondu à la période initiale des évidements pelviens, se tirait donc de l'état très avancé des cas que l'on opérait. Elle est actuellement abandonnée même par ses promoteurs. La seconde indication, au contraire, compte encore des partisans qui surajoutent l'extirpation ganglionnaire à l'hystérectomie abdominale en vue d'une guérison plus durable. L'opération est, de ce fait, compliquée et aggravée.

Je me suis élevé contre cette pratique, car je pense[1] que la mort, en cas de cancer du col, est bien rarement le fait de l'adénopathie. Les malades succombent soit aux hémorragies répétées et à la septicémie chronique qui ne tarde pas à compliquer le cancer, soit surtout aux accidents urémiques que détermine la compression des uretères, dans laquelle les ganglions jouent bien rarement un rôle prépondérant. Je suis donc porté à croire que l'hystérectomie est suffisante et ne nécessite pas l'ablation systématique des ganglions. Si, cependant, au cours de l'intervention, on trouve des ganglions altérés, il est évident que leur extirpation s'impose.

On le voit, la question de l'adénopathie est pour moi d'ordre secondaire. Cependant, c'est elle qui est encore la grande préoccupation de beaucoup de gynécologistes. Enlever l'utérus sans toucher aux ganglions, c'est, disent-ils, faire une opération incomplète; on ne peut espérer de guérison durable ou même définitive qu'autant que tous les tissus susceptibles d'être contaminés par le processus cancéreux ont été largement excisés : l'ablation des ganglions tributaires du territoire infecté s'impose dans tous les cas, et d'une manière formelle. C'est là

_____

[1] S. Pozzi. *Comptes rendus du Congrès internat. de gyn. et d'obst. de Rome*, 1902, p. 479, et *Revue de Gyn. et de Chir. abdom.*, 1902, p. 759.

une vue théorique séduisante; mais quelle est la fréquence réelle de cette adénopathie toujours invoquée? Jusqu'à quel point est-elle responsable de la récidive post-opératoire?

D'après ce que j'ai observé, dans la très grande majorité des cas, la repullulation se fait sur place, au niveau ou très près de la cicatrice vaginale dans le tissu cellulaire ou dans la muqueuse. Le rôle joué par l'engorgement ganglionnaire, dans le mécanisme de la récidive et de la mort, est fort secondaire. C'est aussi ce qui ressort des chiffres recueillis par Bigeard[1] : sur 12 observations où cette localisation est indiquée, neuf fois elle existait sur le vagin (4 obs. de Jacobs, 2 obs. de Segond, 1 obs. de Terrier, 1 de Rouffart, 1 de Pryor), une fois dans le ligament large (obs. de Mauclaire), deux fois dans le pelvis (obs. de Jacobs et de Henrotay[2]).

Résultats de l'hystérectomie. — Il existe une si grande diversité dans la gravité des cas opérés et dans la technique suivie, qu'il est fort difficile de se baser sur les statistiques publiées. Un point paraît cependant acquis : l'infériorité de la voie sacrée. Il semble également que la voie vaginale perd de plus en plus ses partisans; elle est encore faite cependant par certains chirurgiens (Richelot) dans la majorité des cas, tandis que d'autres, à mon exemple, la réservent pour des cas exceptionnels. Quant à l'hystérectomie abdominale, les uns la pratiquent à la manière d'une hystérectomie totale ordinaire, les autres ne l'exécutent qu'avec l'ablation d'une collerette vaginale (fig. 379). L'extirpation des ganglions est pratiquée par certains opérateurs, négligée par beaucoup d'autres. Par suite, l'étude des statistiques publiées risque d'égarer le jugement. Néanmoins, à titre documentaire, je rapporterai les principales d'entre elles, tout en faisant les plus grandes réserves sur leur valeur absolue.

Les résultats sont à envisager au point de vue immédiat et au point de vue éloigné.

Résultats immédiats. I. **Hystérectomie vaginale.** — L'hystérectomie vaginale a donné longtemps de meilleurs résultats opératoires immédiats que l'hystérectomie abdominale, mais il faut reconnaître qu'elle n'a pas été pratiquée dans des cas aussi avancés et, par conséquent, aussi graves que ceux auxquels on a souvent appliqué l'hystérectomie abdominale. La comparaison n'est donc pas absolument juste.

De 1890 à 1902, la statistique de mon service comprenait 46 cas

---

[1] Bigeard. *Traitement chirurgical du cancer utérin.* Thèse de Paris, 1899.

[2] Cependant Wertheim affirme que, dans tous les cas qu'il a examinés, au point de vue de la récidive post-opératoire, il n'a trouvé qu'une seule fois la repullulation au niveau de la cicatrice vaginale; chez toutes les autres opérées, le point de départ de la récidive résidait dans les ganglions. Enfin, dans 7 cas restés sans récidive pendant 1 à 4 ans, les ganglions cancéreux avaient été extirpés (*Centralb. f. Gyn.*, 1902, p. 249).

d'hystérectomie vaginale pour cancer, avec 7 morts, soit 15 pour 100, parmi lesquels 9 cas de 1899 à 1902, avec 9 guérisons[1].

Voici quelques autres statistiques :

Bouilly[2]	185	cas	28 morts.
Segond[3]	95	—	17 —
Richelot[4]	115	—	8 —
Terrier[5]	12	—	2 —
Schwartz[6]	15	—	0 mort.
Quénu[7]	12	—	0 —
Dœderlein[8]	80	—	1 —
Sampson[9]	143	—	20 morts.
Krœmer et Pfannenstiel[10]	102	—	4 —
Morisani[11]	25	—	0 mort.
Lewers[12]	40	—	3 morts.
Chrobak-Knauer[13]	213	—	12 —
Herzfeld[14]	29	—	0 mort.
D. de Ott[15]	180	—	4 morts.
Schauta-Waldstein[16]	241	—	25 —
Fritsch[17]	595	—	26 —
Amann[18]	175	—	7 —

II. Hystérectomie abdominale. — L'effroyable mortalité des premières tentatives d'hystérectomie abdominale pour cancer n'est plus qu'un souvenir. Il suffit de comparer l'ancienne statistique de Kaltenbach (67 à 70 pour 100 de mortalité) aux chiffres de l'heure présente pour montrer quels progrès ont été réalisés par une application plus rigoureuse de l'asepsie jointe aux perfectionnements successifs de la technique opératoire.

Toutefois, il s'en faut que l'opération de Freund soit devenue une intervention bénigne : si l'on prend l'ensemble des opérations publiées récemment, on arrive encore à une forte mortalité. Pour ma part, sur 54 cas d'hystérectomie abdominale pour épithélioma opérés dans mon

---

[1] S. Pozzi. *Loc. cit.*

[2] Bouilly. *Congrès int. de Paris*, 1900, p. 56.

[3] Segond. *Thèse de Bigeard*, 1899.

[4] Richelot. *Chirurgie de l'utérus*, 1902, p. 289.

[5] Terrier. *In* Richelot, *loc. cit.*

[6] Schwartz. *Ibid.*

[7] Quénu. *Ibid.*

[8] Dœderlein. *Congrès allem. de Gyn. de Giessen*, 1901.

[9] Sampson. *Loc. cit.*

[10] Krœmer. *Archiv f. Gyn.*, 1902, t. LXV, p. 626.

[11] Morisani. *Loc. cit.*, p. 530.

[12] Lewers. *Cancer of the uterus*, Londres, 1902, Lewis, édit., *in Frommel's Jahrb.*, 1902, p. 197).

[13] Knauer. *Beitr. z. Geb. u. Gyn.*, 1901, t. V, p. 205.

[14] Herzfeld. *Wien. med. Presse*, 1898, nos 6 et 7, pp. 210-25.

[15] D. de Ott. *Mon. f. Geb. u. Gyn.*, 1900, t. XII, 3.

[16] Waldstein. *Loc. cit.*

[17] Fritsch. *Congrès allem. de gyn. de Giessen*, 1901, p. 450.

[18] Amann. *Loc. cit.*, p. 152.

service de 1898 à 1902, 8 se sont terminés par la mort, soit une mortalité de 26 pour 100[1].

Les autres chirurgiens ont eu des résultats à peu près semblables, comme le montrent les statistiques suivantes :

Segond[2]	5 cas	0 mort.	
Richelot[3]	24 —	8 morts.	
Terrier[4]	9 —	2 —	
Reynier[5]	13 —	4 —	
Faure[6]	5 —	2 —	
Ricard[7]	9 —	2 —	
Pantaloni[8]	8 —	2 —	
Hartmann[9]	3 —	0 mort.	
Poirier[10]	5 —	2 morts.	
Legueu[11]	10 —	4 —	
Picqué et Mauclaire[12]	4 —	2 —	
Schauta[13]	15 —	9 —	
Krœnig[14]	10 —	3 —	
Dœderlein[15]	26 —	6 —	
Wertheim[16]	90 —	20 —	
Hofmeier[17]	18 —	3 —	
Irish[18]	25 —	3 —	
Amann[19]	14 —	3 —	
Sampson[20]	3 —	1 mort.	
Krœnig[21]	24 —	4 morts.	
Menge[22]	7 —	3 —	
Zweifel[23]	4 —	0 mort.	
Berruti[24]	24 —	10 morts.	
Pfannenstiel[25]	10 —	3 —	

[1] S. Pozzi, *loc. cit.*

[2] Segond. *Thèse de Bigeard*, Paris, 1899.

[3] Richelot. *Chirurgie de l'utérus*. Paris, 1902, p. 300.

[4] Terrier. *Bull. et Mém. de la Soc. de chirurgie de Paris*, 1899, p. 770.

[5] Reynier. *Congrès d'Amsterdam*, 1899, p. 41.

[6] Faure. *Ibid.*, p. 552.

[7] Ricard. *Congrès de chirurgie de Paris*, 1899, p. 21.

[8] Pantaloni. *Thèse Auclair*, Paris, 1899.

[9] Hartmann. *Ann. de Gyn. et d'Obst.*, 1899, t. LI, p. 290.

[10] Poirier. *In Thèse de Courmontagne*, Paris, 1901.

[11] Legueu. *Congrès intern. de Paris*, 1900, p. 54.

[12] Picqué *in* Mauclaire. *Ann. de Gyn. et d'Obst.*, 1899, t. LI, p. 357.

[13] Schauta. in Waldstein. *Arch. f. Gyn.*, 1900, t. LXI, p. 52.

[14] Kroenig. *Beitr. z. Geb. u. Gyn.*, 1899, t. II, p. 402.

[15] Dœderlein. *Centr. f. Gyn.*, 1902, p. 681.

[16] Wertheim. *Centr. f. Gyn.*, 1902, p. 249.

[17] Hofmeier. *Comptes rendus du Congrès allem. de gyn. tenu à Giessen*, 1901, p. 178.

[18] Irish. *Bost. med. and surg. J.*, 1902, p. 407 (*in Frommels Jahrb.*, 1902, p. 196).

[19] Amann. *Comptes rendus du Congrès de Giessen*, 1901, p. 153.

[20] Sampson. *John Hopkins Hosp. Bull.*, 1902, p. 299 (*in Frommels Jahrb.*, 1902, p. 195).

[21] Krœnig. *Monat. f. Geb. und Gyn.*, 1904, t. XIX, p. 205.

[22] Menge. *Centr. f. Gyn.*, 1902, p. 702.

[23] Zweifel. *Comptes rendus du Congrès de Giessen*, p. 174.

[24] Berruti. *Giornale di gin.*, 1902, p. 193.

[25] Pfannenstiel *in* Krœmer. *Arch. f. Gyn.*, 1902, t. LXV, p. 626.

Morisani [1]. 14 cas 1 mort.
Rosthorn [2] . . . . 28 — 12 morts.
Kleinhans [3] . . . . 52 — 3 —
Jacobs [4] . . . . 52 — 4 —

Résultats éloignés. — La cure définitive du cancer utérin n'est pas encore démontrée, puisqu'on a vu des récidives survenir après 6, 7 et même 8 ans de guérison apparente. Même pour les cas les plus favorables on ne peut parler que de *survies éloignées*.

I. **Hystérectomie vaginale.** — Pour la voie vaginale, des statistiques, trop belles pour ne pas laisser quelque place au doute sur l'interprétation histologique des lésions, ont été publiées.

Au Congrès de Paris, en 1900, Dmitri de Ott [5] donnait :

```
13 opérées restées sans récidive pendant   5 ans.
 6       —              —                   6 —
 3       —              —                   7 —
 1       —              —                   8 —
 5       —              —                   9 —
 4       —              —                  10 —
```

Léopold (de Dresde) [6] note que, sur 45 cancers du col opérés par la voie vaginale, 21 sont sans récidive depuis 5 ans.

Landau (de Berlin) [7] déclare que, sur 50 cancers du col opérés par le vagin, 10 sont sans récidive depuis plus de 5 ans.

D'après Fritsch [8], 10 pour 100 des opérées restent guéries.

Zweifel (de Leipzig) [9] publie la statistique suivante :

225 hystérectomies vaginales ont donné 14 morts opératoires; sur 152 opérées, revues et examinées :

a) 85 sont en pleine récidive;

b) 54 sont guéries depuis plus de 5 ans, savoir :

```
 6 sont guéries depuis   5 à  6 ans.
 8       —               6 à  7 —
 6       —               7 à  8 —
12       —               8 à  9 —
 3       —               9 à 10 —
 3       —              10 à 11 —
 5       —              11 à 12 —
 4       —              12 à 15 —
```


[1] Morisani. *Comptes rendus du Congrès de Rome*, 1902, p. 530.
[2] Rosthorn. *Prag. med. Woch.*, 1899, n° 17.
[3] Kleinhans. *Prag. med. Woch.*, 1902, n° 48, p. 597.
[4] Jacobs. *Revue de Gyn. et de Chir. abd.*, 1900, n° 4, p. 607.
[5] D. de Ott. *Congrès intern. de Paris*, 1900, p. 5.
[6] Cité par Winter. *Zeitschr. f. Geb. und Gyn.*, 1900, t. XLIII, p. 522.
[7] Landau. *Ibid.*
[8] Fritsch. *Congrès all. de Gyn. tenu à Giessen*, 1901.
[9] Zweifel in Glockner. *Beitr. z. Geb. und Gyn.*, 1902, t. VI, p. 267.

Winter[1] a relevé que, sur 69 cas d'hystérectomie vaginale pratiquée par différents chirurgiens, et n'ayant pas récidivé depuis plus de cinq ans :

```
15 datent depuis plus de     5 ans.
10      —              —      6  —
11      —              —      7  —
 9      —              —      8  —
10      —.             —     19  —
10      —              —     20  —
 4      —              —     11  —
 1      —              —     15  —
 1      —              —     14  —.
```

Toutes ces opérées appartiennent à une série de 500 hystérectomies vaginales comprenant 45 morts opératoires, 14 malades perdues de vue, 11 malades mortes d'autres maladies, 161 récidives et 69 cas paraissant guéris.

Lewers[2] rapporte que 12 de ses opérées ont survécu de 2 à 7 ans.

Knauer[3] dit que, sur une série de 213 cas, 176 opérées ont survécu au moins 5 ans.

Thorn[4] assure que 10 de ses opérées sur 62 sont sans récidive depuis 2 à 8 ans.

Olshausen[5] relève 18 à 19 pour 100 de guérisons durables; Krœmer et Pfannenstiel[6], 12 pour 100 de guérisons prolongées.

Dunning[7] a observé :

```
1 opérée sans récidive depuis   10 ans.
3      —              —          6  —
1      —              —          5  —
3      —              —          4  —
```

Sur mes 204 opérées de la série hospitalière que j'ai indiquée plus haut, je n'ai eu que deux cas de survie prolongée, l'un qui a duré 6 ans, l'autre qui dure encore, sans récidive, depuis près de 12 ans.

Une statistique particulièrement favorable a été publiée par Flaischlen[8]. Elle concerne 48 cas de cancer utérin opérés par l'hystérectomie vaginale dans le service de Ruge à Berlin. Sur ces 48 opérées, il y a eu 4 morts opératoires et 27 récidives; chez ces dernières malades

[1] Winter. *Loc. cit.*

[2] Lewers. *Lancet*, 1901, 5 juin.

[3] Knauer-Chrobak. *Beit. z. Geb. u. Gyn.*, 1901, t. V, p. 205.

[4] Thorn. *Réun. des méd. et nat. allem. tenue à Brunswick*, 1897, sept.

[5] Olshausen. *Comptes rendus de la Soc. d'Obst. et de Gyn. de Berlin*, 1902, 14 nov.

[6] Krœmer et Pfannenstiel. *Cent. f. Gyn.*, 1901, n° 15, p. 561.

[7] Dunning. *Amer. Gyn. Journ.*, 1902, oct. in *Frommels Jahrb.*, 1902, p. 205.

[8] Flaischlen. *Centralb. f. Gyn.*, 1903, n° 52, p. 1557.

la durée de la guérison a été de 2 à 5 ans. Sur les 17 autres, qui sont encore vivantes, il y a :

1 guérison depuis 18 ans.
1   —   17 —
1   —   16 —
6   —   13 —
5   —   7 —

Enfin 3 opérées ont succombé à une maladie accidentelle, mais exemptes de récidive depuis 2 ans 1/2, 4 ans et 4 ans 1/2.

Dans *tous* ces cas, assure Flaischlen, la réalité du cancer avait été démontrée *par l'examen microscopique*.

C'est en se basant sur cette brillante statistique que Flaischlen conclut que le cancer utérin est une affection parfaitement curable à la condition d'être traitée aussi près que possible de son début.

II. Hystérectomie abdominale. — Les résultats obtenus par l'hystérectomie abdominale sont plus difficiles à apprécier ; en effet, cette opération est encore trop récemment vulgarisée.

Dans une communication faite en 1901, Winter[1] a présenté les résultats suivants (il qualifie de récidive, le retour du cancer avant 12 mois) :

Jacobs	52 cas.	10 récidives.
Faure	5	—	1	—
Terrier	15	—	10	—
Quénu	5	—	2	—
Irish	10	—	5	—
Hofmeier	14	—	5	—
Leopold	6	—	2	—

A la même époque, Freund citait, comme exemples, deux de ses opérées guéries, sans trace de récidive, depuis 25 et 17 ans.

Au congrès de Breslau (1904), Wertheim a rapporté que 18,2 pour 100 de ses opérées sont sans récidive depuis 4 ans, et 27,5 pour 100 depuis 5 ans, et Dœderlein a relevé 20 opérées exemptes de récidive sur 46 hystérectomisées en 1902[2].

CANCER DU CORPS DE L'UTÉRUS

Il faut entendre sous le nom de cancer du corps de l'utérus l'épithélioma qui prend naissance soit aux dépens de l'épithélium de la cavité utérine, soit aux dépens de l'épithélium glandulaire. Les épithéliomas

[1] WINTER. *Congrès de la Soc. all. de Gyn. tenu à Giessen,* 1901, p. 49 et suiv.
[2] *Congrès des nat. et méd. allem. tenu à Breslau,* sept. 1904, anal. in *Centralb. f. Gyn.,* 1904, p. 1255.

se distinguent des adénomes en ce que la prolifération épithéliale y
est atypique et envahissante. Ce sont deux formes de tumeurs nettement tranchées et entre lesquelles ne doit exister aucune confusion. Les
adénomes sont des tumeurs bénignes, les épithéliomas des tumeurs
malignes. — On décrit cependant en Allemagne, à la suite des travaux
de Ruge[1], sous le nom d'**adénome malin**, une classe de tumeurs, franchement malignes par leurs allures cliniques et qui, anatomiquement,
seraient quelque chose de plus que les adénomes simples, sans présenter toutefois les caractères des épithéliomas, à savoir la multiplication des assises épithéliales ét l'envahissement du stroma conjonctif.
— Dans l'adénome malin, la prolifération des glandes est extrèmement
active; les tubes glandulaires, tapissés par une couche unique de cellules épithéliales cylindriques, se replient et s'enroulent en glomé-
rules, justifiant ainsi la comparaison de « vers de terre » faite par
Schröder. Le substratum conjonctif a presque entièrement disparu et
les glandes sont parfois directement adossées l'une à l'autre.

Je pense que cette dénomination d'adénome malin doit être abandonnée. Toutes les tumeurs cataloguées sous ce nom se sont comportées
comme des cancers. Or, en histologie pathologique, les adénomes sont
universellement considérés comme des tumeurs bénignes, et c'est une
expression défectueuse que d'accoler au terme d'adénome l'épithète de
malin. D'autre part, Winter[2] fait remarquer avec raison que, lorsqu'on
examine plusieurs fragments d'un soi-disant adénome malin, on trouve
toujours, en un point quelconque, des lésions présentant des caractères
franchement épithéliomateux. L'adénome malin représente évidemment
une forme de transition entre l'adénome simple et le cancer; c'est le
stade initial de l'épithélioma glandulaire, de l'adéno-carcinome, mais
ce n'est pas une espèce néoplasique particulière et il n'y a aucun avantage à conserver cette dénomination qui consacre une regrettable
confusion de termes.

Étiologie. — Le cancer du corps de l'utérus a été regardé longtemps comme exceptionnel. Gallard[3], dans sa longue carrière, n'en a
diagnostiqué que 2 cas, et Pichot[4], en 1876, ne put en réunir que
44 cas, dans les auteurs français et anglais.

C'est que les anciens gynécologistes usaient trop rarement de la dilatation exploratrice et presque jamais du curettage explorateur. Actuel
lement, grâce à ces précieux moyens d'investigation, on a reconnu que
les cancers primitifs de la muqueuse utérine étaient beaucoup plus fré-

---

[1] Ruge et Veit. *Zeitschrift für Geb. und Gyn.*, 1881, vol. VI, p. 302.
[2] Winter. *Anatomie des Carcinoma Uteri, in* J. Veit. *Handbuch der Gynäkologie*, t. III,
2e partie, p. 195.
[3] T. Gallard. *Leçons clin. sur les mal. des femmes*, Paris, 1879, p. 946.
[4] L. Pichot. *Thèse de Paris*, 1876.

quents qu'on ne l'avait cru. C'est ainsi que Gusserow a pu rassembler 122 cas.

Quant à la fréquence relative du cancer du col et du corps, elle est, selon Szukits[1], dans la proportion de 420 à 1. Mais cette statistique est ancienne: Schröder, sur 812 cancers de l'utérus, a observé 28 cancers primitifs du corps, et Schatz[2], sur 80 cas, en a vu 2.

Les statistiques réunies par Tesson[3] semblent montrer que cette mala-

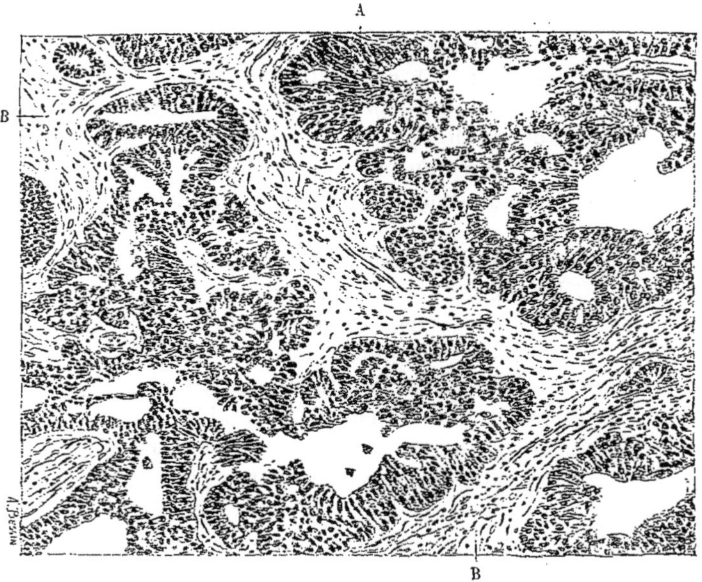

Fig. 584. — Épithélioma glandulaire du corps de l'utérus (adéno-carcinome). (X. Bender.)
A. Noyau épithéliomateux. Prolifération atypique et extrêmement active de l'épithélium glandulaire.
B. Stroma conjonctif.

die est plus fréquente. C'est ainsi que Dmitri de Ott a rencontré 15 cancers du corps, sur un ensemble de 62 épithéliomas utérins; Cullen (de Baltimore) mentionne 30 cancers du corps, sur 103 malades; Krukenberg a signalé le cancer primitif du corps 30 fois sur 257 cas, Leopold 27 fois sur 71 cas, Hofmeier 29 fois sur 251 cas, Landau 14 fois sur 104 cas, Jacobs 5 fois sur 33, Segond 25 fois sur 95, Terrier 6 fois sur 28 cas. D'après Zweifel[4] la proportion serait la suivante: 90 p. 100 de cancers du col et 10 p. 100 de cancers du corps.

---

[1] Szukits in Schröder. Mal. des femmes, p. 577, 10ᵉ édit., 1890. — Hofmeier. Zeit. f. Geb. u. Gyn., 1884, t. X, p. 269.

[2] Schatz. Handb. der path. Anat., 1876, p. 867. — Cornil. Journal des conn. médicales, 1889, p. 34.

[3] Tesson. Le cancer du corps de l'utérus. Thèse de Paris, 1902.

[4] Zweifel in Glockner. Beitr. z. Geb. und Gyn., 1902, t. VI, p. 267.

Dans les cas opérés dans mon service, à l'hôpital Broca, durant une période de onze ans, je n'ai observé que 6 cancers primitifs du corps contre 204 cas de cancer du col.

Cette disproportion entre mes propres observations et celles des auteurs précédents me porte à penser que, peut-être, certains chirurgiens ont attribué trop facilement une signification maligne à des dispositions atypiques de structure ou de texture qui se rencontrent parfois dans les métrites anciennes. Il m'est arrivé de voir les histologistes en désaccord sur la nature d'un fragment de muqueuse enlevé par curettage explorateur, dans une biopsie pré-opératoire, l'un affirmant l'adénome malin ou l'épithélioma, l'autre demeurant dans le doute. M. Cornil m'a avoué que, dans beaucoup de cas, la certitude était impossible et l'interprétation facultative. N'a-t-on pas souvent été trop prompt à qualifier de cancéreuses de petites lésions d'une autre nature ? Je pose la question sans la résoudre.

En ce qui concerne l'âge, on peut dire que le cancer du corps s'observe surtout chez les femmes qui ont atteint ou dépassé la ménopause. Mais cette règle est loin d'être aussi absolue qu'on l'a prétendu. Jacobs[1], Boissier[2], Bäcker[3] ont publié des cas de cancer primitif du corps utérin chez les femmes de 35 et même de 30 ans.

L'influence de l'hérédité n'a pas encore été établie avec certitude. On a accusé la métrite chronique de jouer le rôle de cause prédisposante, et Breisky[4] avait suivi cette transformation, pas à pas, chez une même malade.

Quant à l'influence de la nulliparité, ou de la multiparité, elle est encore problématique. Boldt et Emmet admettent l'influence de la grossesse, tandis que Martin, Hofmeier, Schroeder la nient[5]. Ce qui est hors de doute, c'est que le cancer primitif du corps de l'utérus a été observé plusieurs fois chez des femmes vierges.

Anatomie pathologique. — Au point de vue macroscopique, on peut distinguer deux variétés. Tantôt on a affaire à une **production villeuse générale, diffuse** (*forme diffuse*), de toute la cavité utérine, qui lui donne à la coupe l'aspect d'une figue mûre (fig. 386 et 387); tantôt il existe un **fongus** isolé (*forme circonscrite*) à implantation plus ou moins large, parfois polypiforme (fig. 385).

Il faut noter le peu de tendance du néoplasme à envahir la muqueuse cervicale; cette indemnité du col est à la fois une difficulté pour le diagnostic et une ressource pour le traitement. La paroi utérine, au

[1] JACOBS. *Trait. du cancer utérin.* (*Comptes rendus du Congrès d'Amsterdam*, 1899.)

[2] BOISSIER. *Cancer de l'utérus* (*Thèse de Montpellier*, 1899).

[3] BÄCKER. *Archiv f. Gynäk.*, 1897, t. LIII, n° 1.

[4] BREISKY. *Prag. med. Wochens.*, 1877, p. 78.

[5] Voy. BOURSIER. *Précis de gynécologie*, p. 666. O. Doin, éditeur.

contraire, est peu à peu détruite et rongée par l'envahissement de tissus rapidement caducs qui, à peine formés, se désagrègent. Des noyaux métastatiques se forment en divers points du parenchyme et jusque sous le péritoine : celui-ci réagit par la formation d'adhérences protectrices qui soudent autour de la matrice la vessie et les intestins ; une perfo-

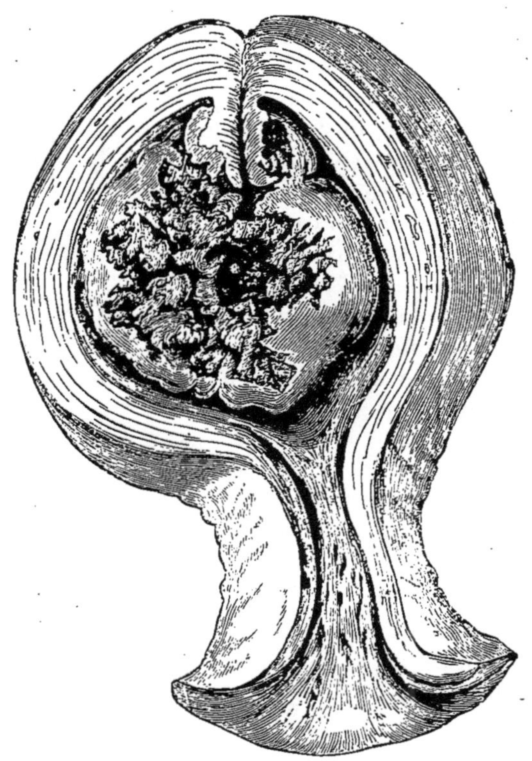

Fig. 585. — Épithélioma de la muqueuse utérine. Forme circonscrite.

ration amène parfois une péritonite mortelle ou une communication anormale.

On observe parfois des noyaux métastatiques, superficiellement dans le vagin, et profondément dans les ovaires, les trompes, etc.

Au point de vue histologique, il s'agit, d'après Cornil[1], d'épithéliomas tubulés et lobulés, avec des tubes la plupart du temps très larges et anastomosés, et offrant ceci de particulier que la première couche de cellules implantées sur la paroi est régulièrement cylindrique ; ce sont des cellules allongées avec des noyaux fortement colorés. Les couches successives sont formées par des cellules polyédriques, parfois

[1] Cornil. *Leçons sur l'anatomie pathol. des métrites*, etc. Paris, 1889, p. 156.

·pavimenteuses. Les plus internes deviennent muqueuses, se chargent de granulations, et souvent on voit leur noyau complètement s'atrophier.

Lorsqu'on examine les coupes avec un faible grossissement pour avoir une vue d'ensemble du néoplasme, on constate une quantité d'alvéoles à parois minces, tapissées par des cellules épithéliales cylindriques formant seulement une ou deux couches; on voit aussi de grandes cavités qui contenaient, à l'état frais, un liquide muqueux avec des cellules en suspension (fig. 588). Il est facile de se rendre compte du mode de formation de ces cavités : de la paroi fibreuse qui les circonscrit, on voit, en effet, partir des vaisseaux capillaires qui pénètrent dans la couche épithéliale et qui s'en coiffent; ces vaisseaux

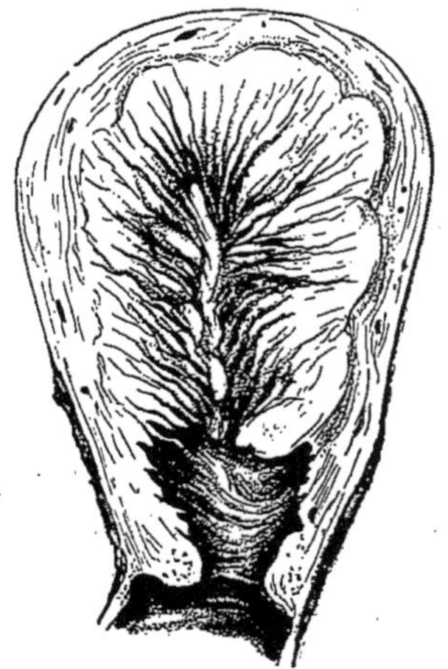

Fig. 586. — Épithélioma de la muqueuse utérine. Forme diffuse.

végètent dans la couche épithéliale elle-même sous forme de papilles ; on les observe tantôt coupés suivant leur longueur, tantôt suivant leur largeur, et ils apparaissent alors, suivant une coupe transversale, entourés de cellules cylindriques; il existe, de plus, des cavités muqueuses au milieu du revêtement épithélial; certains tubes, primitivement étroits, se sont donc transformés en grandes cavités, à parois bourgeonnantes.

A un plus fort grossissement, on se rend encore mieux compte du processus (fig. 389 et 390).

A côté de ces lésions nettement épithéliomateuses, on trouve presque constamment les altérations de la métrite chronique

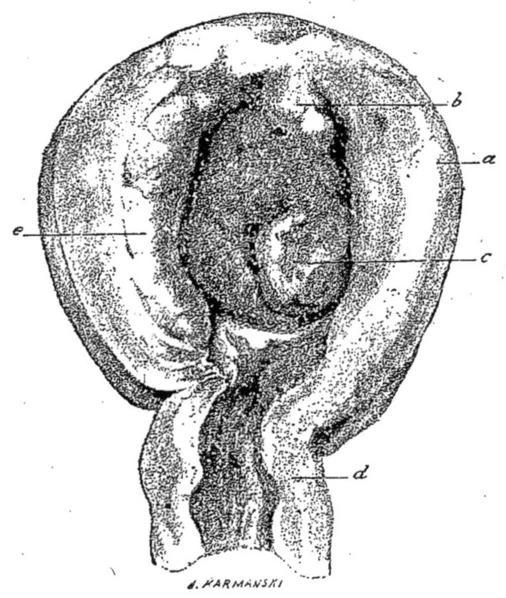

Fig. 587. — Épithélioma de la muqueuse utérine. Forme diffuse avec épaississement circonscrit.

a. Paroi musculaire de l'utérus; *b e.* coupe du néoplasme; *c.* le néoplasme vu de face ; *d.* col de l'utérus indemne.

simple. Aussi, faut-il toujours multiplier les recherches et ne pas se conténter de l'examen de petits fragments, sous peine de s'exposer à de grosses erreurs.

La grande quantité de cellules cylindriques, dans ces formations tubulées ou lobulées, distingue ces épithéliomas du col et du corps de l'utérus des épithéliomas tubulés pavimenteux ordinaires, de ceux, par exemple, qui se développent dans la peau. Ils présentent, en réalité,

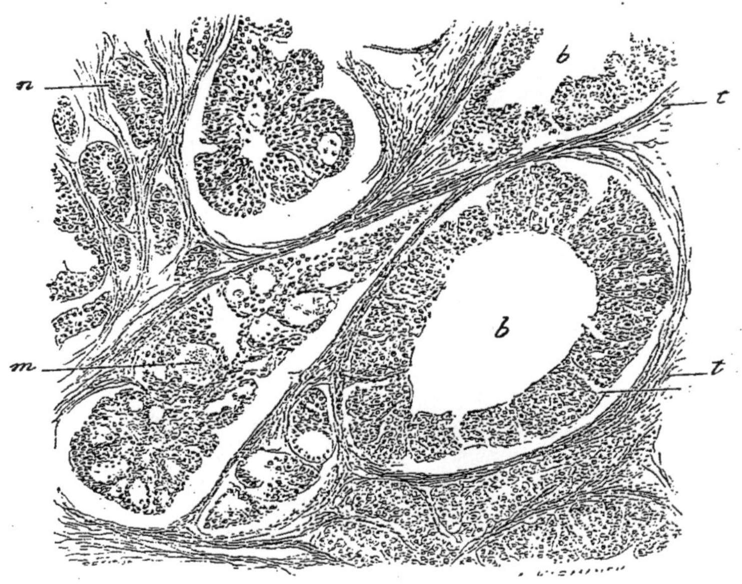

Fig. 588. — Épithélioma du corps de l'utérus. (Grossissement de 120 diamètres.)

b b. Lobules d'épithélioma ; *m.* lobules montrant des espaces vides qui sont tantôt des sections transversales de vaisseaux, tantôt des cavités remplies de cellules en dégénérescence muqueuse ; *n.* petits alvéoles d'épithélioma ; *t.* tissu conjonctif. Presque toutes les cellules épithéliales tendent à s'isoler de la paroi des espaces qui les renferment. (Cornil.)

une forme spéciale, en rapport avec les éléments de la muqueuse où ils se sont développés.

A une période avancée de son évolution, le cancer du corps peut s'ulcérer ; mais Cornil a trouvé dans un cas, au début, la muqueuse conservée et soulevée au-devant des lobules épithéliaux.

La muqueuse du corps est parfois encore bien reconnaissable, ses cellules épithéliales sont conservées, bien que couvertes par quelques cellules migratrices ; seulement les glandes sont atrophiées ; leurs cellules cylindriques sont petites. Le tissu conjonctif est comprimé, tassé et peu épais. Dans d'autres parties, la muqueuse est réduite à une très mince couche de tissu conjonctif recouvert d'une simple rangée de cellules cylindriques de revêtement (fig. 591).

Plus tard les couches musculaires sont infiltrées par la néoplasie.

Il peut y avoir aussi une propagation du côté des trompes et des ovaires[1].

Quelques cas isolés d'épithélioma pavimenteux primitif du corps de l'utérus ont été observés par O. Piering[2], C. Gebhard[3], Pfannenstiel[4],

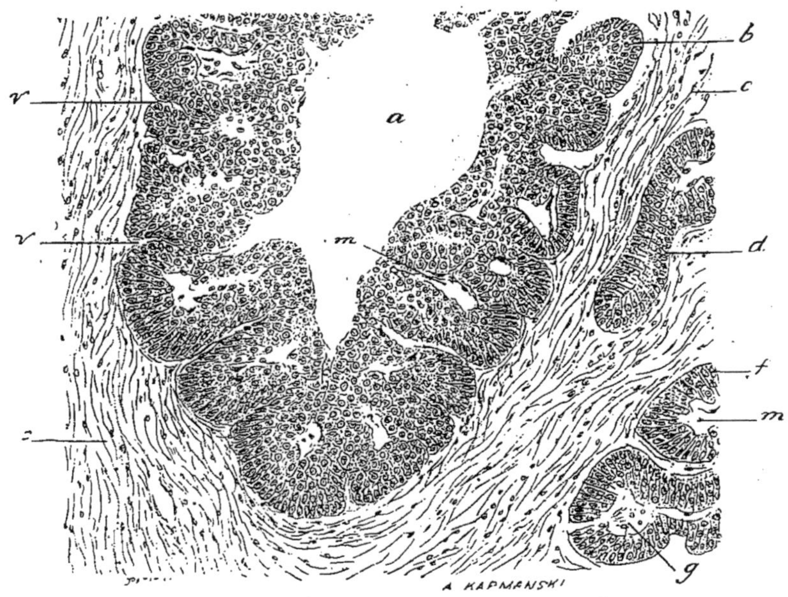

Fig. 389. — Épithélioma du corps de l'utérus. (Fort grossissement.)

c. Tissu conjonctif; d. cul-de-sac glandulaire à peine modifié; f g m. glandes dilatées et modifiées; leur revêtement épithélial f est formé de cellules cylindriques, mais leur cavité m g est remplie de cellules, la membrane glandulaire fait défaut; a. grande cavité au milieu d'un îlot d'épithélioma la masse épithéliale b est pénétrée par des vaisseaux qui partent du tissu conjonctif voisin comme on le voit en v; m. sections obliques ou en divers sens de ces mêmes vaisseaux. (Cornil.)

Löhlein[5], Flaischlen[6] et Emanuel[7]. Je dois ajouter que l'on a signalé, chez la même malade, la coexistence d'un cancer du corps et d'un cancer du col, tous les deux primitifs et absolument indépendants l'un

[1] F, JAYLE et E. PAPIN. De la dégénérescence néoplasique de l'ovaire dans le cancer de l'utérus. Rev. de Gyn. et de Chir. abd., 1904, décembre, p. 939.

[2] O. PIERING. Ueber einen Fall von atypischer Carcinombildung im Uterus (Zeitschr. f. Heilk., 1887, t. VIII, p. 335).

[3] C. GEBHARD. Zeitschr. f. Geb. u. Gyn., 1892, t. XXIV, n° 1.

[4] J. PFANNENSTIEL. Beiträg zur pathologischen Anatomie und Histogenese des Uteruskrebses, etc.... (Centr. f. Gyn., 1893, p. 414).

[5] LÖHLEIN. Zur Diagnose und Therapie des Gebärmutterkrebses (Gyn. Tagesfr., 1893, n° 3, p. 174).

[6] FLAISCHLEN. Ueber den primären Hornkrebs des Corpus Uteri (Zeit. f. Geb. und Gyn., 1895, t. XXXII, p. 347.

[7] EMANUEL. Ueber einen weiteren Fall von Hornkrebs des Uteruskörpers (Zeit. f. Geb. u. Gyn., 1895, t. XXXII, p. 478).

de l'autre[1]. Enfin, il n'est pas très rare d'observer, chez un même sujet, un cancer du corps coïncidant avec un ou plusieurs noyaux fibroma-

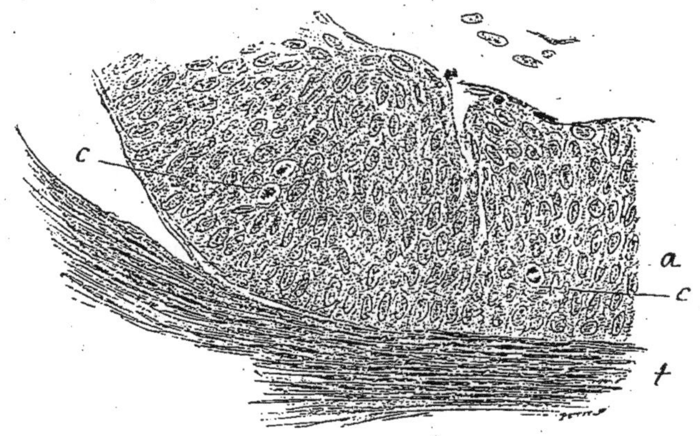

Fig. 390. — Épithélióma primitif du corps de l'utérus. (Grossissement de 500 diamètres.)

a. Couches nombreuses, stratifiées d'épithélium dont la couche profonde est cylindrique; *cc*. cellules en karyokinèse ; *t*. tissu musculaire de l'utérus sur lequel s'implantent directement les cellules cylindriques. (Cornil.)

teux, ces deux productions étant tantôt très éloignées l'une de l'autre, tantôt, pour ainsi dire, fusionnées ensemble, le processus malin ayant

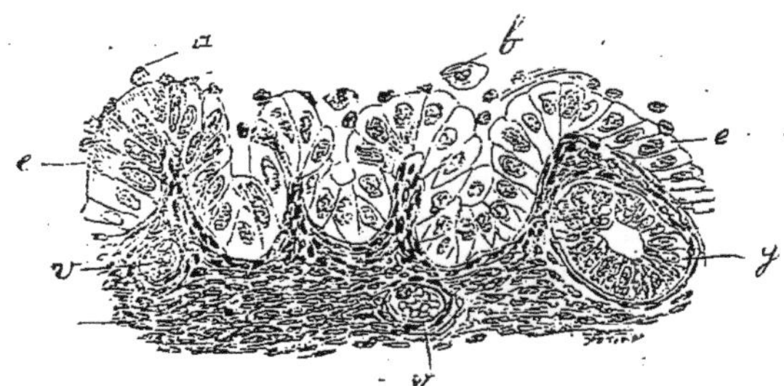

Fig. 391. — Muqueuse de l'utérus comprimée et atrophiée au niveau d'un cancer développé dans ses couches profondes. (Grossissement de 500 diamètres.)

ce. Cellules du revêtement épithélial claires, muqueuses, n'ayant plus de cils vibratiles; *a*. cellules migratrices situées à la surface de l'épithélium; *b*. une cellule épithéliale desquamée; *t*. tissu conjonctif comprimé de la muqueuse ; *v*. vaisseaux ; *g*. tube glandulaire. (Cornil.)

envahi le tissu myomateux[2] (Voy. dégénérescence des corps fibreux, p. 546).

Symptômes. — L'hémorragie est le symptôme primitif, et, comme pour le cancer du col, elle s'accompagne ordinairement de

[1] CHARRIER. *Bull. de la Soc. anat.*, 1890, p. 421.
[2] VERSTRAETE. *Fibrome utérin et cancer épithélial.* (Thèse de Paris, 1899.)

bonne heure d'un **écoulement séreux**[1] ou roussâtre, à odeur fade ou fétide; on note aussi parfois l'expulsion de petits lambeaux ressemblant à de la raclure de boyaux, provenant des fongosités désagrégées.

Les **douleurs** et les autres symptômes fonctionnels et réflexes restent longtemps ceux que j'ai caractérisés, sous le nom de **syndrome utérin** (voir chapitre Métrites). Mais, à mesure que la maladie s'aggrave, les douleurs prennent un caractère paroxystique des plus remarquables, qui a quelque chose de presque pathognomonique. Ces crises de douleurs excruciantes, signalées d'abord par Simpson, sont attribuées, à tort, je crois, par Schröder, à des contractions utérines pour l'expulsion du contenu anormal de la matrice. Elles n'ont nullement le caractère de coliques, et leur apparition à des heures régulières, une ou deux fois par jour, même après un curettage qui a détruit la tumeur, ainsi que je l'ai observé, prouve bien qu'il s'agit plutôt de véritables névrites, par propagation le long des nerfs de l'utérus désorganisé.

La palpation de l'utérus par l'exploration bi-manuelle montre une **augmentation de volume** de cet organe qui peut atteindre les dimensions d'une grossesse de quatre mois. L'utérus reste longtemps mobile; il finit cependant par s'enclaver dans le pelvis, par suite des adhérences. Au toucher, le col est indemne, mais souvent ramolli et un peu entr'ouvert, comme celui d'un utérus gravide.

Le cathétérisme, qui doit être fait avec beaucoup de précautions, révèle une **augmentation de capacité** de l'utérus et la présence de masses irrégulières. On peut parfois le dilater suffisamment avec l'index pour arriver à sentir les **fongosités**; une dilatation artificielle assure le diagnostic; il vaut mieux la faire rapidement avec un dilatateur métallique ou les bougies de Hegar.

Le dépérissement de l'état général suit les phases du développement du néoplasme et aboutit à la **cachexie**. Tesson[2] a proposé de distinguer plusieurs **formes** cliniques du cancer du corps de l'utérus : une forme **hémorragique** — la plus fréquente de toutes ; — une forme **leucorrhéique**, caractérisée par l'abondance et par la persistance de l'écoulement aqueux ; — une forme **latente** remarquable par l'absence de tout symptôme caractérisé jusqu'à la période cachectique ; — la forme **douloureuse paroxystique**. Il ne me semble pas qu'une telle classification mérite d'être conservée.

Diagnostic. — Les hémorragies, l'écoulement séreux, l'augmentation de volume de l'utérus, l'exploration intra-utérine constituent

---

[1] Mlle Courtzadrida (*De l'hydrorrhée et de sa valeur séméiologique dans le cancer du corps de l'utérus*. Thèse de Paris, 1884) a considérablement exagéré la valeur de ce symptôme, que j'ai vu manquer totalement.

[2] Tesson. *Le cancer du corps de l'utérus* (Thèse de Paris. 1902).

des éléments d'appréciation suffisants. L'examen de parcelles enlevées
par le *curettage* pourra parfois définitivement trancher la question
entre le cancer ou une **métrite**, sans néoplasie maligne. Cet examen
sera particulièrement nécessaire pour différencier du cancer du corps
certains cas d'endométrite fétide que l'on rencontre chez les femmes
âgées[1]. On distinguera aussi de cette manière le carcinome du sarcome.

Il est des cas, toutefois, où le diagnostic d'avec la métrite, même
aidé de l'examen histologique, rencontre les plus grandes difficultés.
Ce sont ceux où, avec un ensemble de symptômes rationnels communs,
en particulier une hémorragie incoercible, on n'a, pour décider de la
nature de la lésion, que sa résistance aux moyens thérapeutiques et
l'examen des parcelles que la curette parvient à entraîner. Or, comme
le remarque très justement Cornil[2], si le diagnostic histologique est
facile quand on dispose d'un utérus entier, il en est tout autrement
quand on doit se contenter de petits fragments de muqueuse. L'hypertrophie glandulaire simple de l'endométrite peut alors être très difficile
à différencier de l'épithélioma, surtout lorsque, sur les fragments de
muqueuse, les glandes ne peuvent pas être examinées jusque dans leur
profondeur[3].

Il peut arriver qu'on soit alors obligé de faire l'hystérectomie avec
un simple diagnostic de probabilité et comme suprême ressource
contre une métrorragie persistante qui menace la vie. On se sera,
du reste, soigneusement assuré auparavant par l'examen des annexes
qu'elles ne peuvent pas être incriminées, comme point de départ

---

[1] Levrat (*Progr. Méd.*, 17 octobre 1891). — Fritsch (*Handbuch f. Frauenkr.*, t. I, p. 990).
— Patru. Endométrite purulente sénile ou endométrite atrophiante (*Rev. méd. de la Suisse
rom.*, 20 mai 1895, p. 285). — G. Maurange. Endométrite fétide des femmes âgées (*La Presse
médicale*, 1895, n° 4, p. 26).

[2] Cornil et Brault. Notes sur les lésions de l'endométrite chronique (*Bull. de la Soc.
anat.*, janvier 1888, p. 57 et suiv.).

[3] Voici les particularités qui pourront servir de guide dans cet examen : dans les hypertrophies glandulaires simples, il existe souvent, entre les culs-de-sac et le tissu conjonctif,
une couche très régulière de cellules plates servant, pour ainsi dire, de membranes d'implantation aux épithéliums. Les cils vibratiles sont presque toujours conservés, on les
retrouvera jusqu'au fond des glandes ; la transformation muqueuse des cellules n'est
jamais complète, elle ne porte que sur leur extrémité libre. A côté de cellules muqueuses
on retrouve, en général, des épithéliums ayant conservé leurs cils.
Le tissu inter-glandulaire est moins chargé de cellules lymphatiques que dans les épithéliomas, et les couches de tissu conjonctif jeune sont régulièrement ordonnées, suivant les
lignes parallèles à la direction des conduits excréteurs.
Dans les épithéliomas, au contraire, il y a, en même temps que l'allongement hypertrophique des glandes, une multiplication abondante de cellules qui perdent rapidement le
type des épithéliums à cils vibratiles. De cette prolifération il résulte que la partie profonde des glandes est bientôt obstruée par des amas épithéliaux pleins. D'autre part, les
cellules peuvent subir la transformation muqueuse ou représenter la forme polyédrique ou
cubique. A peine les parois glandulaires sont-elles rompues que la tumeur offre la disposition générale des épithéliomas ou des carcinomes. Cornil, *in* P. Valat. *De l'épithélioma
primitif du corps de l'utérus*. Thèse de Paris, 1888. — Voir aussi : A. Pettit. Diagnostic
histologique des curettages utérins. Paris, Schlücher, éditeur, 1901.

d'un réflexe hémorragique. On a pu parfois alors, sur la pièce enlevée, constater les lésions caractéristiques de l'épithélioma que l'examen des fragments fournis par la curette ne permettait pas de déterminer. Martin et Löhlein[1] ont cité des cas de ce genre qui sont cliniquement fort instructifs.

Dans les cas douteux, on reconnaîtrait de même un **corps fibreux en voie de mortification**, grâce à l'examen histologique.

La présence d'un noyau cancéreux métastatique dans le vagin vient parfois rendre la nature du mal évidente.

Pronostic. — Le point le plus intéressant de l'histoire du cancer primitif du corps de l'utérus, c'est la lenteur de son évolution clinique et l'époque tardive de sa migration hors de l'utérus, de sa propagation aux ligaments larges, au paramétrium et aux ganglions lymphatiques. Tous les auteurs ont insisté sur sa bénignité relative, caractère de la plus haute importance au point de vue du traitement chirurgical. Tandis que le cancer du col empiète très rapidement sur le vagin, la vessie, le rectum, les ligaments larges, présente un retentissement ganglionnaire très précoce et tue les malades dans l'espace de dix-huit mois à deux ans, rarement plus tard, le cancer du corps évolue avec une lenteur sans exemple pour les néoplasmes d'origine épithéliale ; pendant des mois et même des années, il reste cantonné entre les parois utérines, qui jouent le rôle de coque protectrice contre ses empiétements sur les organes voisins, et, longtemps, les malades conservent toutes les apparences de la santé. Cependant on aurait tort d'en conclure que le pronostic n'est pas grave : le cancer du corps de l'utérus met plus de temps à tuer, il récidive moins souvent que le cancer du col, et les survies post-opératoires sont, quand il s'agit de lui, beaucoup plus prolongées ; mais, abandonnées à elles-mêmes, les malades qui en sont atteintes finissent toujours par succomber à la cachexie épithéliomateuse.

Traitement. — Le traitement du cancer du corps de l'utérus comporte, toutes les fois qu'elle est possible, l'exérèse totale de la matrice.

Jusqu'à ces dernières années, c'est l'hystérectomie vaginale qui était surtout employée, et il faut reconnaître qu'elle a fourni de bons résultats[2]. Mais comme le principe, en matière de chirurgie du cancer, est de ne pas morceler pour éviter les greffes, et que, d'autre part, le cancer du corps augmente le volume de l'organe et s'observe souvent chez des

---

[1] Martin. *Réun. des nat. et méd. allem. à Heidelberg*, 1889. — Löhlein. *Ibid.* — D. de Ott. *Annales de Gyn.*, 1889, oct. et nov.

[2] Routier. *Congrès français de chirurgie*, 1888, t. II, p. 586, et *Bull. et Mém. de la Soc. de chirurgie*, nov. 1888, p. 841. — Terrillon. *Répert. universel d'obst. et de gyn.*, 1889, p. 551. — Segond. *Bull. et Mém. de la Soc. de chirurgie*, nov. 1891, p. 688. — Terrier. *Ibid.*, p. 666. — Bouilly. *Ibid.*, déc. 1891, p. 710.

femmes dont le vagin est plus ou moins rétréci par l'involution sénile, j'estime que l'hystérectomie abdominale est le procédé de choix.

Je renvoie pour la technique à la description que j'ai déjà donnée de l'hystérectomie abdominale (p. 435 et p. 540). La seule particularité que je veuille faire ressortir, c'est qu'il faut avoir soin de ne pas déchirer les parois utérines, au cours de l'opération, en les saisissant avec les pinces à griffes; Cullen a fait construire une pince spéciale (fig. 592) qui permet de prendre le corps utérin sans le déchirer; il est inutile, dans ces cas-là, d'enlever les culs-de-sac vaginaux comme quand il s'agit d'un cancer du col.

Tous les chirurgiens, je l'ai déjà dit, sont unanimes à déclarer que

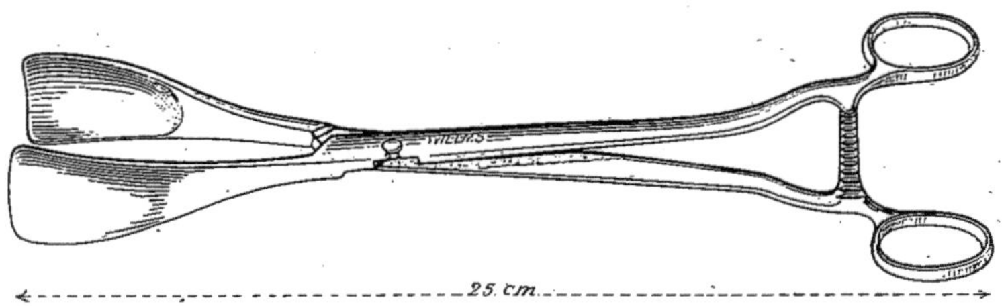

Fig. 592. — Pince à mors en cuiller pour la préhension de l'utérus. (Cullen.)

cette forme de cancer de l'utérus est celle où l'on observe les guérisons les plus nombreuses et les plus durables.

Lauwers[1], qui compte six guérisons apparentes depuis 1, 2, 4, 6 ans, sur 12 opérées pour cancer du col, note que, sur 5 cancers du corps, 3 sont sans récidive depuis 5 ans.

Boissier[2] rapporte 3 cas sans récidive depuis 3 ans, et un cas depuis 7 ans.

Steinbach[3] déclare que sur 25 opérées de la clinique de Hofmeier, 15 sont guéries depuis 3 et 4 ans.

Segond[4] mentionne 2 opérées sur 15, revues guéries 4 ans et 9 ans après l'ablation de l'utérus.

Winter[5] a réuni 30 observations de cancer du corps, soit 14 avec récidive et 16 sans récidive au bout de 5 ans et au-dessus. Parmi les 16 malades sans repullulation, 3 étaient opérées depuis *cinq ans*, 1 depuis *six ans*, 3 depuis *sept ans*, 2 depuis *huit ans*, 2 depuis *neuf ans*, 2 depuis *dix ans*, 3 depuis *onze ans*.

---

[1] LAUWERS. *Soc. belge de gynécol.*, 1899, t. X, n° 2.

[2] BOISSIER. *Thèse de Montpellier*, 1899.

[3] STEINBACH. *Thèse de Wurzbourg*, 1901.

[4] SEGOND. Cité par TESSON, *loc. cit.*

[5] WINTER. Vaginale Uterusextirp. als rad. Krebsoperation. *Zeitschrift für Geb. und Gyn.*, 1900, t. XLIII, p. 510.

Dœderlein[1] déclare aussi que le cancer du corps est plus favorable aux guérisons prolongées que celui du col.

D'après Dmitri de Ott[2], le cancer du corps serait deux fois moins grave que celui du col. Enfin pour Waldstein[3] (service de Schauta), le cancroïde du museau de tanche récidiverait dans 71 pour 100 des cas, le cancer intra-cervical dans 76 pour 100 des cas, le cancer du corps dans 16 pour 100 des cas seulement.

Dans les cas reconnus inopérables, le traitement palliatif rendra les mêmes services que chez les malades atteintes d'épithélioma cervical. Mais, dans ces cas-là, on devra procéder au curettage et à la cautérisation avec les plus grandes précautions vu la friabilité parfois extrême des parois utérines.

Traitement de l'anurie. — Contre l'anurie absolue s'accompagnant d'accidents graves, on a proposé de créer une fistule urinaire. Cette fistule peut être établie soit sur l'uretère, soit sur le rein. Le Dentu[4] a pratiqué l'urétérostomie deux fois et propose le manuel opératoire suivant : 1° Incision oblique des téguments à 2 travers de doigt au-dessus de la crête iliaque, depuis le triangle de J.-L. Petit dans la direction de la fosse iliaque interne ; 2° Incision et repérage des muscles ; 3° Décollement du péritoine en dedans vers le détroit supérieur ; 4° Recherche de l'uretère et isolement de ce conduit du bassinet au détroit supérieur ; 5° Section du conduit entre 2 pinces ; ligature du bout inférieur après cautérisation du moignon, fixation du bout supérieur à l'angle supéro-externe de la plaie ; 6° Suture musculaire et cutanée et introduction d'une sonde à demeure dans l'uretère.

La néphrostomie ne présente aucune règle opératoire particulière. L'indication est d'ouvrir le rein sur une faible étendue, de pénétrer jusque dans le bassinet et de fixer, si possible, l'organe à la paroi. On choisira de préférence le rein atteint d'hydronéphrose quand le fait se présente. Si les deux reins sont peu hypertrophiés, il vaut mieux néphrostomiser le droit, plus facile à trouver. Jayle[5] et Labbé, Legueu ont pratiqué cette opération avec succès. Picqué a obtenu une survie de 3 mois ; Chavannaz, de 5 mois 1/2 ; Legueu, de 5 mois. On ne fera jamais en pareil cas que donner une survie très limitée et cette opération n'est à recommander que dans des cas tout à fait exceptionnels.

---

[1] Dœderlein. *Centr. f. Gyn.*, 1902, p. 681.

[2] Dm. de Ott. *Monal. f. Geb. und Gyn.*, 1900, t. XII, n° 3.

[3] Waldstein. *Centr. f. Gyn.*, 1901, n° 50.

[4] Le Dentu. *Affections chirurgicales des reins et des uretères.* Paris, 1889, p. 803, et *Cliniques chirurgicales*, Paris, 1904, p. 573.

[5] Jayle et Labbé. *Bull. de la Soc. Anat.*, 1895, p. 142, et *La Presse médicale*, 7 septembre 1895. — Labadie-Lagrave et Legueu. *Traité médico-chir. de Gynécologie*, 3° éd., Paris, 1904, p. 955. — Picqué. *Congr. fr. de Chir.*, Lyon, 1894, Paris, 1895, p. 144. — Chavannaz *in* Laboisne, *Thèse de Bordeaux*, 1899.

CANCER ET GROSSESSE

Je n'envisagerai dans cette étude que le cancer du col de l'utérus. Je pense, en effet, avec Ribemont-Dessaignes et Lepage[1] que, s'il est facile de concevoir qu'une grossesse puisse survenir et évoluer dans un utérus dont le col est cancéreux ou devient cancéreux après la fécondation, il est moins facile d'admettre qu'un utérus dont le corps est atteint par la dégénérescence cancéreuse puisse contenir un œuf dont le développement soit régulier. Il n'est d'ailleurs pas absolument prouvé qu'une grossesse ait jamais été observée coexistant avec un cancer du corps. Si nous en croyons Theilhaber[2], les observations de Neyronis, de Bousquet, de Veit, de Müller et de Chiari n'entraînent pas la conviction; il est très probable qu'il s'agissait, dans ces divers cas, non pas d'épithéliomes de l'utérus, mais de déciduomes malins, tumeurs encore peu étudiées à l'époque où ces travaux ont été publiés et dont la nature exacte a pu être méconnue.

La coïncidence de la grossesse et du cancer de l'utérus ne semble pas être très fréquente. C'est ainsi que Sarwey[3], réunissant les statistiques de von Winckel[4], de Stratz[5], de Sutugin[6] et celle de la clinique de Tubingen, trouve une proportion de 1 cas de cancer sur 2000 femmes enceintes. D'autres auteurs ont indiqué une proportion plus élevée; Glockner[7] a trouvé un cas de cancer sur 1500 femmes enceintes; Orthmann[8] 1 cas sur 570 environ.

Cette rareté relative du cancer au cours de la grossesse s'explique par ce fait que les épithéliomes se développent, en général, à un âge assez avancé de la vie sexuelle, à une période où la fécondation est moins fréquente. Cependant on peut voir survenir des cancers utérins chez des femmes relativement jeunes et, inversement, des grossesses chez des femmes relativement âgées, si bien que les deux états arrivent à coexis-

---

[1] Ribemont-Dessaignes et Lepage. Cancer de l'utérus gravide. *Précis d'obstétrique*, 5e édit., Paris, 1900, p. 978.

[2] Theilhaber. Die Behandlung des Uteruscarcinoms in der Schwangerschaft und bei der Geburt. *Archiv für Gyn.*, 1894, t. XLVII, p. 56.

[3] Sarwey. Zur Behandlung des Carcinoms am Ende der Schwangerschaft. *Beitr. zur Geb. und Gyn.*, 1892, t. II et Carcinom und Schwangerschaft, *in* Veit. *Handbuch der Gynäkologie*, t. III, 2e partie, p. 489.

[4] Von Winckel. *Lehrbuch der Geburtshülfe*, 2e éd., Leipzig, 1895, p. 498.

[5] Stratz. Ueber die Komplication von Tumoren mit Gravidität. *Zeitschrift für Geb. und Gyn.*, 1886, t. XII, p. 262.

[6] Sutugin. Behandlung des Gebärmutterkrebses während der Schwangerschaft und der Geburt. (*Zeitschrift für Geb. und Gyn.*, 1890, t. XIX, p. 97.)

[7] Glockner. Ueber Uteruscarcinom in der Schwangerschaft mit besonderer Berucksichtigung der operativen Behandlung. (*Beitr. zur Geb. und Gyn.*, 1902, t. VI, p. 212.)

[8] Orthmann. *Monatsschrift für Geb. und Gyn.*, 1905, t. XVIII, n° 5, nov.

ter. En fait, presque toutes les observations de cancer compliquant la grossesse concernent des multipares assez âgées.

Il est souvent assez difficile de dire si le cancer préexistait à la grossesse ou s'est développé seulement après la conception. Les deux éventualités sont possibles : un utérus cancéreux peut devenir gravide, de même qu'un utérus gravide peut devenir cancéreux. C'est ainsi que l'on compte un certain nombre d'observations de grossesses répétées chez une même femme après constatation d'un épithélioma du col. Cohnstein[1] prétendait même que l'existence d'un cancer favorisait la fécondation ; cette hypothèse est aujourd'hui démontrée fausse ; on admet généralement que le cancer a pour conséquence ordinaire la stérilité.

Influence de la grossesse sur le cancer. — Il ne me paraît pas douteux que la grossesse imprime à la marche du cancer une accélération marquée. L'extension aux parties avoisinantes est plus rapide, l'apparition des métastases ganglionnaires et viscérales plus précoce. Je citerai, comme exemple, un cas de Legueu[2] : un curage palliatif avait été nécessaire en raison de l'abondance des hémorragies ; vingt jours plus tard, la tumeur avait tellement progressé qu'il fallut se hâter de pratiquer l'hystérectomie.

Je citerai encore le cas de Zweifel[3] qui vit l'accroissement se faire, pour ainsi dire, sous ses yeux ; il avait passé un fil à travers le col, à la limite du néoplasme et il constata, quinze jours après, que cette limite avait été dépassée de deux travers de doigt.

Cette influence nocive de la gestation sur la marche des cancers est d'ailleurs un phénomène général qui s'observe aussi bien pour les néoplasmes développés en dehors de la sphère génitale. Elle se caractérise, en ce qui concerne l'utérus, par l'extension du processus, par l'exagération des hémorragies et des douleurs ; l'état général devient de plus en plus mauvais et la mort peut survenir avant le début du travail. Les cancers qui semblent moins influencés appartiennent à la variété dure ou squirrheuse dont la marche est naturellement moins rapide.

Cependant, certains auteurs, sans remonter à la conception ancienne de Siebold, qui voyait dans la grossesse un moyen d'obtenir la guérison spontanée du cancer, croient que la gestation n'a pas toujours une action aussi nettement aggravante. Pinard[4], en particulier, tout en reconnaissant que certains cancers évoluent rapidement, ne pense pas que ce soit là une règle absolue. Il existe, en effet, quelques observations de femmes ayant eu plusieurs grossesses au cours de l'évolution d'un

[1] Cohnstein. Ueber die Komplikation der Schwangerschaft und Geburt mit Gebärmutterkrebs. (*Archiv für Gyn.* 1873, t. V, p. 366.)

[2] Legueu. *Soc. d'Obst., de Gyn. et de Péd. de Paris*, janvier 1900.

[3] Zweifel. *Centralb. für Gyn.*, 1889, p. 193 et *Vorlesungen über klin. Gynäk.*, Berlin, 1892.

[4] Pinard. *Soc d'Obst., de Gyn. et de Péd. de Paris*, 11 février 1901.

cancer du col, et Pinard[1] en a rapporté un cas remarquable. Varnier[2] a observé une malade, qui, sans opération, survécut 3 ans et 3 mois après le début de la grossesse qui avait conduit à la première constatation du cancer, soit 2 ans et 7 mois après la délivrance. Les cas de ce genre me paraissent très exceptionnels.

Après l'accouchement on n'observe aucune accalmie dans la marche du cancer, et la tumeur continue son évolution.

Influence du cancer sur la grossesse et l'accouchement. — L'accident qui a été le plus souvent signalé, dans la grossesse compliquée de cancer utérin, c'est l'avortement ou l'accouchement prématuré. D'après Bar[3], Cohnstein[4], Hanks[5], la grossesse se trouverait interrompue dans une proportion de 30 à 40 pour 100 des cas, surtout avant le 3e mois; passé le 6e mois, la grossesse aurait beaucoup plus de chances d'aller à terme. D'autres auteurs, notamment Pinard[6] et Beckmann[7], ne pensent pas que l'avortement soit aussi fréquent qu'on l'a dit. Sur 11 cas observés par Pinard, la grossesse aurait évolué 10 fois jusqu'à terme ou près du terme. Quoi qu'il en soit, l'avortement, quand il survient, peut être mis sur le compte de la cachexie progressive, des hémorragies, des altérations concomitantes de la muqueuse. Le processus néoplasique peut envahir la caduque et mettre à nu le pôle inférieur de l'œuf.

Pendant le travail, peuvent également survenir des accidents sérieux. Il est exceptionnel que la tumeur ait atteint des dimensions assez considérables pour qu'elle puisse déterminer, par son volume seul, de la dystocie. Mais souvent le segment inférieur, infiltré, se laisse malaisément distendre; la dilatation est lente, les contractions utérines s'affaiblissent et le travail ne progresse pas. On observe alors assez fréquemment la rupture prématurée de la poche des eaux, la mort du fœtus et quelquefois l'infection utérine. On a vu parfois des ruptures de l'utérus; enfin des malades peuvent mourir d'épuisement avant la terminaison de l'accouchement.

Lorsque les contractions utérines sont énergiques, elles peuvent vaincre la rigidité du col, mais, à cause de la friabilité du tissu néoplasique, il faut craindre les déchirures, graves en raison des hémorragies qu'elles déterminent.

Parfois, les contractions utérines apparaissent, persistent pendant un certain temps, puis cessent. La poche des eaux est le plus souvent

---

[1] Pinard. *Loc. cit.*

[2] Varnier. *Soc. d'Obst., de Gyn. et de Péd. de Paris*, 22 avril 1901.

[3] Bar. Du cancer utérin pendant la grossesse et l'accouchement. *Thèse d'agrég.*, Paris, 1886.

[4] Cohnstein. *Loc. cit.* — Chantreuil. Influence du cancer utérin sur la conception, la grossesse et l'accouchement. Paris, 1872.

[5] Hanks. *American Journ. of obstetrics*, 1886, p. 242.

[6] Pinard. *Loc. cit.*

[7] Beckmann. Zur Komplikation der Gravidität und Geburt mit Collumkrebs. (*Zeitschrift für Geb. und Gyn.*, 1896, t. 34, p. 51.)

ouverte, le fœtus meurt et se trouve retenu dans la cavité utérine des semaines ou même des mois après le terme de la grossesse. Des observations de ce genre ont été publiées par Menzies, Playfair, Chantreuil, Miller, Beigel, Floël, Lieven, Labhard[1], etc. Telle est l'origine probable de l'opinion erronée, d'après laquelle parfois, dans les cas de cancer, il pourrait y avoir une prolongation anormale de la durée de la gestation. En réalité, il ne s'agit pas d'une prolongation réelle de la grossesse, puisque le fœtus meurt au moment du terme ; ce moment est même marqué parfois par un *travail manqué* (*missed labour*). Sarwey[2] et Wertheim[3] ont bien insisté, et à juste titre, sur ce point.

Le cancer constitue donc pour la grossesse une complication redoutable, puisque, en dehors de sa malignité propre, encore accrue, il expose à des accidents obstétricaux très graves. Sarwey réunissant les statistiques de Chantreuil, de West, de Cohnstein, de Hermann et de Theilhaber, trouve que la proportion des morts pendant la grossesse, l'accouchement et la puerpéralité atteint 43 pour 100 des cas environ.

Le pronostic pour l'enfant est tout aussi grave. La mortalité fœtale a été de près de 60 pour 100 pour les cas, en somme favorables, dans lesquels l'accouchement s'est terminé spontanément.

Traitement. — Les opinions les plus opposées ont été soutenues, non seulement au point de vue de l'époque à laquelle il convient d'intervenir, mais encore au sujet même de l'opportunité de l'intervention.

Si les lésions sont très étendues et ne permettent pas une opération radicale, on doit uniquement songer à l'enfant et il faut tout mettre en œuvre pour le sauver et amener la grossesse le plus près possible du terme. On évitera donc tout ce qui serait de nature à provoquer l'avortement ou l'accouchement prématuré. On devra cependant faire des injections chaudes, des tamponnements, pour combattre les hémorragies. L'accouchement peut se faire par les voies naturelles ; mais si le travail se prolonge, si l'on est en droit d'avoir des craintes pour la vie du fœtus, il faudra pratiquer en temps opportun l'opération césarienne ou, s'il existe une indication opératoire spéciale, l'ablation du corps de l'utérus suivant les procédés précédemment décrits.

Jusqu'au quatrième mois, la survie du fœtus est très problématique et le sacrifice de son existence est relativement négligeable. D'autre part, les lésions peuvent prendre une marche rapide et, dans la majorité des cas, la malade meurt, avant d'accoucher, d'hémorragie ou de cachexie, ou, après avoir accouché, d'hémorragie ou de septicémie. Il vaut donc mieux, à cette époque, pratiquer une intervention radicale : l'hystérec-

---

[1] WERTHEIM. Schwangerschaft und Geburt bei Uteruskrebs. *In* von WINCKEL. *Handbuch der Geburtshülfe*, t. II, 1re partie, p. 474.
[2] SARWEY. *Loc. cit.*
[3] WERTHEIM. *Loc. cit.*

tomie vaginale a été exécutée avec succès par Hofmeier[1], Theilhaber[2] Coën[3], Brewis[4], Nijhoff[5], Wagner[6], etc. Pour ma part, je préfère l'hystérectomie abdominale.

Cependant quelques auteurs, Bouilly, Pinard, Varnier, Champetier de Ribes[7], considérant qu'il n'est pas démontré que la femme opérée au début de la gestation survive plus longtemps, conseillent d'attendre toujours la fin de la grossesse pour intervenir.

Si la malade a atteint la seconde moitié de la grossesse, les chances de survie du fœtus se trouvent très augmentées et méritent d'être prises en sérieuse considération. Il faut alors penser à la fois à l'enfant et à la mère. A moins d'urgence, on peut donc attendre, pour intervenir, que le fœtus soit viable et temporiser, si possible, jusqu'au début du travail. On fera alors l'opération césarienne suivie de l'hystérectomie abdominale totale dans tous les cas où elle est possible.

Depuis quelques années, surtout en Allemagne, on a beaucoup pratiqué la césarienne vaginale, méthode préconisée par Acconci[8] et par Dührssen[9]. Après avoir décollé la vessie et effondré le cul-de-sac de Douglas, on débride le col au moyen de deux incisions, l'une antérieure, l'autre postérieure; on extrait l'enfant et le placenta et on fait ensuite l'hystérectomie vaginale. Cette méthode semble plus compliquée que l'hystérectomie abdominale.

[1] Hofmeier. *Deutsche med. Wochenschrift*, 1887, p. 597.

[2] Theilhaber, *loc. cit.*, rapporte 12 observations de malades traitées par ce procédé et toutes guéries.

[3] Coën. *Rassegna di ost. e ginecologia*, 1901, n° 3 et 4.

[4] Brewis. *The Lancet*, 1902, 22 novembre.

[5] Nijhoff. *Société néerlandaise de gynécologie*, 19 octobre 1902.

[6] Wagner. *Monatsschrift für Geb. und Gyn.*, 1901, t. 15, n° 5.

[7] Voir la discussion à la Société d'obstétrique, de gynécologie et de pédiatrie de Paris, 1901. Séances du 11 février, 11 mars, 22 avril.

[8] Acconci. *Rendiconto clin. di Genova*, 1894.

[9] Dührssen. *Der vaginale Kaiserschnitt*, Berlin, 1896 ; et *Samml. klin. Vorträge*, 1898, n° 252. *Centralblatt für Gynäkologie*, 1897, p. 942.

Voir aussi Barbulée. De la conduite à tenir dans le cancer du col de l'utérus pendant la grossesse, l'accouchement et les suites de couches. *Thèse de Paris*, 1884. — Chrobak. Vaginale Uterusextirpation bei Carcinom und Schwangerschaft. *Centralblatt für Gyn.*, 1897, p. 117. — Clauss. Ueber Schwangerschaft compliciert mit Cervixcarcinom. *Thèse de Tübingen*, 1890. — Deppisch. Zum Verhalten des Arztes bei Komplication der Geburt mit Carcinoma Colli Uteri. *Münchner med. Wochenschr.*, 1898, p. 209. — Dobux. Ueber die Behandlung des operablen Uteruscarcinoms am Ende der Schwangerschaft. *Thèse de Königsberg*, 1898. — Drouart. De l'hystérectomie abdominale totale pendant la grossesse et l'accouchement. *Thèse de Nancy*, 1900. — Gailly. Du cancer de l'utérus gravide. *Thèse de Lyon*, 1900. — Gordes. Schwangerschaft und Neubildung. *Zeitschrift für Geb. und Gyn.*, 1890, t. 20, p. 100. — Hernandez. Traitement du cancer de l'utérus gravide. *Ann. de Gyn.*, 1894, p. 81. — Jahreiss. Einige Fälle von Schwangerschaft bei Krebs der Portio vaginalis. *Centralb. für Gyn.*, 1899, p. 349. — Johnston. *Boston med. and surg. Journal*, 1900, n° 18, p. 401. — Kaussmann. Ueber Uteruscarcinom bei Gravidität, Geburt und Wochenbett. *Thèse de Berlin*, 1897. — Mittermaier. Zur Behandlung des Uteruscarcinoms in der Gravidität. *Centralblatt für Gyn.*, 1898, p. 5. — Richelot. *Chirurgie de l'utérus*, Paris, 1902. — Schroeder (E.). Zur vaginalen Extirpation des Uterus unmittelbar nach rechtzeitigen Geburt bei Carcinom und bei Uterusruptur. *Zeitschrift für Geb. und Gyn.*, 1898, t. 59, p. 525. — Wahs. Ueber die operative Therapie bei Carcinom des graviden Uterus. *Thèse de Halle*, 1896.

CHAPITRE IX

SARCOME ET ENDOTHÉLIOME DE L'UTÉRUS

SARCOME DE L'UTÉRUS

Les sarcomes de l'utérus sont des tumeurs malignes qui résultent de la prolifération des éléments conjonctifs de la muqueuse ou de la paroi musculo-conjonctive de cet organe. La connaissance de ces tumeurs n'est pas encore très ancienne et ne remonte guère à plus de quarante années. C'est à Virchow[1] qu'on en doit la première description exacte. Puis successivement, J. Veit[2], Hegar[3], Gusserow[4] en précisent les détails. Au cours de ces dernières années, les travaux se sont multipliés sur ce sujet. Je citerai particulièrement ceux de von Kahlden[5], de Pfannenstiel[6], de Whitridge Williams[7], de Pick[8], de Beck-

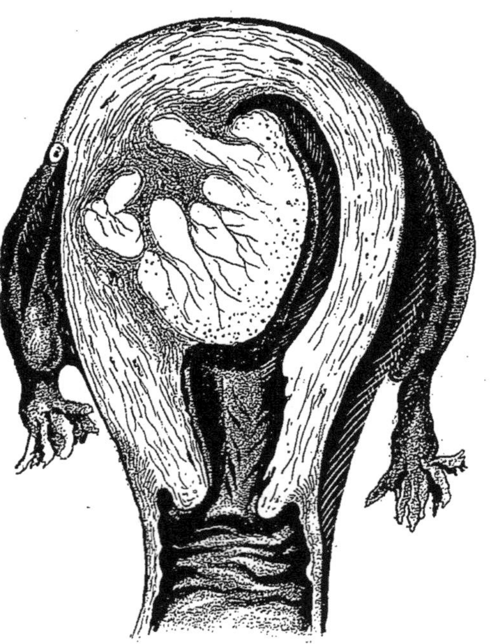

Fig. 595. — Sarcome de la muqueuse utérine.

[1] Virchow. *Die krankhaften Geschwülste*, t. II, p. 350.

[2] G. Veit. *Krankheiten der weiblichen Geschlechtsorgane*, 1867, p. 413.

[3] Hegar. Das Sarkom des Uterus. *Archiv f. Gyn.*, 1871, t. II, p. 29.

[4] Gusserow. Sarcome des Uterus. *In* Billroth. *Handbuch der Frauenkrankheiten*, t. II.

[5] Von Kahlden. Das Sarkom des Uterus. *Ziegler's Beiträge zur path. Anat., etc.*, 1893, t. 14, p. 174.

[6] Pfannenstiel. *Virchow's Archiv*, t. 127, p. 305.

[7] Whitridge Williams. Beiträge zur Histologie und Histogenese des Uterussarkoms. *Prager Zeitschrift für Heilkunde*, 1894, t. 15, p. 141.

[8] Pick. Ueber Sarkome des Uterus, etc. *Archiv für Gyn.*, t. 46, p. 191. — Zur Histogenese und Klassifikation der Gebärmuttersarkome. *Archiv für Gyn.*, t. 48, p. 24.

mann[1], de Duret[2], de von Franqué[3], ainsi que l'excellente étude de Gessner[4].

Étiologie. — Les sarcomes de l'utérus ont passé pendant longtemps pour des affections très rares, mais depuis que les examens histologiques sont devenus plus précis, le nombre des cas a sensiblement augmenté. D'après Warneck[5], on observerait environ 1 sarcome utérin pour 25 ou 30 cancers épithéliaux; Gessner a trouvé une proportion un peu plus faible, 1 pour 40 environ.

L'influence de l'âge sur la fréquence du sarcome a été très discutée. On a cru longtemps, avec Zweifel[6] et Kaltenbach[7], que le sarcome était l'apa-

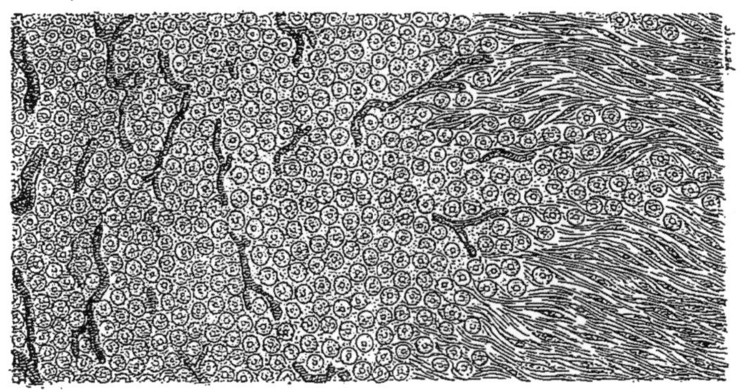

Fig. 594. — Sarcome diffus de la muqueuse de l'utérus. (Wyder.)

Le néoplasme est séparé du péritoine (à gauche) par une couche bien marquée de tunique musculaire saine, épaisse de plusieurs millimètres. Les parties superficielles du côté de la cavité utérine (à droite) sont en voie de désagrégation.
Dans les parties profondes on voit par places des lames connectives fibrillaires et riches en cellules fusiformes à prolongements longs et courts. Entre ces cellules, une substance fondamentale amorphe et une forte accumulation de cellules rondes à noyaux apparents, très rapprochées les unes des autres. Dans les couches superficielles, les faisceaux de tissu fibreux et musculaire disparaissent complètement. pour faire place aux cellules rondes. La richesse vasculaire du tissu est très grande : autour des vaisseaux existent quelques foyers hémorragiques. Nulle part on ne rencontra de trace quelconque de la muqueuse utérine, en particulier pas de glandes.

nage exclusif des très jeunes femmes. Ces auteurs ont, en effet, rapporté des exemples concernant des fillettes de 13 et de 15 ans. Lorthoir[8] a publié un cas de sarcome utérin chez une enfant de 3 ans, Richter[9]

[1] Beckmann. Zur Histologie und Histogenese der Uterussarkome. *Zeitschrift für Geb. und Gyn.*, 1899, t. XLI , p. 287.

[2] Duret. Cysto-fibromes et cysto-sarcomes de l'utérus. *Semaine gynécologique*, 1898, p. 129.

[3] Von Franqué. Ueber Sarcoma Uteri. *Zeitschrift für Geb. und Gyn.*, 1899, t. XL, p. 185.

[4] Gessner. Das Sarcoma Uteri. *In* J. Veit. *Handbuch der Gynäkologie*, t. III, 2e partie, 2e fasc., p. 869.

[5] Warneck. *Wratch*, 1901, n° 18.

[6] Zweifel. *Centralb. f. Gyn.*, 1884, n° 21.

[7] Kaltenbach. *Centr. f. Gyn.*, 1890, p. 150.

[8] Lorthoir. *Ann. de la Soc. belge de Chir.*, 1901, n° 8.

[9] Richter *Inaug. Dissert., Greifswald*, 1896.

chez une enfant de 2 ans et demi; van Buren Knott[1] signale des

exemples de cette variété de tumeur chez des enfants âgées de quelques mois. Mais il semble bien démontré aujourd'hui que ces faits, considérés par quelques-uns comme la règle, doivent au contraire être envisagés comme des exceptions. Si nous nous en rapportons, en effet, à Gessner, qui a rassemblé les cas publiés jusqu'en 1899, le sarcome de l'utérus s'observerait surtout à partir de la puberté, pour atteindre son maximum de fréquence aux environs de la ménopause. Un certain nombre d'observations concernent même des femmes âgées de 60 à 70 ans.

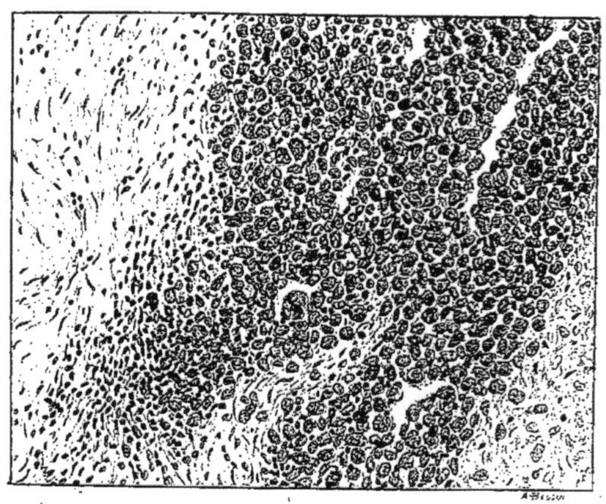

Fig. 595. — Sarcome de la muqueuse utérine (X. Bender). Le tissu néoplasique est formé par des cellules rondes au centre desquelles on reconnaît des fentes vasculaires sans paroi propre et dont la cavité est limitée par des cellules sarcomateuses.

Formes du sarcome de l'utérus. — On décrit habituellement trois formes de sarcomes de l'utérus : 1° le sarcome de la muqueuse utérine ; 2° le sarcome racémeux du col ; 3° le sarcome de la paroi musculaire de l'utérus. Ces trois variétés présentent des caractères nettement différenciés, tant au point de vue clinique qu'au point de vue anatomique, et méritent d'être étudiées séparément.

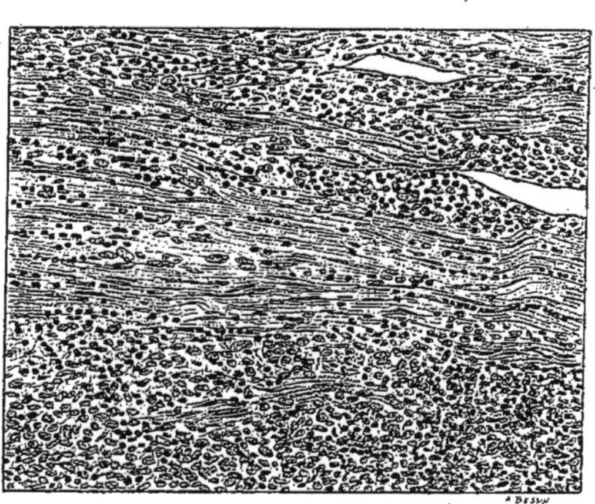

Fig. 596. — Sarcome de la muqueuse utérine (X. Bender). Envahissement du muscle utérin. Les fibres lisses sont infiltrées de traînées de cellules rondes sarcomateuses.

1° Sarcome de la muqueuse utérine. — Anatomie pathologique. — Le sarcome de la muqueuse utérine se présente sous deux formes : le sarcome pédiculé et le sarcome diffus en nappe.

[1] Van Buren Knott. *Annals of Surgery*, 1901, février.

Le sarcome pédiculé s'observe rarement, mais il en existe cependant quelques observations avérées (T. Smith[1], von Jacubasch[2], Legueu[3], etc.). Terrillon[4] a bien insisté sur l'importance qu'il y a à distinguer nettement les fibromes pédiculés des polypes sarcomateux qui récidivent rapidement après l'ablation.

Le sarcome diffus de la muqueuse utérine est plus fréquent[5]. L'utérus est, dans ce cas, augmenté de volume régulièrement ; sa surface extérieure est lisse et la séreuse péritonéale ne présente généralement pas de modifications. Le volume de l'utérus peut être triple ou quadruple de ses dimensions normales ; dans un cas de Péan[6], la tumeur était énorme et remplissait tout l'abdomen.

Il n'existe ordinairement pas d'adhérence avec l'intestin ou l'épiploon. La consistance de la tumeur est ferme et résistante. Le col utérin conserve généralement sa forme et son calibre normal ; cependant, dans le cas de Jouon et Vignard[7], il avait disparu et on n'en trouvait plus trace.

Lorsqu'on incise la paroi utérine, on voit qu'elle est formée de deux couches : une couche externe, constituée par le muscle utérin, épaissi et hypertrophié, et une couche interne, formée par le tissu néoplasique qui s'est substitué à la muqueuse utérine et l'a envahie le plus souvent dans sa totalité. La surface interne de l'utérus est irrégulière, parsemée de bosselures qui lui donnent une épaisseur inégale ; la coloration est grisâtre avec de petits foyers ecchymotiques dus à des hémorragies interstitielles ; la consistance est molle et d'une extrême friabilité.

L'hématométrie est une complication assez fréquente du sarcome de la muqueuse utérine ; Aubry la signale quatre fois sur les douze cas qu'il rapporte. Elle résulte de l'oblitération du canal cervical et de l'accumulation dans l'utérus de sang mélangé aux produits de sécrétion de la tumeur. La quantité de liquide contenu dans la cavité utérine peut être considérable ; elle atteignait 5 litres dans le cas de Jouon et Vignard.

Au point de vue histologique les sarcomes de la muqueuse utérine sont des **sarcomes globo-cellulaires**, ou des **sarcomes fuso-cellulaires**, les deux formes pouvant d'ailleurs se trouver associées. On a signalé également quelques observations de **sarcomes à myéloplaxes** (Ahlfeld[8],

[1] T. Smith. *Amer. Journ. of Obstetrics*, 1885, p. 555.
[2] Von Jacubasch. *Zeitsch. für Geb. und Gyn.*, 1881, t. VII, p 55.
[3] Labadie-Lagrave et Legueu. *Traité méd.-chir. de gynécologie*, 2ᵉ édit., p. 895.
[4] Terrillon. *Bull. et Mém. de la Soc. de Chir.*, 1889, p. 667.
[5] Voir Aubry. Du sarcome diffus de la muqueuse utérine. *Thèse de Paris*, 1896.
[6] Péan. *Gazette des hôpitaux*, 24 mars 1877.
[7] Jouon et Vignard. *Arch. prov. de Chir.*, 1895, p. 742.
[8] Ahlfeld. *Arch. f. Gyn.*, 1875, t. VII, p. 301.

Whitridge Williams[1], Gessner[2], Rheinstein[3], etc.), des **angiosarcomes** (Barnes[4], Laydley[5], von Kezmarsky[6]), des **lymphosarcomes** (Wilischanin[7], Gow[8], Janvrin[9]) et des **sarcomes mélaniques** (Johnston[10], Seeger[11]).

L'épithélium de revêtement de la cavité utérine et les glandes sont ordinairement détruits et on n'en retrouve plus trace sur les coupes. Parfois, cependant, on rencontre quelques culs-de-sac glandulaires assez bien conservés au milieu des éléments sarcomateux.

Symptômes. — Les sarcomes de la muqueuse utérine se traduisent essentiellement par des métrorragies, généralement abondantes, parfois continuelles. La leucorrhée est un signe aussi constant que les hémorragies, elle est parfois extrèmement abondante. Lorsque des portions plus ou moins étendues du néoplasme viennent à se sphacéler, ce qui est assez fréquent, il se fait par le vagin un écoulement sanieux horriblement fétide. Les douleurs ont été rarement signalées.

En résumé, la symptomatologie du sarcome de la muqueuse utérine est presque calquée sur celle de l'épithélioma du corps, et c'est avec cette dernière affection que le sarcome sera le plus souvent confondu. Il faut savoir aussi que, chez les femmes jeunes, le sarcome peut simuler à s'y méprendre la métrite fongueuse hémorragique. Le toucher intra-utérin pourra fournir quelquefois des renseignements utiles, mais l'examen histologique *seul* permet de faire le diagnostic avec certitude. Aussi ne faudra-t-il pas hésiter à faire un curettage explorateur dans tous les cas où l'existence d'un sarcome peut être soupçonnée.

2° *Sarcome racémeux du col de l'utérus.* — Cette variété, appelée aussi **sarcoma colli uteri hydropicum papillare** par les auteurs allemands, a été signalée en 1867 par Weber[12]; elle a été bien étudiée, par la suite, en Allemagne, par Kunert[13], Spiegelberg[14], Pfannenstiel[15] et

---

[1] Whitridge Williams. *Loc. cit.*

[2] Gessner. *Loc. cit.*

[3] Rheinstein. *Virchow's Archiv*, t. 124, p. 507.

[4] Barnes. *Diseases of women*, 1878.

[5] Laydley. Cité par R. Williams. *Annal. de Gyn. et d'Obst.*, mai 1896.

[6] Von Kezmarsky. *Mitteilungen aus der Budapester Klinik.* Stuttgart, 1884, p. 233.

[7] Wilischanin. *Archiv für Gynäkologie*, t. XIV, p. 164.

[8] Gow. *Trans. of the obst. soc. of London*, 1890, vol. 52, p. 574.

[9] Janvrin. *Americ. Journ. of Obst.*, vol. 50, p. 105.

[10] Johnston. Melanotic sarcoma of the uterus. *Maryland med. Journ.*, Baltimore, 1889-90, vol. 20, p. 428.

[11] Seeger. Ueber Sarkome des Uterus. *Inaug. Dissert.*, Berlin, 1891.

[12] Weber. *Virchow's Archiv*, t. XXXIX, p. 216.

[13] Kunert. Ueber Sarcoma Uteri. *Archiv für Gyn.*, t. VI, p. 113.

[14] Spiegelberg. Sarcoma colli uteri hydropicum papillare. *Arch. für Gyn.*, t. XIV, p. 178.

[15] Pfannenstiel. *Loc. cit.* et *Centralbl. f. Gynäk.*, 1891, p. 855.

Pick[1], en France par Ozenne[2] et par Gayman[3]. C'est la forme la plus rare des sarcomes de l'utérus, mais c'est assurément l'une des mieux connues.

Anatomie pathologique. — La tumeur est formée, au début, par un petit nombre de végétations polypiformes, ressemblant à un polype muqueux; le pédicule vient s'implanter dans le canal cervical à peu de distance, en général, de l'orifice interne. La tumeur s'accroît rapidement et, lorsqu'elle est constituée, elle présente la forme d'une grappe de raisin (fig. 597) ou d'une môle hydatiforme.

On peut y distinguer deux parties : une partie périphérique, formée d'une série de vésicules arrondies ou ovoïdes, transparentes, de coloration grisâtre, jaunâtre ou bleuâtre, de consistance molle et friable, et une partie centrale, plus dense et de consistance plus ferme, qui se continue avec le pédicule. La plupart des vésicules sont reliées à la partie centrale par un pédicule très grêle qui se laisse facilement déchirer; d'autres, au contraire, sont sessiles. On trouve habituellement de petites végétations isolées autour de la tumeur principale. La figure 597, empruntée à Pernice, montre mieux que toute description l'aspect macroscopique de ces sarcomes racémeux. Ils peuvent être assez volumineux pour remplir complètement la cavité vaginale.

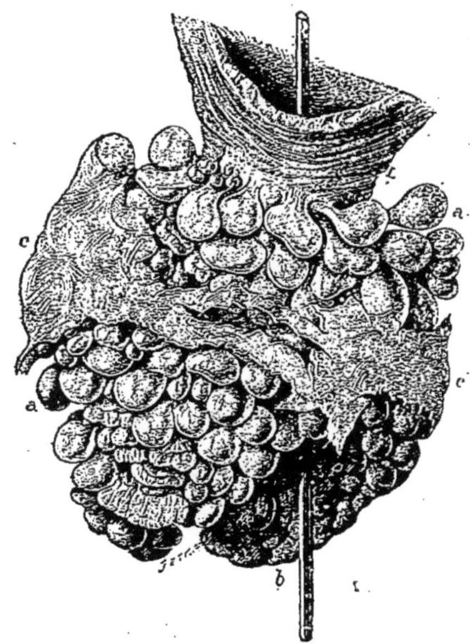

Fig. 597. — Myo-sarcome en grappe du col utérin (Pernice.)

L., ligne où a porté l'excision. — *aa, b,* grains de la tumeur. — *c,* lambeaux d'une mince membrane enveloppante.

Au point de vue histologique, il convient d'étudier séparément la structure de la partie centrale de la tumeur et celle des végétations polypiformes.

La partie centrale, condensée, est formée par du tissu conjonctif très riche en vaisseaux et dans lequel on rencontre des amas plus ou moins étendus de cellules rondes ou fusiformes, parfois étoilées. Les fentes lymphatiques sont très dilatées.

[1] PICK. *Loc. cit.*

[2] OZENNE. Sarcome kystique en grappe de la muqueuse utérine. *Journal de méd. de Paris,* 1894, p. 171.

[3] GAYMAN. Sarcome kystique en grappe de la muqueuse du col utérin. *Thèse de Paris,* 1895.

Les végétations polypiformes, sont constituées, à leur partie centrale, par un tissu conjonctif, très lâche, finement fibrillaire, infiltré de sérosité ; on a beaucoup discuté la question de savoir s'il s'agit là d'une simple infiltration œdémateuse ou d'une véritable transformation myxomateuse. La partie périphérique des végétations est plus dense et formée par des cellules conjonctives rondes ou fusiformes avec une substance unissante beaucoup moins abondante. Leur surface, enfin, est tapissée par une ou plusieurs couches de cellules épithéliales cylindriques ou cubiques. Les végétations qui sont implantées sur le museau de tanche sont revêtues par un épithélium pavimenteux.

Symptômes. — Ces tumeurs peuvent évoluer pendant assez longtemps d'une façon silencieuse, sans se traduire par aucun symptôme, et ce n'est que lorsqu'elles atteignent un certain volume qu'on en reconnaît l'existence. Dans d'autres cas, elles s'accompagnent de métrorragies et d'un écoulement séreux plus ou moins abondant. La forme si particulière de ces sarcomes racémeux du col en rend le diagnostic extrêmement facile et ne permet aucune confusion avec les autres variétés de néoplasmes à point de départ cervical[1].

3° *Sarcome de la paroi utérine. — Fibro-sarcome.* — Les sarcomes de la paroi utérine, encore appelés sarcomes du parenchyme

<hr>

[1] Voir aussi : Kunitz. *Inaug. Dissert.*, Berlin, 1885. — Winkler. *Archiv für Gyn.*, 1883, t. 21, p. 313. — L. Pernice (*Virchow's Archiv*, 1888, t. 113, p. 46) a donné la description d'un *myosarcome strio-cellulaire* en forme de grappe, observé chez une nullipare, sujette depuis six mois à des métrorragies. La tumeur, née du museau de tanche, avait le volume d'un poing et demi et ressemblait fort à une grappe de raisin à grains violacés, contenant un liquide gélatineux. L'examen histologique montra qu'il s'agissait d'un sarcome entremêlé de fibres musculaires striées, présentant un aspect embryonnaire. — P. Mundé (*Am. Journ. of Obst.*, fév. 1889, p. 126) a observé une tumeur évidemment maligne qu'il qualifie de *myxo-adénome* transformé en *myxo-sarcome*. La malade, âgée de 19 ans, souffrait de leucorrhée intense depuis deux ans et avait une aménorrée complète. Le vagin était rempli et l'hymen repoussé par une tumeur friable formée de grains analogues à ceux d'un raisin muscat. Histologiquement la tumeur était constituée d'une infinité de kystes de nature myxomateuse dans le stroma desquels on trouvait de nombreuses cellules sarcomateuses. Il semble à Mundé qu'il y ait là un exemple de dégénérescence maligne d'un polype d'abord bénin. — Thiede (*Zeitschrift für Geb. und Gyn.*, 1877, t. I, p. 450) a décrit sous le nom de *fibroma papillare cartilaginescens* une tumeur observée sur une femme de 40 ans, tumeur lobulée, d'apparence spongieuse, prenant naissance sur la muqueuse du col. L'ablation du néoplasme fut suivie de récidive et de mort. A la coupe, dans un stroma fibreux, riche en vaisseaux dilatés, on trouva des îlots de cartilage hyalin. On peut rapprocher de cette observation un cas de Rein (*Arch. f. Gyn.*, 1870, t. 15, p. 187), qu'il a dénommé *myxoma enchondromatodes arborescens colli uteri*. La malade avait 21 ans ; la tumeur, enlevée en totalité, récidiva et amena rapidement la mort. A la coupe on voyait un tissu mollasse subdivisé, par des faisceaux fibreux, en îlots dont quelques-uns avaient la structure de la gélatine de Wharton ; au milieu apparaissaient des portions constituées par du myxome où le microscope permettait de reconnaître des îlots de cartilage hyalin.

Enfin Winckel (*Lehrbuch der Frauenkrankheiten*, 1886, p. 430) a décrit et figuré un *adéno-myxoma cervicis*, enlevé de la lèvre antérieure du col, chez une femme de 40 ans. A la coupe on trouva la tumeur criblée d'alvéoles pleines d'un mucus transparent. L'examen microscopique révéla l'existence d'une tumeur mixte qui, probablement, avait été un adénome au début, puis s'était transformée en sarcome qui aurait lui-même dégénéré en myxome. Cette singulière hybridité néoplasique établirait, d'après cet auteur, une sorte de transition entre l'épithélioma et le sarcome.

utérin sont le plus souvent des corps fibreux affectés secondairement de dégénérescence; en se plaçant au point de vue clinique, on pourrait appeler ces productions des **corps fibreux malins**. On a cru pendant longtemps que le sarcome était toujours secondaire à un fibrome préexistant; cependant quelques observations démonstratives, particulièrement celles de Enderlein[1], de Eppinger[2], de Geisler[3], de Deale[4], prouvent l'existence des sarcomes primitifs de la paroi musculo-conjonctive de l'utérus.

En réalité, il est souvent difficile de déterminer avec précision le point de départ du néoplasme. On pourra affirmer qu'on se trouve en présence d'un fibrome sarcomateux dans tous les cas où l'on verra sur les coupes des portions étendues de tissu fibro-myomateux ayant conservé ses caractères normaux; mais les constatations histologiques ne seront pas toujours aussi nettes, et des difficultés d'interprétation assez grandes résultent encore de la possibilité de l'envahissement d'un corps fibreux par un sarcome limité de la muqueuse corporéale.

Anatomie pathologique. — Les **corps fibreux sarcomateux** (*fibrosarcomes, sarcoma nodosum*) présentent les mêmes variétés que les fibro-myomes. La tumeur présente une forme arrondie ou plus ou moins bosselée. Si tout le fibrome a subi la transformation sarcomateuse, le néoplasme présentera à la coupe une apparence molle et lardacée, une coloration jaunâtre ou d'un blanc grisâtre. Si la dégénérescence a été seulement partielle, les parties restées fibromateuses tranchent par leur dureté et leur coloration nacrée sur les régions avoisinantes.

Gusserow[5] a soutenu que les fibro-sarcomes de l'utérus n'étaient jamais encapsulés. C'est actuellement une opinion à peu près généralement admise, mais il est loin d'en être toujours ainsi. Schreher[6] a rassemblé 9 observations dans lesquelles il existait une capsule très nette. Gessner[7] qui a trouvé, dans la littérature médicale, un certain nombre d'autres cas analogues, observe que ce fait n'a rien que de très naturel; lorsqu'un corps fibreux subit la transformation sarcomateuse, il n'y a pas de raison pour que la capsule disparaisse avant qu'elle ne soit détruite par l'envahissement néoplasique, ce qui peut n'arriver qu'assez tardivement. D'ailleurs, alors même que le sarcome a envahi le muscle utérin, il existe le plus souvent une ligne de délimitation assez nette.

[1] ENDERLEIN. *Inaug. Dissert.*, Erlangen, 1897.

[2] EPPINGER. *Prager Vierteljahrsschrift für die prakt. Heilkunde*, t. 126, p. 9.

[3] GEISLER. *Ueber Sarcoma Uteri*. Thèse de Breslau, 1891.

[4] DEALE. *American journal of obst.*, vol. 31, p. 200.

[5] GUSSEROW. *Loc. cit.*

[6] SCHREHER. Ueber die Komplikation von Uterusmyom mit sekundärer sarkomatöser Degeneration. *Inaug. Dissert.*, Strassburg, 1894.

[7] GESSNER. *Loc. cit.*

Les fibro-sarcomes peuvent acquérir des dimensions considérables et atteindre, par exemple, le rebord costal. Dans les fibro-sarcomes à évolution sous-muqueuse, la muqueuse est étalée, amincie, mais elle est respectée pendant très longtemps. Comme leurs homologues bénins, les fibro-sarcomes peuvent subir une **transformation kystique**[1]; on a signalé également la possibilité d'une **transformation myxomateuse**[2].

Les **sarcomes primitifs de la paroi utérine** ne diffèrent guère, au point de vue macroscopique, des fibro-sarcomes. Comme ces derniers, ils sont susceptibles de présenter un volume considérable.

Au point de vue histologique, les sarcomes du parenchyme peuvent être des **sarcomes globo-cellulaires** ou des **sarcomes fuso-cellulaires**, cette dernière variété étant de beaucoup la plus fréquente. Les éléments néoplasiques dériveraient des cellules fixes du tissu conjonctif interstitiel. Il faut signaler cependant la possibilité de la transformation directe des cellules musculaires en cellules sarcomateuses; les faits rapportés par von Kahlden[3], Morpurgo[4], Ricker[5], Krische[6], Langerhans[7] paraissent tout à fait probants et montrent que, dans un certain nombre de cas tout au moins, les sarcomes du parenchyme utérin ne sont autre chose que des **leiomyomes malins**.

Symptômes. — Dans la majorité des cas, l'histoire clinique des fibro-sarcomes se confond avec celle des fibro-myomes dont aucun signe ne permet de les distinguer, au moins au début de leur évolution. On pourra en soupçonner l'existence lorsqu'on voit une tumeur, considérée comme un fibrome, augmenter de volume avec une extrême rapidité, mais le microscope seul permettra de faire un diagnostic certain. Dans quelques cas, la nature maligne du néoplasme a été mise en évidence par une récidive rapide après une opération conservatrice; c'est là l'origine du nom de **fibromes récidivants** (*recurrent fibroïds*) donné à ces tumeurs par les auteurs anglais.

Pronostic. — Les sarcomes de l'utérus sont des tumeurs franchement malignes, mais, d'une manière générale, leur évolution est moins rapide que celle des cancers épithéliaux; leur pronostic immédiat est moins grave. Pour les **sarcomes de la muqueuse utérine**, la

---

[1] Kühn. *Inaug. Dissert., Greifswald*, 1896. —Muller. *Arch. f. Gyn.*, t. XXX, p. 250. — Terrillon. *Bull. et Mém. de la Soc. de Chir.*, 1890, p. 746., a observé 3 cas de sarcomes kystiques de l'utérus.

[2] Schulter. *Sarcoma Uteri.* Thèse de Berlin, 1887. — Ritter. *Ueber das Myxosarcom des Uterus.* Thèse de Berlin, 1887. — Kundrat. *Wiener med. Presse*, 1883, p. 475. — Heinzer. Ueber myxosarcoma uteri. *Inaug. Dissert.*, Würtzburg, 1893.

[3] Von Kahlden. *Loc. cit.*

[4] Morpurgo. Ueber sarcomähnliche und maligne Leiomyome. *Zeitschrift für Heilkunde*, 1895, t. 16.

[5] Ricker. Beitrag zur Aetiologie der Uterusgeschwülste. *Virchow's Archiv*, 1895, t. 142.

[6] Krische. *Ein Fall von Fibromyom des Uterus mit multiplen Metastasen bei einer Geisteskranken.* Inaug. Dissert., Göttingen, 1889.

[7] Langerhans. Myoma laevicellulare malignum. *Berl. klin. Wochenschr.*, 1895, p. 338.

durée. moyenne de la maladie est de deux ans, mais on observe de grandes variations, comme pour le cancer du corps, et on a vu la survie atteindre cinq ans (Seeger[1], Beates[2]).

Les métastases sont peu fréquentes.

Les **fibro-sarcomes** peuvent évoluer pendant assez longtemps comme de simples fibromes, et n'être reconnus qu'au moment de l'opération ; mais à l'inverse de ces derniers ils sont sujets à récidiver.

Traitement. — Le seul traitement rationnel à opposer aux sarcomes de l'utérus consiste dans l'hystérectomie, pratiquée le plus tôt possible, dès que le diagnostic aura été posé. Les petites tumeurs pourront être enlevées par la voie vaginale; mais, de même que pour les épithéliomas de l'utérus, je donne la préférence à l'hystérectomie abdominale. Si le néoplasme est inopérable, il convient d'employer les mêmes méthodes palliatives que pour le cancer de l'utérus proprement dit.

ENDOTHÉLIOME DE L'UTÉRUS

La dénomination d'endothéliome était autrefois réservée aux tumeurs qui dérivaient de l'endothélium des séreuses. On fait actuellement rentrer dans cette classe de tumeurs toute une série de néoplasmes, dont on place le point de départ dans les endothéliums des lymphatiques et des vaisseaux sanguins. Ces tumeurs présentent de nombreux points communs avec les sarcomes. Il n'est même pas certain, d'après Brault[3], que les endothéliomes forment une classe à part; peut-être ne représentent-ils qu'une simple variété des sarcomes, à moins que ceux-ci ne soient, au contraire, une dépendance des endothéliomes.

Anatomie pathologique. — L'endothéliome, vu à un faible grossissement, présente à peu de chose près la structure d'un épithéliome. Les éléments néoformés sont disposés sous forme de lobules, ou bien de travées ramifiées et anastomosées en tous sens; ils sont plongés au milieu d'un stroma qui est généralement assez abondant. Les cellules endothéliales, normalement aplaties, perdent rapidement leur forme originelle; elles deviennent arrondies ou polyédriques, le corps protoplasmique est plus abondant, le noyau se colore plus fortement; il en résulte une analogie à peu près complète avec les cellules épithéliales, si bien que le diagnostic histologique de l'endothéliome et de l'épithéliome est souvent fort difficile à faire. Pour pouvoir affirmer qu'une

---

[1] SEEGER. *Loc. cit.*

[2] BEATES. *Amer. Journ. of Obst.*, 1886, vol. 19, p. 505.

[3] BRAULT. *In* CORNIL et RANVIER. *Manuel d'histologie pathologique*, 3e édit., Paris, 1901, p. 366.

tumeur est de nature endothéliale, il faut, d'abord, déterminer que

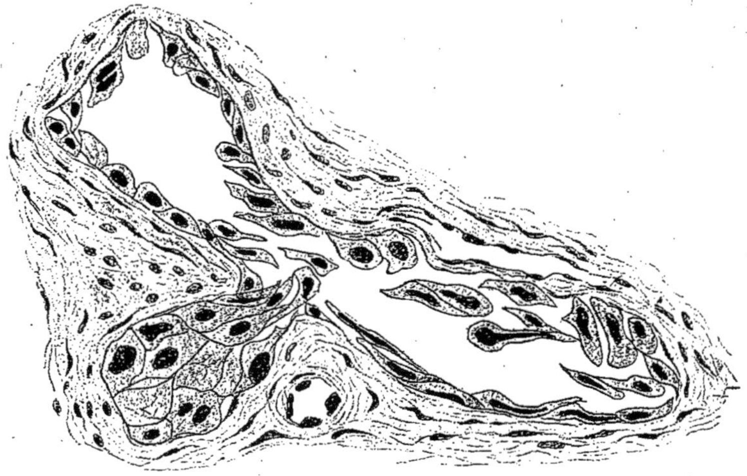

Fig. 398. — Endothéliome de l'utérus (C. Gebhard).
Bourgeon cellulaire plein en connexion avec l'endothélium d'un lymphatique.

les épithéliums sont restés indépendants du processus néoplasique, et

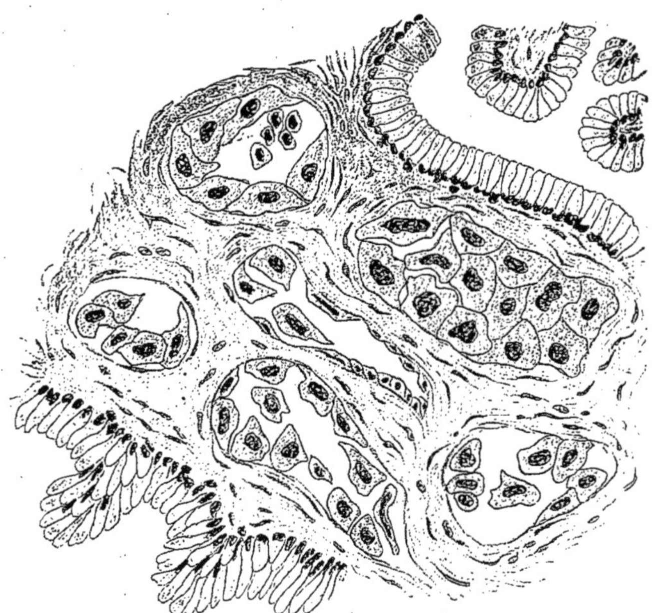

Fig. 399. — Endothéliome de l'utérus (C. Gebhard).
Alvéoles remplies de cellules endothéliales.

ensuite montrer, à l'aide de coupes sériées, que les éléments néoformés dérivent bien de l'endothélium proliféré d'un vaisseau sanguin ou lymphatique.

Les observations d'endothéliomes de l'utérus sont encore peu nombreuses. La plupart des cas publiés jusqu'ici ont été résumés dans un récent travail de Cova[1]. Les notions étiologiques ne sont pas plus précises en ce qui concerne ces tumeurs, que pour les cancers en général. L'âge des malades variait de 17 ans à 70 ans.

Les endothéliomes de l'utérus, tout comme les épithéliomes, peuvent siéger au niveau du corps ou au niveau du col.

Les **endothéliomes du corps** sont très rares. Les seuls cas actuellement connus sont ceux de Thiem[2], de Pick[3], de Duret[4], de Grape[5], de Rimann[6], de Silberberg[7] et de Pepere[8]. La tumeur se présentait, macroscopiquement, sous la forme infiltrée, dans les cas de Pick et de Pepere; dans tous les autres cas, le néoplasme avait un aspect végétant et fongueux.

Les **endothéliomes du col** sont relativement plus fréquents. Amann[9], Rademacher[10], Braetz[11], Morgenroth[12], Robb[13], Hurdon[14], Gebhard[15], Pohorecky[16], Rimann[17], Huizinga[18], Hansen[19], Cova[20], Kirchgessner[21], Pepere[22] en ont publié des cas. La tumeur était formée par une masse

---

[1] E. Cova. Gli Endoteliomi dell' utero (*Archivio italiano di Gynecologia*, 1904, n° 2, p. 81).

[2] Thiem. *Archiv für Gynäkologie*, 1888, t. XXXIII).

[3] Pick. Zur Lehre von myoma sarcomatosum und über die sogen. Endotheliome der Gebärmutter (*Archiv für Gynäkologie*, 1895, t. XLIX, p. 1).

[4] Duret. Tumeur intra-utérine de nature endothéliale (*Bull. de la Soc. anatomo-clinique de Lille*, 1900, 50 mai, et *Nord médical*, 1900, 15 juin).

[5] Grape. *Ein Fall von Endothelsarkom des Uterus* (Inaug. Dissert., Greifswald, 1897).

[6] Rimann. *Die Endotheliome des Uterovaginalschlauches Erwachsener* (Inaug. Dissert., Berlin, 1902 (Obs. II).

[7] Silberberg. Ein Fall von Endothelioma uteri (*Archiv für Gynäkologie*, 1902, t. LXVII, p. 469).

[8] Pepere. Sull' endotelioma dell utero (*Archivio italiano di Ginecologia*, 1905).

[9] Amann. *Ueber Neubildungen der Cervicalportion des Uterus*. München (Lehmann), 1892.

[10] Rademacher. *Fall von Endothelioma cervicis* (Inaug. Dissert., Würtzburg, 1899).

[11] Braetz. Ein Fall von Endothelioma der Portio vaginalis (*Archiv für Gynäkologie*, 1896, t. LII, p. 1).

[12] Morgenroth. *Angiosarcoma uteri* (Inaug. Dissert., Greifswald, 1896).

[13] Robb. A case of endothelioma lymphangiomatodes of the cervix uteri (*American Journ. of Obstetrics*, 1898, t. XXXVIII, p. 418).

[14] Hurdon. Endothelioma of the Uterus (*Bull. of the Johns Hopkins Hospital*, 1898, t. IX, n° 89).

[15] Gebhard. *Pathologische Anatomie der weiblichen Sexualorgane*, Leipzig, 1899, p. 188.

[16] Pohorecky. Die Endothelgeschwülste des Uterus (*Archiv für Gynäkologie*, 1900, t. LX. p. 201).

[17] Rimann. *Loc. cit.* (Obs. I et III).

[18] Huizinga. Endothelioma portionis vaginalis uteri intravasculare (*Ned. Tijdschr. voor Verlosk. and Gynec.*, 1902, t. XIII).

[19] Hansen. Blodkarendotheliom i Uterus (*Hospitalstid*, 1902, n° 52).

[20] Cova. Endotelioma del collo dell' utero (*Bolletino delle Soc. toscana di Ost. e Ginec.*, décembre 1902).

[21] Kirchgessner. Ueber Endothelioma cervicis uteri (*Zeitschrift für Geb. und Gynäkologie*, 1903, t. XLIX).

[22] Pepere. *Loc. cit.*

végétante, d'aspect velouté, de consistance dure, occupant toute la surface du col, ou seulement l'une des lèvres, et alors, de préférence, la lèvre postérieure. Tous les auteurs sont d'accord pour signaler que les caractères morphologiques du néoplasme ne différaient en rien de ceux d'un épithéliome végétant banal.

Symptômes. — Les symptômes sont donc identiques à ceux que l'on observe dans tout épithélioma du corps. Au point de vue clinique, le signe principal a été fourni par les métrorragies, plus ou moins abondantes, mais constantes. En second lieu venaient la leucorrhée et les pertes de liquide roussâtre ressemblant à de la lavure de chair.

Diagnostic. — Les endothéliomes de l'utérus ne présentent aucun caractère clinique permettant de les différencier des cancers épithéliaux. L'examen histologique seul permettra de faire le diagnostic. Ce sont des tumeurs qui, au point de vue de leur pathogénie, offrent un grand intérêt scientifique, mais qui, au point de vue clinique, peuvent être confondues avec les épithéliomes dont elles présentent toute la gravité[1].

Traitement. — Le traitement de l'endothéliome de l'utérus comporte les mêmes indications que celui du cancer de cet organe, les deux affections étant d'ailleurs cliniquement semblables.

---

[1] Voyez aussi : Boldt. *American Journn. of Obst.*, 1893, t. XXVIII, décembre. — Mac Farland. *Med. News, Philadelphia*, 1884, t. LXV, p. 632. — Prince. A case of endothelioma of the uterus. *Transact. of the Obst. Soc. of Philadelphia*, 4 sept. 1902. — Gessner. Endothelioma uteri, *in* J. Veit. *Handbuch der Gynäkologie*, t. III, 2e partie, p. 1017.

CHAPITRE X

TUMEURS UTÉRINES D'ORIGINE PLACENTAIRE

MOLE HYDATIFORME

Les auteurs anciens désignaient sous le nom générique de môle toute masse qui, développée dans l'utérus, en était expulsée ; ils confondaient sous ce nom des productions très variables, telles que des débris placentaires retenus après l'accouchement ou l'avortement, des fibromyomes, etc. Peu à peu, cependant, le nom de môle hydatiforme ou vésiculaire fut réservé à une affection caractérisée par le développement, dans l'utérus, de petites vésicules agglomérées dont l'aspect était absolument caractéristique, mais dont la signification demeura longtemps inconnue. Regnier de Graaf[1] pensait que ces vésicules représentaient des œufs non fécondés ; Ruysch[2], Albinus[3] croyaient qu'il s'agissait d'une altération des glandes du placenta ; Goeze[4], Percy[5] prétendirent que les vésicules reconnaissaient une origine parasitaire et que chacune contenait un petit ver ; Cloquet[6] donna à ce parasite le nom d'*acephalocystis racemosa*. C'est à partir de 1827 seulement que la question se précisa. Les travaux de Mme Boivin[7], de Velpeau[8], de Dubois et de Désormeaux[9] établirent l'individualité de la môle hydatiforme et montrèrent qu'il s'agissait d'une maladie des membranes de l'œuf.

Étiologie. — La môle est la conséquence d'une altération des produits de la fécondation.

[1] REGNIER DE GRAAF. *Opera omnia.* Lugduni, 1678.

[2] RUYSCH. *Observationes chirurgico-anatomicae.* Amstelodami 1691 (obs. 55).

[3] ALBINUS. *Academic annot.*, Lib. I. Leyde, 1754.

[4] GOEZE. *Versuch einer Geschichte der Eingeweidewürner thierischer Körper.* Blankenburg, 1782, p. 191 et 462.

[5] PERCY. Mémoire sur les hydatides utérines et sur le part hydatique. *Journal de méd.. chir. et pharm.*, 1711, t. XXII, p. 171.

[6] CLOQUET. *Faune des médecins.* Paris 1822, t. I, p. 155.

[7] Mme BOIVIN. *Recherches sur la nature, l'origine et le traitement de la môle vésiculaire ou grossesse hydatique.* Paris, 1827.

[8] VELPEAU. *Revue méd.*, 1827, III, p. 509.

[9] DUBOIS et DÉSORMEAUX. Dictionnaire en 30 volumes. Article *Maladies de l'œuf*, Paris 1840.

Il paraît impossible d'incriminer une anomalie du spermatozoïde. La cause de la môle doit donc être recherchée chez la mère. On a invoqué tout d'abord l'influence de l'âge : pour certains auteurs, Kehrer[1], Fricker[2], la môle serait plus fréquemment observée aux approches de la ménopause.; d'autres, Rieck[3], Stricker[4], pensent au contraire que la môle survient chez les femmes très jeunes; cette influence de l'âge paraît donc tout au moins problématique.

Steinberger[5] a incriminé l'abus des rapports sexuels. Sybrecht[6] invoque l'action des maladies des organes génitaux antérieures à la grossesse. Pour Virchow[7], la môle serait le résultat des modifications subies par l'utérus au cours de la métrite chronique; Spuler[8] estime que sous l'influence de certaines perturbations subies par le sang de la mère, il se produirait des changements dans le protoplasma des cellules ectodermiques, d'où formation de vacuoles et dégénérescence des éléments du syncytium. Pour Delore[9], la môle serait un chondrome congénital, embryonnaire, qui se formerait aux dépens du mésoderme des villosités choriales. Gottschalk[10] a accusé l'absence de vaisseaux dans les villosités choriales et une certaine disproportion entre le volume des enveloppes de l'œuf et celui de l'embryon; Engelmann[11] soutient, au contraire, que ces vaisseaux existent, mais qu'à un moment donné, ils s'oblitèrent complètement. D'après Polano[12], il y aurait d'abord endométrite de la caduque, puis prolifération et dégénérescence partielle de l'ectoderme fœtal. Aichel[13], revenant à l'ancienne théorie de Virchow, serait parvenu à reproduire expérimentalement la môle hydatiforme chez la chienne, en contusionnant, à travers la paroi utérine, le bord du placenta sur une plus ou moins grande étendue.

D'autres auteurs, von Kezmarsky[14], Grealy Hewitt[15], Eva Chaletzky[16]

---

[1] KEHRER. *Archiv f. Gyn.*, 1894, vol. 45, p. 478.

[2] FRICKER. *Ueber die klinische Bedeutung und Therapie der Blasenmole; Memorabilien*, n° 2. Cité par BRIQUEL. Thèse de Nancy, 1903.

[3] RIECK. *Ueber die Aetiologie der myxomatösen Degeneration der Chorionzotten.* Inaug. Dissert., Berlin, 1890.

[4] STRICKER. *Virchow's Archiv*, vol. 78, p. 193.

[5] STEINBERGER. Cité par BRIQUEL, *loc. cit.*

[6] SYBRECHT. *Zur Lehre von den Blasenmolen.* Inaug. Dissert., Berlin, 1895.

[7] VIRCHOW. *Pathologie des tumeurs.* Trad. franç., 1867, p. 404, t. I.

[8] SPULER. *Zeitschrift für Geb. und Gyn.*, 1899, vol. 40, p. 129.

[9] DELORE. *Lyon médical*, 27 août 1899.

[10] GOTTSCHALK. *Archiv für Gynäk.*, 1899, vol. 58, n° 1.

[11] ENGELMANN. *Festschrift für Fritsch.* Leipzig, 1902, p. 125.

[12] POLANO. *Zeitsch. f. Geb. und Gyn.*, 1899, vol. 41, p. 54 et *Samml. klin. Vorträge*, n° 529, 1902.

[13] AICHEL. Ueber die Blasenmole, eine experimentale Studie, in *Centralb. f. Gyn.*, 1903, p. 527.

[14] VON KEZMARSKY. Gyn. Sekt. des ungarischen Aerztevereins zu Budapest, 7 décembre 1867, in *Centr. f. Gyn.*, 1898, p. 588.

[15] GREALY HEWITT. *The Lancet*, 1846, vol. I, p. 430.

[16] EVA CHALETZKY. *Hydatidenmole.* Thèse de Berne, 1891.

voient dans la môle une maladie primitive de l'œuf. Enfin, d'après quelques travaux récents, la cause de la môle devrait être recherchée dans une altération des ovaires : ovarite microkystique ou scléreuse, kystes, etc.[1].

On ne sait, en somme, rien de précis sur l'origine de la môle hydatiforme.

Anatomie pathologique. — A l'œil nu la môle hydatiforme ou vésiculaire se présente sous la forme d'une masse plus ou moins

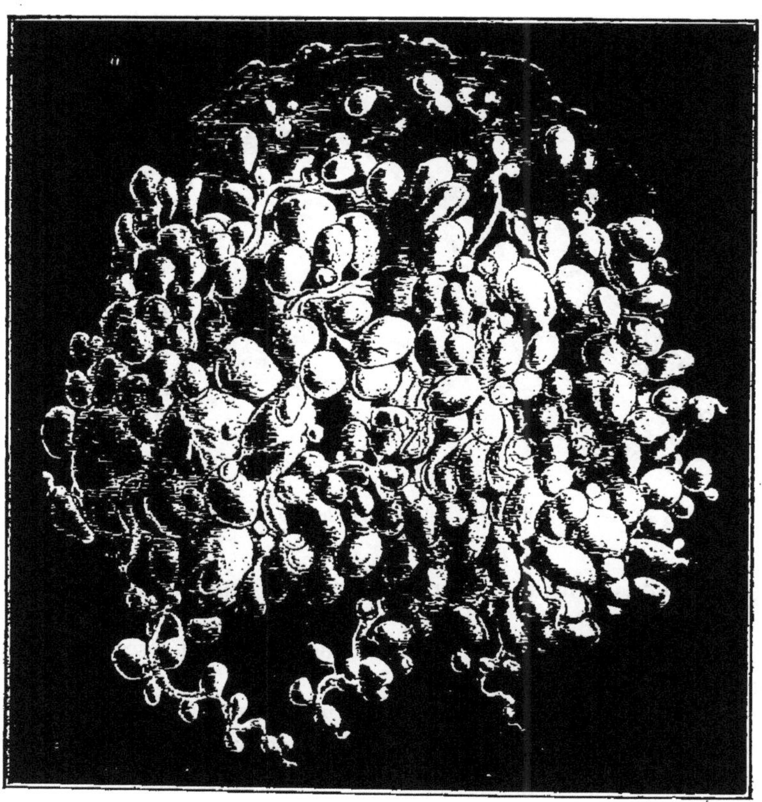

Fig. 160. — Môle hydatiforme.

volumineuse, constituée par une agglomération de caillots sanguins et de vésicules claires dont la transparence forme contraste avec la colo-

[1] Voir à ce propos HOHL. *Lehrbuch der Geburtshülfe*, 1862, p. 503. — HAEBERLIN. *Inaug. Dissert.*, Tübingen 1895. — BAUMGART. *Centr. f. Gyn.*, 1902, n° 4, p. 96. — MATWEIEW et SYKOW. Société de Gyn. de Moscou, 1901, in *Centr. f. Gyn.*, 1902, p. 296. — KREETZMANN. *Amer. Journ. of Obstet.*, 1898, juin, p. 701. — STOECKEL. *Beiträge zur Geb. und Gyn.*, 1902, Festschrift für Fritsch. — CALDERINI. 15e *Congrès int. de méd.*, Paris 1900, Section d'obstétrique. et *Annali di ost. e gin.*, 1901, p. 57.

ration rouge du sang interposé. Lorsqu'on a lavé la tumeur sous un
filet d'eau pour la débarrasser des caillots qui la recouvrent, on constate
qu'elle est formée par une infinité de vésicules cristallines, jaunâtres
ou rosées, présentant les formes ou les dimensions les plus variées et
reliées entre elles par un pédicule très grêle (fig. 400); l'ensemble
figure assez bien une grappe de raisin. Le volume de ces vésicules
varie de celui d'un grain de mil à celui d'un œuf de pigeon ; elles contiennent un liquide limpide et filant, riche en albumine et en mucine.
On retrouve au milieu des caillots des lambeaux de chorion plus ou

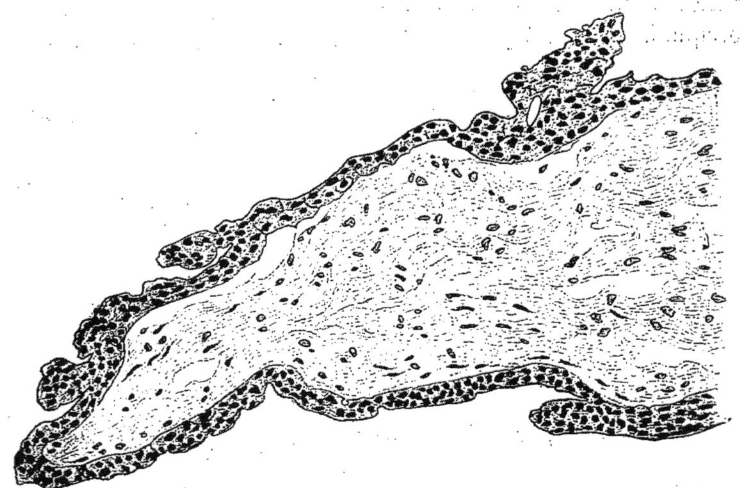

Fig. 401. — Coupe d'une vésicule de môle hydatiforme bénigne (Neumann).

moins étendus, pouvant atteindre et même dépasser le volume de la
paume de la main.

Dubois et Désormeaux [1], distinguaient trois variétés de môle hydatiforme :

1° La môle **pleine** ou en **masse** dans laquelle la dégénérescence de
l'œuf est complète; on n'y retrouve le plus souvent ni amnios, ni cavité
amniotique, ni trace d'embryon.

2° La môle **creuse** où l'on retrouve une poche amniotique contenant
un liquide gélatineux, lactescent, sans trace d'embryon.

3° La môle **embryonnée** où la caduque forme à l'œuf une enveloppe
complète; la poche amniotique est intacte et renferme un fœtus plus
ou moins développé suivant que la dégénérescence a envahi une étendue plus ou moins grande des villosités choriales.

[1] Dubois et Désormeaux. *Loc. cit.*

Kehrer[1], se plaçant au point de vue des lésions des villosités choriales, distingue quatre formes :

1° **Môle hydatiforme au début,** où la dégénérescence est limitée à quelques villosités superficielles.

2° **Môle hydatiforme partielle,** où la dégénérescence est étendue à un plus ou moins grand nombre de cotylédons.

3° **Môle hydatiforme totale,** où la dégénérescence est totale ; on retrouve le plus souvent une cavité ovulaire ; c'est la forme la plus fréquente.

4° **Môle d'un œuf dans une grossesse gémellaire.**

Lorsque la môle est petite, elle peut être expulsée en entier, recou-

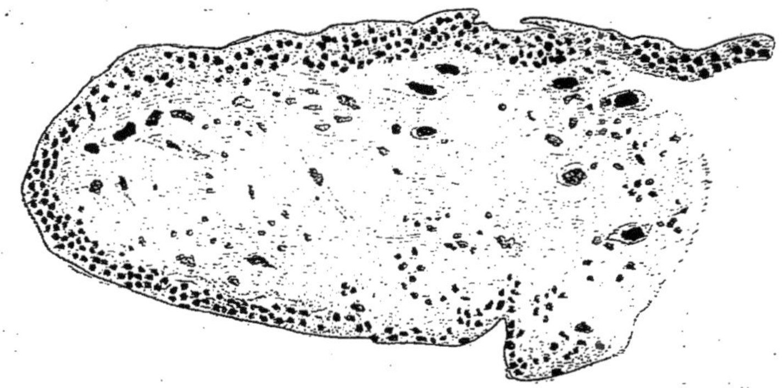

Fig. 402. — Coupe d'une vésicule de môle hydatiforme maligne (Neumann).

verte d'une enveloppe complète formée par la caduque hypertrophiée ; cet épaississement n'est généralement pas égal sur toute la surface de la caduque, il atteint d'ordinaire son maximum au niveau du pôle inférieur de l'œuf. Le plus souvent la caduque est détruite sur des surfaces plus ou moins étendues et les vésicules viennent au contact immédiat de la paroi utérine.

Ordinairement la môle ne dépasse pas les limites de la cavité utérine ; mais elle peut quelquefois se développer dans l'épaisseur même du muscle utérin et constituer ce que l'on appelle la **môle interstitielle** dont Volkmann[2] a rapporté un exemple demeuré classique.

Pour se rendre un compte exact de la **structure histologique** de la môle hydatiforme, il faut étudier des vésicules de petites dimensions dans lesquelles le processus dégénératif est encore à son stade initial. Le stroma de la villosité choriale apparaît hypertrophié ; il est formé par du tissu conjonctif lâche où apparaissent des cellules conjonctives

---

[1] Kehrer. Ueber Traubenmolen. *Archiv für Gyn.,* 1894, vol. XLV, p. 478.

[2] Volkmann. Ein Fall von interstitieller, destruirender Molenbildung. *Virchow's Archiv,* 867, vol. XLI, p. 528.

étoilées, à longs prolongements radiés. Au voisinage de la superficie, le tissu conjonctif se condense et devient fibrillaire ; vers le centre, au contraire, il est dissocié par du liquide d'œdème. Le revêtement épithélial de la villosité[1] se montre en état de prolifération active ; les

[1] Pour l'intelligence de la terminologie propre aux tumeurs placentaires, je rappellerai brièvement la structure des villosités choriales.

Lorsqu'on examine, au microscope, une coupe de placenta à terme, on constate que les villosités choriales sont constituées, schématiquement, par une charpente conjonctive tapissée superficiellement par un revêtement épithélial.

La *charpente conjonctive* est constituée par une trame assez lâche de fines fibrilles qui contient, de place en place, des éléments cellulaires allongés, présentant parfois une forme irrégulièrement étoilée ; on trouve, disséminés au milieu de ce tissu, des vaisseaux à paroi mince dont la lumière apparaît, en général, remplie de globules sanguins.

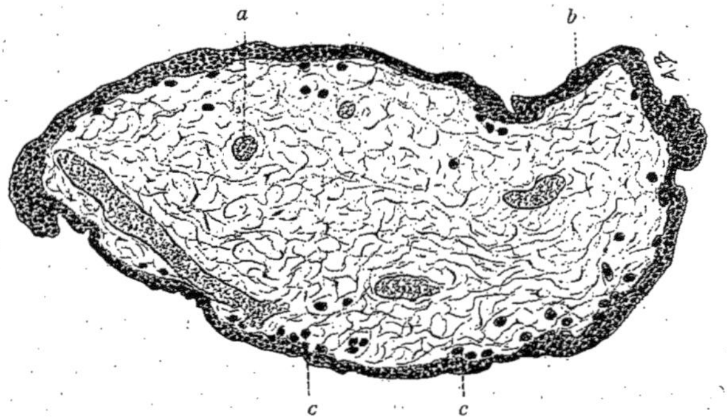

Le *revêtement des villosités* présente un aspect tout particulier. Lorsqu'on l'examine à l'aide d'un grossissement un peu fort, on constate qu'il est formé par une couche homogène de

Fig. 403. — Coupe transversale d'une villosité choriale (X. Bender).
a, vaisseau ; — *b*, bordure syncytiale ; — *c*, cellules de Langhans.

protoplasma granuleux, sans limites cellulaires, parsemé de noyaux qui fixent très énergiquement les colorants : c'est le *syncytium*. Par places, ce syncytium forme des bourgeons plus ou moins volumineux, renfermant des noyaux en plus ou moins grand nombre. En quelques points, on trouve, au-dessous du syncytium et plus ou moins confondues avec lui, des cellules assez volumineuses, cubiques ou polyédriques, nettement limitées, paraissant un peu plus claires ; ce sont les *cellules de Langhans*.

Tel est l'aspect que présentent les villosités choriales au voisinage du terme ; mais lorsqu'on étudie un placenta jeune, du 2e au 4e mois, par exemple, on constate que les deux éléments constitutifs du revêtement, syncytium et cellules de Langhans, sont beaucoup plus nettement différenciés et, en certains points, régulièrement superposés

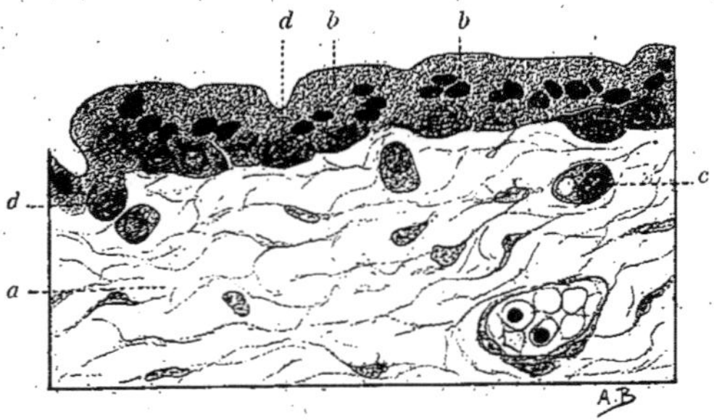

Fig. 404. — Coupe du revêtement d'une villosité choriale montrant des formes de passage entre les cellules de Langhans et le syncytium (X. Bender).
a, Stroma de la villosité ; — *b*, syncytium ; — *c*, cellule de Langhans ; — *d*, formes de transition entre les cellules de Langhans et le syncytium.

l'un à l'autre. Le syncytium présente, à cette époque, tous les caractères d'une vitalité très intense. Il forme une couche beaucoup plus épaisse que vers la fin de la grossesse. Enfin, de sa surface, naissent des prolongements irréguliers, de véritables bourgeons, souvent renflés en forme de massue et dont le protoplasma, grossièrement granuleux, est criblé de noyaux prenant très fortement les colorants. Ces bourgeonnements du syncytium peuvent acquérir des dimensions relativement énormes.

Quant à la couche des cellules de Langhans, elle apparaît formée par la juxtaposition de

cellules de Langhans sont plus nombreuses, disposées parfois en plusieurs assises ; le **syncytium**, surtout, présente tous les signes d'une prolifération exubérante ; il émet à la surface des villosités des prolongements renflés, des masses plasmodiales multinucléées parfois énormes.

A mesure que les vésicules augmentent de volume, le stroma subit des modifications de plus en plus accentuées ; l'infiltration œdémateuse augmente ; il se fait, à partir du centre, une véritable liquéfaction qui gagne de proche en proche et l'on voit persister seulement les assises conjonctives les plus externes qui servent de soutien au revêtement. Ainsi se trouvent constituées les vésicules en forme de grains de raisin qui donnent à la môle son aspect si caractéristique[1].

cellules polyédriques, à noyau volumineux, chevauchant souvent les unes sur les autres ; en quelques points les cellules de Langhans sont disposées en plusieurs assises superposées (Voir fig. 403).

On a beaucoup discuté au sujet de la nature et de l'origine du syncytium et des cellules de Langhans. Il serait trop long de refaire ici l'historique de cette question ; je me bornerai à rappeler qu'après avoir attribué au syncytium une origine maternelle, aux cellules de Langhans une origine fœtale, la plupart des auteurs s'accordent aujourd'hui pour considérer que le syncytium et la couche cellulaire de Langhans sont l'un et l'autre des éléments fœtaux.

Mais un dernier point restait à élucider. Langhans, dans ses premières recherches (*Arch. f. Anat. und Physiol. Abt.*, 1887 et *Beit. f. Anat. und Embryol.*, 1882), attribuait à la couche cellulaire interne une origine mésodermique, au syncytium une origine ectodermique. Il considérait, en d'autres termes, le syncytium comme un épithélium et les cellules différenciées sous-jacentes comme des cellules conjonctives. Cette dualité ontogénique entre les deux éléments a été longtemps admise.

Cependant, dès 1885, Katschenko (*Archiv. f. Anat. und Physiol. Abt.*, 1885) avait observé des masses plasmodiales polynucléées qui se résolvaient en cellules nettement différenciées présentant les caractères des cellules de Langhans. Marchand (*loc. cit.*) décrivait également des formes de transition qu'il était impossible de rattacher au syncytium plutôt qu'aux cellules de Langhans.

Quelques années plus tard, Kossmann (*Inaug. Dissert.*, Goettingen, 1892) émettait l'hypothèse que le syncytium pouvait bien résulter de la fusion des cellules claires ; Max Johannsen (*Monats. f. Geb. und Gyn.*, 1897, t. V, p. 291) admit également l'existence de formes de transition entre les cellules de Langhans et le syncytium.

Spuler (*Zeits. f. Geb. und Gyn.*, 1899, t. XL, p. 129), étudiant le revêtement des vésicules dans la môle hydatiforme, affirma de nouveau que le syncytium dérivait de la couche de Langhans ; il donne dans son travail plusieurs figures des plus démonstratives. Kreisch (*Monats. f. Geb. und Gyn.*, 1899, t. IX, p. 794), Kolomenkin (*Monats. f. Geb. und Gyn.*, 1900, t. XII, p. 744), Solowij (*Monats. f. Geb. und Gyn.*, 1902, t. XVI, p. 719), Kworostansey (*Arch. für Gyn.*, 1901, t. LXVI, p. 29) arrivèrent aux mêmes conclusions.

Il résulte de tous ces travaux que le syncytium et les cellules de Langhans, si différents en apparence, ont une origine commune et ne sont autre chose que deux modalités différentes d'un même élément. Les cellules de Langhans sont le stade ultime de l'évolution de l'épithélium des villosités choriales, différencié en vue d'une fonction spéciale, l'élaboration aux dépens du sang maternel des éléments nécessaires à la nutrition du fœtus*. (Voir fig. 404.)

[1] Voir, pour la structure de la môle hydatiforme : Durante. Variétés hystologiques et nature de la môle hydatiforme. *Archives de méd. expérimentale*, 1898, n° 4, p. 571. — Fraenkel. Die Histologie der Blasenmole, etc. *Archiv für Gyn.*, 1895, vol. XLIX. — Kermauner. *Monatsschrift für Geb. und Gyn.*, 1902, vol. XVI, p. 225. Segall. *Revue de gyn. et de chir. abd.*, 1897, n° 4, p. 618.

* Voir pour tous ces détails : Potocki et Branca. L'œuf humain et les premiers stades de son développement. Paris, 1905 (G. Steinheil).

Les éléments épithéliaux de la môle sont susceptibles de proliférer, d'envahir l'utérus, de donner naissance à des tumeurs présentant les caractères du **chorio-épithéliome malin**. Il existerait donc, à côté des **môles bénignes**, des **môles malignes** se comportant comme des cancers. Ces faits ont été bien mis en lumière par Apfelstedt et Aschoff[1], par Schauta[2], Neumann[3] et Durante[4]. Ces travaux se trouvent résumés dans la thèse de Menu[5].

Pour Neumann, la môle maligne présenterait des caractères histologiques très particuliers : le revêtement syncytial, au lieu de végéter simplement à la surface de la villosité choriale, pousserait des prolongements dans le stroma sous-jacent qui apparaît parsemé de masses plasmodiales plus ou moins volumineuses (figures 401 et 402). Les idées de Neumann n'ont pas été complètement corroborées par les recherches ultérieures, et les caractères histologiques qu'il signale ne peuvent être considérés comme certains[6].

Pathogénie. — Différentes théories se sont succédé concernant la pathogénie de la môle hydatiforme et il ne semble pas que l'on soit arrivé encore à en donner une interprétation définitive. Mme Boivin[7] faisait dériver les vésicules de la môle des vaisseaux lymphatiques. Ch. Robin[8], en 1854, rejeta cette théorie et admit que la môle résultait de « l'hydropisie des villosités choriales ».

Quelques années plus tard, en 1863, Virchow[9] substitua à cette théorie la théorie myxomateuse. Pour lui, le contenu des vésicules est formé par un tissu muqueux analogue à celui qui constitue la gélatine de Wharton; la môle n'est autre chose qu'une dégénérescence myxomateuse du chorion. Cette opinion, admise par Cornil et Ranvier[10], fut pendant longtemps à peu près généralement acceptée et bon nombre d'auteurs y demeurent attachés.

L. Fraenkel[11] cependant avait montré que, dans la môle, la dégéné-

---

[1] APFELSTEDT ET ASCHOFF. Ueber bösartige Tumoren der Chorionzotten. *Archiv f. Gyn.*, 1896, vol. L, p. 511.

[2] SCHAUTA. Die klinische Bedeutung der Blasenmole. *Wien. med. Presse*, 1897, n° 1.

[3] NEUMANN, *Monats. f. Geb. und Gyn.*, 1896, vol. 3, p. 587; vol. 4, p. 307. *Ibid.*, 1897, vol. 6, p. 17.

[4] DURANTE. Contribution à l'étude de la môle hydatiforme. *Comptes rendus du 13e Congrès intern. de médecine de Moscou. Section de gynécologie*, p. 343.

[5] MENU. *La môle hydatiforme, tumeur maligne.* Thèse de Paris, 1898-99, n° 416.

[6] BONNAIRE et LETULLE. Le déciduome malin dans ses rapports avec la môle hydatiforme. *Rev. de Gynécologie*, 1901, n° 4. — DE SÉNARCLENS. *Contribution à l'étude de l'épithéliome malin du chorion et de ses rapports avec la môle hydatiforme.* Thèse de Lausanne, 1902.

[7] Mme BOIVIN. *Loc. cit.*

[8] CH. ROBIN. *Comptes rendus de la Soc. de biologie*, Paris 1854, vol. 6, p. 465 et *in* CAYLA. Thèse de Paris, 1849.

[9] VIRCHOW. *Loc. cit.*

[10] CORNIL et RANVIER. *Manuel d'histologie pathologique.*

[11] L. FRAENKEL. *Archiv für Gyn.*, 1895, vol. XLIX, p. 481.

rescence myxomateuse du stroma des villosités ne constitue pas toutes les lésions et qu'il s'y ajoute constamment une prolifération plus ou moins active du revêtement ectodermique.

Marchand[1] développa cette théorie; pour lui la môle n'est pas un myxome; elle est caractérisée par une forte prolifération des deux couches de l'épithélium des villosités, avec des processus secondaires d'imbibition œdémateuse, de gonflement hydropique, de nécrose et de liquéfaction du stroma, ceux-ci pouvant souvent l'emporter en apparence sur la multiplication des éléments de revêtement. Pour Marchand, ces modifications seraient imputables à une déviation de la nutrition du placenta.

Tout récemment, enfin, Sfameni[2] a voulu faire de la môle une tumeur exclusivement épithéliale, identique, au point de vue histologique, au déciduome malin.

Symptômes. — La môle hydatiforme se caractérise, au début, par les signes d'une grossesse normale. On a signalé, assez fréquemment, une certaine exagération des phénomènes sympathiques, des nausées, des vomissements plus fréquents, de la sensibilité du ventre, des douleurs irradiées ; mais, en raison des grandes variations individuelles que l'on observe en dehors de toute altération du placenta, il est impossible d'attribuer à ces signes une valeur quelconque. La môle débute donc d'une façon insidieuse, et ce n'est qu'au bout d'un certain temps qu'apparaissent les signes importants, à savoir : les **hémorragies** et le **développement rapide du ventre.**

Les **hémorragies** surviennent habituellement dans le courant du troisième mois, quelquefois plus tôt, rarement plus tard. Elles apparaissent brusquement, sans prodromes, sans cause appréciable. L'écoulement sanguin est généralement peu abondant, mais il se reproduit à intervalles plus ou moins réguliers, si bien que certaines malades ont pu croire au retour de leurs règles. Les hémorragies, quelles que soient leur abondance et leur durée, sont généralement suivies d'un écoulement séreux ou sanguinolent, roussâtre, qui peut persister pendant quelque temps ; elles s'accompagnent parfois, quoique rarement, de douleurs abdominales. Les hémorragies deviennent progressivement plus fréquentes et plus abondantes; elles peuvent devenir profuses et mettre en danger la vie de la malade.

Le **développement rapide du ventre** tient à l'augmentation rapide de l'utérus, si bien que ses dimensions ne sont plus en rapport avec l'âge de la grossesse ; c'est ainsi qu'on a vu des femmes enceintes de trois

---

[1] MARCHAND. Ueber den Bau der Blasenmole. *Zeitschrift für Geb. und Gyn.*, 1895, vol. XXXII, p. 405.
[2] P. SFAMENI. *Società ostetrica e ginecologica in Firenze*, 1905, 5 juillet.

ou quatre mois seulement présenter un utérus atteignant le volume d'une grossesse à terme. Il y a cependant une limite à cet accroissement exagéré de l'utérus et, même lorsque la grossesse molaire atteint le terme normal, il est exceptionnel que l'utérus offre à ce moment des dimensions supérieures à celles qu'il présente dans des conditions habituelles.

Dans d'autres cas l'utérus, devenu plus ou moins volumineux, continue à se développer presque normalement; on constate même parfois un arrêt dans le développement, l'utérus paraissant trop petit (Charpentier[1]). Hirtzmann[2], Ouvry[3] ont signalé des alternatives d'augmentation et de diminution de l'utérus se produisant du jour au lendemain.

A la palpation, on constate que l'utérus présente parfois une surface irrégulière et bosselée. Sa consistance est variable, tantôt dure, tantôt flasque, molle et presque fluctuante; il est généralement impossible de sentir des parties fœtales. A l'auscultation, on n'entend pas les bruits du cœur; Depaul[4] a montré que le souffle utérin pouvait être perçu dans certains cas où la dégénérescence des villosités choriales n'était pas trop étendue.

Au toucher, on constate que le segment inférieur est mou, distendu; le col utérin est quelquefois perméable, mais il est rare que le doigt puisse être introduit assez profondément pour reconnaître l'existence de la môle.

Lorsque la môle est embryonnée et que le fœtus a continué à se développer, on aura, en plus des signes particuliers à la môle, tous les signes caractérisant la présence d'un fœtus dans la cavité utérine.

Les **symptômes généraux** sont très variables. Certaines malades conservent un état général excellent. Dans d'autres cas, plus fréquents, et même en l'absence d'hémorragies très abondantes, la santé s'altère rapidement; la malade est très affaiblie, anémiée; l'amaigrissement est considérable; les muqueuses sont décolorées; des vomissements surviennent, qui peuvent être très abondants et véritablement incoercibles; l'albuminurie n'est pas rare.

La môle est généralement expulsée du deuxième au sixième mois; dans quelques cas, elle reste adhérente après la mort du fœtus et n'est expulsée que beaucoup plus tard, parfois au delà du terme.

L'expulsion est ordinairement annoncée par des douleurs assez violentes, des coliques utérines intenses. Elle se fait habituellement en un seul temps, en masse, avec de nombreux caillots adhérents et une forte

[1] Charpentier. *Maladies du placenta et des membranes.* Thèse d'agrégation, Paris, 1869.
[2] Hirtzmann. *Contribution à l'étude de la môle hydatiforme.* Thèse de Paris, 1874.
[3] Ouvry. *Étude sur la môle hydatiforme.* Thèse de Paris, 1896-97, n° 194.
[4] Depaul. *Clinique obstétricale,* Paris 1872-1876.

hémorragie concomitante. Dans d'autres cas, l'expulsion peut avoir lieu en plusieurs temps ; elle peut commencer par l'issue de quelques vésicules et se continuer avec des périodes d'arrêt plus ou moins prolongées pendant des semaines, des mois et même pendant une année comme dans le cas de Giffard[1].

Lorsque la môle se trouve ainsi éliminée par fragments on observe fréquemment des hémorragies qui peuvent être assez abondantes pour amener la mort de la malade ; d'autre part les débris de môle retenus dans l'utérus peuvent se putréfier et amener des accidents d'infection.

Un fait rare, d'après Ribemont-Dessaignes et Lepage[2], est celui de l'expulsion d'une môle volumineuse tandis que la grossesse continue son cours. Une observation en a été rapportée par Montgomery[3] : la femme accoucha à terme d'un enfant vivant. On est en droit de se demander s'il ne s'agissait pas, dans ce cas, d'une grossesse gémellaire dont un des deux œufs était seul dégénéré. La possibilité de ce fait ressort d'une observation récemment publiée par Birnbaum[4] : la malade fut prise subitement, au sixième mois d'une grossesse, de métrorragies extrêmement abondantes qui se terminèrent par l'expulsion d'une môle et l'extraction secondaire d'un œuf de six mois, absolument intact.

Diagnostic. — Le peu de netteté des signes de la môle hydatiforme en rend le diagnostic très difficile. Le seul signe de certitude absolue est l'**expulsion spontanée de vésicules**, mais, malheureusement, ce symptôme ne sera que très rarement observé. Quand on est certain de la date des dernières règles, le volume exagéré de l'utérus peut être un bon signe de probabilité, surtout si cette hypertrophie anormale de l'organe s'accompagne de métrorragies. On ne confondra pas la môle avec l'hydramnios qui, d'ailleurs, est rare pendant les premiers mois de la grossesse : la tumeur est, dans ce cas, plus régulière et plus franchement fluctuante. Il sera quelquefois plus difficile de distinguer la môle d'avec une grossesse gémellaire.

Lorsque les signes de grossesse font défaut, le diagnostic est impossible. C'est ainsi que, dans un cas récent de Ricard, rapporté par Tesson[5], on avait cru à une tumeur de l'utérus ; on fit une laparotomie exploratrice, puis l'hystérotomie suivie d'un curage digital de la môle ; l'opération fut suivie de succès. Dans un cas de Schwartz, rapporté par

---

[1] GIFFARD. Cité par RIBEMONT-DESSAIGNES et LEPAGE. *Précis d'Obstétrique*, p. 800.

[2] RIBEMONT-DESSAIGNES ET LEPAGE. Paris 1900, 5ᵉ éd, *loc. cit.*, p. 791.

[3] MONTGOMERY. Cité par RIBEMONT-DESSAIGNES et LEPAGE, *loc. cit.*

[4] BIRNBAUM. Blasenmole bei einem Zwillingsei, etc. *Monats. für Geb. und Gyn.*, 1904. t. XIX, n° 2, p. 175.

[5] TESSON. Môle hydatiforme cliniquement méconnue, laparotomie exploratrice suivie d'hystérotomie et de curettage. *Gazette des hôpitaux*, 1901, n° 104, p. 997.

Ricou[1], on avait fait le diagnostic de fibro-sarcome de l'utérus et ce n'est qu'en sectionnant l'utérus, après l'hystérectomie subtotale, qu'on reconnut qu'il s'agissait d'une môle.

Pronostic. — La môle hydatiforme est une affection grave. L'albuminurie, les vomissements abondants et répétés que l'on observe fréquemment rendent le pronostic sérieux, mais les accidents les plus redoutables sont les hémorragies, qui, soit par leur répétition, soit par leur abondance, peuvent mettre en danger immédiat la vie de la malade; la mort par hémorragie incoercible a été notée plusieurs fois, malgré un traitement énergique.

D'autre part, l'infection puerpérale est relativement fréquente dans les cas de grossesse molaire; elle est souvent déterminée par la rétention de débris de la tumeur dans la cavité utérine.

Enfin la môle peut se transformer en chorio-épithéliome malin dans un certain nombre de cas.

Traitement. — Si la môle est diagnostiquée avant son expulsion, on devra, immédiatement, interrompre le cours de la grossesse.

Si, et c'est la règle ordinaire, la môle n'est reconnue que lors de son expulsion, on devra s'assurer, par le toucher intra-utérin, que des débris ne sont pas retenus dans la cavité utérine. On fera, s'il est nécessaire, un curage digital ou même un véritable curettage; ces manœuvres devront être conduites avec une prudence extrême, en raison de l'amincissement et de la friabilité des parois utérines.

DÉCIDUOME MALIN
ou CHORIO-ÉPITHÉLIOME MALIN[2]

Sous le nom de déciduome malin ou mieux de chorio-épithéliome malin, on désigne une variété de tumeur de l'utérus, d'allure clinique extrêmement maligne, et dont la genèse est intimement liée à l'évolution d'une grossesse. La nature véritable de ces néoplasmes n'est connue que depuis peu d'années. Cependant, on a pu retrouver, dans la littérature médicale, des observations de déciduomes remontant à plus de 25 ans et publiées, pour la plupart, sous la rubrique de cancer du corps de l'utérus.

La plus ancienne de ces observations paraît être celle de Netzel[3] qui remonte à 1872. Viennent ensuite les cas de Maier[4], de Chiari[5], de Hof-

---

[1] Ricou. Môle hydatiforme. *Bull. et Mém. de la Soc. Anat.*, février 1904.

[2] Synonymie : choriome malin, syncytiome malin, carcinome syncytial, sarcome chorial, sarcome décidual, sarcome déciduo-cellulaire, épithéliome ectoplacentaire, épithéliome chorio-ectodermique.

[3] Netzel. *Hygiea*, 1872, t. XXXIV.

[4] Maier. *Virchow's Archiv*, 1876, t. LXVII, p. 50.

[5] Chiari. *Wien. med. Jahrbücher*, 1878, p. 564.

meier[1], de H. Meyer[2]. Tous ces faits étaient passés, pour ainsi dire, inaperçus, jusqu'au mémoire de Sänger[3] qui, le premier, donna une bonne description de la maladie et montra qu'on avait affaire à un néoplasme non encore décrit et différent, en tous points, des autres tumeurs de l'utérus. Pestalozza[4], Pfeiffer[5], Gottschalk[6], Löhlein[7], Nové-Josserand et Lacroix[8], Zweifel[9], Toupet et Hartmann[10], Beach[11], Marchand[12], E. Fraenkel[13], L. Fraenkel[14], Apfelstedt et Aschoff[15], Durante[16], etc., établirent la pathogénie de cette nouvelle affection[17].

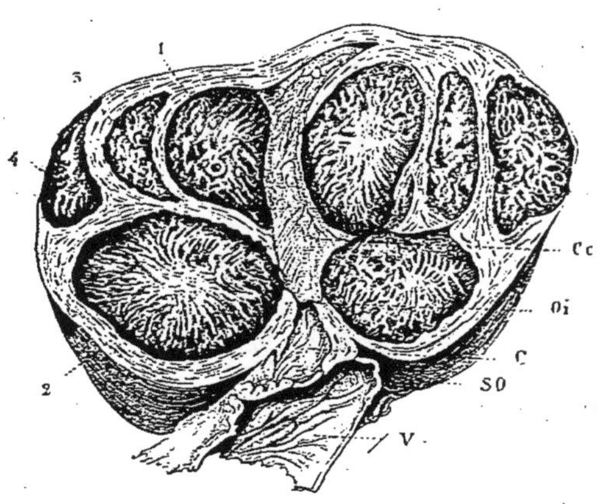

Fig. 405. — Déciduome malin de l'utérus (Sänger).

Utérus sectionné sur sa paroi antérieure et ouvert. — 1, 2, 3, 4. Tumeurs. *C c.* Cavité utérine. *O i.* Orifice interne. *C.* Cavité du col. *S O.* Surface séreuse de l'utérus. *V.* Vagin.

Étiologie. — Le chorio-épithéliome malin est toujours précédé de quelques semaines ou de quelques mois d'une grossesse normale ou anormale.

La multiparité ne semble pas être une cause prédisposante; le nombre des grossesses signalées dans les observations est généralement proportionnel à l'âge des malades.

On a observé des chorio-épithéliomes aux stades extrêmes de la vie génitale de la femme : 17 ans, 51 et 55 ans; mais il semble qu'il y

[1] Hofmeier. *Zeit. f. Geb. u. Gyn.*, 1885, t. XI, p. 409.

[2] H. Meyer. *Archiv f. Gyn.*, 1888, t. XXXIII, p. 53.

[3] Saenger. *Soc. de gynécologie de Leipzig*, 16 juillet 1888; in *Centr. f. Gyn.*, 1889, p. 152.

[4] Pestalozza. *Il morgagni*, 1891, oct., n° 10. — *Atti della Soc. italiana di ostetrica e gin.*, t. I, 1896.

[5] Pfeiffer. *Prag. med. Woch.*, 1890, p. 317.

[6] Gottschalk. *Berliner klin. Wochenschr.*, 1892, p. 1259 et 1894, p. 87. — *Archiv für Gynäkologie*, 1894, t. XLVI, p. 1.

[7] Löhlein, *Centr. f. Gyn.*, 1893, n° 14, p. 297 et 1894, n° 20, p. 484.

[8] Nové-Josserand et Lacroix. *Ann. de Gyn. et d'obst.*, 1894, p. 100.

[9] Zweifel. *Centr. f. Gyn.*, 1894, p. 256.

[10] Toupet et Hartmann. *Ann. de Gyn. et d'Obst.*, 1895, t. XLIII, p. 285.

[11] Beach. *Du déciduome malin.* Thèse de Paris, 1894-1895; *Annals of Surgery*, 1895, t. XXI, p. 525.

[12] Marchand. *Monats. für Geb. und Gyn.*, 1895, t. I, p. 419 et 513; *Zeitschr. f. Geb. und Gyn.*, 1898, t. XXXIX, p. 173; *Centr. f. Gyn.*, 1898, n° 35, p. 809.

[13] E. Fraenkel. *Monatschr. für Geb. und Gyn.*, 1896, t. VI, p. 655. — *Deutsche med. Wochenschrift*, 1899, p. 177.

[14] L. Fraenkel. *Archiv für Gyn.*, 1895, t. 48, p. 80. — *Ibid.* 1895, t. 49, p. 481.

[15] Apfelstedt et Aschoff. *Arch. f. Gyn.*, 1896, t. L, p. 511.

[16] Durante. *Revue méd. de la Suisse romande*, 1896, p. 614 et 684.

[17] V. pour l'historique : Briquel. *Thèse de Nancy*, 1905.

ait, pour ces tumeurs, une période de plus grande fréquence, de 22 à 32 ans environ, période qui correspond d'ailleurs à l'époque où le nombre des grossesses est le plus grand.

L'influence prédisposante d'une **grossesse môlaire** antérieure n'est plus à démontrer. D'après la statistique de Eiermann[1], comprenant 35 cas, 18 malades avaient, dans leurs antécédents, une grossesse mo-

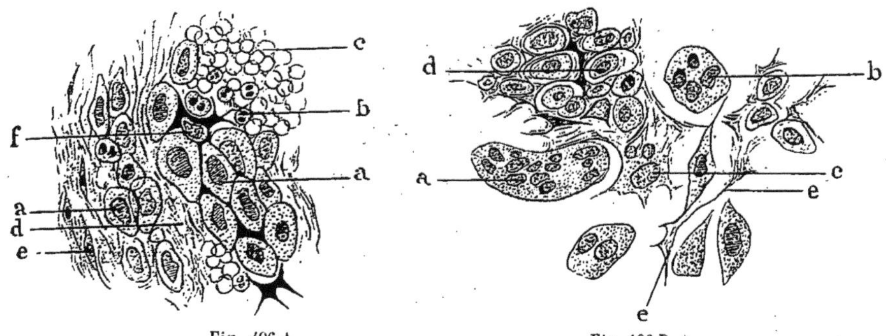

Fig. 406 A.   Fig. 406 B.

Fig. 406 A. — Coupe d'un fragment de déciduome (fig. 405). — *a*. Cellules déciduales. *b*. Leucocytes. *c*. Hématies. *d*. Tissu cellulaire inter-musculaire. *e*. Cellules fusiformes. *f*. Réticulum.

Fig. 406 B. — Coupe très fine d'un fragment de déciduome (fig. 405). — *a*. Cellule déciduale avec 3 noyaux. *b*. La même avec 4 noyaux. *c*. Cellule géante en voie de formation avec 5 noyaux. *d*. Cellule déciduale uninucléaire incluse dans un stroma réticulé. *e*. Stroma réticulé.

laire. Ladinski[2] note 51 cas de môle sur 128 femmes atteintes de déciduome.

J'insisterai également sur l'importance que semblent avoir, au point de vue de la genèse des chorio-épithéliomes, les rétentions de **débris placentaires**, fréquentes surtout après un avortement survenu pendant les premiers mois de la grossesse[3].

Il n'est rien de plus variable que l'intervalle séparant la fin de la grossesse — accouchement, avortement, expulsion d'une môle — du début des accidents.

Cet intervalle oscille, en général, entre deux et quatre mois, mais il peut être plus court ou beaucoup plus considérable, ainsi : les premiers symptômes apparurent au bout de 1 an dans les cas de Bonnaire et Letulle[4], Löhlein, Toupet et Hartmann[5], de 1 an et demi dans le cas de Resinelli[6], de 2 ans dans le cas de Fränkel[7], de 2 ans et demi dans

[1] Eiermann. *Samml. zwangloser Abhandlungen* de Max Graefe, 1897.

[2] Ladinski. *Loc. cit.*

[3] Voir à ce propos Estéoule. *Thèse de Paris*, 1904.

[4] Bonnaire et Letulle. *Loc cit.*

[5] Toupet et Hartmann. *Loc. cit.*

[6] Resinelli. *Atti delle Soc. ital. di Ginecol.*, Roma, 1895.

[7] Fränkel. *Arch. f. Gyn.*, 1894, t. XLVIII, p. 80 et 1895 ; t. XLIX, p. 481.

le cas de Klotz[1], de 5 ans et demi dans le cas de Krewer[2], de 9 ans même dans un cas de Melan[3]. Cependant la possibilité d'une période d'incubation se prolongeant pendant plusieurs années, a été mise en doute par nombre d'auteurs. Durante[4] se demande s'il n'est pas survenu, dans l'intervalle, une grossesse méconnue, ou si un polype placentaire n'a pas longtemps végété, d'une façon latente, dans la cavité utérine pour ne donner lieu que tardivement à une néoplasie maligne.

Anatomie pathologique. — Examiné en place, à l'œil nu, après ouverture de l'utérus, le chorio-épithéliome malin se présente générale-

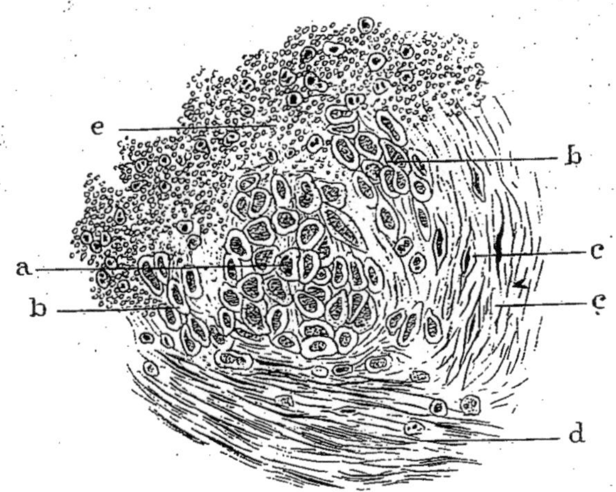

Fig. 407. — Coupe d'un autre fragment de déciduome (fig. 405).

a, Nid de cellules déciduales ressemblant à une alvéole cancéreuse. *b b*. Deux nids semblables en voie de formation. *c*. Tissu cellulaire inter-musculaire, *d*. Fibres musculaires. *e*. Extravasations sanguines.

ment sous la forme d'une masse étalée, irrégulière et anfractueuse, d'aspect fongueux, mûriforme, largement implantée dans la paroi utérine par des prolongements qui s'insinuent entre les fibres musculaires.

Dans d'autres cas, il revêt l'apparence d'une ulcération plus ou moins étendue dont la surface est hérissée de végétations villeuses. Au niveau de cette perte de substance, la paroi utérine est toujours considérablement amincie et, dans certains cas, réduite à la seule tunique péritonéale.

Plus rarement le déciduome se pédiculise et affecte la disposition d'un polype intra-utérin. Enfin, on a signalé des exemples de déciduomes qui

[1] Klotz. *Arch. f. Gyn.*, 1887, t. XXIX, p. 78.
[2] Krewer. *Zeitsch. f. Geb. und Gyn.*, 1902, t. XLVIII, p. 66.
[3] Melan. *Trans. of the obst. Soc. London*, 1902, p. 294.
[4] Durante. *Loc. cit.*

se sont développés dans l'épaisseur de la paroi utérine et ont évolué du côté de la surface péritonéale, sans avoir ulcéré la muqueuse.

Le **volume** de la tumeur varie de celui d'une cerise ou d'une noisette à celui d'une pomme ou d'une orange; la **coloration** est grisâtre, semée de taches hémorragiques, ou bien rouge sombre, lie de vin. La **consistance** est ordinairement molle et friable. A la coupe, le néoplasme présente un aspect marbré strié de rouge et de brun.

Le plus souvent le chorio-épithéliome **siège** au niveau du segment

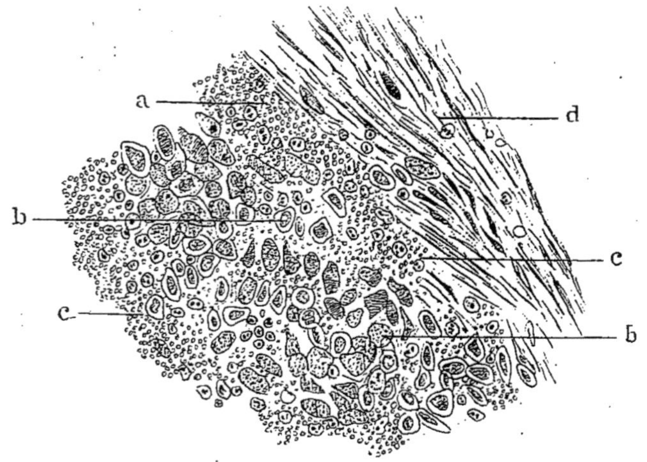

Fig. 408. — Coupe d'un autre fragment de déciduome (fig. 405).
a. Capillaires veineux. *b b*. Nids de cellules déciduales éclatées. *c c*. Extravasations sanguines.
d. Couche musculaire.

supérieur de l'utérus, près du fond, mais il ne s'y limite pas et envahit rapidement les faces antérieure ou postérieure, gagnant de proche en proche; tout le corps peut être envahi.

Le col utérin n'est pas toujours respecté : il était atteint dans un cas de Netzel[1] et dans un cas de Chiari[2]; dans un cas de O. Schmidt[3] la tumeur occupait une surface limitée près de l'orifice externe du col. Au début, le néoplasme n'intéresse que la muqueuse; mais le parenchyme ne tarde pas à être envahi. La tumeur peut détruire toute la paroi utérine, perforer la séreuse et venir faire saillie au milieu des anses intestinales; dans d'autres cas, elle se propage au paramètre (Solovij[4], H. Schmit[5], Gottschalk[6]).

[1] Netzel. *Hygiea.* vol. XXXIV, 1872.
[2] Chiari. *Wien. med. Jahrbücher*, 1877, p. 564.
[3] O. Schmidt. *Centr. f. Gyn.*, 1902, n° 42, p. 1100.
[4] Solovij. *Centr. f. Gyn.*, 1899, p. 697.
[5] H. Schmit. *Soc. d'Obst. et de Gyn.*, de Vienne, 18 nov. 1901.
[6] Gottschalk. *Beiträge zur Geb. und Gyn.*, 1901, vol. IV, p. 331.

A la période de début, l'utérus n'est pas sensiblement augmenté de volume et sa mobilité est conservée. Puis, à mesure que le chorio-épithéliome évolue, l'utérus s'hypertrophie, mais sans jamais atteindre des dimensions très considérables; il est rare que son volume atteigne celui d'une tête de fœtus à terme. On a signalé la pâleur de la musculature utérine tranchant sur la coloration violacée, livide, des régions envahies par le néoplasme.

Au point de vue **histologique**, le chorio-épithéliome malin présente un aspect absolument caractéristique; il est impossible de le confondre avec aucune autre variété de néoplasme. On y rencontre, mélangés dans des proportions très variables, deux sortes d'éléments : des **masses plasmodiales multinucléées**, qui sont constantes, et des **cellules polyédriques claires**, qui sont parfois très peu abondantes et peuvent même faire complètement défaut.

Les cellules claires, polyédriques, dérivent des cellules de Langhans: on s'accorde aujourd'hui à ne pas les considérer comme un élément essentiel du déciduome malin. En revanche, les masses plasmodiales ou masses syncytiales, dérivées du syncytium des villosités choriales, sont un élément véritablement pathognomonique.

Ces masses plasmodiales sont constituées par des amas volumineux et polymorphes de protoplasma homogène et présentant un aspect opaque, se colorant très énergiquement par l'éosine et les autres colorants plasmatiques. Elles contiennent un grand nombre de noyaux, de forme variable, disséminés sans aucun ordre.

Il est impossible, d'après Durante[1], d'assigner des dimensions même approximatives à ces masses plasmodiales ; souvent elles constituent un revêtement plus ou moins continu et d'épaisseur variable aux amas de cellules claires ; mais l'absence de membrane d'enveloppe, qui est un des caractères de ces éléments, leur permet soit de se fragmenter en amas plus restreints, soit de confluer aisément les unes avec les autres et de constituer ainsi de vastes nappes à bords déchiquetés, dont le volume dépasse de beaucoup les plus grandes cellules géantes. De leurs bords partent fréquemment des prolongements de toutes formes et de toutes dimensions qui peuvent être considérés comme de véritables pointes d'accroissement. Ces prolongements peuvent se séparer de la masse principale et former de nouveaux amas, plus petits, qui végètent sur place. Ils peuvent aussi s'anastomoser à d'autres prolongements semblables et constituer un véritable réseau protoplasmique englobant dans ses mailles des cellules claires ou simplement des globules sanguins.

Le tissu néoplasique ne renferme pas de vaisseaux à parois propres. il est irrigué par des lacunes sanguines creusées en pleines masses

---

[1] Durante. Du déciduome malin ou épithélioma ectoplacentaire. *Rev. méd. de la Suisse romande*, 1896, p. 614 et 684.

plasmodiales et qui sont anastomosées les unes avec les autres comme les mailles d'une éponge.

En s'enfonçant dans la profondeur de la paroi utérine, les masses plasmodiales détruisent les fibres musculaires et arrivent au contact des vaisseaux sur lesquels elles s'étalent et qu'elles finissent par attaquer en pénétrant, par effraction, à travers la paroi vasculaire. A ce moment, les éléments syncytiaux prolifèrent d'une manière extraordi-

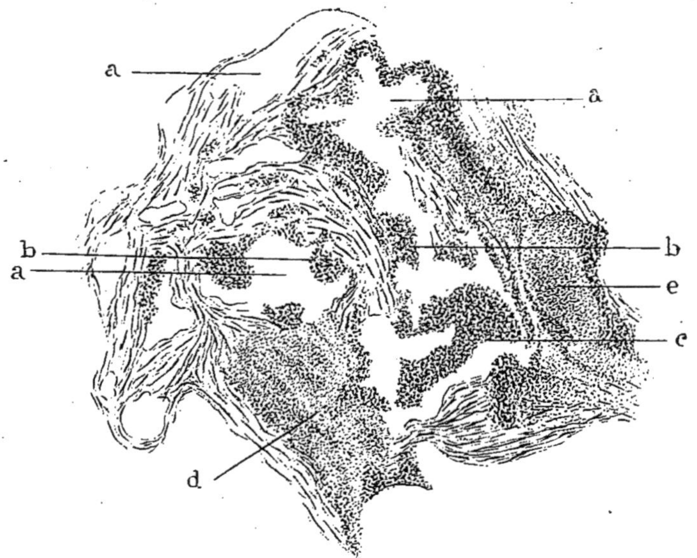

Fig. 408 *bis*. — Coupe au niveau de la transition de la tumeur sur la paroi utérine (fig. 405).

a a. Coupe des veines de la musculaire. *b b*. Proliférations sarcomateuses le long de la paroi interne des veines. *c*. Tissu musculaire ayant subi totalement la transformation sarcomateuse. *d*. Portion nécrosée de la musculaire infiltrée de leucocytes. *e e*. Extravasations sanguines.

nairement active : tantôt ils forment un bourgeon plein obstruant la lumière du vaisseau ; tantôt, au contraire, les masses plasmodiales s'étalent simplement, se substituant aux parois vasculaires détruites et le cours du sang n'est pas interrompu.

Cette destruction des vaisseaux et cette pénétration des cellules syncytiales dans le torrent circulatoire expliquent l'abondance des hémorragies et la fréquence des métastases.

Lorsqu'on étudie des coupes pratiquées au niveau des zones périphériques, à la limite du néoplasme, on peut se rendre un compte exact du mode suivant lequel se produit l'envahissement des tissus sous-jacents à la tumeur. Ces détails de structure ont été fort bien étudiés par Bonnaire et Letulle[1]. On trouve à ce niveau, dissociant les fibres muscu-

[1] Bonnaire et Letulle. Le déciduome malin dans ses rapports avec la môle hydatiforme. *Rev. de Gyn. et de Chir. abd.*, 1901, n° 4, p. 557.

laires, des éléments, parfois polymorphes et polynucléés, plus souvent fusiformes et contenant un noyau unique, énorme, fixant les colorants avec une extrême intensité. Ce sont les **cellules syncytiales migratrices**, qui semblent n'être qu'une forme de transition, adaptée à l'envahissement des tissus. Ces éléments arrivent au contact des vaisseaux, les détruisent et, baignés alors par le sang, ils subissent un accroissement rapide et se transforment en d'énormes masses plasmodiales.

Tel est l'aspect caractéristique que présente, sur les coupes, le chorio-épithéliome malin. Il faut dire, à la vérité, que cette structure se trouve souvent bouleversée par des hémorragies plus ou moins étendues ou par une infection surajoutée. On rencontre, parfois, des débris de villosités choriales encore reconnaissables, ou bien des vésicules de môle hydatiforme dont le revêtement est, en général, en état de prolifération active.

Pathogénie. — La pathogénie du déciduome malin a donné lieu à de nombreuses discussions.

Sänger[1] regarda la tumeur qu'il venait d'individualiser comme un sarcome, une tumeur conjonctive développée aux dépens des éléments de la caduque, d'où le nom de déciduome malin qu'il lui donna et qui lui est resté. Pfeiffer[2], Löhlein[3], Nové-Josserand et Lacroix[4] se rallièrent à cette opinion. Au contraire, Toupet et Hartmann[5], Beach[6], pensèrent qu'il s'agissait d'un sarcome ovulaire, fœtal; pour Gottschalk[7], le déciduome malin est un sarcome des villosités choriales.

Avec Marchand[8], la question entra dans une phase nouvelle. Cet auteur nia que ce qu'on appelait déciduome fût un sarcome; il montra, au contraire, qu'il s'agissait d'une tumeur épithéliale et que cet épithéliome naissait aux dépens du syncytium et des cellules de Langhans, c'est-à-dire aux dépens du revêtement des villosités du chorion. Toutefois, il convient d'ajouter que, pour Marchand, le déciduome malin, bien que franchement et uniquement épithélial, reconnaît une origine mixte; il est fœtal par les cellules de Langhans; utérin, maternel, par les éléments du syncytium. Cette doctrine est soutenue par Resinelli[9], E. Fränkel[10], Langhans[11] et Bandler[12], sauf quelques divergences d'ordre secondaire.

---

[1] SÄNGER. *Soc. de Gyn. de Leipzig*, 16 juillet 1888; in *Centr. für Gyn.*, 1889, p. 152; *Archiv für Gyn.*, 1893, t. XLIV, p. 89.

[2] PFEIFFER. *Loc. cit.*

[3] LÖHLEIN. *Loc. cit.*

[4] NOVÉ-JOSSERAND et LACROIX. *Loc. cit.*

[5] TOUPET ET HARTMANN. *Loc. cit.*

[6] BEACH. *Loc. cit.*

[7] GOTTSCHALK. *Berl. klin. Woch.*, 1892, p. 1259; *Arch. für Gyn.*, 1894, t. XLVI, p. 1 et 1896, t. LI, p. 56.

[8] MARCHAND. *Loc. cit.*

[9] RESINELLI. *Atti del 2° Congresso della Soc. Ital. di ost.*, Roma, 1895.

[10] E. FRÆNKEL. *Volkmann's Samml. klin. Vorträge*, 1897, n° 180; *Deutsche med. Woch.*, 1899, n° 11, p. 177.

[11] LANGHANS. *Beit. zur Geb. und Gyn.*, 1901, t. V, p. 1.

[12] BANDLER. *Amer. Journ. of Obst.*, 1902, août, p. 145.

Mais, en 1896, Apfelstedt et Aschoff montrèrent que le syncytium et les cellules de Langhans dérivaient tous deux de l'ectoderme fœtal. Ainsi se trouvait constituée l'unité génétique du chorio-épithéliome malin, tumeur exclusivement fœtale. Cette théorie est actuellement à peu près généralement admise et Marchand[1] lui-même s'y est rallié dans un travail ultérieur, paru en 1898.

S'appuyant sur les travaux de Mathias Duval sur le placenta des ron-

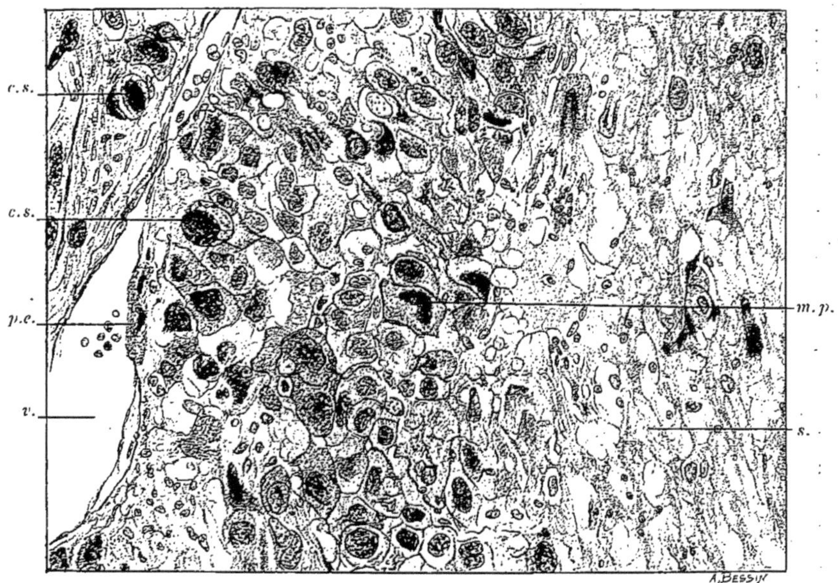

Fig. 409. — Chorio-épithéliome malin (X. Bender).

s.. stroma conjonctif ; — *m. p.*, masse plasmodiale ; — *c. s.*, cellule syncytiale à noyau riche en chromatine ; — *v.*. vaisseau ; — *p. e.*, paroi vasculaire envahie par une masse plasmodiale à plusieurs noyaux.

geurs, et transportant au placenta humain la doctrine de l'ectoplacenta, Durante[2] proposa de désigner le déciduome malin sous le nom d'épithéliome ectoplacentaire. Le déciduome malin pourrait être comparé, d'après lui, à une récidive maligne de l'*ectoplacenta* physiologique. Mais il n'est pas prouvé qu'il existe, dans l'espèce humaine, une formation analogue à l'ectoplacenta des rongeurs[3].

---

[1] MARCHAND. *Berl. klin. Woch.*, 1898, p. 249.

[2] DURANTE. *Loc. cit.*.

[3] Voici encore quelques opinions qui ont été émises au sujet de la pathogénie du déciduome malin : Pour J. VEIT (*Handb. der Gyn.*, t. III, p. 535), le déciduome malin est un sarcome de l'utérus qui se manifeste après la grossesse, mais qui existait auparavant ; H.-W. FREUND (*Zeit. f. Geb. und Gyn.*, 1896, vol. XXXIV, p. 161 et *Centr. f. Gyn.*, 1898, p. 683) et PFANNENSTIEL (*Centr. f. Gyn.*, 1898, p. 601 et 1514), admettant que le syncytium provient de

La pathogénie du chorio-épithéliome malin a été très éclairée par les recherches récentes sur la structure du placenta et sur l'envahissement de la musculature utérine par les éléments syncytiaux au niveau de la sphère placentaire. En se basant sur ces recherches, on peut regarder le chorio-épithéliome malin comme l'exagération morbide des propriétés normales envahissantes et destructrices du revêtement placentaire[1].

Symptômes. — Dans quelques cas exceptionnels, le **début** du chorio-épithéliome malin peut être tout à fait insidieux et les symptômes accusés par les malades n'attirent pas l'attention du côté de la sphère génitale. C'est ainsi que dans le cas de Büsse[2] ce fut une hémiplégie qui ouvrit la scène. La malade de Devis[3] succomba après avoir présenté des vomissements incoercibles, des troubles mentaux et une cachexie extrême. Dans les cas de ce genre, la lésion utérine reste absolument **latente** et ne se révèle que par les localisations secondaires du processus néoplasique.

Mais, dans la très grande majorité des cas, ce sont les **métrorragies** qui attirent l'attention. La date d'apparition de ces pertes de sang par rapport à la fin de la dernière grossesse est très variable, mais elle est généralement précoce.

Ces pertes peuvent être, pendant un certain temps, de simples métrorragies, les règles étant plus rapprochées, plus abondantes. Mais, le plus souvent, il s'agit d'un suintement continu, plus ou moins abondant et caractérisé essentiellement par sa persistance et par sa résistance aux méthodes thérapeutiques usuelles. Au bout d'un temps plus ou moins long, ces métrorragies deviennent plus abondantes, et, tout en restant continuelles, elles sont accompagnées de pertes véritablement profuses qui peuvent nécessiter un tamponnement d'urgence. Sous l'influence de ces pertes de sang prolongées, la santé générale s'altère rapidement, les malades maigrissent et leurs téguments ne tardent pas à prendre une teinte cireuse qui, pour certains auteurs, serait presque

l'endothélium des vaisseaux maternels, considèrent le déciduome malin comme un endothéliome.

KAUSSMANN considère que le déciduome malin dérive de l'épithélium de la muqueuse utérine, qui a perdu ses limites cellulaires au moment de la grossesse; il propose de l'appeler carcinome syncytial ; SNOW (*Brit. Gyn. Journ.*, 1902, 12 juin) croit que le déciduome malin peut survenir en dehors de la grossesse et soutient qu'on n'a aucune preuve permettant d'affirmer l'origine placentaire de ces tumeurs.

[1] Voir à ce propos : HEUCK. *Festschrift f. C. Rüge.* Berlin, 1896 ; PELS-LEUSDEN. *Zeit. f. Geb. u. Gyn.*, 1897, t. XXXVI, p. 1. — BLUMREICH. *Zeit. f. Geb. u. Gyn.*, 1899, t. XL, p. 155 ; ULEZKO-STROGANOWA. *Monats. f. Geb. u. Gyn.*, 1896, t. III, p. 207 ; *Ibid.*, 1900, t. XII, p. 710 ; *Ibid.*, 1902, t. XV, p. 755 ; d'ERCHIA. *Zeit. f. Geb. und Gyn.*, t. XLIV, p. 559 ; BANDLER. *Am. Journ. of Obst.*, 1902, août, p. 145 ; VEIT. *Zeit. f. Geb. und Gyn.*, 1901, t. XLIV, p. 496 et *Centr. f. Gyn.*, 1904, n° 1, p. 1 ; POTEN. *Arch. für Gyn.*, 1902, t. LXVI. p. 590, etc.

[2] BÜSSE. *Wien. klin. Woch.*, 1902, p. 1128.

[3] DEVIS. *Amer. Journ. of Obst.*, 1900, vol. XLII, p. 1.

pathognomonique. Des syncopes surviennent et quelques malades sont
mortes exsangues. Ces hémorragies ne s'accompagnent généralement
pas de douleurs locales; en tous cas, les **douleurs,** lorsqu'elles existent,
sont si peu marquées qu'elles passent au second plan.

Le plus souvent, les métrorragies se compliquent d'accidents d'**infection.** L'écoulement devient brunâtre, roussâtre, sanieux; parfois

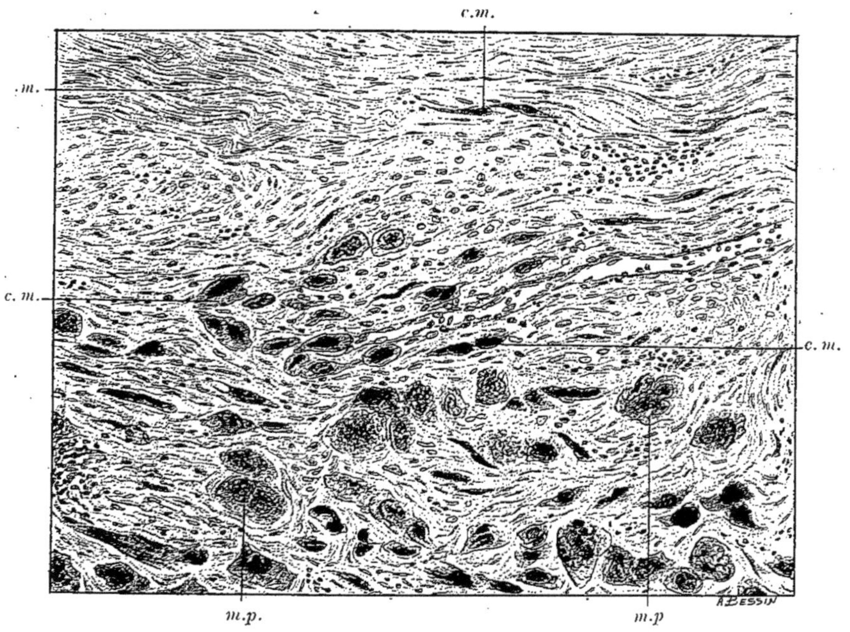

Fig. 410. — Chorio-épithéliome malin. Envahissement profond du muscle utérin (X. Bender).
m., muscle utérin; — *m. p.*, masses plasmodiales multinucléées;
c. m., cellules migratrices syncytiales.

franchement purulent; il est souvent fétide. La fièvre apparaît et atteint
souvent un degré très élevé; elle s'accompagne fréquemment de fris-
sons et de vomissements et accentue rapidement les progrès de la
cachexie.

L'examen local fournit souvent des renseignements importants. Par
le palper bimanuel on a trouvé ordinairement l'utérus **volumineux**
mais dans des proportions très variables. Dans certains cas, cette
hypertrophie est à peine appréciable; d'autres fois l'utérus peut
atteindre les dimensions d'une tête de fœtus à terme. La surface de
l'utérus est habituellement lisse et régulière; mais elle peut présenter
des inégalités, des bosselures assez volumineuses. Sa consistance est
moins ferme, comme pâteuse.

Le col est fréquemment ramolli, entr'ouvert et permet l'introduction du doigt dans la cavité utérine. On arrive souvent ainsi à sentir une **tumeur** molle, spongieuse, friable, siégeant ordinairement au niveau du fond et donnant au toucher la sensation du tissu placentaire. En dehors du point occupé par le néoplasme, la muqueuse paraît saine et la consistance des parois utérines est normale, à moins que la tumeur n'ait déjà produit des foyers secondaires dans l'épaisseur du parenchyme. Parfois la cavité utérine est remplie entièrement par des masses friables que le doigt détache très facilement.

Marche. Complications. Pronostic. — Le chorio-épithéliome malin est le plus grave de tous les cancers du corps de l'utérus. Abandonné à son évolution spontanée il se termine infailliblement par la mort, au bout d'un laps de temps qui varie de quelques semaines à quatre ou six mois, rarement davantage. Exceptionnellement la maladie a pu se prolonger pendant une ou deux années[1]. On a parlé, il est vrai, de la possibilité d'une guérison spontanée, dans certains cas, mais la preuve de ces faits ne nous semble pas encore avoir été donnée de façon absolument concluante.

Il s'agit donc d'une affection contre laquelle l'intervention chirurgicale, même précoce, reste souvent inefficace.

D'après les recherches de Ladinski[2], la mort survient par métastase viscérale (64 pour 100 des cas), hémorragie (20 pour 100), perforation de l'utérus (4 pour 100), cachexie et infection (2 pour 100).

Les **métastases** s'observent avec une fréquence telle qu'on pourrait presque les considérer comme faisant partie du cortège symptomatique. On les a rencontrées dans tous les organes, mais leur siège de prédilection paraît être le poumon[3]. Cette localisation explique l'oppression, les accès de dyspnée, de toux, les hémoptysies constatées durant la vie. Les **métastases pulmonaires** ont quelquefois dominé la scène au point d'égarer le diagnostic et de faire croire à l'existence d'une bacillose du poumon.

Les **métastases vaginales** et **vulvaires** sont fréquentes et siègent sur les grandes lèvres, le vestibule, les parois vaginales. Elles se présentent d'ordinaire, sous la forme de petites nodosités sous-muqueuses, tranchant par une teinte rouge brun ou rouge violacé sur la coloration générale du fond. Leur aspect a été comparé très justement à celui

---

[1] Bacon. *Amer. journ. of obs.*, 1895, vol. XXXI, p. 679. — Löhlein. *Centr. für Gynäk.*, 1893, p. 279 et 1894, p. 484. — Klein. *Archiv f. Gyn.*, 1894, vol. XLVII, p. 245.

[2] Ladinski. *Am. Jour. of obst.*, 1902, p. 465.

[3] Bacon. *Loc. cit.* — Morison. *Trans. of the obst. Soc. of London*, 1896, vol. XXXVIII, p. 150. — Woempner. Inaug. Dissert., Kiel, 1900. — Targett et Hellier. *Trans. of the obst. Soc. of London*, 1898, vol. XL. — Driessen. *Soc. hollandaise de Gyn. et d'Obst.*, 16 fév. 1898. — Pfeiffer. *Prag. med. Wochenschr.*, 1890, p. 527. — Lindfors. *Centralb. f. Gyn.*, 1901, p. 557. — Waldow. *Thèse de Berlin*, 1897.

d'une nodosité variqueuse et parfois le diagnostic primitif a été celui de varice thrombosée. Ces tumeurs s'ulcèrent assez rapidement et saignent alors avec une abondance et une ténacité remarquables.

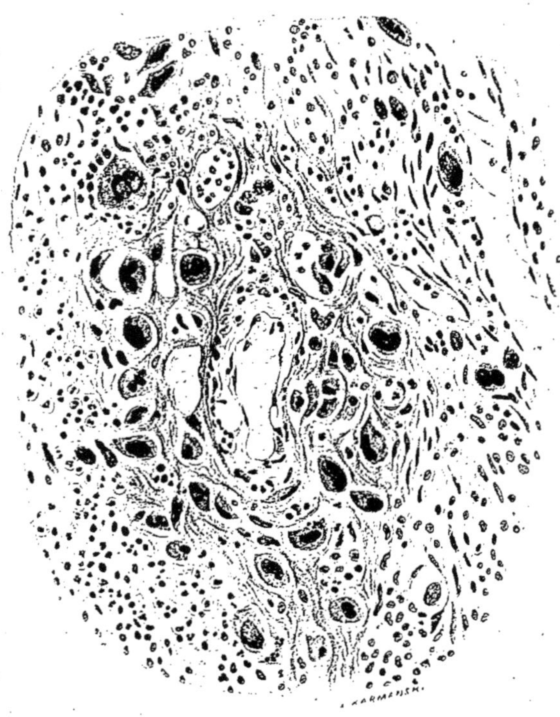

Fig. 411. — Ilot cancéreux (plasmode individualisé) congloméré au pourtour d'une veinule. (Bonnaire et Letulle.) Grossissement 250/1.

Au centre de la préparation on voit la coupe d'une veinule de moyenne dimension encore reconnaissable à sa mince couche endothéliale intacte, mais décollée du reste de la paroi vasculaire.

Immédiatement en dehors, de nombreuses cellules lymphatiques mono et polynucléaires se sont infiltrées parmi les quelques cellules musculaires du vaisseau.

Plus en dehors, un large placard de grosses cellules cancéreuses (cellules plasmodiales embolisées) forme autour de la cavité vasculaire une couronne ovalaire complète; dans cette zone péri-vasculaire les éléments fondamentaux du tissu, cellules connectives et fibres musculaires, ont presque complètement disparu.

Le reste de la préparation est occupé par de nombreux leucocytes polynucléaires pour la plupart, et par les cellules musculaires du tissu utérin.

En haut, à droite, une veinule de dimensions à peu près identiques à la veinule entourée par le manchon cancéreux décrit plus haut. Deux cellules plasmodiales côtoyent la couche endothéliale de cette veinule.

On remarquera que plusieurs des cellules cancéreuses (plasmode individualisé) possèdent deux ou trois noyaux, richement colorés ou vésiculeux.

Plusieurs capillaires se montrent, dans cette préparation, bourrés de leucocytes polynucléaires, signe de réaction inflammatoire.

Elles se présentent alors sous la forme d'ulcérations arrondies, à bords irréguliers, recouvertes de caillots sanguins. Dans d'autres cas, c'est une véritable érosion dont les bords sont taillés à pic. Ces tumeurs vaginales, fréquemment observées, peuvent fournir un élément précieux pour le diagnostic[1]. Elles apparaissent d'une manière plus ou moins précoce. Dans le cas de Poten et Vassmer[2] deux tumeurs vaginales furent excisées 5 jours avant la constatation d'une môle encore contenue dans la cavité utérine; on pratiqua aussitôt l'hystérectomie totale, mais, 19 jours plus tard, il fallait exciser une nouvelle métastase vaginale.

Des métastases dans le rein[3], la rate[4], le foie[5] ont été signalées par un assez grand nombre d'auteurs. Holzapfel[6] a observé une métastase urétrale; Malcolm Hebb[7] des foyers dans les ganglions du médiastin. Rosthorn[8] a trouvé des noyaux secondaires dans le mésentère, les ligaments larges, les capsules surrénales; Krebs[9] en a découvert dans le corps thyroïde, dans les ganglions rétro-péritonéaux. On a signalé également des noyaux métastatiques dans les ovaires[10], dans les trompes[11], dans le tissu cellulaire pelvien, dans les os du bassin, dans les centres nerveux[12].

Diagnostic. — Le diagnostic du chorio-épithéliome malin est difficile et ne peut se porter que par l'examen histologique des fragments

[1] Rosthorn (*Festschrift für Chrobak.*, Vienne 1903), a publié une observation dans laquelle la tumeur, grosse comme une noisette, siégeait au niveau de l'entrée du vagin; elle fut excisée, mais au bout de quelques jours la malade succombait à une hémiplégie. — L'observation de Fleischmann (*Monats. fur Geb. und Gyn.*, 1903, vol. XVII, n° 4) concernait un noyau de la paroi vaginale antérieure; il avait été découvert deux ans après le rejet d'une môle. — Schmorl (*Centr. f. Gyn.*, 1897, p. 1217) observa une petite tumeur vaginale qui récidiva après ablation : la malade mourut rapidement par généralisation. — Pick (*Centr. f. Gyn.*, 1897, p. 1216) a observé un cas de tumeur pédiculée de la paroi vaginale antérieure, siégeant tout près du méat, etc., etc.

[2] Poten et Vassmer. Beginnen des Syncytiums mit Metastasen beobachtet bei Blasenmolenschwangerschaft. *Arch. für Gyn.*, 1900. t. LXI, p. 205.

[3] Davis et Harris. *Amer. Journ of obst.*, 1900, vol. XLII, n° 1. — Gottschalk (S). *Berl. klin. Wochenschr.*, 1893, n° 17, p. 407, etc,

[4] Whitridge Williams. *Johns Hopkins Hosp. Reports*, 1895, vol. IV, n° 9. — Apfelstedt et Aschoff. *Loc. cit.*

[5] Scherer. *Thèse de Heidelberg*, 1898. — Apfelstedt et Aschoff. *Loc. cit.* — E. Fraenkel. *Loc. cit.* — Hitschmann. *Geb. u. Gyn. Gesellschaft in Wien*, 12 février 1901. — Paviot. Un cas de déciduome malin avec noyaux métastatiques multiples. *Ann. de Gyn. et d'Obst.*, 1894, vol. XLI, p. 306.

[6] Holzapfel. 73 *Versammlung deutsch. Nat. und Aerzte*, Hamburg, 1901.

[7] Malcolm Hebb. *Trans. of the London obst. Soc.*, 1896, t. XXXVIII, p. 125.

[8] Rosthorn. *Cent. f. Gyn.*, 1903, p. 1340.

[9] Krebs. *Monats. für Geb. und Gyn.*, 1900, vol. XI, p. 898.

[10] Solowij et Kryskowsky. *Monats. für Geb. und Gyn.*, 1900, vol. XII, p. 15.

[11] Resinelli. *Annali di ost. e gin.*, 1895, 4 nov. — Neumann. *Monats. für Geb. und Gyn.*, 1896, vol. III, p. 387 et *Wien. klin. Woch.*, 1891, p. 814.

[12] Krewer (*Zeitschrift für Geb. und Gyn.*, 1902, t. XLIII, p. 66) en rapporte deux cas intéressants. Le premier concerne une femme de 35 ans, qui, plusieurs mois après un avortement, avait succombé au milieu de symptômes hémiplégiques. A l'autopsie on trouva des foyers de chorio-épithéliome dans le cerveau, ainsi que dans la paroi utérine, dans le rein, etc. Dans le second cas, il s'agissait d'une femme de 19 ans qui fut frappée d'hémiplégie deux mois et demi après le rejet d'une môle. L'autopsie fit découvrir des lésions caractéristiques dans le cerveau, dans le rein, dans les poumons. — Busse (*Wien. klin. Wochenschr.*, 1902, p. 1128) a observé une embolie de la sylvienne consécutive à un déciduome malin. — Devis (*Amer. Journ. of obst.*, 1900, vol. XLII, p. 1) a trouvé des noyaux métastatiques dans le cerveau et à la partie postérieure du cervelet, etc.

retirés de la cavité utérine par un **curettage explorateur**. En présence
d'hémorragies graves et incoercibles, consécutives à un accouchement
ou à une fausse couche, surtout à une expulsion de môle, il faut songer
au chorio-épithéliome, refaire un nouveau curettage et examiner au
microscope les débris retirés. Si l'état général est très mauvais, hors
de proportion avec l'état
local, les présomptions en
faveur du chorio-épithé-
liome seront encore plus
fortes[1].

Traitement. — Le
seul traitement efficace du
chorio-épithéliome consiste
dans l'**hystérectomie**. La
récidive rapide est tou-
jours à craindre. Elle peut
cependant tarder assez
longtemps.

Sur cinq hystérectomies
(Cazin[2]), la récidive a été
observée trois fois après
six, sept et douze mois ; une restait sans récidive au bout de
trois mois et une enfin, opérée par Segond, en septembre 1895, était, en
1896, dans un parfait état de santé, au point de vue local et général ;
il y avait pourtant déjà, lors de l'opération, une métastase ovarienne.

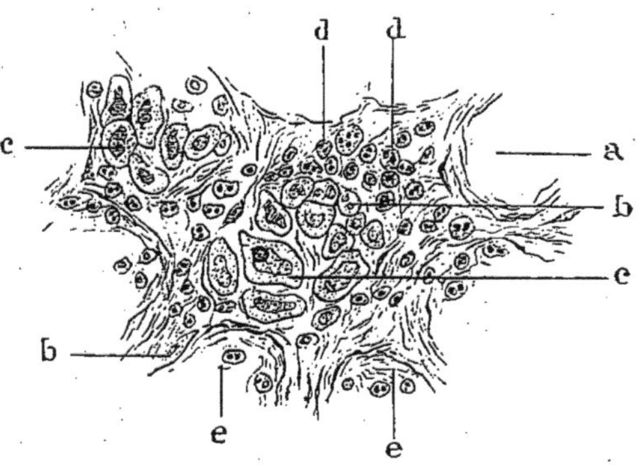

Fig. 412. — Coupe d'un noyau métastatique des poumons.

a. Petite veine pulmonaire. *b b*. Endothélium pulmonaire.
c c. Cellules déciduales dans l'intérieur des alvéoles. —
d d. Tissu cellulaire inter-alvéolaire infiltré de leucocytes.
e e. Alvéoles avec exsudat fibrineux.

D'après Eiermann[3], la mortalité post-opératoire immédiate ne serait
que de 10 pour 100. Quant aux résultats éloignés, il note l'absence de
récidive chez 11 femmes sur 27. Ces opérées semblent guéries : 1 depuis
2 ans et 9 mois ; 1 depuis 2 ans et 8 mois ; 1 depuis 2 ans et 4 mois ; 1
depuis 2 ans et 2 mois, 1 depuis 2 ans, 2 depuis 1 an et demi et 4 depuis 1 an.

D'autres chirurgiens ont aussi fourni des chiffres assez encourageants.

[1] Consulter encore à propos du déciduome malin : Austerlitz. *Monatssch., f. Geb. u. Gyn.*,
1902, t. XV, p. 671 ; Fraenkel (L). *Arch. für Gyn.*, 1895, t. XLVIII, p. 80 ; *Ibid.*, 1895,
t. XLIX, p. 481 ; *Ibid.*, 1898, t. LV, p. 714 ; Von Franqué. *Zeit. f. Geb. und Gyn.*, 1896,
t. XXXIV, p. 199 ; *Ibid.*, 1903, t. XLIX, p. 65 ; Bellin. *Thèse de Paris*, 1896-1897 ; Gebhard.
Path. anat. der weibl. Sexualorgane, 1899 ; Gondre. *Thèse de Toulouse*, 1901 ; Lindfors.
Centr. f. Gyn., 1897, n° 1, p. 6 et 1901, n° 21, p. 557 ; Louvrier. *Thèse de Montpellier*,
1897 ; Monod et Chabry. *Rev. de Gyn. et de Chir. abd.*, 1897, n° 1, p. 47 ; Neumann. *Monat.
f. Geb. u. Gyn.*, 1897, t. VI, p. 17 et 157 ; Métoz. *Thèse de Paris*, 1900 ; Pestalozza. Morgagni, 1891, p. 517 ; *Annali di ostetr. e gin.*, 1895, n° 11 ; Pick. *Berl. klin. Woch.*, 1897,
n° 49, p. 1069 et n° 50, p. 107 ; Segall. *Thèse de Paris*, 1807 et *Rev. de Gyn. et de Chir.
abd.*, 1897, n° 4, p. 617 ; Winkler. *Zeit. f. Geb. u. Gyn.*, 1901, t. XLVI, p. 147, etc., etc.
[2] Cazin. *La Gynécologie*. 1896, 15 fév.
[3] Eiermann. *Loc. cit.*

Kleinhans[1], cite l'exemple d'une jeune femme sans récidive depuis 2 ans; Noble[2] parle d'une opérée qui paraît guérie depuis 15 mois; enfin Zondek[3] a vu une survie de 6 ans. Il convient d'ajouter que Otto von Franqué[4] a rapporté l'histoire d'une femme deux fois curettée et restée sans repullulation apparente depuis près de 5 ans.

La **thérapeutique palliative** consiste simplement dans des injections contre les pertes hémorragiques ou fétides, des calmants contre les douleurs, des toniques pour remonter l'état général si précaire. Le curettage, les caustiques sont en général peu recommandables à cause de la minceur et de la friabilité des parois utérines.

En terminant, j'insisterai au point de vue de la **prophylaxie** sur la nécessité de bien s'assurer après un avortement ou un accouchement qu'il ne reste aucun débris de membrane ou de placenta dans l'utérus, puisque ces débris peuvent devenir le point de départ d'une prolifération maligne. Ce danger est surtout à redouter lorsque l'utérus renfermait une môle hydatiforme[5].

[1] KLEINHANS. *Prag. med. Woch.*, 1899, n° 17.
[2] NOBLE. *Amer. journ. of obst.*, 1903, t. XLVI, n° 3.
[3] ZONDEK. *Arch. f. Gyn.*, 1903, t. LXX, p. 193.
[4] O. VON FRANQUÉ. *Zeitschrift f. Geb. und Gyn.*, 1896, t. XXIV, p. 161 et *Soc. de Gyn. et d'Obst. de Franconie*, 1903, 31 janvier.
[5] LETULLE et BONNAIRE. *Rev. de Gyn. et de Chir. abd.*, 1901, p. 537.

CHAPITRE XI

DÉVIATIONS DE L'UTÉRUS

L'utérus est solidement fixé en arrière par les ligaments utéro-sacrés qui attachent, au niveau du col, leurs faisceaux inextensibles et résistants. Les connexions avec la vessie en avant, avec les ligaments larges et les ligaments ronds sur les côtés, servent bien moins à le soutenir qu'à l'orienter, si l'on peut ainsi dire, et à le maintenir dans la position d'antécourbure qu'il conserve, comme un vestige de sa situation fœtale[1]. La tonicité du plancher pelvien, dont l'occlusion normale du vagin fait disparaître le seul point faible, empêche la pression intra-abdominale de s'exercer dans le sens de la pesanteur; elle s'équilibre sur toute sa surface, et l'utérus flotte comme suspendu au milieu des organes du petit bassin qui lui forment, de tous côtés, des coussinets élastiques. On se rend bien compte de cette statique particulière lorsqu'on abaisse l'utérus artificiellement : jusqu'au moment où les ligaments utéro-sacrés sont tendus et s'opposent à une descente ultérieure, l'utérus cède à la traction avec la douce résistance d'un corps qui nage entre deux eaux.

La réplétion de la vessie porte la matrice en haut et en arrière, en effaçant momentanément son antécourbure qui reparaît et s'exagère, lorsque le réservoir urinaire est vide. La réplétion de l'ampoule rectale pousse l'utérus directement en avant et en haut : mais, à l'état physiologique, elle est rarement assez prononcée pour que son action soit notable. Il n'en est pas de même de celle de la vessie, et les habitudes sociales, qui deviennent vite des habitudes organiques, l'exagèrent encore.

En somme, il existe pour l'utérus un seul point à peu près fixe, c'est l'attache des ligaments postérieurs; comme elle se fait au niveau du point où l'organe est le plus mince, on voit qu'il représente à peu près, au point de vue statique, une pyramide posée sur sa pointe. Cette situation paradoxale n'existe pas chez les animaux. Elle s'explique par l'attitude

---

[1] La connaissance de cette antécourbure normale est de date assez récente : elle est due à VELPEAU et à ses élèves. VELPEAU. *Bull. de l'Acad. de méd.*, 1849-1850, t. XV, p. 72. — L. PIACHAUD. *Les déviations de l'utérus à l'état de vacuité* (Thèse de Paris, 1852). — C. F. BOULLARD. *Quelques mots sur l'utérus* (Thèse de Paris, 1855, n° 87).

de l'espèce humaine, qui constitue une anomalie dans le règne animal.

Si l'on considère les changements considérables de volume, de forme et de consistance, subis par l'utérus à chaque grossesse; les altérations et les lésions que l'accouchement peut infliger aux organes voisins, ligaments, muscles, séreuse; et enfin l'influence que les efforts

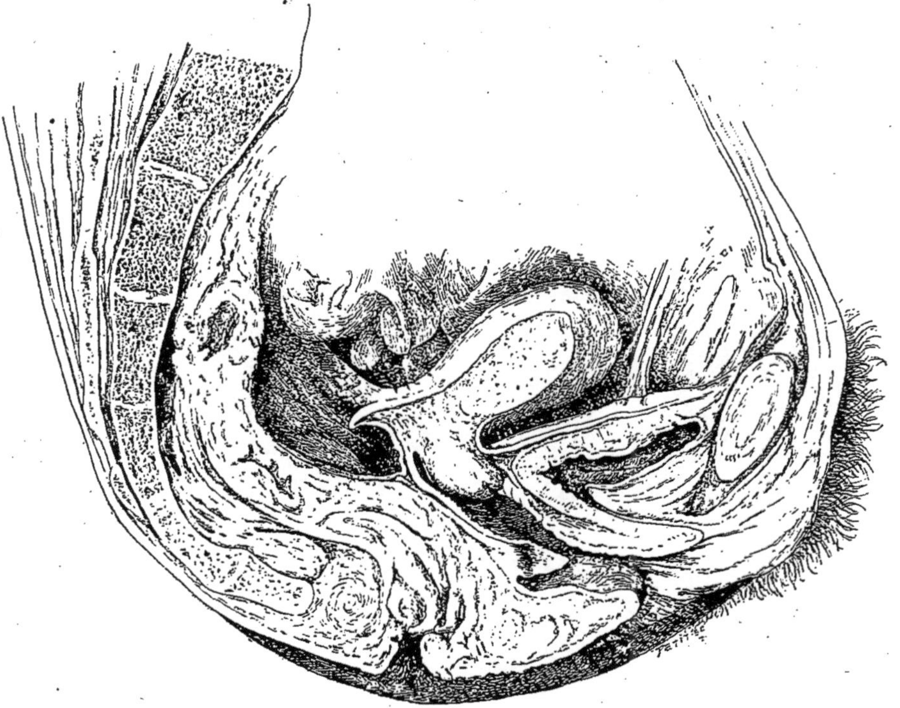

Fig. 415. — Position de l'utérus, la vessie vide.

de toutes sortes peuvent exercer sur un équilibre aussi instable, on sera surpris, non que les déplacements de l'utérus soient aussi fréquents, mais qu'ils ne le soient pas davantage.

Je décrirai d'abord les déplacements qui se produisent suivant les plans verticaux, auxquels on a réservé le nom de **déviations**, comprenant les **flexions** et les **versions**; j'étudierai ensuite ceux qui se produisent selon les plans horizontaux : **abaissement ou prolapsus**[1], **inversion**.

On divise communément les déplacements suivant les plans verticaux en **versions** et en **flexions**, selon que l'organe est dévié en totalité

---

[1] Je ne décrirai pas l'**élévation de l'utérus** qui n'est pas une maladie, mais un symptôme : une tumeur du cul-de-sac de Douglas peut soulever l'utérus, des adhérences produites au cours d'une grossesse peuvent le tenir comme suspendu, etc. Les symptômes et le traitement dépendent uniquement de la cause qui maintient l'utérus élevé.

ou que le corps seul est dévié et, par suite, fléchi sur le col. Il y a une
anté et une **rétroversion**, une **anté** et une **rétroflexion**, une **latéro-
version** et une **latéroflexion**. Ces dernières sont très rares à l'état de
simplicité, mais se combinent souvent avec les précédentes. Je me
bornerai pour elles à cette simple mention. Quand l'utérus est déplacé
en masse en avant ou en arrière, on dit qu'il est en **anté** ou en **rétro-
position** (fig. 425) ; ces mots n'ont qu'une valeur descriptive et nullement nosologique.

L'histoire des déviations utérines a passé par bien des phases succes-

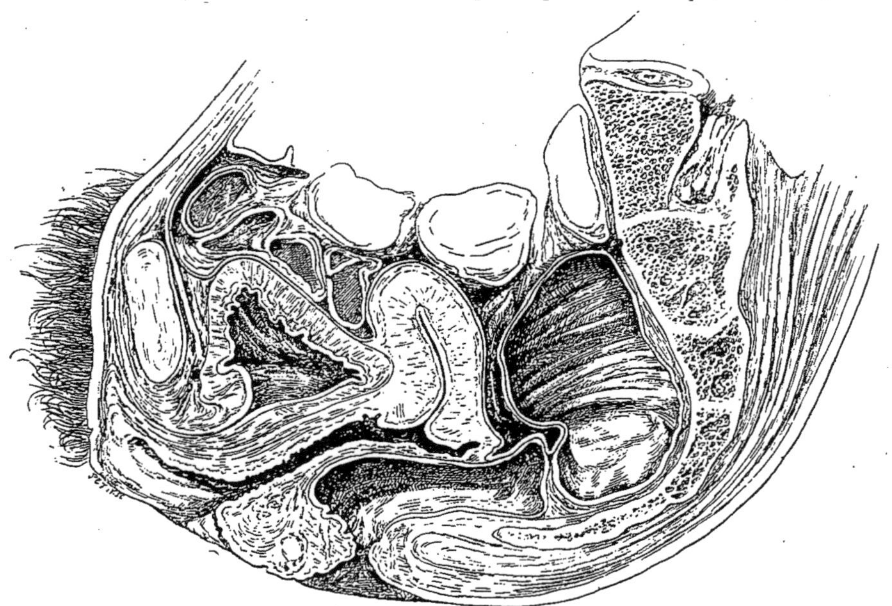

Fig. 414. — Position de l'utérus, la vessie en état de moyenne réplétion (Waldeyer).

sives. Méconnues avant Récamier, à une époque où l'on attribuait le
principal rôle des maladies utérines sans néoplasme à *l'abaissement*.
reléguées au second plan par Récamier et Lisfranc, en faveur des *ulcérations*, les **versions** et **flexions** prirent, au contraire, avec Velpeau, la
première place en pathologie utérine[1]. Leur rôle fut considérablement
exagéré alors, jusqu'au moment où Gosselin[2] provoqua une réaction en
faveur de la *métrite*. Actuellement, la gynécologie, devenue plus analy-
tique et partant plus éclectique, tend à rendre à chacun de ces états mor-

[1] On doit une simple mention au travail antérieur de Hervez de Chégoin. De quelques
déplacements de la matrice et des pessaires les plus convenables pour y remédier (*Mém.
de l'Acad. de méd. de Paris*, 1833, t. II, p. 139).

[2] Gosselin (*Arch. gén. de méd. de Paris*, 1833, t. II, p. 129).

bides la place qui lui est due; ces dernières années, elle a fait, en outre, intervenir des éléments nouveaux ou à peu près ignorés jusque-là, résultant de l'état pathologique des annexes.

On sait maintenant que la déviation de l'utérus ne constitue pas à elle seule une maladie, mais seulement un facteur, ou, pour mieux dire, un coefficient d'un état morbide complexe, dans lequel le déplacement n'entre que pour une part variable. Il n'est aucun gynécologiste qui n'ait eu l'occasion d'observer des déplacements marqués chez des femmes qui ne présentent, du reste, aucun symptôme maladif. Certains auteurs [1], se basant sur ce fait incontestable, n'ont pas hésité à nier complètement le rôle pathogénique des déviations.

Le facteur rétrodéviation joue un rôle très secondaire dans la production de la plus grande partie des accidents qu'on lui attribue au détriment de la part prépondérante due aux altérations annexielles. La déviation n'est pas une maladie par elle-même [2], elle crée pour l'organe déplacé une vulnérabilité particulière, résultant de troubles circulatoires par augmentation de la tension veineuse et par les altérations nutritives qui peuvent en être la conséquence [3]; elle favorise et entretient l'inflammation dans la cavité et à la surface de l'utérus.

De plus, l'inflammation des annexes, qui, souvent, participent à l'inflammation de l'utérus, peut être la source de troubles nerveux réflexes dont l'influence n'est pas négligeable, surtout dans la déviation en arrière. Enfin, les adhérences, dues si souvent à la salpingite concomitante, en fixant la matrice dans sa position vicieuse, rendent plus pénibles les phénomènes qui en sont la conséquence.

Il résulte de ce qui précède que la notion de déviation utérine, simple autrefois, et réduite au seul point de vue anatomo-pathologique, renferme pour nous actuellement, sous une même dénomination clinique, des éléments complexes dont le traitement doit tenir compte autant et parfois plus que des changements dans l'axe de l'organe, à savoir : la métrite, l'inflammation des annexes, la péri-salpingite, et, enfin, dans une large mesure, l'excès de mobilité utérine, due à la laxité ligamentaire [4].

---

[1] J. MATTHEWS DUNCAN. *Clin. lectures on the diseases of women*, Londres, 3ᵉ édit., 1886 (Leçons 44 et 45). — VEDELER (*Arch. f. Gyn.*, 1886, t. XXVIII, n° 2, p. 228) soutient que la rétroflexion n'a qu'un intérêt anatomo-physiologique et nullement anatomo-pathologique. Sur 315 cas de rétroflexion, 40 femmes sur 100 ne présentaient aucun symptôme morbide, et, chez 60 malades, il s'agissait de troubles attribuables à l'état nerveux, à la gonorrée, etc.

[2] S. POZZI. Indications du traitement opératoire dans les rétrodéviations de l'utérus (Rapport au Congrès de Genève, 1896). Voy. aussi *Rev. de Gyn. et de Chir. abd.*, 1897, n° 5, p. 387.

[3] MARY PUTNAM JACOBI. Notes on uterine versions and flexions (*Amer. Journ. of Obstet.*, 1888, t. XXI, p. 225). — Cet article contient des considérations intéressantes, quoique d'une ingéniosité parfois trop théorique, sur la pathogénie des déviations et sur la physiologie pathologique des troubles qu'elles entraînent.

[4] PHILPIN. De la mobilité anormale et douloureuse de l'utérus, en dehors de la grossesse (*Thèse de Lyon*, 1902).

ANTÉDÉVIATIONS

I. — Antéversion.

Anatomie pathologique. Étiologie. — La courbure normale de l'utérus coïncide assez sensiblement avec l'axe curviligne de la filière pelvienne. Dans l'antéversion, cette courbure est redressée et l'organe tombe en avant, se couche derrière le pubis, sur la vessie; le col se porte directement en arrière (fig. 415). L'utérus est alors ordinairement augmenté de volume par un certain degré de métrite. La déviation peut être réductible ou fixe; dans ce dernier cas, il existe souvent, vers un des pôles de l'organe, soit en avant au niveau du fond, soit en arrière au niveau du col, un exsudat péri-métritique qui maintient l'utérus dans sa mauvaise position.

La grande cause de l'antéversion réside dans les changements de structure de l'utérus, après l'accouchement ou l'avortement, et dans une involution vicieuse, amenée par une

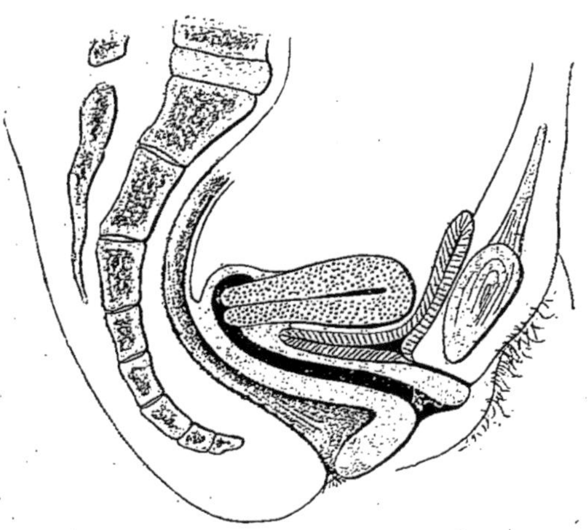

Fig. 415. — Antéversion de l'utérus.

légère infection; l'organe prend cette attitude quand il est encore malléable et la conserve parce que sa tonicité normale n'est pas revenue; les adhérences péritonéales viennent enfin l'y fixer.

Le poids d'une tumeur peut aussi déterminer cette déviation, qui n'est plus alors qu'un épiphénomène.

Symptômes. — Le syndrome utérin, que j'ai décrit à propos de la métrite, peut se retrouver ici avec tous ses caractères. Il faut noter plus spécialement le **ténesme vésical** et **rectal**, exagéré par la pression du fond et du col de l'utérus, mais qui manque souvent et se rencontre, du reste, dans des cas de simple métrite; la difficulté de la marche, les phénomènes nerveux réflexes sont communs à toutes les déviations et attribuables, souvent, à la **mobilité utérine** et à l'entéroptose qui en résulte, plus qu'au déplacement de la matrice : c'est ce que prouve bien l'efficacité de l'immobilisation par le pessaire ou la ceinture.

Diagnostic. — La palpation bi-manuelle permet facilement de faire le diagnostic : le doigt vaginal doit chercher l'orifice du col très en arrière, contre le cul-de-sac postérieur, puis, se reportant en avant, il sent le corps à travers le cul-de-sac antérieur et peut le suivre sur sa face antérieure, tandis que la main placée sur le pubis explore sa face postérieure horizontalement couchée; cet examen se fait particulièment bien dans la position demi-déclive (fig. 151). Le cathétérisme n'est généralement pas nécessaire. On ne l'emploiera que si l'on conçoit des doutes sur la nature de la tuméur trouvée dans le cul-de-sac antérieur, et si l'on hésite entre le fond de l'utérus ou une tumeur surajoutée : **corps fibreux, exsudat inflammatoire** ou **sanguin**. L'anté**flexion** serait reconnue à la coudure existant au niveau de l'union du col et du corps. Pour faciliter l'accès de la sonde dans le museau de tanche, on pourra alors saisir la lèvre antérieure avec une pince tire-balle et abaisser l'organe très légèrement ; on peut, avec la main placée sur le pubis, faire basculer l'organe et l'amener en position normale.

Traitement. — C'est la **métrite** qui ordinairement cause et entretient l'antéversion; c'est à elle que doivent s'adresser les premiers soins. Il faut s'assurer qu'il n'existe pas d'inflammation aiguë autour de l'utérus ou du côté des trompes, avant d'instituer un traitement énergique de la muqueuse utérine. On commencerait par faire disparaître la métrite à l'aide de moyens appropriés, parmi lesquels les douches vaginales très chaudes, les tampons glycérinés, les bains de siège fréquents et le repos tiennent le premier rang. Quand tout symptôme aigu aura disparu, on fera le **curettage** suivi d'injection de perchlorure de fer, suivant les préceptes qui ont été donnés précédemment.

Il n'y a pas à faire ici de **réduction**, la position de l'organe étant une simple exagération de l'état normal. Si, malgré l'entière disparition de la métrite, les douleurs persistaient, elles ne pourraient être dues qu'à des réflexes prenant leur source dans les annexes et aussi dans la laxité ligamentaire et l'entéroptose. Il faut donc, d'une part, soutenir et immobiliser l'utérus par un **pessaire** et, d'autre part, maintenir et relever l'abdomen par une **ceinture** (V. p. 282).

Le meilleur **pessaire** pour combattre l'antéversion est un pessaire rentrant dans la catégorie de ceux que j'appelle **pessaires indifférents**, c'est-à-dire pouvant s'appliquer indifféremment à tous les cas, parce que leur principale, sinon leur unique fonction, est de distendre les culs-de-sac du vagin, et, par suite, d'immobiliser l'utérus dont le col se trouve fortement maintenu. Le pessaire dit de Dumontpallier (appelé à l'étranger pessaire de Mayer), formé d'un anneau en caoutchouc élastique, est le pessaire indifférent par excellence; il est facile à appliquer, à retirer et à nettoyer. Pour l'introduire dans le vagin, on le plie entre le pouce, d'une part, l'index et le médius, de l'autre (fig. 416). Il est plus commode de le placer lorsque la femme est dans la position latérale, déclive ou genu-pectorale.

On n'a qu'à loger la partie supérieure du pessaire dans le cul-de-sac postérieur, et à l'abandonner ensuite à lui-même, en en repoussant un peu la partie antérieure, pour qu'il se place

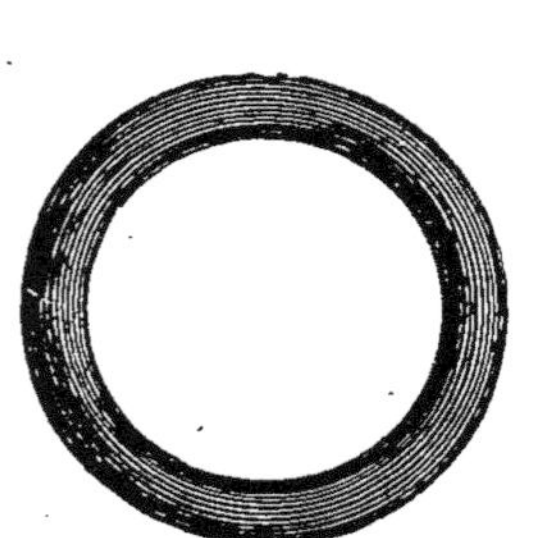
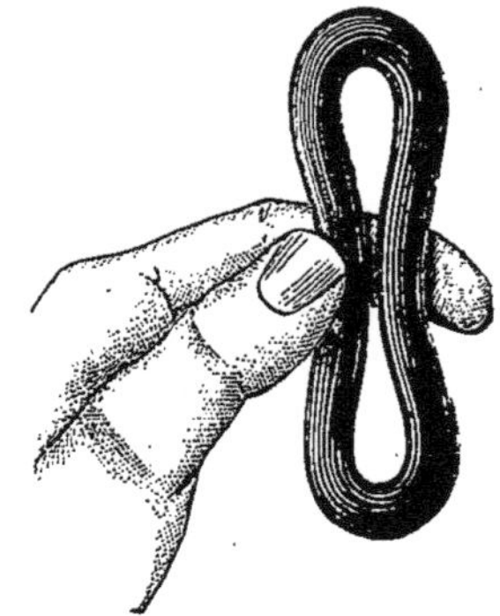

Fig. 416. — Pessaire annulaire, dit de Dumontpallier ou de Mayer.

automatiquement. On en choisit les dimensions d'après celles du vagin. Un pessaire qui ne blesse pas la malade peut sans inconvénients être laissé en place deux et trois mois; pourvu que la femme prenne deux injections quotidiennes, il n'empêche ni le coït, ni la fécondation. Au bout de ce temps, on le retire pour le nettoyer et on conseille à la malade de s'en passer pendant quelques jours, pour ne le remettre que si son usage paraît encore utile.

On a inventé et préconisé plusieurs **pessaires spéciaux** pour l'antéversion. J'avoue n'en avoir jamais retiré le moindre avantage.

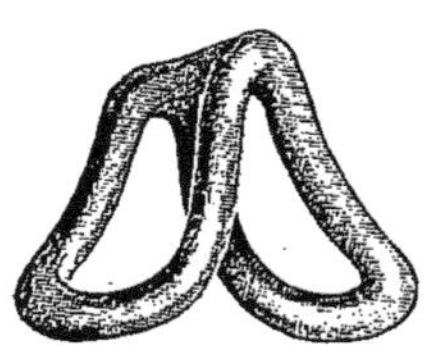
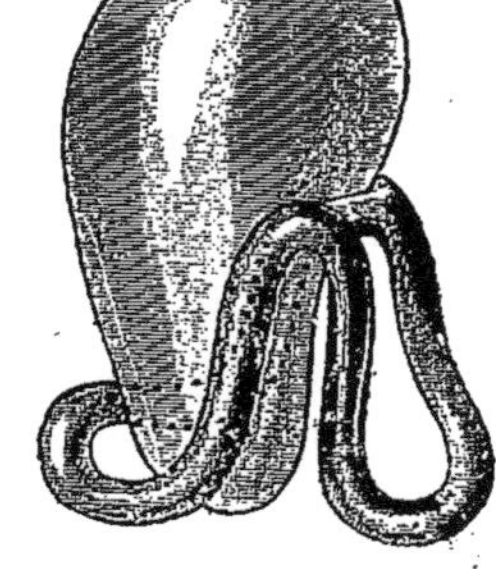

Fig. 417. — Pessaire en berceau, de Graily Hewitt.

Je donne ici des figures montrant le mode d'application du **pessaire en berceau de Graily Hewitt** (fig. 417). On comprendra mieux l'usage du pessaire de **G. Thomas** (fig. 418, A), en se reportant plus loin aux figures relatives à l'emploi du pessaire de Hodge dans la rétroflexion : en effet,

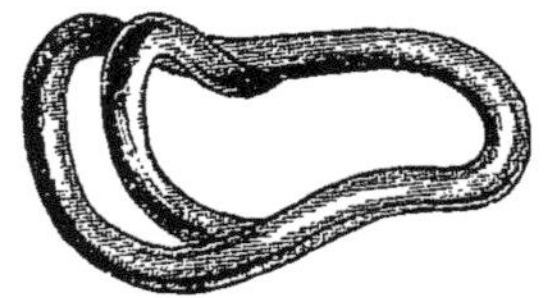
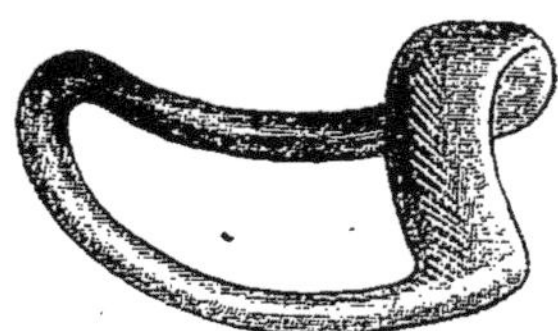

A   B

Fig. 418. — A. Pessaire de G. Thomas. — B. Pessaire de Galabin pour l'antéversion.

ce pessaire s'applique comme celui de Hodge, dont il ne diffère que par une pièce mobile en fer à cheval, qui passe au-devant du col pour soutenir le corps utérin. Le **pessaire de Galabin** (fig. 418, B) présente un fort épaississement antérieur, destiné au même usage.

Je ne fais que mentionner le **traitement général** qui s'adressera à l'anémie et à l'excitabilité nerveuse; les préparations de fer, de quinquina et l'hydrothérapie seront surtout utiles.

Pour combattre la pression de l'utérus couché sur la vessie et les troubles qui en résultent, on a conseillé l'hystéropexie abdominale[1] qui a pour effet de rectifier, dans une certaine mesure, l'attitude vicieuse de l'organe en le relevant et le maintenant en position verticale ou oblique. C'est aussi dans le même but qu'on a préconisé le raccourcissement des ligaments ronds[2] à l'aide de divers procédés. Je ne crois pas que ces opérations soient alors justifiées.

Antéflexion.

Anatomie pathologique. Étiologie. —L'antéflexion est l'exagération de l'état normal d'antécourbure. Avant que celle-ci ne fût bien

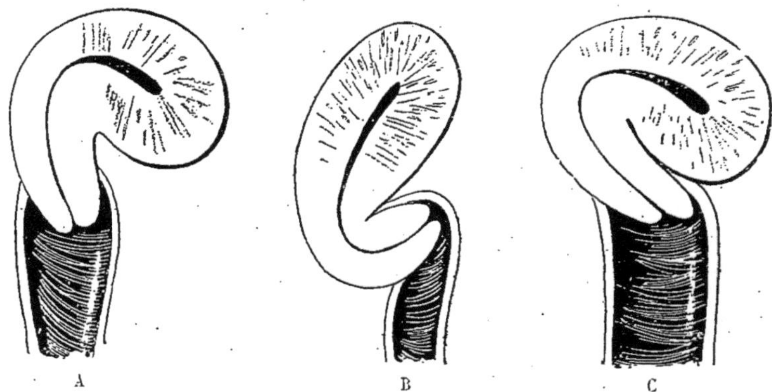

Fig. 419. — Antéflexion de l'utérus : variétés (G. Thomas).
A. Corporelle. — B. Cervicale. — C. Cervico-corporelle.

connue, on a longtemps pris pour des utérus pathologiquement déviés des organes en parfaite situation. Il est difficile de tracer une limite rigoureuse entre l'état physiologique et l'état morbide; on peut dire pourtant que celui-ci commence lorsque l'angle de flexion est perceptible au doigt explorateur comme une brusque coudure.

Gaillard Thomas distingue trois variétés (fig. 419) :

[1] LABOYENNE. *Arch. de tocologie*, 1894, mai. — RICHELOT. *Chirurgie de l'utérus*, Paris, 1902, p. 174.
[2] RICHELOT, *loc. cit.*

1° **Flexion corporelle** ; le corps est fléchi sur le col en situation normale : c'est le type ordinaire ;

2° **Flexion cervicale**, inverse de la première ;

5° **Flexion cervico-corporelle**, où les deux segments de l'utérus sont fléchis l'un vers l'autre.

Au point de vue de l'étiologie, il existe deux sortes d'antéflexion : l'**antéflexion congénitale** et l'**antéflexion acquise**.

Dans la première enfance, comme chez le fœtus, il y a une courbure exagérée de l'organe, dont le corps est alors petit, relativement au col déjà très développé. Il suffit qu'au moment de la puberté la croissance de l'utérus se fasse irrégulièrement, que la paroi anté-

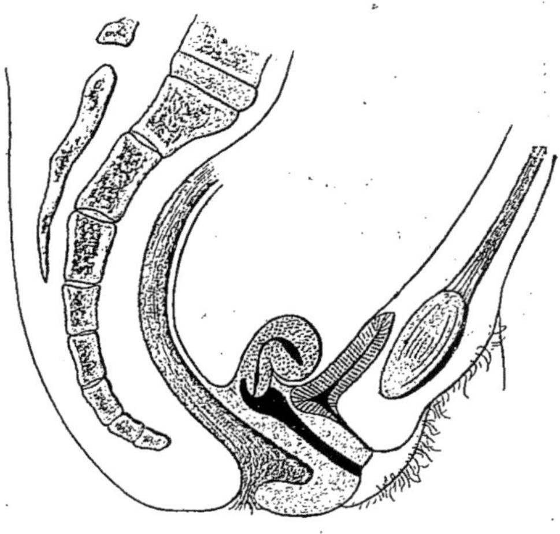

Fig. 420. — Antéflexion d'origine infantile.
(Courbure à angle aigu ; corps globuleux.)

rieure soit en retard sur la paroi postérieure, pour que l'antéflexion, dite **congénitale**, se manifeste (fig. 420) : elle pourra, seconde marque de l'arrêt de développement, coïncider avec un état infantile du col qui sera relativement long et conique (fig. 421) ou même *tapiroïde* (en museau de tapir) avec l'orifice externe très étroit. D'autres fois même, l'atrophie de la lèvre antérieure sera très manifeste, et fournira un sûr indice de l'atrophie de la paroi correspondante ; enfin, on a vu coïncider cette anté-flexion congénitale avec

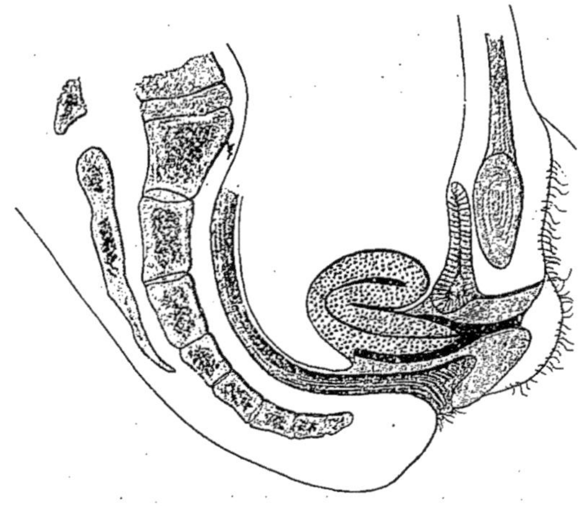

Fig. 421. — Antéflexion extrême avec hypertrophie
sous-vaginale du col.

l'hypoplasie de tous les organes génitaux et l'étroitesse du bassin.

Les antéflexions congénitales ne présentent pas un angle aussi aigu que les antéflexions acquises: elles appartiennent généralement aux deux premières variétés de G. Thomas (fig. 419).

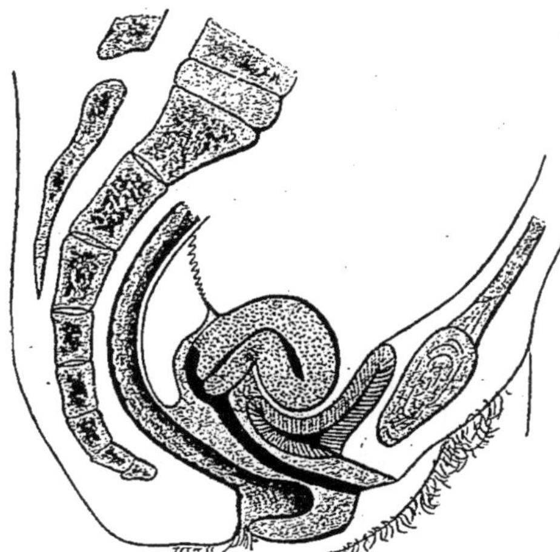

Fig. 422. — Antéflexion par raccourcissement des ligaments utéro-sacrés.

L'antéflexion peut être **acquise** au moment de la puberté, si l'hygiène de la jeune fille est mauvaise; quand l'utérus se gonfle et se ramollit sous l'influence des premières règles, les fatigues excessives de l'équitation, la masturbation et toutes les causes de la *métrite virginale* peuvent ici entrer en ligne de compte pour produire à la fois l'inflammation et la déviation de l'utérus. On comprend très bien qu'un ramollissement général de l'organe lui permette de plier au niveau de l'isthme comme sur une charnière et de s'infléchir du côté où l'inclinait déjà son antécourbure infantile. On a parfois noté un effort ou une chute à l'origine des accidents.

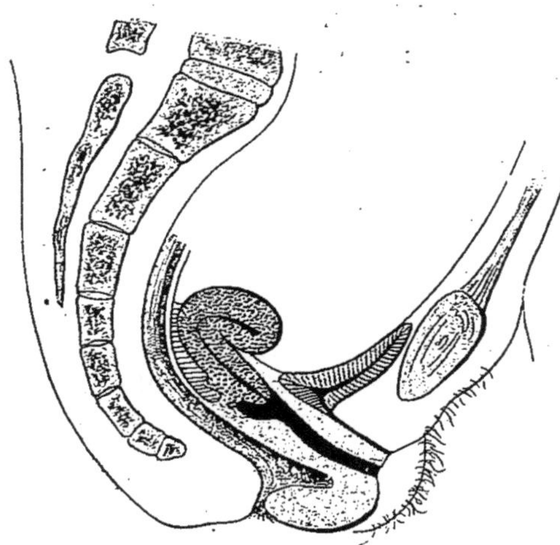

Fig. 423. — Antéflexion combinée à la rétroposition. Adhérences dans le cul-de-sac de Douglas.

La métrite d'origine puerpérale doit être comptée parmi les causes d'antéflexion acquise, bien qu'elle produise beaucoup plus fréquemment la rétroflexion. On peut l'attribuer, très vraisemblablement, avec E. Martin[1], à l'absence d'involution suffisante de la paroi postérieure de l'utérus, après l'accouchement ou l'avortement : celle-ci serait causée par des débris de membranes ou de placenta, amenant une infection locale plus intense au

branes ou de placenta, amenant une infection locale plus intense au

---

[1] E. Martin père. *Die Neigungen und Beugungen des Uterus.* Berlin, 1870, p. 144.

niveau de leur implantation. Schultze [1], après E. Martin, a donné une grande importance à la paramétrite postérieure siégeant au niveau des ligaments utéro-sacrés et amenant leur rétraction (fig. 422). Schultze affirme qu'en pareil cas le col est toujours situé plus haut dans la cavité pelvienne et que, par suite, le vagin subit un allongement. Quant à l'origine de la paramétrite postérieure, il l'attribue surtout à l'infection puerpérale ou gonorrhéique : le plus souvent, elle est consécutive à une péri-salpingite. Les adhérences qui en résultent et qui fixent le col fortement en arrière font alors basculer le corps en avant et en amènent la flexion, au niveau de l'isthme affaibli par la métrite concomitante, tandis que le col hypertrophié et sclérosé par une inflammation ancienne reste rigide (fig. 423). L'allongement sus-vaginal du col, résultant d'un catarrhe invétéré, coexiste très souvent avec l'antéflexion, ainsi que l'a bien indiqué A. Martin; cet auteur attribue, je crois, trop peu d'importance aux lésions congénitales [2].

Symptômes. — L'antéflexion d'origine congénitale amène de l'aménorrhée ou un retard dans l'apparition des règles, quand elle coïncide avec l'infantilisme des organes génitaux internes. Si les règles paraissent à l'époque ordinaire, elles sont rares et irrégulières.

D'autres fois, le flux sanguin ayant son abondance normale, des phénomènes de **dysménorrhée** prennent naissance. De violentes douleurs de reins surviennent, tandis que le sang distend la cavité de l'utérus au-dessus du point de flexion; puis, à un certain moment, l'obstacle est vaincu, le sang est expulsé subitement en un flot plus ou moins mêlé de caillots et exhalant parfois une très forte odeur que l'on a attribuée à sa longue stagnation.

La théorie mécanique qui veut que les douleurs de dysménorrhée utérine soient sous la dépendance de l'antéflexion est celle qui est généralement répandue depuis J.-Y. Simpson et Marion Sims. Elle n'est pas acceptée par Fritsch, qui explique les douleurs par l'irritation des nerfs due à la congestion, à la tension vasculaire anormale que produit la courbure des vaisseaux au niveau de la flexion. Il est pourtant difficile de ne pas attribuer une très grande importance à l'obstacle, vu le caractère paroxystique des crises et de l'écoulement sanguin. On peut même se demander si la périmétrite postérieure, notée par Schultze, n'est pas parfois la conséquence plutôt que la cause d'une antéflexion, qui provoque tous les mois l'effusion de quelques gouttes de sang dans le cul-de-sac de Douglas à travers les trompes, produisant ainsi une sorte d'hématocèle minuscule et périodique. Ainsi s'expliqueraient les phé-

---

[1] Schultze. *Traité des déviations utérines*, trad. de Herrgott. Paris, 1884, p. 210. — E. Martin, *loc. cit.*, p. 125.
[2] A. Martin. *Traité clin. des mal. des femmes*, trad. franç., 1889, p. 95.

nomènes aigus et fébriles qui terminent parfois les crises de dysménorrhée.

Les malades présentent tous les troubles qui appartiennent au **syndrome utérin**. La dysurie est ordinairement très marquée et les
accidents nerveux réflexes fort accusés.

On note fréquemment la douleur pendant les rapports conjugaux, ou
dyspareunia (Barnes); la **stérilité** est la règle, et si la conception se
produit, l'avortement est à redouter, et l'on doit, pour l'éviter, condamner la femme au repos absolu.

Diagnostic. — S'il s'agit du type le plus fréquent dans les antéflexions acquises, c'est-à-dire de l'**antéflexion corporelle**, le doigt qui
déprime le cul-de-sac antérieur du vagin sentira le fond de l'utérus
recourbé en *crosse de pistolet* et à peu près sur le même plan que le
col. En abaissant l'organe par la palpation bi-manuelle, on rendra
le corps accessible à l'index qui pratiquant le toucher reconnaîtra
l'angle de flexion. Le col est dans l'axe (fig. 419, A).

Dans la variété d'**antéflexion cervicale**, le col est, au contraire,
oblique de haut en bas et d'avant en arrière, l'orifice regardant directement en haut et en avant; à s'en tenir au seul toucher du col, on pourrait alors croire à une rétroversion; mais la palpation bi-manuelle dé-cèle la présence du corps à sa place normale (fig. 419, B).

Dans la variété d'**anté-flexion cervico-corporelle**, la direction du col est la même que la précédente, mais le corps est aussi courbé en avant et se cache derrière le pubis; en dépri-mant le cul-de-sac anté-

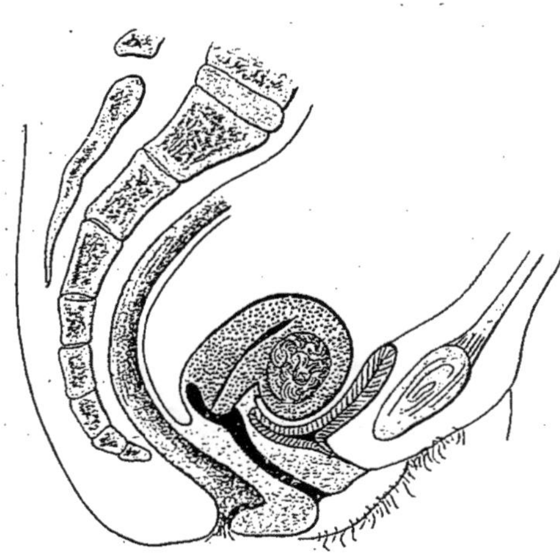

Fig. 424. — Antéflexion simulée par un corps fibreux
de la paroi antérieure de l'utérus.

rieur du vagin au-devant du col, on arrive à le sentir (fig. 419, C).

Parfois, l'utérus est tellement enroulé sur lui-même, qu'on ne peut
toucher l'angle de flexion, et qu'il forme une sorte de masse globuleuse que l'on pourrait très bien confondre avec un **corps fibreux** ou
une **induration inflammatoire**. On peut aussi commettre l'erreur
inverse (fig. 424). Le cathétérisme sera alors très utile: on facilitera
l'introduction de la sonde en saisissant le col avec des pinces et en

l'attirant un peu en arrière et en bas; la sonde devra être convenablement courbée et dirigée avec grande douceur dans la direction présumée de la cavité utérine, tandis qu'un doigt pressera sur la paroi abdominale pour redresser un peu l'organe. Quand la sonde a pénétré, il suffit, pour redresser l'utérus, d'en porter le manche en avant. On peut alors, par la palpation bi-manuelle associée au toucher, très nettement explorer les deux faces de l'utérus, s'assurer de la présence ou de l'absence d'une tumeur surajoutée, et se rendre compte de la mobilité de l'organe. On ne devra, toutefois, se livrer à cette exploration que si l'apparition récente des règles éloigne toute idée de **grossesse.**

Un **calcul de la vessie**, déprimant le cul-de-sac vaginal antérieur, n'en imposerait pour une antéflexion que si l'on négligeait à la fois l'examen méthodique de l'utérus et le cathétérisme vésical.

Traitement. — L'antéflexion acquise ne fait généralement souffrir que par l'inflammation concomitante ou par la pression sur la vessie et l'excès de mobilité utérine; on procurera du soulagement avec une ceinture ou un pessaire, sans qu'une réduction préalable soit nécessaire (*voir ci-dessus* : ANTÉVERSION).

S'il y a de la **métrite concomitante**, c'est à elle que devra s'attaquer le traitement. Dans les cas les plus simples, le **curettage** suivi d'injections iodées pourra suffire. Assez souvent, il faudra avoir recours soit à l'**amputation bi-conique**, soit à l'excision de la muqueuse, selon le procédé de **Schröder**. On amènera ainsi rapidement une involution progressive de l'hypertrophie cervicale qui dépassera de beaucoup le résultat immédiatement donné par le bistouri, et qui, avec l'amélioration de la métrite, fera disparaître les symptômes morbides qu'on pouvait attribuer à la déviation. Celle-ci se corrige parfois d'elle-même peu à peu. Il me paraît probable que quelques bons résultats acquis par Marion Sims avec la discision sagittale

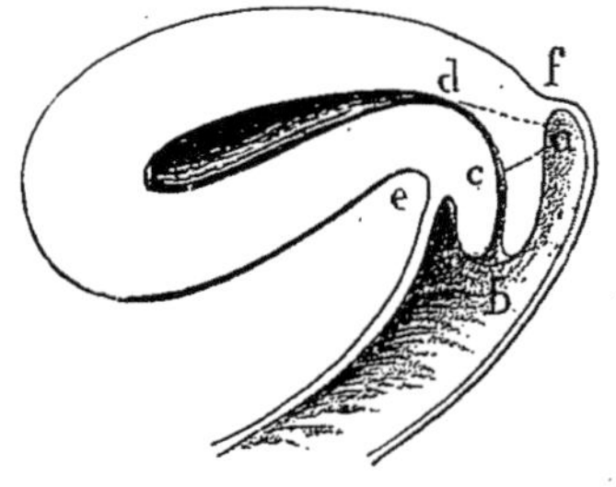

Fig. 425. — Discision sagittale du col dans l'antéflexion cervicale (Sims).

a, b, c. Portion du col à diviser par les ciseaux. — *c, a, d.* Portion triangulaire du tissu cervical qui échappe à l'action des ciseaux et qu'on divise avec un hystérotome ou un bistouri boutonné. — *e, f.* Partie sus-vaginale du col au niveau de laquelle s'est faite la flexion.

du col (fig. 425), qui a joui d'une si grande vogue, et dont il a tant abusé, doivent être attribués à l'action indirecte de l'opération sur l'involution de l'utérus atteint de métrite chronique, plutôt qu'au rétablissement du calibre du col.

L'**antéflexion congénitale** réclame une intervention soit par suite de

la dysménorrhée très pénible qu'elle occasionne, soit pour remédier à
la stérilité. Le **redressement** et la **dilatation** ont été préconisés; si l'on
s'y détermine, il est bon de les combiner et de faire précéder toute tentative de redressement par l'introduction de tiges de laminaire, après
s'être assuré exactement, avec la sonde, de la perméabilité et de la
direction du canal cervico-utérin. Les tiges de laminaire, suffisamment minces, offrent une souplesse qui permet de les incurver convenablement. Il est inutile de rechercher une très grande dilatation. Le rôle
principal des laminaires est plutôt de ramollir les tissus, de les rendre
plus malléables, en vue du redressement ultérieur. Celui-ci est, du reste.
commencé par la dilatation elle-même. Après avoir élargi, dilaté et un
peu rectifié l'axe par l'application d'une laminaire dilatatrice, on doit
passer des bougies de Hegar en fixant le col avec des pinces et au besoin
en refoulant le corps avec le doigt, à travers le cul-de-sac antérieur.
Cette manœuvre doit se faire avec persistance une fois par mois. On
commencera par les premiers numéros des bougies de Hegar et on
devra s'arrêter d'abord au n° 20 et poursuivre plus tard jusqu'au n° 50.
Le meilleur moment pour opérer cette dilatation (qui semble agir aussi
comme une sorte de *massage* du tissu utérin) est celui qui précède
immédiatement les règles. Chez les femmes aménorrhéiques par développement incomplet de l'utérus, qui accompagne si souvent l'antéflexion, j'ai vu ce traitement ramener le cours normal des règles et
provoquer, après quelques mois, un véritable développement de l'utérus.

Quant au redressement brusque fait avec la sonde, retournée par un
véritable *tour de maître*, qui porte momentanément le corps en arrière,
je ne saurais le recommander.

Comme il s'agit presque toujours alors d'un utérus incomplètement
développé, la dilatation progressive et le passage successif des bougies
amènent une fluxion et provoquent une suractivité nutritive de l'organe
qui constituent vraisemblablement leurs principaux avantages.

Outre les **pessaires** que j'ai indiqués dans l'article précédent, et qui
tous s'appliquent indifféremment à l'antéversion ou à l'antéflexion, on
en a décrit de spéciaux pour l'antéflexion. Celui de Fancourt-Barnes est
la combinaison du pessaire de Hodge et de Graily Hewitt. G. Thomas a
inventé un instrument compliqué, formé par un pessaire de Hodge supportant une cuvette d'où part une tige intra-utérine; je mentionnerai
aussi celui de Gehrung. Je préfère de beaucoup les **ceintures hypogastriques** aux pessaires vaginaux dans les cas d'antéflexion comme dans
l'antéversion, et, parmi ceux-ci, celui du Dumontpallier est, je crois,
suffisant.

Les **pessaires à tige**[1] ou intra-utérins (fig. 426), si prônés jadis par

<hr>

[1] Winckel. *Die Behandlung der Flexionen des Uterus mit intra-uterinen Elevatoren.* 1872.

Simpson en Angleterre et par Valleix en France[1], puis par Fehling[2] en Allemagne et Lefour[3] en France, ne doivent plus être employés[4]. Ils exposent, en effet, à l'infection de la muqueuse utérine, sans parler des accidents plus graves (ulcération, perforation) qu'ils ont pu causer exceptionnellement.

Contre les douleurs vives de la dysménorrhée, on emploiera comme calmant des suppositoires à la morphine et à la belladone[5]. On en introduira dans le rectum deux ou trois au besoin dans les vingt-quatre heures. Le **massage**[6] a donné de très bons résultats.

Enfin, si l'on acquiert la conviction que la dysménorrhée est d'origine ovarienne et non utérine, de telle

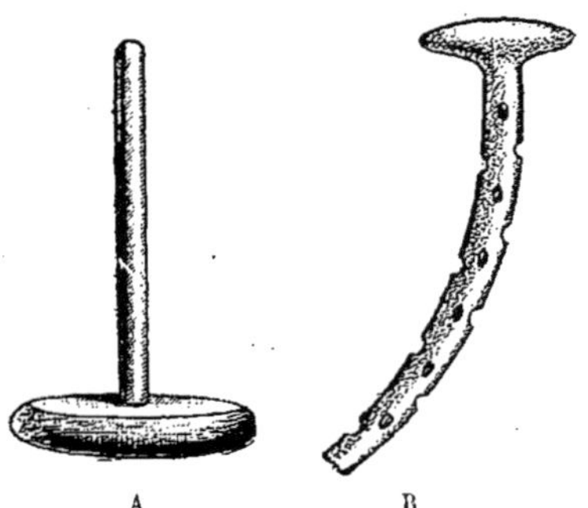

Fig. 426. — Pessaires à tige.
A. Pessaire à tige. — B. Tige intra-utérine de Fehling.

sorte que l'antéflexion n'y joue qu'un rôle apparent, on ne s'attardera pas à cet épiphénomène, et si l'intensité des symptômes légitime une décision aussi grave, on aura recours à la **laparotomie** et on appliquera aux lésions annexielles un traitement approprié (résection ovarienne, castration[7], etc.).

Dans les antéflexions congénitales, le col est souvent conique et l'orifice sténosé : c'est la principale cause des douleurs. On a longtemps pratiqué pour ces cas l'**incision bilatérale** avec le bistouri, le métrotome de J. Simpson, l'hystérotome de Collin, ou les ciseaux de Küchenmeister. Les résultats ainsi obtenus ne sont pas durables, car la cicatrisation rétablit à peu près l'état primitif. Une véritable **stomatoplastie** est de beaucoup préférable[8]. Cette opération sera décrite plus loin au chapitre de la Sténose du col.

L'antéflexion cervicale présente des indications spéciales; c'est surtout pour combattre la stérilité qu'on a pratiqué les opérations de

---

[1] Voir sur ce point historique : Rochard. *Histoire de la chirurgie française au XIXe siècle*, 1875, p. 834.

[2] Fehling in H. Fritsch. *Die Krank. der Frauen*, 5e édit., 1886, p. 244.

[3] Lefour. *Sem. Gyn.*, 1896, p. 193.

[4] Ce traitement trouve encore des partisans enthousiastes. G. Thomas. *New-York med. Journ.*, déc. 1888, t. XLVIII, p. 720.

[5] En voici une formule : R. Beurre de cacao.   2 grammes.
  Chlorhydrate de morphine. ⎱ āā 0,01   f. s. a.
  Extrait de belladone. . . . ⎰

[6] Viedow. Zur mechanischen Behandlung der Dysmenorrhee bei Anteflexio Uteri nach Thure-Brandt (*Centr. f. Gyn.*, 1890, n° 52, p. 930).

[7] H. Fritsch. Die Lageveränderungen der Gebärmutter, etc. (*Deutsche Chir.*, Stuttgart, 1885, p. 69).

[8] A. Martin. *Path. und Ther. der Frauenkrankh.*, p. 85.

discision. Marion Sims incisait la lèvre postérieure à l'aide de son bistouri à lame courte et tournante; Emmet pratique la même incision avec des ciseaux coudés, ce qui est préférable ; il achève la rectification du canal, en incisant, avec un ténotome courbe, sur la face antérieure, une certaine épaisseur de tissu formant une sorte d'éperon. L'incision est maintenue ouverte par un tube de verre. On a aussi enlevé un fragment triangulaire de la lèvre postérieure, ou cette lèvre tout entière. On a proposé des opérations plastiques plus compliquées (Küstner, Dudley, Reed[1]); je les rejette et leur ai substitué l'opération de la STOMATOPLASTIE PAR ÉVIDEMENT COMMISSURAL DU COL (voir p. 757).

Thiriar[2] a tenté de pratiquer la cure radicale de l'antéflexion au moyen d'une opération qu'il appelle **cunéo-hystérectomie**. Il fait une laparotomie et, les intestins étant refoulés en dehors de la cavité pelvienne, il attire le plus possible l'utérus au moyen d'une pince-érigne. Sur l'angle postérieur saillant de la flexion il résèque un segment cunéiforme comprenant toute la largeur de l'utérus et sur une hauteur d'environ 2 centimètres. Le lambeau enlevé doit intéresser toute l'épaisseur du tissu utérin, moins la muqueuse. Les bords de la plaie sont réunis par des points séparés au catgut et le ventre est refermé sans drainage. Il en résulte un raccourcissement de la face postérieure de l'utérus, qui corrige la coudure de l'organe. Cette opération ingénieuse est, au dire même de son auteur, peu facile à exécuter. Elle procède du reste d'une conception pathologique erronée, celle qui attribue les accidents de l'antéflexion à la déviation même de l'organe et non à son inflammation ou à son développement incomplet.

Je ne parle que pour mémoire des procédés de Nourse[3] et de Doyen[4] auxquels s'applique la même critique.

RÉTRODÉVIATIONS

Les déplacements en arrière sont de beaucoup les plus fréquents et ils entrent pour une assez large part dans la pathologie utérine. Sänger[5], sur 700 maladies de femmes, a compté 108 cas de rétrodéviations, soit 15,45 pour 100. Winckel a trouvé 19,10 et Löhlein 17 à 18 pour 100[6].

---

[1] DUDLEY. A plastic operation to straighten the anteflexed uterus (*Amer. Journ. of Obstet.*, 1891, t. XXIV, p. 145). — REED. The surgical treatment of anterior displacements of the uterus (*Transf. of the Amer. Gyn. Soc., Philadelphie*, 1891, t. XVI, p. 12).

[2] THIRIAR. Procédé opératoire pour guérir les flexions utérines (*Congrès international et périodique de gyn. et d'obst.*, Bruxelles, 1894, p. 512).

[3] NOURSE. *Amer. Journ. of Obst.*, 1896, p. 60.

[4] DOYEN. *Technique chirurgicale*, Paris, 1897. Masson, édit., p. 592 et suivantes.

[5] SÄNGER. *Soc. obstét. de Leipzig*, 17 nov. 1884 (*Centr. f. Gyn.*, 1885, p. 664).

[6] LÖHLEIN. *Zeitschr. f. Geb. und Gyn.*, 1882, t. VIII, p. 102. — MUNDÉ. *Amer. Journ. of Obstet.*, oct. 1881, p. 789.

La rétrodéviation s'observe dans deux conditions :

1° *Rétrodéviations non adhérentes* : l'utérus se porte en arrière par suite d'un relâchement des ligaments ou d'une coudure au niveau de l'isthme, mais sans y être attiré ou maintenu par des adhérences ;

2° *Rétrodéviations adhérentes* : la position vicieuse est acquise et fixée par des produits inflammatoires portant leur action directement sur l'utérus ou indirectement par l'intermédiaire des annexes.

Dans la classe des rétrodéviations non adhérentes, on peut établir deux divisions : les *rétrodéviations non adhérentes mobiles* et les *rétrodéviations non adhérentes mobilisables*.

Les premières sont relativement rares ; elles paraissent surtout dues à l'extrême laxité des ligaments et peuvent s'observer aussi bien chez les femmes nullipares que chez celles qui ont eu des enfants. Dans cette variété la rétrodéviation n'est pas la position constante, mais seulement la plus fréquente. En réalité, l'utérus y a une attitude indifférente, comme la tête osseuse dans les luxations vagues décrites par Gerdy. La position en arrière est simplement la plus habituelle, par suite de la poussée incessante des viscères sur un organe incomplètement maintenu qui oscille dans le pelvis à la manière d'un battant de cloche.

Les rétrodéviations *non adhérentes mobilisables* se rencontrent surtout chez les femmes ayant accouché, et la condition anatomique qui les favorise semble être un corps gros supporté par un col flexible. L'utérus peut alors se couder au niveau de l'isthme et la rétroflexion être quelque temps maintenue par une sorte d'enclavement au-dessous du promontoire. On peut réduire ces déviations que rien ne maintient, sinon un « coincement » mécanique ; elles deviennent alors mobiles quoique moins que celles de la variété précédente, car le col conserve une certaine fixité.

On le voit : dans ces deux classes de déviations mobiles, ce n'est pas la position en arrière qui est l'élément capital, c'est la *mobilité utérine extrême*. Les phénomènes morbides alors observés sont bien en rapport avec ce manque de stabilité de la matrice plutôt qu'avec son déplacement en arrière ; ils consistent surtout en phénomènes nerveux réflexes : neurasthénie, fatigue extrême pendant la marche, signes d'entéroptose, douleurs lombo-abdominales, troubles gastriques divers, etc.[1].

Toutes ces variétés de *rétrodéviations non adhérentes* peuvent se compliquer (quoique beaucoup plus rarement que les déviations fixes) de *lésions annexielles* unilatérales ou bilatérales[2].

---

[1] S. Pozzi. *Rev. de Gyn. et de Ch. abd.*, n° 5, 1897, p. 587.

[2] F. Jayle et A. de Lima. Du rôle capital des lésions annexielles dans les rétroflexions et rétroversions douloureuses. *Rev. de Gyn. et de Chir. abd.*, 1897, p. 975.

I. — Rétroversion.

Anatomie pathologique. Étiologie. — Toutes les fois que la vessie
s'emplit, la matrice se place en rétroversion physiologique temporaire ;
la tonicité des ligaments larges, des ligaments ronds et des ligaments
utéro-sacrés, qui, il ne faut pas l'oublier, contiennent une grande quantité de tissu musculaire lisse, ramène ordinairement l'organe dans sa
situation normale. Mais son poids est-il augmenté par une inflammation
et surtout par un retard dans l'involution post-puerpérale, les ligaments
ont-ils eux-mêmes subi un relâchement, tandis que la matrice est ren-

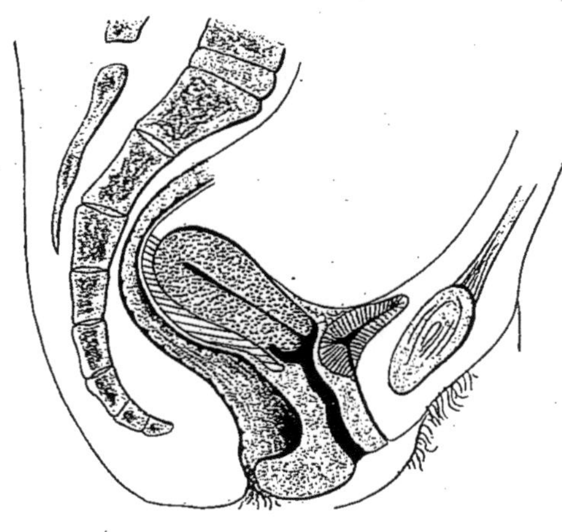

due turgescente par la
métrite, il peut se faire
que la rétroversion de-
vienne permanente sous
l'influence du décubitus
horizontal prolongé.

Des adhérences vien-
nent fixer l'organe dans
sa position nouvelle. Cette
pelvi-péritonite posté-
rieure, prenant son ori-
gine au niveau du pa-
villon des trompes en-
flammées, est même,
peut-être, parfois le fait
primordial.

Fig. 427. — Rétroversion avec adhérences étendues de
la face postérieure.

Un effort brusque ou
une chute est, d'autres
fois, la cause déterminante de la déviation[1] ; on peut voir ensuite se
prononcer un prolapsus du vagin et un léger abaissement de l'utérus.
La rétroversion est plus rare que la rétroflexion.

Symptômes. — Quand le déplacement se produit brusquement, à
la suite d'un effort, il s'accompagne d'une **douleur** subite et de phénomènes nerveux variés, comme peut le faire un abaissement subit de la
matrice survenu dans les mêmes conditions.

Si la déviation se développe progressivement, les symptômes se
confondent d'ordinaire avec ceux de la métrite ou de la paramétrite

[1] P. TILLAUX. Rétroflexion accidentelle et instantanée de l'utérus ; guérison immédiate par
le redressement (*Annal. de gyn.*, déc. 1889, t. XXXII, p. 405).

circonscrite qui lui ont donné naissance : on observe le **syndrome utérin**.
La stérilité est fréquente. Quant au ténesme vésical et rectal, parfois
très marqués, ils peuvent faire défaut.

La palpation, aidée du toucher, fait reconnaître la position du col en
avant, celle du corps en arrière, vers la concavité du sacrum où il est
plus ou moins immobilisé. Les deux segments de la matrice se continuent directement.

Diagnostic. — La palpation bi-manuelle aidée du toucher rectal et,
au besoin, le cathétérisme sont les moyens de reconnaître exactement
la situation de l'organe dont le col est dirigé en avant, tandis que le
fond du corps peut se sentir à travers le cul-de-sac postérieur.

Ce qui distingue cette déviation de la **rétroflexion**, c'est l'absence
d'angle, de coudure, entre le corps et le col. On ne confondra pas avec
elle un **fibrome** de la paroi postérieure de l'utérus, un noyau d'**hématocèle rétro-utérine**, une **tumeur de l'ovaire** ou de la **trompe**, prolabée
dans le cul-de-sac de Douglas, un noyau inflammatoire de **paramétrite
postérieure**, des **scybales** accumulées. Presque toutes les hésitations
que pourraient soulever ces diverses hypothèses seraient facilement
tranchées par le cathétérisme utérin combiné aux autres modes d'exploration ; celui-ci sera surtout utile pour la différencier de l'**antéflexion
cervico-corporelle**, qui est la source d'erreurs presque inévitables, si
l'on se borne au simple toucher du col, vu la direction antéro-postérieure de ce dernier.

II. — **Rétroflexion.**

Anatomie pathologique. Étiologie. — À l'inverse de l'antéflexion, la flexion en arrière date rarement de l'enfance ou de la puberté.
Cependant on peut la voir succéder à la métrite virginale ; la constipation habituelle et la masturbation en favoriseraient le développement
(Fritsch). Dans l'immense majorité des cas, la rétroflexion succède à
une métrite d'origine puerpérale ; l'absence d'involution de la face antérieure de l'utérus, causée par l'insertion de débris placentaires, jouerait ici, d'après E. Martin, un rôle analogue à celui que j'ai indiqué
pour l'antéflexion. Il faut aussi attribuer une influence considérable au
poids de l'organe enflammé, au relâchement des ligaments larges et des
ligaments ronds qui cessent d'orienter le corps en avant ; tandis que le
col reste fixé par les ligaments utéro-sacrés plus résistants, la flaccidité
des autres ligaments permet au corps de l'utérus de se couder en
arrière au niveau de l'isthme, en obéissant aux lois de la pesanteur
et à la pression du paquet intestinal. On peut voir, du reste, la rétroflexion succéder à la simple rétroversion ou même à l'antéversion : il

suffit, dans ce dernier cas, que l'angle de flexion soit resté flexible à la manière d'une charnière.

Le col est dirigé en bas et en avant ; il est ordinairement assez rapproché de la vulve, car il y a souvent un certain degré d'abaissement. L'orifice du col est entr'ouvert, les lèvres tuméfiées, par suite de la gêne

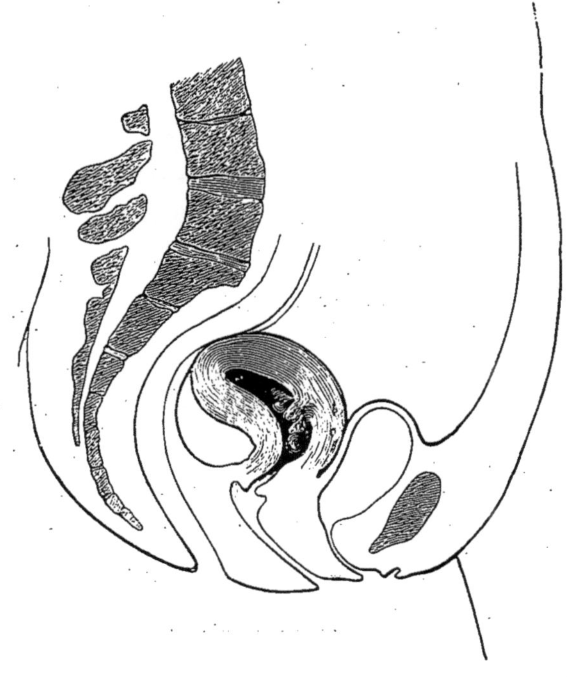

Fig. 428. — Rétroflexion de l'utérus, consécutive à une sub-involution de la paroi antérieure sur laquelle on distingue encore l'insertion du placenta (E. Martin, père).

de la circulation veineuse qui résulte de la coudure des vaisseaux ; il ne faut pas oublier, du reste, qu'il s'agit presque toujours de femmes atteintes en même temps de métrite d'origine puerpérale. Le corps de l'organe occupe le cul-de-sac de Douglas.

On a trouvé un amincissement marqué sur l'une ou l'autre des parois utérines, en avant (Ruge) ou en arrière (Fritsch).

On a souvent l'occasion de constater des adhérences, les unes périmétritiques, produites par des exsudats dans le cul-de-sac de Douglas, les autres paramétritiques, siégeant sous la séreuse, au niveau des ligaments utéro-sacrés. Schultze[1] a fait jouer un grand rôle au relâchement et à la perte de tonicité de ces ligaments (ou plis de Douglas) sous l'influence de la **paramétrite postérieure** post-puerpérale, dans la produc-

[1] Schultze. *Loc. cit.*, p. 259.

tion de tous les déplacements utérins. Pour bien comprendre alors la production de la rétroflexion, il faut supposer que, dans une première phase d'inflammation aiguë, ces ligaments conservent toute leur résistance, de manière à fixer encore le col ; ce ne serait que plus tard, dans la phase de régression de l'exsudat, que la dénutrition des ligaments amènerait leur flaccidité. Selon que l'isthme a résisté ou fléchi dans la première phase, on aurait alors une rétroversion ou une rétroflexion. En d'autres termes, la version suppose une altération des ligaments ; la flexion, une altération des ligaments et du parenchyme utérin tout à la fois.

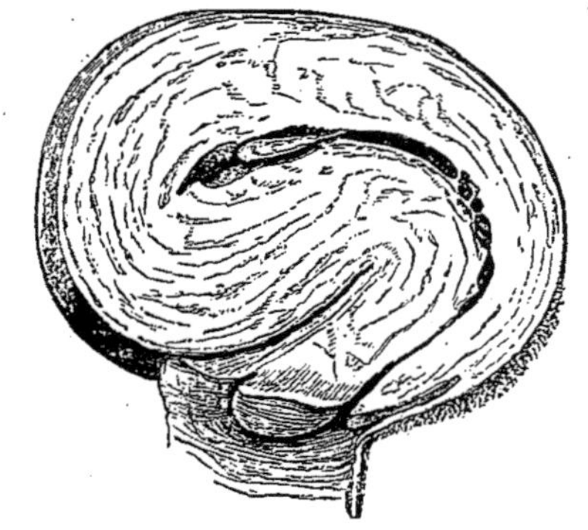

Fig. 429. — Rétroflexion extrême de l'utérus.

Les adhérences péritonéales, unissant le fond de l'organe au cul-de-sac recto-utérin, sont le plus souvent lâches et filamenteuses, se laissant facilement déchirer. D'autres fois, elles présentent une très grande résistance, qu'elles soient funiculaires ou lamellaires.

Les ovaires et les trompes sont souvent entraînés, par la déviation utérine, sur les côtés du cul-de-sac de Douglas. Il est probable qu'une partie au moins des phénomènes nerveux réflexes, souvent graves, pouvant aller jusqu'à la paraplégie, qui ont été notés dans certaines rétroflexions, est due aux tiraillements des annexes et non à la compression problématique des nerfs du plexus sacré ; tel est le rôle du **prolapsus des ovaires**, lésion accessoire dont on ne saurait faire une maladie distincte.

Il y a très souvent coïncidence de salpingite ; celle-ci est même de règle dans les rétroflexions irréductibles, et parfois cette irréductibilité provient bien moins de l'adhérence du corps utérin que de l'accolement des annexes aux parois pelviennes. Des poussées de péri-salpingite sont l'origine de ces adhérences, ainsi que des noyaux indurés douloureux ou indolents, à apparition et disparition rapides, que l'on observe souvent en arrière et sur les côtés du corps rétrofléchi[1].

Symptômes. — **Syndrome utérin** (étudié dans les métrites), **phénomènes nerveux réflexes** très accentués, **stérilité** ; tel est, en résumé, le bilan des symptômes rationnels. La **constipation**, avec ou sans ténesme, présente une opiniâtreté particulière, et Barnes attribue à la **coprémie**

[1] U. TRÉLAT. Des rétroversions et des rétroflexions adhérentes (*Semaine méd.*, 4 juill. 1888, p. 261).

qui en résulte le dépérissement des malades, dont l'origine est beaucoup plus complexe, en réalité.

Il convient d'insister particulièrement sur les **troubles nerveux** auxquels j'ai déjà fait allusion. Ils se traduisent le plus souvent par une difficulté extrême de la marche, hors de proportion avec ce que produirait une simple fatigue musculaire, et pouvant simuler la **paraplégie**; on observe des **névralgies** multiples; une **excitabilité hystériforme**; la **toux quinteuse**, la **dyspepsie**, etc. Chrobak[1] a observé un **asthme** très intense; Schröder, la **chorée**[2]; Kehrer[3], l'**aphonie**; Sielski[4], l'**hystéro-épilepsie**; Kiderlen[5], des **vomissements incessants**; le simple redressement de l'utérus a fait rapidement disparaître ces graves symptômes.

La **stérilité** est ordinairement la suite d'une rétroflexion. Toutefois la fécondation peut avoir lieu, et alors,

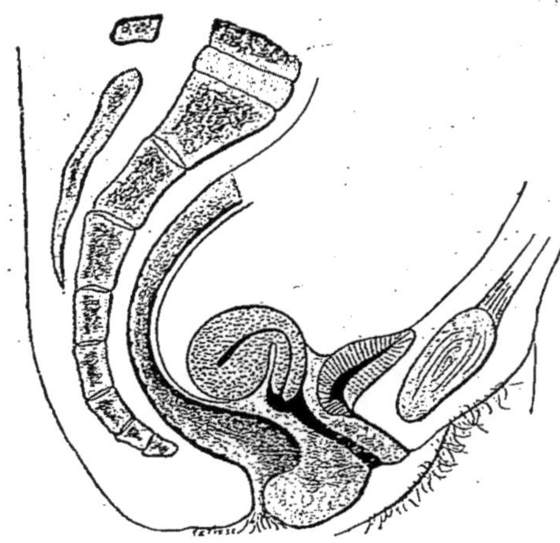

Fig. 450. — Rétroflexion de l'utérus chez une nullipare. (Le corps est mobile; le museau de tanche a conservé sa situation normale.)

ou l'utérus se redresse, ou il reste fléchi et s'enclave de plus en plus dans le petit bassin, donnant lieu aux phénomènes graves qui sont étudiés en obstétrique sous le nom de **rétroflexion de l'utérus gravide**[6]. Si l'on a soin de veiller à ce que l'involution de l'utérus se fasse dans de bonnes conditions après l'accouchement, on peut parfois obtenir ainsi, spontanément, le redressement de l'organe gestateur; la gravidité joue véritablement alors un rôle thérapeutique indéniable, mais qu'on a pourtant exagéré.

Diagnostic. — Le siège de la tumeur dans le cul-de-sac postérieur, facilement reconnu pour être le fond de l'utérus, grâce à la palpation bi-manuelle, l'absence de résistance dans le cul-de-sac antérieur au niveau de l'emplacement normal de l'organe, la possibilité de sentir

---

[1] Chrobak. *Wien. med. Presse*, 1869, n° 1, p. 8, et n° 2, p. 41.

[2] Schröder. *Berl. klin. Presse*, 1879, n° 1, p. 1.

[3] Kehrer. *Beiträge zur klin. und exper. Geb. und Gyn.*, Giessen, 1887, t. II, n° 3.

[4] Sielski. *Centr. f. Gyn.*, 1888, p. 695.

[5] Kiderlen. *Soc. obstét. et gyn. de Hambourg*, 2 avril 1889 (*Centr. f. Gyn.*, 1890, p. 81).

[6] Certains auteurs distinguent aussi la *rétroflexion post-puerpérale*, ou celle qui survient immédiatement après l'accouchement. Elle n'est souvent qu'un des symptômes de la métrite post-puerpérale avec retard d'involution, et disparaît comme elle par un traitement approprié.

l'angle de réunion du col et du corps, tels sont les caractères distinctifs
que recherchera le clinicien. Le Dentu[1] attribue une grande valeur
diagnostique à la présence d'une crète longitudinale, médiane, facile à
sentir sur la face postérieure de l'utérus. Sänger[2] a signalé, chez les
femmes atteintes de rétroversion congénitale, la présence d'une saillie
médiane du cul-de-sac vaginal antérieur, véritable frein de 1 centimètre
à 1 centimètre et demi de
hauteur qui divise le cul-
de-sac en deux facettes pla-
nes. Elle paraît être le vestige de la fusion tardive des
canaux de Müller. Le tou-
cher rectal peut être utile.
L'exploration avec la sonde
lèvera les derniers doutes :
on devra lui donner une
courbure convenable et
abaisser ou, du moins, fixer
le col utérin avec des pinces. Je renvoie, du reste, au
diagnostic, déjà exposé, de
la rétroversion (p. 639.)

Il importe de bien spéci-
fier le degré de mobilité
de l'utérus, afin de déterminer la nature du traite-

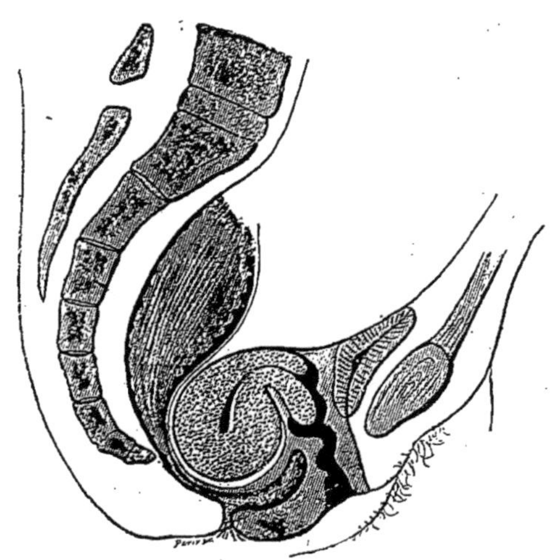

Fig. 451. — Rétroflexion très prononçée de l'utérus.
Compression du rectum dont la lumière est effacée. Hypertrophie du corps utérin. Atrophie de l'angle de flexion.
Épaississement de la lèvre postérieure du col; l'antérieure, amincie, se cache dans le cul-de-sac.

ment. Le professeur Trélat a divisé, à ce point de vue, les
rétroflexions en trois classes : 1° **réductibles**; 2° **résistantes**;
3° **adhérentes**. On se rend compte de ces divers degrés en essayant
la réduction, soit par la manœuvre bi-manuelle, soit par la sonde,
en appréciant la résistance qu'on rencontre et le degré de permanence
de la réduction.

L'existence de lésions annexielles sera recherchée avec soin et il est
important, comme je l'ai dit plus haut (p. 639), de ne pas perdre de vue
que ces lésions peuvent coexister même avec un utérus mobile.

Traitement de la rétrodéviation. — Faut-il préalablement
traiter la **métrite concomitante** ou tout d'abord corriger la déviation ?

[1] Le Dentu. Sur un signe de la rétroflexion et de la rétroversion de l'utérus (*Gaz. méd.
de Paris*, 1892, p. 241). — La crète médiane postérieure du corps de l'utérus, etc. (*Bull. et
Mém. de la Soc. de Chir.*, 1895, t. XXI, p. 214).
[2] Sänger. *Festschrift zur Feier des fünfzigjährigen Stiftungsfestes der Gesell. f. Geb. u.
Gyn. in Berlin.* Wien, 1894.

Les auteurs ont résolu cette question de différentes manières. Je crois qu'il y a tout intérêt à guérir d'abord l'inflammation de l'utérus, et de recourir au **curettage** simple ou combiné, à l'**amputation du col**. Il est assez fréquent de voir des rétroflexions cesser d'être douloureuses après guérison de la métro-salpingite, et même un certain degré de réduction spontanée peut, dès lors, avoir lieu par involution de l'utérus. Il est bon, dans ces cas spéciaux, de toujours faire, avant le curettage, une

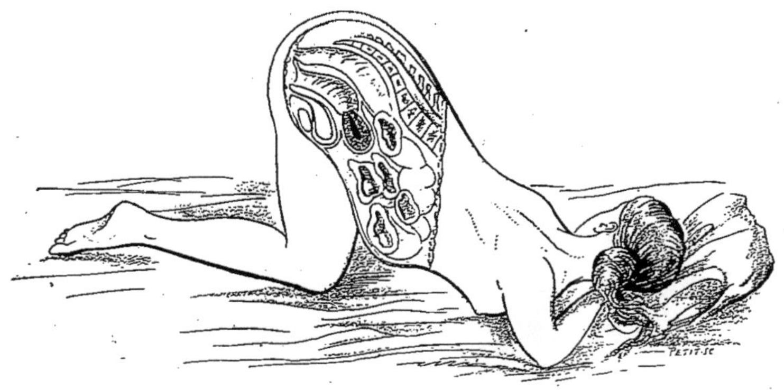

Fig. 452. — Réduction d'une rétroversion de l'utérus par la position génu-pectorale.

dilatation préalable avec la laminaire, ce qui commence déjà à redresser momentanément le canal utérin.

Si une péri-métro-salpingite aiguë vient compliquer la métrite, on s'efforcera de la faire disparaître par un traitement approprié (injections chaudes, bains, applications de tampons glycérinés sur le col, enveloppement humide et chaud de l'abdomen). Ce n'est que lorsque tout phénomène inflammatoire aura cessé, que le toucher des culs-de-sac n'éveillera plus de douleur, qu'on devra songer au redressement d'abord, puis au maintien de la réduction. La pratique contraire, préconisée par Poullet[1], me paraît très imprudente.

Réduction de la rétrodéviation. — On peut obtenir la réduction de la déviation utérine de diverses manières.

1° Réduction par la position génu-pectorale[2]. — Quand la femme se met dans la position génu-cubitale (fig. 157) ou génu-pectorale (fig. 158

[1] Poullet. *De l'intervention intra-utérine*, etc., lu à la *Soc. de méd. de Lyon*, 6 fév. 1888. — Roland. *Du traitement des rétroversions et rétroflexions utérines adhérentes.* Thèse de Lyon, 1888.

[2] Les avantages de cette posture paraissent d'abord avoir été mis en relief en Amérique par H.-F. Campbell (d'Augusta, Géorgie), Pneumatic self replacement of uterus (*Trans. of the Amer. gyn. Soc.*, Boston, 1877, t. I, p. 195) ; en Allemagne, par Solger, *Beiträge zur Geb. u. Gyn.*, Berlin, 1875 ; en France, par Courty, *Comptes rendus de l'Assoc. franç. pour l'avanc. des sciences*, Paris, 1881.

et 452), les jambes un peu écartées, et la fourchette déprimée de façon à permettre l'entrée de l'air dans le vagin, les viscères abdominaux tombent vers la concavité du diaphragme et l'utérus en rétrodéviation mobile reprend sa position naturelle. On peut, du reste, aider à cette réduction en maintenant la paroi vaginale écartée et en exerçant une traction sur le cul-de-sac postérieur avec une valve déprimant la four-

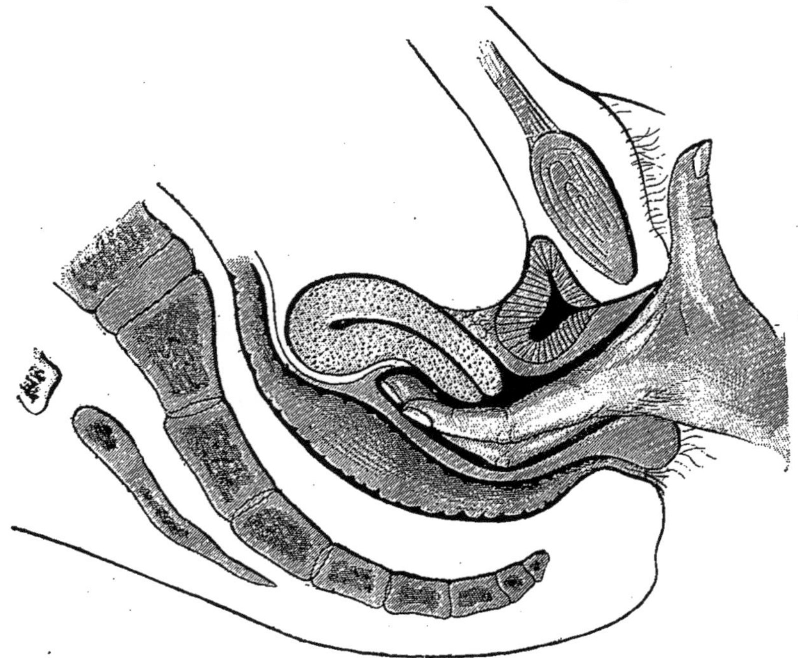

Fig. 455. — Réduction bi-manuelle d'une rétroversion ou rétroflexion.
1ᵉʳ temps : soulèvement de l'utérus.

chette. Cette *reposition spontanée aérienne*, comme l'a appelée Courty, constitue une gymnastique précieuse que toute femme peut facilement faire chaque jour, prenant matin et soir, durant quelques instants, l'attitude de la *prière mahométane* (Tarnier[1]) (fig. 157).

Tarnier recommande aux femmes, quand elles prennent cette posture, de s'introduire dans le vagin un petit spéculum grillagé ou simplement une canule à injections, afin de faciliter l'accès de l'air et le refoulement de l'utérus. Élisa Mosher[2], qui a, de nouveau, insisté sur le traitement par cette position, engage les malades à introduire leur doigt dans le vagin et à presser sur la face antérieure du col de manière à

[1] Tarnier. Préface à la trad. franç., par Bar, du *Traité de gyn. opér.* de Hegar et Kaltenbach. Paris, 1885.
[2] Elisa Mosher. *Amer. Journ. of Obstet.*, oct. 1887, p. 1028.

faire basculer l'utérus en avant. Si cette gymnastique est rarement
suffisante par elle-même, elle est, assurément, un précieux auxiliaire
pour le traitement des déviations en arrière qui sont de date récente.
On doit aussi conseiller aux malades de s'habituer à dormir sur le
ventre ou en semi-pronation.

   2° **Réduction bi-manuelle.** — On fait mettre la malade dans la position latérale de Sims, ou au besoin même dans la position génu-pecto-

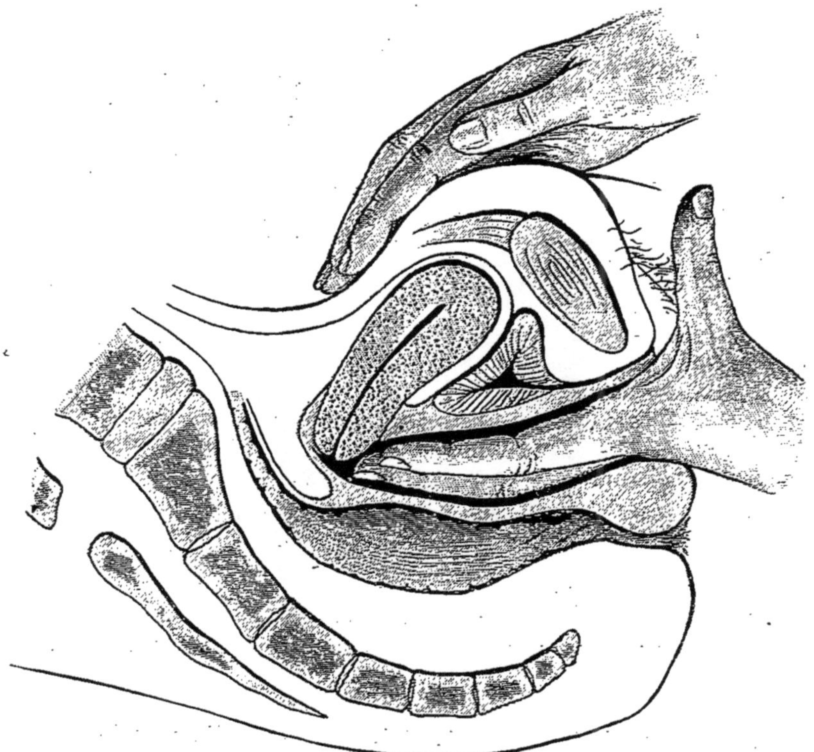

Fig. 454. — Réduction bi-manuelle d'une rétroversion ou rétroflexion.
2ᵉ temps : placement en antéversion de l'utérus réduit.

rale : on place dans le cul-de-sac postérieur ou dans le rectum un ou
deux doigts de la main gauche et l'on pousse le col en arrière, tandis
que la main droite, déprimant les parois abdominales au-dessus du
pubis, va saisir le corps et le ramène en avant en antéversion. Il faut,
en effet, exagérer la nouvelle position pour combattre efficacement la
tendance de l'organe à la rétroflexion. On facilite beaucoup cette manœuvre en fixant le col avec des pinces et en l'attirant légèrement en bas[1].

[1] OTTO KÜSTNER. *Centr. f. Gyn.*, 1882, n° 28, p. 453.

Dans les cas difficiles, Schultze[1] a préconisé l'introduction de l'index dans la cavité utérine préalablement dilatée ; grâce à l'action qu'il exerce ainsi directement sur le tissu utérin, il déchire, par des tractions énergiques, les adhérences postérieures qui s'opposent à la réduction. Il décrit minutieusement la façon de libérer l'utérus des pseudo-ligaments ou adhérences funiculaires qui le fixent en arrière et latéralement, ou

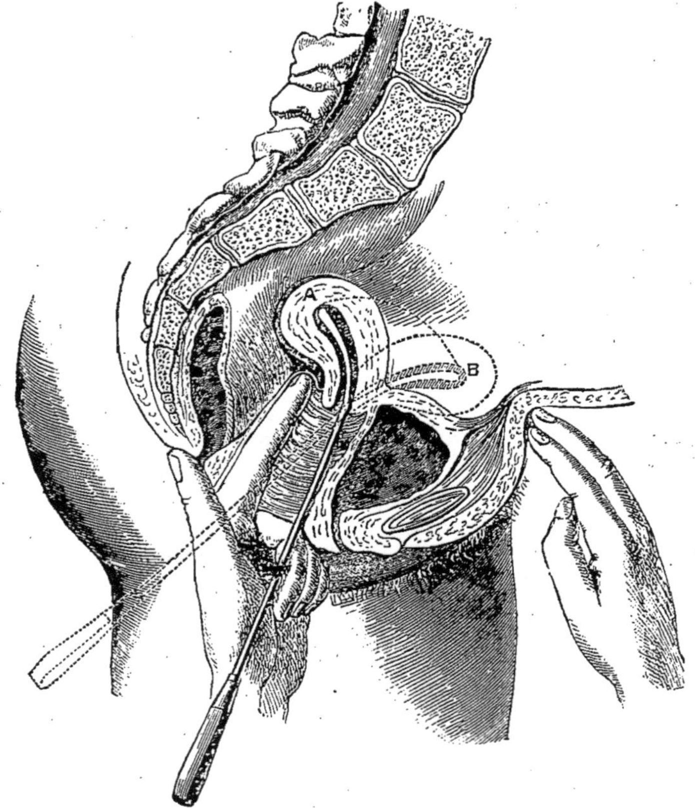

Fig. 435. — Réduction avec la sonde d'une rétroflexion de l'utérus.

des adhérences en surface, à la paroi antérieure du rectum. Grâce à l'anesthésie, on peut aussi sentir les ovaires, et il affirme qu'on arrive à détruire leurs adhérences. Cette manœuvre hardie a trouvé des imitateurs, mais a aussi soulevé des oppositions (Schröder). Il est incontes-

[1] Schultze. Eine neue Methode der Reposition hartnäckiger Retroflexion des Uterus (*Centr. f. Gyn.*, 1879, n° 3, p. 49). — Ueber Diagnose und Lösung peritonealer Adhäsionen (*Zeitschr. f. Geb. und Gyn.*, 1887, t. XIV, n° 1, p. 23). — Zur Therapie hartnäckiger Retroflexion der Gebärmutter (*Samml. klin. Vorträge*, N. F., 1891, n° 24, p. 187). — Emmen. Eleven cases of retroflexion on the uterus, etc., treated by forcible separation of adhesions (*Amer. Journ. of Obstet.*, oct. 1880, t. XIII, p. 856).

table que Schultze en a obtenu de très remarquables succès; mais s'il existe de l'inflammation des trompes, elle peut leur donner un coup de fouet redoutable et elle me paraît véritablement dangereuse.

3° **Réduction avec la sonde.** — C'est la méthode qui, pendant long-temps, a été le plus généralement employée; Schultze l'a préconisée dans le cas où les adhérences à vaincre n'offrent pas une résistance exceptionnelle.

On opère aussi dans la position latérale de Sims, ou génu-pectorale. La sonde métallique, qu'on doit choisir assez grosse et résistante, sera d'abord introduite plusieurs fois de suite, de façon à redresser le plus possible la rétroflexion et à la transformer momentanément en rétroversion. Puis, faisant décrire à la sonde un arc de cercle, on forcera son bec à opérer dans la cavité utérine une rotation qui portera sa con-

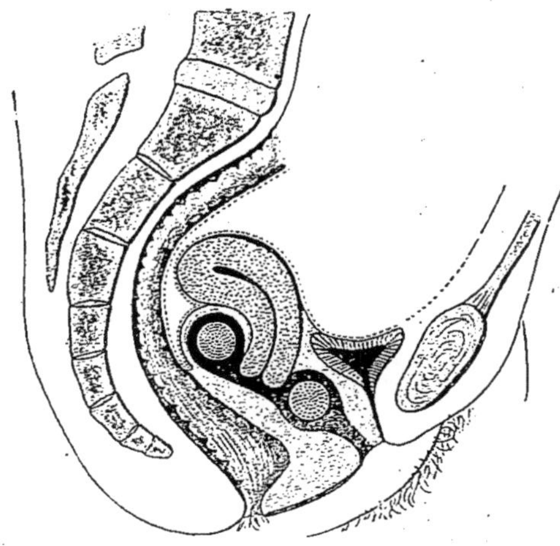

Fig. 456. — Pessaire annulaire de Dumontpallier, en place, dans un cas de rétroflexion réductible qu'il est en train de transformer en rétroversion (la réduction de celle-ci peut parfois ensuite se faire spontanément).

cavité en avant. L'utérus est alors redressé, mais en rétro-position : pour le porter en avant, on abaisse le manche de l'hystéromètre vers la fourchette (fig. 435).

Dans toute cette manœuvre, il ne faut pas faire d'efforts brusques, mais exercer une pression douce et continue, qui peut être très forte, si elle est progressive. Il est bon de faire précéder la séance de redressement d'une dilatation à la laminaire qui donne plus de souplesse aux tissus; on fera aussi, dès le début, le curettage de l'utérus dont la muqueuse est plus ou moins malade, surtout au niveau de l'angle de flexion. On peut terminer la réduction en une séance. D'autres fois, il y aura intérêt à faire plusieurs séances, tous les deux ou trois jours; après chacune d'elles on maintiendra le degré de redressement obtenu, en plaçant avec soin des tampons de gaze aseptique dans le cul-de-sac postérieur. Finalement, on introduira un pessaire.

L'instrument le plus simple, pour la réduction, est l'hystéromètre. Il est préférable aux repositeurs divers qui ont été inventés, tels que ceux de Sims, et de J. A. Miller (de San Francisco[1]). Trélat a aussi

[1] ALEX. MILLER. *Amer. Journ. of Obstet.*, 1887, t. XX, p. 146.

fait construire un **redresseur**, sorte de sonde utérine articulée dont la courbure peut être exagérée après son introduction dans l'utérus.

Je préfère beaucoup, pour ma part, à cette manœuvre qui n'est pas sans dangers, la réduction bi-manuelle opérée dans la position déclive et, au besoin, sous le chloroforme.

Pour la *fixation de l'utérus réduit*, on peut employer des moyens prothétiques (**pessaires**), ou pratiquer des **opérations** diverses.

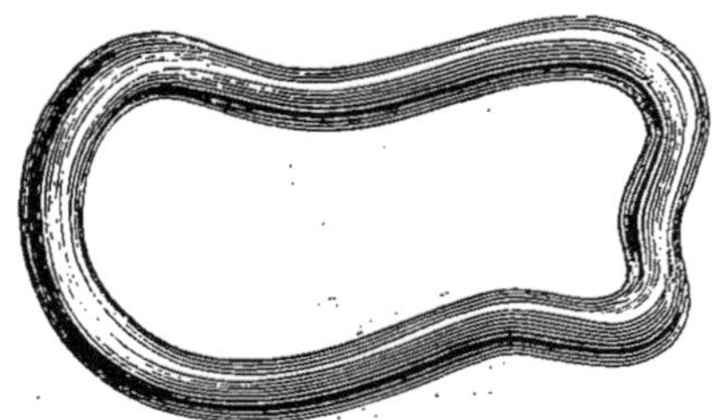

Fig. 457. — Pessaire de Hodge avec une encoche antérieure pour éviter la compression du canal de l'urètre.

Pessaires. — Le nombre de pessaires employés pour maintenir les rétroflexions est considérable

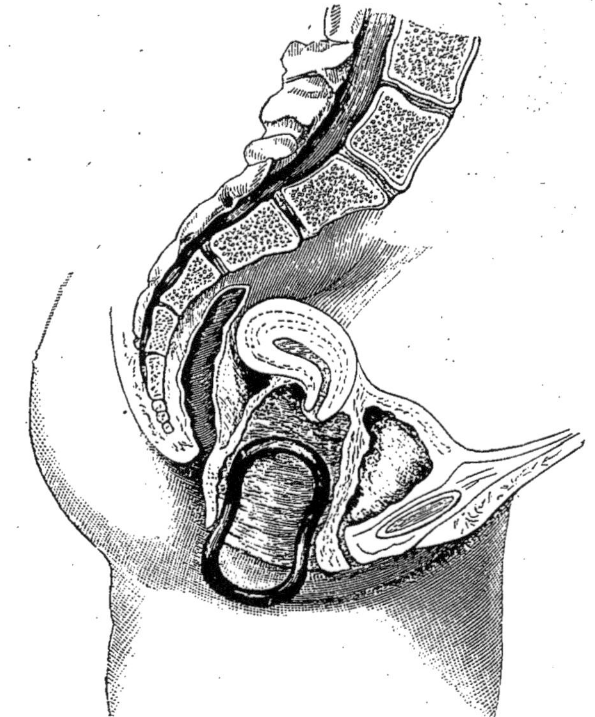

Fig. 438. — Introduction du pessaire de Hodge dans un cas de rétroflexion (celle-ci devra être préalablement réduite).

et augmente tous les jours. Je renvoie pour la description de ces modèles variés aux articles spéciaux[1], et je me bornerai à décrire les plus usuels, qui sont aussi les meilleurs.

[1] A. AUVARD. Art. PESSAIRE du *Dict. encycl. des sciences méd.*, 2e s., t. XXIII, p. 614.

Un simple tampon, convenablement placé et renouvelé, dans le cul-de-sac postérieur du vagin, est déjà un moyen de contention. Mais il vaut beaucoup mieux appliquer un **pessaire indifférent**, comme le pessaire annulaire de Dumontpallier, qui a pu, parfois, dans les cas de rétroflexion réductible, même en l'absence de manœuvre chirurgicale, amener le redressement de l'utérus par la pression qu'il exerce (fig. 436). Enfin, un moyen de contention meilleur encore est le **pessaire de Hodge**, à double courbure (fig. 437, 438 et 439).

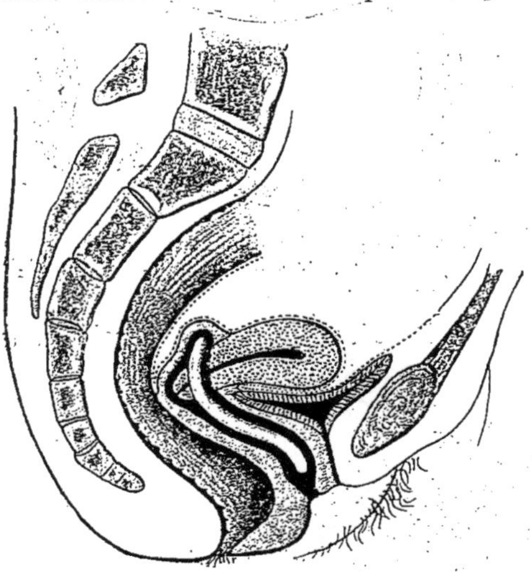

On doit choisir le pessaire pour chaque cas, selon les dimensions du vagin; trop petit, il n'est d'aucune utilité; trop grand, il devient intolérable. Si le périnée est résistant, le pessaire pourra être un peu rétréci inférieurement (pessaire d'Albert Smith); ce serait un inconvénient dans le cas contraire. Il est bon de ménager une petite encoche à la partie antérieure, pour éviter la compression de l'urètre (fig. 437). Des pessaires commodes sont ceux qui sont formés d'un épais fil de cuivre recouvert de caoutchouc : on peut instantanément modifier leur forme, quoiqu'ils offrent une bonne résistance; on doit, en effet, savoir adapter l'instrument à certains cas, en donnant une ampleur plus ou moins grande aux courbures. Les pessaires en caoutchouc durci sont aussi très bons, inaltérables, et l'on peut les ramollir dans l'eau chaude pour en remanier la forme. Dans les cas difficiles, on peut modeler le pessaire avec un anneau d'étain flexible, et quand on s'est assuré qu'il est exactement adapté au cas spécial, on fait faire sur ce modèle un pessaire en aluminium, qui a l'avantage d'être à la fois léger et résistant; comme les sécrétions vaginales l'altèrent à la longue, on devra souvent le renouveler.

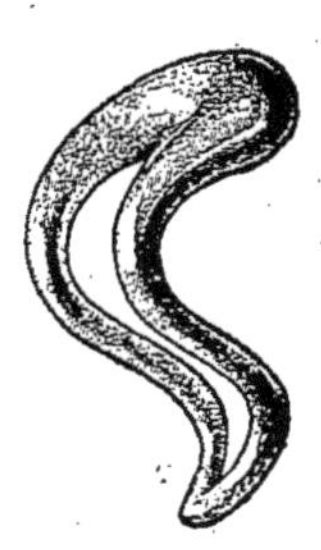

Fig. 439. — Pessaire de Hodge en place, après réduction d'une rétrodéviation.

Fig. 440. — Pessaire de Gaillard-Thomas.

Il faut toujours que l'extrémité inférieure du pessaire reste un peu au-dessus du méat urinaire.

G.-Thomas a augmenté l'épaisseur de l'arc postérieur du pessaire de Hodge pour l'empêcher de se loger dans l'angle de l'antéflexion reproduite, et en a accentué la courbure (fig. 440 et 441).

Pour introduire un pessaire de Hodge (qui est le plus commode et le plus employé), la malade sera couchée sur le côté. On présente l'instrument enduit de vaseline à la vulve de manière à le faire cheminer d'abord à plat le long d'une des faces latérales du vagin; pendant ce temps on écarte d'abord les lèvres, puis on accroche la fourchette avec le doigt pour la déprimer. Dès que le pessaire a franchi la partie inférieure du vagin (fig. 438) et peut facilement être tourné dans la partie supérieure, plus vaste, on lui fait subir un mouvement de glissement en haut et en arrière, suivant une demi-spirale qui le porte sur la paroi postérieure. On n'a plus qu'à presser avec l'index sur la courbure supérieure pour qu'il aille se loger dans le cul-de-sac postérieur. Le pessaire se trouve ainsi placé obliquement dans le vagin, de haut en bas et d'arrière en avant. La pression abdominale, agissant sur le plancher pelvien d'une façon constante et avec exagération au moment des efforts, tend à refouler le pessaire sur un plan horizontal. Il oscille alors au niveau d'un axe fictif qui passerait par le milieu de son diamètre transversal, de telle sorte que son extrémité inférieure s'élève, tandis que la supérieure s'abaisse et, par suite, presse sur la paroi postérieure du vagin. Le cul-de-sac postérieur est donc d'autant plus tendu et le col utérin d'autant plus attiré en arrière que la pression intra-abdominale est plus forte. Du même coup, le corps se porte en totalité en avant, si la rétroflexion a été préalablement réduite. Du reste, il n'est pas inutile de remarquer que, même quand cette réduction est incomplète, on a pu retirer quelque bien d'un pessaire de Hodge et même d'un simple pessaire annulaire; sans doute, ils n'agissent alors qu'en diminuant la mobilité de l'utérus.

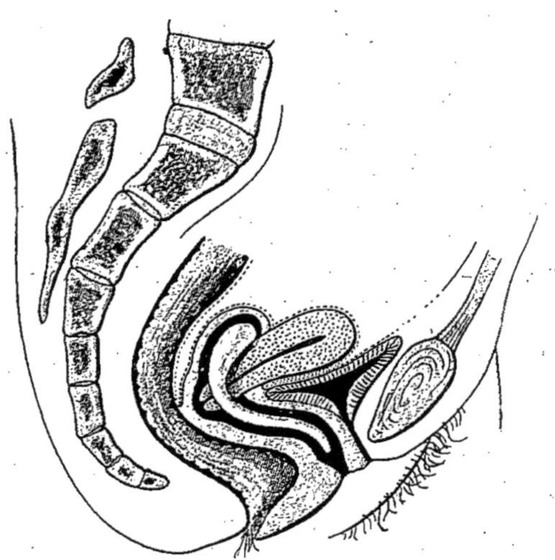

Fig. 441. — Pessaire de G.-Thomas en place, après réduction de la rétrodéviation.

Le **pessaire en berceau**, ou à simple courbure (fig. 442), a l'avantage de ne pas descendre aussi bas que celui de Hodge et de soutenir du même coup la paroi antérieure du vagin ; il convient donc spécialement aux cas où il existe aussi un peu de relâchement de cette paroi. Mais il a une action moins puissante que le pessaire-levier à double courbure de Hodge[1].

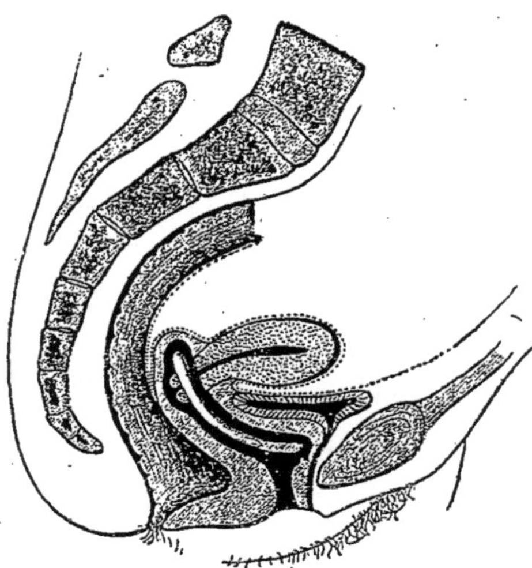

Fig. 442. — Pessaire en berceau en place, après la réduction d'une rétrodéviation.

Pourvu que la malade se fasse des injections vaginales deux fois par jour, elle peut conserver le pessaire deux ou trois mois, au bout desquels on le retire pour se rendre compte de la position de l'utérus. S'il demeure réduit en antéversion, on peut supprimer le pessaire, sinon on le replace. Les accidents qu'on a cités après le long séjour de pessaires sont relatifs à ces instruments au fond du vagin, sans aucun soin de propreté.

l'oubli complet, durant des années, de

Les pessaires précédents agissent indirectement sur le col par la tension des parties voisines. Une autre espèce de pessaire est constituée par ceux qui ont une action directe sur l'organe. Schultze applique des **pessaires en huit de chiffre** qui saisissent le col lui-même et le refoulent en arrière ; ils sont formés d'un fil de cuivre entouré d'une chemise de caoutchouc (fig. 443). On choisit le pessaire de telle sorte que la boucle supérieure du 8 embrasse le col sans l'étrangler,

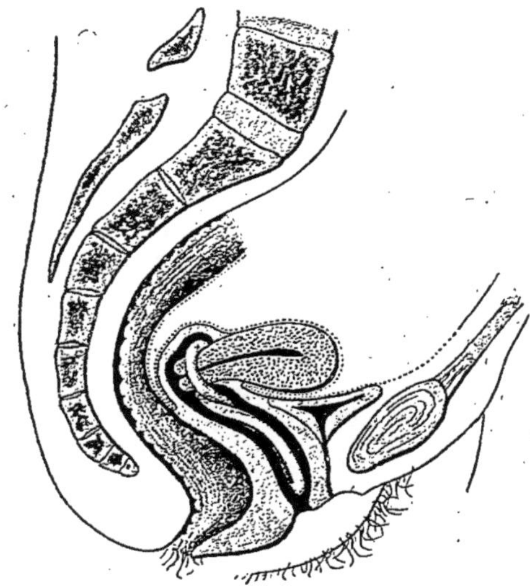

Fig. 443. — Pessaire en huit de chiffre de Schultze en place, après la réduction d'une rétrodéviation.

tandis que la boucle inférieure est proportionnée à la capacité du vagin et à l'ouverture de l'arcade ischio-pubienne. Ces pessaires sont mieux

---

[1] SCHRÖDER. *Mal. des organes génitaux de la femme*, trad. franç. de Lauwers, 1899.

supportés par les nullipares dont le vagin offre une résistance suffisante pour qu'on n'aille pas chercher un point d'appui au delà, sur le squelette ; ils peuvent, dans ce dernier cas, devenir intolérables.

Quand le périnée est très flasque, le vagin vaste et relâché, Schultze emploie un **pessaire en traîneau** (fig. 444), dont se rapproche beaucoup le pessaire proposé par Vulliet (fig. 445).

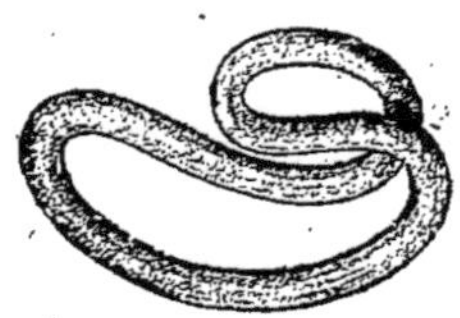

Fig. 444. — Pessaire en traineau de Schultze.

Fritsch[1] (fig. 446) a combiné le pessaire de Schultze à celui de Hodge (il se sert d'instruments en caoutchouc durci) ; c'est spécialement dans les premiers jours qui suivent la réduction qu'il les emploie, après quoi il les remplace par un pessaire de Hodge à forte courbure.

On a préconisé[2] des pessaires dont le point d'appui est à l'extérieur, comme dans les **hystérophores** employés pour les chutes de l'utérus. Ce sont de mauvais appareils, incommodes et infidèles.

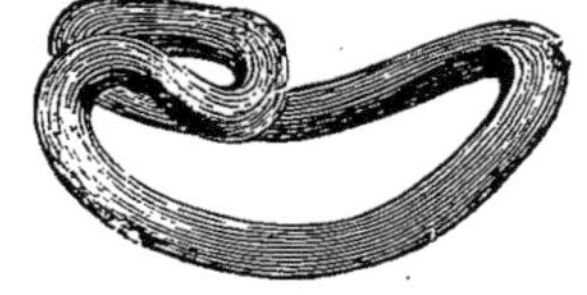

Fig. 445. — Pessaire de Vulliet.

Les **pessaires à tige intra-utérine** ont joui d'une grande vogue, il y a quelques années on en a fait un véritable abus[3]. Laissés longtemps à demeure, ils altèrent la muqueuse utérine et provoquent la sclérose du tissu utérin. Je ne les admettrais qu'exceptionnellement comme pour maintenir durant quelques jours une réduction difficilement effectuée, en particulier comme auxiliaires de certaines réductions opératoires. Courty[4] plaçait un **tuteur galvanique utérin** durant quelques heures, après chaque séance de redressement à la sonde, une à deux fois par semaine. Alexander maintient aussi l'utérus en antéversion avec le pessaire intra-utérin, après le raccourcissement des ligaments ronds.

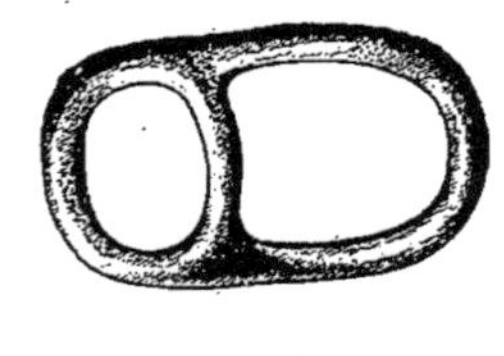

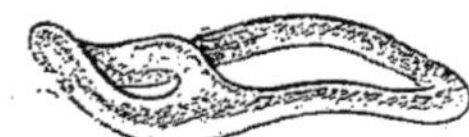

Fig. 446. — Pessaire de Fritsch.

Les modèles de Chambers, Meadows, etc., tout ingénieux qu'ils sont, ne valent pas mieux que les autres.

Quel que soit le pessaire qu'on emploie, il y a un grand nombre de cas où la contention est absolument impossible.

---

[1] H. FRITSCH. *Die Lageveränderungen*, etc., p. 141. — Le professeur TARNIER, pour remplir la même indication, a fait adapter à la partie moyenne du pessaire de Hodge une barre transversale courbée en croissant, à concavité postérieure.

[2] G.-THOMAS. *Diseases of women*, 5e édit., p. 363 et 379.

[3] LEFOUR. *Sem. gyn.*, 1896, p. 193.

[4] COURTY. *Traité prat. des maladies de l'utérus.* Paris, 5e édit., 1881. p. 705.

Sänger[1], d'après une statistique personnelle très soignée, faite de 57 cas de sa pratique privée, n'a obtenu que 7 guérisons, soit 12,2 pour 100, par les pessaires, et 27 améliorations, soit 47 pour 100; dans 15 cas, soit 26,5 pour 100, aucun résultat local, quoiqu'il y ait eu diminution des symptômes subjectifs[2].

Parfois, c'est la mobilité extrême de l'organe, d'autres fois l'amplitude et la laxité du vagin, le relâchement du périnée, qui sont cause de l'insuccès du pessaire. Dans ce dernier cas, on peut essayer d'en combiner l'emploi avec celui d'une **pelote périnéale** (fig. 479) qui souvent soulage beaucoup les malades réfractaires à toute opération. S'il y a en même temps abaissement de l'utérus ou procidence du vagin, les opérations plastiques, qui seront décrites à propos de ces affections, constitueront le meilleur traitement. Enfin, si les annexes sont malades c'est à elles surtout que devra s'adresser l'intervention, et l'application d'un pessaire restera sans effet.

Les malades seront toujours très soulagées, surtout si le ventre est volumineux, par une **ceinture abdominale** (fig. 254).

Traitement chirurgical. — On doit distinguer, au point de vue des indications du traitement chirurgical, les cas où la rétrodéviation est mobile ou mobilisable et ceux où elle est fixe.

Dans les rétrodéviations fixes (ce dont on doit toujours s'assurer sous le chloroforme), la **laparotomie** est seule indiquée. Une fois l'utérus libéré de ses adhérences postérieures, on juge de la conduite à tenir et, suivant les cas, après conservation ou ablation uni ou bilatérale des annexes, on fixera l'organe en bonne position par un des nombreux procédés recommandés ou on en pratiquera l'ablation.

Dans les rétrodéviations mobiles ou mobilisables, sans lésions des annexes, avant d'avoir recours à la laparotomie, il est bon de chercher à maintenir l'utérus redressé par des opérations ne comportant pas l'ouverture de la cavité abdominale.

Dans l'exposé de ces diverses interventions j'étudierai d'abord celles qui utilisent la **voie sus-pubienne** (extra ou intra-péritonéales), puis je décrirai celles qui se pratiquent par la **voie vaginale**.

Des opérations exécutées par la voie sus-pubienne, la première en date est l'opération d'Alquié-Alexander-Adams ou raccourcissement extra-abdominal des ligaments ronds.

I. *Raccourcissement extra-abdominal des ligaments ronds ou opération d'Alquié-Alexander-Adams.* — L'idée de redresser ou de

---

[1] SÄNGER. Ueber Behandlung der Retroversio-flexio Uteri (*Centr. f. Gyn.*, 1885. p. 666).

[2] SÄNGER (*loc. cit.*) indique, dans son mémoire, des chiffres de pourcentage erronés; je les ai modifiés.

soulever la matrice en raccourcissant les ligaments ronds appartient à
Alquié, de Montpellier[1]. Deux chirurgiens anglais, Alexander et Adams,
ont eu le mérite d'inventer de nou-
veau l'opération et de la pratiquer
presque simultanément; mais il
n'est que juste de joindre à leurs
noms celui de notre compatriote.

Cette opération n'est évidemment applicable qu'aux rétrodéviations mobiles ou mobilisables
sans lésions notables des annexes.

Le raccourcissement des ligaments ronds a été employé contre
la rétroflexion pour maintenir la
réduction, préalablement effectuée,
et aussi contre le prolapsus utérin.
J'aurai donc à y revenir, à propos de cette dernière affection.

L'opération a d'abord été mal
accueillie en Angleterre[2], en Alle-

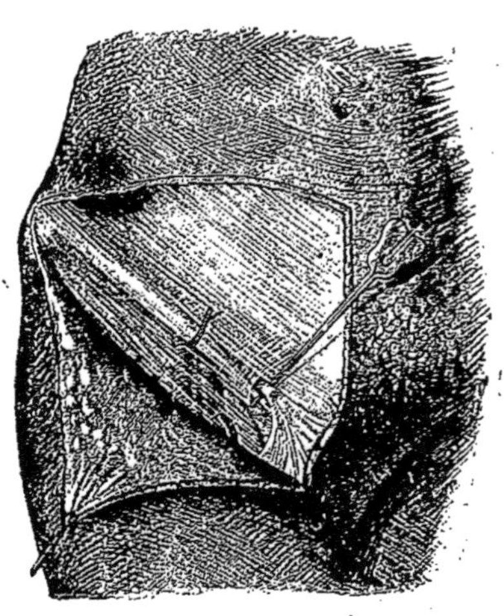
Fig. 447. — Le ligament rond au niveau de l'an-
neau inguinal externe.

magne[3] et en France[4]. On a déclaré, après des recherches insuffisantes ou malheureuses, que les ligaments ronds étaient à peu près

[1] ALQUIÉ présenta à l'Académie de médecine, le 17 nov. 1840, un mémoire *sur une nouvelle méthode pour traiter les divers déplacements de la matrice* (*Bull. de l'Acad. de Méd.*,
1840-1841, t. VI, p. 223), mais aucun rapport ne fut fait à ce sujet. En 1858, ARAN (*Maladies
de l'utérus*, p. 1039) mentionne le procédé d'ALQUIÉ en disant : « Ce sont là des choses
sinon impraticables, du moins dont l'exécution présente de sérieuses difficultés et des
dangers tels que l'on ne saurait les recommander expressément. » Rien n'était venu relever
cette opération du discrédit où elle était tombée, avant même d'avoir été pratiquée, car
DENEFFE, qui l'essaya en 1864, à Gand, fit une opération incomplète (*Presse méd. belge*,
sept. 1885), et FREUND s'était borné, en Allemagne, à des expériences cadavériques (FRITSCH.
loc. cit., p. 160). — ALEXANDER fit sa première opération le 14 déc. 1881, et la publia dans
le *Liverpool med. Journ.*, janv. 1885. — ADAMS en avait déjà décrit le manuel opératoire
dans le *Glasgow med. Journ.*, juin 1882, mais sa première opération ne fut faite que deux
mois après celle d'ALEXANDER. (Voir pour l'historique détaillé J.-E. MANRIQUE. *Étude sur l'opération d'Alexander*. Thèse de Paris, 1886.)
[2] *Brit. med. Assoc.*, 10 juin 1885. — *Société d'obstét. d'Édimbourg*, 25 mai 1885.
[3] WINCKEL. *Lehrb. der Frauenkr.*, 1886, p. 365.
[4] DOLÉRIS et RICARD (*Union méd.*, 24 nov. 1885), se basant sur des investigations portant
sur 28 cadavres, affirmèrent « qu'à partir de l'orifice inguinal interne, il n'existe plus, à
proprement parler, que des vestiges insignifiants du ligament rond : nuls chez les jeunes
sujets, nuls chez les femmes maigres, introuvables, s'ils existent, chez les sujets très gras,
ils sont un peu plus visibles chez quelques vieilles femmes et dans la période post-puerpérale ». — Toutefois, à la suite d'une note contradictoire de BEURNIER (*Union méd.*, 6 déc.
1885), ces mêmes auteurs se hâtèrent de revenir (*Union méd.*, 29 déc. 1885) sur les affirmations si catégoriques de leur premier mémoire. DOLÉRIS fit dans le même sens rectificatif
une communication à la Société obstétricale de Paris (*Nouv. Arch. d'obstét. et de gyn.*,
1886, p. 90), et depuis, il est devenu le plus ardent partisan de l'opération qu'il avait
d'abord déclarée presque impraticable. (DOLÉRIS. De l'opération du raccourcissement des
ligaments ronds. *Nouv. Arch. d'obst. et de gyn.*, 1886, p. 10, 68, 158, 229, et Pathogénie
et traitement des déviations utérines. *Ibid.*, 1890, p. 52).

introuvables] au delà de l'orifice inguinal externe. Une réaction s'est produite, et l'opération compte aujourd'hui de nombreux partisans, quoi-que ses indications pré-cises et ses avantages soient loin d'être égale-ment appréciés.

Je décrirai la technique opératoire, en me basant à la fois sur le mémoire où Alexander[1] a indiqué sa pratique définitive, et sur ma propre expérience. (Cette opération doit sou-vent être précédée, comme temps préliminaire, du curettage et de la résection du col.)

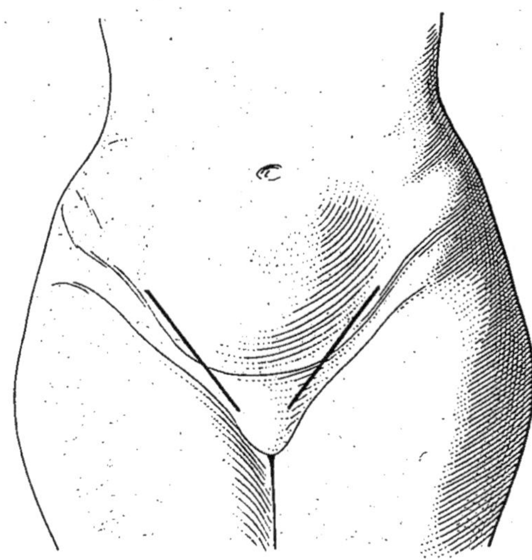

Fig. 448. — Lignes d'incision de l'opération d'Alquié-Alexander.

1er temps. Découverte des ligaments. — Recherche de l'épine du pubis; incision parallèle à l'arcade de Fallope sur une étendue de 5 à 8 centimè-tres, allant jusqu'aux apo-névroses; on reconnaît avec l'index le point faible qui correspond à l'anneau in-guinal externe, et on dis-sèque avec précaution pour mettre à nu les piliers, ainsi que les fibres interco-lumnaires ou arciformes qui limitent en haut et en dehors l'orifice inguinal. On incise la lamelle cellu-leuse qui s'étend entre les piliers de l'anneau ingui-nal; aussitôt on voit saillir hors de l'orifice un petit peloton de graisse fine] et jaune, sur laquelle Imlach[2]

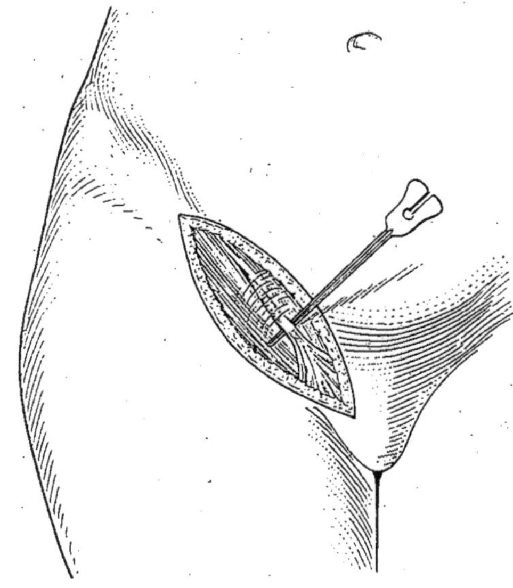

Fig. 449. — Découverte de l'extrémité inguinale du ligament rond.

[1] W. ALEXANDER. *Brit. gyn. Journ.*, nov. 1885, p. 246.
[2] F. IMLACH. *Edinb. med. Journ.*, avril 1885, p. 915.

a insisté. On écarte, si on la voit, une branche nerveuse (rameau génital du nerf génito-crural) et l'on cherche, avec la sonde cannelée, le ligament rond qui se présente sous l'aspect d'un cordon ou d'une bandelette rougeâtre, parfois pénicillé à son extrémité inférieure (fig. 447); dès qu'il est reconnu, on le saisit avec des pinces, puis on le dénude avec un instrument mousse. Pour faciliter la recherche et la libération du ligament rond, il est utile d'ouvrir délibérément tout le. trajet inguinal en sectionnant toute la paroi antérieure du canal, comme pour la cure radicale d'une hernie. Cela fait, on recouvre la plaie d'une

compresse aseptique et on passe à l'autre côté pour répéter la même manœuvre; on recouvre aussi provisoirement la seconde plaie pour s'occuper du deuxième temps.

2ᵉ temps. Redressement de l'utérus. — Le redressement est fait par un aide, soit avec un doigt introduit dans le vagin, soit à l'aide de l'hystéromètre; dès que l'aide opère ce redressement en s'aidant de la réduction bi-manuelle, le chirurgien découvre les plaies, saisit les ligaments ronds dénudés, et achève au besoin leur isolement : il poursuit

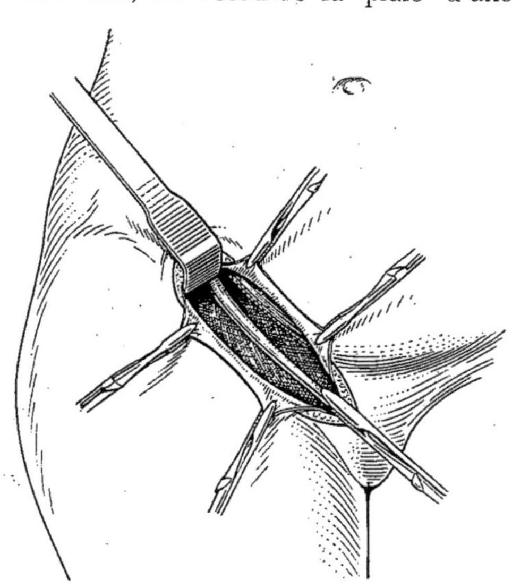

Fig. 450. — Le ligament rond isolé après ouverture du canal inguinal.

cette libération jusqu'à l'orifice inguinal interne. Il tire alors successivement à droite et à gauche sur le ligament, qui, en cette région, se présente sous forme d'un cordon blanc, jusqu'à ce qu'il arrive près de la corne utérine. Il faut, en général, réséquer le ligament sur une longueur de 8 à 10 centimètres. La longueur de 4 à 5 centimètres, qui a paru suffisante à quelques chirurgiens, ne donne qu'un redressement illusoire. Pour éviter de blesser la séreuse, le professeur Duplay a proposé[1] de jeter, sur la partie la plus reculée de la portion intra-inguinale du ligament rond mis à nu, une ligature au catgut; si la séreuse a été attirée en doigt de gant, la ligature ferme ce cul-de-sac. Je m'abstiens, pour ma part, de cette manœuvre.

Il faut tirer à la fois et également des deux côtés; on doit être pré-

---

[1] Voir C.-L.-E. Beurnier. *Ligaments ronds de l'utérus.* Thèse de Paris, 1886, p. 95.

venu que les ligaments viennent très facilement avec un léger effort, surtout lorsqu'on aide la réduction de l'utérus avec la sonde ou avec le doigt; cette facilité ne devrait pas faire croire à l'opérateur novice qu'il les a rompus profondément. On sent une résistance, dès que la traction maintient l'utérus; on s'assure, du reste, que cette traction transmet alors des oscillations à la sonde placée dans l'organe réduit ou au doigt vaginal.

3ᵉ temps. Suture des ligaments ronds raccourcis; occlusion de la plaie. — Le chirurgien confie alors à un aide le soin de maintenir les ligaments suffisamment attirés, tandis qu'il se met en devoir de les fixer. Une aiguille courbe armée de catgut n° 1 traverse à la fois les parois du trajet inguinal

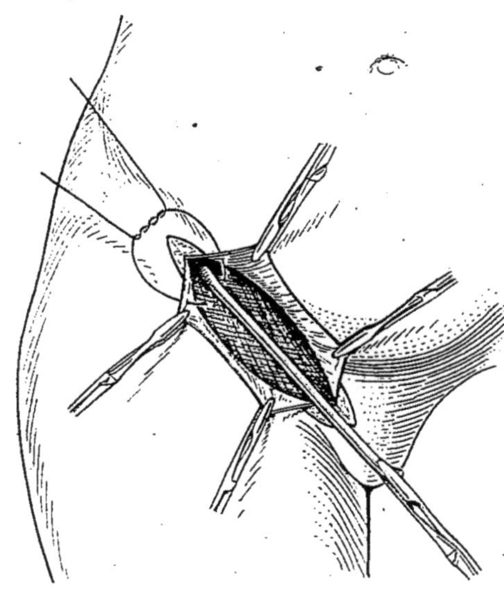

Fig. 451. — Pose de la première suture sur le ligament rond, après qu'il a été attiré en bas.

ouvert et le ligament à la partie supérieure de l'incision (fig. 451); une seconde et, au besoin, une troisième suture perdues semblables sont faites au-dessous de celle-ci (fig. 452). On coupe alors toute la partie du ligament rond qui dépasse ces sutures. On ferme complètement le trajet inguinal par un surjet au catgut; on suture la peau.

Il est tout à fait inutile de placer un tube à drainage, si la recherche n'a pas été pénible et si la plaie est bien nette. Pansement aseptique, légèrement compressif[1].

[1] E. CASATI, de Rome (*Raccogl. med.* 1887, n° 5-8) a proposé une modification du manuel opératoire. Il fait une incision curviligne réunissant les deux anneaux : il croise les extrémités des ligaments excisés, et les fixe profondément par une suture continue au catgut.

DURET (*Congrès de gyn. et d'obst.*, Bordeaux, 1895, *in France médicale*, 1895, p. 604) incise les téguments comme Casati, puis il fend le canal inguinal dans toute sa longueur, libère les deux ligaments ronds et les noue l'un à l'autre par un triple nœud dont la masse est fixée dans le trousseau fibreux pré-symphysien. Le reste du ligament est ensuite suturé au trajet inguinal.

DOLÉRIS (*Nouv. Arch. d'obst. et de gyn.*, 25 févr. 1889, p. 49), dans les cas où les ligaments sont faibles et grêles, met en usage un procédé qui est analogue au précédent, avec cette différence que le croisement et la suture sont faits sous la peau et non à ciel ouvert. Le tronçon libre d'un des ligaments (droit), coupé à son insertion pubienne, est saisi dans les mors d'une pince introduite dans l'orifice du côté opposé (gauche), et porté sous la peau au-devant du pubis, à la rencontre du bout du ligament gauche qui est ramené dans l'incision droite. Le ligament gauche est suturé aux piliers correspondants, et le tronçon qui reste libre est réséqué de son extrémité mise en contact avec l'extrémité du ligament

4ᵉ temps. Maintien de l'utérus en bonne position. — Alexander considérait comme essentiel de maintenir l'utérus en bonne place, durant la convalescence, avec un pessaire de Hodge et un pessaire à tige intra-utérine, le premier assure l'antéversion, le second la

opposé. L'accolement et la suture de ces deux tronçons sont pratiqués après avivement préalable des surfaces. Sutures au catgut; drainage.

P. Segond (*Bull. et Mém. Soc. de chir.*, 1889, p. 268), par une première suture à la soie, fixe le ligament rond dans l'angle supérieur de l'orifice inguinal. Cela fait, il pratique à la partie moyenne des deux piliers, près de leur bord libre et parallèlement à ce bord, une courte incision pareille à celle que Reverdin a conseillée pour faciliter la suture des piliers, dans la cure radicale de la hernie inguinale. Il obtient ainsi deux petites boutonnières dont il se sert pour nouer le ligament rond autour des piliers. Saisissant l'extrémité du ligament qui flotte au-dessous du point de suture, il la fait successivement passer d'arrière en avant dans la boutonnière de l'un des piliers, puis d'avant en arrière dans la

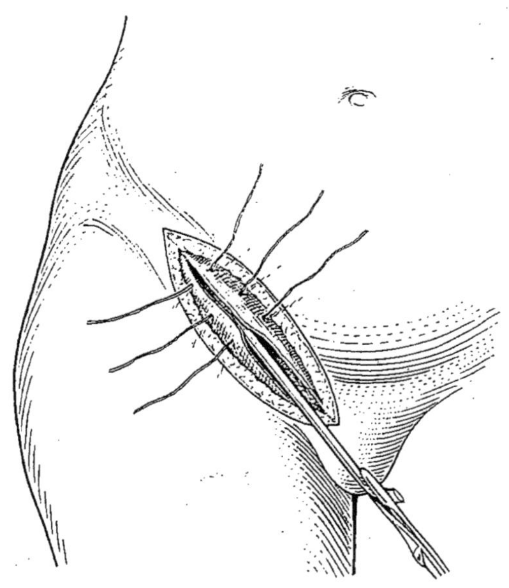

Fig. 452. — Suture avec trois fils de catgut dans le canal inguinal du ligament rond, avant sa résection.

boutonnière de l'autre pilier, et finalement il la fait ressortir dans l'angle supérieur de l'orifice inguinal. Il forme ainsi un véritable nœud qu'il fixe avec une ou deux sutures qui rapprochent les piliers et donnent plus de solidité à la fixation du ligament.

G. M. Edebohls (*A modified Alexander-Adam's operation, in New-York med. Journ.*, 11 oct. 1890, p. 400) incise tout le canal inguinal pour découvrir plus facilement le ligament rond. — H. P. Newmann (*Amer. journ. of Obstet.*, 1891, t. XXIV, p. 257) réclame la priorité de cette modification. — Chalot (*Assoc. franç. pour l'avancement des sciences*, 1892, Pau, p. 282) incise tout le canal comme Edebohls et suture le ligament rond à toute l'étendue du canal inguinal.

Kocher (de Berne) fait à la peau une incision parallèle à l'arcade crurale et longue de 15 centimètres environ; il ouvre ensuite la paroi antérieure du canal inguinal dans toute son étendue, de manière à pouvoir isoler et dénuder le ligament rond aussi près que possible des cornes utérines, car c'est en ce point que le cordon offre le plus d'épaisseur et de solidité. Cette dénudation est facilitée par des tractions exercées sur le ligament d'abord en avant, puis en dehors dans le sens de l'épine iliaque antéro-supérieure. Ces tractions, combinées au refoulement du col pratiqué par un aide du côté du vagin, réduisent la déviation utérine; en même temps elles attirent dans la plaie un repli péritonéal long de 3 à 5 centimètres que l'on a soin de comprendre dans les sutures fixatrices. La correction obtenue, Kocher attire en haut et en dehors, dans la direction de l'épine iliaque, le ligament, et l'attache solidement, dans cette nouvelle position, à l'aponévrose du grand oblique par une suture en surjet bien faite (Lang et Kocher. *Archiv für Gyn.*, 1893, t. XLIV, p. 348).

Werth conseille de fermer le canal inguinal par le procédé de Bassini (voy. Peters, *Münch. med. Woch.*, 1900, p. 1163).

Consulter aussi : Lapthorn Smith (*Transact of the Amer. gyn. Soc.*, 1897, t. XXII, p. 203). Küstner (Veit's *Handbuch der Gyn.*, 1897, t. II, p. 159). Kleinwächter (*Wiener Klinik*, 1899, nᵒˢ 2 et 3, février et mars).

rectitude. Les ligaments sont ainsi soustraits à la traction que l'utérus ne manquerait pas d'exercer sur eux, par suite du *faux pli* qui a une tendance à se reproduire. Le pessaire doit être gardé durant un mois, pendant lequel la malade restera au lit. J'ai renoncé au pessaire intra-utérin, mais je crois utile de maintenir l'utérus et de soulager ainsi les ligaments, soit avec un pessaire de Hodge, soit avec des tampons aseptiques fréquemment renouvelés.

Gravité de l'opération. Indications. Résultats. — Le raccourcissement extra-abdominal des ligaments ronds est une opération **bénigne**.

De nombreuses observations ont été publiées en France [1] et à l'étranger. Trélat, Doléris, Schwartz et Terrillon assurent en avoir retiré des avantages réels dans les rétroflexions facilement réductibles : ils n'ont pas observé d'accidents. Harrington [2] a réuni une statistique de 140 cas provenant de 21 opérateurs, avec 1 mort. A ces faits il convient d'ajouter ceux qui ont été rapportés par Kroenig (2 morts sur 180 cas) et par Peters (1 mort sur 40 observations). Outre les discussions à la Société de chirurgie de Paris, on doit signaler celles du Congrès de gynécologie de Munich [3], celles du Congrès de Halle [4], et celles du Congrès des médecins et naturalistes allemands tenu à Hambourg (septembre 1901).

Le tableau suivant montre que les séries constamment heureuses sont aujourd'hui la règle, au moins quant aux **résultats immédiats** :

Stocker [5]	52 cas	0 mort.		Küstner [9]	39 cas	0 mort.	
Mundé [6]	77 —	0 —		Roux [10]	58 —	0 —	
Schulz [7]	80 —	0 —		Goldspohn [11]	40 —	0 —	
Rumpf [8]	75 —	0 —		De Monchy [12]	155 —	0 —	

Les résultats éloignés de l'opération d'Alexander doivent être envi-

[1] S. Pozzi. *Bull. et Mém. Soc. de chir.*, 1887, p. 95. — Bouilly. *Ibid.*, 1887, p. 154. — Trélat. *Semaine méd.*, 4 juill. 1888, p. 261 et *Bull. et Mém. Soc. de chir.*, 1889, p. 256. — Doléris, *loc. cit.* — Schwartz. *Bull. et Mém. Soc. de chir.*, 1889, p. 241. — Terrillon. *Ibid.*, 1889, p. 278. — Roux (de Lausanne). *Revue méd. de la Suisse romande*, 20 nov. 1888, p. 645.

[2] F. B. Harrington. *Boston med. and surg. Journ.*, 29 avril 1886, p. 590. — W. Gardner (*Austral. med. Journ.*, 15 oct. 1886, anal. dans *Centr. f. Gyn.*, 1887, p. 227) rapporte 20 observations personnelles, avec résultats presque toujours satisfaisants.

[3] *Verhandl. der deutschen Gesellschaft f. Gyn.* (*Erster Kongress*), 1886, p. 252 et suiv. (Zeiss, Slavansky, Küstner, Mundé, Winckel).

[4] Werth (*Centr. f. Gyn.*, 1888, p. 591) a mentionné 9 cas heureux de sa pratique, dont l'un datait de 1 an et demi et un autre de 1 an.

[5] Stocker. *Corresp.-Bl. f. Schw. Aerzte*, 1895, n° 24, p. 769.

[6] Mundé. *Amer. Gyn. and Obst. Journal*, 1895, p. 691 (*Frommels Jahrb.*, 1895, p. 85).

[7] Schulz. *Beitr. z. klin. Chirurgie*, 1899, t. XXIII, n° 5, p. 517.

[8] Rumpf *in* Peters. *Münch. med. Woch.*, 1900, n° 54, p. 1113.

[9] Küstner-Cohn. *Loc. cit.*

[10] Roux *in* Voegeli. *Thèse de Lausanne*, 1901.

[11] Goldspohn. *The amer. Gyn. and Obst. Journal*, 1898, p. 155.

[12] De Monchy. *Neder Tijds Gen.*, 1901 (*Centr. f. Gyn.*, 1901, p. 1406).

sagés au double point de vue : 1° de la cessation des troubles et du maintien de la réduction ; 2° de la grossesse et de l'accouchement.

En ce qui concerne le **maintien de la réduction**, on doit, pour réussir, s'adresser à des utérus peu volumineux, parfaitement mobiles, chez des femmes indemnes de lésions annexielles. Asch et Fuchs[1] ont proposé de faire une colpotomie préalable dans le but d'explorer le petit bassin, de rompre les adhérences, etc., avant de procéder au redressement et à la fixation de l'organe. Mais toutes ces manœuvres augmentent considérablement la gravité de l'opération et mieux vaut, dans les cas de ce genre, avoir recours à la laparotomie.

La technique est loin d'être indifférente au point de vue du résultat. Le chirurgien devra bien isoler les ligaments et les fixer aussi solidement que possible, après s'être assuré que la réduction est obtenue. On a vu des insuccès tenir à l'insuffisance des ligaments eux-mêmes. Ceux-ci sont parfois tellement minces, grêles, que le résultat de l'opération se trouve à l'avance compromis, et cet inconvénient a été signalé par Edebohls[2], Kreutzmann[3] ; enfin, chez quelques femmes, ils ont été introuvables ainsi qu'il est arrivé à Kroenig[4] (2 fois sur 180 observations), à Mundé[5] ; dans d'autres cas, le ligament n'existe que d'un côté, l'autre se réduisant à un simple filament. Peters rapporte, d'ailleurs, un cas personnel de fixation unilatérale avec résultat éloigné excellent. Flaischlen, Fuchs, Edebohls, d'autres encore, ont signalé des observations analogues.

Le tableau suivant nous permettrait de juger des résultats éloignés, obtenus par divers opérateurs, si la durée de leurs observations avait été suffisamment longue :

Schulz[6]	sur	80 cas, a revu	52 opérées	dont 51 guéries.	
Roux[7]	—	38	—	21	— dont 17 guéries.
Calmann[8]	—	52	—	30	— guéries et 2 avec récidive.
Buschbeck[9]	—	8	—	5	— guéries et 2 insuccès.
Koetschau[10]	—	23	—	18 guéries et 5 avec récidive.	
Stocker[11]	—	52	—	27	— 5 récidives.
Semb[12]	—	12	—	9	— .
Rumpf[13]	—	75	—	53 toutes en très bon état.	

Asch et Fuchs. *Mon. f. Geb. u. Gyn.*, 1899, t. IX, p. 174.
Edebohls. *New-York J. of Gyn.*, 1894, t. IV, p. 76.
3 Kreutzmann. *Mon. f. Geb. u. Gyn.*, 1896, t. III, p. 517.
4 Kroenig. *Loc. cit.*
5 Mundé. *Amer. j. of obs.*, 1895, t. XXXII, p. 125.
6 Schulz *in* Kummell. *Beit. zur klin. Chir.*, 1899, t. XXIII, p. 517.
7 Roux. Voy. Voegeli. *Thèse de Lausanne*, 1901.
8 Calmann. *Centralb. f. Gyn.*, 1897, p. 97.
9 Buschbeck. *Arch. f. Gyn.*, 1896, t. LII, p. 455.
10 Koetschau. *Versamml. der deut. Natur. u. Aerzte*, Munich, 1899, sept.
11 Stocker. *Corresp.-Bl. f. Schw. Aerzte*, 1895, n° 24, p. 769.
12 Semb. *Norsk. mag. for Läger.*, 1899, p. 9 (*in* Frommels Jahrb., 1899, p. 405).
13 Rumpf. *Arch. f. Gyn.*, 1899, t. LVII, p. 421.

Wahl[1]   sur   10 cas, a revu 10 opérées guéries.
Grusdew[2]   —   41   —   39   —   et 2 avec récidive.
Casati[3].   —   43   —   40   —   et 3 avec récidive.
Kroenig[4]   —   18   —   15   —   et 3   —
Gradenwitz[5] —   66   —   46   — dont 39 guéries radicalement.

Quant aux hernies secondaires, elles sont fort rares, puisque Kroenig n'en signale que 2 cas sur 156 observations, et que Kümmel, qui les a recherchées avec soin, n'en a trouvé aucun parmi ses 80 opérées[6]; il est vrai que de Mouchy en signale 8 cas sur 65 opérées revues, mais ce résultat tient sans doute à un défaut de technique.

D'après les statistiques qui précèdent, il semblerait que l'opération d'Alexander, exécutée convenablement et dans les conditions requises, a fait ses preuves; elle compte du moins de très nombreux partisans, parmi lesquels il faut surtout citer Werth, Asch, Heinrich[7], Gradenwitz, Barlöcher, Stocker, Rumpf, Goldspohn, Koetschau, Schulz, Mundé, Wahl, Kümmel, Buschbeck, etc. Mais ses adversaires sont également nombreux : Müller[8], Stratz, Mackenrodt, Martin, van de Warker[9], Davenport[10], Bulius[11], Coe[12], pour ne mentionner que les principaux.

Au point de vue de l'**influence sur la grossesse et l'accouchement**, il semble que, de toutes les opérations ayant pour but la correction des rétrodéviations, l'opération d'Alquié-Alexander est celle qui influence le moins l'évolution normale de la grossesse et le mécanisme de l'accouchement. C'est, du moins, ce qui ressort des statistiques publiées par les différents auteurs. Ainsi, sur un ensemble de 68 femmes suivies depuis leur opération, Kroenig et Feuchtwanger[13] signalent 17 grossesses favorables; cependant ils ajoutent que, dans la plupart des cas, les opérées se plaignaient de ressentir des tiraillements au niveau des cicatrices à partir du 6ᵉ mois. Cette particularité a été également signalée par Grusdew[14] chez 25 de ses opérées devenues enceintes. Gradenwitz[15] cite aussi 12 grossesses survenues parmi 66 femmes ayant subi le raccourcissement des ligaments ronds; une seule de ces opé-

[1] Wahl. *Mon. f. Geb. u. Gyn.*, 1898, t. VIII, p. 44.
[2] Grusdew. Voy. Peters. *Münch. med. Woch.*, 1900, p. 1165.
[3] Casati. *Ibidem.*
[4] Krœnig et Feuchtwanger. *Mon. f. G. u. Gyn.*, 1900, t. XI, p. 621 et 795.
[5] Gradenwitz. *Mon. f. Geb. u. Gyn.*, 1901, t. XIII, p. 574.
[6] Kroenig et Kümmel, voy. Peters, *loc. cit.*
[7] Werth, Asch, Heinrich. *Réunion des nat. et méd. all.* à Hambourg, 1901.
[8] Müller, Stratz, Mackenrodt, Martin. *Ibidem.*
[9] Van de Warker. *Amer. J. of Obs.*, 1895, t. XXXII, p. 127.
[10] Davenport. *Ibid.*, p. 126.
[11] Bulius. *Gyn. opér.* de Hegar et Kaltenbach, 1897, p. 619.
[12] Coe. *Amer. J. of Obst.*, 1895, t. XXII, p. 127.
[13] Kroenig et Feuchtwanger. *Mon. f. Geb. u. Gyn.*, 1900, t. XI, p. 800.
[14] Grusdew. *Münch. med. Woch.*, 1896, n° 46.
[15] Gradenwitz. *Mon. f. Geb. u. Gyn.*, 1901, t. XIII, p. 574.

rées eut 2 fausses couches successives, mais pareil accident lui était déjà arrivé avant d'avoir été opérée. Une autre statistique, comprenant les faits rapportés par Werth[1], Alexander[2], Johnson[3], Stocker[4], Lamort[5], Grusdew, nous apprend que sur 112 femmes, devenues enceintes après avoir subi le raccourcissement de leurs ligaments ronds, 11 ont accouché avant terme (6 avortements, 5 accouchements prématurés); chez les 101 autres, la grossesse évolua normalement; cependant il faut signaler les particularités suivantes : dans un cas, douleurs expulsives exceptionnellement intenses; dans 2 cas, il fallut recourir au forceps; dans un cas, il y eut une présentation transverse; dans un autre, une rétention placentaire, et, dans un cas, il se produisit une hémorragie post-partum. De Monchy mentionne 20 grossesses avec 4 avortements, 16 accouchements dont 1 forceps et 1 version.

L'opération d'Alexander est donc une **opération bénigne** tant au point de vue de ses suites immédiates que de ses suites éloignées. Est-ce une **opération efficace?** Le discrédit relatif où elle est tombée après la vogue excessive de ses débuts montre bien qu'elle a donné lieu à de nombreux mécomptes. Pour une juste appréciation, il faut d'abord remarquer qu'elle a été appliquée sans discernement à des cas compliqués de lésions annexielles où elle devait forcément rester sans effets thérapeutiques; et même, lorsqu'on en restreint l'emploi aux cas de rétrodéviations simples ou mobiles, elle ne procure pas toujours une fixation durable et un soulagement persistant. A la vérité, ces échecs sont souvent dus à ce qu'on l'a pratiquée isolément tandis qu'elle ne devrait constituer qu'un temps complémentaire du traitement complexe d'une déviation avec métrite et relâchement du périnée. Si on l'emploie judicieusement en l'associant à d'autres opérations, elle rendra de grands services.

II. *Raccourcissement intra-abdominal des ligaments utérins.* — L'opération d'Alquié-Alexander a pour elle le très grand avantage de ne pas nécessiter l'ouverture de la cavité péritonéale. Mais aujourd'hui que la laparotomie a perdu de sa gravité, il convient d'y avoir recours de préférence dans tous les cas de rétrodéviation adhérente ou avec soupçon de lésion des annexes. La laparotomie faite, les annexes examinées et traitées s'il y a lieu par l'ablation, la résection ou la conservation, on se trouve en présence d'un utérus mobile que

<hr>

[1] Werth. *Wiener Festschrift*, 1894, p. 55.
[2] Alexander. *Brit. med. Journal*, 1891, p. 348. — Polk. *Amer. J. of Obst.*, 1890, juin.
[3] Johnson. *Amer. gyn. and obs. Journ.*, 1895, avril et mai.
[4] Stocker. *Centralb. f. Gyn.*, 1896, p. 550.
[5] Lamort. *Thèse de Bordeaux*, 1895. Cet auteur a réuni 17 cas de grossesse dont 15 furent menées à terme chez des femmes ayant subi l'opération d'Alexander. — Doléris. *Nouv. Archives d'Obst. et de Gyn.*, 1890, V, p. 496. — Keith. *The british gyn. journal*, 1856, t. II, p. 408.

l'on peut fixer par différents moyens et en particulier par le raccourcissement intra-abdominal de ses divers ligaments de suspension. Les
ligaments ronds, les ligaments larges, les ligaments utéro-sacrés ont
été l'objet d'opérations diverses.

a) **Raccourcissement intra-abdominal des ligaments ronds.** — Ruggi
(de Bologne), Gill Wylie (de New-York) et Émile Bode (de Dresde) ont proposé le raccourcissement par plicature de chacun des ligaments ronds.

Ruggi[1], ayant ouvert le ventre et réduit la déviation, traverse le ligament rond avec une aiguille courbe armée d'un fort catgut, à très peu
de distance de son entrée dans le canal inguinal et sur le repli périto-

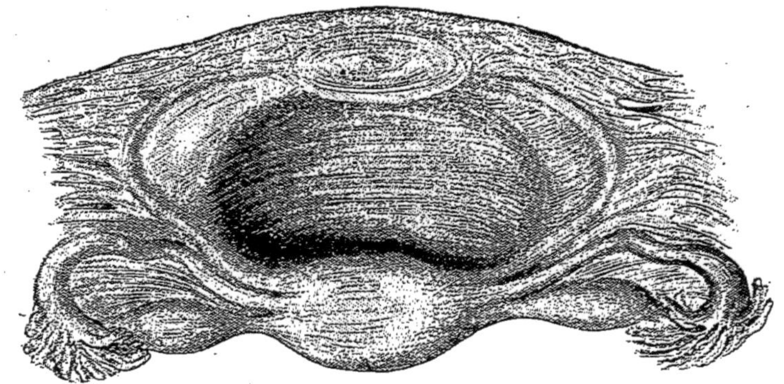

Fig. 455. — Trajet des ligaments ronds, vus par transparence sous le péritoine (G. Wylie).

néal qui l'entoure. A l'extrémité non enfilée du catgut, il pratique un
nœud solide, puis il enfonce l'aiguille dans le ligament rond du même
côté, tout près de son extrémité utérine. Il rapproche alors par plicature
les deux parties du ligament traversé par le fil; pour maintenir ces
parties repliées en contact, il fait une suture en surjet double. Même
manœuvre du côté opposé.

Gill Wylie[2] a employé, avec succès, dans un grand nombre de cas,
un procédé très analogue. Il saisit un des ligaments ronds, à égale
distance de la corne utérine et du pubis, et l'attire au dehors par la
plaie abdominale; il avive ensuite la *face interne du pli*, formé en
soulevant le ligament. Cet avivement, qui consiste à gratter le péritoine à la surface du ligament, devra assurer la soudure au niveau de

---

[1] G. Ruggi. Sulla cura endo-abdominale de alcuni spostamenti uterini (*Boll. delle Scienze
med. della Soc. medico-chir. de Bologna*, 1888, t. XXII, 1er et 3e fasc., p. 50). Sa première
opération date du 19 oct. 1886. — E. Micheli. *Riforma med.*, Rome, 8 et 9 janv. 1889,
(*Anal. in Revue des Sc. med.*, juill. 1889, n° 67, p. 156).

[2] W. Gill Wylie. Surgical treatment of retroversion of the uterus with adhesions, with
a method of shortening the round ligaments (*Amer. Journ. of obstet.*, 1889, t. XXII,
p. 478). Cet auteur affirme (*Pittsburgh med. Review*, juill. 1888, p. 161) qu'il pratiqua sa
première opération en 1886.

la portion repliée (fig. 453 et 454). A cet effet, il applique trois solides ligatures de soie autour du pli formé, en comprenant le plus de ligament rond possible. Il en fait autant de l'autre côté, referme la plaie abdominale et place finalement un pessaire d'Albert Smith dans le vagin.

Mann [1] emploie un procédé qui ne diffère de celui de Wylie qu'en ce que la plicature du ligament est double au lieu d'être simple. On assure la soudure par deux fortes ligatures placées aux deux extrémités du repli.

Bode [2] procède un peu différemment pour la suture. Il prend du ligament rond, *à partir de l'utérus*, autant qu'il en faut pour le raccourcir

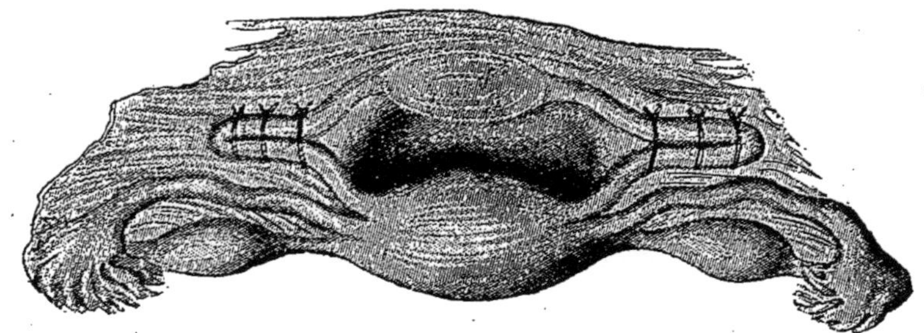

Fig. 454. — Raccourcissement par plicature intra-péritonéale des ligaments ronds. (Procédé de G. Wylie.)

de la quantité qu'il juge nécessaire. Relevant alors le ligament, il lui fait un pli, et, au point de traction, il passe un fil qui l'entoure presque en entier. Ce fil est noué une première fois, puis il traverse la corne utérine adjacente. On en noue facilement les deux chefs, après avoir raccourci le ligament rond jusqu'à le tendre.

Polk [3] emploie un procédé très particulier de raccourcissement par coudure des ligaments ronds en avant de l'utérus. Il avive, près de leur extrémité utérine, les ligaments ronds, au niveau de leur face interne, les ramène au-devant du fond de l'utérus et les coude en dedans; au sommet de l'anse, il les unit l'un à l'autre, au point avivé, grâce à une suture faite avec un fil résistant. En anastomosant en X, en arrière de la vessie, les deux ligaments ronds accolés, il provoque donc la formation d'un repli qui, par rapport à l'utérus, est interne et non externe, comme dans l'opération des auteurs précédents.

---

[1] Mann. *Amer. Journal of Obs.*, 1895, t. XXXI, p. 732. — Frommel. *Jahrbericht.*, 1895, t. VI, p. 350. — Hayd. *Amer. Journal of obst.*, 1897, t. XXXVI, p. 506. — En France, P. Segond a beaucoup recommandé le procédé de Wylie-Mann (*Soc. d'obst. et de gyn.*, 1900, p. 112).

[2] Émile Bode (*Soc. gyn. de Dresde*, 6 juin 1888). — *Centr. f. Gyn.*, 1889, n° 48, p. 795. Sa première opération date du 10 mai 1888 (*Centr. f. Gyn.*, 1889, n° 3, p. 33). — Voir encore *Ibid.*, 1889, n° 16, p. 285.

[3] W. Polk. Observations upon the surgical treatment of retroversions and retroflexions (*Transact. of the Amer. gyn. Soc.*, Philad., 1889, t. XIV, p. 250). Une analyse très écourtée de ce mémoire a été donnée dans l'*Amer. Journ. of obstet.*, oct. 1889, p. 1066.

Dudley (de New-York)[1] pratique un avivement sur la face antérieure de l'utérus le long de son bord externe, puis il dénude la face antérieure du ligament rond correspondant, le coude au niveau de son extrémité utérine, et le fixe à la face antérieure de l'utérus (fig. 455).

Ch. Beck (de New-York)[2] a décrit un procédé de fixation des ligaments ronds sous le nom de *ligamentopexie abdominale*. La technique est la suivante. Laparotomie médiane; recherche des ligaments ronds qui sont dégagés de leur revêtement séreux et suturés l'un à l'autre sur une longueur de 8 à 10 centimètres; ainsi se trouve formée une corde dont l'extrémité supérieure se bifurque pour aller rejoindre chaque corne utérine et dont l'extrémité inférieure se dédouble également pour aller rejoindre les deux anneaux inguinaux. Cette corde est attirée dans la plaie abdominale, de manière qu'elle réponde par ses deux extrémités aux deux extrémités de la plaie.

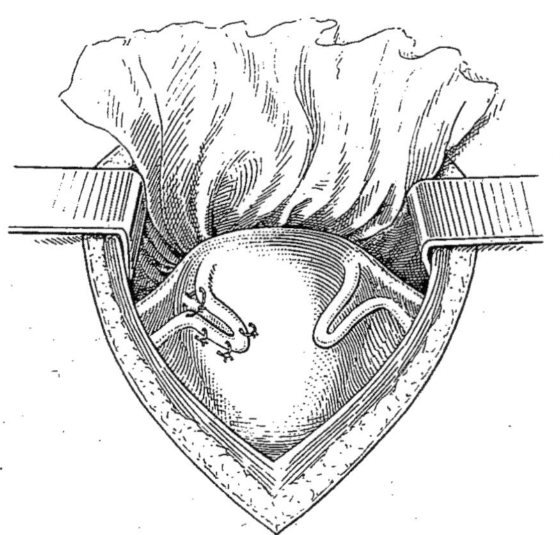

Fig. 455. — Raccourcissement intra-abdominal des ligaments ronds. (Procédé de Dudley).

Au-dessous d'elle on suture alors successivement le péritoine pariétal et la couche musculo-aponévrotique de la paroi; la corde se trouve donc exclue de la cavité abdominale et comprise entre l'aponévrose superficielle et la peau. On achève l'opération en suturant la peau par-dessus et avec les ligaments ainsi extériorisés (fig. 456).

A côté de ce procédé, je mentionnerai celui de Doléris[3], qui ayant fait une laparotomie très basse, près de la symphyse, attire les ligaments ronds à l'angle inférieur de la plaie et les fixe aux aponévroses de la paroi qui, en ce point, présentent toujours une assez forte résistance.

---

[1] A. PALMER DUDLEY. A new method of surgical treatment for certain forms of retrodisplacement of the uterus, with adhesions (*Amer. Journ. of obstet.*, déc. 1890, p. 1336). — M. BAUDOUIN (*Gaz. des Hôp.*, 1890, p. 1329) a proposé une légère modification du procédé du gynécologiste de New-York.

[2] CH. BECK. *Congrès de Moscou*, 1897 et *Centralb. f. Gyn.*, 1897, p. 1359.

[3] DOLÉRIS. *La Gynécologie*, 1898, n° 6, p. 499. — NOULLEU. Thèse de Paris, 1899.

Dans un deuxième procédé, Doléris[1] conseille de créer un canal inguinal artificiel à droite et à gauche de l'incision et d'y faire passer une anse coudée de chaque ligament rond qu'on suture ensuite directement l'une à l'autre et aux tissus musculo-aponévrotiques.

Le raccourcissement intra-abdominal des ligaments ronds avait surtout pour but d'éviter les fâcheuses conséquences de la fixation directe de l'utérus au point de vue des accouchements ultérieurs. Ce procédé a eu le grand avantage de pousser à faire la laparotomie dans un grand nombre de cas où les lésions des annexes existaient sans avoir été reconnues. Mais la fixation obtenue par les sutures des ligaments n'est pas toujours d'un effet durable. C'est toutefois une ressource opératoire dans les cas où l'on redoutera de faire la gastro-hystéropexie chez une femme jeune.

b) **Raccourcissement intra-abdominal des ligaments larges.** — L. Tait, Imlach, Polk[2] ont proposé de plisser l'extrémité externe des ligaments larges.

L'ablation des annexes, lorsqu'elle doit être pratiquée, réalise d'elle-même cette plicature des ligaments larges et ainsi l'utérus se trouve redressé.

c) **Raccourcissement intra-abdominal des ligaments utéro-sacrés.** — Ce procédé, proposé par Kelly[3], consisterait à passer une suture de chaque côté du

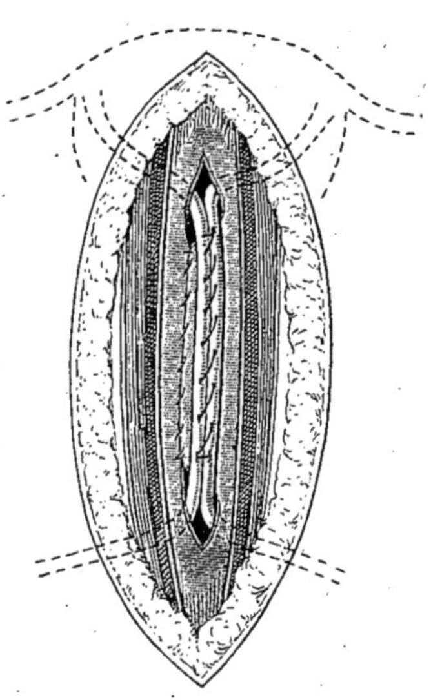

Fig. 456. — Ligamentopexie abdominale. (Procédé de Beck).

rectum au fond du cul-de-sac de Douglas, de dedans en dehors, puis profondément dans le col, au niveau des insertions latérales du ligament utéro-sacré. Frommel[4] (d'Erlangen) l'a pratiqué une fois avec un succès qui s'est maintenu[5].

[1] Doléris. *In* Thèse de Hivet, 1900. — Thèse de Figuera, Paris, 1903. — *La Semaine gynécologique*, 27 septembre 1904.

[2] Polk. *Trans. of Am. Gyn. Soc.*, 1889, p. 250. — Baudouin. *Gaz. des Hôp.*, 1890, p. 1325.

[3] Kelly. *Amer. Journ. of med. sciences*, 1888, t. XCV, n° 5, p. 468.

[4] Frommel. Congrès des gynéc. all., Fribourg, 1889 (*Centr. f. Gyn.*, 1889, n° 32, p. 567). — Ueber operative Behandlung der Retroflexio Uteri (*Centr. f. Gyn.*, 1890, n° 6, p. 94).

[5] O. E. Herrick (An operation for shortening the utero-sacral ligaments, *in Amer. Journ. of Obstet.*, 1891, t. XXIV, p. 314) pratique le raccourcissement des ligaments utéro-sacrés par la voie vaginale. — Sänger (Ueber fixatio colli uteri retroflecti, *in Centr. f. Gyn.*, 1891, n° 44, p. 893) a pratiqué, dans 6 cas, la fixation du col au cul-de-sac de Douglas, sans l'ouverture de ce dernier. Les résultats lui paraissent satisfaisants. Lors de sa première opération, il n'avait pas connaissance des essais de Herrick dans le même sens. — C. H. Stratz (*Zeitschr. f. Geb. und Gyn.*, 1891, t. XXI, p. 337) ouvre, au contraire, le cul-de-sac de Douglas.

Je n'ai mentionné ces deux derniers procédés que pour mémoire, car je ne saurais les recommander.

III. *Gastro-hystéropexie ou fixation à la paroi abdominale* (*ventro-fixation, gastro-hystérorrhaphie, gastro-hystérosynaphie*). Au lieu d'agir, comme dans les opérations précédentes, sur les ligaments de l'utérus pour en amener le redressement, on peut fixer l'utérus lui-même à la paroi.

La gastro-hystéropexie est née de la pratique de l'ovariotomie. On avait pu, en effet, souvent observer, quand on fixait jadis au dehors de l'abdomen le pédicule des kystes ovariques, les effets heureux de cette manœuvre sur les déplacements de l'utérus. De là est née l'idée de souder cet organe à la paroi abdominale par l'intermédiaire des ligaments larges, avec ou sans ablation des ovaires, ou directement au niveau du fond. La première opération de ce genre appartient à Kœberlé[1]. Le 27 mars 1869, dans un cas de rétroflexion donnant lieu à des symptômes d'occlusion intestinale chronique, il incisa les parois abdominales, ramena l'utérus en avant, enleva un ovaire sain et sutura le pédicule au bord inférieur de la plaie.

Sims[2], le 18 février 1875, chez une femme de 32 ans qui souffrait d'une rétroflexion atrocement douloureuse, fit la laparotomie, enleva l'ovaire gauche, du volume d'une noix, atteint de dégénérescence kystique, et fixa le pédicule dans l'angle de l'incision, de manière à retenir l'utérus dans sa position normale. La malade guérit parfaitement. Schröder[3], un peu plus tard, ayant à donner ses soins à une malade atteinte de rétroflexion compliquée de chorée symptomatique, et présentant aussi un petit kyste de l'ovaire, vit la rétroflexion et la chorée disparaître après l'ovariotomie et la fixation du pédicule à l'abdomen. Lawson Tait[4], le 26 février 1880, fit la laparotomie sur une femme souffrant d'une ovarite et d'une rétroflexion utérine que rien n'avait pu soulager. Il trouva les ovaires gros, mous, non kystiques, les enleva, et, en fermant la plaie abdominale, passa un point de suture à travers le *fond* de l'utérus, qu'il fixa à la paroi. Une seconde opéra-

---

[1] Kœberlé. Rétroversion de la matrice irréductible. Constipation opiniâtre suivie d'iléus. Gastrotomie et ovariotomie dans le but de fixer la matrice d'une manière permanente à la paroi abdominale. Guérison (*Bull. et Mém. de la Soc. de chir.*, 1877, p. 64). — Schröder (*Malad. des org. génit. de la femme*, trad. franç., p. 181), qui cite l'opération de Kœberlé, en s'en référant à Schetelig (*Centr. f. med. Wissensch.*, juin 1869, p. 417), dit « qu'il ramena l'utérus en avant et le réunit ainsi qu'un pédicule de kyste ovarique au bord inférieur de la plaie ». C'est une erreur, il n'y avait pas de kyste ovarique ; la confusion provient du mot *ovariotomie*, employé par Kœberlé.

[2] Sims. *Brit. med. Journ.*, 10 déc. 1877, p. 840. — Courty (*Traité pratique des mal. de l'utérus*, 3e édit. 1881, p. 707), en indiquant les deux observations précédentes, ajoute : « je ne prétends pas citer ces opérations comme des exemples à imiter ».

[3] Schröder. *Berl. klin. Woch.*, 1879, n° 1, p. 1.

[4] L. Tait. *The pathology and treatment of diseases of the ovaries*, 4e édit., 1883, p. 95 et 96.

tion analogue fut faite, le 9 avril 1880. Les guérisons s'étaient maintenues en 1883.

Hennig[1], en 1881, après une castration, sutura les ligaments ronds, les ligaments larges et le fond de l'utérus aux téguments, pour une rétroflexion rebelle.

Mais il n'y avait là que des faits isolés, sans méthode définie. Olshausen[2] a, le premier, systématisé l'opération dans un travail qui a été une véritable initiation. Il y cite trois observations remarquables (la première seule est relative à une rétroflexion, les deux autres à des prolapsus). Il unit, par plusieurs points de suture au crin de Florence, avec la paroi abdominale, la partie des ligaments ronds et des ligaments larges immédiatement voisine des cornes utérines, en prenant grand soin de sentir préalablement et d'éviter l'artère épigastrique.

Au Congrès où fut présentée la communication d'Olshausen, une discussion[3] suivit un mémoire de Fraenkel, et de nouveaux faits furent cités, les uns appartenant à Bardenheuer (rapportés par Franck), les autres à Czerny.

Bientôt après, H. A. Kelly[4] (de Philadelphie) publiait, avec l'analyse partielle des travaux précédents, l'observation intéressante d'une rétroflexion guérie par l'ablation d'un ovaire et la fixation du pédicule à l'abdomen. L'autre ovaire avait été extirpé quelque temps auparavant par l'incision vaginale. Kelly publiait en même temps le résumé de deux faits inédits, castration avec suture des ligaments larges à l'abdomen, par Sänger.

Celui-ci a publié sur ce sujet un mémoire très complet, dans lequel il relatait 7 cas personnels[5]. Depuis cette époque, il a pratiqué la ventrofixation 12 fois; dans 9 cas il a fait l'ablation des annexes[6].

Klotz[7] avait déjà, en 1887, communiqué, à la Société gynécologique de Dresde, 17 cas de fixation d'utérus rétrofléchis à la paroi abdomi-

---

[1] Hennig (de Leipzig). *Centr. f. Gyn.*, 1886, n° 41, p. 667.

[2] Olshausen. Ueber ventrale Operationen bei Lage-Anomalien (59e *Naturforsch. Samml. zu Berlin*, 20 sept. 1886, anal. *in Centr. f. Gyn.*, 1886, p. 667). Le travail complet a été publié sous ce titre : Ueber ventrale Operation bei Prolapsus und Retroversio Uteri (*Centr. f. Gyn.*, 23 oct. 1886, n° 43, p. 698).

[3] Séance du 20 sept. 1886 (*Centr. f. Gyn.*, 1886, n° 42, p. 685).

[4] Howard A. Kelly. Hysterorrhaphy (*Amer. Journ. of Obstet.*, janv. 1887, t. XX, p. 33). Le travail de H. Kelly a été lu devant la *Société obst. de Philadelphie*, le 4 nov. 1886 (*Amer. Journ. of Obstet.*, t. XX, p. 67), mais il n'a été publié qu'en janv. 1887, après de nombreuses additions tirées du mémoire d'Olshausen, qui avait lu le sien publiquement le 20 sept. 1886, et l'avait publié dans le *Centralblatt*, dès octobre 1886.

[5] M. Sänger. Ueber operative Behandlung der Retroversio-flexio Uteri (*Centr. f. Gyn.*, 1888, n°° 2 et 3, p. 17 et 54).

[6] M. Sänger. Ueber Schwangerschaft nach conservativer Ventrofixatio Uteri retroflexi (*Centr. f. Gyn.*, 1891, n° 16, p. 305). Ce travail a été lu à la Société d'obstétrique de Leipzig, le 16 mars 1891.

[7] Klotz. Soc. gyn. de Dresde, 6 oct. 1887 (*Centr. f. Gyn.*, 1888, n° 1, p. 11, et, *in extenso, Berl. klin. Woch.*, 1888, n° 4). — Pour la discussion soulevée à cette occasion entre Klotz et Sänger, voir *Centr. f. Gyn.*, 1888, n° 5, p. 69, et *ibid.*, p. 102.

nale par l'intermédiaire d'un pédicule formé par l'ablation de la trompe ou de l'ovaire.

Leopold[1], un mois plus tard, présentait trois cas suivis de succès, après fixation du fond même de l'utérus à la plaie abdominale.

Howard A. Kelly[2], en Amérique, fit paraître, en mai 1888, un nouveau travail où il a rassemblé des faits restés inédits : 4 cas de P. Zweifel pour rétroflexion (hystérorraphie sans castration), et 1 cas de Staude pour rétroflexion (hystérorraphie avec ablation d'un seul ovaire, le second n'ayant pu être extirpé, à cause des adhérences[3]).

En Angleterre, Phillips[4] a publié, en octobre 1888, un fait de ventro-fixation (pour prolapsus). Schauta[5] a rapporté, à la même époque, quatre observations de sa pratique. Czerny[6], dans un important mé-

---

[1] Leopold. Ueber die Annähung der retroflektirten Gebärmutter an der vorderen Bauchwand. Communiqué à la Soc. de gyn. de Dresde, 5 nov. 1887 (*Centr. f. Gyn.*, 1888, n° 11, p. 161).

[2] Howard A. Kelly. Hysterorrhaphy (*Amer. Journ. of med. sciences*, 1888, p. 468).

[3] Ces faits sont de véritables hystéropexies. On ne peut mettre sur le même rang les opérations complémentaires faites successivement, au cours d'une autre opération.

Il est probable que beaucoup de laparotomistes ont fait, sans le publier, la fixation complémentaire et occasionnelle de l'utérus, après l'ablation d'un kyste de l'ovaire ou d'un corps fibreux, pour remédier à une rétroflexion ou à un prolapsus. C'est ce que j'ai fait moi-même en 1882, fixant un pédicule de kyste ovarique et guérissant ainsi une chute de l'utérus ; cette observation n'a été mentionnée pour la première fois qu'à l'occasion de la discussion sur l'hystéropexie (*Soc. de chir.*, 11 nov. 1888), et publiée *in extenso* dans la thèse de Dumoret, *loc. cit.*, 1889, p. 119.

Czerny avait pratiqué, dans le cours d'une laparotomie, une suture analogue du pédicule ovarique pour une rétroflexion, et avait présenté ce cas le 15 juin 1886, à la *Société méd. rhénane* de Darmstadt, mais le fait n'a été publié qu'en 1888. V. Czerny. Ueber die Vornähung der rückwärts gelagerten Gebärmutter (*Beitr. zur klin. Chir.*, 1888, t. IV, p. 164). Il avait pratiqué, à cette époque, 3 ou 4 fois cette hystéropexie complémentaire sur 46 ovariotomies.

Il convient à peine de ranger au nombre des hystéropexies complémentaires la fixation obligée d'un pédicule d'amputation supra-vaginale (Müller. *Corresp.-Blatt. f. Schw. Aerzte.* 1878, n°s 20 et 21). La fixation de l'utérus, après extirpation d'un myome sous-péritonéal, se rapproche davantage d'une opération spéciale (Kaltenbach. *Zeitschr. f. Geb. und Gyn.* 1878, t. II, p. 188).

Brennecke, de Magdebourg (cité par Kelly, *loc. cit.*, p. 475), a fait la suture de la corne droite de l'utérus à l'abdomen, au cours d'une ovariotomie (en 1883), pour remédier à un prolapsus (succès). Dans un second cas, pendant une ovariotomie, suture des deux cornes utérines pour un prolapsus (insuccès) ; nouvelle opération sur la même malade : suture du pédicule (ovarique) à la paroi abdominale (1885-1886).

À l'exception, peut-être, de cette dernière opération, ces faits n'ont rien de commun avec les hystéropexies faites d'emblée et de propos délibéré.

Werth (de Kiel), en 1887 (cité par Kelly, *loc. cit.*, p. 474), faisant une castration pour remédier à des hémorragies, sutura les pédicules à la paroi, afin de guérir par la même occasion une rétroflexion extrême. En 1884, dans une autre ovariotomie pour un kyste dermoïde, Werth sutura l'utérus rétrofléchi *au péritoine de la vessie* par des sutures à la soie. Ce n'est pas là une *ventro*, mais une *vésico-fixation*, une *cysto-hystéropexie*. Un cas de Weist (cité par Kelly, *loc. cit.*, p. 475), où il est dit qu'après l'ovariotomie on attacha le pédicule à l'abdomen pour guérir un prolapsus, rentre dans la classe des opérations fortuites très différentes des véritables gastro-hystéropexies.

[4] Phillips. On ventral fixation of the uterus for intractable prolapse (*Lancet*, 20 oct. 1888, t. II, p. 760).

[5] F. Schauta. *Prag. med. Woch.*, 1888, n° 29 (Anal. *in Centr. f. Gyn.*, 1888, n° 45, p. 733).

[6] V. Czerny, *loc. cit.*, p. 164.

moire paru en octobre 1888, a publié quatre observations de gastro-hystéropexie et décrit son procédé. En France, Terrier et Picqué ont, les premiers, pratiqué l'opération : Terrier au mois de mars 1888 pour une rétroflexion, au mois d'août 1888 pour un prolapsus, et Picqué, au mois de septembre[1], pour une rétroflexion.

Depuis lors, les observations se sont excessivement multipliées en France et à l'étranger ; mais leur énumération n'offre plus le même intérêt qu'à la période initiale de l'hystéropexie[2].

En effet, cette opération a fait l'objet de nombreuses discussions et a été très souvent pratiquée avant le perfectionnement et la vulgarisation de l'hystérectomie abdominale. Je dirai, par anticipation, que je ne la considère plus que comme une opération d'exception. Si les annexes sont saines, je lui préfère le raccourcissement des ligaments ronds ; si elles sont malades, il suffit souvent d'en faire l'ablation pour ramener l'utérus en avant ; il faut se souvenir, en outre, que l'ablation des annexes, en amenant une certaine atrophie de l'utérus, atténue et corrige même rapidement les rétroflexions. Cependant, si l'on craint que l'utérus ne retombe, je recommande de le fixer à la paroi par un point de suture au crin de Florence passé au niveau du pédicule annexiel. Je crois qu'il sera bon de s'en tenir là ; exceptionnellement si les deux annexes ont été enlevées et qu'on ait conservé l'utérus, par suite d'une indication spéciale, je conseillerais de passer un ou deux points de suture sous la couche la plus superficielle de la face antérieure, sur la partie médiane, pour assurer la bonne position de l'organe rétrodévié. Mais mieux vaut, en pareil cas d'ablation bilatérale des annexes, compléter l'opération par l'ablation de l'utérus. L'hystérectomie est de même absolument indiquée si la face postérieure de l'utérus était saignante par le fait de la rupture d'adhérences, ou si l'utérus était volumineux, ou si la décortication des annexes malades nécessitait un drainage abdominal.

Technique opératoire. — On peut distinguer deux méthodes principales et divers procédés secondaires au milieu du grand nombre de ceux qui ont été décrits :

1° **Fixation latérale du corps utérin** (Olshausen-Sänger). — Les sutures sont faites de chaque côté, non sur le fond, mais sur les

---

[1] S. Pozzi. Rapport sur une observation de Picqué (*Bull. et Mém. de la Soc. de Chir.*, 5 déc. 1888, p. 956). — Terrier. *Ibid.*, 28 nov. 1888, p. 901. — S. Pozzi. *Annal. de Gyn.*, mai 1890, t. XXXIII, p. 353).

[2] Pour la bibliographie complète de la question, consulter l'excellent travail de Marcel Baudouin (*Hystéropexie abdominale antérieure et opérations sus-pubiennes contre les rétrodéviations de l'utérus*, Paris 1890), qui a réuni deux cent trente-cinq cas d'hystéropexies faites pour rétrodéviations jusqu'en juillet 1890. — Voyez aussi : Zeimet. *Thèse de Paris*, 1898. — Andersch. *Arch. f. Gyn.*, 1902, t. XLV, p. 217, etc.

limites de l'utérus, au niveau de ses bords, à l'aide du crin de Florence
que je préfère à la soie. On en fait trois de chaque côté (fig. 457 et 458).
On a reproché à ce procédé de ménager une sorte de fente ou de boutonnière, entre l'utérus et la paroi abdominale, qui peut offrir des dangers d'étranglement interne. Cet inconvénient est surtout théorique,
mais on ne saurait en dire autant du reproche de gêner le développement de l'utérus dans les grossesses ultérieures.

2° **Fixation médiane du corps utérin** (Leopold, Czerny, etc.). Leopold
fixe le fond même de l'utérus à la paroi abdominale. Le ventre ayant

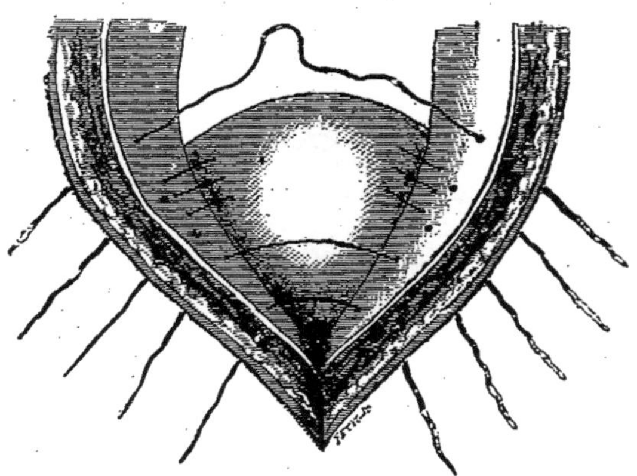

Fig. 457. — Gastro-hystéropexie ; procédé de Olshausen et Sänger.

été ouvert, et l'utérus
étant redressé après
rupture des adhérences,
on traverse la paroi
abdominale tout en-
tière, d'avant en ar-
rière, un peu en dehors
des bords de la plaie,
au niveau du fond de
l'organe, avec une forte
aiguille munie d'un fil
de soie (ou, mieux, d'un
crin de Florence). On
pénètre dans l'épais-
seur du tissu utérin, à
la partie la plus élevée de la face antérieure de l'utérus, sur la ligne
qui réunit l'insertion des deux ligaments ronds ; l'aiguille chemine sous
la séreuse et la couche superficielle du tissu musculaire dans une étendue de 1 centimètre; puis elle pénètre de nouveau, et cette fois-ci d'arrière en avant, dans la paroi abdominale sur l'autre lèvre de la plaie. On
place une seconde suture au-dessus de la première, sur la ligne transversale qui réunit les insertions tubaires dans une largeur de 2 centimètres, et une troisième un peu au-dessus de la seconde, de la même
manière.

Pour rendre plus facile l'adhérence à ce niveau, Leopold gratte légèrement, avec le dos du bistouri, la surface de revêtement péritonéal
de l'utérus dans l'espace que circonscrivent ces sutures, de manière à
faire un avivement superficiel non sanglant qui enlève simplement l'épithélium. Puis on réunit les lèvres de la plaie abdominale à ce niveau,
on serre et l'on noue ces trois sutures *au-dessus de la paroi abdominale*
(fig. 459), de telle sorte que la face antérieure de l'utérus s'applique
exactement en ce point au péritoine pariétal. On procède ensuite à la
réunion du reste de la plaie, au-dessus et au-dessous. Les sutures de
l'utérus sont enlevées au bout de douze à quinze jours. En s'abstenant de

sutures perdues, Leopold pense qu'il provoque des adhérences plus lâches, moins serrées, moins gênantes pour la vessie[1].

Il est bon de placer un pessaire de Hodge, pendant un mois, pour soulager les sutures et maintenir la bonne position acquise.

Czerny[2] pique la paroi antérieure, près du fond de l'utérus, avec une aiguille très forte munie de catgut. L'aiguille traverse d'abord l'aponévrose et le péritoine, et chemine de nouveau sous eux du côté opposé, mais sans comprendre les téguments dans le point de suture, ce qui est une différence capitale d'avec le procédé de Leopold. On place ainsi de un à deux fils, en ayant soin de ne pas exercer de traction sur l'utérus et de le fixer en un point où il s'applique facilement; on noue les fils, on en coupe les chefs, et on suture par-dessus la paroi abdominale (fig. 460).

Le procédé de Terrier[3] est une variante du précédent. Terrier commence par passer provisoirement un fil de soie dans le fond de l'utérus, en pénétrant très peu dans son tissu, pour attirer l'organe en haut. Un gros catgut sert pour les sutures définitives, au nombre

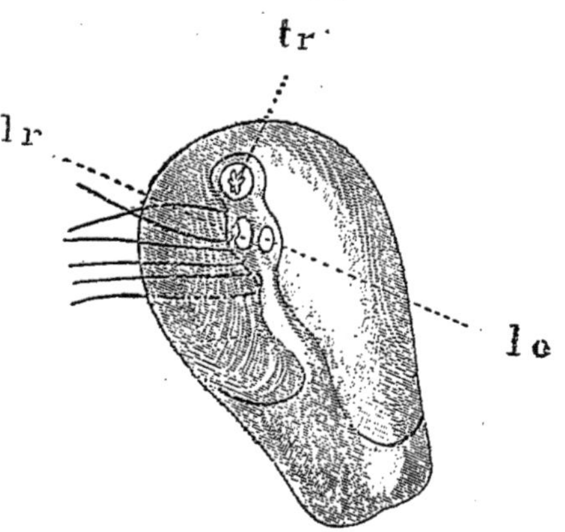

Fig. 458. — Gastro-hystéropexie; procédé de Olshausen et Sänger. Vue de profil pour montrer le trajet des fils. *tr*, trompe; *lr*, ligaments ronds; *lo*, ligament de l'ovaire.

de trois, sur la face antérieure de l'utérus : la première, au niveau de la réunion du col et du corps, la seconde vers le milieu du corps, la troisième très près du fond. Ces fils traversent la couche superficielle de l'utérus et toute l'épaisseur de la paroi abdominale, à l'exception du tissu cellulaire et de la peau. C'est là que réside la différence réelle avec le procédé de Leopold, mais la seule qui le sépare de celui de Czerny est le soin que prend Terrier de passer ses fils en faufilant, de manière à ce qu'une portion du fil ne soit pas cachée dans l'épaisseur des tissus, et à l'interposer entre la face antérieure de l'utérus et la paroi abdominale. Il pense que la production des adhérences est ainsi mieux assurée (fig. 461). Ces fils étant noués, constituent des sutures perdues par-dessus lesquelles on réunit les téguments, en haut par 3 fils d'argent passant par le péritoine, et en bas par 5 crins de Florence, au

<hr>

[1] LEOPOLD. *Centr. f. Gyn.*, 1888, n° 11, p. 161, et *ibid.*, 1890, p. 185.
[2] CZERNY. *Beitr. zur klin. Chir.*, 1888, t. IV, n° 1. p. 179. — Ce procédé est très recommandé aujourd'hui par POPOFF, assistant de JENTZER (*Thèse de Genève*, 1901).
[3] DUMORET, *loc. cit.*

POZZI. — 4ᵉ édit. 43

niveau des sutures de l'utérus. Un petit drain est placé dans l'angle inférieur de la plaie.

Tous ces procédés de fixation médiane de l'utérus offrent de sérieux inconvénients au point de vue des grossesses ultérieures et ont souvent été cause de dystocie en gênant le développement de la face antérieure de l'utérus et l'ascension de l'organe gravide.

Je me borne à mentionner la gastro - hystéropexie sans laparotomie.

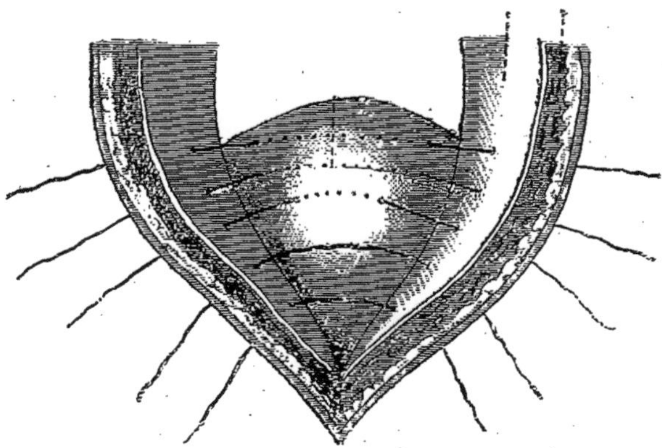

Fig. 459. — Gastro-hystéropexie; procédé de Leopold.

La possibilité de redresser momentanément l'utérus rétrofléchi, de manière à porter son fond au contact de la paroi abdominale antérieure, a fait naître, depuis longtemps, l'idée de procéder à sa fixation antérieure, directement, sans laparotomie. D'après Emmet[1], ce serait Marion Sims qui, dès 1859, aurait eu, le premier, cette conception opératoire. Il fit même fabriquer une aiguille tubulée spéciale dans le but de passer un fil d'argent à travers le fond de l'utérus. Mais, ayant un jour commencé l'opération, il n'eut pas l'audace de la terminer.

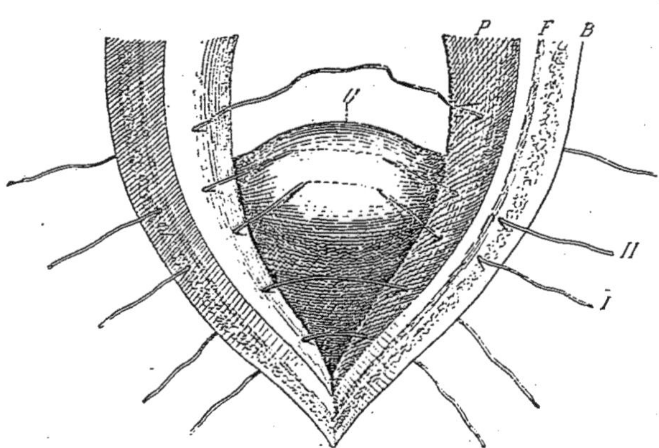

Fig. 460. — Gastro-hystéropexie: procédé de Czerny.

Caneva[2], plus de vingt ans après, formula les règles d'une hystéropexie abdominale (pour le prolapsus), faite à travers la séreuse mise à

---

[1] EMMET. Trans. of the Amer. gyn. Soc., Boston, sept. 1889 (Amer. Journ. of obstet., oct. 1889, p. 1069).
[2] CANEVA. Gaz. degli Ospit., 20 déc. 1882, n° 102, p. 810.

nu dans une petite étendue. Il ne paraît pas l'avoir exécutée. Par contre,
Kaltenbach[1] a mis ce procédé cinq fois en usage; il se sert de fil d'argent
qu'il fixe lâchement au périoste de la symphyse pubienne. H. A. Kelly[2].
plus hardi encore, a, par trois fois, suturé l'utérus à l'abdomen, en
passant profondément deux ou trois sutures de crin de Florence ou de
fil d'argent à travers le fond de l'organe, sans aucune incision préa-

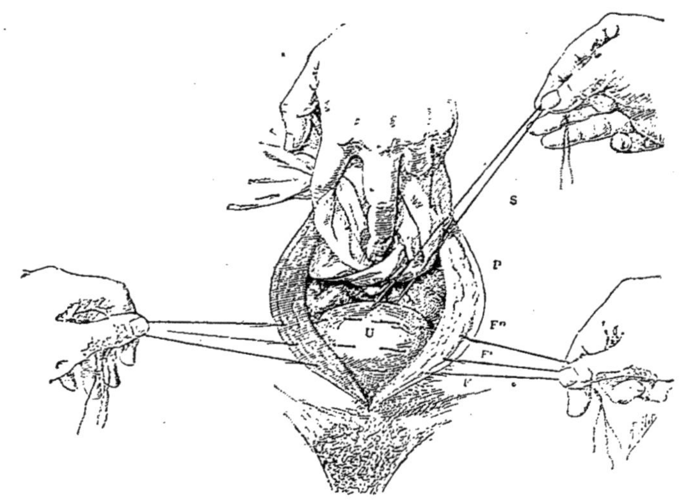

Fig. 461. — Gastro-hystéropexie: procédé de Terrier.

lable. Les sutures, fixées par un grain de plomb écrasé, sont retirées au
quinzième jour.

Assaky[3] a proposé cette opération et a fourni à Roux (de Lausanne)[4]
l'occasion d'en démontrer les dangers par un exemple personnel : ayant
eu la pensée de faire cette opération, Roux fut pris d'un scrupule, au
moment de traverser le péritoine que rien ne paraissait séparer de l'utérus, il incisa la séreuse et trouva immédiatement sous elle une anse
d'intestin grêle, aplatie, qu'il avait failli traverser. Ce fait démontre
péremptoirement tous les dangers de ce procédé brillant, mais aveugle[5].

<hr>

[1] KALTENBACH. *Réunion des natur. all.*, Heidelberg, 3 sept. 1889 (*Centr. f. Gyn.*. 1889.
p. 751).
[2] H. A. KELLY. *Amer. Journ. of obst.*, oct. 1887, p. 1068.
[3] ASSAKY (de Bucharest). *Bull. et Mém. de la Soc. de chir.*, 20 nov. 1889. Il l'a depuis.
exécutée sans accident (*La Clinica*, Bucarest, 1890, n° 1).
[4] ROUX. *Bull. et Mém. de la Soc. de Chirurgie*, 4 déc. 1889, p. 755.
[5] GEBHARD. (*Zeitsch. f. Geb. u. Gyn.*, 1901, t. XLV, p. 142) a eu l'idée de réaliser la
ventro-fixation par la voie vaginale en recourant au procédé suivant : 1° colpotomie antérieure, ouverture du péritoine et décollement de la vessie; 2° à travers cette brèche, on
attire l'utérus dans le vagin, et avec deux doigts de la main droite introduits dans la cavité

Pronostic de la gastro-hystéropexie. — La gastro-hystéropexie n'offre pas plus de gravité qu'une laparotomie non compliquée.

Au Congrès de Genève de 1896, Küstner[1] a produit une statistique émanant de divers opérateurs et comprenant 934 cas avec 7 morts imputables à l'opération. Au Congrès des médecins et naturalistes allemands tenu à Munich en 1899, Koetschau[2] a rapporté aussi une série de 149 gastro-hystéropexies sans un seul décès. Enfin Kelly[3] signale 200 cas, Zanini[4] 102 cas, Brinkmann[5] 118 cas et Woegeli[6] 102 cas sans aucune mort.

Des statistiques ont été établies pour démontrer que les résultats éloignés sont ordinairement très satisfaisants.

Koblanck[7]	19 cas :	17 revus,	1	insuccès.
Küstner-Cohn[8]	65 —	—	4	insuccès.
Kelly[9]	200 —	—	4	insuccès.
Gristede[10]	45 —	19 —	13	succès complets.
Brinkmann[11]	118 —	30 —	29	guérisons parfaites.
Koetschau[12]	161 —	75 —	0	insuccès.
Roux-Woegeli[13]	102 —	54 —	15	insuccès.
Buschbeck[14]	54 —	—	0	insuccès.

On doit pourtant remarquer que ces statistiques générales n'ont qu'une valeur relative, car des cas considérés comme des succès au point de vue opératoire, parce que l'utérus est demeuré fixe en avant, peuvent être relatifs à des insuccès cliniques où les malades ont continué à souffrir.

Hystéropexie abdominale et puerpéralité. — La question des con-

abdominale on cherche, sur la face postérieure de la paroi, le sommet de la vessie, qui doit être évité ; 3° ce point étant reconnu, on le repère du côté de la paroi abdominale en pratiquant, à ce niveau, de chaque côté de la ligne blanche, une petite incision intéressant les couches superficielles du derme seulement ; 4° ce point de repère étant bien déterminé, il s'agit maintenant d'y fixer l'utérus ; dans ce but, on passe, à la base de chaque ligament rond, un gros fil de catgut, dont les chefs, chargés sur une aiguille à extrémité légèrement recourbée, sont ensuite passés à travers la paroi abdominale par les points correspondants aux deux petites incisions cutanées dont nous avons parlé. On achève la fixation en nouant ces fils sur la ligne médiane du ventre. On termine par la suture du vagin.

[1] Küstner. *Congrès de gyn. et d'obst. de Genève*, 1896, p. 331.
[2] Koetschau. *Versamml. der deut. Natur. und Aerzte*, Munich, 1899.
[3] Kelly. *Amer. Journ. of med. sc.*, 1896, p. 629.
[4] Zanini. Voy. Richelot. *Chirurgie de l'utérus*, p. 144.
[5] Brinkmann. Thèse de Bonn, 1901.
[6] Woegeli. Thèse de Lausanne, 1901.
[7] Koblanck. *Zeitsch. f. G. u. Gyn.* 1902, t. XLVII, p. 101.
[8] Küstner-Cohn. *Zeits. f. G. u. G.*, 1900, t. XLIII, n° 3, p. 427.
[9] Kelly. *Amer. journ. of med. sciences*, 1896, p. 628.
[10] Gristede. *Arch. f. Gyn.*, 1899, t. LVII, n° 3, p. 662.
[11] Brinkmann. Thèse de Bonn, 1901.
[12] Koetschau. *Réun. des méd. et nat. all. à Munich*, 1899, sept.
[13] Roux-Woegeli, Thèse de Lausanne, 1901.
[14] Buschbeck. *Arch. f. Gyn.*, 1896, p. 433.

séquences obstétricales des hystéropexies a été posée pour la première fois en 1889 au Congrès des gynécologues allemands de Fribourg-en-Brisgau. Küstner y accusa la fixation utérine de provoquer l'avortement et condamna de ce chef l'hystéropexie. Contre cet ostracisme Sänger[1], Routier[2], Baudoin[3], etc. protestèrent en publiant des observations d'accouchements spontanés à terme après ventro-fixation. Mais dès 1894 de nouveaux faits, beaucoup plus graves, versés au débat par Pinzani[4], Abel[5], Gubaroff[6], Poltowicz[7], Noble[8], etc... établirent qu'après l'hystéropexie l'accouchement par les voies naturelles pouvait être compliqué. Une « nouvelle indication de l'opération césarienne » était née, indiscutablement créée par la fixation utérine directe. Les documents se sont accumulés depuis cette époque. Ils ont été analysés dans de nombreux travaux[9] dont le plus documenté est le rapport présenté par Oui[10] au Congrès de gynécologie de Rouen (avril 1904).

Toutes les hystéropexies, dit Pinard, ne donnent pas les mêmes résultats et n'ont pas les mêmes conséquences au point de vue des grossesses et des accouchements ultérieurs[11].

Dans toutes les statistiques publiées depuis 1889 se trouvent, en effet, de nombreux cas de grossesses exemptes d'accidents, sans que d'ailleurs on puisse toujours mettre cette évolution heureuse sur le compte de la rupture ou de l'allongement des adhérences fixatrices. Les observations de Sänger, Winiwarter, Leopold, Howitz, Routier, Laroyenne, Condamin, Sinclair, Negri, Terrier-Pinard, etc... montrent que, dans certains cas, la fixité de l'utérus peut n'être pas influencée par la gravidité et permettre l'évolution régulière de la puerpéralité. Il n'en est pas moins vrai que la récidive de la déviation utérine après les couches a été formellement constatée (Jacobs, Jeannel, Dickinson, Grandin, B.-H. Wells, etc.). C'est là un élément d'appréciation essentiel qui manque dans trop d'observations et seul permettrait d'établir le pour-

---

[1] Sänger. *Congrès de Gyn. allem.*, Fribourg, 1889. — *Cent. f. Gyn.*, 1889, n° 52, p. 507.

[2] Routier. *In* Thèses Dumoret (Paris 1889) et Baudoin (Paris 1890).

[3] Baudouin. *Hystéropexie abdominale antérieure.* Thèse de Paris, 1890.

[4] Pinzani. *Atti della Soc. ital. di ost e gin.*, 15 octobre 1894.

[5] Abel Berliner. *Berl. klin. Woch.*, 1896, n° 13. L'opération date de 1894.

[6] Gubaroff. *Semaine médicale*, 1895, n° 29.

[7] Poltowicz. *Revue méd. de la Suisse rom.*, 1895, n° 1.

[8] Noble. *Amer. Gyn. and Obst. Journ.*, nov. 1896,

[9] Léon (*Thèse de Lyon*, 1894); Miländer (*Zeitsch. f. Geb. u. Gyn.*, t. XXIII, p. 464); Negri (*Annali di ostetrica*, 1896); Piras (*Thèse de Paris*, 1896); Demelin (*Obstétrique*, sept. 1896); Ruhl *Die Anatomie und Behandlung der Geburtslörungen nach Antefixirung des Uterus.* Berlin, 1897. Heinricius (*Nordisch med. Archiv*, 1898), etc.

[10] Oui. *Congrès national périodique de Gynécologie, d'Obstétrique et de Pédiatrie*, Rouen, 1904, p. 85.

[11] Pinard a soulevé-à la Soc. d'Obst., de Gyn. et de Péd. de Paris, mars 1899, la question des suites des opérations pratiquées sur l'utérus et ses annexes au point de vue des grossesses et des accouchements ultérieurs. A la discussion sur l'hystéropexie ont pris part Richelot, Legueu, Schwartz (janvier et février 1900).

centage rationnel des accidents à redouter consécutivement aux *hysté-ropexies qui fixent effectivement l'utérus*.

Ces accidents sont de plusieurs ordres :

1° *Interruption prématurée de la grossesse.* — Les causes banales de l'expulsion prématurée du produit de conception sont assez nombreuses pour rendre délicate l'appréciation de l'influence de l'hystéropexie. Le relevé de Heinricius[1] porte sur un total de 122 grossesses, dont 17 furent interrompues avant le terme (14 avortements, 5 accouchements prématurés). La proportion serait donc d'environ 14 pour 100. De ces chiffres bruts on ne peut tirer de conclusion. Mais l'analyse clinique de certains faits démontre, mieux qu'une statistique bibliographique, le rôle que peut jouer la fixation utérine. L'observation de Gottschalk[2] est à cet égard très démonstrative : après deux avortements consécutifs à une hystéropexie (procédé Czerny), Gottschalk dilacère manuellement les adhérences et la grossesse suivante va à terme.

2° *Douleurs au niveau des adhérences utéro-pariétales.* — Dues aux tiraillements des adhérences : elles sont fréquentes, mais d'intensité variable.

3° *Absence d'accommodation fœtale pendant la grossesse.* — C'est un point sur lequel Pinard a particulièrement appelé l'attention. Très fréquemment la situation du fœtus reste élevée. Les présentations vicieuses sont la conséquence de ce défaut d'accommodation[3].

4° *Dystocie du travail.* — Le retard à l'engagement, la dépression de la cicatrice abdominale qui, tiraillée, se fronce et s'enfonce à chaque contraction utérine (Pinard), parfois un certain degré d'impotence fonctionnelle de l'utérus, constituent souvent les seules particularités du travail lorsque la présentation est longitudinale et lorsque le col a gardé sa situation normale. La dystocie sérieuse, à la vérité assez rare, apparaît lorsque, du fait de l'antéfixation, le col utérin est si loin reporté en arrière qu'il devient inaccessible au toucher digital ordinaire. L'excavation pelvienne semble obstruée par une tuméfaction (correspondant topographiquement à la paroi antérieure de l'utérus) que la main doit contourner pour aller reconnaître le col utérin au niveau du promontoire, et même au-devant ou sur les côtés de la colonne lombaire. Une rupture prématurée des membranes, une présentation vicieuse compliquent habituellement la situation. Le col s'œdématie et devient rigide. C'est dans ces conditions particulièrement graves que certains accoucheurs ont tenté l'extraction du fœtus par les voies naturelles après dilatation manuelle ou sanglante du col utérin. Cette pratique n'est

---

[1] Heinricius. *Nordisch Med. Archiv*, 1898, n° 24.

[2] Gottschalk. *Centr. f. Gyn.*, 1891, n° 8.

[3] En 1899, à la Soc. d'Obst., de Gyn. et de Péd. de Paris, Pinard constate pour 6 grossesses : 2 présentations du sommet, 1 du siège, 5 de l'épaule.

pas sans dangers. Les 3 observations de rupture utérine communiquées
en 1901 à la *New-York Obstetrical Society* par Dickinson, Brodhead, Morill
le démontrent. L'intervention de choix est l'opération césarienne. Oui,
dans son rapport, en relève 12 cas publiés par Abel, Gubaroff, Poltowicz, Noble, Müller, Bröse, Dickinson, Cragin, Schütte, Bidone. J'y
ajoute un cas inédit de Pinard : l'opération césarienne suivie de l'hystérectomie fut pratiquée avec succès pour la mère et l'enfant par
Varnier (1901).

5° *Hémorragies post partum.* — La rétraction utérine est parfois
imparfaite. A côté des 2 cas de rétention placentaire de la statistique de
Noble portant sur 56 accouchements, des hémorragies graves ont été
signalées soit pendant, soit après la période de la délivrance (Sperling[1],
Lindfors[2], Guérard, Strassmann[3]). L'influence des adhérences utéro-
pariétales sur la rétraction utérine semble démontrée par l'observation
de Guérard qui ne put maîtriser l'hémorragie que par la destruction des adhérences après laparotomie.

Tels sont les accidents observés. Ils sont sous la dépendance des conditions anormales dans lesquelles se développe l'organe gestateur. La
mobilité est une condition essentielle du développement physiologique
de l'utérus gravide et du fonctionnement physiologique de l'utérus
parturient. La libre expansion de l'utérus hystéropexié est entravée par
les adhérences fixatrices. Leur influence est fonction de trois facteurs : la
solidité, l'étendue, le siège. L'analyse critique des observations et surtout l'étude anatomique de quelques cas (en particulier ceux de Dickinson, Brodhead) semble démontrer que le facteur le plus important
est le siège de la fixation. Les fixations hautes qui immobilisent dans la
région sus-pubienne le fond, ou une corne de l'utérus, sont respon-
sables des graves dystocies justiciables de l'opération césarienne. Elles
entraînent non seulement une attitude vicieuse de l'utérus, mais un
développement irrégulier de l'organe gestateur dont la paroi postérieure peut seule se développer librement. Le mémoire de Bidone est
à cet égard très suggestif. Sur 24 femmes opérées par le procédé de
la fixation du fond de l'utérus, 6 sont devenues grosses : 2 accouchèrent
normalement à terme ; 1 fut hystérectomisée pour grossesse ectopique ;
1 dut subir 2 fois l'opération césarienne et succomba ainsi que son
enfant à la 2e ; 1 dut subir l'opération césarienne (mère et enfant
vivants) ; 1 enfin fut laparotomisée par Pinzani aux environs de
7 mois 1/2 (la situation du col et la présentation transversale du fœtus
faisaient craindre une dystocie grave) : Pinzani détruit les adhérences
qui s'étendaient sur 4 travers de doigt, l'utérus se redresse, le col

[1] Sperling. *Deutsche med. Woch.*, 1891, n° 5.
[2] Lindfors. *Centralblatt f. Gyn.*, 1896, n° 24.
[3] Strassmann. *Soc. Obst. et Gyn. de Berlin*, 25 oct. 1895, et *Cent. f. Gyn.*, 1895, n° 49.

reprend sa situation normale et la femme accouche à terme sans incident d'un enfant vivant.

IV. *Colpo-hystéropexie* ou *hystéropexie vaginale*. — Dans les
diverses opérations que nous venons de décrire, le redressement et la
fixation de l'utérus s'exécutent par des opérations abdominales.

On a cherché à atteindre le même but par la voie vaginale.

Les premières tentatives pour fixer, par le vagin, l'utérus réduit et
ramené à une bonne position, sont de date assez ancienne. Amussat[1],
dans les cas de version, en avant ou en arrière, pratiquait la **cautérisation au fer rouge du côté opposé** à la déviation, de manière à produire une bride cicatricielle qui fît basculer l'organe. Courty[2] prétend
avoir retiré de très bons effets de la cautérisation faite dans le sens de
l'inclinaison, « afin que la bride cicatricielle en se rétractant rapproche le col de la paroi du vagin en faisant basculer tout l'organe ».

Richelot père[3] a proposé de souder le col à la paroi postérieure du
vagin. Bossi[4] a décrit un procédé analogue, sous le nom de **vagino-fixation du col.**

On a employé dans le même but la **suture d'un pli transversal du
vagin,** de manière à raccourcir l'une ou l'autre des parois de ce canal.
Sims l'a faite trois fois pour l'antéversion.

Byford[5] a pratiqué, chez des femmes ayant dépassé la ménopause,
une **métro-élytrorraphie** analogue à l'opération de Richelot père :
l'union de la paroi vaginale antérieure ou de la face antérieure du col
avec la paroi postérieure du vagin.

Doléris[6], suivant le cas, a fait une **colporraphie pré-cervicale** ou
rétro-cervicale, après avoir réduit la déviation. Quand la paroi vaginale
antérieure paraît trop courte, Skutsch a conseillé de l'allonger par une
incision transversale qu'on réunit en long[7].

Schücking (de Pyrmont)[8] a pratiqué la **fixation du fond de l'utérus**

---

[1] Amussat. *Comptes rendus de l'Acad. des sciences,* févr. 1850. — Philippeaux. *De la cautérisation,* Paris, 1856, p. 557.

[2] Courty. *Traité pratique des maladies de l'utérus,* 2e édition, Paris, 1872, p. 876.

[3] Richelot père. *Union méd.,* 1868, nos 58 et 59.

[4] S. M. Bossi (de Gênes). *Riv. di ost. e gin.,* oct. et nov. 1890.

[5] Byford. *Diseases of women.* Philadelphie, 1888, p. 526.

[6] Doléris. Traitement des flexions utérines (*Gaz. des Hôp.,* 1888, n° 8, p. 23).

[7] Skutsch. Discussion au Congrès de Halle (*Centr. f. Gyn.,* 1888, p. 592).

[8] A. Schücking. Eine neue Methode der Radicalheilung der Retroflexio Uteri (*Centr. f.
Gyn.,* 24 mars, 1888, n° 12, p. 181, et n° 42, p. 682) ; Bemerkungen über die Methode der
vaginalen Fixation bei Retroflexio und Prolapsus Uteri (*Centr. f. Gyn.,* 1890, n° 8, p. 123)
et Bemerkungen zur vaginalen Ligatur des Uterus, etc. (*Centr. f. Gyn.,* 1891, n° 15,
p. 249). — Weitere Erfahrungen über die vaginale Ligatur bei Retroflexio und Prolapsus
Uteri (*Deutsche med. Woch.,* 1891, n° 10). Il déclare que son procédé a été employé dans
217 cas ; 88 malades ont été suivies pendant un laps de temps suffisant, au point de vue
des résultats ultérieurs : il n'y a eu, parmi elles, que 4 insuccès. L'auteur obtint aussi
30 guérisons de rétroflexions adhérentes, par son procédé : les fils ne sont enlevés qu'au
bout de 6 semaines et, immédiatement après l'opération, un pessaire est placé dans le vagin

au cul-de-sac vésico-utérin; il se sert d'une aiguille montée]armée
d'un fil double, qu'il introduit dans l'utérus réduit et dilaté, et

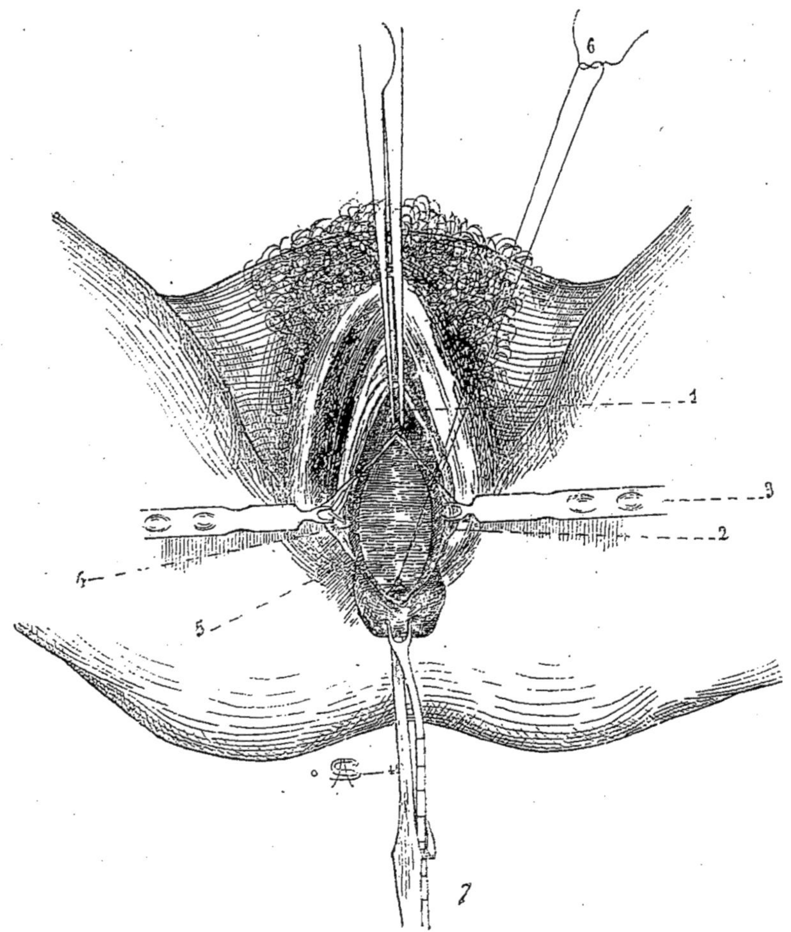

Fig. 462. — Vagino-fixation (Mackenrodt) d'après Arrizabalaga.
Incision médiane antérieure et décollement des lambeaux vaginaux.

1. Pince placée au-dessous du tubercule de la colonne antérieure du vagin. — 2. Face profonde du
lambeau vaginal décollé. — 3. Écarteur-érigne montrant la face interne du lambeau. — 4. Pointillé
indiquant le tracé de la future colporraphie. — 5. Paroi vésicale. — 6. Fil placé dans le tissu cellulaire situé entre la vessie, le vagin et le col et soulevant la partie inférieure de la vessie. Au-
dessous de ce lambeau soulevé par le fil on commence à apercevoir la face antérieure du col.
— 7. Pince-hystéromètre tirant le col hors de la vulve.

et gardé pendant 12 semaines environ. — Sur ces 217 cas de ligature vaginale, on compte
23 accouchements à terme, à la suite de l'opération (*Centr. f. Gyn.*, 1891, n° 29, p. 594). —
Klotz (*Centr. f. Gyn.*, 1891, n° 4, p. 98 et *Communic. écrite*) à lui seul a vu normalement
accoucher 11 opérées sur 81 malades : chez une seule on dut faire la version, et la rétroflexion s'est reproduite. — C. Thews (de Kottbus). (Congrès des natur. all. à Heidelberg,

pique dans le cul-de-sac vaginal fortement déprimé jusqu'à toucher
l'organe. Zweifel[1], pour éviter sûrement de blesser la vessie, l'intestin

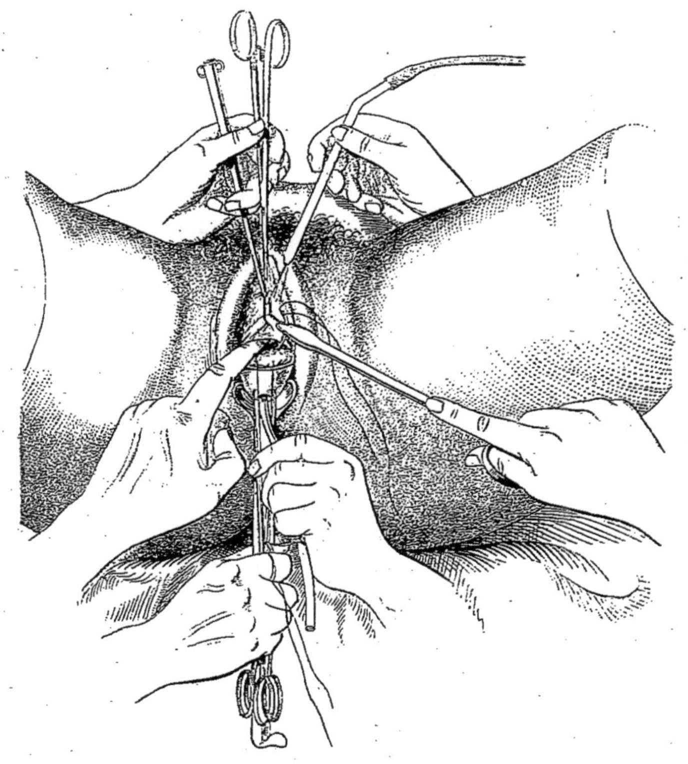

Fig. 465. — Vagino-fixation. Placement des fils. (Dührssen.)

ou l'uretère, comme cela est à redouter[2], ouvre au préalable le cul-de-
sac antérieur[3]. Pryor[4] fait aussi la colpotomie, puis il taille sur la face

sept. 1889 (*Centr. f. Gyn.*, 1889, p. 755), a un peu modifié l'opération de Schücking et lui
a dû 56 succès immédiats. — W. Rühl (*Bemerkungen über die Schücking'sche Methode*, etc.,
in *Centr. f. Gyn.*, 1890, n° 51, p. 916) cite 14 nouveaux cas de Theilhaber, suivis de succès, et
4 personnels. — Voir encore Dederlein. Zur vaginalen und ventralen Fixation der rück-
wärtsgebeugten Gebärmutter (*Corr.-Bl. f. Schweiz. Aertze*, 1890, n° 11, p. 557).

[1] P. Zweifel. Ueber die Vaginalfixatio Uteri, etc. (*Centr. f. Gyn.*, 1890, n° 39, p. 689).

[2] Glaser. Leichen-Versuche über das Schücking'sche Verfahren der vaginalen Fixation
(*Centr. f. Gyn.*, 1892, n° 21, p. 593). — Breithwaite (*Amer. j. of obst.*, 1892, p. 157.)

[3] Schücking conseille le procédé suivant : cœliotomie vaginale antérieure, refoulement
de la vessie ; on attire l'utérus en avant dans la plaie ; on fait alors passer un long fil qui
traverse le ligament large gauche près de l'insertion du ligament rond, passe sur la face
postérieure de l'utérus et revient en avant après avoir traversé le ligament large droit
en un point symétrique ; on termine le redressement en nouant les deux chefs en avant
et en les fixant aux bords de la plaie vaginale (*Central. f. Gyn.*, 1901, n° 14, p. 542).

[4] Pryor. *New-York J. of Gyn. and Obst.*, juillet, 1895 et *Med. Record*, juillet 1895.

antérieure de l'utérus une petite bande d'avivement ; il en fait autant sur la face postérieure de la vessie et fixe les deux organes l'un à l'autre par quelques points de suture. Malgré cette modification, que Schücking regarde comme excellente, et malgré les succès enregistrés, ce procédé dont je n'ai pas l'expérience me paraît *a priori* peu recommandable.

Von Rabenau[1] a proposé d'inciser le col, puis d'ouvrir le cul-de-sac antérieur et de séparer l'utérus de la vessie par un instrument mousse : on excise ensuite la paroi antérieure de l'utérus sur une longueur de 4 centimètres et on suture la plaie. Cette conduite a été imitée par Schmidt (de Cologne)[2]. Fraenkel[3] lui a adressé la juste critique d'attirer si fortement le col en avant, par l'effet de la cicatrice, que le corps de l'utérus a une tendance à retomber en arrière.

Sänger[4] a repris théoriquement l'idée de Schücking ; mais son procédé opératoire de **suture du fond de l'utérus au cul-de-sac vaginal antérieur** qu'il a proposé, serait différent : ouverture transversale du cul-de-sac antérieur du vagin et du cul-de-sac du péritoine en arrière de la vessie, suture du corps de l'utérus au vagin avec des fils d'argent ; puis, réunion de la plaie vaginale suivant une ligne verticale, de façon à allonger la paroi antérieure de ce canal et à permettre au col de se porter en arrière.

Un autre procédé pourrait, suivant le même auteur, être employé : dilatation de l'utérus, introduction du doigt dans sa cavité, et, grâce à ce guide, placement direct d'un fil métallique dans l'organe, à travers le cul-de-sac antérieur du vagin laissé intact.

Mais ces divers procédés n'ont été que peu employés et sont aujourd'hui complètement oubliés. Il n'en est pas de même des procédés de **vagino-fixation du corps de l'utérus** de Mackenrodt et de Dührssen, qui sont encore actuellement employés surtout en Allemagne. Le Dentu[5] et Pichevin les ont préconisés après les avoir légèrement modifiés. L'idée commune de ces deux procédés est de créer une place au corps de l'utérus en arrière et un peu au-dessous de la vessie. Dans ces deux procédés, l'opération comprend trois temps : 1° incision de la paroi vaginale antérieure ; 2° dissection et refoulement en avant et en haut de la vessie ; 3° suture du corps de l'utérus aux bords avivés de l'incision vaginale, avec ou sans ouverture du cul-de-sac péritonéal. Le corps utérin se trouve de la sorte soudé à la paroi vaginale antérieure sur

<hr>

[1] Von Rabenau. Ueber neue operative Behandlung der Retroflexio Uteri (*Berl. klin. Woch.*, 3 mai 1886, n° 18, p. 284).

[2] Schmidt. *Centr. f. Gyn.*, 1888, p. 685.

[3] Fraenkel. *Deutsche med. Woch.*, 1888, n°s 45 et 46.

[4] Sänger. *Centr. f. Gyn.*, 1888, n° 2, p. 17, et n° 3, p. 34.

[5] G. Arrizabalaga. *Colpo-hystéropexie antérieure.* Thèse de Paris, 1894. — G. Arrizabalaga et R. Pichevin. *Gaz. méd. de Paris*, 1895, p. 207. Le Dentu. *De la colpo-hystéropexie antérieure pour le traitement des rétrodéviations de l'utérus* (*La Semaine gynécologique*, 1896, n° 3).

une étendue assez grande, et, si la paroi ne se relâche pas, on comprend que l'utérus se trouvera placé et maintenu en antéversion.

Mackenrodt et Dührssen commencent tous deux par abaisser énergiquement le col utérin, en bas et en arrière, de façon à bien étaler la paroi vaginale antérieure. La vessie est vidée, et sa limite inférieure

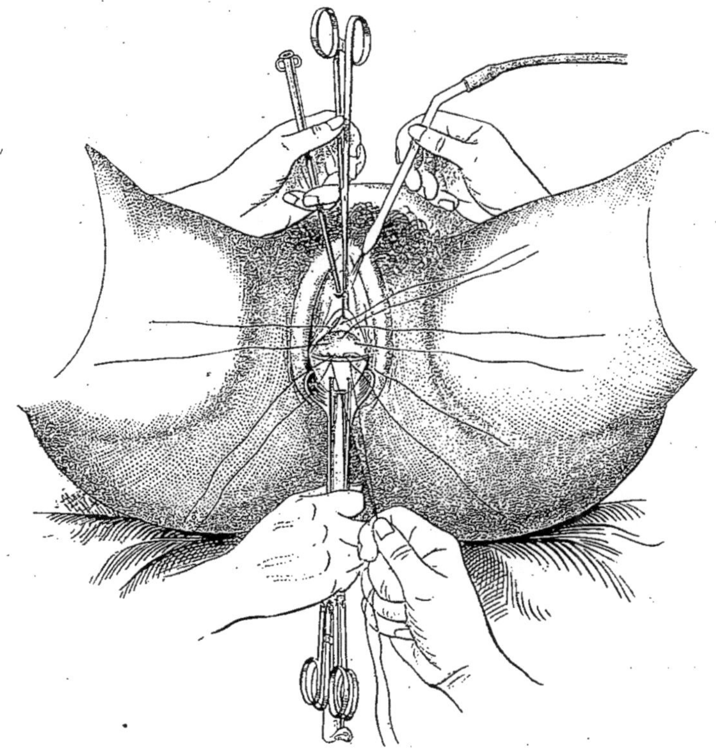

Fig. 464. — Vagino-fixation. Les fils sont en place. (Dührssen.)

reconnue avec soin. On introduit alors un hystéromètre dans l'utérus pour le redresser et le porter très en avant, et l'hystéromètre est confié à un aide ; il vaut mieux se servir d'une pince spéciale, construite par Orthmann[1], dont une branche allongée en forme d'hystéromètre pénètre dans l'utérus tandis que les griffes de l'autre pénètrent dans le col. On commence alors l'opération dont les détails varient, suivant qu'on suit le procédé de Mackenrodt ou celui de Dührssen.

Procédés de vagino-fixation de Mackenrodt[2]. — Dans un *premier procédé*, Mackenrodt traçait, un peu au-dessous de la limite inférieure de

[1] ORTHMANN. *Centr. f. Gyn.*, 1893, n° 45, p. 1058.
[2] MACKENRODT. Die Therapie der Retroflexio Uteri (*Centr. f. Gyn.*, 1892, p. 479).

la vessie, une incision transversale courbe à convexité antérieure, allant jusqu'au tissu du col utérin. Puis il incisait la paroi vaginale antérieure sur la ligne médiane depuis 1 centimètre en arrière du tubercule sous-urétral jusqu'à l'incision transversale précédente, et disséquait les deux lambeaux triangulaires ainsi formés. Après avoir décollé complètement la vessie de l'utérus jusqu'au cul-de-sac vésico-utérin, il attirait l'uté-

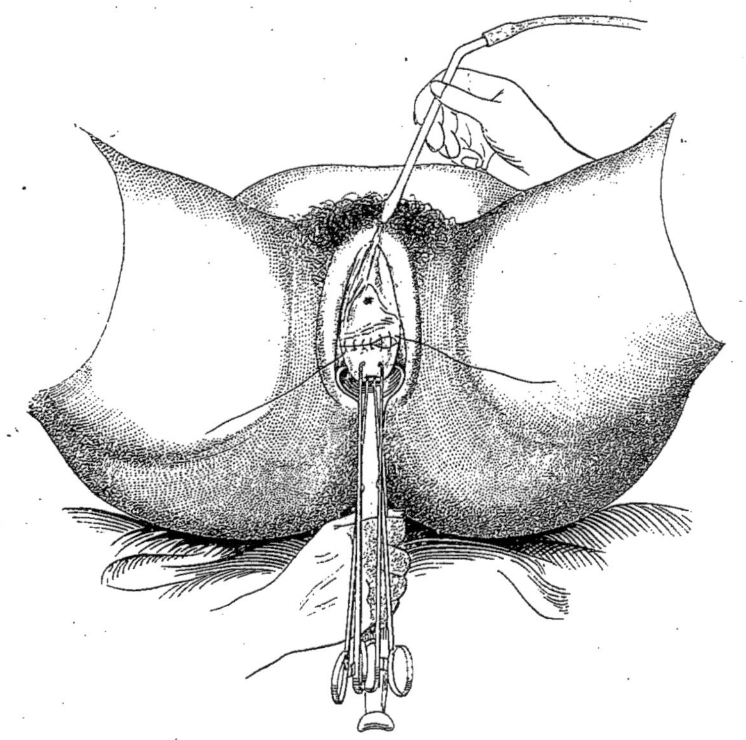

Fig. 465. — Vagino-fixation. Suture terminale du vagin. (Dührssen.)

rus en avant (fig. 462) et le fixait aux deux lambeaux vaginaux par des crins de Florence qui passaient un peu au-dessus de la partie supérieure du col ; il réappliquait ensuite les deux lambeaux triangulaires dans leur situation primitive.

Ce procédé primitif a donné plusieurs revers entre les mains de son auteur et de ceux qui l'ont suivi. Aussi Mackenrodt[1] lui a-t-il fait subir successivement plusieurs modifications. Convaincu que les récidives étaient dues à la persistance du cul-de-sac vésico-utérin, il fit de l'oblitération de ce cul-de-sac un temps spécial et important de l'opération ;

[1] MACKENRODT. Ueber einige neuere Operations-Methoden (*Monatsschr. f. Geb. u. Gyn.*, 1895. *Supplément*, p. 96).

à cet effet il passait transversalement, à travers le cul-de-sac, plusieurs fils de catgut, destinés à accoler l'un à l'autre les feuillets antérieur et postérieur. La fixation utérine était ensuite pratiquée, à travers ce cul-de-sac oblitéré, dans toute l'étendue de la face antérieure de l'utérus, depuis le col jusqu'au fond.

Plus tard, Mackenrodt[1], a adopté un *second procédé* : acceptant la modification proposée au Congrès des naturalistes allemands, à Vienne,

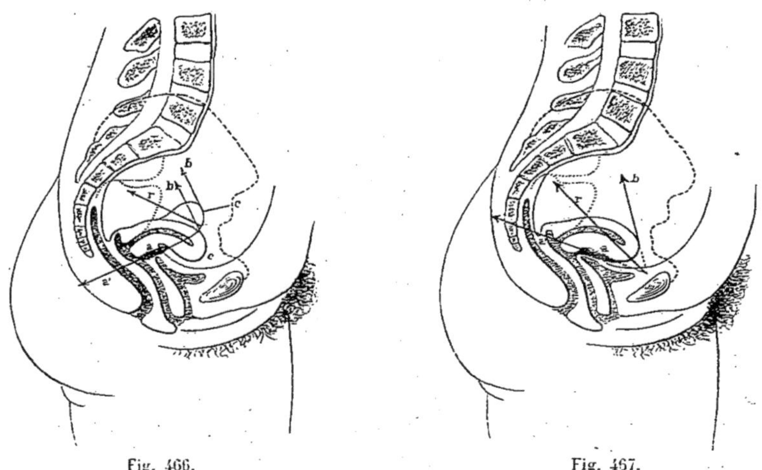

Fig. 466.   Fig. 467.

Fig. 466. — Vagino-fixation. Correction théorique de l'action des adhérences postérieures d'un utérus fixé par la méthode de Mackenrodt. — *a*, cicatrice de fixation utérine. — *a'* direction suivant laquelle elle exerce son action. — *b*, direction de la traction exercée par une adhérence fixée sur le fond de l'utérus. — *c*, *c'*, situations successives dans lesquelles se trouve attiré le fond de l'utérus *c* par la traction *b*. — *r*, résultante des tractions *a'* et *b*.

Fig. 467. — Vagino-fixation. Correction théorique de l'action des adhérences postérieures d'un utérus fixé par la méthode de Dührssen. — *a*, cicatrice de fixation utérine. — *a'*, direction suivant laquelle elle exerce son action. — *b*, direction de la traction exercée sur le fond de l'utérus par une adhérence qui s'y insère. — *r*, résultante des tractions *a'* et *b*.

par Schauta, il ouvrit délibérément le cul-de-sac péritonéal, attira l'utérus en dehors du péritoine et le fixa ainsi dans toute sa hauteur. Ce procédé n'eut qu'une vogue éphémère à cause de ses graves dangers en cas de grossesse ultérieure.

Enfin, Mackenrodt[2], frappé par les inconvénients de la fixation de l'utérus au vagin au point de vue des accouchements ultérieurs, abandonne la *vagino-fixation* au profit d'un *troisième procédé*, dit de la **vésico-fixation**. Après avoir ouvert le cul-de-sac péritonéal, il suture au fond de l'utérus le lambeau péritonéal adhérent à la vessie, puis fixe la ves-

---

[1] MACKENRODT. Congrès des naturalistes allemands à Vienne (*Centr. f. Gyn.*, 1894, n° 41. p. 1025) et Die Technik der Vagino-fixatio in Beziehung zu den Resultaten derselben (*Berl. klin. Woch.*, 1894, p. 745).

[2] MACKENRODT. Ueber die Unzulässigkeit der Vaginofixation und ihren nothwendigen Ersatz durch die Vesicofixation (*Zeitschr. f. Geb. u. Gyn.*, 1895, t. XXXIII, p. 514).

sic à la paroi antérieure de l'utérus jusqu'à l'orifice interne du col. Les fils fixateurs sont enlevés au bout de trois à quatre semaines.

Procédés de vagino-fixation de Dührssen[1]. — Dührssen a préconisé successivement deux procédés. Dans le *premier procédé*, il incise transversalement la paroi vaginale antérieure près de son insertion sur le col, puis décolle complètement la vessie de façon à mettre à nu la plus grande partie possible de la face antérieure de l'utérus. L'utérus étant alors redressé par un aide au moyen d'un hystéromètre, on passe transversalement, à travers la paroi antérieure de l'utérus, un fil temporaire destiné à abaisser le corps utérin (fig. 463). Si la chose est nécessaire, on peut placer successivement, au-dessus de ce premier fil, un deuxième et un troisième fil abaisseur. Il reste alors à placer les trois fils fixateurs de la façon suivante : le fil pénètre à la face cruentée du lambeau vaginal supérieur, près de son bord libre, le traverse dans son épaisseur et sur toute sa hauteur, puis traverse la paroi utérine au niveau du fond de l'organe (fig. 464). Chaque fil a donc un trajet vertical ; on le noue et on l'abandonne dans la plaie. Les fils abaisseurs sont alors enlevés et on suture la plaie vaginale par un surjet de catgut (fig. 465).

Dans un mémoire ultérieur, Dührssen[2], pour éviter la dystocie qui était causée par l'emploi de la technique précédente, conseille un *second procédé* où la suture de l'utérus est moins étendue : cœliotomie vaginale, isolement du lambeau péritonéal antérieur qui est même décollé de la face postérieure de la vessie : fixation de la paroi antérieure de l'utérus, vers son tiers supérieur, à ce lambeau péritonéal antérieur au moyen d'*un seul fil* ; fermeture de la brèche pelvienne par la suture *isolée* — c'est-à-dire sans comprendre les lèvres de la plaie vaginale — des deux lèvres de la séreuse. D'après l'auteur, le grand avantage de ce procédé consisterait dans l'établissement d'une *soudure séro-séreuse* entre la paroi antérieure de la matrice et le péritoine pariétal : on obtiendrait ainsi une adhérence limitée, mobile, très solide, permettant à l'organe de se développer au cours de la grossesse.

Les indications et les résultats de l'hystéropexie vaginale sont très discutés. Cette opération ne compte plus guère de partisans en France : Le Dentu[3] l'emploie en limitant la suture à la partie basse du corps de l'utérus. En Allemagne, outre Dührssen et Mackenrodt, qui lui sont toujours fidèles, on doit citer parmi ses défenseurs : Andersch, Rieck, Gebhardt. Kreuzmann la proclame même supérieure à la gastro-hystéropexie, tandis que Fritsch estime qu'elle doit être complètement abandonnée.

[1] Dührssen. Ueber Vaginofixatio Uteri (*Zeitschr. f. Geb. u. Gyn.*, 1892, t. XXIV, p. 568 et *Centr. f. Gyn.*, 1893, n° 30, p. 681).
[2] Dührssen. *Berl. klin. Wochenschrift*, 1903, n° 46, p. 1045.
[3] Le Dentu. Clinique chirurgicale, Paris, 1904, p. 52.

Voici, à titre de documents, quelques statistiques qui ont été publiées en sa faveur :

Winter[1]	11 cas	5 guérisons	6 récidives.
Mackenrodt[2]	25 —	22 —	3 récidives.
Küstner-Cohn[3]	26 —	25 —	1 récidive.
Olshausen-Kaufmann[4]	51 —	40 —	11 récidives.
Buschbeck[5]	12 —	7 —	5 result. médiocres.
Gebhardt[6]	54 —	53 —	1 récidive.

Dührssen a eu l'occasion d'étudier les résultats éloignés de son dernier procédé (publié en 1903) chez 72 opérées devenues enceintes; il signale les constatations suivantes : 2 cas de dystocie par rigidité du col; aucune présentation transverse; lenteur du travail chez 5 malades; 9 nouveau-nés ont succombé (1 céphalotripsie, 2 faiblesse congénitale, 1 malformation, 1 procidence du cordon, 1 placenta prævia, 1 éclampsie, 1 néphrite, 1 décès par cachexie maternelle).

Pour ma part, je rejette complètement cette opération. Elle est ou dangereuse au point de vue obstétrical, si elle fixe solidement le fond et la face antérieure de l'utérus (premiers procédés de Mackenrodt et Dührssen), ou à peu près illusoire, si elle ne fixe que partiellement l'utérus par des sutures superficielles et séro-séreuses. Enfin la cœliotomie vaginale ne saurait remplacer la laparotomie quand il y a une lésion concomitante des annexes.

Vagino-fixation du col. — A côté des procédés de fixation du corps utérin au vagin, je mentionnerai simplement ceux dans lesquels les opérateurs se sont contentés de fixer le col et qui n'ont qu'une valeur illusoire. Ainsi, Richelot a autrefois préconisé un procédé dû à Nicolétis et destiné à relever l'utérus en prenant un point d'appui sur la paroi vaginale postérieure et le périnée. On fait d'abord l'amputation sus-vaginale du col; puis, à la partie postérieure, on passe trois fils de catgut dans le vagin et dans le moignon utérin, de façon à les faire ressortir par l'orifice de la cavité utérine. Ces trois fils sont médians; à côté d'eux, à droite et à gauche, on en passe deux autres, partant également de la paroi postérieure du vagin et qui vont sortir, non plus dans l'orifice, mais sur le bord antérieur du moignon, de sorte que la paroi vaginale postérieure s'accroche à ce bord, en remontant sur la tranche utérine. On complète l'affrontement par des points superficiels.

---

[1] Winter. Voy. Boursier. *Précis de Gyn.*, p. 407. O. Doin, éditeur.
[2] Mackenrodt. Voy. Richelot. *Chir. de l'utérus*, p. 152.
[3] Küstner-Cohn. *Zeits. f. Geb. u. Gyn.*, 1900, t. XLIII, p. 427.
[4] Olshausen-Kaufmann, *ibid.*, 1900, t. XLII, p. 157.
[5] Buschbeck. *Archiv f. Gyn.*, 1896, t. LII, p. 453.
[6] Gebhardt. *Soc. de Gyn. de Berlin*, 1902, 14 mars, in *Cent. f. Gyn.*, 1902, p. 537.

Le chirurgien se propose ainsi, tout en ménageant l'orifice, de souder la paroi postérieure du vagin au bord antérieur du moignon. Toute l'insertion vaginale est reportée en avant; la paroi tire à la manière d'un cordon de sonnette et fait basculer le fond de l'organe. Tel est le résultat, au moins au moment de l'opération[1]; c'est, en effet, se faire illusion que de compter sur un effet mécanique durable : l'extensibilité constante du vagin et la flaccidité fréquente du périnée réduisent, en réalité, ce procédé à une ingénieuse conception théorique. Les bons résultats qu'on en a obtenus sont simplement dus à l'amputation du col, qui agit alors contre la métrite[2].

Vagino-fixation et puerpéralité. — L'histoire des vagino-fixations dans leurs rapports avec la puerpéralité, ébauchée par Mackenrodt et Dührssen en 1892[3], s'est poursuivie parallèlement à celle des ventro-fixations. Leurs conséquences obstétricales sont absolument semblables mais plus fréquemment graves. Malgré la récente statistique de Dührssen[4], qui d'ailleurs n'a pas trait à proprement parler à des vagino-fixations (72 grossesses, survenues après vagino-fixation selon son dernier procédé, terminées sans incident, sauf 1 mort par insertion vicieuse du placenta), il n'en est pas moins démontré qu'à l'heure actuelle la proportion des accidents obstétricaux est encore plus élevée que pour la ventro-fixation. Küstner[5], par exemple, a noté pour 41 grossesses (la vagino-fixation ayant tenu) : 18 avortements, 23 accouchements à terme avec 6 interventions opératoires donnant 2 mort-nés. Sur 20 accouchements après fixation du fond pratiquée dans le service de Martin, Rieck[6] note 6 cas de dystocie (1 perforation, 3 versions, 1 forceps après incision du col, 1 opération césarienne) avec 4 enfants morts. D'ailleurs, de 1895 (date de la première opération césarienne pratiquée, chez une ancienne opérée de Dührssen, par Strassmann[7]) à 1903, Oui a pu recueillir 11 cas publiés de section césarienne nécessitée par une vagino-fixation antérieure.

---

[1] Richelot. *De l'hystéropexie vaginale* (*Comptes rendus du 4e Congrès de chir.*, Paris, 1889, p. 482; *Bull. et Mém. de la Soc. de chir.*, 11 déc. 1889, p. 765; *Union méd.*, 17 déc. 1889). — L.-H. Debayle. *De l'hystéropexie vaginale.* (*Opération de Nicolétis.*) Thèse de Paris, 1890. — Nicolétis n'a rien publié lui-même avant ces travaux; il a fait sa première opération sur le cadavre en 1887 et Richelot la première sur le vivant, en juin 1889 (Debayle, *loc. cit.*, p. 39).

[2] U. Trélat et S. Pozzi. *Bull. et Mém. de la Soc. de chir.*, 1889, p. 771.

[3] Mackenrodt. *Deutsch. med. Woch.*, 2 juin 1892; *Centr. f. Gyn.*, 25 juin 1892. — Dührssen. *Zeits. f. Geb.*, t. XXIV, p. 368.

[4] Dührssen. *Berl. klin. Woch.*, 1903, n° 46. — *Deutsche med. Wochenschr.*, 1903, p. 362.

[5] Küstner. Congrès de Genève, 1896.

[6] Rieck. Vaginifixur und Geburt. *Monats. f. Geb. und Gyn.*, 1901, t. XIV, p. 37 et 237. — Rühl. Kritische Bemerkungen über Geburtstörungen nach vaginaefixatio uteri. *Monatsschrift f. Geb. u. Gyn.*, t. XIV, n° 4.

[7] Strassmann. *Soc. d'Obst. et de Gyn. de Berlin*, 25 oct. 1895.

V. *Fixation et raccourcissement des ligaments ronds ou des ligaments larges par le vagin.* — La fixation vaginale des ligaments ronds imaginée par Wertheim[1] en 1896, fut pour la première fois appliquée sur le vivant par Schauta la même année. Après cœliotomie vaginale antérieure, on passe un fil qui traverse successivement de droite à gauche, la paroi vaginale, les ligaments près des cornes, et de nouveau la paroi vaginale pour ressortir en avant dans le vagin. En nouant les deux chefs sur la ligne médiane, on attire en avant l'utérus et les deux cordons qui s'accollent contre la paroi vaginale.

Dans un second mémoire[2] paru la même année, Wertheim propose le **raccourcissement vaginal des ligaments ronds** associé au raccourcissement des ligaments utéro-sacrés.

Sans connaître le travail de Wertheim, Bode[3] (de Dresde) publia, en cette même année 1896, un article pour recommander le raccourcissement des ligaments ronds par un procédé analogue.

Bucura[4] a rapporté, en 1901, 76 observations de raccourcissement par le procédé Bode-Wertheim; dans 10 cas, cette opération fut associée à des colporraphies; 48 opérées ont été revues et l'on a noté 10 récidives. Sonnenfeld[5] (de Berlin) a publié 29 observations de fixation des ligaments ronds par la voie vaginale, sans une seule récidive.

Campbell[6] a pratiqué le procédé suivant : colpotomie antérieure, ouverture du cul-de-sac péritonéal et refoulement de la vessie; le fond de la matrice est ensuite attiré dans la plaie vaginale, et chaque ligament rond, près de son insertion, est saisi avec une pince, dépouillé de son revêtement séreux et attiré au devant de la matrice. Sur la face antérieure de celle-ci, on creuse une sorte de tunnel médian intramusculaire dans lequel on engage les deux ligaments et on les y fixe par trois points de suture. Fermeture de la plaie péritonéale et du vagin.

Alexandroff[7] (de Smolensk) a conseillé le **raccourcissement des ligaments larges** par l'opération suivante : 1° colpotomie antérieure empiétant largement sur les culs-de-sac latéraux; ouverture du cul-de-sac péritonéal et refoulement de la vessie; 2° placement, sur chaque ligament large, à sa base, à 3 centimètres et demi du col, d'une ligature provisoire comprenant un faisceau cylindrique d'un ligament d'un centimètre d'épaisseur; 3° réduction de l'utérus en avant; 4° traction sur les ligatures provisoires que l'on tend et que l'on croise de manière à

---

[1] WERTHEIM. *Centralb. f. Gyn.*, 1896, p. 265.

[2] WERTHEIM et MAUDE. *Centralb. f. Gyn.*, 1896, p. 465.

[3] BODE. *Centralb. f. Gyn.*, 1896, p. 557.

[4] BUCURA. *Zeitschrift f. Geb. und Gyn.*, 1901, t. XLVI, p. 554.

[5] SONNENFELD. *Monats. f. G. und Gyn.*, 1904, t. XIX, p. 584. — On peut ajouter à titre de curiosité. KOCKS (de Bonn) a recommandé le *raccourcissement des ligaments larges par la voie vaginale*, mais il ne paraît pas avoir eu d'imitateurs. (*Centralb. f. Gyn.*, 1896, p. 825.)

[6] CAMPBELL. *Saint-Paul med. Journal*, 1901, mars.

[7] ALEXANDROFF. *Centralb. f. Gyn.*, 1905, n° 25, p. 762.

amener au-devant du col les faisceaux ligaturés des deux ligaments larges qui ont la forme de deux cordons solides; 5" suture des deux faisceaux l'un à l'autre et au tissu cervical (à la partie la plus élevée) par deux ou trois sutures profondes et ablation des ligatures provisoires.

VI. *Colpo-hystéropexie pelvienne postérieure*. — Tel est le nom qu'on pourrait donner à l'opération exceptionnelle exécutée par Freund[1], à la fois dans les cas de prolapsus et dans les cas de rétroflexion grave avec grand développement du cul-de-sac de Douglas. Il croit que l'un ou l'autre de ces déplacements de l'utérus est parfois dû à la persistance de l'étendue de ce repli chez le fœtus; jusqu'au septième mois de la vie intra-utérine, en effet, il descend jusqu'au milieu du vagin. Freund fait une large ouverture du cul-de-sac postérieur du vagin, pénètre dans le péritoine et suture la face postérieure de la partie sus-vaginale du col au revêtement séreux situé au-dessous du promontoire, au voisinage des ligaments utéro-sacrés; il prend bien soin dans cette manœuvre d'éviter de blesser le rectum. Il bourre ensuite le cul-de-sac de Douglas de gaze iodoformée et rétrécit la plaie vaginale. Plus tard, il refait un périnée, s'il est nécessaire.

Cette opération, qui est, en définitive, une cure radicale de la hernie congénitale du cul-de-sac de Douglas, a été appliquée par Freund dans deux cas de rétroflexion compliquée de hernie de cette nature.

Il ne semble pas que la colpo-hystéropexie pelvienne doive être plus bénigne et plus efficace que l'hystéropexie abdominale.

VII. *Hystéroplastie*. — Sous le nom d'hystéroplastie ou d'utéroplastie, on peut ranger les divers procédés auxquels on a eu recours pour combattre une déviation utérine en faisant une autoplastie aux dépens même de l'utérus; ils sont plus théoriques que pratiques.

S'inspirant du procédé de Thiriar pour l'antéflexion (v. p. 636), Jonnesco[2] a proposé la **cunéo-hystérectomie abdominale** : on résèque un segment quadrangulaire de l'utérus sur sa paroi antérieure, sans

---

[1] FREUND. 3e *Congrès des gyn. all.*, Fribourg, juin 1889 (*Centr. f. Gyn.*, 1889, n° 30, p. 515). La conception opératoire de FREUND se trouve en germe dans des propositions déjà formulées par SCHULTZE (*Zeitschr. f. Geb. und Gyn.*, 1888, t. XIV, n° 1. p. 23) qui avait proposé le procédé suivant : ouverture transversale du cul-de-sac postérieur du vagin ; libération de l'utérus et des annexes; réduction de l'utérus; retranchement du cul-de-sac de Douglas par des sutures, de manière à ramener le col en arrière. SÄNGER (*Centr. f. Gyn.*, 1888, n° 2, p. 17) s'est aussi demandé si l'on ne pourrait pas provoquer des adhérences curatives par l'ouverture du cul-de-sac de Douglas et le tamponnement avec la gaze iodoformée. Il a été (*ibid.*, n° 3, p. 40) jusqu'à proposer de faire des injections d'alcool dans le voisinage des ligaments utéro-sacrés et dans le tissu cellulaire rétro-cervical. dans l'espérance de produire ainsi une antéversion par la rétraction de ces ligaments. Ce serait assurément jouer gros jeu et s'exposer à voir l'inflammation dépasser les limites thérapeutiques.

[2] TH. JONNESCO. *Cent. f. Gyn.*, 1897, p. 294, et *Rev. de Gyn. et de Chir. abd.*, 1897, p. 885.

ouvrir la muqueuse : on suture ensuite la plaie de haut en bas, de manière à transformer la rétroflexion en antéflexion ; on complète d'ailleurs l'opération par le raccourcissement des ligaments ronds et la plicature des ligaments larges.

Mauclaire[1] réduit la coudure de l'utérus en prélevant sur sa face postérieure un lambeau cunéiforme vertical et en suturant au catgut les surfaces ainsi avivées.

Au lieu d'opérer par l'abdomen, d'autres chirurgiens sont intervenus par le vagin. L'hystéroplastie vaginale a été pratiquée par von Rabenau[2], Doyen[3], Elischer[4]. L'opération consiste essentiellement dans l'incision du cul-de-sac vaginal antérieur, la mise à nu de la face antérieure de l'utérus, la flexion en avant du corps sur le col et la fixation du premier sur le second, avec ou sans résection du tissu utérin, au moyen de fils que l'on passe de manière à assurer la position de l'organe en antéflexion.

VIII. *Hystérectomie.* — L'hystérectomie a été préconisée pour combattre les accidents dus à une rétroversion très douloureuse et très rebelle[5]. Assurément, lorsque la rétroversion est adhérente, que, pendant la laparotomie, la rupture des adhérences a amené une dilacération de l'utérus, que les annexes n'ont pu être conservées ni d'un côté ni de l'autre, elle est absolument indiquée. Mais cette opération s'applique alors, en réalité, non à la déviation de l'utérus, mais à l'ensemble des lésions dont elle constitue l'un des éléments les moins importants ; c'est ainsi qu'on peut être en droit de la pratiquer d'emblée chez les femmes près de la ménopause ou l'ayant dépassée, atteintes de métrite chronique rebelle avec ou sans lésion des annexes et compliquée de rétroversion[6].

Choix de l'opération contre la rétrodéviation.—La première indication, dans toute rétrodéviation douloureuse, est de rechercher soigneusement le siège de la complication inflammatoire de la déviation et le plus ou moins de mobilité de l'organe.

L'utérus est-il facilement **réductible** ? Il est très probable qu'il existe seulement, outre la déviation, un certain degré de métrite concomitante. Si l'examen local, fait par la palpation bi-manuelle, confirme ce diagnostic, on se préoccupera avant tout de guérir l'inflammation de l'utérus et l'on instituera d'abord le traitement de la métrite. Le **curettage** s'imposera, et l'**amputation du col**, à un ou deux lambeaux, sera

<hr>

[1] MAUCLAIRE. *Ann. de Gyn. et d'Obst.*, 1901, n° de février, p. 89.
[2] VON RABENAU. *Berlin. klin. Woch.*, 5 mai 1886, n° 18, p. 284.
[3] DOYEN. *Arch. prov. de Chir.*, 1891.
[4] ELISCHER. *Cent. f. Gyn.*, 1897, n° 7.
[5] RICHELOT. *Union méd.*, 1886, p. 101. — BOUILLY. *Bull. et Mém. de la Soc. de chir.*, 24 oct. 1888, p. 762. — HARTMANN. De l'hystérectomie vaginale dans le traitement des rétrodéviations utérines (*Ann. de Gyn.*, 1890, p. 452).
[6] S. POZZI. *Revue de Gyn. et de Chir. abdom.*, 1897, p. 402.

indiquée dans la majorité des cas. J'ai remarqué à plusieurs reprises
que l'amputation sous-vaginale du col (procédé de Simon-Markwald et
procédé de Schröder) était suivie du redressement progressif de l'utérus, grâce, sans doute, au travail d'involution qui lui succède et qui
rend à l'organe une légèreté et une tonicité nouvelles. Le même fait a
été constaté par d'autres auteurs[1], et il rend compte des guérisons
faussement attribuées à des procédés compliqués qui agissent, en définitive, non sur la déviation, mais sur la métrite.

L'utérus étant réductible, constate-t-on une lésion notable des annexes,
il faut traiter celle-ci, et, s'il y a lieu, pratiquer la laparotomie qui permettra d'appliquer aux annexes un traitement approprié et à tendance
conservatrice.

Enfin, il y a des **cas complexes**[2] à d'autres titres, dans lesquels la
rétrodéviation utérine coïncide avec un certain degré d'affaiblissement
général du plancher pelvien et des moyens de fixité de l'utérus. Chez
ces femmes, ordinairement multipares, il semble que la rétroflexion
soit le premier stade du prolapsus, annoncé par le relâchement du vagin
et la béance de la vulve. Il faut alors successivement s'attaquer à tous
les éléments morbides par des **opérations combinées**; à la métrite, par
le curettage et l'amputation du col; à la faiblesse du périnée, par la
colpo-périnéorraphie; à la déviation utérine, par le raccourcissement
des ligaments ronds, si l'utérus est mobile, et par la laparotomie, si
l'organe est adhérent ou s'il y a des lésions annexielles.

Il y a aussi toute une catégorie de **rétrodéviations mobiles** qu'on
observe surtout chez les femmes de constitution délicate et de tempérament nerveux. Il s'agit de cas où la déviation occupe le premier plan,
l'inflammation étant nulle ou presque nulle. C'est plutôt alors la mobilité excessive de l'utérus qui paraît être la cause des accidents, que
telle ou telle position anormale. On voit, en effet, l'utérus reprendre
une mauvaise position après la réduction, et se placer en latéroversion
et même en antéversion : il y a là, si l'on peut ainsi dire, une *luxa-
tion vague* de l'organe, analogue à certains déplacements articulaires
avec grande laxité ligamentaire, décrits par Gerdy. L'état pathologique

---

[1] TRIAIRE. Rétroflexion de l'utérus. Guérison par l'excision du col (*Gaz. des Hôp.*,
26 mai 1889). — QUÉNU. *Bull. et Mém. de la Soc. de Chir.*, 1889, p. 771.

[2] La nécessité des *opérations combinées*, dans les cas de ce genre, a été très nettement
formulée par DOLÉRIS. *Gaz. méd. de Paris*, avril 1886. — *Nouv. Arch. d'obst. et de gyn.*,
1886, p. 550. — *Mémoire à la Soc. de méd. de Paris* in *Union méd.*, 11 juin 1887. —
Mémoire à la Soc. gyn. amér. in *Trans. of the Amer. gyn. Soc.*, 1887, p. 488. (Ces deux
derniers mémoires ont été reproduits dans les *Nouv. Arch. d'obst. et de gyn.*, 1890,
p. 34, 49, 97, 177, 257 et 529.)

MUNDÉ (*The value of Alexander's operation*, in *Amer. Journ. of Obst.*, 1888, t. XXI,
p. 1152 et 1136), qui, depuis longtemps, emploie aussi des opérations combinées, fait
remarquer que pratiquer d'abord les opérations plastiques sur le vagin et le périnée, puis
ensuite le raccourcissement des ligaments (comme DOLÉRIS), c'est « mettre la charrue avant
les bœufs ».

qui en résulte, caractérisé surtout par des réflexes nerveux et de la neurasthénie, se rapproche jusqu'à un certain point de ceux que F. Glénard[1] a synthétisés sous le nom d'*entéroptose*, sans toutefois se confondre avec eux.

Chez de pareilles malades, on pourra d'abord essayer de faire supporter un **pessaire** immédiatement appliqué après la réduction de l'utérus, effectuée par le redressement bi-manuel. Ce moyen si simple rend d'immenses services, et l'on s'étonne de la proscription absolue que lui ont infligée des chirurgiens distingués[2]. On fera aussi porter aux malades une **ceinture** immobilisant l'abdomen. Si le périnée est relâché, on devra le reconstituer par une **colpo-périnéorraphie**.

C'est aux cas de ce genre que s'applique surtout le **raccourcissement des ligaments ronds**. On devra le pratiquer suivant le procédé d'Alexander et il m'a donné les plus heureux succès. En cas de récidive de la déviation, on serait autorisé à faire une laparotomie et à recourir au **raccourcissement intra-abdominal**, ou, chez les femmes voisines de la ménopause, à l'**hystéropexie abdominale**.

Restent les **rétrodéviations adhérentes**. Ici encore le diagnostic de la complication me paraît capital. J'admets avec G. Wylie[3] qu'il y a neuf fois sur dix, dans les rétrodéviations adhérentes, coexistence de salpingite ayant provoqué cet enroulement particulier des ligaments larges en arrière qui est la conséquence de la traction opérée sur eux par les annexes enflammées. Je crois dangereux de faire alors des tentatives réitérées de réduction, soit avec le doigt introduit dans l'organe dilaté, soit avec des sondes ou instruments redresseurs. Je connais plusieurs faits d'accidents sérieux, survenus après ces manœuvres, qui provoquent le retour et l'exacerbation de l'inflammation des annexes ; quelques-uns seulement ont été publiés[4]. — S'il y a surtout de la métrite,

---

[1] Frantz Glénard. Neurasthénie et entéroptose (*Semaine méd.*, 19 mai 1886, p. 211).

[2] F. Terrier (*Bull. et Mém. Soc. de chir.*, 5 avril 1889, p. 277 : « Je me suis gardé de conseiller les pessaires, pour lesquels j'ai une *horreur instinctive* ». — Boursilly (*ibid.*, p. 293) s'est justement élevé contre cette opinion radicale, que j'ai moi-même combattue (*ibid.*, p. 295). Plus récemment encore (*La Gynécologie*, 1896, n° 1, p. 3), Boursilly s'est fait le défenseur des pessaires judicieusement appliqués.

A l'étranger, le pessaire compte encore un grand nombre de partisans. Jaquet (de Berlin) (*Soc. de gyn. de Berlin*, 1902, 14 mars) déclare avoir obtenu 50 pour 100 de guérisons durables au moyen de pessaires maintenus en place pendant 2 ou 3 années consécutives. Flaischen, Olshausen, Broese, Strassmann (*Soc. de gyn. de Berlin*, 1902, 14 mars) recommandent aussi ce moyen dans le cas de rétroflexions mobiles. En Italie, Guzzoni (*Atti de la Soc. ital. di gin.*, 1898) dit aussi que le redressement manuel associé au pessaire lui a donné des guérisons chez un grand nombre de femmes atteintes de déviations peu graves. Treub (d'Amsterdam) (*Congrès de gyn. d'Amsterdam*, 1899) a également montré le parti que l'on pouvait en tirer.

Voy. aussi. Beuttner. *Gynäk. Helv.*, 1902, p. 151. — Winternitz. *Wiener med. Presse*, 1902, n° 42, p. 1887. — Fehling. *Deut. Klinik*, t. IX, p. 57. — Fumey. *Thèse de Paris*, 1900.

[3] G. Wylie, *loc. cit.*, p. 482.

[4] P. Delbet. *Bull. de la Soc. anat.*, 1888, p. 980. — Picqué. *Bull. et Mém. Soc. de chir.*, 1889, p. 957.

on se bornera à la traiter chirurgicalement (curettage et amputation du col), avec l'espoir que les douleurs disparaîtront en même temps que l'état inflammatoire. Si la métrite est peu prononcée et qu'il s'agisse manifestement d'une lésion des annexes, ancienne ou persistante, on fera la **laparotomie**.

Quand la laparotomie, qui alors est toujours à un certain degré exploratrice, fait reconnaître une lésion des annexes en voie d'évolution (pyo-salpinx, salpingite parenchymateuse, dégénérescence scléro-kystique très accusée de l'ovaire, etc.), on enlève les organes malades. Il est fréquent de voir, après la castration bilatérale et la destruction des adhérences, l'utérus se redresser spontanément[1]. On pourrait alors, à la rigueur, se dispenser de l'hystéropexie : en effet, rien ne vient plus attirer l'organe en arrière, et l'atrophie qui va succéder à la castration suffira à en maintenir la rectitude[2]. Mais pour peu qu'il ait une tendance à retomber en arrière, on fera l'**hystéropexie abdominale**. Si même l'utérus était volumineux, altéré, ou si sa surface était saignante par le fait de la rupture d'adhérences, mieux vaudrait pratiquer l'**hystérectomie abdominale**.

[1] ROUTIER. *Bull. et Mém. Soc. de chir.*, 16 janv. 1889, p. 39.
[2] OLSHAUSEN. *Soc. obst. et gyn. de Berlin*, 8 nov. 1888 (*Centr. f. Gyn.*, 1889, n° 49. p. 850). — WINTERNITZ (*Wiener med. Presse*, 1902, p. 1887). — VON HERFF. *Der Frauenarzt*, 1898. n° 7. — GMEINER. *Zeitschrift f. Heilkunde*, 1898. t. XIX, n° 2.

CHAPITRE XII

PROLAPSUS DES ORGANES GÉNITAUX[1]

Je réunis sous une même rubrique, à l'exemple de Trélat[2], l'abaissement de l'utérus (*prolapsus, descente, chute, précipitation*), celui de la
paroi antérieure du vagin, qui entraîne la vessie (**cystocèle**) et celui de
la paroi postérieure qui suit ordinairement le rectum (**rectocèle**). Ces
déplacements divers, qui ont été artificiellement séparés, sont étroitement solidaires; s'il est vrai qu'ils peuvent exister isolément, ce n'est
qu'à titre d'exception : le plus souvent, ils se succèdent et se commandent. Enfin, l'étiologie et le traitement forment de nouveaux liens entre
ces diverses lésions et leur donnent une véritable unité clinique.
L'hypertrophie et l'allongement du col de l'utérus viennent encore s'y
joindre et doivent entrer dans le tableau anatomique et symptomatique,
sous peine de le dénaturer complètement.

Étiologie. — Hart[3] a judicieusement assimilé ces déplacements aux
hernies, en général. Il y a cette différence que, dans les hernies
ordinaires, les organes poussés au dehors par la pression intra-abdominale sont essentiellement mobiles (intestin, épiploon), tandis qu'ici
il s'agit d'un organe qui peut conserver des points stables au niveau
de ses attaches profondes et qui, par suite, doit subir des déformations. Ainsi s'explique l'allongement de la portion sus-vaginale du

---

[1] Je crois inutile de consacrer un chapitre spécial à d'autres déplacements peu importants de l'utérus. Je me bornerai à les mentionner.

L'utérus peut être porté directement en avant, ANTÉ-POSITION, quand il est refoulé par
une tumeur développée derrière lui : un exemple frappant de ce déplacement est offert au
clinicien dans l'hématocèle rétro-utérine : le changement de position n'est jamais qu'un
épiphénomène.

La RÉTRO-POSITION est le transport en totalité de la matrice en arrière, sans déviation de
son axe. On peut la voir succéder à la paramétrite ou à la périmétrite postérieure ; elle
peut être exceptionnellement observée à l'état de pureté. Mais il s'y joint bien vite une
flexion en avant du corps de l'utérus (fig. 425). Les symptômes observés sont dus aux
adhérences inflammatoires, et le traitement doit être uniquement dirigé contre elles.

L'ÉLÉVATION DE L'UTÉRUS n'est pas, non plus, une maladie, mais un symptôme. Une tumeur
siégeant dans le cul-de-sac de Douglas, une tumeur intra-ligamentaire ou enclavée dans le
pelvis, peuvent ainsi soulever l'utérus : parfois il est maintenu, comme suspendu, par des
adhérences qui se sont produites durant la grossesse et se sont opposées à ce qu'il aille
ensuite reprendre son siège normal. Dans tous ces cas, on observe ordinairement une
certaine élongation du col.

[2] U. TRÉLAT. Leçons sur les prolapsus des organes génitaux de la femme (*Annal. de gyn.*,
mai 1888, t. XXIX, p. 521).

[3] HART. *The structural anatomy of the female pelvic floor*. Édinbourg, 1880.

col utérin dans certains cas de prolapsus du vagin : le col se trouve étiré, pour ainsi dire, par la traction du vagin prolabé, tandis que le corps reste fixé par ses ligaments.

On peut, comme pour les hernies, distinguer dans les prolapsus génitaux les déplacements *de force* et les déplacements *de faiblesse*. Les premiers se produisent à la suite d'un **effort** violent, soit d'emblée, soit lorsqu'une cause prédisposante a, pour ainsi dire, déjà frayé la route. Une chute sur le siège, une attaque d'épilepsie, de violents accès de toux, ont pu produire ce que certains auteurs ont appelé des **prolapsus aigus**, même chez les vierges[1]; mais, le plus souvent, un ou plusieurs accouchements antérieurs ont affaibli les soutiens de l'utérus quand un effort vient déterminer sa chute.

On a aussi observé le même fait durant la **grossesse**[2], dans les mêmes circonstances. On conçoit très bien, en effet, que les grands changements survenus dans les connexions de l'utérus gravide facilitent considérablement un prolapsus. Tous les ligaments sont plus volumineux, mais sont aussi ramollis; la pression intra-abdominale est augmentée et agit plus énergiquement sur les points faibles du plancher pelvien, où la fente vaginale forme une sorte de ligne de clivage toujours prête à céder sous l'effort.

Les **tumeurs de l'utérus et de l'ovaire** favorisent par leur poids le prolapsus, si le périnée est affaibli.

La **déchirure du périnée** est au nombre des causes prédisposantes non douteuses, quoi qu'en aient dit certains auteurs[3]. Elle permet, en effet, un état de béance de la vulve qui entraîne l'accès de l'air dans le vagin, en sépare les parois, et dédouble, pour ainsi dire, la résistance du plancher périnéal. On a fait justement observer[4] que le transverse du périnée et le releveur de l'anus peuvent avoir subi une déchirure sous-

---

[1] R. BARNES. *Traité clinique des maladies des femmes*, trad. franç. Paris, 1876, p. 540. — MUNDÉ. Forcible and complete prolapse of the uterus in a virgin (*Amer. journ. of Obst.*, 1888, t. XXII, p. 70). — VILLEMAIN a rapporté un cas de prolapsus aigu chez une fille vierge de 14 ans, consécutif à un violent effort qu'avait fait la malade pour soulever un fardeau considérable. Guérison après amputation du col et hystéropexie abdominale (*Gaz. hebd. de méd. et de chirurgie*, 1900, n° 5). — MIRANDA (de Naples) parle aussi d'un prolapsus survenu progressivement chez une vierge de 24 ans que sa profession obligeait à des efforts considérables. Guérison après colporraphie et ventrofixation (*Arch. di ost. e gin.*, 1901, août). — Voy. aussi COFFART. *Journal des Sc. médicales de Lille*, 1902, 1er nov. — COLLAGHAN. *Brit. Gyn. Society*, 1902, 11 déc. — CAMPIONA. *Arch. di ost. e gin.*, 1902, n° 6. — STEPTOWSKY. *Revue de Gyn. et de Chir. abd.*, 1898, p. 791.

[2] DUTAUZIN. *Étiologie et symptômes de la chute de la matrice*. Thèse de Paris, 1887. — GORODICHZE. *Du prolapsus de l'utérus gravide*. Thèse de Paris, 1888. — FAIVRE. *Contrib. à l'étude du prolapsus de l'utérus gravide*. Thèse de Paris, 1890. — A. BERNE (*Observation d'un prolapsus utérin complet pendant la grossesse*, Lyon, 1891) a vu survenir cet accident au 5e mois et demi de la grossesse. L'accouchement se fit à terme et la malade guérit de son prolapsus.

[3] B. HART et F. BARBOUR. *Manuel de gyn.*, trad. franç., Paris, 1886, p. 610.

[4] B.-E. HADRA (San Antonio). *Amer. journ. of Obstet.*, avril 1884, p. 365. — U. TRÉLAT. Prolapsus des organes génitaux (*Annal. de gyn.*, sept. 1888, p. 174).

cutanée ou être paralysés tardivement, après le traumatisme puerpéral,
sans aucune lésion apparente du tégument. Enfin, la laxité du péritoine
qui a été distendu par l'ascension de l'utérus gravide entre sans doute
pour une part dans l'action de la **parturition**, prédisposant au prolapsus.

Faut-il encore admettre une **prédisposition congénitale héréditaire**[1]
ou simplement une disposition individuelle particulière, résultant de la
faiblesse des moyens de fixité de l'appareil génital? Ce dernier fait, tout
au moins, est très vraisemblable et explique comment des efforts qui
resteraient sans effet sur la majorité des femmes agissent sur certaines
autres. C'est aussi, du reste, ce qu'on observe pour les hernies.

Anatomie pathologique. — Il est indispensable de distinguer
nettement certaines catégories.

1° **Procidence du vagin seul (cystocèle et rectocèle).** — Dans l'immense majorité des cas, la chute du vagin précède l'abaissement de
l'utérus, et l'entraîne, au bout d'un temps plus ou moins long, comme
phénomène secondaire.

La paroi antérieure du vagin est celle qui descend le plus facilement :
il est même ordinaire d'observer, chez les femmes qui ont eu beaucoup
d'enfants, un très léger degré de **cystocèle** quand la vessie est pleine, et
sans que cela constitue une véritable condition pathologique ; la paroi
vaginale antérieure déborde simplement la postérieure, et cela n'entraîne aucune conséquence fâcheuse si le périnée a conservé une tonicité suffisante. Il en est autrement dans le cas contraire; une sorte de
hernie de la vessie tend à se prononcer à travers la vulve, car le réservoir urinaire, étroitement lié au vagin par sa face postérieure, ne peut
s'en séparer : mais, parfois, cette hernie de la vessie est beaucoup plus
apparente que réelle, à cause de l'épaississement considérable de la
paroi vaginale qui la recouvre et exagère la saillie extérieure (fig. 468,
469 et 470).

[1] A. DONAN. *Trans. of the obstetr. Soc. of London*, 1884, p. 88. — U. TRÉLAT, *loc. cit.*,
p. 528. — Plusieurs auteurs ont rapporté des exemples de *prolapsus congénital*. C'est ainsi
que HANSSEN cite un cas de prolapsus congénital chez un nouveau-né atteint de spina-bifida :
le col, très gros et congestionné, dépassait la vulve de 3 à 4 centimètres ; on le réduisait
facilement, mais il était impossible de maintenir la correction obtenue. L'enfant succomba
le 9ᵉ jour de sa naissance (*Münch. med. Woch.*, 1897, n° 38). — REDWANSKY parle aussi d'un
prolapsus constaté au moment de la naissance chez une fillette qui ne présentait aucune
autre malformation apparente et dont la santé générale était excellente (*Münch. med. Woch.*,
1898, n° 2). — ANDREW a rapporté l'observation d'une fillette qui mourut le 12ᵉ jour de sa
naissance et chez laquelle on constata un prolapsus utéro-vaginal et une imperforation du
rectum (*Trans. of the Soc. obs. of London*, 1900, 1. XLII). — Voy. aussi : MAC VICAR (*Schott.
med. and. surg. journal*, 1889, p. 52), et PTREFOY SYLE LEOYD (*Dublin. Journal of med. Science.*
1899, nov.). Enfin, BERGER a communiqué à la *Soc. de Gyn. de Vienne* (1905, séance du
15 déc.) un exemple de prolapsus congénital utéro-vaginal chez une enfant de 14 jours, qui
présentait, en même temps, de l'atrophie des muscles pelviens, de la parésie des deux
membres inférieurs, etc.

La paroi vaginale postérieure ne tarde pas à suivre ce mouvement de descente; l'ampoule rectale dilatée s'insinue dans le repli vaginal ; mais la laxité des liens existant entre l'intestin et la paroi postérieure du vagin empêche que le rectum soit entraîné d'emblée ; la **rectocèle** est donc beaucoup moins fréquente que la cystocèle. Lorsque l'une et l'autre existent, le doigt introduit dans l'anus peut se recourber en crochet dans la partie postérieure de la tumeur qui sort de la vulve, tandis que le cathéter, également recourbé, promène son bec dans le segment anté-

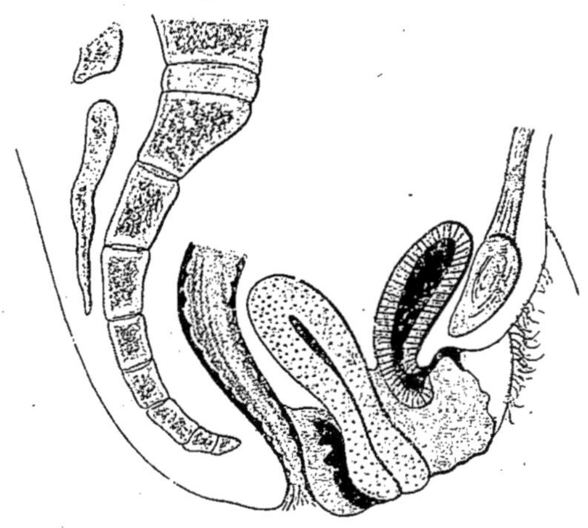

Fig. 468. — Prolapsus génital.

Procidence de la paroi antérieure du vagin très épaissie ; légère cystocèle ; persistance du cul-de-sac postérieur du vagin ; hypertrophie de la portion moyenne du col.

rieur. On a alors une saillie bilobée, d'ordinaire inégalement développée en avant et en arrière, qui se prononce et se tend sous l'influence

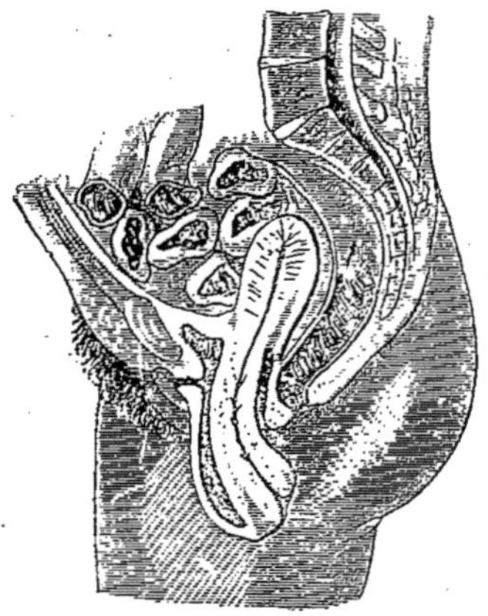

Fig. 469. — Prolapsus génital.

Procidence de la paroi antérieure du vagin avec cystocèle et élongation hypertrophique de la portion moyenne du col (Schröder); le cul-de-sac postérieur du vagin est conservé.

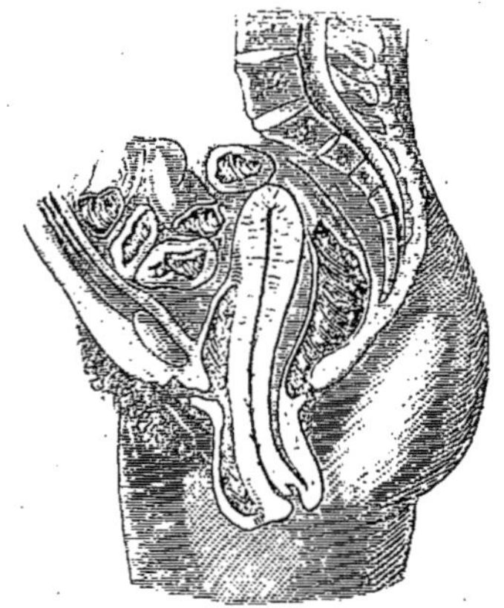

Fig. 470. — Procidence complète du vagin avec cystocèle et sans rectocèle. Élongation hypertrophique de la portion sus-vaginale du col ; le cul-de-sac postérieur du vagin est inversé.

des efforts et dont la surface présente encore un peu les plis et la couleur du vagin ; mais le contact de l'air et les frottements modifient vite cette surface, l'épaississent, la durcissent et parfois l'ulcèrent.

Si la vessie (ce qui est absolument rare) ou le rectum (ce qui l'est beaucoup moins) n'ont pas été en-raînés par les parois du vagin, c'est le péritoine qui vient s'insinuer en arrière et en avant, creusant d'une façon démesurée le cul-de-sac vésico-utérin et le cul-de-sac de Douglas. Cela suppose une fixité très grande de l'utérus avec une flaccidité considérable de la séreuse, ou encore, d'après Freund, la persistance d'un état fœtal, car chez le fœtus les replis du péritoine descendent relativement beaucoup plus bas. Il est alors possible que l'intestin grêle s'insinue en avant ou en arrière, déprimant les parois du vagin et formant ce qu'on a appelé des **hernies ou entérocèles vaginales**. En réalité, on doit classer ces lésions parmi les variétés très rares de **prolapsus du vagin**. Il n'existe que très peu de cas publiés de **prolapsus vaginal avec entérocèle antérieure**[1], tandis que l'on rencontre bien moins exceptionnellement le **prolapsus vaginal avec entérocèle postérieure**[2].

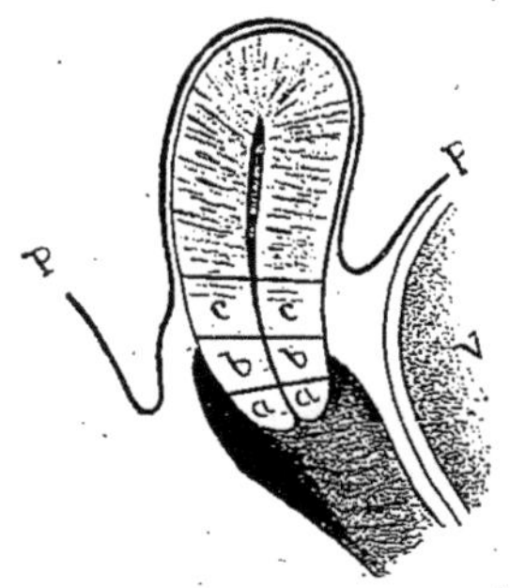

Fig.471.—Division schématique du col en trois parties (Schröder).

P, péritoine. — V, vessie. — *a*, portion sous-vaginale. — *b*, portion moyenne (sous-vaginale en arrière, sus-vaginale en avant). — *c*, portion sus-vaginale.

2° **Procidence vaginale et prolapsus utérin simultanés, avec élongation hypertrophique secondaire de la portion profonde ou sus-vaginale du col.** — Les tractions exercées par le vagin prolabé sur ses attaches au col de l'utérus finissent bientôt par agir. Il arrive d'ordinaire que ces attaches sont peu à peu désinsérées et glissent de haut en bas, de telle sorte que le museau de tanche disparaît sous l'effacement des culs-de-sac. Le vagin tirant toujours et l'utérus étant encore fixé supérieurement, le col, qui est tout entier devenu sus-vaginal, subit une élongation progressive; parfois il y a allongement et comme étirement sans hypertrophie; le plus souvent, la congestion passive et l'inflammation qui règnent dans les organes prolabés amènent un épaississement hypertrophique du col allongé; mais cette hypertrophie est consécutive, secondaire, et non primitive. La marque et comme la signature de ce processus réside dans la disparition préalable du museau de tanche, absorbé par les efforts de traction.

Au centre de la tumeur formée par le vagin renversé, on sent alors une colonne cylindrique qui est le col allongé et épaissi.

Si, ce qui est fréquent, la paroi postérieure du vagin a cédé plus tardivement et moins complètement que la paroi antérieure, la proci-

[1] BREISKY. *Krankh. der Vagina*, 1886, p. 69. — ETHERIDGE. *Journ. of the Amer. med. Assoc.*, 5 févr. 1887 (Anal. *in Centr. f. Gyn.*, 1887, n° 55, p. 555).
[2] A. MARTIN. *Path. der Frauenkrank.*, 1887, p. 121.

dence vaginale ne se produit qu'en avant; la cavité du vagin existe encore en arrière; toutefois, en arrière aussi, le col a participé à l'hypertrophie, et celle-ci peut être appréciée par le doigt introduit dans le cul-de-sac postérieur persistant (fig. 468 et 469). Cette disposition curieuse, qui s'explique très simplement par les considérations précédentes, a donné lieu à une interprétation beaucoup plus compliquée de la part de Schröder. Il l'attribue à l'hypertrophie primitive du segment moyen du col, sous-vaginal ou libre en arrière, sus-vaginal en avant (fig. 471).

3° Procidence de l'utérus résultant d'un allongement hypertrophique primitif du col. — Les faits de cet ordre, longtemps méconnus, que Huguier a cru beaucoup plus fréquents qu'ils ne le sont en réalité, ne sauraient être mis en doute. On observe, en effet, chez des femmes nullipares, dont le vagin et le péri-

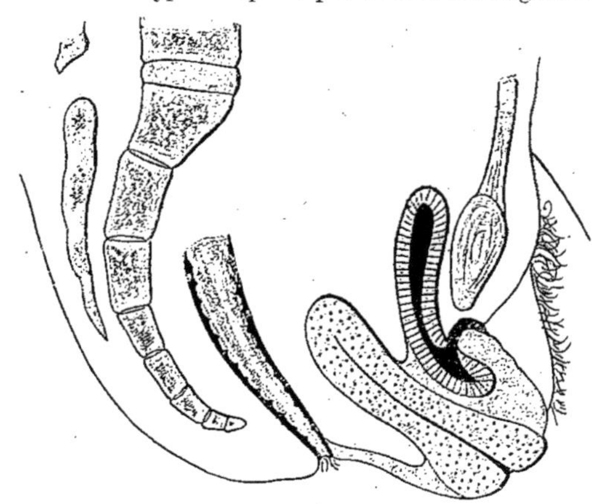

Fig. 472. — Prolapsus génital.
Procidence complète du vagin épaissi; légère cystocèle; effacement du cul-de-sac postérieur du vagin; hypertrophie de la portion sus-vaginale du col.

née sont parfaitement résistants et sans abaissement du corps de l'utérus, une inversion de la partie supérieure du vagin coexistant avec une hypertrophie du col, portant souvent à la fois sur la partie sous-vaginale (museau de tanche) et sur la partie profonde ou sus-vaginale[1].

Rôle de l'hypertrophie du col dans les prolapsus génitaux. — L'hypertrophie et l'allongement du col, au-dessus des attaches du vagin, avaient été observés et notés isolément par quelques auteurs, mais aucun n'avait songé à lui donner une importance prépondérante lorsque Huguier publia son célèbre mémoire[2]. Il employa un grand talent pour démontrer, à l'aide de faits cliniques et de pièces anatomiques, que, dans l'immense majorité des cas, les *chutes de l'utérus* ont reçu une interprétation vicieuse; il y a, dit-il, non pas *abaissement* ou *précipitation* ou *prolapsus* de la matrice refoulée en totalité hors de l'abdomen, à travers l'orifice vulvaire, à la façon d'une hernie, mais bien **allongement primitif de la portion sus-vaginale du col** qui, s'étant hypertrophiée et ne pouvant se développer du côté de l'abdomen, vient faire

<hr>

[1] Hegar et Kaltenbach, *loc. cit.*, trad. franç., p. 559.
[2] Huguier. *Mémoire sur l'allongement hypertrophique du col de l'utérus.* Paris, 1860. — *Mém. de l'Acad. de méd.*, 1859, t. XXIII, p. 279.

saillie à travers l'ouverture vaginale, entraînant avec elle le vagin et les viscères voisins qui lui adhèrent plus ou moins intimement. Ainsi, Huguier produisait une véritable révolution dans les notions jusqu'alors admises. Avant lui, la *chute* de l'utérus n'était que le dernier terme de l'*abaissement*, pour lequel on admettait trois degrés : 1° l'*abaissement* simple; 2° la *descente*, où le col se présente entre les lèvres; 3° la *chute* ou *précipitation*, où le corps a suivi le col et pend tout entier hors de la vulve[1]. Or, les faits de cet ordre, sans hypertrophie préalable du col, constitueraient, d'après Huguier, la grande exception; dans l'immense majorité, l'hypertrophie de la portion sus-vaginale du col serait la lésion initiale engendrant le déplacement réel du vagin et apparent de l'utérus. C'est lui qui caractérisait la maladie, et c'est à lui que s'adressait le traitement. Huguier faisait consister ce dernier dans l'amputation conoïde du col; celui-ci était d'abord disséqué entre la vessie et le rectum, puis sectionné aussi haut que possible[2].

Si l'on cherche actuellement à apprécier avec justice la contribution apportée à nos connaissances par Huguier, on voit que, sans avoir la portée excessive qu'il lui a donnée, et que d'autres ensuite, comme Gallard[3], lui ont attribuée, elle n'en est pas moins très importante. Au point de vue anatomo-pathologique, il a établi la fréquence extrême de l'allongement hypertrophique sus-vaginal du col dans les prolapsus génitaux. Cette hypertrophie, il est vrai, n'est pas toujours, contrairement à son opinion, le fait primordial: elle est le plus souvent une élongation secondaire, due à la traction exercée par le vagin prolabé, et l'hypertrophie n'est elle-même que consécutive à la stase sanguine, favorisant la production d'une métrite cervicale parenchymateuse. Mais le fait existe; il avait été méconnu, et Huguier a eu le mérite de le mettre en relief. Il a eu encore celui de faire entrer dans le traitement l'amputation du col hypertrophié. Certes, il a eu tort de la juger suffisante; mais, si l'on se souvient de l'insuccès presque constant des opérations plastiques avant l'antisepsie, on avouera que Huguier est excusable d'avoir partagé à leur égard le découragement de presque tous ses contemporains. Quoi qu'il en soit, l'amputation du col est restée, dans la thérapeutique, comme un temps préliminaire important des opérations pratiquées dans la plupart des prolapsus.

Quelle est la nature de l'hypertrophie du col? Lorsque l'hypertrophie se produit d'emblée, primitivement, d'où provient-elle? Est-elle le

---

[1] Courty. *Traité prat. des mal. de l'utérus*, 1881. p. 589.

[2] J'ai plusieurs fois pratiqué cette opération, et j'ai acquis la conviction qu'elle constituait un temps préliminaire précieux. Mais, pratiquée selon le procédé de Huguier, sans affrontement des muqueuses par une suture, elle expose à des rétrécissements qui, sans grande importance chez les vieilles femmes, sont un inconvénient sérieux chez les femmes encore réglées.

[3] Gallard. *Leçons clin. sur les mal. des femmes*, 1879, p. 785.

résultat d'une prédisposition congénitale de l'ordre des malformations, prédisposition qui ne manifesterait ses effets qu'au moment du complet développement de l'organe, sous l'incitation de la puberté ou après la suractivité nutritive du traumatisme d'une grossesse ? Est - elle, même alors, l'indice d'une métrite paren-chymateuse localisée au col, comme Gallard inclinait à le penser? Il est possible que l'un et l'autre de ces facteurs agissent à tour de rôle ou simultanément. L'examen histologique[1] des cols amputés n'a pas donné de résultats

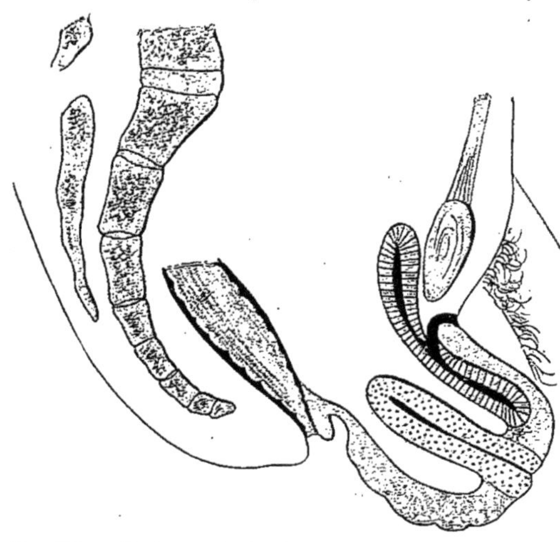

Fig. 473. — Prolapsus de l'utérus, sans hypertrophie du col, consécutif à une rétroversion.

bien instructifs; ils avaient, à peu de chose près, la structure de l'utérus atteint de métrite[2].

4° **Procidençe de l'utérus et du vagin sans hypertrophie du col.** — On observe fréquemment un certain degré d'abaissement qui rend le col plus accessible au doigt, en augmentant la profondeur des culs-de-sac vaginaux. Mais la chute complète et brusque de l'utérus est rare.

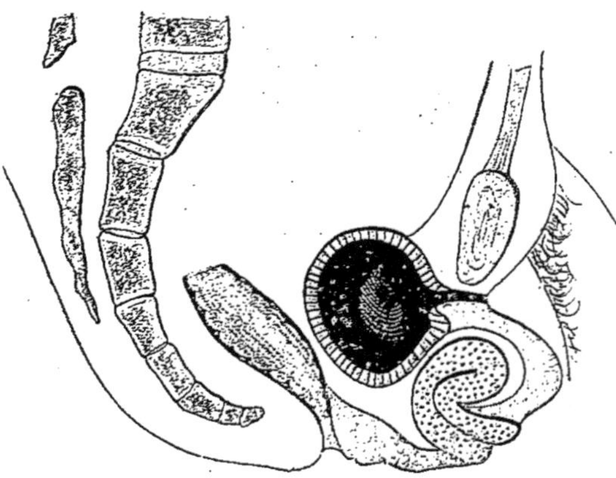

Fig. 474. — Prolapsus de l'utérus avec antéflexion; l'utérus a perdu ses connexions avec la vessie et le rectum, qui arrivent à se toucher au-dessus de lui.

[1] OLIVIER a donné le résumé d'examens histologiques faits par lui sur des cols que j'avais enlevés par le procédé de HUGUIER, dans le service de GALLARD. Il n'a pas trouvé d'hypertrophie, mais une artério-sclérose localisée (OLIVIER, in EMMET. *Pratique des maladies des femmes*, trad. franç., p. 490) et Note sur un cas d'allongement hypertrophique (*Annal. de gyn.*, sept. 1888, t. XVI, p. 202).

[2] Pour RICHELOT, cet allongement hypertrophique s'observerait souvent sur les utérus fibromateux, en dehors de tout prolapsus, de sorte que l'interprétation mécanique ou infectieuse lui paraît insuffisante; il s'agirait plutôt d'un trouble nutritif du tissu utérin très analogue à la sclérose (*Chirurgie de l'utérus*, p. 219).

En effet, la force de résistance à vaincre est considérable[1]. Ce sont là véritablement des *hernies de force*, demandant un violent effort. C'est généralement alors l'utérus qui entraîne le vagin après lui; il est à peu près indispensable, pour qu'un effort ait assez de prise sur l'utérus pour le déplacer vers la vulve, que l'organe soit déjà en rétroversion (fig. 473).

Quand l'utérus a franchi la vulve, il peut, au milieu de l'espèce de sac herniaire où il est contenu, subir des déviations sur son axe et se placer en antéflexion (fig. 474) ou en rétroflexion (fig. 475).

Les rapports des organes voisins varient, selon les variétés et les degrés: d'une façon générale, plus le col est hypertrophié (et par col

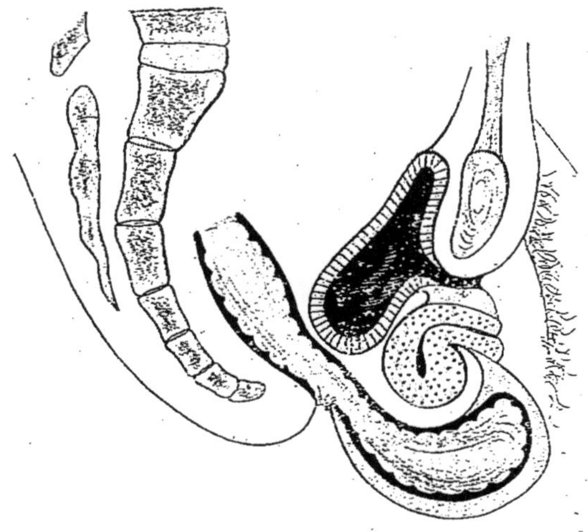

Fig. 475. — Prolapsus de l'utérus avec rétroflexion; rectocèle.

il faut ici toujours entendre la portion sus-vaginale ou profonde et non pas le museau de tanche), plus les replis du péritoine sont éloignés de l'orifice utérin: ils en sont donc très rapprochés dans la variété que j'étudie maintenant (fig. 473).

Quand il existe un degré prononcé de **rectocèle** (fig. 475), les matières fécales peuvent s'accumuler et se durcir dans le cul-de-sac qui déprime le vagin.

La **cystocèle** arrive bientôt à donner à la vessie la forme d'un bissac dont la poche inférieure, située au-dessous de l'orifice interne de l'urètre, permet la stagnation de l'urine (fig. 469, 470 et 473): il y a donc souvent dilatation de la vessie et même des uretères, des bassinets et des calices, par suite du tiraillement ou de la compression de la partie terminale des uretères[2]. On a indiqué la présence de **calculs** dans la

---

[1] BASTIEN et LEGENDRE (*Bull. de la Soc. de chir.*, 13 avril 1859, t. IX, p. 417) ont assurément exagéré cette résistance. Il faut, disent-ils, exercer sur le cadavre une traction de 15 à 20 kilogrammes pour abaisser le col jusqu'à la vulve, et de 50 kilogrammes pour lui faire franchir cet orifice. L'expérience clinique journalière apprend qu'on peut momentanément obtenir ces résultats chez la plupart des femmes, sans violence véritable; mais l'abaissement ainsi obtenu disparait normalement, dès que la traction cesse, par l'élasticité des tissus. Ce qui constitue l'état pathologique, c'est l'abaissement persistant, résultant des ressorts forcés.

[2] FÉRÉ. Notes sur les lésions des organes urinaires consécutives à la chute de l'utérus (*Progrès méd.*, 1884, p. 22).

cystocèle; mais les observations n'en sont pas aussi nombreuses qu'on pourrait le prévoir *a priori*[1].

Il faut noter l'épaississement de la muqueuse du vagin, qui prend parfois la consistance de la peau ou du cuir, son aspect blanchâtre ou violacé, parfois l'œdème des parties prolabées, enfin l'ulcération ou l'ectropion de l'orifice du col, ou des écorchures et des **ulcères** dus au frottement de la surface de la tumeur.

Les utérus prolabés sont souvent atteints de métrite.

Symptômes. — Le **prolapsus aigu,** comme on l'a appelé, ou celui qui se produit brusquement dans un violent effort, comme une hernie de force, est rare, mais a été observé. On voit alors pendre hors de la vulve, immédiatement après la violence qui l'a causée, une tumeur formée soit par la paroi antérieure du vagin seulement, soit aussi par l'utérus lui-même. Une douleur intense, parfois une syncope et une péritonite, accompagnent ces phénomènes.

Mais, presque toujours, l'abaissement se produit d'une manière **progressive** et en donnant lieu seulement à des symptômes fonctionnels vagues et indéter-

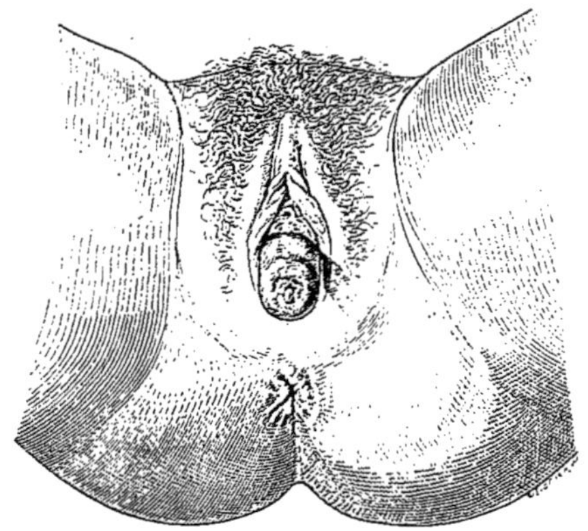

Fig. 476. — Prolapsus de l'utérus par allongement hypertrophique du col chez une jeune femme n'ayant pas eu d'enfant. (Moulage du musée de l'hôpital Broca.)

minés : pesanteur au périnée, tiraillement dans les reins et le bas-ventre, fatigue durant la marche, accompagnée des autres signes ordinaires de **métrite,** auxquels viennent se joindre bientôt des **troubles de la miction :** dysurie, pollakiurie, incontinence, rétention, avec ou sans

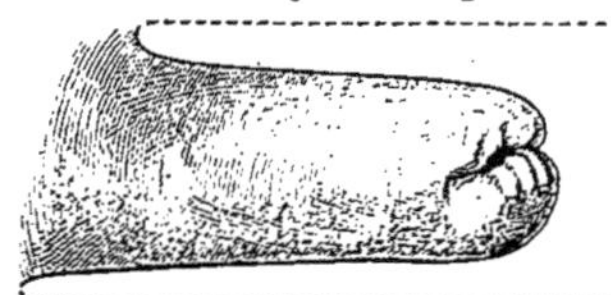

Fig. 477. — Allongement hypertrophique de la portion sous-vaginale du col (museau de tanche) chez une jeune fille vierge. (Moulage du musée de l'hôpital Broca.)

cystite. Quand la cystocèle est très prononcée, la femme, pour faciliter la miction, presse directement sur le réservoir urinaire, hernié à l'extérieur. La menstruation ne présente rien de particulier. La fécondation est difficile, dans les prolapsus complets, quoique possible. L'avortement peut survenir, mais l'utérus gravide peut aussi se développer normalement dans l'abdomen, faisant momentanément disparaître les phénomènes de prolapsus[2].

[1] VARNIER. *Des cystocèles vaginales compliquées de calculs, avec ou sans chute de l'utérus.* Paris, 1886.

[2] A. BERNE, *loc. cit.*

Pozzi. — 4e édit. 45

Il est très important de noter qu'ici, comme on l'observe, du reste, pour les hernies, ce ne sont pas les lésions les plus accusées, les déplacements les plus apparents, qui donnent lieu aux phénomènes rationnels les plus pénibles. On peut voir venir à l'hôpital des femmes qui ont l'utérus entre les jambes, et qui ont continué à se livrer assez facilement à de rudes travaux jusqu'au moment où un accident les a forcées à se soigner. D'autre part, certaines femmes qui n'ont qu'un léger abaissement, laissant l'utérus encore loin de l'orifice vulvaire, ont, pendant la marche, des douleurs très vives et sont réduites à l'impotence. Il semble que, dans le premier cas, il se soit créé une statique utérine nouvelle et définitive, permettant la tolérance d'une lésion considérable, tandis que, dans le second cas, cette sorte de compensation n'est pas effectuée : l'état instable de l'utérus donne lieu, alors, à des tiraillements incessants, à des réflexes nerveux, qui font de la **métroptose** un des cas particuliers de l'entéroptose, ce syndrome morbide si justement catégorisé par F. Glénard[1].

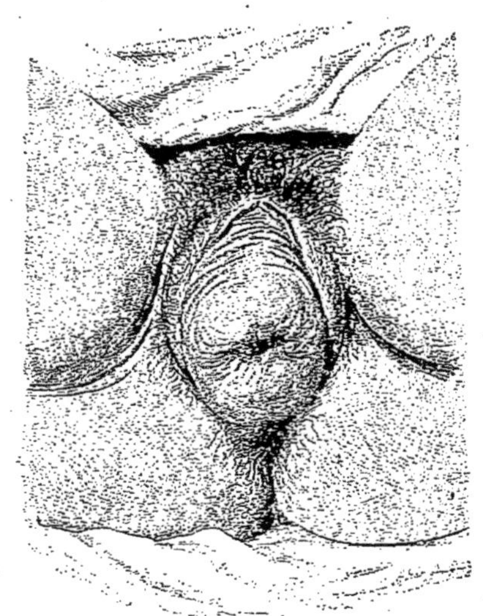

Fig. 478. — Prolapsus de l'utérus: allongement hypertrophique considérable du col ; cystocèle.

Les signes physiques sont caractéristiques[2]. Quand le prolapsus génital est à ses débuts, la muqueuse vaginale, quoique flasque et prête à sortir de la vulve, ne la franchit que pendant les efforts. On peut alors, si l'on engage la femme, placée dans la position dorso-sacrée, à *pousser*, voir la paroi antérieure sortir par une espèce de mouvement de rotation ou de développement qui fait saillir hors de la vulve une tumeur molle, rosée, qui rentre, dès que cesse l'effort.

Il est important de se souvenir que les parois antérieure et postérieure du vagin sont normalement étalées et appliquées l'une contre l'autre. On ne doit pas s'attendre à ce que la procidence du vagin se produise sous forme de cylindre, selon toute la circonférence du canal,

[1] P. de LOSTALOT-BACHOUÉ. *Des troubles viscéraux consécutifs à l'affaissement du plancher pelvien chez la femme*. Thèse de Paris. 1889.

[2] GOSSELIN (*Clin. chir..* Paris, 1873. t. II, p. 534), frappé de l'importance qu'a l'issue de la muqueuse génitale hors de la vulve, dans la production des symptômes, avait fait de cette particularité la base de sa division et distinguait : 1° l'abaissement incomplet sans prolapsus concomitant des cloisons recto-vaginale et vésico-vaginale ; 2° l'abaissement incomplet, mais avec l'un ou l'autre de ces prolapsus vaginaux; 3° le prolapsus complet (précipitation) différant des précédents en ce que le col a franchi la vulve et se présente à l'extérieur.

comme cela a lieu pour le rectum. La paroi antérieure et la paroi postérieure font seules saillie isolément ou simultanément, glissant l'une sur l'autre en se juxtaposant. Ce premier degré de cystocèle, à apparition, pour ainsi dire, intermittente, fait place à une cystocèle permanente; puis, plus tard, en arrière de la tumeur vaginale, apparaît l'orifice du museau de tanche, d'où suinte le mucus du catarrhe cervical. Si la paroi postérieure du vagin est aussi entraînée, cet orifice se trouve au centre et au sommet de la tumeur piriforme qui écarte les petites

lèvres. La surface est sèche, rugueuse, tannée par l'exposition à l'air, et présente parfois, outre les ulcérations de l'orifice utérin, des pertes de substance dues au frottement. La base de la tumeur est entourée d'un sillon plus ou moins profond, surtout du côté de la fourchette. Elle offre un volume variable, allant de celui d'un œuf à des deux poings (fig. 478 et 479).

La **palpation** donne des sensations différentes, selon que l'utérus participe ou non au prolapsus.

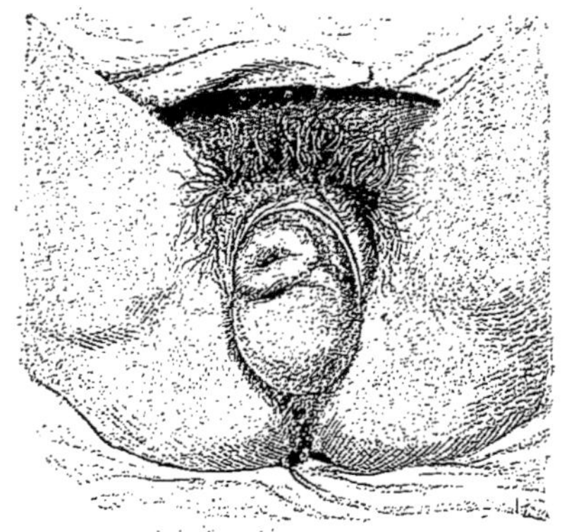

Fig. 479. - Prolapsus de l'utérus; allongement hypertrophique du col; rectocèle.

Tout ce qui appartient à la procidence vaginale est mollasse. La tension et l'élasticité de la cystocèle augmentent avec l'état de réplétion de la vessie; s'il existe, ce qui est rare, de l'entérocèle, on perçoit du gargouillement. Dans les cas où il s'agit d'une chute de l'utérus sans hypertrophie cervicale, on peut palper le corps même de l'organe dans l'intérieur de la tumeur (fig. 473, 474 et 475). Mais dans les cas typiques de prolapsus avec hypertrophie consécutive ou primitive du col que j'ai décrits, c'est ce segment seul de la matrice qui existe au centre de la tumeur (fig. 468, 469, 470 et 472). Il en forme l'axe, plus ou moins épais et rigide selon les cas, donnant à la main qui embrasse et palpe la tumeur la sensation tantôt d'une corde, tantôt d'un cylindre élastique et rénitent; par la palpation bi-manuelle, on sent qu'il se continue avec le corps de la matrice resté en arrière du pubis.

La réduction est généralement possible, mais elle n'est que temporaire.

Le **cathétérisme** de la cavité utérine donne des renseignements précieux dans les cas d'allongement du col; l'hystéromètre s'enfonce à une grande profondeur, mesurant de 10 à 15 et même 20 centimètres. Il faut savoir que l'orifice cervical peut être oblitéré chez les vieilles femmes.

La situation de la vessie sera déterminée avec une sonde d'homme qu'on introduira en dirigeant le bec en bas; souvent le réservoir urinaire arrive jusqu'au voisinage immédiat de l'orifice utérin (fig. 469 et 470) ; d'autres fois, il en reste éloigné, et le museau de tanche fait encore, au-dessous de la limite extrême de la vessie, une saillie plus ou moins forte (fig. 472).

Marche. Complications. Pronostic. — La marche de l'affection est essentiellement chronique et, livré à lui-même, le prolapsus devient de plus en plus complet. Il est des malades chez lesquelles cette chute des organes génitaux coexiste avec d'autres hernies volumineuses, et constitue une sorte d'éventration pelvienne aussi incurable que certaines éventrations abdominales.

On a parlé[1] de guérisons spontanées après des péritonites, ayant fixé l'utérus par la production de fausses membranes, durant une réduction momentanée; ces faits me paraissent douteux.

Diagnostic. — La palpation bi-manuelle, le toucher rectal, le cathétérisme utérin et vésical permettront de distinguer d'abord la tumeur qui sort de la vulve d'un **polype** ou d'une **inversion** de l'utérus.

A vrai dire, le point difficile du diagnostic n'est pas celui-là ; il réside tout entier dans la détermination précise des parties prolabées et des modifications de **siège**, de **forme** et de **volume** qu'elles ont subies. Une sonde d'homme promenée dans la vessie en indiquera bien les limites; le doigt recourbé en crochet dans le rectum en poursuivra le reploiement en avant : la recherche par la palpation d'un axe rigide au milieu de la tumeur et la profondeur de la cavité utérine indiquée avec l'hystéromètre détermineront ce qui appartient à l'**hypertrophie du col**. L'état des culs-de-sac péritonéaux est impossible à apprécier, sauf lorsque le gargouillement, produit par des tentatives de réduction, permet de supposer la présence d'anses intestinales en arrière ou même en avant de la matrice prolabée : ces **entérocèles**, qui sont excessivement rares, comme je l'ai dit, ne se rencontrent guère quand il y a hypertrophie sus-vaginale du col; alors, en effet, le péritoine est plus éloigné du vagin qu'à l'état normal; dans les chutes simples, sans hypertrophie cervicale, le péritoine est, au contraire, plus près (fig. 473).

Une variété intéressante de prolapsus vaginal, qui peut presque être considérée comme un cas particulier de cystocèle, est l'urétrocèle (fig. 480), sur laquelle le professeur Duplay[2] a publié un travail impor-

[1] Fritsch. *Die Krankh. der Frauen*, trad. franç. de Stas. p. 285, Paris, 1902, Maloine, édit.

[2] S. Duplay. Contribution à l'étude des maladies de l'urètre chez la femme (*Arch. gén. de méd.*, juill. 1880, 7ᵉ sér., t. V, p. 12). — Piedpremier. *De l'urétrocèle*. Thèse de Paris, 1887. — Th. A. Emmet. The cause and treatment of urethrocele (*New-York med. Journ.*, 27 oct. 1888, p. 449). — D. Témoin. *Contribution à l'étude des prolapsus génitaux*. Thèse de Paris, 1889. — De Brinon. *Thèse de Paris*, 1888. — Quénu et Pasteau. *Annales des mal. des org. génit.-urin.*, 1896, p. 289.

tant. La tumeur est formée par la dilatation de l'urètre ou par une cavité en communication avec ce canal, la vessie pouvant rester indemne. Cette affection est caractérisée par la présence à la vulve d'une tumeur qui n'excède généralement pas le volume d'une noix, située immédiatement au-dessous du canal de l'urètre et semblant se continuer avec le méat : elle devient plus saillante durant les efforts. On ne la distingue de la cystocèle que par un examen attentif, et en remarquant qu'elle est bien limitée supérieurement et ne se continue pas avec la vessie, qui n'a aucune tendance à prolaber. Le cathétérisme permet aussi de pénétrer d'abord dans la poche de l'urétrocèle, puis dans la vessie, et cela par un trajet beaucoup plus long, en

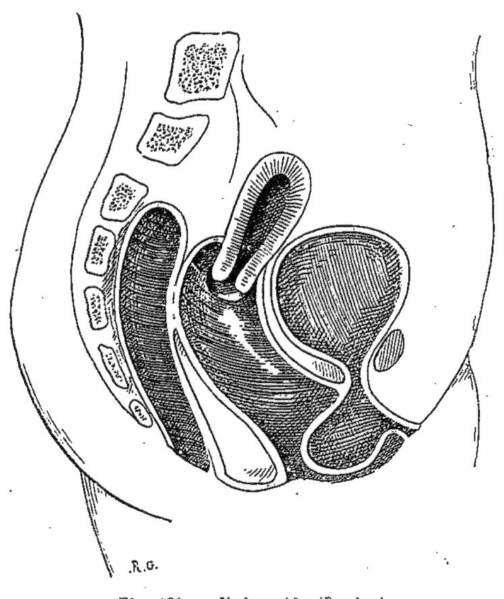

Fig. 480. — Urétrocèle (Duplay).

suivant la paroi inférieure de l'urètre, qui est infléchie, qu'en longeant la paroi supérieure, demeurée rectiligne. La cloison urétrovaginale est parfois très épaissie, ou, au contraire, très amincie.

Traitement. — La prophylaxie des prolapsus génitaux réside tout entière dans le traitement rationnel durant l'accouchement et dans l'hygiène consécutive; on fera garder le repos jusqu'après l'involution complète de l'utérus.

Le **traitement palliatif** par les **ceintures** et les **pessaires** ne donne qu'un soulagement précaire et souvent tout à fait illusoire; il ne faut pas, toutefois, négliger de faire soutenir le ventre par une ceinture abdo-

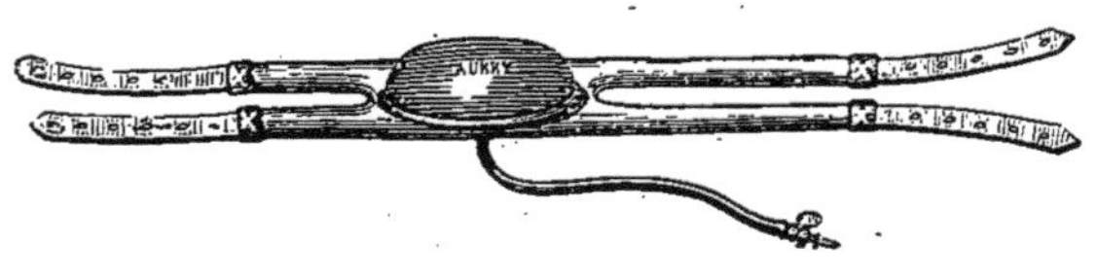

Fig. 481. — Pelote périnéale à air.

minale bien faite qui empêche le poids du paquet intestinal de peser autant sur les organes pelviens. Quant aux **pessaires**, ils ne peuvent donner quelque résultat que si le périnée a conservé une certaine tonicité. On se trouve bien, parfois, comme adjuvant de leur action, d'une pelote périnéale (fig. 481 et 482). Breisky[1] dit avoir obtenu de bons résultats avec des pessaires oviformes qui peuvent prendre un point d'appui suffisant chez les vieilles femmes à vagin étroit. On peut aussi

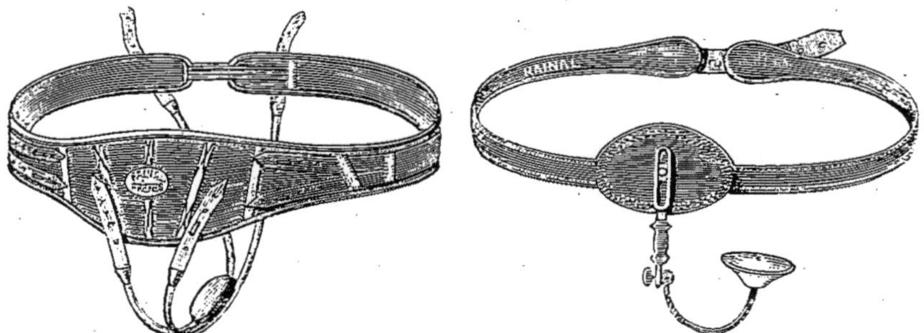

Fig. 482. — Ceinture avec pelote périnéale.   Fig. 483. — Hystérophore à cuvette.

essayer l'anneau de Dumontpallier, le pessaire de Hodge, le pessaire en traîneau de Schultze, le pessaire en gimblette, le pessaire de Gariel à air.

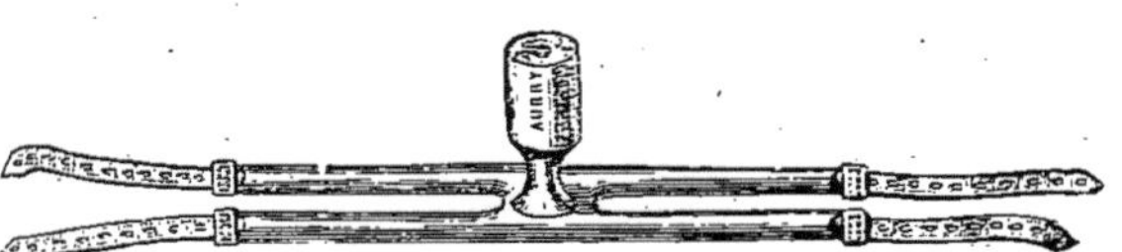

Fig. 484. — Pessaire de Borgnet.

Le pessaire à ailettes de Zwanck-Schilling, quoique médiocre, est un instrument qui a joui d'une grande vogue.

Pour que tous ces pessaires aient un effet utile, il faut, je le répète, que le périnée ait encore quelque tonicité et la vulve quelque étroitesse; ils conviennent particulièrement bien aux cystocèles, mais échouent dès que l'utérus prend une part notable au déplacement. Du reste, ils ne doivent être prescrits que comme palliatifs temporaires, en attendant une opération curative.

Cependant, il est des cas où la seule ressource consiste dans l'emploi de moyens contentifs. En effet,

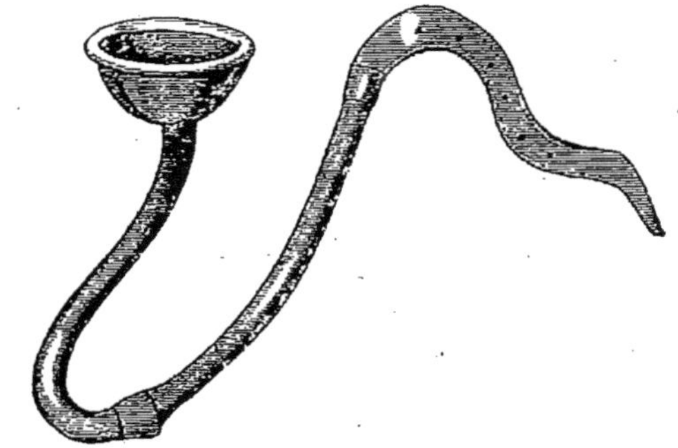

Fig. 485. — Pessaire à cuvette de Cutter.

l'opération offre une gravité particulière chez des femmes âgées, obèses, atteintes de diabète ou d'une lésion du cœur ou des poumons. Il en est de même dans les cas de prolapsus énormes coïncidant parfois avec

[1] Breisky. *Prag. med. Woch.*, 1884, n° 55.

une éventration ou des hernies; alors le vagin et l'utérus, comme les autres viscères, ont véritablement perdu droit de domicile dans la cavité abdominale. La seule ressource réside dans l'emploi de **pessaires à tige,** soutenus par une ceinture, auxquels on doit réserver le nom d'**hysté-rophores**[1], qui a été appliqué parfois à tous les pessaires. Des types très analogues ont été four-nis par Scanzoni, Courty, Grandcollot. Le pessaire de Cutter, à tige terminée par un anneau ou par une cu-vette, a été très employé en Amérique (fig. 485 et 486). Le pessaire de Borgnet, ou en *bondon,* convient surtout par sa simplicité et sa soli-dité.

Quel que soit le pessaire qu'on emploie, il faut faire précéder son application d'une **réduction** des parties prolabées et de soins desti-

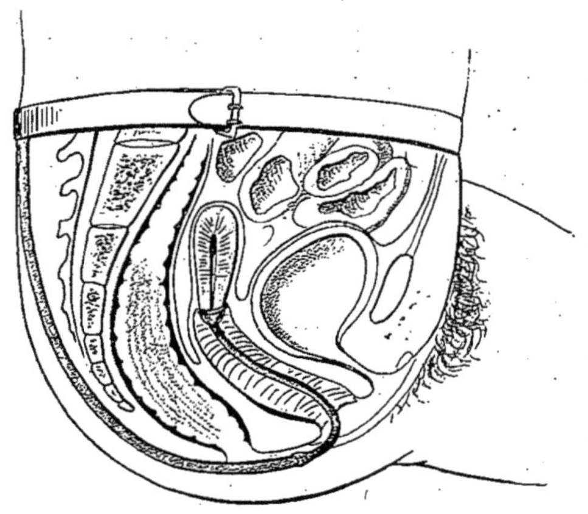

Fig. 486. — Pessaire de Cutter en place.

nés à diminuer l'engorgement des parties. S'il y a de l'œdème ou de l'in-flammation, on commencera par maintenir la malade au repos hori-zontal; on administrera des bains fréquents, des injections tièdes prolongées, on appliquera sur le col des tampons glycérinés et on prati-quera au besoin le **massage**[2]. Dès que les tissus auront recouvré quelque souplesse, on procédera, après avoir préalablement vidé la vessie et le rectum, à la réduction, dans la position dorso-sacrée légèrement déclive, ou dans la position genu-pectorale, qui facilitent l'entrée de l'air dans le vagin. Si l'on éprouve des difficultés à réduire, il faut patienter et ne pas user de force.

Quelques chirurgiens américains, Skene[3] entre autres, ont conseillé de maintenir les malades dans la *position genu-pectorale,* pendant dix minutes ou un quart d'heure plusieurs fois par jour. Cette méthode, continuée pendant plusieurs mois, aurait fourni de bons résultats dans les cas simples.

Traitement chirurgical. — Le traitement chirurgical est le traitement de choix, sauf dans les cas de contre-indications mentionnés ci-dessus.

---

[1] Auvard (art. Pessaire du *Dict. encycl. des sciences méd.,* 2e s., t. XXIII. p. 614) propose d'appeler ces pessaires *vagino-abdominaux.*

[2] Sielsky. *Centralb. f. Gyn.,* 1887, n° 4.

[3] Skene. *Med. gynecology,* 1895, p. 243.

On peut classer de la façon suivante les diverses méthodes qui ont été employées[1] :

1° Constitution d'un point d'appui inférieur du côté du vagin, de la vulve et du périnée ;

2° Soulèvement de l'utérus par le raccourcissement des ligaments ronds ;

3° Suture de l'utérus aux parties voisines (hystéropexie), par la voie vaginale ou par la laparotomie ;

4° Hystérectomie.

I. *Constitution d'un point d'appui inférieur.* — Les procédés qui relèvent de cette méthode sont les plus nombreux. Je me bornerai à énumérer ceux qui sont tombés en désuétude pour m'attacher à la description de ceux qu'on doit employer[2].

Procédés divers. — Parmi les vieux procédés, je citerai : l'épisiorraphie[3], ou suture des grandes lèvres, pour rétrécir la vulve ; l'avivement et la suture de l'orifice vulvaire[4] ; l'infibulation, à l'aide d'un anneau métallique[5] ; les cautérisations de la paroi vaginale avec divers caustiques[6], ou avec le fer rouge[7], tous détestables procédés. J'en dirai autant de la ligature[8].

Le Fort[9], frappé de ce fait, que la chute de l'utérus est presque tou-

---

[1] E. C. Dudley (de Chicago) (*New-York Journal of Gynæcology and Obstetrics*, juillet 1894) a proposé de s'opposer à la descente de l'utérus en rétablissant l'organe dans une position normale d'anté-courbure qui permette à la pression abdominale d'exercer son action pour l'y maintenir. Il pratique une double *élytrorraphie latérale* ; la première, transversale, après dissection d'une languette, d'avant en arrière, dans les culs-de-sac vaginaux, a pour but de ramener le col en arrière et de faire basculer le corps en avant ; la seconde, verticale, le long des parois antéro-latérales du vagin, est suivie d'une suture oblique qui doit théoriquement produire le même effet. On peut reprocher à cette opération ingénieuse de trop compter sur des points d'appui instables.

[2] Les procédés de Schücking (de Pyrmont), de Freund, décrits dans le chapitre relatif à la Rétrodéviation (v. p. 680 et p. 691), ont été également appliqués au prolapsus.

[3] Fricke. *Annal. der chir. Abtheil. des Krankenhauses in Hamburg*, 1833, t. II, p. 142.

[4] Malgaigne. *Manuel de méd. opér.*, 1873, p. 758.

[5] Dommes. *Hanover'sche Annal. für die ges. Heilk.*, t. V, p. 20.

[6] Phillips. *London med. Gaz.*, 1859, t. II, p. 494 (acide azotique). — Jobert de Lamballe. *Gaz. méd. de Paris*, 1840, n° 5, p. 79 (nitrate d'argent). — Desgranges, cité par Malgaigne, (chlorure de zinc).

[7] Laugier, Velpeau, Kennedy, Dieffenbach, cités par Schröder, *loc. cit.*, p. 215. — John Byrne (de Brooklyn). *Trans. of the Amer. gyn. Soc.*, 1886 (anal. *in Amer. Journ. of med. sciences*, oct. 1887), préconise encore comme traitement, après l'amputation du col, des cautérisations au galvano-cautère formant autour du moignon une gouttière cicatricielle, et, de plus, des cautérisations linéaires du vagin.

[8] Gillette. The radical cure of rectocele and cystocele by ligature (*Obstet. Soc. of New-York*, in *Amer. Journ. of Obstet.*, 1888, t. XXI, p. 75).

[9] Le Fort. Nouveau procédé pour la guérison du prolapsus utérin (*Bulletin de thérapeutique*, 30 avril 1877).

L'opération de Le Fort est essentiellement différente de celle de Spiegelberg (*Berl. klin. Woch.*, 1872, n°s 21 et 22), qui suture les points les plus inférieurs de la paroi antérieure du vagin à la partie supérieure de la paroi postérieure. Neugebauer (*Centr. f. Gyn.*, 1881, n°s 1 et 2) revendique pourtant la priorité de ce procédé, et A. Martin (*Path. und Ther. der Frauenkr.*, p. 158) lui attribue le mérite de l'avoir introduit dans la pratique. Conjours précédée de celle du vagin dont les parois sortent, pour ainsi dire, par déplissement, pensa que, si l'on pouvait maintenir en rapport ces parois opposées, tout prolapsus deviendrait impossible, et proposa de les unir par la suture, après avoir enlevé sur chacune d'elles

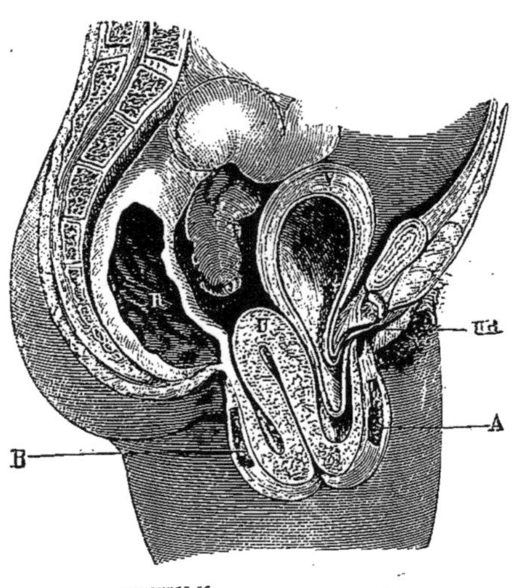

Fig. 487. — Cloisonnement du vagin, de Le Fort.

R. Rectum. — UR. Urètre. — A. Avivement antérieur. — B. Avivement postérieur. — U. Utérus. — V. Vessie.

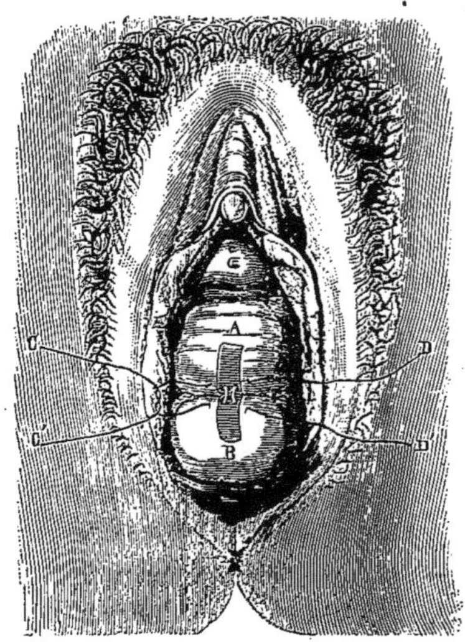

Fig. 488. — Cloisonnement du vagin, de Le Fort.

A. Surface avivée sur la paroi antérieure du vagin. — B. Surface avivée sur la paroi postérieure. — CC'. Un fil du côté gauche. — DD'. Un fil du côté droit.

une lanière verticale de la muqueuse (fig. 487 et 488). Il donna à cette opération le nom de **cloisonnement du vagin**.

sulter, sur ce point historique, SKOLOFF (*Annal. de gyn.*, 1884, t. XXI, p. 13). — NEUGEBAUER appelait son opération *elytrorrhaphia mediana sive elytrocleisis partialis mediana* (1867).

On pourrait découvrir, peut-être, un ancêtre du procédé de LE FORT chez un autre chirurgien français, JOBERT DE LAMBALLE (cité par LE FORT-MALGAIGNE, *Manuel de méd. opér.*, 9ᵉ édit., 1889, t. II, p. 779). Son procédé d'excision et de suture de la paroi vaginale consistait à enlever sur la paroi antérieure du vagin deux lambeaux de muqueuse, longitudinalement, à une certaine distance l'un de l'autre, en laissant entre eux une portion de vagin non avivée. En affrontant et suturant les surfaces cruentées, on formait un pli permanent rétrécissant le vagin. Mais ce rétrécissement était formé par une cloison latérale et non médiane, comme dans le procédé de LE FORT.

- JOBERT n'avait fait lui-même que perfectionner le procédé de GÉRARDIN (de Metz), qui provoquait, dès 1823, l'oblitération du vagin en avivant dans une certaine étendue la portion inférieure des deux parois et en suturant ces surfaces. Voir ANDRÉ. *Du traitement du prolapsus utérin par l'opération de Le Fort.* Thèse de Paris, 1889. — EUSTACHE (*Bull. et Mém. de la Soc. de chir.*, nov. 1881, p. 826) a pratiqué l'opération de Le Fort avec quelques modifications ; il avive dans une longueur qui va jusqu'à 6 centimètres, du col à la vulve, et recommande l'emploi du catgut. Il a eu deux insuccès par l'opération type de Le Fort, et cinq succès par cette opération modifiée. — CH. E. TAFT (*Le Fort's opération for complete procidence of the uterus, with report of a case, in Amer. Journ. of med. Sciences*, août 1889, p. 128) a rapporté un succès en Amérique. Les premières opérations de Le Fort faites dans ce pays appartiennent à FANNY BERLIN (*Amer. Journ. of Obstet.*, 1881, p. 866), qui en cite trois observations.

Franck[1] a proposé une opération ayant pour but de former une sorte de pli vertical du vagin projeté en avant comme un tampon.

Freund[2] a essayé de rétrécir le vagin en plaçant une série de points de sutures dans l'épaisseur des parois vaginales et en les laissant en place assez longtemps pour y déterminer une sorte d'inflammation plastique et cicatricielle.

Gubaroff[3] cherche à reconstituer le plancher pelvien en faisant passer un fil en surjet de gauche à droite dans l'épaisseur de la paroi postérieure du vagin, mais en intéressant en même temps les releveurs et leurs aponévroses. Après avoir suivi un trajet symétrique de chaque côté, ce fil ressort à son point d'entrée. Il suffit de serrer pour rapprocher les bords du releveur et en même temps rétrécir le vagin : le fil détermine dans l'épaisseur des tissus une inflammation, amène la production de tissu cicatriciel et, par suite, déterminerait la fixation des organes dans une situation nouvelle.

Inglis Parsons[4] a proposé d'injecter une solution de quinine à la base des ligaments larges dans le but de déterminer autour de l'utérus une gangue scléreuse immobilisant l'organe réduit préalablement. Cette pratique a été recommandée par Thomas[5] qui affirme en avoir retiré d'excellents effets.

Je dois noter enfin les injections de paraffine liquéfiée faites dans l'épaisseur des parois vaginales, après réduction du prolapsus. D'après M. Pankow[6], cette paraffine, en se solidifiant, opposerait un obstacle infranchissable au glissement du vagin.

Tous ces procédés n'ont qu'une valeur très contestable.

Colporraphies et colpo-périnéorraphies. — L'excision d'un lambeau de paroi vaginale, colporraphie ou élytrorraphie, fut d'abord préconisée par Marshall Hall[7]. C'est son opération, bien incomplète, qui a servi de point de départ aux procédés perfectionnés de colpo-périnéorraphie et de périnéauxésis exécutés aujourd'hui, dérivant tous du plan opératoire institué par Simon[8], qui, le premier, comprit l'utilité d'aviver largement le périnée, tout en pénétrant profondé-

---

[1] Franck. *Arch. f. Gyn.*, 1888. t. XXXI. p. 455.

[2] Freund. *Centralb. f. Gyn.*, 1885. n° 47.

[3] Gubaroff. *Centralb. f. Gyn.*, 1896.

[4] Inglis Parsons. *The Lancet*, 1899. p. 292. — Aikman cite aussi un cas de guérison obtenue par la même méthode (*Lancet*. 1899, 24 juin).

[5] Thomas. *Brit. med. Journal*. 1905. p. 566.

[6] Pankow. *Soc. de gyn. de Leipzig*. 1902. 17 mars. — Douglas et W. Stone affirment aussi avoir obtenu un excellent résultat chez une femme âgée de 69 ans (*British med. Journal*, 1905. 11 juillet).

[7] Marshall Hall. *Dublin journ. of med. and chem. sciences*. nov. 1851, t. IX. p. 269. — *Gaz. méd. de Paris*, 21 janv. 1852, p. 52.

[8] Simon. *Prager Vierteljahr*. 1867. t. III. p. 112. — Engelhardt. *Die Retention des Gebärmuttervorfalls*, Heidelberg, 1871.

ment aussi dans le vagin ; son avivement avait la forme d'un trapèze.

Quant à la **colporraphie** ou **élytrorraphie antérieure**, elle a d'abord été bien décrite par Sims[1].

Colporraphie ou ***Élytrorraphie antérieure***. — La colporraphie

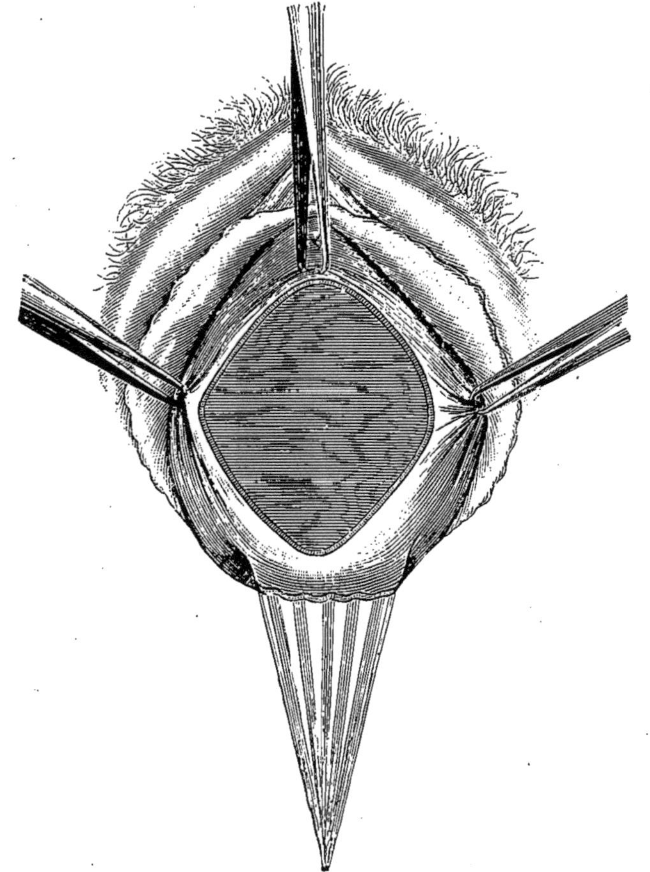

Fig. 489. — Élytrorraphie antérieure ; le lambeau a été disséqué.
La surface cruentée qui va être affrontée par un surjet à étages superposés est étalée à l'aide de pinces. En bas, on voit le faisceau de fils provenant de la suture du col amputé.

ou élytrorraphie antérieure se pratique dans les cas de cystocèle ; Sims donnait à l'avivement la forme d'un fer à cheval, à sommet aigu dirigé vers l'urètre. Emmet préconisa la forme d'une truelle. Hegar recommande de donner à l'avivement la forme d'une ellipse dont l'extrémité supérieure devra être aussi mousse que possible. En général, il

[1] Sims. *Uterine surgery*. Londres, 1865.

est inutile de s'attarder à tailler un lambeau d'une forme spéciale; il faut franchement exciser toute la portion exubérante du vagin.

Hegar réunit les deux lèvres de la plaie avec des fils d'argent. J'emploie la suture continue au catgut, à étages superposés, ce qui me paraît préférable; j'excise donc la muqueuse vaginale, puis je fais les sutures, après avoir étalé le champ opératoire à l'aide de pinces convenablement placées (fig. 489).

Stoltz (de Nancy) a proposé un ingénieux moyen de suture pour la colporraphie antérieure[1]. Après l'avivement, à l'aide d'un fil armé d'une aiguille à chaque extrémité, il *faufile* les bords de la plaie à 1 centimètre environ de la tranche des tissus, de telle sorte que le fil passe autour de la plaie comme le cordon d'une bourse ou d'une blague à tabac autour de l'ouverture de cette dernière: on n'a plus qu'à tirer sur les deux chefs, en déprimant le fond de la surface dénudée pour fermer celle-ci, en refoulant dans la vessie une sorte de proéminence en forme de bouton. Cette manière de faire était la plus expéditive, avant l'emploi de la suture continue à plans superposés qui peut maintenant la remplacer.

Stoltz avive directement par dissection, avec des ciseaux courbes, la paroi vaginale antérieure que déprime une sonde placée dans la vessie.

Colpo-périnéorraphies. — Depuis Simon, on a beaucoup multiplié les tracés d'avivement pour la colpo-périnéorraphie. Je n'exposerai ici que les principaux procédés qui peuvent être utilement appliqués pour renforcer le périnée affaibli et non complètement déchiré. (Voir Déchirures du périnée.)

Procédé de Hegar. — On se rend compte de l'étendue du tissu qu'il est nécessaire d'enlever, en saisissant la paroi postérieure du vagin avec des pinces et en l'attirant ainsi au dehors pour l'étaler. Dans les cas légers, il suffit d'aviver un triangle isocèle présentant 6 à 7 centimètres de large au niveau de sa base, qui est à la fourchette, et une hauteur de 7 centimètres dans le vagin. Quand le prolapsus est très volumineux, on augmente de 1 à 2 centimètres.

Pendant l'opération, on peut faire pratiquer une irrigation continue très lente avec de l'eau tiède légèrement antiseptique ou de l'eau stérilisée.

Pour découvrir le champ opératoire, il est inutile d'employer des écarteurs; le chirurgien saisit avec une pince tire-balle ou une pince de Kocher la paroi postérieure du vagin (mise momentanément à découvert, à l'aide d'une valve qui soulève la paroi antérieure). Il

---

[1] Stoltz, cité par Mundé (*Minor surg. Gynecol.*, New-York, 1885, p. 522), en donne une figure.

place cette pince au milieu de la paroi postérieure, à 7 ou 8 centimètres
de la fourchette, de manière qu'elle corresponde au sommet du
triangle de muqueuse qu'il va délimiter et disséquer. On fait écarter
les lèvres; deux autres pinces sont placées aux limites de la base du
triangle projeté, à 6 ou 7 centimètres de distance les unes des autres,

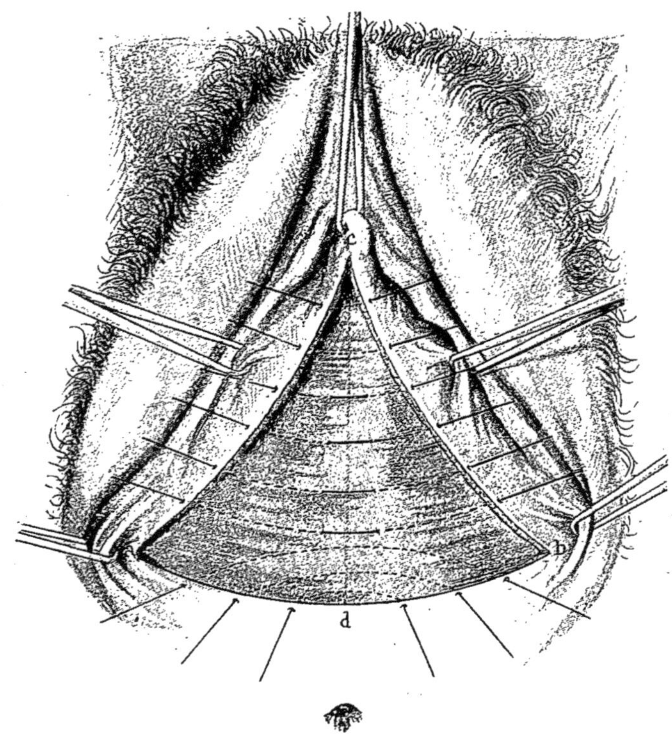

Fig. 490. — Colpo-périnéorraphie; procédé de Hegar.

à l'extrême limite inférieure du vagin. On place ensuite deux nouvelles
pinces vers le milieu des côtés du triangle. Quand toutes ces pinces
sont convenablement tirées par les aides, l'opérateur a le champ opératoire étalé et tendu. Avec un bistouri convexe bien affilé, il trace les
limites du triangle, en ayant soin de donner une forme légèrement
concave, à la base, et légèrement convexe en dedans, aux côtés. Pour
disséquer ensuite la muqueuse, on en saisit la pointe avec des pinces à
dents de souris et on l'isole jusqu'à ce qu'elle soit assez dégagée pour
qu'on puisse remplacer les pinces par les doigts. Pendant tout ce temps,
on tire assez fortement sur la muqueuse détachée, ce qui facilite la dissection. Si la cloison recto-vaginale est mince, et qu'on redoute de la

blesser. l'opérateur peut introduire dans l'anus l'index protégé par un doigtier en caoutchouc. Si quelques vaisseaux saignent abondamment, on y mettra des pinces que l'on remplacera, s'il y a lieu, par des ligatures. L'épaisseur à enlever doit comprendre toute la muqueuse, qui est parfois assez hypertrophiée. La plaie est, à l'aide de ciseaux courbes, régularisée avec le plus grand soin, de façon à enlever les aspérités ou les îlots de la muqueuse [1], qui auraient pu échapper à l'avivement.

Pour la suture, Hegar se sert de fils d'argent qu'il fait cheminer sous toute la surface de la plaie, autant que possible, et, entre ces points profonds, il place des points superficiels.

La suture en surjet au catgut me paraît préférable [2] pour rétrécir le fond de la plaie; je place ensuite des sutures au crin de Florence, qui cheminent sous l'épaisseur de la surface cruentée restant à affronter.

Procédé de A. Martin. Périnéauxésis. — Martin a eu surtout pour but, en instituant son procédé, de ménager la colonne postérieure du vagin, qui forme la partie la plus résistante du vagin en arrière, et que Freund [3] a le premier, conseillé de respecter dans toutes les opérations plastiques. En outre, la surface cruentée, tout en étant aussi étendue, n'est plus d'un

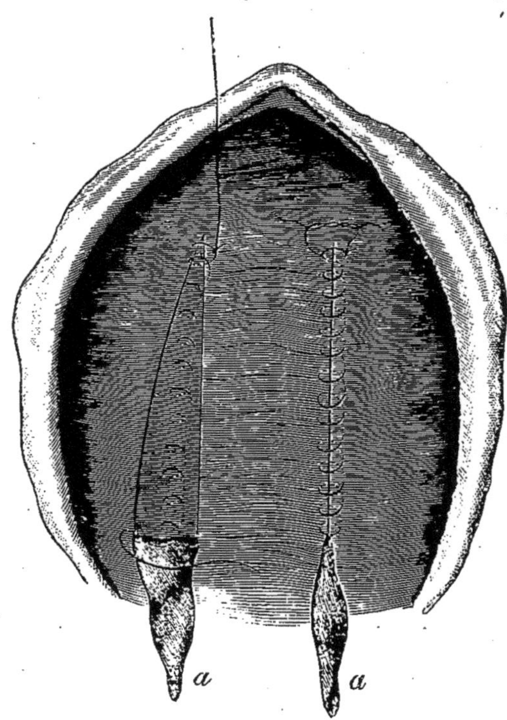

Fig. 491. — Colpo-périnéorraphie: procédé de A. Martin. Suture continue, à étages superposés, de l'avivement bilatéral du vagin.

[1] Pendant l'opération de colpo-périnéorraphie, l'ouverture du cul-de-sac de Douglas a été faite assez souvent. Dans un fait de ce genre, Schatta (*Réunion des natur. et méd. all.* Heidelberg, 1889, *in Centr. f. Gyn.*. 1889. n° 43. p. 747) a profité de cette ouverture accidentelle pour attirer et réséquer le cul-de-sac péritonéal. Cette manœuvre est à rapprocher de l'opération de Freund (*ibid.*, p. 691, que j'ai décrite, p. 691.

[2] Coux (*Zeitschr. f. Geb. und Gyn.*. 1888. 1. XIV. p. 518, a publié une statistique importante destinée à déterminer les résultats primitifs et consécutifs des opérations plastiques contre le prolapsus. Il a constaté que les meilleurs étaient fournis par la suture perdue à étages superposés.

[3] Freund. *Gynäkologische Klinik.* Strasbourg. 1885. — On y trouvera la description détaillée et l'exposé des motifs de sa méthode.

seul tenant, mais fragmentée en trois segments juxtaposés, ce qui est une condition plus favorable, semble-t-il, pour une suture exacte et une bonne réunion.

Les mêmes précautions préliminaires étant prises que pour l'opération précédente, Martin saisit, à l'aide de deux pinces tire-balle, la paroi postérieure du vagin immédiatement au-dessous du cul-de-sac et la tend

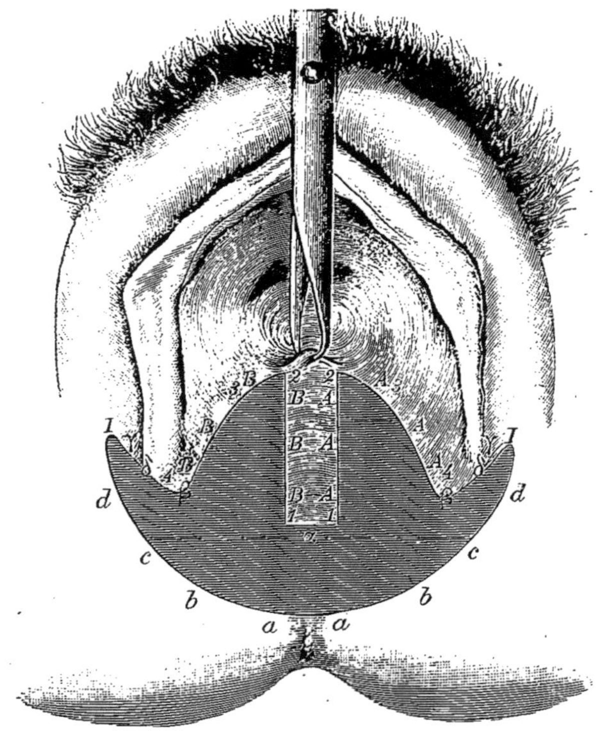

Fig. 492. — Colpo-périnéorraphie; procédé de A. Martin. Surface d'avivement.

1, 2. — Incision longeant la colonne vaginale postérieure.
3, 4. — Incision sur la paroi latérale du vagin.

I, extrémité de l'avivement au niveau de l'orifice vulvaire. — A-A, B-B, a-a, b-b, c-c, d-d.
β-α-β, δ-δ, γ-γ, indiquent les points qui doivent se superposer après la suture.

fortement : la colonne vaginale (*columna rugarum*) apparaît alors comme un repli saillant le long duquel on fait avec le bistouri une incision de chaque côté; puis on dessine et on dissèque deux petits lambeaux latéraux, allant jusqu'à un travers de doigt de la fourchette; à la base de ces petits lambeaux, de même qu'au sommet, on place des pinces tire-balle pour aider à la tension du champ opératoire. Les deux petites plaies sont réunies avec une suture continue de catgut, à plans superposés (fig. 491); les pinces sont retirées, et la première partie de l'opération, la double élytrorraphie latérale, est alors terminée. Reste la seconde partie ou **périnéauxésis**. Une incision transversale est faite un peu au-dessus de la fourchette, tranche la colonne du vagin et s'élève de chaque côté jusqu'à la moitié de la hauteur de l'anneau vaginal. De l'extrémité de cette incision on en fait partir une autre concentrique, qui s'en écarte à angle aigu pour aller passer à la base des petites lèvres et rejoindre les incisions verticales de l'élytrorraphie. On obtient ainsi un lambeau transversal en forme de croissant à concavité supérieure à

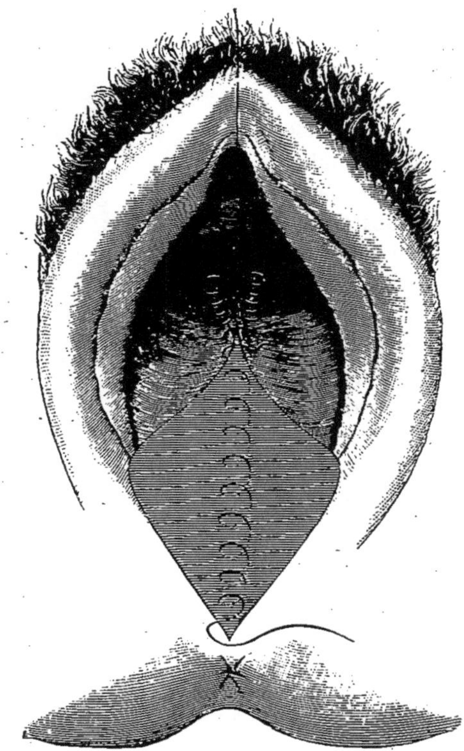

Fig. 495. — Colpo-périnéorraphie ; procédé de A. Martin.
Suture continue, à étages superposés, de l'avivement du périnée (étage profond).

l'état de repos (fig. 492), qui, lorsqu'on tire sur ses extrémités, prend l'aspect d'un losange. Ce lambeau est disséqué, et la plaie est réunie à l'aide de la suture continue à plans superposés au catgut (fig. 495).

Pour la dissection des lambeaux, Martin se sert d'un bistouri parti-culier en forme de truelle, et enroule les lambeaux de muqueuse sur une sorte de râteau. Un bon bistouri ordinaire fortement convexe et de simples pinces longues me paraissent aussi commodes.

Bischoff[1] a recommandé un procédé qui, comme celui de Martin, respecte la colonne vaginale.

Winckel[2] avive le tiers inférieur du vagin dans une hauteur de 2 à 5 centimètres au-dessous des vestiges de l'hymen, jusqu'à 5 ou 4 centimètres de l'orifice de l'urètre, réunit cet avivement et suture au-dessus l'un à l'autre, comme une sorte de pont, deux petits lambeaux.

Procédé de dédoublement (Lawson Tait-Pozzi). — Je me suis inspiré de la pratique de Lawson Tait, mais en la modifiant considérablement dans l'étendue du dédoublement et dans le mode de suture.

Je fais une incision soit en U soit en H à jambages inférieurs très courts; la partie transversale de l'incision passe au milieu du périnée ou de ce qui en reste dans les cas de déchirure; la partie verticale remonte de 2 ou 5 centimètres en avant, de chaque côté, et, si les parties molles sont très épaisses, se prolonge un peu en arrière, donnant ainsi la forme d'un H tronqué par le bas à l'incision demi-elliptique primitive (fig. 494). Pour faire aisément ces incisions, je tends la peau du périnée avec des pinces de Kocher préalablement fixées sur les limites latérales du champ opératoire. Je me sers de ciseaux droits, dont une branche seule est pointue, ou mieux encore de ciseaux coudés sur les bords et courbés sur le plat (ciseaux d'Emmet, fig. 504). Je dédouble ensuite la cloison recto-vaginale dans une hauteur d'environ 5 centimètres, et de chaque côté je dissèque la face postérieure du vagin et la face antérieure du rectum de manière à constituer une plaie de la largeur de la paume de la main environ dont la partie profonde est constituée par les muscles du périnée mis à nu. On lie au catgut les artérioles et on se borne à comprimer les veines avec des tampons, car la suture suffira à les fermer.

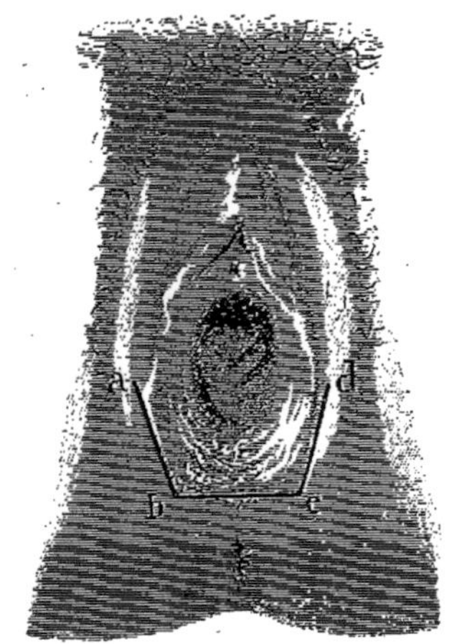

Fig. 494. — Relâchement du périnée. Colpo-périnéorraphie. Procédé de Lawson Tait-Pozzi.

Tracé de l'incision (a. b. c. d.).

Pendant toute cette dissection je me guide sur l'index gauche coiffé d'un doigtier maintenu dans le rectum. En effet, il serait, sans cela, possible de blesser l'intestin. En allant avec précaution et en suivant bien la face antérieure du rectum, on ne fera de boutonnière ni dans

---

[1] Voir Metzinger. Zur Kolpo-Perineoplastik nach Bischoff (*Wien. med. Blätter*, 1880, nos 27 et suiv.).

[2] Winckel. *Lehrb. der Frauenkr.*, 1886, p. 299.

Pozzi. — 4e édit.

celui-ci ni dans le vagin. Si cela arrivait, on la fermerait par un ou plusieurs points de suture perdue, au catgut.

Cette grande étendue du dédoublement constitue un des premiers points sur lesquels j'ai modifié le procédé de Lawson Tait. Je me sépare aussi de lui pour le mode de suture. Il importe que la coaptation soit

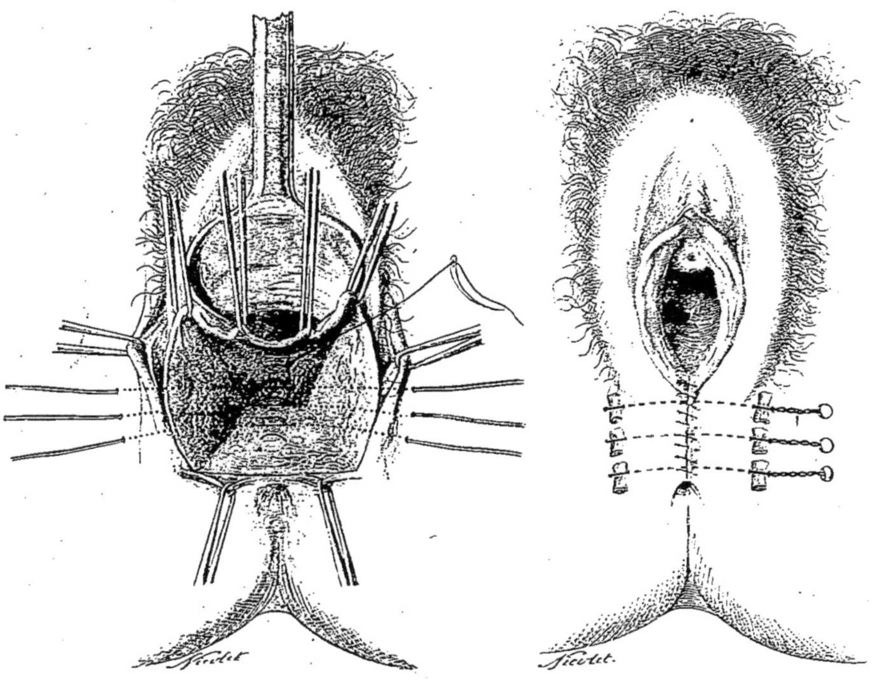

Relâchement du périnée. Colpo-périnéorraphie. Procédé de Lawson Tait-Pozzi.

Fig. 495. — Dédoublement achevé. Les fils profonds sont en place; le surjet est commencé.

Fig. 496. — Sutures terminées. (Le trajet profond des fils d'argent est marqué par un pointillé.)

très exacte, sans *espaces morts* pouvant donner lieu à l'accumulation de liquide et compromettre la réunion. J'atteins ce but en combinant une suture d'affrontement, réalisée par un surjet au catgut à plans superposés, et une suture de soutènement, constituée par des fils d'argent profonds qui ne doivent pas être trop gros pour ne pas être trop rigides. Je commence par passer ceux-ci. Deux ou trois anses de fil d'argent pénètrent et sortent à 1 à 2 centimètres des bords de la plaie, après avoir cheminé sous toute l'étendue de l'avivement. La partie moyenne de l'un d'eux correspond à la partie la plus profonde du dédoublement au niveau et au voisinage du point où le rectum et le vagin sont séparés l'un de l'autre. Je passe ces fils au nombre de 2 ou 3, soit avec une très grande aiguille de Hagedorn demi-courbe, soit avec une aiguille à manche (dite aiguille d'Emmet). Avant de les serrer, il faut faire la suture à plans superposés (au catgut) du fond de la plaie (fig. 495), puis la suture de la peau avec un surjet indépendant de catgut ou des points séparés de crin de Florence. Ce n'est qu'alors qu'on place un rouleau de gaze entre les extrémités des fils métalliques profonds et qu'on tord ces derniers après avoir opéré une certaine traction. On peut écraser un grain de plomb percé sur les chefs des fils, de manière à émousser leur pointe (fig. 496). Je recommande de prendre de grandes précautions en passant les fils d'argent profonds; ils doivent cheminer sous toute la surface cruentée, très près de la surface et ne pas pénétrer dans le vagin ou le rectum; ils ne doivent pas entamer la membrane musculeuse de l'intestin, sous peine de produire une ulcération qui amènerait l'infection de toute la plaie. Ils traversent les faisceaux musculaires au-dessous de la peau et du tissu cellulaire, sur chaque côté de la plaie profonde que constitue le dédoublement de la cloison recto-vaginale; de la sorte, ils servent à reconstituer un périnée épais et musclé au lieu du périnée cutané qu'on obtient avec d'autres procédés.

Procédé de Doléris[1]. Colpo-périnéoplastie par glissement.— Doléris

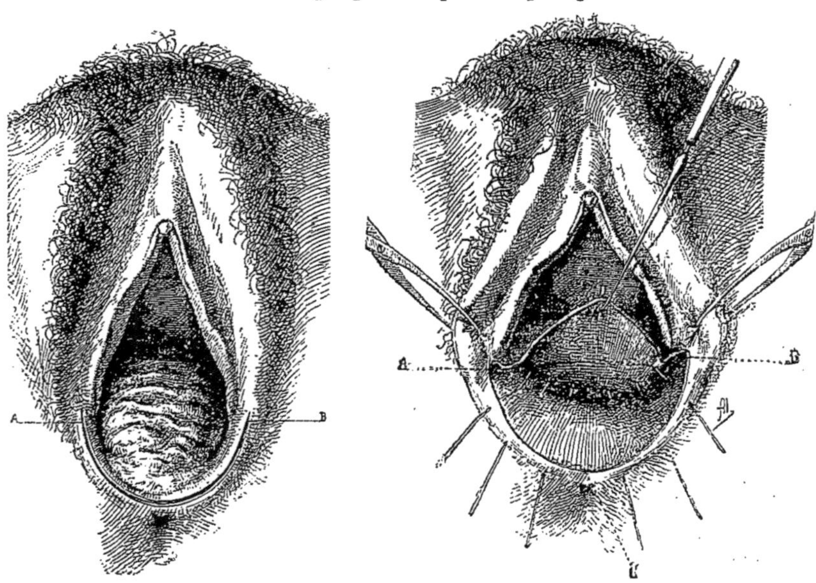

Relâchement du périnée. Colpo-périnéoplastie par glissement. Procédé de Doléris.

Fig. 497. — Incision demi-circulaire contournant la commissure postérieure de la vulve, à l'union de la peau et de la muqueuse, de A en B.

Fig. 498. — Décollement au bistouri et au moyen des doigts d'un lambeau vaginal A, B, D. Placement des 5 fils destinés à ramener la face profonde du lambeau au contact de la lèvre cutanée de l'incision.

trace profondément, au bistouri, une incision courbe à la limite

[1] DOLÉRIS. *Communic. faite à la Soc. obstét. de Paris*, 11 avril 1889. (*Répert. univ. d'obst. et de gyn.*, 1889, p. 545.)

de la peau et de la muqueuse. Des pinces sont placées aux deux points extérieurs pour fixer les tissus. La lèvre supérieure, muqueuse, de l'incision, est légèrement disséquée, puis relevée avec des pinces. L'opérateur ne se sert plus alors que de l'index de la main gauche, qui s'engage lentement en fouillant les tissus et sépare la paroi vaginale de la paroi rectale. Cette séparation est portée jusqu'au point destiné à limiter la perte de substance que doit subir la paroi vaginale, qui doit être attirée hors de la vulve et réséquée, tandis qu'on affrontera un point propice de cette paroi avec l'incision première. L'affrontement s'opère avec trois gros crins de Florence et des aiguilles courbes. Le premier fil est le plus médian : l'aiguille pénètre latéralement à gauche de l'anus, y chemine profondément dans les tissus et vient accrocher le lambeau vaginal tout près du point extrême du décollement: elle pénètre ou non dans le vagin, et suit ensuite un chemin inverse qui la ramène sur le côté droit de l'anus (fig. 498). Ce premier fil est destiné à ramener la paroi vaginale vers la commissure vulvaire, en même temps qu'il sert à affronter les bords opposés de la lèvre cutanée de l'incision. Le second et le troisième fils sont placés de même un peu plus en dehors du premier. On résèque alors l'excédent de la paroi vaginale qui déborde la fourchette reconstituée, et l'on réunit les deux lèvres, muqueuse et peau (fig. 497, 498, 499).

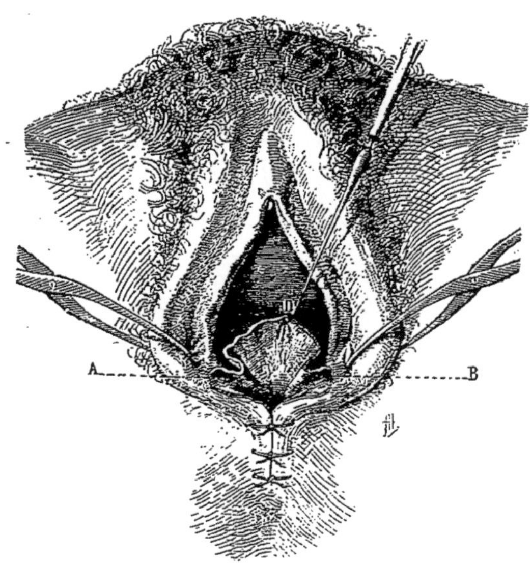

Fig. 499. — Colpo-périnéoplastie par glissement.
Les fils sont serrés: le lambeau A, B, D est soulevé, pret à être réséqué suivant la ligne A B.

Cette opération trouvera son application dans les cas où le prolapsus de l'utérus est nul ou peu prononcé, mais où la vulve étant béante, il y a tendance marquée au prolapsus vaginal, avec relâchement du périnée. On en augmente, à la fois, rapidement, et sans suture vaginale, l'épaisseur et la longueur. Mais le point faible du procédé, qui le rend d'une utilité contestable dans les prolapsus utérins accusés, c'est qu'il diminue la longueur de la paroi postérieure du vagin et s'oppose ainsi à une élévation de l'utérus, si celle-ci est nécessaire. Il ne peut donc être combiné avec l'opération d'Alexander, aussi utilement que les procédés de Hegar ou de Martin. Enfin, il ne rétrécit pas le canal vaginal lui-même, mais seulement l'orifice vulvaire; c'est, en réalité, une périnéoplastie pure et simple, car la portion de vagin enlevée ne saurait jamais être considérable.

Procédé de T. A. Emmet. — Cette opération créée par Emmet, bien décrite par Baldy, Howard A. Kelly, a subi de nombreux perfectionnements de divers opérateurs en Amérique où elle est largement pratiquée

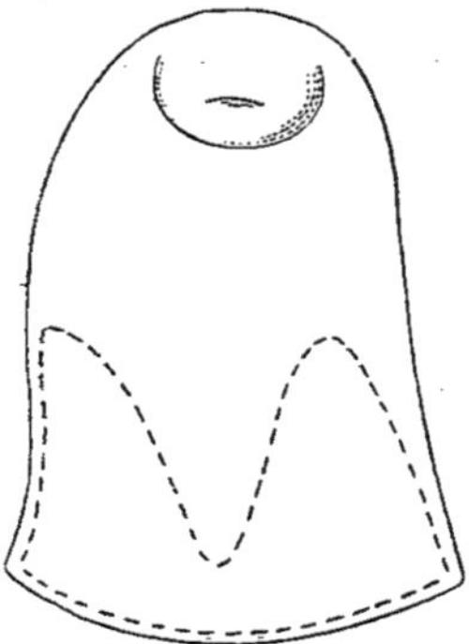

Fig. 500. — Relâchement du périnée. Colpo-périnéorraphie par
le procédé d'Emmet.

Paroi postérieure du vagin : tracé
du lambeau [1].

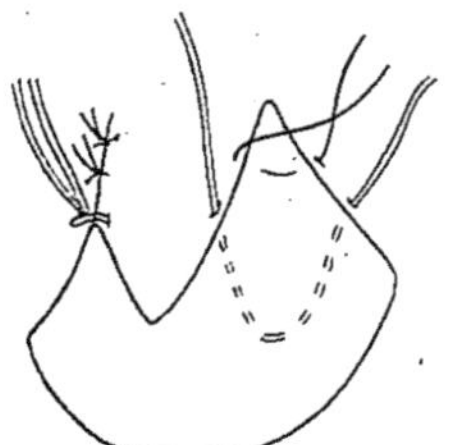

Fig. 501. — Relâchement du périnée. Colpo-périnéorraphie par
le procédé d'Emmet.

Suture profonde et sutures superficielles latérales, en place à
droite, serrées à gauche.

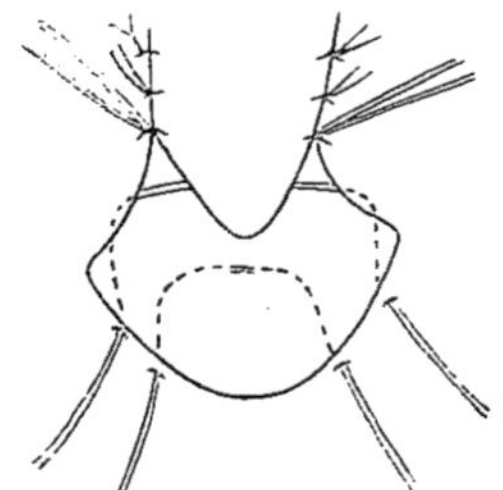

Fig. 502. — Relâchement du périnée. Colpo-périnéorraphie par
le procédé d'Emmet.

Sutures latérales serrées, sutures
en bourse en place.

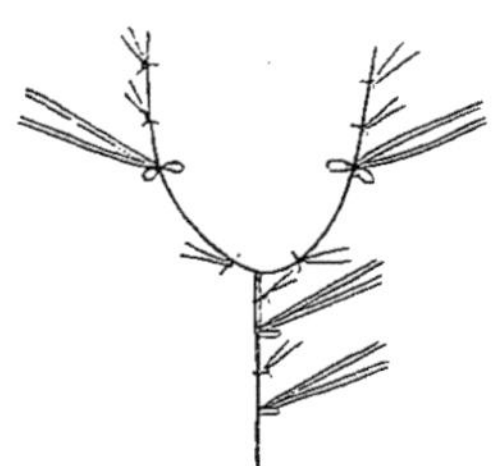

Fig. 503. — Relâchement du périnée. Colpo-périnéorraphie par
le procédé d'Emmet.

Toutes les sutures sont serrées.

dans tous les cas de relâchement de l'orifice vulvaire avec un degré plus ou moins grand de prolapsus vaginal [2].

Il faut d'abord déterminer la limite de l'avivement : c'est ce que l'on fait à l'aide d'érignes ou de pinces de Kocher avec lesquelles on accro-

---

[1] Les schémas 500 à 503 sont empruntés à BALDY (*loc. cit.*).
[2] BALDY. *An american Text-book of Gynecology*, 1894, p. 255. — HOWARD A. KELLY. *Opérative Gynecology*, 1898, t. I, p. 222.

che l'orifice vulvaire au niveau de la limite inférieure des vestiges
de l'hymen ; on rapproche les érignes ou les pinces de Kocher de manière à déterminer les limites du nouvel orifice qui doit être à peu près
celui d'une femme vierge (fig. 505). Une pince tire-balle est fixée en
arrière sur la partie médiane au point le plus saillant de la rectocèle
(fig. 506).

Le tracé de l'incision est le suivant : on taille un lambeau sur la paroi
postérieure du vagin, ayant la forme d'un triangle à large base curviligne et à sommet bifide (fig. 500 et 507) ; la base correspond à l'orifice
vulvaire au niveau des vestiges de l'hymen et jusqu'à l'origine des
petites lèvres : en haut, l'incision s'élève à mi-hauteur environ sur les
parties latérales du vagin : elle se poursuit en ligne brisée de manière

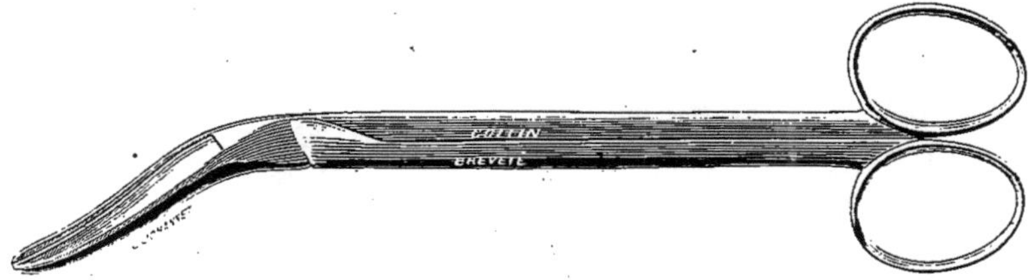

Fig. 504. — Ciseaux d'Emmet (coudés et courbés sur le plat).

à rejoindre les incisions latérales par un angle à sommet inférieur éloigné de 3 à 4 centimètres de la partie inférieure de la plaie. L'incision
totale a la forme d'un M dont les deux jambages un peu écartés seraient
rejoints par une ligne courbe. On la trace à la pointe du bistouri, mais
la dissection du lambeau se fait mieux avec les ciseaux coudés et courbes sur le plat (fig. 504). L'écoulement sanguin nécessite rarement une
ligature : on l'arrête avec la compression jusqu'à ce que la suture l'ait
entièrement fait cesser. Celle-ci est faite par Emmet d'une manière très
particulière : un crin de Florence est d'abord placé à mi-hauteur du
triangle dénudé à droite ; l'aiguille pénètre très près du bord de la plaie,
chemine sous sa surface de haut en bas très obliquement, puis de bas
en haut pour ressortir en un point symétrique du côté opposé après un
trajet profond qui forme un angle ouvert en haut (fig. 504, 507 et 508).
Cette suture *dite de traction* est immédiatement nouée. Elle a pour
effet immédiat de relever la partie inférieure de la plaie, et de faciliter
l'application des autres sutures. Celles-ci sont des sutures d'*affrontement* au catgut, au nombre de deux ou trois et doivent être passées
non seulement à travers les lèvres de la plaie, mais aussi sous la surface de celle-ci. Quand ces sutures ont été placées de chaque côté, la
plaie est réduite à une sorte de cavité où proémine en haut l'angle de
muqueuse vaginale respecté par l'avivement entre les deux angles
dénudés et suturés. Cette surface est oblitérée par des sutures *en bourse*

au nombre de une à deux, au crin de Florence (fig. 502, 509 et 510).
Enfin on termine l'occlusion de la plaie avec quelques sutures de catgut
(fig. 503 et 511).

Soins consécutifs à la colpo-périnéorraphie. — Les soins qu'on
donne aux opérées, après les opérations plastiques ayant pour but de

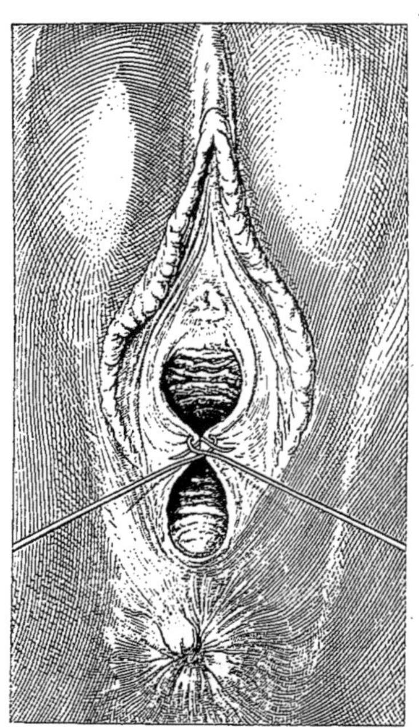 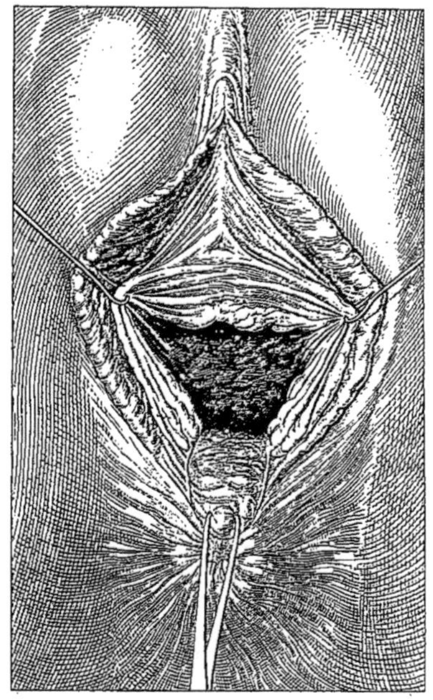

Relâchement du périnée. Colpo-périnéorraphie par le procédé d'Emmet (d'après H. A. Kelly)[1].

Fig. 505. — Deux érignes sont fixées juste
au-dessous des vestiges de l'hymen pour
montrer les limites de l'avivement; elles
sont croisées pour permettre de se rendre
compte de l'étendue du périnée à reconstituer.

Fig. 506. — Deux érignes tendent latéralement les parois du vagin. Une pince tire-
balle, appliquée sur la colonne vaginale
postérieure, la tire en bas. Ainsi sont exposées les parois postéro-latérales du vagin
où doit être pratiqué l'avivement.

renforcer le périnée et de rétrécir le vagin, sont très importants pour la
réussite de la réunion par première intention. Cette réunion vient-elle à
manquer, le résultat est presque toujours compromis, quoiqu'on ait cité
des faits où la granulation laissée à elle-même et surtout la réunion *immédiate secondaire* de la plaie granuleuse aient donné des demi-succès.

Pour éviter que la plaie soit souillée par l'urine, on peut se servir de
la sonde à demeure, pendant 4 ou 5 jours, mais il me paraît préférable
de sonder les femmes toutes les quatre heures avec une sonde aseptique, de manière à éviter la cystite. Faut-il constiper les opérées ou
provoquer des selles précoces? Je crois préférable d'éviter la défécation

[1] Les figures 503 à 509 sont empruntées à Howard A. Kelly (*loc. cit.*).

jusqu'au quatrième jour inclusivement, puis de la solliciter. On aura, du reste, eu soin de purger énergiquement la malade et de nettoyer le rectum, avant l'opération. L'administration de deux pilules d'opium de 2 centigrammes par jour suffit, avec la demi-diète, pour empêcher les évacuations prématurées. S'il survient un sentiment de besoin, on prescrira un suppositoire contenant 10 centigrammes d'extrait thé-

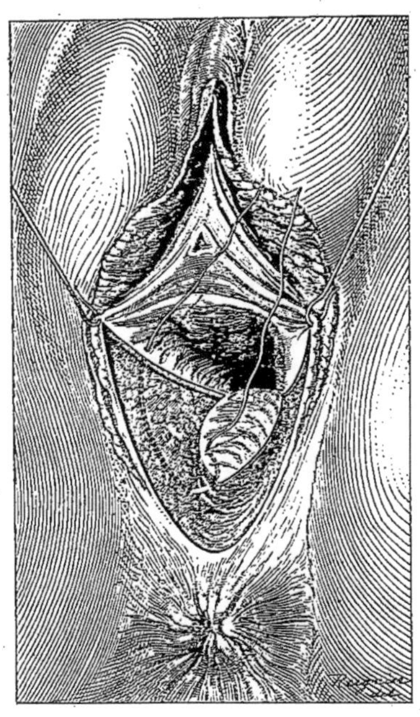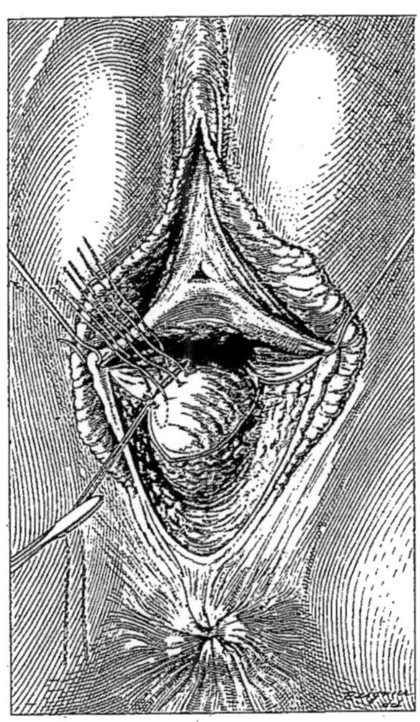

Fig. 507.   Fig. 508.

Relâchement du périnée. Colpo-périnéorraphie par le procédé d'Emmet (d'après H. A. Kelly).

Fig. 507. — Un crin de Florence est passé dans le triangle d'avivement du côté droit. Le pointillé représente la partie de la suture qui chemine sous la surface cruentée. La petite ligne blanche visible dans le fond montre l'émergence du fil qui devient momentanément apparent.

Fig. 508. — Le crin de Florence (suture de traction) est noué et attiré en bas pour mettre en évidence les fils de catgut (sutures d'affrontement) en place et prêts à être noués, qui fermeront exactement la partie supérieure de la surface d'avivement (dont les lèvres ont été préalablement rapprochées par la suture au crin de Florence). Les fils de catgut doivent prendre les tissus profondément afin de ne pas laisser d'espaces morts au dessous d'eux.

baïque. Au cinquième jour, j'administre 30 grammes d'huile de ricin et, deux heures plus tard, un lavement avec quatre cuillerées d'huile d'amandes douces et deux de glycérine. A partir de ce moment, on doit veiller à la régularité des selles tous les deux jours. La malade ne devra pas se lever avant trois semaines.

Gravité. Résultats immédiats et éloignés de la colpo-périnéorraphie.

Les accidents à redouter sont : la blessure du rectum qui, malgré une bonne suture immédiate, peut amener un échec complet de la restauration du périnée ou un échec partiel (fistule recto-vaginale ou recto-périnéale) nécessitant une seconde opération parfois plus grave que la première ; la **suppuration** et la déhiscence de la suture, qu'on évitera en prenant les précautions les plus minutieuses contre l'infection.

La sonde à demeure ou le cathétérisme répété exposent à la **cystite** si l'on ne les surveille pas exactement.

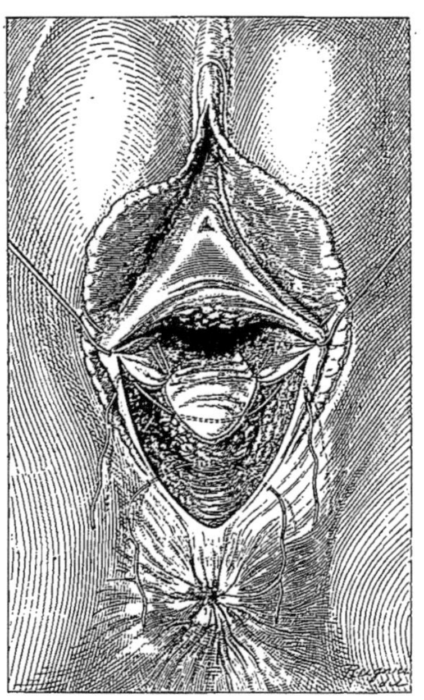 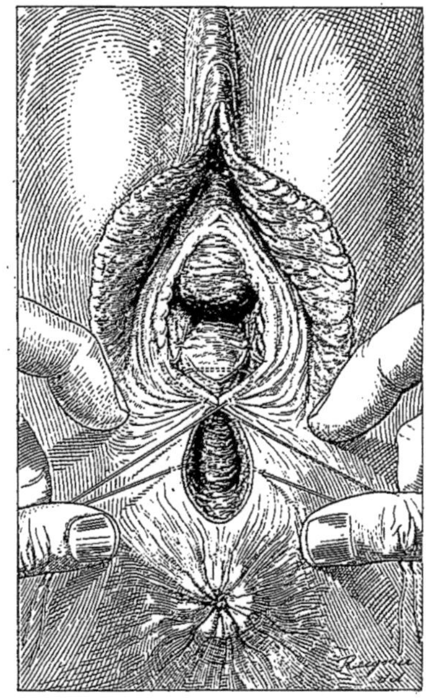

Fig. 509.   Fig. 510.

Relâchement du périnée. Colpo-périnéorraphie par le procédé d'Emmet (d'après H. A. Kelly).

Fig. 509. — Les sutures sont terminées sur les avivements latéraux. La suture en bourse au crin de Florence est placée au niveau des angles de l'avivement vulvaire, mais n'est pas encore serrée. Une seconde suture auxiliaire, au-dessous d'elle, est également placée et non serrée.

Fig. 510. — Rapprochement des tissus effectué à l'aide des sutures en bourse.

Je rapporterai quelques documents propres à montrer la bénignité et l'efficacité des divers procédés de périnéorraphie dans le prolapsus. On ne doit pourtant pas se dissimuler que ces statistiques, qui portent sur des cas disparates, n'ont qu'une valeur relative.

Dorff[1], assistant de Hegar, a publié une importante statistique sur les **résultats tardifs de 156 opérations**. Il n'a pu recueillir des renseignements certains que sur 65 opérées; sur ce nombre, 55 étaient restées guéries (quelques-unes depuis dix ans), 9 avaient accouché sans accident et sans récidive consécutive; chez 10 opérées, il y avait eu insuccès soit primitif, soit tardif, dont 2 fois après accouchement.

[1] Dorff. *Wien. med. Blätter*, 1879, nos 47-52, et 1880, nos 1, 4 et 5.

Ernest Cohn[1], réunissant dans un mémoire les cas de la clinique et de la pratique de Schröder, a trouvé sur 74 femmes dont on a pu suivre l'observation, 46 guérisons définitives, soit près de 62,2 pour 100[2]. Les cas hospitaliers seuls donnent 56,6 pour 100 et les cas de la clientèle 86,7 pour 100 (il s'agit d'opérations par le procédé de Hegar avec la suture continue à étages au catgut). Trois des opérées guéries ont accouché sans accidents et sans suites fâcheuses.

Heinricius et Grœnholm[3] annoncent 59 à 79 pour 100 de succès; Wyder et Ida Schmit[4] 80 pour 100, Fehling-Herff[5] 81 pour 100. Dans tous ces cas le traitement appliqué a été la colporraphie parfois combinée à l'amputation du col et à la ventrofixation.

Dans son rapport au Congrès de chirurgie de Paris, en 1896, Bouilly[6], en réunissant différentes statistiques, est arrivé au chiffre de 81,5 pour 100 de succès pour les opérations plastiques.

Chrobak a pratiqué 470 fois la double colporraphie suivant le procédé Simon-Hegar; 314 de ces opérées ont été revues et chez 80 d'entre elles la guérison restait parfaite; 68 de ces femmes ont accouché, et, chez 54 d'entre elles, il n'y a eu aucune trace de récidive.

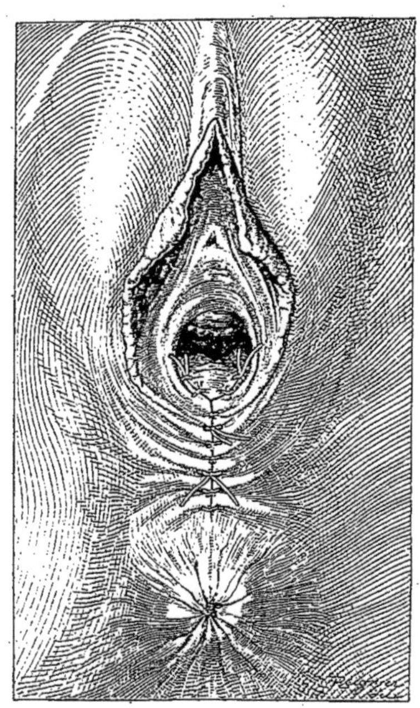

Relâchement du périnée. Colpo-périnéorraphie par le procédé d'Emmet (d'après H. A. Kelly).

Fig. 511. — Opération terminée. Les sutures aux extrémités les plus longues sont celles au crin de Florence, les autres sont celles au catgut.

D'après Sellheim (de Fribourg), les résultats[7] des opérations plastiques seraient les suivants :

Guérisons complètes.	79 pour 100.	
Récidives (en général).	20	—
Récidives légères..	17	—
Récidives graves..	5	—

[1] E. Cohn. Ueber die primären und definitiven Resultate der Prolapsoperation (*Zeitsch. f. Geb. und Gyn.*, 1888, t. XIV, p. 518).

[2] Il est évident que l'auteur se trompait en indiquant 67,5 pour 100.

[3] Heinricius-Grœnholm. *Frommels Jahrbericht*, 1897, p. 80.

[4] Ida Schmit. *Arch. f. Gyn.*, t. XLVIII, n° 3.

[5] Fehling-Herff. *Berl. klin. Woch.*, 1893, n° 39.

[6] Bouilly. *Congrès de Chirurgie*, 1896, octobre.

[7] Voy. Chrobak, Sellheim, Pfannenstiel, etc. *Congrès de la société allemande de gynécologie, tenu à Würzburg*, 1903, juin.

II. *Fixation indirecte de l'utérus par le raccourcissement des ligaments.* — L'utérus peut être soulevé et maintenu, par l'opération d'Alquié-Alexander-Adams. Je renvoie, pour la description technique, au chapitre relatif à la RÉTRODÉVIATION (p. 654). Cette opération, appliquée isolément au traitement du prolapsus, a donné, en général, de mauvais résultats, quoiqu'on ait aussi publié de beaux succès[1]. Mais elle peut donner des guérisons durables, **combinée aux opérations plastiques**[2] portant sur le périnée et le vagin, chez les femmes maigres dont la paroi abdominale n'est pas trop relâchée. Elle me paraît surtout agir en redressant la rétroversion qui accompagne le prolapsus et en constitue un des éléments.

Le **raccourcissement des ligaments ronds par le vagin**, suivant la technique de Wertheim, a été très recommandé par Bucura (de Vienne)[3], qui aurait obtenu 15 succès sur 16 cas. Je ne m'arrêterai pas à décrire ce procédé, car je ne saurais le conseiller.

Le **raccourcissement des ligaments utéro-sacrés** a été pratiqué par Bowreinann Jesset et par Stanmore Bishop[4]. Ce dernier ajoute la fixation du cul-de-sac vaginal postérieur au sacrum et la ventrofixation, et quelquefois même la périnéorraphie. Il aurait observé dix succès durables. Cette initiative a été peu suivie.

III. *Fixation directe de l'utérus à la paroi abdominale : gastro-hystéropexie*[5]. — Je renvoie pour l'exposé du manuel opératoire

---

[1] POLK. *Soc. obst. de New-York.* 6 avril 1886 (*Amer. Journ. of Obstet.*, juin 1886, p. 606), cite 15 cas suivis de succès ; il a renoncé alors à toute opération plastique du vagin : ces succès seraient donc dus au seul raccourcissement des ligaments ronds.

[2] GELPKE (de Zurich) a obtenu 29 succès chez 29 femmes atteintes de prolapsus et traitées par l'Alexander combiné à la colpo-périnéorraphie de Lawson Tait (Voy. STÄDLER. *Archiv für Gyn.*, 1899, t. LVIII, p. 492).

[3] BUCURA. *Zeits. f. Geb. u. Gyn.*, 1901, t. XLV, n° 3.

[4] STAN.BISHOP. *The Lancet*, 1903, 14 mars. — SCHMIDT (assistant de Schauta). *Monat. f. Geb. und Gyn.*, 1900, t. XI, p. 1.

[5] On peut ranger, à côté de la gastro-hystéropexie, une opération qu'a décrite et pratiquée H. T. BYFORD, pour guérir la cystocèle, et qu'il propose d'employer comme complément de l'opération d'Alexander, en se servant de la même incision, que l'on approfondit pour pénétrer dans le tissu cellulaire et y suturer le vagin. BYFORD incise le canal inguinal en allant jusqu'au tissu cellulaire rétro-pubien (cavité de Retzius) ; il sépare ce tissu du pubis, et s'assure par la palpation bi-manuelle de la situation de l'uretère. Il passe alors une aiguille armée de crin de Florence de haut en bas, jusqu'à travers la paroi vaginale, dans le cul-de-sac latéral gauche. L'aiguille est ensuite poussée de bas en haut à travers le vagin à une distance d'un quart de pouce du point d'entrée et on la fait ressortir par la plaie inguinale. On a ainsi une anse de crin de Florence, comprenant une petite partie de la paroi vaginale antérieure ; avec un autre point de suture on prend un appui solide dans le tissu cellulaire. Les fils sont alors tendus et noués sur le canal inguinal et ferment l'incision de sa paroi postérieure. De cette manière la paroi vaginale est attirée jusque vers le milieu du corps du pubis et soulève la vessie. On fait la même opération de l'autre côté.

Il est très important, d'après BYFORD, de comprendre dans la suture une partie de la muqueuse vaginale où les fils s'enfoncent et s'ensevelissent peu à peu, ce qui augmente la force de l'union. Mais il faut bien prendre garde, quand on opère des deux côtés, de ne pas trop rapprocher de l'urètre les sutures, de crainte de rétrécir son calibre. Il faut aussi

et l'historique, au chapitre précédent, où j'ai traité de la rétrodéviation.

Si le prolapsus est une complication d'une tumeur abdominale, fibrome ou kyste, la fixation du pédicule dans la plaie, après la laparotomie, sera un excellent moyen curateur. J'ai vu ainsi guérir une de mes malades, après l'ovariotomie. Schröder cite des cas semblables, et des faits analogues, que j'ai rappelés à l'historique général de la gastro-hystéropexie (voir p. 668), sont dus à Olshausen, Brenneke, Weist, etc.

Il est très important de remarquer que ce n'est pas contre tous les prolapsus génitaux, mais seulement contre la chute de l'utérus lui-même, que peut agir l'hystéropexie. L'issue, au travers de la vulve, des parois vaginales relâchées en cystocèle ou rectocèle, ne saurait être empêchée par la fixation de la matrice. Le prolapsus ne serait qu'incomplètement corrigé par la seule gastro-hystéropexie, alors même qu'il s'agirait d'un prolapsus à la fois utérin et vaginal, pour peu qu'il fût invétéré, accompagné d'une distension considérable de la muqueuse vaginale et d'une hypertrophie sus-vaginale du col. Au point de vue théorique comme au point de vue pratique, l'hystéropexie ne peut être une opération suffisante par elle-même que dans des cas

prendre grand soin d'éviter l'uretère. Byford a fait cette opération deux fois. Une première fois, il échoua, ce qu'il attribua à une insuffisance de technique. La seconde fois, il réussit, quoique n'ayant fait qu'une seule suture à gauche. Mais ce dernier cas n'est nullement probant. En effet, il s'agit d'une femme à qui on avait pratiqué l'hystérectomie vaginale ; de plus, dans la même séance, Byford fit l'élytrorraphie double avec colpo-périnéorraphie de Martin. Il est fort probable que cette dernière opération seule a suffi pour assurer le succès ; en tous cas, on ne peut déterminer la part qui revient à la première. Henry T. Byford (*The cure of cystocele by inguinal suspension of the bladder : colpocystorraphy*, in *Amer. Journ. of Obstet.*, févr. 1890, t. XXIII, p. 152) donne à son opération le nom de *colpo-cystorraphie*, qui me paraît très impropre, puisque, si l'on soulève la vessie, ce n'est pas elle que l'on suture au vagin, mais bien la paroi abdominale. Il faut donc employer le mot de *laparo* ou de *gastro-colpopexie*.

La *cystopexie* a été pratiquée par d'autres opérateurs (Dumoret et Tuffier). Le premier, après avoir découvert la vessie par la laparotomie, la fixe à la paroi abdominale. Tuffier (*Bull. et Mém. Soc. Chir.*, 1890, t. VI, p. 454 et suiv. et *Ann. de Gyn.*, juill. 1890) fait, au contraire, une *cystopexie abdominale extra-péritonéale* ; il fait l'incision de la taille hypogastrique au niveau de la cavité de Retzius et suture la vessie, latéralement à droite et à gauche. Hegar a recours à la technique suivante : laparotomie ; fixation du sommet de la vessie à la paroi abdominale aussi haut que possible ; colporraphie double et restauration du périnée. Par ce moyen, il aurait obtenu 5 succès sur 6 cas. (*Operative Gynäkologie*, 1897, 4ᵉ édit, p. 828). — Voy. aussi Winter (*Festschrift für C. Ruge*, 1896).

Catterina (de Camerino) (*Centralb. f. Gyn.*, 1902, p. 687) a imaginé un procédé de suspension de l'utérus prolabé auquel il donne le nom de *hystéro-kataphraxis*. La laparotomie est pratiquée, puis l'utérus est attiré entre les lèvres de la plaie, et l'on passe un premier fil qui suit le trajet suivant : il traverse, d'avant en arrière, le ligament large gauche, tout près du bord interne, vers le 1/3 inférieur de l'organe, puis après avoir embrassé en anse la face postérieure de la matrice, il ressort d'arrière en avant, à travers le ligament large du côté droit ; les deux chefs du fil passent ensuite à travers le plan musculo-aponévrotique de la paroi abdominale, où ils sont liés sur la ligne médiane comme dans l'hystéropexie ordinaire ; un second fil est ensuite appliqué, qui traverse de la même manière les ligaments larges, immédiatement au-dessous des ligaments ronds.

Fränckel (*Verhandl. der deut. Ges. f. Gyn.*, Leipzig, 1904, p. 480), conseille, pour éviter l'éventration, de suturer l'utérus à la paroi abdominale juste au-dessous de la ligne d'incision et non à son niveau comme on le fait toujours.

relativement rares où l'utérus, non augmenté de volume, est seul abaissé et où il n'y a pas d'affaiblissement du périnée. Dans tous les autres cas, une opération complémentaire pratiquée sur le col, sur le vagin ou le périnée, sera nécessaire.

L'opinion des chirurgiens ne paraît pas favorable à l'hystéropexie contre le prolapsus[1]. H. A. Kelly[2] en conteste formellement la valeur. Müller, qui l'a pratiquée 12 à 15 fois, n'a eu que de mauvais résultats; il a observé le retour de la chute de l'utérus et du vagin. Enfin dans la statistique qu'il a recueillie, Bauhust[3] signale 5 morts sur 55 cas; 50 de ces opérées ont été revues : il y avait 19 pour 100 de récidives, 15 pour 100 d'améliorations et 60 pour 100 de guérisons. Dans beaucoup de cas, les adhérences à la paroi abdominale ont cédé; dans beaucoup d'autres, elles ont subsisté, mais en entraînant et en déprimant la paroi abdominale. Hofmeier n'en a pas vu de bons résultats entre les mains de Schröder; Freund fait observer, pour expliquer ces échecs, que même après la myomotomie avec fixation extra-péritonéale du pédicule, on peut voir celui-ci se détacher de la paroi. Fehling, sur 5 cas, a eu un insuccès[4].

Au contraire, on a obtenu des résultats remarquables en associant l'hystéropexie à l'amputation du col et aux colporraphies. C'est ainsi que Küstner[5] considère la gastro-hystéropexie combinée à la colpopérinéorraphie comme le traitement de choix du prolapsus utéro-vaginal; il indique 69 guérisons définitives sur 134 cas opérés (avec 2 morts); 9 de ces opérées ont accouché à terme, et il n'y a eu qu'un seul accouchement prématuré. Meinert[6], chez 40 femmes atteintes de prolapsus et traitées, à la clinique de Greifswald, par la colporraphie jointe à l'amputation cervicale et à la ventrofixation, a relevé les résultats suivants : 25 de ces opérées ont été revues; il y a eu 12 guérisons parfaites, 5 améliorations sérieuses et 8 récidives; d'après cet auteur, la récidive pourrait s'observer au bout de 2, 6 et même 9 années. Baumm[7] (de Breslau) relate aussi 86 observations analogues (ampu-

---

[1] Olshausen (*Centr. f. Gyn.*, 1886, p. 667 et 698) a le premier fait l'hystéropexie (qu'il appelle ventrofixation) pour le prolapsus; c'est le créateur de la méthode. Léopold et Czerny ont modifié son procédé, pour l'utérus en rétroversion. Terrier, le premier en France, a appliqué à la cure du prolapsus la *méthode* de Olshausen, et le *procédé* légèrement modifié de Czerny pour la rétroflexion. — Cf. J. Phillips. *On ventral fixation of the uterus for intractable prolapse* (*Lancet*, 20 oct. 1888, t. II, p. 760). — Dumoret. *Laparo-hystéropexie dans le prolapsus*. Thèse de Paris, 1889, p. 99.

[2] H. A. Kelly. *Amer. Journ. of Obstet.*, janv. 1887, t. XX, p. 53.

[3] Bauhust. *Thèse de Halle*, 1895.

[4] Müller, Hofmeier, Freund, Fehling. *Réunion des natural. et méd. all.*, Heidelberg, 1889 (*Centr. f. Gyn.*, 1889, n° 43, p. 747).

[5] Voy. Christiani. *Zeitsch. f. Geb. u. Gyn.*, 1900, t. XLVI, n° 1.

[6] Meinert. *Thèse de Greifswald*, 1897.

[7] Baumm. *Archiv f. Gynäk.*, t. LXV, p. 596 — Voir en outre : Nijhoff (de Groningue). *Genesk. Bladene*, 1899, 6ᵉ série, n° 2. — Kroenig. *Mon. f. Geb. u. Gyn.*, 1900, t. XI, n 3ᵒˢ et 4.

tation, colporraphie, opération d'Alexander ou ventrofixation); il a revu 22 de ses opérées et a signalé 50 pour 100 de récidives.

En résumé, la tendance actuelle est de compter surtout sur la réfection du périnée et sur la résection large du vagin pour arriver à un résultat satisfaisant : la colpo-périnéorraphie constitue donc l'acte principal de l'opération; la fixation de l'organe au moyen de l'opération d'Alexander ou de l'hystéropexie abdominale ou vaginale n'est qu'un temps secondaire destiné à accroître les chances de succès[1].

IV. *Vaginofixation.* — La vaginofixation a été appliquée à la cure du prolapsus par Baumm[2], Schauta[3], Küstner[4], Pfannenstiel[5], etc., mais avec des résultats peu satisfaisants[6]. (Voir, pour le *Manuel opératoire*, p. 680.)

V. *Hystérectomie abdominale.* — C'est Müller (de Berne)[7] qui paraît avoir pratiqué dans les cas de ce genre la première hystérectomie abdominale supravaginale, avec fixation du pédicule à la paroi : mais le prolapsus se reproduisit peu de temps après. Jacobs (de Bruxelles)[8] aurait été plus heureux en associant l'hystérectomie subtotale à la trachélopexie (fixation du col) ou l'hystérectomie totale à la colpopexie (fixation du vagin) : la trachélopexie consiste à suturer le moignon cervical à la partie supérieure et externe de ce qui reste des ligaments larges, la colpopexie, le fond du vagin refermé à ces mêmes ligaments; on attire ainsi la voûte vaginale le plus haut possible, dans la cavité pelvienne et on s'oppose dans une certaine mesure au prolapsus.

En 1901, Legueu[9], s'inspirant de ces données, a conseillé de recourir à l'hystérectomie supra-vaginale, mais en fixant le moignon cervical à l'angle inférieur de la plaie pariétale; il complète l'opération par une périnéorraphie et une colporraphie antérieure, s'il y a lieu.

VI. *Hystérectomie vaginale.* — L'hystérectomie vaginale paraît

---

[1] Voir Grönholm. *Finska Läkars.*, 1897, n° 7. — Theilhaber. *Mon. f. Geb. u. Gyn.*, 1900, t. XI, p. 649. — Hart, Edebohls. *Brit. med. Assoc.*, 1902, juillet — Herff et Fehling. *Beitr. z. Geb. u. Gyn.*, 1900, t. III, n° 5. — Fritsch. *Centralb. f. Gyn.*, 1899, n° 2. — W. Freund. *Centralb. f. Gyn.*, 1901, n° 18.

[2] Baumm. *Centralb. f. Gyn.*, 1897, p. 773.

[3] Schmidt-Schauta. *Monats. f. Geb. u. Gyn.*, 1900, t. XI, p. 295.

[4] Küstner. *Deut. med. Woch.*, 1894, p. 414.

[5] Pfannenstiel. *Verhandl. der Deut. Ges. f. Gyn.*, 1904, Leipzig, p. 492.

[6] On peut encore rappeler, à titre de simple curiosité, deux techniques imaginées par Zweifel (*Vorlesung über klin. Gyn.*, 1892, p. 407) et par Walcher (*Congrès allem. de gyn.*, 1859, p. 835) : le premier a fixé la paroi vaginale au ligament sacro-sciatique, le second l'a accrochée à la branche montante du pubis. Ces exemples n'ont pas été imités.

[7] Voy. Rendu. *Notes sur quelques voyages à l'étranger.* etc. (*Lyon médical*, 1881, t. XXXVI, p. 343).

[8] Jacobs. *La Policlinique de Bruxelles*, 1896, p. 470. — Hartmann. *Annales de gynécologie et d'obst.*, 1896, p. 257. — Noble. *Amer. obst. and gyn. Journal*, 1896, mai.

[9] Legueu. *Leçons de clinique chirurgicale.* Hôtel-Dieu, 1901, p. 583. Alcan, édit.

moins grave que l'abdominale chez les très grosses femmes; on ne devra pourtant s'y résoudre que dans des cas exceptionnels.

Elle a d'abord été préconisée en Allemagne[1]. En France, l'hystérectomie vaginale pour prolapsus complet a été pratiquée assez fréquemment[2]. J'y ai eu recours moi-même avec succès[3]. Cependant il convient de lui préférer toutes les fois que cela paraît possible, l'amputation élevée du col. On doit aussi se souvenir que cette opération est grave

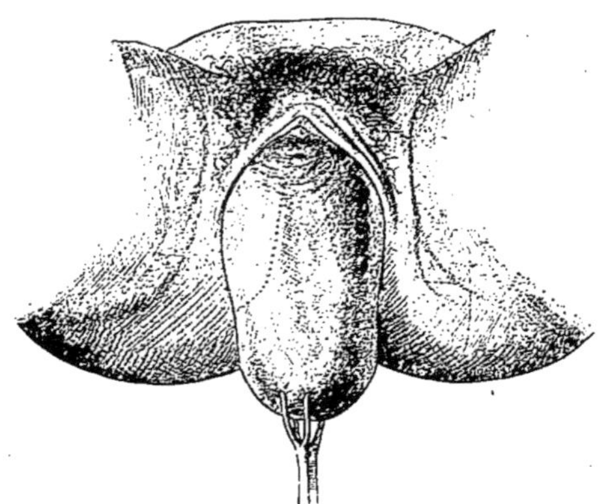

Fig. 512. — Amputation élevée du col ou hystérectomie vaginale avec colpectomie pour prolapsus utérin.

Tracé de l'incision sur la paroi antérieure du vagin.

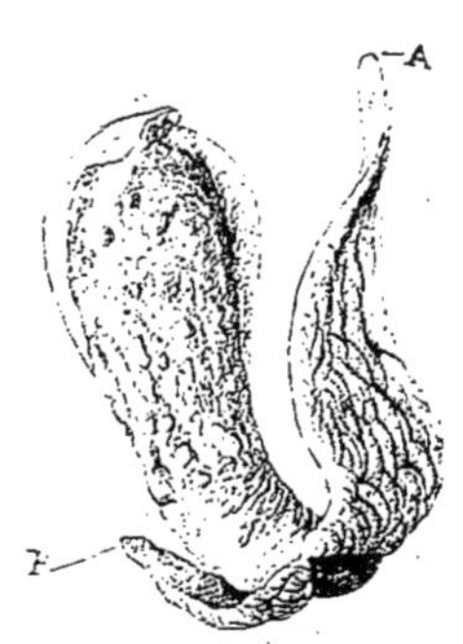

Fig. 513. — Hystérectomie vaginale avec colpectomie pour prolapsus utérin.

Utérus et portion de vagin enlevés par l'opération. A. Lambeau vaginal antérieur. P. Lambeau postérieur.

chez les femmes qui présentent une lésion pulmonaire ou cardiaque. Quoi qu'il en soit, l'hystérectomie ne saurait être qu'un temps complémentaire de l'opération complexe du prolapsus génital total; il faut toujours joindre à l'extirpation de l'utérus l'ablation du segment vaginal éversé et faire une *colpectomie* concomitante, puis la colpo-périnéorraphie. En effet, le point capital du traitement de tout prolapsus est le renforcement du plancher périnéal.

Voici comment je procède en m'inspirant de la technique de Fritsch, décrite par R. Asch[4] :

Je commence par circonscrire au bistouri sur la paroi vaginale anté-

---

[1] Voir Münchmeyer. *Congrès de Gyn. all.*, Fribourg, 1889 (*Centr. f. Gyn.*, 1889, n° 51, p. 544). Müller, Baumgartner, Kehrer. *Réunion des natur. et méd. all.*, Heidelberg, 1889 (*Centr. f. Gyn.*, 1889, p. 747). — Robert Asch. Extirpation des Uterus mit Resection der Scheide wegen Vorfall (*Arch. f. Gyn.*, 1889, t. XXXV, n° 2, p. 187) — Fritsch. *Mal. des femmes*, p 291, trad. fr. de Stas, 1899. — C. v. Braun. *Centr. f. Gyn.*, 1891, n° 28, p. 596.

[2] *Bull. et Mém. de la Soc. de chir.*, 1893, t. XIX, p. 710, 729; 1894, t. XX, p. 40, 45, 49, 110, 112, 118, 120, 127. — Voir encore : A. Prieur. *Le prolapsus utérin et l'hystérectomie vaginale.* Thèse de Paris, 1894.

[3] S. Pozzi. *Bull. et Mém. de la Soc. de chir.*, 1894, t. XX, p. 112. — Voy. aussi : Andriouze. *Thèse de Paris*, 1903.

[4] Robert Asch. *Loc. cit.*

rieure (fig. 512), un grand lambeau triangulaire, dont le sommet répond au voisinage du méat urinaire et en est distant de 2 à 5 centimètres au plus. La base de ce lambeau comprend dans son écartement le col utérin dont il longe les côtés. Un petit lambeau triangulaire analogue est dessiné au bistouri sur la paroi postérieure ; ces deux triangles inégaux se confondent par leur base et forment par leur ensemble un losange allongé d'avant en arrière (fig. 515).

Je dissèque alors aux ciseaux les deux lambeaux de la muqueuse du vagin. Pour faciliter ce temps, il faut placer une sonde d'homme dans la vessie et en promener le bec sous l'endroit que l'on dissèque. Il faut également bien tendre les parties à l'aide de pinces fixées sur les limites du champ opératoire. Lorsque les deux lambeaux vaginaux sont disséqués et pendent en avant et en arrière du col, on se trouve dans les conditions de l'hystérectomie ordinaire, avec cette différence que la vessie affecte ici des rapports plus intimes et plus étendus avec le col de l'utérus élongé. Je dissèque aux ciseaux la vessie en la décollant avec les doigts, et, à mesure que le col utérin devient libre, je l'incise de bas en haut sur sa face antérieure, et je fixe les pinces sur la tranche de l'incision, de façon à abaisser de plus en plus l'organe. On peut ainsi arriver dans certains cas jusqu'au cul-de-sac vésico-utérin. Mais, si l'on éprouve trop de difficultés, on doit renoncer à l'atteindre d'emblée, et passer immédiatement au temps suivant. Celui-ci consiste dans l'ouverture du cul-de-sac de Douglas avec les ciseaux. Par cette ouverture, on peut alors recourber les doigts en crochet par delà l'utérus, et, grâce à cette manœuvre, déprimer le cul-de-sac vésico-utérin et parvenir à l'inciser. L'utérus étant ainsi complètement dégagé sur ses deux faces, on procède à la ligature des ligaments larges au catgut et à leur incision. On place d'abord un fil de chaque côté et à la partie inférieure des ligaments larges. On parvient ainsi à dégager suffisamment l'utérus pour pouvoir saisir sa face postérieure et le faire basculer d'avant en arrière pour achever de lier les ligaments larges de leur sommet à leur base. Aucune manœuvre spéciale n'est nécessaire pour fixer le fond du vagin aux moignons des ligaments larges ; le processus cicatriciel se chargera de ce soin.

Reste à réunir la large plaie vaginale qui laisse à découvert une grande partie de la surface de la vessie. En avant, cette réunion est faite au catgut à l'aide d'une suture continue à trois plans superposés. En arrière, on place simplement quelques points séparés de suture au catgut de manière à réunir la plaie qui résulte de l'ablation du petit lambeau vaginal postérieur. Avant de les serrer, on introduit une mèche de gaze iodoformée au niveau de l'espace qu'occupait l'utérus enlevé.

On peut pratiquer une opération analogue, en se contentant de faire une **amputation très élevée du col** : l'opération est plus bénigne et l'on parvient le plus souvent à éviter l'ouverture de la cavité péritonéale en décollant la séreuse en arrière. Bouilly[1], pour rendre plus facile la dissection du col, a proposé d'en faire l'*hémisection transversale* de manière à le diviser en deux moitiés que l'on résèque successivement ; c'est ainsi que procédait Péan dans l'hystérectomie vaginale pour libérer et exciser le col. Je crois ce procédé bon quand le col est volumineux, mais mauvais quand il est aminci, ce qui est plus fréquent. Je préfère alors une incision médiane ou sagittale qui ouvre le col et permet de prendre sur lui un point d'appui solide avec des pinces qu'on fait cheminer de bas en haut progressivement à la manière de Doyen au début de l'hystérectomie vaginale. Quand le col est très mince et peu résistant, il vaut mieux même ne pas l'inciser.

Enfin, dans un temps complémentaire (qu'il convient de remettre à quelques semaines plus tard) on pratique une **périnéorraphie** par dédoublement, selon le procédé de Lawson Tait modifié. C'est là, je le répète, le point capital de l'opération, quoique par son peu de durée et sa facilité relative il paraisse à tort n'être qu'accessoire.

Quelle est la **gravité** de la colpo-hystérectomie appliquée à la cure du prolapsus ? Richelot[2] la considère comme la plus bénigne des hystérectomies basses. Codavilla[3], qui y a eu recours chez 9 malades, n'a enregistré ni cas de mort, ni récidive ; Fuchs[4] rapporte 15 succès sur 15 opérations ; Schlatter[5] signale 8 cas opérés à la clinique de Bâle sans un seul décès. Mais Engström[6] mentionne 2 morts et 4 récidives, sur 15 observations ; Zolonitzky[7], 9 morts sur 130 cas recueillis dans la littérature médicale, et 23 récidives sur 62 hystérectomies simples ; Froriep rapporte 6 observations sans une seule mort et avec 5 guérisons définitives, Doederlein 63 observations avec 3 morts et 60 succès à peu près complets ; Bumm (de Halle) l'a pratiquée 103 fois ; dans 93 pour 100 des cas les opérées furent radicalement guéries[8].

[1] G. Bouilly et R. Lœwy. *Rev. de Gyn. et de Chir. abd.*, 1902, p. 579.

[2] Richelot. *Loc. cit.*

[3] Codavilla. *Annal. di ost. e gin.*, 1897. n° 4.

[4] Fuchs. *Monats. f. Geb. u. Gyn.*, 1898, p. 555.

[5] Schlatter. *Thèse de Bâle*, 1897. — Elischer. (*Köskörh. Orvost.*, 1898, 25 fév., Budapest).

[6] Engström *in* Theilhaber. *Monats. f. Geb. u. Gyn.*, 1900, t. XI, p. 656.

[7] Zolonitzky. *Thèse de Paris*, 1894. — Voy. aussi Lanique. *Thèse de Nancy*, 1894-1895. — Hartmann et Dubouchet (*Annal. de gyn. et d'obst.*, 1894, p. 45.) ont noté 5 morts sur 55 opérations. — Müller. *Congrès des nat. et médecins allemands tenu à Heidelberg*, 1889. — Quénu. *Ann. de gyn. et d'obst.*, 1894, p. 29. — Froriep (Ass. de Martin). *Münch. med. Woch.*, 1900, t. XLVII, n° 10, p. 309. — Consulter encore : Boldt. *Med. Record*, 1902, mai. — Fehling. *Deut. med. Woch.*, 1902, n° 11. — Flatau. *Münch. med. Woch.*, 1902, n° 25. — Winnings. *Amer. Journal of obst.*, 1902, mars. — Kantorowitz. *Festschrift für Fritsch*, 1902. — Stelzner. *Thèse de Halle*, 1902. — Strassmann. *Soc. de gyn. et d'obst. de Berlin*, 1901, 15 déc. — Jardin. *Thèse de Paris*, 1900-1901.

[8] Doederlein, Bumm, etc. Voy. *Congrès de la Société allemande de gynécologie, tenu à Würzburg*, 1905, juin.

Je crois qu'il faut surtout tenir compte alors, pour le pronostic, de l'état général des malades et des lésions qui peuvent exister dans d'autres organes. C'est ainsi que les femmes obèses, à nutrition ralentie, atteintes de lésions pulmonaires chroniques (emphysème, bronchite), d'artério-sclérose ou d'affection cardiaqne ou encore de sclérose rénale, ne pourront pas supporter une opération et une anesthésie de longue durée. On a eu souvent à enregistrer des morts pour avoir méconnu cette **contre-indication.**

L'amputation **basse du col** dans sa partie sous-vaginale, ou museau de tanche, est nécessaire toutes les fois que cette portion est hypertrophiée. Tel est le cas en particulier de certaines hypertrophies congénitales. On peut toujours, dans ces amputations bi-coniques de la portion du col qui est située au-dessous des culs-de-sac du vagin, refaire un orifice bien bordé de muqueuse non susceptible de se rétrécir. Cette opération est donc applicable aux femmes jeunes.

L'amputation **élevée du col** dans sa portion profonde doit être réservée aux cas où il existe un allongement hypertrophique *notable* de cette portion sus-vaginale, constaté par la palpation bi-manuelle et par le cathétérisme. En pareil cas la colonne cervicale supra-vaginale a parfois une longueur de 5 à 10 centimètres et constitue un obstacle invincible à la réduction durable. Le col doit donc être réséqué, au même titre que la portion exubérante du vagin ; trachélectomie et colpectomie sont alors des opérations préliminaires indispensables avant la fixation de l'utérus et la réfection du périnée. On doit toujours donner la préférence à l'amputation élevée du col sur l'hystérectomie quand la femme a dépassé la ménopause, car alors le rétrécissement et même l'oblitération de l'orifice cervical qui succèdent souvent à la dissection élevée du col n'offrent pas de danger. Il en est autrement chez les femmes encore réglées où la rétention du flux menstruel est à redouter. Alors l'hystérectomie sera préférable. Elle sera combinée à la colpectomie et pour cette raison je préfère l'hystérectomie vaginale à l'hystérectomie abdominale, car l'opération peut facilement se faire en une seule séance.

Choix de l'opération. — Je résumerai ainsi les indications thérapeutiques pour les divers types de prolapsus génital que j'ai distingués.

Comme **traitement palliatif temporaire,** les **pessaires** ou **hystérophores** appliqués après réduction des parties prolabées par le repos, les bains, le massage[1].

---

[1] F. Sielski. Das Wesentliche der Thure-Brandt'schen Behandlungsmethode des Uterus-prolapses (*Centr. f. Gyn.*, 1889, n° 4, p. 49) préconise le massage et une modification qui consiste à réduire l'utérus avec une sonde à bout renflé. — E. Stroïnowski (*Centr. f. Gyn.*, 1889, n° 29, p. 505) a publié deux observations de prolapsus utérin, guéri par le massage à deux, selon le procédé de Brandt. — K. Pawlik. Beitrag zur Behandlung des Gebärmuttervorfalles (*Centr. f. Gyn.*, 1889, n° 15, p. 217) a essayé le massage dans le prolapsus et n'a eu que des résultats négatifs.

Pour ce qui est du **traitement curatif**, il faut distinguer plusieurs
catégories de cas :

1° ALLONGEMENT HYPERTROPHIQUE DE LA PORTION INFÉRIEURE OU SOUS-VAGINALE
DU COL : *Amputation bi-conique du col*, suivie, s'il est nécessaire, de
colpo-périnéorraphie pour rétrécir l'orifice vulvaire : le procédé de
dédoublement (que je préfère), le procédé de Doléris, le procédé d'Emmet seront employés avec succès dans ces cas-là ;

2° PROLAPSUS DU VAGIN SANS ALLONGEMENT DE LA PARTIE PROFONDE DU COL ET
SANS PROLAPSUS UTÉRIN : *Colpo-périnéorraphie*; dans les cas de cystocèle
on y joindra la *colporraphie antérieure*, et dans les cas de rectocèle on
donnera le choix aux procédés de périnéorraphie qui se combinent avec
la *colpectomie*, comme le procédé de Hegar, de Martin, ou le procédé
d'Emmet ;

3° PROLAPSUS DU VAGIN ET PROLAPSUS UTÉRIN AVEC ÉLONGATION HYPERTRO-
PHIQUE DE LA PORTION PROFONDE OU SUS-VAGINALE DU COL : *Amputation élevée
du col et colpectomie*; plus tard *périnéorraphie*; je recommande
encore le procédé du dédoublement.

Quand l'utérus sera lui-même abaissé ou rétrodévié, on fera en
outre le *raccourcissement des ligaments ronds*[1].

Enfin, comme la métrite coexiste souvent, dans ces trois catégories
de prolapsus, on commencera ordinairement par un *curettage utérin*;

4° CHUTES COMPLÈTES ET INVÉTÉRÉES DE L'UTÉRUS ET DU VAGIN : Dans ces cas,
les parties herniées, très hypertrophiées, sont difficilement réduites
et maintenues; elles ont, pour ainsi dire, perdu droit de domicile
dans le bassin; on sera autorisé à faire l'*hystérectomie vaginale*, suivie
d'une large excision du vagin (*colpectomie*) et, un peu plus tard, la *colpo-
périnéorraphie* pour rétrécir l'orifice vulvaire ;

5° PROLAPSUS DU VAGIN ET DE L'UTÉRUS AVEC TUMEUR DE L'UTÉRUS OU DES
ANNEXES; on fera la *laparotomie* et l'ablation des parties malades avec
fixation du pédicule à la paroi abdominale. Cette opération ne saurait
dispenser d'une *colpo-périnéorraphie* complémentaire.

[1] Cette combinaison de plusieurs procédés à la cure du prolapsus génital, et, en particulier, l'adjonction de l'opération d'Alexander à la colpo-périnéorraphie, a été indiquée pour
la première fois par cet auteur lui-même. DOLÉRIS (*Nouv. Arch. d'obst. et de gyn.*, 1886,
p. 550 et 1890, p. 118) a vivement préconisé ce procédé mixte. MUNDÉ (*Obstet. Soc. of New-
York*, nov. 1887, in *Amer. Journ. of Obstet.*, 1888, t. XXI, p. 70) déclare qu'il a fait très
fréquemment ces opérations multiples. — Voy. aussi la discussion de la *Soc. all. de gyn.*
réunie à Würzburg en juin 1903.

CHAPITRE XIII

INVERSION DE L'UTÉRUS

On désigne sous le nom d'**inversion de l'utérus** le renversement de l'organe sur lui-même, en invagination, de telle sorte que le fond déprimé en doigt de gant vient faire une saillie plus ou moins forte, soit dans l'intérieur de la cavité utérine, soit dans le vagin.

Les premiers stades de cette inversion échappent ordinairement à l'observation et peuvent, du reste, n'être que temporaires. Il faut que le fond de l'organe franchisse le col et forme une tumeur appréciable au toucher ou à la vue, pour attirer l'attention du clinicien. Les divers

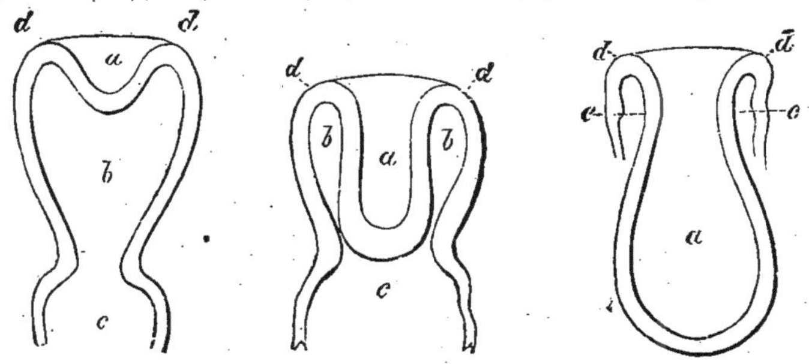

Fig. 514. — Inversion de l'utérus.
Figure schématique montrant les trois degrés : *a*, fond inversé ; *b*, cavité utérine ; *c*, vagin ; *d*, bord supérieur de la dépression formée par le fond inversé.

degrés antérieurs admis et figurés par les auteurs classiques (fig. 514) n'ont donc qu'un intérêt théorique. La distinction en **inversion complète** et **incomplète** n'est pas beaucoup plus importante : le renversement complet, celui où il n'existe plus de rebord dû à la saillie cervicale, est tellement rare qu'on n'en cite que des exemples contestés ; ils ne méritent pas qu'on crée pour eux une classe spéciale.

La seule division utile en clinique est celle de l'**inversion simple** (fig. 515) et de l'**inversion avec prolapsus** (fig. 516).

Pathogénie. Étiologie. — Pour que l'inversion de l'utérus se produise, il faut qu'une partie du corps, devenue inerte, soit saisie par les contractions de la portion du muscle utérin située au-dessous d'elle. Ces conditions se trouvent remplies dans deux circonstances différentes : après l'**accouchement**, ou par suite de la présence d'une tumeur, le plus souvent, d'un **corps fibreux**, pointant vers la cavité. Dans l'une et l'autre de ces circonstances, en effet, l'utérus est hypertrophié et dilaté; dans l'une et l'autre, une zone de sa surface est inerte et déprimée. Dans le cas d'accouchement, c'est la région où s'implantait le placenta, si bien que Rokitansky[1] a pu décrire l'affection comme une « paralysie de la zone placentaire »; dans les cas de fibrome, c'est la surface d'implantation de la tumeur. Une traction exercée d'en bas sur le cordon, une impulsion d'en haut, provenant d'un effort exagéré des parois abdominales en cas d'inertie utérine,

peuvent, dans ces cas-là, amener la dépression du fond de l'utérus; si le reste de l'organe est alors en train de se contracter, la portion déprimée est, pour ainsi dire, saisie, et un mouvement automatique, comparable à celui de la déglutition, l'amène invinciblement à passer par le col utérin; il faut, en effet, le remarquer, un commencement de renversement passif donne aussitôt prise à des contractions dont la direction se trouve renversée.

Au nombre des **causes efficientes** les plus habituelles, on doit mentionner : la brièveté du cordon, les tractions

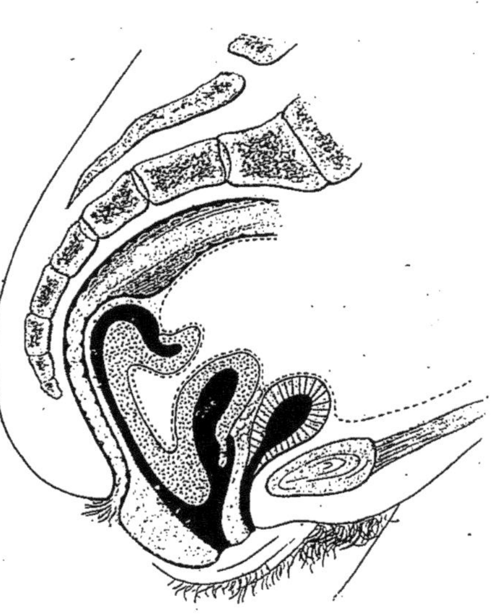

Fig. 515. — Inversion de l'utérus avec abaissement, sans prolapsus.

excessives exercées sur le placenta, les adhérences anormales de cet organe ou son insertion au fond de l'utérus, l'accouchement dans la station debout. L'inversion partielle s'est alors souvent effectuée à l'insu de l'accoucheur; puis l'utérus, dont le fond s'est déprimé « en cul de bouteille » (Mauriceau), combine sa descente dans les premiers jours qui suivent la délivrance, et l'inversion, qui est effective depuis le premier moment, ne devient apparente qu'au bout de quelques jours. L'apparition se fait parfois d'une façon lente et insensible, parfois brusquement.

Cette origine puerpérale est la plus fréquente. Cross[2], sur 400 cas d'inversion, en a trouvé 350 consécutifs à l'accouchement et 50 aux

---

[1] Rokitansky, cité par Hart et Barbour. *Manuel de gyn.*, trad. franç., 1886, p. 441.

[2] Cross. An essay, litterary and pratical, on inversion uteri (*Trans. provinc. med. and surg. Assoc.*, Londres, 1845).

polypes. Cette dernière cause vient en seconde ligne. Les corps fibreux, les fibro-sarcomes insérés au fond de l'utérus (fig. 516), spécialement ceux qui ont été l'objet de tentatives de traction, peuvent causer l'inversion, même chez les nullipares. On sait que la présence de ces tumeurs met la matrice dans un état d'hypertrophie et de vascularisation qui la rapproche sensiblement de l'état gravide (grossesse fibreuse).

L'inversion est une affection rare. Beigel, après des recherches statistiques, a trouvé qu'on la rencontre 1 fois sur 190 000 accouchements.

Anatomie pathologique. — Une distinction importante est celle entre les **inversions récentes puerpérales** et les **inversions chroniques.**

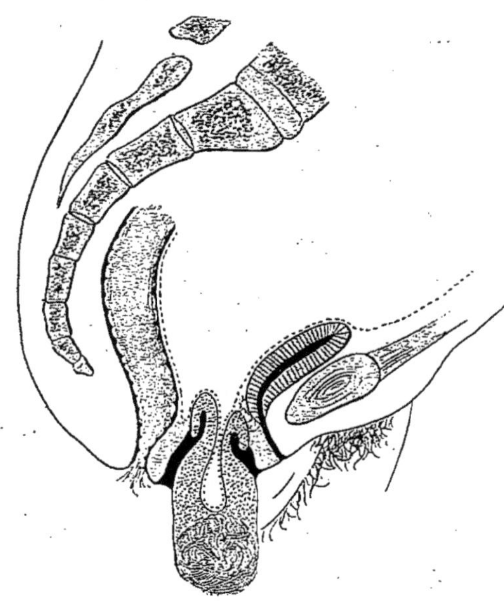

Fig. 516. — Inversion de l'utérus et prolapsus causés par un corps fibreux.

L'état tout particulier de l'utérus au moment de l'accouchement établit une différence radicale entre ces deux affections.

Dans la première, il existe une variété de renversement qu'on pourrait appeler **aigu**, accident formidable qui amène la mort par hémorragie foudroyante. Je n'ai pas à m'étendre ici sur cette espèce clinique, qui est essentiellement obstétricale. On a signalé également[1] des inversions puerpérales *agoniques* fort importantes à connaître en raison des erreurs médico-légales auxquelles elles ont pu donner lieu.

Par **inversion récente puerpérale**, je n'entendrai que les cas où l'apparition de la tumeur constitue le phénomène principal auquel on est appelé à porter remède, et se présente au chirurgien dans une période qui suit de près l'accouchement (un mois et demi, en moyenne) et où l'involution utérine peut ne pas être terminée. Par **inversion chronique**, je désignerai les cas plus anciens.

Dans l'**inversion récente puerpérale**, la cupule formée par la dépression du fond de l'utérus est ordinairement très prononcée et contient

[1] KALTENBACH. Zur forensichen Bedeutung der postmortalen Uterus Inversion (*Centr. f. Gyn.*, 1875, p. 954).

les trompes, les ovaires et parfois des anses intestinales (fig. 517). Plus
tard, cette cavité s'efface, et il ne reste qu'une simple fente. La tumeur
utérine est assez grosse ; son tissu, qui n'a pas encore subi l'involution
complète, est spongieux et vasculaire. Sa surface molle et tomenteuse
est en contact avec la muqueuse vaginale ; on y découvre, à un examen
attentif, deux petites ouvertures latérales, très étroites, distantes d'environ 2 centimètres, dans lesquelles on peut parfois engager des crins
de Florence ; ce sont les ouvertures des trompes. La partie supérieure
de cette tumeur, qui est piriforme, est sertie par l'anneau cervical :
quand celui-ci prend part au renversement, il le fait inégalement, plus
en arrière qu'en avant, et le cul-de-sac antérieur conserve une profondeur plus grande que le cul-de-sac postérieur. On peut observer sur la
muqueuse utérine les lé-
sions macroscopiques et
microscopiques de l'en-
dométrite glandulaire.

**L'inversion chronique
sans prolapsus** forme une
tumeur qui ressemble
beaucoup, par l'aspect et
la consistance, à un po-
lype fibreux ; le pédicule
est simulé par la portion
étranglée du corps utérin
qui passe par la filière du
col. Celui-ci reste dans
sa position normale ;
dans les cas exception-

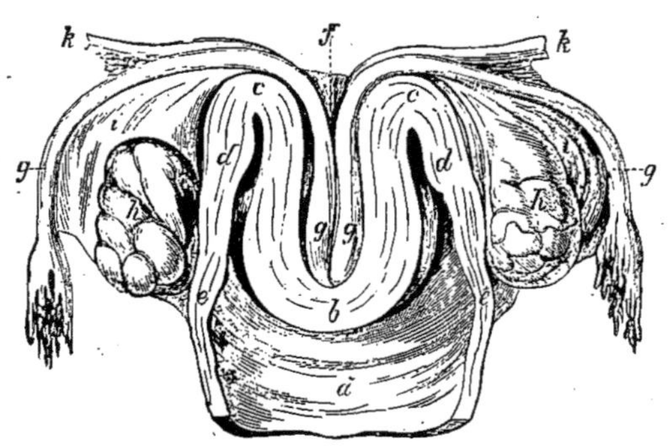

Fig. 517. — Inversion de l'utérus.

a. Vagin. — *b*. Fond de l'utérus. — *c, c*. Bords supérieurs de
l'inversion. — *d, d*. Portion du col non inversé. — *f*. Cul-de-
sac formé par le retournement du fond utérin. — *g, g*. Trompes entraînées par l'inversion. — *k, k*. Ligaments ronds. —
h, h. Ovaires. — *i, i*. Ligaments larges.

nels, où l'inversion est complète, le bourrelet cervical a disparu et les
muqueuses utérine et vaginale se continuent directement sans relief
intermédiaire.

La muqueuse qui revêt la tumeur utérine dans l'inversion chronique
a souvent pris les caractères extérieurs de celle du vagin et ses glandes
disparaissent en grande partie (Schröder).

L'inversion chronique avec prolapsus, très rare, peut s'accompagner
d'ulcérations, à la suite du frottement et de l'irritation ; la muqueuse
se cutanise par production, à sa surface, de couches d'épithélium pavimenteux.

On a cité des cas où l'utérus inversé a été éliminé par **gangrène** ;
c'est une sorte de guérison spontanée assurément très rare.

Symptômes. — Je ne parlerai pas de l'inversion **aiguë** au moment de l'accouchement, qu'il n'est pas possible de méconnaître pour

peu qu'on examine la malade avec quelque attention[1]. On doit être prévenu que ce renversement, s'il est partiel, peut ne pas s'accompagner
d'hémorragie inquiétante.

L'inversion dans la période **récente puerpérale** peut se faire brusquement et être accompagnée d'une vive douleur avec phénomènes réflexes
graves allant jusqu'à la syncope. La **douleur** a pourtant manqué dans
des cas rares[2]; l'**hémorragie** est variable. Si l'inversion se fait lentement, d'une manière progressive, comme c'est le cas habituel lorsqu'il
s'agit de polypes, les symptômes peuvent ne pas différer de ceux d'un
simple prolapsus; les métrorragies sont pourtant plus fréquentes et
doivent attirer l'attention.

On a noté en même temps tous les signes habituels du **syndrome
utérin** : douleurs, leucorrhée, symptômes réflexes du côté du tube digestif et du système nerveux, enfin quelques phénomènes de **compression**
du rectum et de la vessie.

La **tumeur** formée par le globe utérin ressemble beaucoup à un
polype : mais la palpation bi-manuelle permet de s'assurer que l'utérus
n'est pas derrière le pubis et que c'est lui qui remplit le vagin.

Les signes de l'inversion peuvent se combiner avec celui d'un **prolapsus**; les observations de ce genre sont d'une excessive rareté[3].

Diagnostic. — On peut commettre deux erreurs : prendre une
inversion simple pour une tumeur (polype) ou méconnaître une inversion compliquée de tumeur.

Toutes les fois qu'un **polype** présumé présente un large pédicule, il
faudra redouter l'une ou l'autre de ces confusions. Certains signes
positifs permettront de l'éviter. L'absence du globe utérin derrière le
pubis, constatée par le toucher rectal combiné avec la palpation hypogastrique, ou le cathétérisme vésical; la présence d'un bourrelet circulaire en forme de rainure tout autour de la tumeur, en arrière duquel
la sonde ne peut pénétrer; enfin, parfois, la possibilité de reconnaître
les orifices des trompes, tels sont les signes propres à l'inversion simple.

L'inversion accompagnant un polype est plus difficile à reconnaître :
l'on se trouve souvent embarrassé de déterminer ce qui appartient à
l'un ou l'autre. On a donné comme signe distinctif la sensibilité de la
muqueuse utérine, en opposition avec l'insensibilité de la surface du

---

[1] W. Jaggard (*Soc. gyn. de Chicago.* 19 nov. 1886. anal. in *Centr. f. Gyn.*. 1887; p. 402)
a rapporté un cas où une inversion datant de l'accouchement fut méconnue et où les
accidents observés furent attribués à l'état puerpéral, les médecins s'étant abstenus d'examiner la malade de crainte de l'infecter !

[2] Homolle et Martin. *Annal. de gyn.*. 1875. t. III, p. 214.

[3] Mac Clintock (*Diseases of women.* Dublin. 1865, p. 97) en a figuré un exemple. —
Schröder (*Mal. des org. gén. de la femme.* trad. française de Lauwers, 1899. p. 274) en a
représenté un autre. — F.-S. Barber. Case of inversion of the uterus with complete prolapse (*Lancet.* 1887. t. II. p. 660).

corps fibreux (Tillaux, Guéniot, Gosselin). Ce signe a été contesté[1] et il n'a évidemment pas une valeur pathognomonique. La souplesse plus grande, la couleur plus foncée du tissu utérin, ne sont que de faibles indices ; il en est de même du degré de consistance.

Lorsque l'étude très attentive de la région, faite pendant l'anesthésie, laisse persister des doutes, je crois qu'il serait indiqué, après avoir placé une ligature élastique provisoire à la base de la tumeur, d'inciser, couche par couche, la surface de la tumeur à une épaisseur suffisante pour s'assurer qu'elle ne renferme pas de fibrome ; si l'on arrivait ainsi dans la capsule d'un corps fibreux, on l'énucléerait avec des instruments mousses, après quoi on ferait un tamponnement iodoformé et l'on réduirait l'inversion : si l'incision donnait un résultat négatif, on la refermerait soigneusement par une suture en surjet à étages superposés ou par une série de sutures profondes, avant d'enlever la ligature hémostatique. Cette exploration n'offrirait pas de dangers et mettrait à l'abri des fâcheuses surprises qu'ont éprouvées les chirurgiens qui, en pareil cas, ont procédé d'emblée à l'ablation totale de la tumeur.

Le **prolapsus simple** de l'utérus ne peut longtemps faire hésiter le diagnostic ; l'effacement des culs-de-sac du vagin, la présence de l'orifice utérin au sommet de la tumeur, la possibilité d'y enfoncer une sonde à une distance ordinairement exagérée, permettront de le reconnaître ; la déviation ou l'oblitération de l'orifice du col et la coexistence d'une tumeur fibreuse pourraient donner le change ; on doit être prévenu de cette éventualité.

Pronostic. — La lésion, une fois acquise, tend généralement à s'aggraver ; de plus, les hémorragies, la douleur épuisent les malades. Souvent, par suite de la constriction exercée par le col sur le pédicule, il se fait une congestion chronique, une augmentation de volume variable et souvent des hémorragies ; fréquemment aussi, au bout d'un certain temps, la tumeur devient *irréductible* et cette irréductibilité est due à l'augmentation de volume et à des adhérences qui s'établissent entre la face séreuse de l'utérus devenue cavitaire et les organes qui y sont entraînés. Il ne faut guère compter sur les cas heureux où l'on a vu la réduction spontanée s'effectuer[2], ni sur ceux, plus exceptionnels encore et non dépourvus de danger, où l'élimination s'est faite par gangrène[3]. On ne doit pas ignorer, cependant, qu'une tolérance remarquable peut s'établir, même pour des lésions très accusées.

---

[1] LEPRÉVOST. *Inversion utérine irréductible*, etc. Rapport de TILLAUX (*Bull. et Mém. de la Soc. de chir.*, juin 1888, p. 503). — BERGER et RIBEMONT (*Annal. d'hygiène et de méd. légale*, 1882, t. VIII, p. 321) ont, du reste, constaté, dans des expériences faites à Lourcine, que la muqueuse utérine est insensible à l'état normal.

[2] SPIEGELBERG. *Arch. f. Gyn.*, 1872, t. IV, p. 350, et 1873, t. V, p. 118.

[3] HUTSON. *Med. Rec.*, 1893, p. 108.

Dans les cas d'inversion aiguë causée par un fibrome, de même que dans celles qui suivent un accouchement, la mort peut survenir par hémorragie.

Traitement.— Plus on est rapproché du début de l'accident, plus la réduction est facile. Immédiatement après la délivrance, quand on se sera assuré qu'il ne reste aucun débris de placenta, la main sera hardiment introduite dans la cavité et repoussera le fond de l'organe qu'on cherchera à saisir avec l'autre main en déprimant fortement l'abdomen[1].

La réduction est tout autrement laborieuse, quand il s'agit de cas chroniques. Cependant on doit se souvenir qu'on a pu réduire des inversions invétérées. Audigé[2] en cite une qui datait de trente ans.

Le repos au lit, les douches vaginales chaudes et le massage doivent être employés comme moyens d'atténuer la congestion et d'amener une diminution de volume. Mais c'est la **pression continue** sur la tumeur qui est un moyen curatif excellent. Continuée avec persistance, elle réussira dans beaucoup de cas. Hofmeier[3] ne l'a jamais vue échouer.

Les moyens employés ont varié. Tylor Smith[4], bientôt imité par Veale, West, Bockendhal, Courty, etc., obtint le premier la réduction d'une inversion, datant de douze ans, par la pression continue avec un **pessaire à air**. Les pessaires Gariel se prêtent très bien à cet usage. On les introduit vides, et on les gonfle le plus possible. Leur action paraît être complexe ; la pression sur la tumeur provoque la diminution de son volume : le contact permanent avec le col en amène le relâchement ; enfin, l'excitation de la fibre utérine par l'action réductrice du pessaire peut éveiller des contractions, dont la pression exercée de bas en haut assure l'efficacité. A l'étranger, on emploie couramment un sac de caoutchouc rempli d'eau, appelé **colpeurynter**[5].

La réduction peut tarder à se produire un mois et plus ; elle est ordinairement précédée de très vives douleurs.

Un **pessaire à tige**, en forme de cupule et **muni de bandes élastiques** qu'on fixe sur une ceinture abdominale, a été vanté par Thomas, Barnes,

---

[1] R. TEUFFEL (*Centr. f. Gyn.*, 1888, n° 25, p. 401) cite un succès remarquable de cette manœuvre, pour laquelle il donne une bonne figure.

[2] M. AUDIGÉ. *Contrib. à l'étude de l'inversion utérine chronique.* Thèse de Paris, 1881, n° 448.

[3] M. HOFMEIER. *Grundriss der gynäk. Operat.*, 2ᵉ édit., 1892, p. 281.

[4] TYLOR SMITH. *Med. Times and Gaz.*, 24 avril 1858, t. I, p. 457.

[5] B. CAMPBELL GOWAN (*Lancet*, 21 sept. 1889, p. 598) a décrit un ballon hydrostatique pour la réduction de l'inversion chronique ; on le fixe à une ceinture à l'aide d'un bandage en T. — Le colpeurynter est très recommandé par Schrœder et Hofmeier, qui ont obtenu par ce moyen des réductions d'inversions datant de plusieurs mois et même de plusieurs années (SCHROEDER et HOFMEIER. *Mal. des femmes*, trad. française de LAUWERS, 1899). — Voir aussi FRITSCH. *Mal. des femmes*, trad. STASS, 1902. — ADULADSE rapporte un cas de guérison obtenu après l'emploi du colpeurynter appliqué pendant 27 jours (*Journal Akousch. i Jensk. bol.*, 1897, octobre).

Duncan, Aveling, etc. C'est un moyen dangereux, qui peut donner lieu à des escarres.

Bien préférable est le **tamponnement avec la gaze stérilisée ou faiblement iodoformée**[1] dont l'emploi est simple, facile, et ne demande aucune instrumentation spéciale. On le renouvellera tous les deux ou trois jours et on le fera chaque fois avec le plus grand soin, en employant de longues bandelettes de gaze, larges de deux travers de doigt, qu'on tassera peu à peu autour et au-dessus de la tumeur : il faut, pour cela, employer une certaine force. La malade sera maintenue au repos horizontal ; pendant toute la durée du traitement, on assurera la liberté du ventre par des lavements et, si la miction est difficile, on pratiquera régulièrement le cathétérisme.

L'immense majorité des inversions est susceptible d'être réduite par la douceur, et quant aux cas exceptionnels, auxquels elle n'est pas applicable, ils sont passibles soit de la réduction sous chloroforme avec ou sans hystérotomie, soit de l'hystérectomie[2].

Réduction manuelle simple ou avec débridements. — La malade est chloroformée, trois doigts sont enfoncés dans le vagin et saisissent la tumeur ; l'autre main fixe l'utérus à travers la paroi abdominale et dirige le sens des pressions. On a conseillé deux manœuvres : la réduction en masse, en pressant sur la totalité de l'utérus inversé, et la réduction successive de chaque corne séparément (Nœggerath).

Emmet[3] recommande, tandis que la paume de la main presse sur le fond de l'utérus, d'essayer de dilater le col avec l'extrémité des doigts. Courty[4] abaisse l'utérus avec des pinces de Museux, introduit dans le rectum deux doigts qui, en se recourbant, immobilisent le col à travers la paroi rectale pendant qu'avec le pouce et l'index de la main opposée on exerce une pression sur le pédicule, de manière à augmenter peu à peu le sillon utéro-cervical. Courty pratique parfois le débridement par deux ou trois incisions longitudinales, partant du museau de tanche et s'étendant le long du col, de manière à diviser les fibres circulaires de l'isthme. Barnes est aussi partisan de ces incisions. Emmet conseille, dès que la réduction a dépassé le museau de tanche, de prendre possession du résultat acquis, en fermant l'orifice du col au moyen de sutures, pendant quelques jours.

---

[1] BARSONY (*Centr. f. Gyn.*, 1890, p. 502) tamponne les culs-de-sac vaginaux avec la gaze iodoformée, avant l'emploi du *colpeurynter*. — KOCKS (*ibid.*, p. 658) a, paraît-il, préconisé ce procédé, il y a dix ans. — POLOSSON *in* TASTE, Thèse de Lyon, 1897. — REID. *New-York med. Journal*, 1891. — BALDY. *Med. and surg. reports*, 1891.

[2] Ces manœuvres offrent toujours un certain danger : le vagin a souvent été déchiré pendant les efforts de taxis : T.-P. TEALE. Chronic inversion of the uterus reducted by taxis ; laceration of vagina into Douglas's pouch ; recovery (*Lancet*, 1887, t. I, p. 11).

[3] TH. A. EMMET. *Principles and practice of gynec.*, New-York, 1880, p. 410-438.

[4] COURTY. *Traité pratique des mal. de l'utérus*, 3e édit., 1881, p. 730. — CHAUVEL. *Bull. et Mém. de la Soc. de chir.*, 1879, p. 552.

Taxis avec des instruments. — Le *repoussoir* de Viardel, en forme de baguette de tambour, l'instrument de White (de Buffalo), sorte de capsule embrassant la tumeur et ayant pour pied un grand ressort plastique qui s'applique contre la poitrine de l'opérateur, n'ont plus qu'un intérêt historique.

Réduction opératoire. — Toutes les fois que la réduction est impossible par ces moyens, on devra agir sur l'utérus, après avoir pénétré dans la cavité péritonéale, soit par la voie abdominale, soit par la voie vaginale.

1° Voie abdominale. — Il faut d'abord mentionner la tentative de Gaillard Thomas[1]. Après avoir ouvert le ventre, ce chirurgien procéda à la dilatation de l'anneau cervical à l'aide d'un dilatateur analogue à l'instrument qui sert à élargir les doigts de gants, afin de pouvoir ensuite refouler l'utérus par le vagin. Il y eut perforation du vagin et hémorragie abondante, mais la malade guérit. Il est vrai qu'une seconde opérée succomba à une péritonite généralisée.

Everke (de Bochum)[2], après avoir pratiqué une laparotomie, fit sur le bourrelet cervical deux incisions médianes, antérieure et postérieure, puis réussit à refouler l'utérus par le vagin ; il ferma les deux plaies par des sutures, et fixa la matrice à la paroi abdominale.

2° Voie vaginale. — C'est la voie qui a fourni les résultats les plus satisfaisants. De nombreux procédés ont été décrits ; je ne mentionnerai ici que les plus intéressants.

Le **procédé de Küstner**[3] comprend les temps suivants : on commence par ouvrir la cavité de Douglas au moyen d'une incision transversale ; puis on introduit un doigt dans la cavité de l'inversion, afin de l'explorer et de détruire les adhérences qui pourraient s'y trouver ; une seconde incision est alors pratiquée, celle-ci longitudinale et médiane, sur la paroi postérieure de la matrice, commençant à 2 centimètres au-dessus de l'orifice externe du col ; en fixant l'entonnoir par le doigt introduit dans la cavité de Douglas et en repoussant le fond de la matrice, on obtient, plus ou moins facilement, la réinversion, c'est-à-dire la réduction du déplacement. On termine l'opération en suturant d'abord la plaie utérine, puis la brèche faite au cul-de-sac de Douglas.

Le **procédé de Piccoli**[4] ne diffère du précédent qu'en ce que l'incision médiane postérieure est prolongée de haut en bas, jusqu'au fond de l'organe. Cette opération, telle qu'elle a été formulée par Piccoli, ne fut exécutée sur le vivant que deux ans plus tard, en 1896, par Morisani,

---

[1] G. Thomas. *Diseases of women*, 1872, p. 454. — Mundé. *Amer. j. of Obs.*, 1888, t. XXI, p. 1279. — Bouilly. *Encycl. intern. de chir.*, t. VII, p. 689.

[2] Everke. *Monat. f. Geb. u. Gyn.*, 1899, t. IX, p. 89.

[3] Küstner. *Centralb. f. Gyn.*, 1893, n° 41, p. 945. — *Congrès des méd. et natur. allemands tenu à Hambourg*, en 1901.

[4] Piccoli. *Congrès intern. de médecine tenu à Rome*, 1894.

par Enrico Sava en 1897, et enfin par Westermark (de Stockholm)[1] qui ignorait les tentatives des chirurgiens italiens. En 1898, Durel fit aussi une opération exactement calquée sur les précédentes.

Le **procédé de Kehrer**[2] n'est qu'une colpo-hystérotomie antérieure : après avoir abaissé l'utérus, ce chirurgien fend la paroi antérieure verticalement depuis le col jusqu'au fond, puis, écartant de chaque côté les bords de la plaie, il réduit dans le vagin, à travers celle-ci, le fond de l'utérus. En France, la technique de Kehrer a été préconisée par Oui[3], au Congrès de gynécologie tenu à Nantes en 1901, qui a réuni 9 cas dont un seul insuccès.

Hystérectomie. — Il est des cas où la réduction est impossible ; il en est d'autres où elle est contre-indiquée, à cause de l'état des parois utérines menacées de sphacèle ou déjà en voie de mortification. Chez ces malades, le sacrifice de l'organe inversé devient une nécessité absolue[4].

[1] Westermark. *Centralb. f. Gyn.*, 1899, p. 106.

[2] Kehrer. *Centralb. f. Gyn.*, 1898, n° 12. — Essen Möller. *Centralb. f. Gyn.*, 1898, n° 46.

[3] Oui. *Congrès de gynécologie tenu à Nantes* en 1901.

[4] L'histoire des procédés employés, avant la période antiseptique, pour l'excision de l'utérus inversé, est aussi longue que fastidieuse ; ces cas constituent les observations les plus anciennes d'hystérectomie. On en trouve deux exemples curieux dans l'ouvrage célèbre de F. Rousset, *Cæsarei partus assertio historiologica.* Paris, 1590, p. 332. Il opéra la section après ligature préalable et avec cautérisation consécutive au fer rouge. Une des observations, qui est personnelle à Rousset, date de 1533. Les deux femmes guérirent. J'ai rapporté un grand nombre de faits de ce genre dans ma thèse d'agrég. *Sur la valeur de l'hystérotomie*, 1875, p. 149. — Voir aussi Denucé. *Traité de l'inversion utérine.* Paris, 1883.

L'amputation à l'aide de l'écraseur linéaire (Aran, *loc. cit.*, p. 914. — Mac Clintock *loc. cit.*, p. 85. — Sims. *loc. cit.*, p. 155. — V. Faucon. Sur une forme particulière d'inversion polypeuse de l'utérus, inversion supérolatérale, amputée par l'écraseur linéaire avec suture. *Bull. de l'Acad. roy. de Belgique*, 1887, p. 725-738) doit être rejetée ; elle est très lente, donne lieu à des douleurs atroces, n'assure pas contre l'hémorragie et expose à la blessure d'organes voisins.

L'incision immédiatement précédée de l'application d'une ligature (Palasciano, cité par Courty, *loc. cit.*, p. 736), ou d'un clamp Valette (de Lyon). *Lyon méd.*, avril 1871, t. VII. p. 542), la section à l'anse galvano-caustique, la ligature lente, soit avec des fils de fer, soit avec des tubes en caoutchouc progressivement serrés, également précédée du tracé d'un sillon au thermo-cautère, (Courty), sont des procédés archaïques qui doivent aussi être abandonnés, quoiqu'ils aient pu jadis donner quelques succès (Le Fort. Inversion utérine. Ligature élastique. Guérison. (*Bull. et Mém. de la Soc. de chir.*, 1887, t. XIII, p. 201). Un fil de caoutchouc fut enroulé sept ou huit fois autour du pédicule ; on fit au-dessous une ligature avec un fil ordinaire enroulé aussi plusieurs fois. Pas d'excision de la tumeur ; au bout de treize jours, la ligature tomba. (Guérison).

Je signalerai, surtout à titre de document, un perfectionnement introduit par Périer (Périer. *Bull. et Mém. de la Soc. de chir.*, 16 juin 1880, p. 379). — De la ligature à traction élastique, appliquée au traitement de l'inversion utérine. (*Revue de chir.*, déc. 1886, p. 969. — Le Fort, *loc. cit.* — Leprévost, *loc. cit.*, 503) dans la technique de la ligature, par l'invention de son procédé de ligature à traction élastique, à l'aide d'un serre-nœud spécial à crémaillère.

Kaltenbach (Hegar et Kaltenbach. *Die oper. Gynäk.*, 3e édit., 1886, p. 575). — Huguet (*Bull. de l'Acad. roy. de Belgique*, 1885, p. 500) a publié un succès obtenu par la ligature élastique double, suivie de l'excision au thermo-cautère. — Goossens, de Rotterdam (*Centr. f. Gyn.*, 1887, n° 37, p. 598), a amputé l'utérus au-dessous d'une ligature élastique. Guérison.

La technique de l'hystérectomie totale est actuellement si bien fixée, les résultats qu'elle donne sont si satisfaisants, qu'il est préférable d'y avoir recours plutôt qu'à l'amputation de la partie inversée, si l'impossibilité d'une réduction est démontrée.

On donne ici naturellement la préférence à la voie vaginale et l'hystérectomie sera pratiquée suivant la technique déjà exposée (Voy. p. 408 et 528).

Choix de l'opération. — En résumé, je m'associe aux conclusions suivantes qui ont été formulées par Fresson[1] :

1° Que l'inversion soit aiguë ou chronique, tenter d'abord la **réduction manuelle sans instrument**; 2° en cas d'insuccès, recourir aux **incisions cervicales bilatérales**, ou bien pratiquer la colpo-hystérotomie postérieure; 3° ne jamais faire d'emblée l'hystérectomie vaginale pour irréductibilité, si l'on n'a pas tenté l'opération précédente; 4° l'hystérectomie vaginale n'est admissible d'emblée que dans les cas rares d'hémorragies incoercibles, d'infection, ou de graves lésions de l'utérus.

Dans les cas d'inversion causée par un *fibrome*, s'il s'agit d'une femme jeune et si l'on peut faire l'**énucléation** de la tumeur, la conservation de la matrice s'impose, et pour obtenir la réduction, le chirurgien s'adressera à une des méthodes que j'ai déjà décrites.

Dans le cas contraire, l'**hystérectomie vaginale** est indiquée.

---

[1] FRESSON ; *Indications et manuel opératoire dans le traitement de l'inversion utérine* (Thèse de Paris, 1902).

Voy. encore : TREUB. *Cent. f. Gyn.* 1899, p. 557. — ALEXANDER. *Arch. f. Gyn.*, 1899, t. LVIII, p. 259. — HELLIER. *The Lancet*, 1899, p. 151. — AQUAVIVA. *Thèse de Montpellier*, 1899. — VOGEL. *Zeitsch. f. Geb. u. Gyn.*, 1900, t. XLII, n° 3. — BONTÉ. *Thèse de Paris*, 1900. — WALLGREN. (*Archiv f. Gyn.*, 1901, t. LXIII, 3. — GAYET. *Lyon médical*, 1901, n° 46. — BACON. *Amer. journal of obs.*, 1902, octobre. — BOISSARD et DEBRISAY. *Bull. de la soc. d'obst.*, 1902, n° 2. — BORN. *Festschrift für Fritsch*, 1902. — KÜSTNER. *Beiträge zur Geb. und Gyn.*, t. V, 1901. — PROTHEROY SMITS. *The Lancet*, 1902, 10 mai. — DIENST. *Cent. für Gyn.*, 1903, n° 28. — GRABIE. *Thèse de Paris*. 1903.

CHAPITRE XIV

DIFFORMITÉS DU COL DE L'UTÉRUS
ATRÉSIE — STÉNOSE — ATROPHIE — HYPERTROPHIE

ATRÉSIE DU COL

L'atrésie est l'imperforation ou l'occlusion du museau de tanche.

L'atrésie congénitale[1] coïncide le plus souvent avec d'autres malformations plus importantes, comme la duplicité de l'utérus et du vagin et l'atrophie d'un des canaux génitaux. L'étude de l'hématométrie et de l'hématocolpos qui en résultent doit être faite avec l'histoire générale des MALFORMATIONS DES ORGANES GÉNITAUX.

À la vérité, on devrait, théoriquement, placer ici la description des faits rares, mais incontestables, où la seule lésion congénitale paraît consister dans l'imperforation du col, soit au niveau de son orifice interne, soit au niveau de son orifice externe[2]. Mais les conséquences cliniques de cette anomalie sont identiques à celles qui résultent de l'absence de développement de la portion supérieure du vagin, et je m'exposerais inutilement à des répétitions.

L'atrésie acquise[3] est consécutive à des escarres après l'accouchement, à des cicatrices survenues à la suite de cautérisations excessives ayant porté sur toute la périphérie du col, à des amputations faites par un mode d'exérèse qui n'a pas eu pour effet de border le pourtour de l'orifice avec la muqueuse et a donné lieu à une rétraction concentrique du tissu inodulaire. Elle peut aussi succéder à la cicatrisation d'ulcérations du col, coïncidant avec l'atrophie sénile de l'utérus; enfin, à la

---

[1] P. MÜLLER. *Die Sterilität der Ehe. Entwicklungsfehler des Uterus*. Stuttgard, 1885, p 216 et suiv. — A. BREISKY. *Krankh. der Vagina*, in *Deutsche Chir.*, Stuttgard, 1886, p. 58.

[2] G. LOWE. Case of atresia of the uterine cervical canal; distension of the uterus; escape of the menstrual fluid between the walls of the vagina (*Obstetr. Trans.*, Londres, 1887, t. XXIX, p. 401).

[3] W. A. MEREDITH. A case of hæmatometra associated with a degenerating fibromyoma, etc. (*Obstetr. Trans.*, Londres, 2 nov. 1887, t. XXIX, p. 422). — DUBRÉUILH. Hématométrie (*Revue de chir.*, août 1889, p. 677). — CHARLEONI. Ematometra per chiusura acquista del muso di tancia (*Gazz. di osp.*, Milan, 1888, t. IX, p. 159). — W. S. A. GRIFFITH. Pyometre (*Obstetr. Trans.*, Londres, 1887, t. XXIX, p. 598).

présence de tumeurs dans la cavité du col ou dans la portion inférieure du corps, chez les vieilles femmes. On observe encore l'atrésie dans le prolapsus utérin, à la suite du frottement d'un pessaire sur le museau de tanche ou simplement à la suite de l'irritation produite par le frottement de cet organe prolabé à l'extérieur. En dehors de toutes ces causes, elle peut s'établir spontanément par les progrès de l'âge. On a enfin signalé des cas, qui me paraissent douteux, d'atrésies survenues durant le cours d'une grossesse[1].

Les conséquences de cette oblitération sont variables, selon que la femme n'a pas atteint ou a dépassé la ménopause. Dans le premier cas, des accidents graves d'**hématométrie** et d'**hématosalpinx** sont à redouter (Voir : MALFORMATIONS). Dans le second cas, la lésion passe généralement inaperçue, à moins qu'une cause d'irritation septique n'existe dans l'intérieur de la cavité utérine, et ne donne lieu à une accumulation de pus (**pyométrie**) ou de gaz (**physométrie**).

Le **traitement** de l'atrésie congénitale se confond avec celui de la sténose : une stomatoplastie sera faite toutes les fois que les dimensions de l'organe la rendront possible. Si la malformation est trop considérable et s'accompagne d'accidents de rétention du flux menstruel, il pourra être nécessaire de faire la laparotomie et l'ablation de l'utérus, et des annexes, s'il existe des lésions tubaires.

Le **traitement** de l'atrésie acquise consiste alors à rétablir d'abord la perméabilité du col par des débridements prudents et par la dilatation avec des bougies de Hegar ; on devra ensuite désinfecter la cavité utérine ; enfin on se conformera aux indications qui seront fournies par une lésion concomitante, corps fibreux ou cancer, et qui peut nécessiter l'hystérectomie.

STÉNOSE DU COL

La **sténose** est le rétrécissement du col : c'est la cause de la *dysménorrhée obstructive* des auteurs anglais.

Elle peut être **congénitale** ou **acquise**.

Quand elle est **congénitale**, elle coïncide ordinairement avec l'antéflexion et la forme conique du col, parfois avec son hypertrophie, qui est souvent en raison inverse du peu de développement du corps.

Chez la nullipare, l'orifice externe du col varie de 2 à 4 millimètres de diamètre, d'après Pajot ; pour Peash, il doit admettre une sonde de 4 millimètres pour être normal, et l'on peut en dire autant de l'orifice interne. Chez la femme qui a eu des enfants, la largeur de l'orifice

---

[1] Ems. *Diseases of women*, Londres, 1882, p. 55.

externe doit être de 6 millimètres et celle de l'orifice interne de 5 millimètres environ.

Dans le cas de sténose, le col, pointu à la manière d'un pain de sucre, présente une consistance très ferme, et à son sommet un tout petit orifice (fig. 518). La lèvre antérieure déborde souvent un peu, donnant l'apparence d'une sorte d'hypospadias du col, ou encore d'une petite trompe (col tapiroïde). La sténose coïncide alors fréquem-

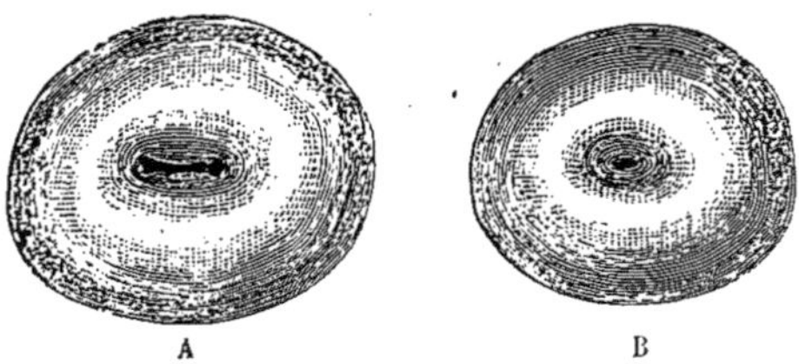

Fig. 518. — Sténose du col.
Orifice normal, A, et orifice sténosé (en trou d'aiguille), B, vus au spéculum.

ment avec l'hypertrophie congénitale du museau de tanche (fig. 519).

Une des conséquences importantes de la sténose congénitale est [la difficulté d'évacuation du mucus cervical, qui est sécrété en plus grande

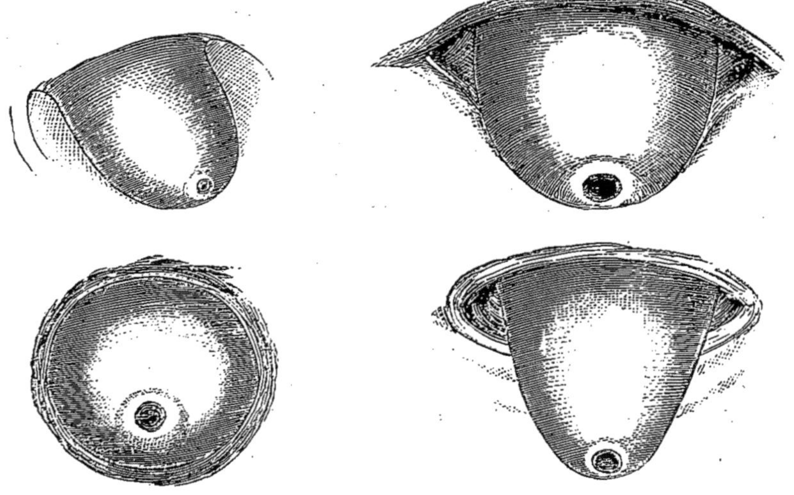

Fig. 519. — Sténose du col.
Cols coniques. — Formes diverses.

abondance quand il y a une légère infection (fig. 520). Celle-ci peut être d'origine gonococcique aiguë ou atténuée, ou même simplement d'origine saprophytique. Cette lésion a été décrite dans le chapitre des MÉTRITES. (V. p. 270.)

La **sténose acquise** reconnaît les mêmes causes que l'atrésie acquise.

Symptômes. — L'examen au spéculum et les tentatives de cathétérisme ne laissent aucun doute sur l'existence de cette lésion; l'orifice rétréci étant franchi, on trouve généralement le col dilaté en ampoule. En effet, l'engouement du col par le mucus transparent ou opalin amène la dilatation de la cavité cervicale sous forme de barillet (fig. 520).

Dysménorrhée et **stérilité**, tels sont les deux symptômes capitaux. Il faut noter, toutefois, que la dysménorrhée manque parfois chez des femmes manifestement atteintes d'étroitesse du col.

La douleur durant les règles siège surtout dans les régions lombaire, iliaque et sacrée ; elle a le caractère de coliques, revenant par accès, quand l'exhalation du sang se fait avec trop d'abondance pour l'étroitesse du canal ou quand celui-ci est obstrué par un caillot : aussi observe-t-on des moments de répit après de petites débâcles sanguines. L'intensité des douleurs est telle, parfois, que les malades ont des crises nerveuses, des syncopes, des vomissements, et à ces crises succède souvent un véritable état de prostration.

Ces malades sont généralement chloro-anémiques, dyspeptiques et névropathiques.

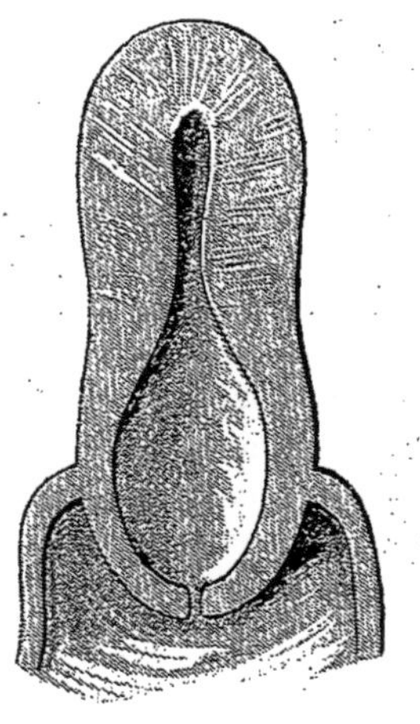

Fig. 520. — Sténose du col (orifice externe).
Dilatation de la cavité du col par rétention du mucus dans le cas de métrite cervicale, avec étroitesse de l'orifice externe.

Une conséquence fréquente de cette difficulté d'évacuation du mucus et du sang provenant de la cavité utérine est la **métrite** dont le développement est favorisé par ces conditions spéciales ; les signes du syndrome utérin persistent alors dans l'intervalle des règles et relient l'une à l'autre les périodes aiguës. Ainsi se trouve constituée une des formes fréquentes de la **métrite virginale.**

La stérilité est une conséquence très fréquente de la sténose du col. Ce n'est pas tant par l'obstacle mécanique opposé à l'entrée du sperme qu'agit la sténose ; quelque étroit que soit le passage, il serait toujours suffisant. C'est plutôt à ce qu'on pourrait appeler l'*engouement muqueux* de la cavité cervicale qu'il faut attribuer la stérilité.

Diagnostic. — Il ne peut être établi que par l'examen direct. On devra s'attacher à reconnaître si cette lésion est congénitale ou acquise, puis à déterminer si la sténose se complique de rétention de sang et de pus (sténose acquise) ou de mucus (sténose congénitale avec infection du col).

La sténose de l'orifice interne est relativement rare. Il ne faut pas se hâter de conclure à un rétrécissement de l'orifice interne, parce qu'on ne passe pas facilement une sonde à ce niveau. On doit bien s'assurer que l'obstacle n'est pas dû à ce que le bec de la sonde bute contre un angle de flexion. Pour cela, on modifiera la courbure du cathéter, selon la direction présumée de la cavité cervico-utérine, on en abaissera convenablement le manche vers la fourchette, on fixera, au besoin, ou l'on attirera légèrement la lèvre postérieure du col s'il s'agit d'une antéflexion, la lèvre antérieure s'il s'agit d'une déviation en arrière. Ce n'est qu'après une série de tâtonnements prudents qu'on arrivera à établir le diagnostic.

Pronostic. — La sténose du col d'origine congénitale, qui est incomparablement la plus fréquente, a pour effet d'amener fréquemment la dysménorrhée et la stérilité, surtout quand elle se complique d'infection même légère du col. La sténose acquise ou cicatricielle donne lieu à des douleurs par suite de la dilatation de la cavité utérine tout entière. Il en résulte des coliques pour évacuer le sang plus ou moins altéré. On observe souvent des phénomènes de compression et d'irritation de la vessie (ténesme). Il peut y avoir complication de lésions des trompes (hémato-salpinx).

Traitement. — La dilatation lente avec la laminaire, ou immédiate progressive avec les bougies graduées, n'a donné trop souvent que des résultats éphémères : on peut cependant l'employer exceptionnellement comme palliatif temporaire. J'accorde alors la préférence aux bougies dilatatrices de Hegar, et je considère que leur passage répété aussitôt avant les règles peut avoir un effet favorable ; elle semble agir à la fois comme moyen de dilatation et en donnant un coup de fouet à la vitalité des utérus plus ou moins incomplètement développés, qui sont généralement ceux où on observe une sténose cervicale congénitale[1]. Toutefois ce traitement ne saurait être indéfiniment continué et on voit fréquemment la sténose reparaître après qu'il a été abandonné.

La section de l'orifice externe par l'instrument tranchant a été faite avec le bistouri, avec de forts ciseaux, avec des ciseaux spéciaux munis d'un crochet qui empêche le glissement (ciseaux de Küchenmeister),

---

[1] Voir pour la technique de la dilatation, p. 177. — Il ne faut pas considérer cette petite opération comme insignifiante, et les plus grandes précautions antiseptiques devront être prises. On connaît plusieurs observations d'accidents graves, et un plus grand nombre encore n'ont sans doute pas été publiées. — T. C. Smith. Accidents from the use of laminaria tents (*Amer. Journ. of Obstet.*, 1888, p. 694). — C. G. Lee. Dilatation of the cervix; septic peritonitis; death (*ibid.*, p. 498). — Consulter encore : Gibb. *Amer. Journal of obst.*, 1894, août. — Dirner. *Centralb. f. Gyn.*, 1896, p. 531. — Duccke. *Centralb. für Gynäk.*, 1892, septembre. — Cleveland. *Centralb. f. Gynäk.*, 1895, p. 15.

ou avec les divers modèles de métrotomes qui se sont multipliés depuis que Simpson[1] a, le premier, préconisé cette opération, en Angleterre, et inventé un instrument analogue au lithotome de Dupuytren.

Marion Sims[2], en Amérique, étendit ensuite considérablement cette pratique et lui donna une vogue qu'on a peine à comprendre aujourd'hui, en se plaçant au point de vue exclusivement scientifique. La gynécologie a passé, dès lors, par une période, qui n'est pas encore partout terminée, où le **débridement** et la **discision** des **orifices utérins interne** et **externe** ont été pratiqués, surtout à l'étranger, avec un véritable excès[3].

Je ne m'arrête pas à décrire ces opérations, parce que je les considère comme mauvaises. Les incisions de l'orifice externe peuvent par la cicatrisation de proche en proche laisser se reproduire la difformité. Quant aux incisions profondes, elles ne sont pas sans danger, car, quelque soin qu'on mette à régler le jeu du *métrotome*, cet instrument, qui agit à l'aveugle, peut dépasser les limites prévues et donner lieu à des accidents.

De plus, toute incision qui n'est pas suivie immédiatement d'une restauration avec occlusion des plaies expose à l'infection de celles-ci et à la lymphangite péri-utérine, peut amener une pelvi-péritonite, donner lieu à des adhérences, causer l'oblitération du pavillon des trompes et rendre définitive la stérilité qu'on voulait combattre.

L'électrolyse[4] a été fortement préconisée. Les avantages, qu'on a peut-être exagérés, sont : l'innocuité, l'absence de douleur, l'efficacité, due à ce que l'escarre du pôle fluidifiant laisse une cicatrice extensible, comme celle que donnent les caustiques alcalins. On a recommandé d'employer alors des courants très faibles, en faisant de très longues séances.

L'**amputation du col** a pu donner de bons résultats dans des cas déterminés où le col offrait un volume ou une longueur exagérés. J'en ai décrit la technique dans le chapitre du traitement des métrites (p. 316). Je n'y reviendrai pas. On choisira l'un ou l'autre des procédés que j'ai exposés, selon le cas. S'il s'agit d'un col épais, charnu, c'est à l'**excision bi-conique** (Simon-Markwald), à deux lambeaux, qu'on aura

---

[1] J. Y. Simpson. *Med. Times and Gaz.*, févr. et mars 1859, et *Selected obst. works*, Londres, 1881, p. 677.

[2] M. Sims. *Lancet*, 1865, t. 1, p. 224 et suiv. — *Uterine surgery*, Londres, 1865.

[3] Consulter sur ce point : Marion Sims. On the surgical treatment of stenosis of the cervix uteri (*Amer. gyn. Trans.*, 1878, p. 54). — Thomas. *Diseases of women*, Londres, 1880, p. 613. — Barnes. *Diseases of women*, Londres, 1878, p. 245. — Mundé. *Minor surg. gynecology*. New-York, 1885, p. 297. — Heyder. Zur Behandlung der Stenose des Uterus (*Zeitschr. f. Geb. und Gyn.*, 1887, t. XIV, p. 259).

[4] Leblond. *Annal. de gyn.*, 1878, t. IX, p. 359. — Henri Fry. The relative merits of electrolysis and rapid dilatation in the treatment of sterility and dysmenorrhea (*Amer. Journ. of obstet.*, 1888, t. XXI, p. 40). — Voir la discussion à ce sujet de la Soc. obstétr. et gynéc. de Washington (*Ibid.*, p. 78).

recours. Si la muqueuse est manifestement très altérée, on adoptera plutôt le procédé à un lambeau avec **excision de la muqueuse** (Schröder). J'ai parfois combiné ces deux procédés pour les cols tapiroïdes, en faisant deux lambeaux à la lèvre antérieure de manière à en enlever un segment cunéiforme plus considérable, un seul lambeau à la lèvre postérieure. Quoi qu'il en soit, le but qu'on doit, avant tout, se proposer d'atteindre, est de reconstituer un orifice de forme transversale et de dimensions suffisantes, très exactement ourlé par la muqueuse, de telle sorte qu'aucun travail de rétraction et de rétrécissement postopératoires ne puisse se produire.

Il me semble utile de distinguer les indications opératoires d'après l'étiologie de la sténose :

STÉNOSE CONGÉNITALE. — La seule opération rationnelle me paraît être la réfection autoplastique d'un orifice suffi-

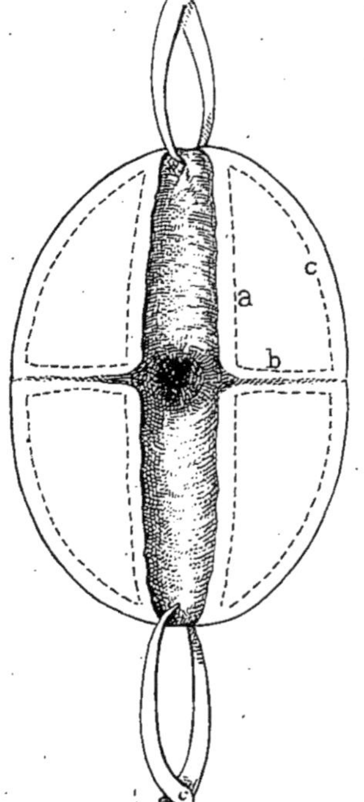
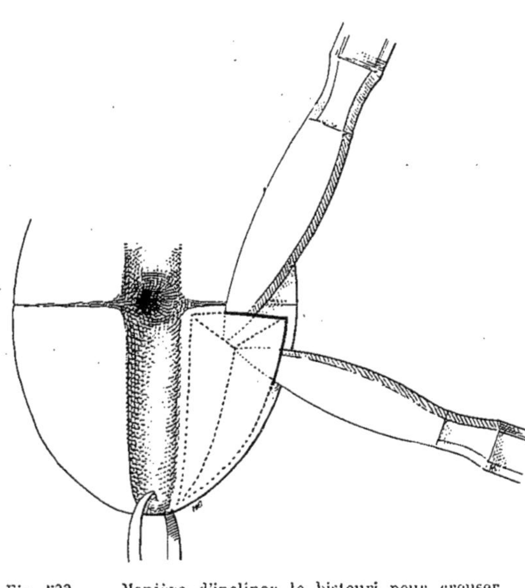

Fig. 522. — Manière d'incliner le bistouri pour creuser l'évidement.

Fig. 521. — Stomatoplastie par évidement commissural du col. La section bilatérale du col est faite. On voit en pointillé le tracé des incisions sur les quatre commissures.

sant pour le museau de tanche, à l'aide d'une opération de **stomatoplastie** que je pratique en faisant l'incision, puis l'**évidement commissural du col**. Cette opération n'agit pas seulement, comme on pourrait le croire, sur la constitution de l'orifice externe. Par les modifications profondes de vitalité qu'elle entraîne dans le col, la partie supérieure de ce canal devient, comme je l'ai constaté, plus perméable. Elle agit aussi en détruisant la flexion cervico-corporelle dont l'éperon donne souvent l'illusion d'un rétrécissement supérieur. On pourra reconnaître, plus tard, que cet obstacle a disparu ; s'il existe encore, on aura recours à la dilatation progressive avec des bougies de Hegar.

Stomatoplastie par évidement commissural du col. — J'ai donné ce nom à une petite opération que j'ai imaginée pour reconstituer d'une

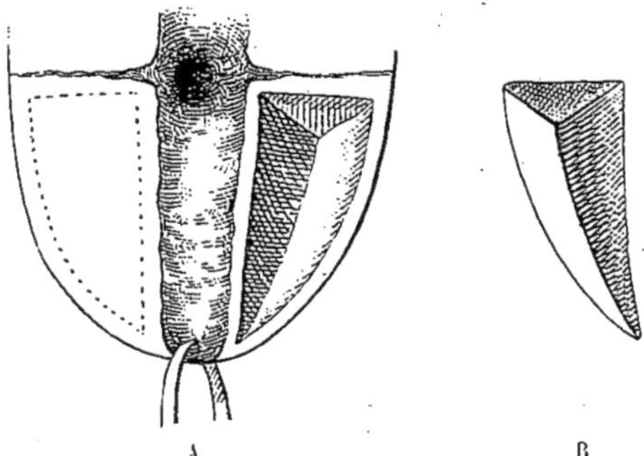

façon durable un orifice externe suffisant lorsque le col est congénitalement ré-tréci[1].

On commence par section-ner latéralement le col de façon à former deux valves, l'une inférieure, l'autre supé-rieure (fig. 521). Par l'écar-tement de ces deux valves, presque toute la cavité cervi-cale se montre à découvert et la muqueuse apparaît divisée

Fig. 523. — Le lambeau prismatique enlevé, et le prisme lui-même.

en deux moitiés correspondant aux deux valves. De chaque côté de cette muqueuse, en haut et en bas, se montre l'épaisseur du col for-mant une surface avivée. Sur cha-cune de ces surfaces, étroites et lon-gues, on enlève un lambeau en forme de coin, limité par deux inci-sions longitudinales et par une petite incision transversale. L'une des in-cisions longitudinales est parallèle à la muqueuse cervicale ; l'autre longe la muqueuse vaginale du col (fig. 521), et toutes deux vont dans la profondeur à la rencontre l'une de l'autre (fig. 523, A), de façon à

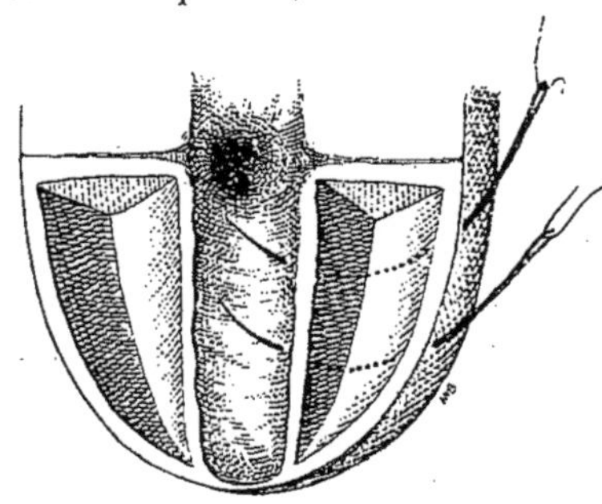

Fig. 524. — Passage des aiguilles et des fils.

délimiter un lambeau prismatique et triangulaire (fig. 523, B) qu'on enlève. Quand le lambeau est enlevé, la surface de section latérale se présente sous forme d'une gouttière. Il suffit maintenant d'affronter les deux bords de cette gouttière et de les suturer dans toute leur lon-gueur (fig. 524). La suture se fait à l'aide de fils d'argent. Ainsi se trouve suturée la muqueuse interne ou intra-cervicale à la muqueuse enterne ou vaginale du col. Lorsqu'on a répété les mêmes manœuvres pour chaque surface cruentée, l'affrontement est parfait, les deux moi-

[1] S. Pozzi. Nouvelle opération applicable à la sténose congénitale du col de l'utérus (Bull. et Mém. de la Soc. de Chir., 1893, t. XIX, p. 95 et Annal. de Gyn., 1893, t. XLI, p. 407).

tiés du col divisé n'ont plus de tendance à se réunir l'une à l'autre comme après le simple débridement, et le col reste ouvert. Il en résulte que, immédiatement après l'opération, le col a l'aspect d'un bec de canard (fig. 525). Mais, par suite de la rétraction qui s'opère peu à peu, cet aspect se modifie et plus tard l'orifice prend un aspect qui se rapproche beaucoup de l'état du col d'une femme qui a eu un accouchement normal.

Pour éviter que les extrémités libres des fils d'argent ne piquent le vagin, j'ai l'habitude d'écraser sur elles un grain de plomb percé à son centre.

Les fils sont enlevés au bout d'une douzaine de jours.

Je complète l'opération par un curettage, car dans la majorité des cas une infection, partie du col, s'est propagée à la muqueuse du corps de l'utérus. (Je procède au curettage aussitôt après avoir débridé le col, et avant de faire l'évidement des surfaces cruentées.)

Cette opération m'a toujours donné d'excellents résultats[1]. Dans un mémoire publié en 1898, mon élève Chabry[2] rapportait déjà 15 observations d'évidement commissural et il en tirait les conclusions suivantes : 1° Tous les cas de dysménorrhée ont été guéris; 2° Dans 5 cas sur 15 la grossesse a été nettement la conséquence de l'intervention; 3° Dans

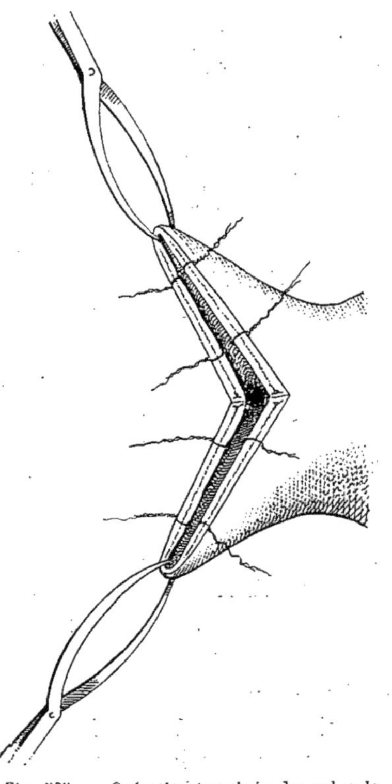

Fig. 525. — Opération terminée. Le col a la forme d'un bec de canard.

2 cas le col étant devenu pareil à celui d'une femme qui aurait accouché, l'utérus infantile s'est modifié pour suivre l'état du col; 4° Dans tous les cas, l'orifice s'est maintenu dilaté et la guérison de la sténose a été définitive; 5° Jamais l'opération n'a été cause de troubles au cours de la grossesse ni au moment de l'accouchement.

Nigoul[3], dans sa thèse, publie cinq nouvelles observations de femmes traitées avec succès par l'évidement commissural du col.

[1] S. Pozzi. Traitement chirurgical de certaines causes de stérilité (*Communication au IIe Congrès des sciences médicales de Rome. Annal. de Gyn.*, 1894, t. XLI, p. 589).

[2] Chabry. *Revue de gyn. et de chirurgie abd.*, 1898, n° 5, p. 387.

[3] Nigoul. *Thèse de Paris*, 1902.

Toutes ces opérées ont guéri ; quatre d'entre elles, qui n'avaient pas encore eu d'enfant, sont devenues enceintes et ont accouché sans incident. J'insiste sur ce fait que les femmes qui sont devenues enceintes après l'opération étaient stériles depuis un très grand nombre d'années (quatre, cinq, dix et même dix-huit ans).

STÉNOSES ACQUISES OU CICATRICIELLES. — On pratiquera, toutes les fois que cela sera possible, l'**excision** des parties indurées du col en bordant l'orifice

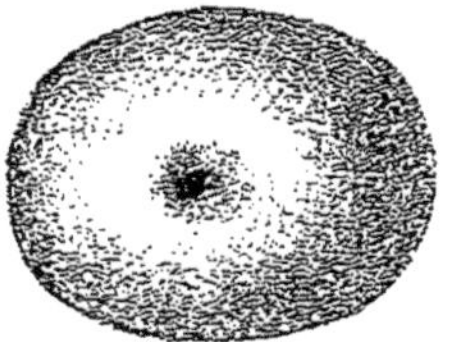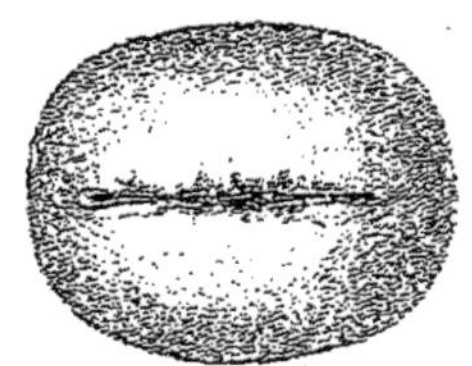

Fig. 526. — A gauche, orifice sténosé ; à droite, résultat définitif de la stomatoplastie.

avec la muqueuse. Mais on est souvent obligé de s'en tenir à une simple **incision**, suivie de **dilatation** avec les bougies de Hegar. On a recommandé aussi l'**électrolyse**.

L'utérus infecté sera nettoyé par le curettage et drainé avec des lanières de gaze iodoformée. On surveillera l'orifice reconstitué pour le dilater de nouveau dès qu'il aura une tendance à redevenir insuffisant.

Dans certains cas rebelles et accompagnés d'accidents sérieux, on sera autorisé à pratiquer l'**hystérectomie**.

ATROPHIE CONGÉNITALE DU COL ET DU CORPS DE L'UTÉRUS

Il existe une atrophie, dite **congénitale**, qu'il vaudrait mieux appeler atrophie par prédisposition congénitale, ou simplement **aplasie**. L'utérus peut, après la naissance, subir non un *arrêt* de développement comme pendant la période fœtale (arrêt qui constituerait une malformation par excès ou par défaut de telle ou telle partie de la matrice), mais bien un *ralentissement général* dans son évolution ; sans en altérer le type, ce ralentissement évolutif laisse à l'utérus adulte les dimensions de l'utérus d'un enfant immédiatement avant la puberté. L'organe tout entier est petit, ses parois minces, mais les proportions respectives du col et du corps sont normales (ce qui le distingue de l'utérus fœtal). C'est ce que Puech a appelé l'**utérus pubescent**, pour montrer qu'il conservait les dimensions du début de la puberté ; Virchow lui donne le nom d'**hypoplasie de la matrice**. Généralement les autres organes génitaux internes et externes sont également atrophiés. Le poids de l'utérus pubescent est moindre, d'après Puech[1], que celui de l'uté-

[1] Puech. *Annal. de Gyn.*, 1874, t. I, p. 278.

rus vierge normal; il est en moyenne de 27 grammes, au lieu de
45 grammes.

Cet état des organes génitaux coïncide, parfois, chez la femme (comme,
du reste, aussi chez l'homme) avec un ralentissement de tout le développement de l'organisme, et l'on peut voir des jeunes filles ayant
dépassé vingt ans avoir la taille et l'aspect de fillettes impubères.
D'autres fois, l'atrophie reste limitée à l'appareil sexuel et rien ne vient
la déceler à l'extérieur qu'une plus grande étroitesse du bassin. Il y a,
en effet, une corrélation intime entre l'état de ce segment du squelette
et celui des organes génitaux internes. Pourtant il existe des exceptions
à cette règle.

C'est à une prédisposition congénitale d'origine obscure qu'il faut
attribuer l'atrophie.

Symptômes et diagnostic. — L'aménorrhée complète ou
presque complète attire d'abord l'attention. Le molimen menstruel peut
même faire défaut, et la jeune fille n'avoir véritablement pas de sexe,
au point de vue physiologique. Si les règles font leur apparition, elles
s'accompagnent de **dysménorrhée** et de phénomènes nerveux graves.
Une partie de ces malades sont des *héréditaires*, au point de vue du
système nerveux, et appartiennent à la classe que les aliénistes appel-
lent les *dégénérés* ; l'intelligence est débile ; il y a des cas d'hystérie ou
d'épilepsie. Une autre catégorie de femmes à utérus pubescent, est, au
contraire, douée d'une constitution robuste sous tous les autres
rapports.

Les **organes génitaux externes** sont parfois peu développés et le **vagin**
plus court.

L'examen au spéculum ou au toucher, dans les cas où il peut être
pratiqué, montre un **col** très petit, à orifice étroit ; dans les cas où on
ne peut pratiquer le toucher vaginal (chez les vierges), la palpation bi-
manuelle, le toucher rectal combiné avec le cathétérisme de la vessie
fait avec une sonde d'homme permettront de reconnaître l'atrophie de
l'utérus lui-même.

Le rapport entre les proportions du col et du corps est normal dans
l'utérus pubescent, ce qui le différencie de l'utérus fœtal ou **infantile**[1],
où le col est très développé tandis que le corps est atrophié.

Traitement. — Il doit s'adresser d'abord à l'état général ; les
toniques, les reconstituants, l'hydrothérapie, le séjour au bord de la
mer amélioreront la santé de la malade et favoriseront sa croissance.
Quant au traitement local, on est à peu près désarmé. On a conseillé

---

[1] Cette dernière épithète ne doit pas prêter à l'équivoque ; ce mot dérive d'*infans*, qui
veut dire proprement fœtus à terme. On pourrait, d'autre part, appliquer à l'*utérus pubescent* le nom de *puéril* ou d'*enfantin*, pour indiquer qu'il est analogue à celui d'un *enfant*
(avant la puberté).

d'exciter l'utérus par des **pessaires intra-utérins** à la tige galvanique
(fer et cuivre), pouvant donner naissance à de faibles courants électriques, et agissant en tout cas comme excitant local. C'est un moyen
qui n'est pas exempt de difficultés ni même de dangers; son efficacité
est, du reste, problématique. Il serait plus rationnel d'employer l'électrisation directe au moyen des **courants continus**.

J'ai obtenu de remarquables résultats par la **dilatation répétée** chaque
mois, à l'époque menstruelle présumée, avec des bougies de Hegar. On
effectue ainsi une sorte de **massage** et une excitation interne de la cavité
utérine qui a amené la régularisation du flux menstruel chez des
malades présentant une aménorrhée intermittente due à un développement incomplet de l'utérus.

On insistera, enfin, sur le traitement symptomatique (analgésiques,
antispasmodiques), pour calmer les douleurs dysménorrhéiques.

ATROPHIE ACQUISE DU COL ET DU CORPS DE L'UTÉRUS [1]

Anatomie pathologique et étiologie. — Normalement, la fin
de la vie génitale chez la femme est marquée par une diminution de
volume de l'utérus qui se poursuit progressivement avec l'âge, si bien
que, chez les très vieilles femmes, on trouve l'utérus réduit à des
proportions minimes, à moins qu'il ne contienne des noyaux fibreux,
ce qui est fréquent.

L'atrophie **sénile** porte à la fois sur le corps et sur le col: aussi
celui-ci n'est-il souvent qu'un moignon informe ou même a-t-il disparu
au point de ne laisser subsister que l'orifice au fond du vagin. C'est,
spécialement, chez les femmes qui ont eu beaucoup d'enfants que ce
fait s'observe.

On voit, parfois, un processus analogue s'établir prématurément,
avant l'époque normale de la ménopause, et cela après un accouchement où il semble que toute la vitalité de l'utérus se soit épuisée d'un
coup. L'involution normale dépasse, pour ainsi dire, le but, dans ces-
cas-là, et se poursuit au delà des limites physiologiques. Simpson[2] a
constaté cette atrophie environ 1 fois 1/2 sur 100, après l'accouchement, et Frommel[3], 1 fois sur 100. Mais il faut noter que ces **superin-
volutions** ne sont parfois que transitoires.

[1] On consultera avec profit sur l'ensemble de ce sujet l'important mémoire de Wilhelm
Thorn. Beitrag zur Lehre von der Atrophie Uteri (*Zeitschr. f. Geb. und Gyn.*, 1889, t. XVI.
nº 1, p. 57).

[2] J. Y. Simpson. Superinvolution of the uterus (*Edinb. med. Journ.*, mai 1883, t. XXVIII,
p. 960).

[3] Frommel. Ueber puerperale Atrophie des Uterus (*Zeitschr. f. Geb. und Gyn.*, 1882,
t. VII, p. 305).

Au nombre des causes de la superinvolution, Frommel note surtout la **lactation prolongée**[1]. Les grandes **pertes de sang**, au moment de l'accouchement, semblent aussi avoir une réelle influence : en somme, il en est de même de toute cause débilitante et prédisposante : **tuberculose, chlorose, syphilis, diabète**[2], **mal de Bright, morphinisme**[3], **maladie de Basedow**[4], etc.

Enfin, la diminution de volume du corps de l'utérus, bien constatée par C. Braun, à la suite des **amputations du col**, peut exceptionnellement aller jusqu'à l'atrophie.

L'**ablation des ovaires** est assez souvent une cause de diminution de volume de l'utérus, et celle-ci peut entraîner parfois l'atrophie réduisant l'organe à la dimension d'une petite amande, ainsi que je l'ai observé à plusieurs reprises; d'où la pratique déjà ancienne[5] de la castration ovarienne pour amener la guérison des métrites douloureuses chroniques.

Dans les cas d'atrophie sénile, le tissu utérin est scléreux; dans la superinvolution post-puerpérale, il peut être ramolli et friable, par suite, a-t-on avancé, de la résorption incomplète des matériaux graisseux provenant de la désintégration des fibres musculaires.

Symptômes et diagnostic. — La **cessation des règles** et la **diminution de volume** du col et du corps constatées par les différents modes d'exploration constituent à elles seules le tableau clinique. Il faut recommander la plus grande prudence dans le cathétérisme des atrophies post-puerpérales, la paroi pouvant être amincie.

Pronostic et traitement. — Il est possible que la superinvolution post-puerpérale ne soit que temporaire. On doit favoriser le retour à l'activité de l'utérus par des **toniques généraux**, l'**hydrothérapie**, les **bains salés**, l'**électrisation** intra-utérine et une **excitation locale** produite par des irrigations chaudes et le passage souvent répété de bougies dilatatrices dans la cavité utérine.

[1] Gottschalk. Ein Fall hochgradiger Galactorrhöa complicirt mit Atrophia Uteri acquisita. Heilung durch Skarifikation der Vaginalportion (*Deutsche med. Zeit.*, 1887, t. VIII, p. 915).

[2] Hofmeier. *Berl. klin. Woch.*, 1885, n° 42, p. 641. — Conx. *Zeitschr. f. Geb. und Gyn.*, 1888, t. XIV, n° 1, p. 194. — Lecorché. *Du diabète sucré chez la femme*, Paris, 1886, p. 171. — A. Nebel. Kasuistischer Beitrag zur Atrophie der weibl. Genitalien bei Diabeites mellitus (*Centr. f. Gyn.*, 1888, n° 31, p. 499).

[3] Levinstein. Frühzeitige Atrophie des gesammten Genitalapparates in einem Fall von Morphium-Missbrauch (*Centr. f. Gyn.*, 1887, n° 40 et 52, p. 633 et 841).

[4] L. Kleinwächter (*Zeitschr. f. Geb. und Gyn.*, 1889, t. XVI, n° 1, p. 145) la signale comme constante. — Sänger (*Soc. obst. de Leipzig*, 20 mai 1889, *in Centr. f. Gyn.*, 1890, p. 133) ne l'a pas toujours rencontrée.

[5] J. M. Klob. *Path. Anat. der weibl. Sexualorgane.* Vienne, 1864, p. 205.

HYPERTROPHIE DE LA PORTION SUS-VAGINALE DU COL UTÉRIN

L'hypertrophie peut porter sur la portion sus-vaginale (ou profonde) du col, ou affecter sa portion sous-vaginale (ou museau de tanche). J'ai déjà décrit ces lésions, à propos du PROLAPSUS DES ORGANES GÉNITAUX.

On a signalé des cas où non seulement la partie sus-vaginale du col, mais aussi le corps utérin avait subi une hypertrophie gigantesque : l'utérus occupait tout l'abdomen, sans altération de sa forme et sans tumeur. On ne pourrait pas confondre ces cas exceptionnels de **gigantisme utérin**[1] avec l'hypertrophie sus-vaginale du col. L'hypertrophie consécutive à la présence d'un corps fibreux, ou **grossesse fibreuse**, sera également reconnue à l'aide des signes spéciaux qu'elle présente. Le seul symptôme commun dans tous ces cas est la profondeur inusitée à laquelle pénètre le cathéter.

HYPERTROPHIE DU MUSEAU DE TANCHE

Je ne saurais décrire ici la prétendue **hypertrophie acquise**, consécutive à la métrite, qui n'est qu'une lésion d'origine infectieuse. Je rappellerai seulement qu'elle peut affecter deux formes : l'**hypertrophie folliculaire** portant surtout sur la muqueuse, qu'infiltrent des glandes de nouvelle formation, ayant plus ou moins subi des transformations kystiques; l'**hypertrophie scléro-kystique**, où le parenchyme du col est distendu par la production adventice de faisceaux conjonctifs et la présence de nombreux petits kystes ou œufs de Naboth. La première de ces formes est surtout fongueuse, molle au toucher; la seconde tubéreuse, de consistance ferme. (Voy. MÉTRITES, p. 241.)

Bien différentes, comme aspect et comme structure, sont les hypertrophies vraies d'**origine congénitale et évolutive**, qui apparaissent au moment de l'évolution de l'utérus, à la puberté, et se prononcent plus ou moins dans la suite. Ici, ce n'est pas un changement de texture dû à l'inflammation qui cause l'augmentation de volume. Tous les éléments paraissent simultanément hyperplasiés sans dévier du type normal; la muqueuse est saine. Le col est très allongé, **conoïde ou cylindroïde**,

---

[1] POLAILLON. Gigantisme utérin (*Union méd.*, 22 nov. 1887, 3ᵉ sér., t. XLIV, p. 745). Il s'agissait d'une femme de trente ans; étiologie inconnue; symptômes de métrite. — POLAILLON conseillait les injections d'ergotine dans le parenchyme utérin, les courants continus, et, comme *ultima ratio*, la castration.

d'autres fois tapiroïde par excès de saillie de la lèvre antérieure[1]. Il peut remplir le vagin et dépasser l'orifice vulvaire, formant ainsi une saillie que la femme prend pour une chute de l'utérus (Voir PROLAPSUS GÉNITAL, p. 705).

[1] COURTY. *Traité pratique des maladies de l'utérus*, 3e édit., Paris, 1881, p. 991. — EBERMAIER. *Ueber Cervixhypertrophien des Uterus*. Thèse de Würzburg, 1887.

50001. — PARIS. IMPRIMERIE GÉNÉRALE LAHURE

9, RUE DE FLEURUS, 9.